中医医师规范化培训结业理论考核指导用书

中医全科专业

国家中医药管理局中医师资格认证中心　组织编写

化学工业出版社

·北京·

内容简介

中医医师规范化培训结业理论考核是对中医住院医师能否顺利完成从理论到临床过渡的一次系统性检验，旨在评价该医师是否具有良好的职业道德、扎实的中医基础理论、专业知识和临床技能，是否掌握必要的西医学临床知识和技术，是否具备规范独立处理本专业常见病、多发病及某些疑难危重病症的能力。

本书由国家中医药管理局中医师资格认证中心组织编写，结合中医全科住院医师规范化培训结业理论考核大纲，为全国中医住院医师规范化培训结业考核指导用书。

图书在版编目（CIP）数据

中医医师规范化培训结业理论考核指导用书. 中医全科专业 / 国家中医药管理局中医师资格认证中心组织编写. -- 北京 : 化学工业出版社，2025. 1. -- ISBN 978-7-122-47243-4

Ⅰ. R2

中国国家版本馆CIP数据核字第2025PB7372号

责任编辑：满孝涵　邱飞婵　　　文字编辑：李　平
责任校对：王鹏飞　　　装帧设计：关　飞

出版发行：化学工业出版社（北京市东城区青年湖南街13号　邮政编码100011）
印　　装：大厂聚鑫印刷有限责任公司
880mm×1230mm　1/16　印张$39^1/_2$　字数1421千字　2025年1月北京第1版第1次印刷

购书咨询：010-64518888　　　售后服务：010-64518899
网　　址：http://www.cip.com.cn
凡购买本书，如有缺损质量问题，本社销售中心负责调换。

定　　价：298.00元

中医医师规范化培训结业理论考核指导用书

中医全科专业

编委会

主　审　张伯礼　刘清泉

主　编（按姓氏汉语拼音排序）

郭　栋　韩　旭　郝微微　金阿宁　刘春香　王凤珍

副主编（按姓氏汉语拼音排序）

常淑玲　张守琳　张　稳　朱宇清

编　委（按姓氏汉语拼音排序）

蔡平平　何红涛　李治斌　梁文坚

刘培民　马丽虹　孟　月　欧阳八四

潘　涛　钱俊辉　舒　勤　谭智敏

唐占英　王宝婕　王成岗　王　瑾

王　洋　王章林　薛武更　杨舒雯

郁金岗　张桂菊　赵梦雪　朱桂祥

出版说明

中医医师规范化培训（以下称“中医规培”）是中医专业学生毕业后教育的重要组成部分，其目标是为各级医疗机构培养优秀的中医临床人才，在加强完善卫生人才队伍建设，提高中医临床医疗水平及中医人员专业素质方面发挥着重要作用。中医规培结业考核是对中医住院医师是否顺利完成从理论到临床过渡的一次系统性检验，旨在评价其是否具有良好的职业道德、扎实的中医基础理论、专业知识和临床技能，是否掌握必要的西医临床知识和技术，是否具备规范独立处理本专业常见病、多发病及某些疑难危重病症的能力。

为贯彻落实《中医住院医师规范化培训实施办法（试行）》《中医类别全科医生规范化培养标准（试行）》相关精神，自2017年起，国家中医药管理局中医师资格认证中心受国家中医药管理局人事教育司委托组织开展中医规培结业理论考核，负责大纲制定、试题命制、题库建设、理论考核组织实施等相关工作。目前，中医规培共分为中医和中医全科2个专业，结业理论考核均采取计算机化、闭卷考核方式。考核题型分为A1、A2、A3、A4和C型题，前4种为单项选择题，即只有1个最佳选项，答对得分，答错不扣分；C型题为不定项选择题，即有1个及以上最佳选项，选择正确答案得分，选择错误答案扣分，选择无关选项既不得分也不扣分，扣分扣至本问得分为0。题型间不可回看，C型题需按步骤回答，不可回看。通过不同题型，全面考查考生对临床常见病、多发病的病因、病机、临床表现、诊断和鉴别诊断、辨证论治等知识的熟悉、了解和掌握程度，对必须掌握的基础知识、专业知识的理解能力以及运用所学知识处理临床实际问题的综合应用能力。

为做好该项工作，我中心在全国数十家医疗机构及大学的400余位申报专家中，选定200余位编委，多次召开编写会议，组织各学科专家编写了《全国中医住院医师规范化培训结业考核指导用书》，共分11册。2022年，我中心组织专家全面修订了该系列指导用书，形成了现行《中医医师规范化培训结业理论考核指导用书》，修订后的指导用书共分两类。

一、2025年版指导用书修订重点

在总结几年来全国中医医师规范化培训结业理论考核工作经验的基础上，坚持以习近平新时代中国特色社会主义思想为指导，紧密结合《中医住院医师规范化培训实施办法（试行）》《中医类别全科医生规范化培养标准（试行）》的具体要求，依据《2017年中医（3500）住院医师规范化培训结业理论考核大纲（试行）》《2017年中医全科（3600）住院医师规范化培训结业理论考核大纲（试行）》对指导用书进行了修订：一是注重整体性和系统性；二是立足临床，突出体现疾病的诊断思维过程、鉴别诊断思路及理法方药的辨证过程；三是重视经典；四是依据最新修订的法律法规和部门规章，增加和修订相关章节内容；五是增加附加服务内容。将部分内容及模拟试题放入附加服务中，考生通过购买正版图书可获得相关权限。

二、2025年版指导用书的特点

本系列指导用书具有三个鲜明的特点。一是权威性，以《中医住院医师规范化培训实施办法（试行）》《中医类别全科医生规范化培养标准（试行）》要求为依据，紧扣2017年版大纲，由我中心组织相关科目权威专家编写。二是全面性，该指导用书为2017年版大纲的细化、扩展，覆盖全部考点，是题库建设的依据。三是实用性，充分体现国家中医药法律法规及相关政策，适应当前疾病谱变化及中医、西医临床诊疗技术发展，并结合了毕业后教育特点，方便考生全面复习备考，提升专业能力与素质。

三、2025年版指导用书种类

本系列指导用书包括《中医医师规范化培训结业理论考核指导用书（中医专业）》和《中医医师规范化培训结业理论考核指导用书（中医全科专业）》两类，其中中医专业理论考核分上下两册，中医全科专业理论考核一册。

四、2025年版指导用书购买途径

2025年版指导用书由国家中医药管理局中医师资格认证中心授权，化学工业出版社独家出版。考生可直接到化学工业出版社官方旗舰店购买正版图书。

五、2025年版指导用书使用建议

考生购得指导用书后，可采取以下备考措施：一是认真复习考核大纲，熟悉考核内容与范围；二是结合自身实际情况，按照轻重缓急制订阶段性复习计划；三是突出重点，系统学习指导用书；四是科学复习，逐步消化吸收知识要点，不放过难点和自身的弱项，适当拓展复习范围；五是重视医师职业素质，不可忽视人文关怀；六是按照考核指导用书内容，突出理解和应用，不以简单记忆为主；七是通过练习做题检验复习效果，找到薄弱环节，循序渐进提高能力。

本系列指导用书的编审得到了张伯礼院士、刘清泉教授的悉心指导，以及中华中医药学会医师规范化培训与考核分会的大力支持，在此谨示感谢！同时，衷心感谢所有参与编写的专家、学者！感谢各位专家所在单位的大力支持！

由于时间仓促，本系列指导用书难免有不足之处，真诚希望各位考生及其他读者在使用过程中提出宝贵意见。

国家中医药管理局中医师资格认证中心

2024年11月

目录

上篇　基础知识

中篇　专业知识技能

下篇　基层知识技能

上篇　基础知识

第一章　中医全科医学概论

第一节　中医全科医学

一、全科医学发展史

医学的发展已经过几千年的历史，在20世纪逐渐形成一门科学。医学经历了从综合到分化，再在新的水平上由分化到综合的过程，全科医学的产生和发展就是这一过程的充分体现。

全科医学的建立源于西方的通科医疗。从通科医疗的兴盛期，到专科医学的崛起，直至全科医学学科的建立和发展，经历了漫长的过程。

1. 通科医疗兴盛期（18世纪至19世纪末） 19世纪前，欧洲的医学还十分落后，诊疗手段十分有限。在这一时期，绝大多数从事医疗工作的是各式各样、未经正规培训的所谓“治疗者”（healer；therapist），仅少数人是经大学正规训练的医生（physician），为少数“贵族”和富人服务，所从事的主要服务内容类似于内科。而外科如正骨、放血、外科手术等，则留给了理发师之类的“匠人”去做，被称为“理发匠外科医生”（barber-surgeon）。这种情况一直延续到18世纪的中期。18世纪中期，一些欧洲的“贵族医生”进入北美，以个体开业的方式面向公众提供医疗服务，常常通过家访和守候在患者床边为患者及其家庭提供服务，受此影响，开业医生在北美得以迅速发展。逐渐地，人们对医疗服务的需求不断提高，医生们开始学习外科手术、助产术和药剂学，成了“多面手”（generalist），这就是通科医疗（general practice）的由来。医学生毕业后若通过医疗、药物、外科及接生技术的考试，即可获得“通科医生”的开业资格。19世纪初英国柳叶刀杂志（Lancet）第一次把这类具有多种技能的医生称为“通科医生”（general practitioner，GP），以区别于其他治疗者。因此，通科医生诞生于18世纪的美洲，而命名于19世纪的英国。

18世纪中叶到19世纪末，通科医生占据着西方医学的主导地位，差不多80%的医生都是通科医生，既诊病开药，又开刀手术，还给产妇接生，甚至医学院校的教师也由通科医生担任。独立开业的通科医生往往上门行医，在患者的床旁，细心倾听患者和家属的叙述，并亲自进行护理照料，深得患者家属的信任和尊敬，形成了亲密无间的医患关系。

2. 专科医学崛起期（19世纪末至20世纪60年代末） 18世纪英国的工业革命带来了近代的科技革命，但是医学教育的顽固保守、墨守成规，与科学技术发展的严重脱节引起了一些有识之士的焦虑和不满。1910年，美国教育家Abraham Flexner发表了著名的Flexner报告，报告对当时医学院校“成批量地生产能力低下的医生”十分不满，报告建议用Johns Hopkins大学的理论、研究与临床实践为一体的四年制医学教育模式来改造医学教育，提倡把研究、病房教学和会诊制度作为医学教育的基本保证，从而为培养专科化合格的医生奠定了基础，为医学的专科化铺平了道路。

在Flexner报告发表之后，1917年眼科学首先成为美国医学会的第一个专科学会，到1950年在美国医学会的属下已有19个专科学会。其后，医学专科再进一步根据学科间的交叉渗透、涉及的系统器官组织或采用的技术进一步细化，形成众多的分支学科，到20世纪60年代时，医学的专科化已达到了顶点。专科化的结果是以患者整体照顾为目标的通科医疗的逐渐萎缩，通科医生无论是作为教师还是临床医生，都备受冷落；通科医生的人数锐减，在20世纪30年代时美国每600人有1名通科医生，通科医生和专科医生的比例为4∶1；到20世纪70年代每3000人才有1名通科医生，通科医生和专科医生的比例成了倒置的1∶4。可以说，医学的专科化进程推动了临床医学和基础科学的结合和先进实验技术的应用，促使医学院校的课程进一步细分，医学知识得到了高度发展，专科医生在一个相对狭窄的领域中的研究达到前所未有的深度，这个时期医学学科的成就和发展是空前的，医学完成了由经验医学向医学科学转化的过程。

但是医学科学的进步却掩盖了这样一个事实：医学的科学化猛烈地冲击了医学的人性化。临床服务按照各个系统、器官甚至组织细胞将人体划分成了互相独立的片段，失去了对患者的个性化和整体性照顾；医生看病的方式有了很大改变，应诊场所由社区诊室、患者家里转到设备完善的医院；专科医生要在一定时间内接诊很多患者，致使无法花长时间来访视和守候患者，甚至无法对患者作认真的观察和细致的询问，而更多是依赖于定位精确、手段完备的化验和检查。患者的整体利益、心理情绪、人格尊严得不到应有的关注和尊重，导致医患关系逐渐恶化、医疗纠纷增加。

3. 全科医学发展期（20 世纪 60 年代末至今） 从 20 世纪 50 年代后期起，社会经济飞速发展，公共卫生条件改善，促进了人类寿命的延长，社会人口老龄化进程加快，慢性病、退行性疾病代替急性传染性疾病，逐渐上升为影响国民健康的主要问题，这对以医院为基础的、在生物医学模式基础上建立起来的专科医疗服务是一个极大的冲击和挑战。于是，基层保健（primary care）的重要性日益突出，人们开始呼唤从事基层保健的通科医生的回归。

在新的历史条件下，人们需要的并不是传统的通科医生的简单回归，必然要求其以更高的素质出现。为了保证和提高服务的质量，一些国家开始对已经在基层执业的通科医生进行再培训，在医学院校开始建立家庭医学系，并开展毕业后的家庭医学住院医师培训项目。在西方发达国家，全科医学住院医生培训时间一般为 3 年左右。这种严格的规范化的全科医学培训有明确的培训目标、课程设置、教学方法。训练完成后，学员通过全科医生（家庭医生）专科学会的考试，才能取得全科医生的资格。他们需要用现代医学的最新成果来解释患者的局部和全身的变化，要从生物、心理和社会因素之间的关系来了解疾病的发生、发展和转归。全科医学的方法学不再是建立在经验基础上的思维论，而是完全建立在现代科学基础上的系统整体论。与历史上的通科医疗不同，今天的全科医疗是在一个完善的医疗保健体系中，和各种高度发展的专科并存，全科医生应能够与专科医生取长补短、协调合作，共同为患者提供一流服务。

1969 年，美国家庭医疗专科委员会成立，成为美国的第 20 个专科委员会，这意味着家庭医学作为一个新的临床专业学科正式建立，在家庭医学发展的历史上是一个里程碑；1972 年，美国通科医师学会（AAGP）更名为美国家庭医师学会（AAFP）。1972 年，由 18 个国家的全科医学机构在墨尔本举行的第五届世界全科医学大会上正式成立了世界全科医师 / 家庭医师组织（World Organization of Family Doctors，曾用名：World Organization of National Colleges, Academies and Academic Associations of General Practitioners/Family Physicians，简称 WONCA）。WONCA 是非官方的、国际性的全科医学学术团体，是 WHO 的学术咨询组织，在学术上，尤其在初级卫生保健方面，WONCA 和 WHO 有着密切的合作。WONCA 的主要活动之一是主办全科医学的国际会议，每三年一次；WONCA 也负责出版、发行国际性的杂志和刊物。WONCA 按地区分设亚太、欧洲、北美、非洲等区域组织，各区域组织每年召开一次区域年会。WONCA 的目标和使命是通过提倡和保持家庭医学高水平的服务改善世界人民的生活质量；它通过每三年一次的 WONCA 世界大会和每年一次的 WONCA 区域会议，为全科医生提供学术交流和知识更新的讲坛，以促进世界各地的全科医生进行教育、科研和服务方面的交流与合作。此外，WONCA 通过其网站免费为世界各地的全科医生提供相关信息服务。

WONCA 自成立以来，以其出色的活动促进了全科医学在世界范围的发展。同时，随着各国全科医疗的发展及对 WONCA 的支持，WONCA 自身也得到发展壮大。目前，WONCA 拥有 131 个国家的 118 个会员组织，代表着全世界 50 万名家庭医生会员。

至此，专科与全科医疗进入协调发展时代。

鉴于 20 世纪的全科医学作为一门新兴的学科，与 18 世纪的通科医疗在科学基础、学科内涵、培训要求和服务能力上迥然不同，为区别起见，在北美（美国、加拿大）将经过毕业后 2 ～ 4 年全科医学住院医师培训的这种科班训练出来的全科医生改称为“家庭医生”（family physician），全科医疗改为“家庭医疗”（family practice），全科医学改为“家庭医学”（family medicine）。除北美外，日本和我国台湾也称这样训练有素的医生为家庭医生，在英国和英联邦国家仍沿用“general practitioner”一词，中文译作全科医生，以示区别。

二、全科医学的定义与特征

（一）全科医学的定义

全科医学又称家庭医学，它是由西方通科医生长期实践逐渐演化而来的，具有独特价值观和方法论的知识和技能体系。全科医学是一个面向社区与家庭，整合临床医学、预防医学、康复医学以及人文社会学科相关内容于一体的综合性临床二级专业学科。其范围涵盖了各种年龄、性别、各个器官系统以及各类健康问题 / 疾病。其主旨是强调以人为中心、以家庭为单位、以整体健康的维护与促进为方向的长期负责式照顾，并将个体与群体健康照顾融为一体。

（二）全科医学的特征

1. 综合性的临床医学学科 全科医学从其学科定位来说，是一门临床医学学科，但其内容不仅涉及内科、外科、妇产科、儿科等临床医学学科，而且包含了社会医学、行为医学、预防医学、环境医学、医学伦理学、医学哲学等相关学科。全科医学的灵魂就是整体医学观和系统整体性。

2. 广度上的医学专科 全科医学在服务内容、照顾方法和满足需求上是多元的、综合的，但从本质上看，其是一个综合性的处理社区常见健康问题的专科。全科医学除了综合了各科的知识和技术之外，还形成了自身的新观念、新知识和新技术，解决健康问题的范围越来越宽广，服务内容越来越丰富、全面。

3. 以家庭为保健单位的医学学科 全科医学充分认识到家庭与个人健康之间存在密切关系，十分重视家庭对健康的作用。所以，重视家庭成为全科医学最鲜明的专业特征。将家庭这一要素引入医学和医疗之中，同时兼顾个人和社区，这是全科医学区别于其他专科医疗和一般基层医疗服务的重要基础。

4. 重视人文社会科学的医学学科 全科医学虽然也强调技术水平的重要性，但其目标是从人的需求和健康出发，是了解人、理解人，着重满足患者和健康人需要的学科。全科医学注重于人胜于病、注重伦理胜于病理、注重满足患者的需要胜于疾病的诊疗。

三、中医全科医学的概念与特征

全科医学对于现代医学最大的贡献在于真正实现了医学模式的转变，建立起一种整体性的临床思维方式和原则，是对健康、疾病以及医学本身的再认识。中医全科医学在保持中医学特色与优势的基础上，融合全科医学的思想及模式，创立集预防、治疗、保健、康复、健康教育于一体的具有中国特色的新型医学学科。

（一）中医全科医学的定义

中医全科医学是以中医学为核心，结合全科医学的特点，融合行为科学、社会科学等其他相关学科最新研究成果而形成的一门具有独特价值观和方法论的综合性中医临床医学学科。中医全科医学是对中医学理论体系和临床实践的丰富和发展，包括以下 3 方面的内容：①深化中医学在长期服务基层中积累的理念及经验，如治未病、整体观念、辨证论治、适宜技术等。②移植全科医学的知识、方法和技术，如家庭、社区观念的引入，借助基层卫生服务发展这一新平台，让中医走进家庭、走进社区等。③围绕着中医更好地服务基层，通过完善中医学的理论体系和服务模式，产生新观念、新知识、新方法和新技术。中医全科医学要以人为中心，以维护和促进健康为目标，为个人、家庭与社区提供连续、综合、便捷的中医药服务。中医全科医学不仅要从学术上提高中医的理论深度和水平，而且要从服务模式上为中医药在社区的应用提供保障和支撑，从而有效提升中医临床服务能力水平。

（二）中医全科医学的特征

1. 丰富和发展中医学的全科特点 中医全科医学有别于传统中医学，侧重于为中医学更好地在社区基层应用提供理论支撑、诊疗思维和服务方法。

作为一门新兴的医学学科，中医全科医学主要具备以下 5 个要素。①基本观念：整体医学观，除天人相应、五脏一体、形与神俱等中医学极具特点的理念外，还要强调中医学在卫生服务过程中的整体观及中医学在医事管理中的整体观。②方法论：采用系统整体性方法，整合生物 - 心理 - 社会医学模式，把握三因制宜，注重患者及其健康问题的时空“背景”和“联系”。③中医全科医疗的原则和特征。④具体的服务方法或手段：如以人为中心的中医健康照顾方法、以家庭为单位和社区为范围的服务方法、中医治未病的服务策略、中医服务团队建设、中医全科医生自我发展技巧、社区常见健康问题的中医药评估及照顾方法等。⑤服务内容：发挥中医简便验廉的特点，为社区全体居民提供连续性、综合性、协调性、整体性、个性化和人性化的健康保健服务。

2. 实现中医学与全科医学的融合 中医全科医学的综合性，具体表现为中医学各临床学科的综合、中医学各种治疗手段的综合、中医学与现代医学及其相关学科的综合，甚至是中医学与社会学、家庭学、经济学、管理学等非医学学科的综合。中医全科医学就是在整体医学观和系统整体性方法下对中医学的学术体系和服务模式的再构建，是对中医学学术的丰富和发展。

3. 提供基层中医药发展的新模式 中医全科医学在整体观念思想指导下，立足于基层医疗，长于把握精神、社会、自然因素之间的相互作用和影响，以满足和实现社区卫生服务的个性化、人性化的需要。中医诊疗疾病简便易行实用，不需昂贵的设备、精密的仪器，且疗效明显，十分适宜在社区开展工作。

4. 发挥中医药人文优势 中医学从中国传统文化中汲取了丰富的营养，本身就十分注重人文社会科学，注重在卫生服务中的医德修养和人文关怀。中医全科医学发扬了中医学的这一特点，也融入了现代人文社会科学和全科医学的新理念，在强调技术水平重要性的同时，更注重卫生服务艺术水平的重要性和必要性。

第二节　中医全科医疗

全科医疗是根据全科医学的基本原则在社区开展的医疗实践活动，是基层医疗的最佳模式，也是社区居民获得高质量健康服务的最佳途径。中医全科医疗借助于家庭和社区这个平台，发挥在基层卫生服务中的传统优势，成为社区居民获得中医药健康服务的重要基础。

一、全科医疗的定义与特征

（一）全科医疗的定义

全科医疗是在通科医疗的基础上，通过整合生物医学、行为科学和社会科学的最新研究成果而发展起来的一种新型的基层医疗模式，是对全科医生所从事的医学实践活动的总称。

（二）全科医疗的特征

要比较完整地理解全科医疗中的“全”字，至少要包括 5 个方面的内容：①主动服务于社区的全体居民。②整合内、外、妇、儿等各种临床专科的服务。③开展基于生物 - 心理 - 社会医学模式的全人照顾。④服务层面兼顾到个人、家庭和社区。⑤提供预防、治疗、保健、康复和健康教育等一体化服务。

全科医疗的基本特征主要包括以下几个方面。

1. 人性化照顾　对专科医生而言，疾病是固定的，而患者是变化的，而对全科医生来说，患者是相对固定的，疾病却是变化的。因此，以人为中心，善于走进患者的世界，提供人性化照顾，成为全科医疗的重要特征之一。

2. 综合性照顾　综合性照顾是全科医学为人的健康提供“全方位”或“立体性”照顾的具体体现，关注健康的全生命周期、全过程、全要素。在服务层面上，涉及生理、心理和社会适应各个方面；在服务范围上，涵盖个人、家庭及社区；在服务的内容上，为居民提供预防、医疗、保健、康复、健康教育和中医药健康服务的一体化服务；在服务对象上，不分年龄、性别和疾病类型，不分器官和科别。

3. 连续性照顾　连续性照顾主要指全科医生在服务过程中，保持责任和关系的连续性，是提供综合性服务的基础。连续性照顾不因某种疾病的治愈和好转而终止，不受时间、空间的限制，也不与是否患病有关，具体包括对生命周期的连续性照顾、对疾病阶段的连续性防治和对服务对象的连续性责任等。连续性服务是全科医疗区别于专科医疗的重要特征之一，全科医生的职业特点和工作环境，为这种连续性服务提供了可能，也是全科医生提升服务能力的基础。

4. 协调性照顾　全科医生处于整个医疗保健服务网络的“枢纽”位置，是为社区居民提供健康服务的“健康代理人”。全科医生能整合和协调各种资源，从而为患者提供精准、高效和优质的健康服务。

5. 可及性照顾　全科医生能以简便、安全、经济、有效的医疗技术手段解决社区居民 80% ～ 90% 的健康问题，并根据需要及时对患者进行转诊服务。全科医疗服务机构设置在社区之中，相对固定的全科医生了解居民的健康状况，这种地理上的接近、使用上的方便、关系上的密切、结果上的有效及经济上的可接受性等一系列优势，使得全科医疗成为人人可以享有的、体现社会公平、具有最大可及性的卫生保健服务。

6. 以家庭为保健单位的照顾　以家庭为保健单位的原则是全科医学作为一门独特学科的重要基础，也是全科医学最鲜明的专业特征。家庭是全科医生的服务对象，又是其诊疗工作的重要场所和可利用的有效资源。全科医学吸收了社会学中有关家庭的理论和方法，重视家庭与健康的相互影响，发展了一整套家庭医疗的知识和技能。

7. 以社区为基础的照顾　社区是影响个人和家庭健康的重要背景，服务于社区是全科医疗的基本宗旨之一。全科医生工作在社区中，熟悉社区环境对居民健康的影响，容易协调社区中的各种资源，通过有计划的社区干预，有效地控制疾病在社区的流行，提高社区居民的整体健康水平。

8. 以预防为导向的照顾　全科医疗着眼于服务对象整体健康的维护和促进，即在人健康、亚健康以及疾病早期阶段就提供服务，这也是全科医学有别于一般临床医疗的突出的特征之一。

9. 团队合作的工作方式　组成各类健康照顾团队，通过发掘、组织与利用社区内外一切可以利用的医疗与非医疗资源，为服务对象提供立体网络式的健康照顾，围绕全面改善个体与群体健康状况和生命质量的目标共同努力。

10. 以生物 – 心理 – 社会医学模式为基础　全科医学以系统论、整体论作为自己的哲学基础，强调人作为自然和社会大系统中的一部分，动用家庭资源和社会资源，从整体上提供协调性照顾。

二、中医全科医疗的定义

中医全科医疗是在中医学和全科医学的基本理论指导下，整合多学科领域的知识和技能，发挥中医学在基层卫生服务中的特色和优势，解决社区常见健康问题的一种医疗服务。中医全科医疗是在城市社区和农村基层发挥中医应有作用的重要模式，是扩大中医服务层面、提升中医基层服务能力和促进中医文化传播的重要途径。

三、中医全科医疗的特征

（一）基层医疗服务

中医全科医疗是社区居民解决健康问题时最先接触、最常利用的卫生服务手段之一。

（二）以门诊为主体的服务

中医学的理论体系和诊疗手段来自基层实践，中医进入社区是其理论体系和服务模式的回归和飞跃。中医全科医疗将成为中医进入我国基层卫生服务和医疗保险两个体系的基础，发挥其“守门人”的作用。中医全科医疗将成为中医药在社区发挥作用的最佳切入点。

（三）新型中医服务模式

中医全科医疗整合现代全科医疗的先进理念，如面向家庭、立足社区、团队服务等，在整体观念和辨证论治的指导下，进一步丰富中医学的价值观和方法论，在全科医疗保健体系中所扮演的角色是其他任何医疗服务所不能替代的。

（四）综合性的医疗服务

中医全科医疗的综合性首先体现在服务方法上，即集医、针、药等各种方法于一体。中医全科医疗综合性服务，还包括预防、治疗、保健、康复、健康教育等多方面的内容，可以使之服务于社区健康维护的方方面面。

第三节　中医全科医生

一、全科医生及其角色

（一）全科医生的定义

全科医生是经过全科医学专门训练的、工作在基层的临床医生，能够为个人、家庭和社区提供优质、方便、经济有效、全方位负责式的健康管理。其服务对象涵盖不同的性别、年龄的人；其服务内容涉及生理、心理、社会各层面的健康问题；能在所有与健康相关的问题上，为每个服务对象当好健康代理人。

（二）全科医生的角色

1. 对患者与家庭

（1）医生　负责常见健康问题的诊治和全方位、全过程管理，包括疾病的早期发现、干预、康复与终末期服务。除此之外，必须完成首诊医生的角色，全科医生必须能够获取有效的医疗信息，并及时地对患者的健康问题严重程度做出判断，必要时能够帮助患者联系会诊和转诊等。

（2）健康代理人　负责健康的全面维护，促进健康生活方式的形成；定期进行适宜的健康检查，早期发现并干预危险因素；作为患者与家庭的医疗代理人对外交往，维护其当事人的利益。

（3）咨询者　提供健康与疾病的咨询服务，聆听与体会患者的感受，通过有技巧的沟通与患者建立信任，对各种有关问题提供详细的解释和资料，指导服务对象进行有成效的自我保健。

（4）教育者　利用各种机会和形式，对服务对象随时进行深入细致的健康教育，保证教育的全面性、科学性和针对性，并进行教育效果评估。

（5）卫生服务协调者　当患者需要时，负责为其提供协调性服务，包括动用家庭、社区、社会资源和各级各类医疗保健资源；与专科医生形成有效的双向转诊关系。

2. 对医疗保健与保险体系

（1）守门人　成为卫生保健系统的“守门人”和医疗保险系统的“守门人”。

（2）团队管理与教育者　作为社区卫生团队的核心人物，在日常医疗保健工作中管理人、财、物，协调好医护、医患关系，以及与社区、社会各方面的关系。

3. 对社会

（1）社区 / 家庭成员　作为社区和家庭中的重要一员，参与其中的各项活动，与社区和家庭建立亲密无间的人际关系，推动健康的社区环境与家庭环境的建立和维护。

（2）社区健康组织与监测者　动员组织社区各方面积极因素，协助建立与管理社区健康网络，利用各种场合做好健康促进、疾病预防和全面健康，协助做好疾病监测和卫生统计工作。

二、中医全科医生的定义

中医全科医生是接受过专门训练的新型医生，是中医全科医疗的主要协调者和执行者。他们所受的训练和经验使他们能从事内、外、妇、儿等科相对广泛领域的服务，对于社区居民，不论其性别、年龄或所发生的躯体、心理及社会问题的类型，均能以独特的中医药知识和技能为个人、家庭提供连续性和综合性的医疗保健服务。他们必要时应适度地利用其他全科、专科会诊或转诊，并通过中医文化的传播影响社区居民的健康观。他们应充分发挥中医在社区卫生服务中的优势，合理地使用中医药资源，最大限度地满足社区居民对中医的需求，将中医纳入医疗保健系统和健康保险体系中，承担“守门人”的角色。

对中医全科医生的认识应该注意以下几个问题：一是不要等同于类似坐堂医的传统中医师。坐堂医虽然也是传统中医存在的一种形式，可以为患者提供颇具特色的中医诊疗服务，但无论从知识技能结构，还是服务内容方法上，传统中医师都不能完全适应当前医疗卫生服务的需求，更不能承担中医进社区的义务，传统中医师是有益的补充，但不应成为社区中医药服务的主力人才。二是不要等同于中西医结合医师。不要认为既懂中医，又懂西医就是中医全科医生。中医全科医生在知识技能结构上自然是要中西医兼通，但无论从理念上，还是服务实践中，其首先要立足中医药、社区和健康，从而形成自己独特的诊疗理念、知识和技能结构。三是不要将社区中医边缘化、技术化，认为中医全科医生只是在西医医生的基础上，掌握适宜中医技术即是中医全科医生，甚至把中医全科医学的优势与社区中医适宜技术的应用等同起来。

中医全科医生应该是有着自己的理念、知识、技能和态度的高素质医生，是掌握中医全科医学理论和思维，熟练运用中医全科医学知识和技能，为社区群众提供连续的、综合的、可及的中医药服务的新型医生。

三、中医全科医生的素质与要求

中医全科医生的核心任务就是发挥中医药优势，为社区居民提供综合、连续的以中医药为主的全科医疗服务，因此必须具备深厚的中医理论功底、精湛的中医适宜技术、全面的卫生服务能力、良好的人文素养和管理能力。

（一）人文素养

全科医学以人为中心的照顾原则，要求全科医生必须具有对人类和社会生活的长久兴趣，具有服务于社区人群，与人相互交流、相互理解的强烈愿望和需求。因此，全科医学对全科医生的医德和医患沟通能力提出了更高的要求。

（二）管理能力

对管理能力的要求是中医全科医生与传统中医医生的区别之一。中医全科医生的工作不单纯是医疗，而且涉及患者管理、家庭管理、社区健康管理及社区卫生服务团队管理。出色的管理能力是中医全科医生在社区发挥效用的保障。

（三）自学能力

为保持与改善基层医疗质量，科学精神和自我发展能力是中医全科医生的关键素质之一。

四、中医全科医生的角色特点

（一）服务者

中医全科医生的知识和技能结构是综合性的，其为社区居民解决健康问题时并不局限于使用中医药，同样可以使用普通全科医生所采用的手段和方法，但中医全科医生所特有的深厚中医理论功底和多样中医适宜技术，可以使他们在解决各类健康问题时，将中医的应用放在重要位置进行综合考虑。

（二）管理者

中医全科医生作为中医药进社区的核心人物，与专科中医医生的区别在于他不仅是一个服务者，而且是一个管理者。其管理职能至少体现在：①服务不再局限于个人，而是延伸至家庭和社区，做好人、财、物管理，发挥中医药应用的最大效益。②协调好社区卫生服务团队、医患之间及社区各方关系，包括中医药照顾和其他医学的关系。③作为医疗保险部门的“守门人”，做好各种保险服务的管理。④结合中医药特色，协助建立和管理社区健康网络，运用各类健康档案资料做好健康监测和统计工作。

（三）继承者

中医全科医生的工作场所是社区卫生服务机构，与社区居民有着相对固定的卫生服务契约关系，且各类中药品种齐全，符合传统中医“前医后厂”的服务模式。中医全科医生既通医道，又明药理，辨脉诊病，针灸推拿，加工炮制，做到了“医知药情，药知医用”。稳定的人群为中医全科医生提高诊疗水平提供了保障，同时也有利于传统中医师带徒人才培养方式的复兴。中医全科医生将成为传统中医药知识和技能的最佳继承者。

（四）传播者

中医发展的一种境界便是中医文化融入社区居民的生活中，中医文化的传播是中医复兴的重要途径。中医知识的传播速度决定了中医对社区居民健康的影响力，也决定了中医事业发展的速度。中医全科医生与社区和家庭之间有着亲密无间的人际关系，能够广泛地参与社区和家庭的活动，利用各种宣传手段，随时、随地传播中医文化。

第四节　以人为中心的健康照顾

中医全科医疗根植于社区，以人为中心的健康照顾为其基本特征，目的在于维护和促进整体健康，提高生命质量。全科医生在诊疗工作中，以整体观念为主导思想，辨证论治为诊治特点，注重整体照顾与个体性的统一，采取因人制宜、防治并举原则，处理患者的现患问题，重视医患沟通和接诊技巧的运用，突出以整体健康的维护与促进为方向的连续性卫生服务的优势，为社区居民提供持续、便捷的综合性医疗卫生服务。

一、全科医疗的诊疗思维

临床思维是指对疾病现象进行调查研究、分析综合、推理判断和决策过程中的一系列思维活动，是将疾病的一般规律应用到判断特定个体所患疾病的思维过程。中医全科医疗的诊疗思维是在中医全科医疗实践中，对临床具体问题进行比较、推理、判断，并在此基础上建立的评价与照顾的思维方式。

（一）以问题为导向的系统思维

系统思维即用系统的观点分析和综合事物，把思维对象当作多方面联系、多要素构成的动态整体来研究，进而对思维对象之间及其与环境之间的作用与联系进行综合研究，以揭示其规律的思维方式。系统思维方式主要包括整体性思维、综合性思维、立体性思维、结构性思维、信息性思维、控制性思维和协调性思维。以问题为导向的诊疗模式是一种以问题的发现、分析、诊断和处理为主线的疾病诊疗和健康照顾方式。

1. 以评价为手段　评价就是将个人的健康问题根据一定的条件或标准划分到相应的范畴之中。对于全科医生来说，评价的内涵已不再停留在疾病范畴上，而是扩展到健康问题性质或类型的鉴别上。

（1）常见健康问题的分类　全科医生需要关注的健康问题范围，大体上可包括疾病问题、亚健康问题和导致疾病与健康问题产生的环境问题。从服务范围而言，需要兼顾个人、家庭、社区的健康问题；从服务内容而言，要关注预防、医疗、保健、康复、健康教育、健康促进、计划生育等健康问题。

（2）常见健康问题的特点　全科医生面临的疾病多处于早期和未分化阶段，健康问题具有多维性，生物、心理、社会问题交错，急性问题、自限性疾患出现比例较高，慢性疾病以稳定期为主，具有明显的隐蔽性和变异性，健康问题的成因呈现微观、中观、宏观多层次的影响。全科医生所接触的问题往往涉及多个器官、系统，与多种因素有关，需要运用立体性与协调性思维，才能为患者提供理想的社区卫生服务。

（3）危急重症的鉴别诊断　对全科医生来说，判断急症、重症至关重要。在接诊患者时，首先根据病史和查体的结果辨识患者是否出现危急症状，区分是器质性还是功能性的疾病，再分辨是急性还是慢性，是重症还是轻症，并在进行鉴别诊断时，注意易漏诊和误诊的问题和疾病，基于鉴别诊断分类来决定是否转诊，或行进一步的检查与治疗。

2. 以平和为目的　“平和”包含平衡与和谐两层意思。平衡指不偏不倚，无太过、无不及的平衡状态；和谐，是对一切有内在联系的事物进行协调，使之达到和谐状态的过程。针对健康问题发展过程中出现的平衡失调，中医学对于疾病的防治，在于纠正失“平和”的无序状态，损其有余，补其不足，以和为用，以平为期，使其达到“平和”有序。

（1）以和为用　“和”是一种因时而发的合宜状态，是维持事物或现象协调发展的内在机制，其中调和是一种手段，而和谐是一种目标。全科医生解决患者的健康问题时需采取综合性的干预措施，整体干预方案的选择和制定，要以和为用，从生物、心理、社会不同层面，个人、家庭、社区不同角度，调和症状缓解与疾病治愈的关系、躯体症状与心理负担的关系、短时效应与长远效应的关系、治疗结果与经济承受力的关系、治疗方法与社区条件的关系、患者需求与社会现状的关系。

（2）以平为期　平衡是动态的常阈平衡，指对立双方在相互作用中稳定在正常限度之内的动态均势的状态，即协调和相对稳定状态。故《素问·至真要大论》说：“谨察阴阳所在而调之，以平为期。”中医全科医疗以“以平为期”的治疗目标可包括治愈疾病，预防疾病复发，限制结构或功能创伤的继续发展，预防并发症的发生，缓解现有的症状，维护患者的自尊，改善患者的生命质量，让患者舒适而有尊严地死亡等方面。

（二）以证据为基础的辩证思维

为了使中医全科临床诊断与治疗决策更接近于事物的本质，体现全面、连续、综合、协调的整体服务，须采用以证据为基础的辩证思维模式认识临床规律，以期有效处理健康问题的现象与本质、器质性与功能性、一元与多元、常见与少见、全身与局部、典型与非典型、良性与恶性、动与静、诊断与治疗、患者与疾病的辩证关系，以促进人体整体功能动态平衡。

1. 中医全科诊疗思维的辩证原则　辩证思维是指以变化发展视角认识事物的思维方式，是客观辩证法在思维中的运用。中医全科医疗辩证思维模式要求观察问题和分析问题时，运用对立统一思维法、质量互变思维法和否定之否定思维法，以联系、发展、动态的观点观察问题。

2. 中医全科诊疗流程的逻辑方法　在中医全科诊疗中，基于逻辑思维方法，在分析采集病史时，要求思维前后连贯，不能既肯定它，又否定它，做出自相矛盾的判断。在模型辨认、归纳演绎、建立与检验诊断假说时，对同一对象所做的判断，不能在推理的过程中偷换或混淆概念和判断。

（三）以人为中心的整体照顾

医学模式是对医学的总体认识，即解释健康与疾病现象和处理医学问题的科学观。现代医学模式由生物医学模式向生物-心理-社会医学模式的转变，推动了医学关注中心由以疾病为中心向以患者为中心的转移，也推动了全科医学以人为中心的整体照顾思维的发展。从整体观出发，全科医生在观察、分析和处理健康和疾病等问题时，必须以人为中心，注重人体自身的完整性及人与自然、社会环境之间的统一性和联系性。

1. 整体和局部相结合　在生物医学模式中，专科医学强化了对人体局部组织结构、细胞学和分子生物学研究，发现了微生物等致病因子，这些科学事实使人们对健康与疾病有了较为正确的理解，但在临床上并不能完全解释人体复杂的生理病理变化。因为人体并非器官系统的简单相加，脏腑之间的有机联系，只靠分析其形态结构是难以得出的，需深入研究各器官系统间的相互联系和相互作用的关系，并且全面考虑在症状的背后揭示出的潜在的心理、社会、文化问题，联系家庭、社区诊断，用多维的整体和局部结合的诊疗思维方式去观察和解决健康和疾病问题。

2. 理性与直觉相结合　直觉思维是指思维主体在先前知识与经验的基础上，直接把握事物的本质的思维活动，是一种直接洞察与整体判断的思维方式。如果说理性思维是全科医生运用命题信息进行缜密的推导，则直觉思维主要体现为全科医生对患者信息的快速洞察与领悟。

二、因人制宜的诊疗策略

中医全科医疗以人为中心的健康照顾，提出了因人制宜的服务理念，其核心内容就是面向社区全体居民，理解患者的需求，预防与治疗疾病，保障健康。

（一）基本原则

1. 了解患者背景

（1）背景资料　由于全科医疗中遇到的大多是疾患或早期未分化的疾病，而且多受心理、社会等多因素的影响。所以，全科医生要了解完整的背景，这包括了个人背景、家庭背景、社区背景以及社会背景。

（2）求医原因　分析患者的就医主要原因是全科医生必须掌握的重要资料。一般来说，患者就医的主要原因与患者疾病的性质、人的性格、疾病对患者造成的影响、家庭和社区背景以及卫生资源可利用程度等因素有关。《医学源流论》说："凡人之所苦，谓之病；所以致此病者，谓之因。"患者就诊有七大原因：①躯体方面的不适超过了忍受的限度。②心理上的焦虑达到了极限。③出现信号行为。④出于管理上的原因。⑤机会性就医。⑥周期性健康检查或预防、保健的目的。⑦随访。

（3）健康信念模式　健康信念模式是指人们对自身健康价值的认识所形成的基本框架，它反映了人们对自身健康的关心程度。全科医生应该了解患者对自身健康的关心程度，及其对有关疾病严重性和易感性等问题的认识程度，帮助患者建立正确的健康信念模式，珍惜和维护拥有的健康，并采取积极的健康促进措施。

（4）疾病因果观　疾病因果观是指患者对自身疾病的因果看法。全科医生若不了解个人的疾病因果观，就无法正确认识个人求医的主要原因，无法正确理解个人陈述问题的方式以及症状的真实意义，也容易遗漏一些重要的资料。全科医生有必要在了解个人疾病因果观的基础上，对患者做详细的解释，争取在疾病因果观上与患者取得一致，减少不健康的就医行为。

（5）患病体验　患病体验指患者经历某种疾患时的主观感受。同种疾病的患病体验也因个体的差异与客观因素的影响而不同。一般患病体验可以分为：①精神与躯体正在分离的体验。②感觉到正与生活的世界逐渐隔离。③失去时间变化的感觉。④恐惧与焦虑。⑤对健康充满羡慕感。此时，患者往往会下决心戒除引起疾病的不良行为与生活方式，因而成为进行健康教育、开展行为干预的最佳时机。⑥损害理性的本能。⑦拒绝接受疾病和症状。疾病给患者带来的痛苦是一种非常个性化的体验。痛苦包括肉体的痛苦、精神的痛苦和道德的痛苦三个方面。

（6）患病行为　全科医生要理解疾患对患者躯体功能与机体完整性的威胁，以及其面临的生活规律被搅乱、正常活动受到限制、经济拮据、社会地位改变、婚姻关系破裂、打断重大人生计划等的意义，以及随后出现的疾患行为。

（7）患者角色　患者角色是指从常态的社会人群中分离出来的，处于病患状态中，有求医行为和治疗行为的社会角色。患病之后，患者社会身份与角色就开始发生改变，并被要求表现出与患者角色相符合的行为，从而具有一定的特殊义务和权利。

2. 理解患者期望

对医疗服务的满意度实际上主要取决于患者期望被满足的程度，通常是患者的期望值越高越容易产生不满和失望。

（1）对医生医疗技术的期望　患者期望通过就医，医生能准确迅速地做出医疗诊断，明确病情轻重，处置合理，疗效显著。医生要理解患者的期望，竭尽全力做好诊断与治疗。

（2）对医生服务技巧与态度的期望　患者总是期望医生能说服自己，让自己了解问题出现的病因病机，并有机会参与讨论，发表自己的意见和看法，最后能与医生一起决定处理问题的方案。

（3）与医生建立起朋友式的关系的期望　由于医生所处的权威和决定者的位置，患者希望与医生进行感情交流，成为朋友，建立互相尊重、互相关心的平等关系，以增强自身的安全感和战胜疾病的信心。

（4）发挥自身的主观能动性的期望　全科医学推广"医生建议，患者决定"的医疗服务方式，患者有权接受或拒绝某些常规或特殊诊疗措施的实施，并有权知道自己的接受和拒绝行为可能产生的良好或不良后果，医生应耐心劝说与解释，对违背患者意愿进行的临床试验，患者有权拒绝。

（5）对医生高尚医德的期望　患者就医往往最直接的愿望就是希望医生工作认真、耐心和蔼、情操高尚，自己能与医生平等轻松地交往，让医生充分倾听自己的诉说。

3. 尊重人的需要

人的需要是人的生命活动的内在规定性和存在方式。心理学家马斯洛（Maslow AH）把人的基本需要分为从简单到复杂、从低级到高级发展的五个层次，即生理需要、安全需要、爱和归属的需要、尊重需要、自我实现的需要。

（二）以人为中心的应诊方法

1. 处理现存问题　在全科医疗中处理现存问题是应诊的核心任务。在临床过程中，首先要了解患者的意愿，充分利用个人、家庭和社区资源对患者进行合理的支持，并用通俗易懂的语言，从治疗学、伦理学、社会学角度综合分析健康问题，向患者及支持者详细说明病情、诊断、治疗措施及预期后果，与患者充分交流，达成对问题处理的共识，鼓励患者承担实施计划的责任，并适当地引导患者建立适宜的、正确的健康信念模式和疾病因果观；适时给予感情支持和心理咨询与心理治疗；提供饮食、运动等自我保健，综合康复指导；合并使用非药物疗法，如行为疗法、康复方法、营养方法以及群体治疗等，指导患者自我照顾，尤其要考虑有效地应用中医药疗法，分清标本先后，急则治其标，缓则治其本，因人、因地、因时制宜；在实施以问题为目标的健康照顾过程中，面对健康问题的处理结果，客观地审视与评价问题解决的程度。

2. 加强健康教育 健康教育是全科医生在日常医疗实践中对个别患者进行针对性的教育，指导患者改善求医行为，旨在增加患者对医嘱的顺从性，纠正患者不良的健康信念模式和疾病因果观，帮助患者制订改善不良行为的措施。

3. 采用适宜技术 中医全科医生在处理常见健康问题时要交替使用中医思维和现代医学思维，全科医生经常采用开放式的问诊与封闭式的问诊方式询问病史，获取信息。根据健康照顾的需求，选择社区基层临床诊疗适宜技能，包括一般技能以及内、外、妇、儿、五官、急救、中医、康复等各科适宜在基层开展的基本技能。

4. 适时随访干预 随访是患者按照全科医生的要求而定期或不定期就诊，医生借此了解患者病情变化并指导患者康复。

第五节 以家庭为单位的健康照顾

以家庭为单位的服务是全科医疗的专业特征，这是由全科医生的执业性质决定的。以家庭为单位的健康照顾可以从 5 个方面来认识：①从社会学上讲，家庭是人类群体生活的基本单位。②从医生的专业特性上讲，家庭是全科医生执业的根基。③家庭与个体的健康和疾病密切相关。④家庭对人的健康起着重要的支持作用。⑤以家庭为单位的健康照顾可以明显改善家庭及其成员的健康状况。对于中医全科医生来讲，家庭是患者最重要的背景，长期服务于相对固定的家庭，有助于提高辨证水平和总结诊治经验，为做好中医健康服务打下坚实的基础。

一、家庭结构与功能

（一）家庭的结构

家庭是通过情感关系、法律关系和生物学关系连接在一起的社会群体。家庭的结构是指家庭组成的类型及各成员相互间的关系，包括外部结构和内部结构两部分。家庭外部结构即人口结构，又称家庭的类型，可分为核心家庭、扩展家庭和其他家庭类型等；家庭的内部结构包括权力结构、家庭角色、家庭沟通和家庭价值观等方面。家庭结构影响到家庭成员的相互关系、家庭资源、家庭功能、家庭经济、健康与疾病等。

1. 家庭的类型

（1）核心家庭 核心家庭是指由一对夫妇及其未婚子女组成的家庭，或无子女夫妇组成的家庭，也包括养父母与养子女组成的家庭。

（2）扩展家庭 扩展家庭是指由两对或两对以上的夫妇及其未婚子女组成的家庭，包括主干家庭和联合家庭两种形式。①主干家庭又称直系家庭，是由一对已婚子女同其父母、未婚子女或未婚兄弟姐妹构成的家庭，包括父和（或）母和一对已婚子女及其孩子所组成的家庭。②联合家庭是由至少两对或两对以上同代夫妇及其未婚子女组成的家庭，包括由父母同几对已婚子女及孙子女构成的家庭、两对以上已婚兄弟姐妹组成的家庭等。

（3）其他家庭类型 其他家庭类型包括单身家庭、单亲家庭、未婚同居家庭、群居家庭及同性恋家庭等。

2. 家庭的权力结构 家庭的权力结构是家庭的决策者以及做出决定时家庭成员之间的相互作用的方式，分为传统权威型、工具权威型、分享权威型和感情权威型四种类型。

3. 家庭角色 家庭角色是指个人在家庭中的地位和在家庭关系中的位置，这种地位和位置决定了个人在家庭中的责任、权利和义务。在家庭中，存在各种各样的角色，如父亲、母亲、妻子、丈夫、子女，有其相应的义务和权利，各种角色都需要学习而来。角色学习是一种综合性的学习，包括学习角色的情感、态度，以及角色所拥有的权利和所负的责任。家庭角色行为的优劣是影响家庭功能和家庭健康的重要因素之一。全科医生要在了解人文科学和社会科学的基础上，对家庭成员的角色功能给予足够的重视，帮助每一成员认识自己的角色转换，摆正自己所处的位置，有意识地培养良好品质。

4. 家庭沟通 家庭沟通是家庭成员间交换信息、沟通感情和行为调控的有效手段，也是维持家庭正常功能的重要途径。根据沟通的内容与感情的相关性，可以分为情感性沟通与机械性沟通。根据沟通时表达信息的清晰程度，可分为清晰性沟通与模糊性沟通。根据沟通时信息是否直接指向具体的接受者，可分为直接沟通与间接沟通。

5. 家庭价值观 家庭价值观指家庭对客观世界的态度，是一种认识观，它与家庭成员的行为方式，家庭成员对外界干预的反应有很大关系。家庭的健康观、疾病观直接关系到每位家庭成员对健康的认识、维护健康的行为、患病时的就医行为、遵医行为、实行预防措施、改正不良行为等方面，因而对维护家庭健康至关重要。

6. 家庭资源 家庭资源是指家庭维持基本功能、应付紧张事件或危机状态所必需的物质和精神方面的支持。家庭资源状况在改善家庭适应能力方面起着非常重要的作用。家庭资源可分为家庭内资源和家庭外资源。

（二）家庭的功能

家庭的功能主要包括：①满足感情需要的功能。②满足生殖和性需要的功能。③抚养和赡养的功能。④将家庭成员培养成合格的社会成员的社会化功能。⑤维持家庭经济活动的功能。⑥赋予成员地位的功能。

（三）家庭与健康

家庭与健康关系十分密切，一些疾病的发生与传播，患者的治疗、护理、康复等均与家庭有关，而家庭的结构、功能的异常也常常影响家庭成员的生理、心理健康，成为隐性的、重要的健康危险因素。

家庭健康档案是以家庭为单位，记录其家庭成员和家庭整体有关的健康状况、疾病动态、预防保健服务利用情况的系统资料，每户建立一份，以家庭为单位成册。作为居民健康档案的重要组成部分。全科医学中的家庭健康档案其内容包括家庭的基本资料、家系图、家庭生活周期、家庭卫生保健、家庭主要问题目录及问题描述和家庭各成员的健康档案。

全科医生应深刻认识到家庭与健康的多重关系，重视各类因素的影响，适时适当地提供建议与帮助，有效地维护和改善服务家庭的健康状况，这是全科医学倡导以家庭为单位健康照顾的核心所在，也是全科医学的特色所在。

二、家庭生活周期

家庭生活周期分为 8 个阶段：新婚期、第一个孩子出生期、有学龄前儿童期、有学龄儿童期、有青少年期、孩子离家期、空巢期和老龄期。根据不同时期的不同特点，应提供相应的照顾，才能维持家庭生活健康。

（一）新婚期

新婚之后，由于夫妻双方各自的生活习惯、性格、价值观等来自不同的家庭，在短时间内经常出现不能相互适应的现象，需要逐步相互理解和包容，建立共同的生活模式。

新婚期的预防保健应从婚前检查开始，包括性生活知识和遗传性疾病的咨询与教育。全科医生要了解双方对婚姻的态度和适应情况，及时指导生育计划，讲解孕期保健及检查，使夫妻双方做好为人父母的心理准备。

（二）第一个孩子出生期（最大孩子介于 0 ~ 30 个月）

全科医生应协助父母处理婴幼儿的养育问题，如喂养方法、营养添加、发育评价、预防接种等，以及先天畸形及异常问题的处理，同时协助指导维护婴幼儿心理的正常发育。各种感官刺激是婴儿认知发展所必需的动力。

（三）有学龄前儿童期（最大孩子介于 30 个月 ~ 6 岁）

此期幼儿的智力发育特别快，幼儿喜欢发问、尝试、模仿，全科医生应告知家长为儿童提供学习的最佳环境和途径。此期父母处在事业与社会地位的发展期，要学会运用各种资源去平衡子女发展的需要与父母成就发展的需要。

学龄前儿童预防保健的重点是意外伤害防范和增强机体抵抗力，防止各种感染。健康照顾重点放在安全教育、合理营养及培养良好的生活习惯。该时期是儿童智力发育与人格发展的重要阶段，应提醒家长为孩子创造良好的环境并树立示范性的良好榜样。

（四）有学龄儿童期（最大孩子介于 6 ~ 13 岁）

此期儿童到了入学年龄，进入儿童社会化的重要时期，开始与家庭之外的人和环境接触，学习与适应社会规范、道德观念及沟通技能，逐步建立人际关系，父母应把教育孩子如何为人处世作为重点。全科医生可以为家庭提供有关心理学、社会学和伦理学相关知识的咨询。

（五）有青少年期（最大孩子介于 13 岁至离家）

青少年期是人生身心变化最突显的阶段，在心理精神成长方面，青少年追求独立、自主、自我认同及执着理想追求，常表现出叛逆、尖锐言词、易冲动、不愿妥协等行为。全科医生应指导家长要谅解儿女，尊重其独立自主，平等地进行沟通，在合理范围情况下让其发挥，不要严加指责，否则会起到相反的作用，但要注意偏离行为和误入歧途。

青少年在生理上（身高、体重和体型）发生重大变化，第二性征出现，性器官发育成熟。全科医生除了在性知识方面提供必要的教育与咨询外，还应注意体格发育的个体差异和所产生的心理障碍。

此阶段，其父母已40岁左右，壮年来临，开始出现慢性疾病，因此要安排必要的定期检查，如周期性地检查血压、血糖、血脂、肝功能、乳腺等，全科医生在这一阶段应该具有照顾的双重责任。

（六）孩子离家期（最大和最小的孩子均离家）

孩子离家求学、创业、结婚，与父母已经是成人间的关系。父母不宜过多约束成年子女，避免造成疏离，根据孩子的才能、个性引导其立足于为社会、为广大民众服务的理念，正确走向创业之路并安家立业。

此阶段父母的角色内容与生活重心开始转移，从子女身上重新转移到配偶身上，一些原来封闭已久的矛盾可能会重新触发而产生新的危机。要协助家庭调整生活的重心及夫妻关系，处理因不良适应而产生的心理症状。全科医生应注意家长的慢性病及危险因素，如肥胖、吸烟、高血压、高血糖等，多进行家庭宣教、筛查和防治工作。

（七）空巢期

子女皆成人离家，家中仅剩夫妻二人。伴随着子女结婚、生子，夫妻俩又增加了一个祖父母的角色，这个时期要尊重各个家庭的生活独立，避免对青年夫妻生活方式的过多干涉，适时进行老年健康教育及子女赡养父母的责任教育。此期父母逐渐步入老年期，为了安享晚年，经济上的准备是应最先解决的问题。所以，在中年时期就应该开始重新做家庭经济计划。此期父母将常出现心理社会障碍，易患焦虑、失眠、忧郁。全科医生对父母应多做家庭健康教育工作，培养他们在娱乐方面的兴趣与爱好，鼓励他们积极参与社会活动，扩大社会联络，增加社会资源，以充实生活，避免孤独。

身体方面，由于老化的过程开始，要注意身体状况的变化，如体力的减退、食量减少、睡眠时间与性质发生改变、视力和听力减退、反应迟缓、记忆力衰退、性功能减退、女性停经等。中年人慢性病发生率增高。一旦得病，恢复较慢，预后较差。中年人随着年龄增加对医疗资源的使用频率也不断增加。全科医生不仅要为中年人诊治疾病，而且要为中年人提供周期性的健康检查，以达到早期发现、早期治疗的目的。应特别注意一些与年龄有关的疾病，如心血管疾病、关节炎、骨质疏松症、前列腺肥大等，做到定期检查及时治疗。

（八）老龄期（老化家庭期）

此期男女均已超过65岁，步入了老年期，身体老化显著，疾病多，残障多，还有依赖、失落与孤独等心理问题，经济收入减少也是这一阶段的主要问题。全科医生应多进行家访，开展老年健康及生活自理等方面的教育，对慢性身心疾病积极治疗，注意生活饮食、药膳调养，指导安全用药。

三、家庭评估

（一）家庭基本资料

家庭评估是针对原因不明的一些与家庭相关的个体、家庭健康问题进行评估，也是对家庭结构的一种分析。常用的最为简便的方法就是家庭基本资料的收集和记录。家庭基本资料包括各家庭成员的基本情况（姓名、性别、年龄、家庭角色、职业、文化程度、身体健康等）以及家庭类型、内在结构、居住环境、家庭经济状况（如经济来源、家庭年均收入、家庭人均收入）、消费观念及健康信念、家庭生活周期、家庭重大生活事件、生活方式等。收集的途径除了常见的首诊询问患者之外，还有全科医生独特的方式，即社区全科医生与患者及家庭成员有着良好的医患关系和长期的照顾关系，对以上资料的收集更为准确、丰富、真实、可靠。这些资料，可以用多种方式记录下来，如病历、表格、家系图等，建立家庭健康档案，可供社区卫生服务团队中的其他成员共享，并便于医务工作者的参考。

（二）家系图

家系图是全科医生用一个示意图总结与家庭有关信息的工具，可用来描述家庭结构、医疗史、家庭成员疾病间有无遗传的联系、家庭关系及家庭重要事件等，使医生能很快掌握家庭的大量信息。

家系图比较稳定，变化不会太大，家系图可作为家庭档案的基本资料存于病历中。家系图包括以下内容：①须有3代或3代以上的成员。②所有家庭成员的姓名。③所有家庭成员的年龄或出生日期。④若有死亡，皆包括死亡年龄或日期及死因。⑤家庭成员的主要疾病或问题。⑥标出在同一处居住的成员。⑦结婚和离婚日期。⑧将子女由左至右按年龄大小依次列出。⑨说明使用的所有符号的图例及表示内容。⑩绘制家系图常用符号。

（三）家庭圈

家庭圈是由某一家庭成员描述家庭内情感关系的方法，是一种主观评估方法。制作家庭圈的方法是先让患者画一个大圈，再在里边画上多个小圈，分别代表患者自己和他认为重要的人。圈的大小表示重要性的大小；与其他圈的距离表示之间的联系或亲密的程度。患者认为其他的重要角色，包括朋友和宠物等，只要患者觉得他们也是“家庭”的一部分，也可画在其中。画图的日期很重要，因为家庭内的这些关系总是随时间而改变的。画图仅需 2 ～ 3 分钟，让患者独自完成。家庭圈能马上将画图者心目中的家庭关系表现出来，可提供有关家庭动力学的大量信息，并为讨论家庭问题提供一个很好的机会。随后，医生向患者提问，让患者解释图的含义，则便于医生了解患者的家庭情况。全科医生可就每位家庭成员所画家庭圈的不同进行讨论，还可以要求每位成员将其理想中的家庭画出来。

（四）家庭主要健康问题目录及其描述

家庭主要健康问题目录是记载家庭生活各阶段存在或发生的较为重大的生理、心理和社会问题以及家庭评估结果等。主要记录事件及危机的发生日期、问题描述及结果等。对家庭问题的诊断需要征得患者的知情同意，对家庭问题的记录可以参照基层医疗国际分类中对社会问题的分类。家庭主要健康问题目录中所列的问题可依编号按 POMR 中的 SOAP 方式进行描述。

（五）家庭功能 APGAR 问卷表

家庭功能 APGAR 问卷表用于全科医师初次与家庭接触时使用，通过该问卷尽快对该家庭的情况作较为全面的了解。其内容有五项指标。

1. **适应度 A（adaptation）** 是指当家庭面临危机或压力时，如何利用家庭内外资源来解决问题。
2. **合作度 P（partnership）** 是指家庭成员如何分享决定权和责任。
3. **成长度 G（growth）** 是指家庭成员经过相互支持指导而达到生理、心理、社会上的成熟以及自我实现。
4. **情感度 A（affection）** 是指家庭成员间相互关爱的关系。
5. **亲密度 R（resolve）** 是指家人彼此共享的时间、空间以及经济资源。

四、家庭病床

（一）定义

家庭病床是指与居民签约的家庭医生对需要上门连续接受治疗和护理服务者，由基层医疗卫生机构派出家庭医生团队、以患者家庭为基本单位设立签约家庭病床。家庭医生团队制订治疗护理方案，定期查房，按医嘱上门护理、治疗、记录健康档案。这样一种全程可及的服务形式即为家庭病床。

家庭病床应遵循方便、经济和高效的原则，以全科医学、老年医学、康复医学、心理行为医学、保健医学和营养学为理论指导，为患者提供集医疗、保健、康复、健康教育及预防为一体的综合、连续的家庭医生签约服务。

（二）家庭病床的服务目的

1. **在患者及家庭方面** 持续性医疗照护，使患者出院后仍能获得较为完整的照顾，降低出院患者的再住院率及急诊的求诊频率；节省医疗费用，减少患者家属往返医院次数，减少家庭负担，促进家属学习照顾患者的知识与技能，提高自我照顾能力。

2. **在医疗机构方面** 缩短患者住院日数，增加病床利用率；扩展医疗领域，促进全科医学、家庭医学及医养融合的发展。

（三）家庭病床的服务对象

家庭病床的服务对象包括：老、弱、幼、残、行动不便及季节性发病者；无须住院治疗的慢性病患者；经前阶段住院治疗，病情已基本稳定，可以出院继续治疗或康复恢复者；诊断基本明确，需住院治疗但医院无床位的待入院者；限于病情和各方面条件在家进行对症治疗者。

（四）家庭病床的类型

家庭病床可分为医疗型、康复型、临终关怀型和综合型。

1. **医疗型** 收治以老年慢性病为主的卧床患者。

2. 康复型 心脑血管疾病的康复期，可能或已经遗留功能障碍、残疾，需进行社区康复的患者。

3. 临终关怀型 以肿瘤晚期人文关怀为特点的临终关怀照顾也是家庭病床的一种形式。

4. 综合型 以诊断明确、治疗方案单一、长期卧床、适宜家庭治疗的慢性病患者为对象。根据病情制订治疗计划，培训家属掌握必要的照顾知识，做好家庭护理，预防和减少并发症的发生。

（五）家庭病床的管理

1. 家庭病床的建立 通常由患者家庭提出申请，家庭医生上门进行家庭医生签约服务，确认并开始建立家庭病床病历，制订诊断、治疗和护理方案，确定上门服务周期，约定上门日期，完成建立家庭病床程序。家庭病床的数量应根据社区居民的需要与基层医疗机构工作能力设置。专职家庭病床医护人员数量由家庭病床的数量而定，一般两者的比率为 1：（15 ～ 20），兼职家庭病床医生的数量与家庭病床数量的比率一般为 1：8。

2. 家庭病床的服务项目 除定期上门服务、观察病情和进行治疗外，根据患者病情需要，可提供采集血及尿化验标本、外科换药、心电图检查、治疗性灌肠、喷雾吸入治疗、心理咨询和健康咨询等。

家庭病床的服务是家庭医生与家庭面对面交往的过程，家庭医生可以了解家庭动力学过程，评价家庭功能状况，鉴定家庭问题的性质和原因，帮助家庭制订干预计划，并实施计划。家庭治疗的过程归结为会谈、观察、家庭评估、干预和效果评价五个基本方面。

3. 建立分级查床制度，提高家庭病床质量 家庭病床查床应和医院住院患者一样，实行分级查床制度，每位患者由固定的一名家庭医生负责日常查床工作并完成病程记录。据各地经验，为确保查床质量，每日查床数不要超过 8 位患者，以使每个患者都有足够的查床时间。主治医生在新患者建床一周后完成第二级查床，主要审定治疗方案和修改病历。第三级查床应由高级医生（副主任医师或以上）进一步完善治疗方案。

（六）家庭病床的评价

1. 评价的内容

（1）对家庭成员方面的评价 其一是患者和家属日常生活质量提高的程度，包括患者或残疾人及其家庭成员能够逐渐“适应”疾病，并从中寻找新的生活乐趣，未因照顾患者造成自身健康状况下降；其二是患者和家属对家庭健康问题的理解程度：其三是患者和家属情绪稳定程度，能否理智地参与解决家庭的健康问题。

（2）促进家庭成员相互作用方面的评价 其一是家庭成员之间的亲密程度和相互合作的信心，相互理解和交流，相互考虑并理解对方的需求；其二是家庭成员由于家庭健康问题发生改变时，其原有的角色是否及时调整并参与相应角色工作的分担；其三是家庭成员是否能以家庭成员为主体判断和应对问题，并为此收集相关资料，在家庭内部商讨解决办法。

（3）促进家庭和社会关系方面的评价 为解决家庭健康问题是否积极有效地利用相应的社会资源，家庭的需求是否与全科医生的计划相一致并努力；同时家庭成员是否积极地调整家庭环境，向有利于家庭健康的方向努力；是否能够得到近邻的帮助。

2. 评价的结果

（1）修改治疗干预计划 当新问题出现或实施方法不符合实际情况时，全科医生应和家属一起修改计划并付诸实施。

（2）终止治疗计划 问题得到解决并达到预期目标时，全科医生可终止对该家庭的服务。

五、家庭访视

家庭访视（home-visiting）是全科医疗的一片天地，体现了以家庭为背景的情境性照顾，保持了与家庭的密切往来，提供了居家式的服务。

（一）家庭访视的适应范围

1. 某些急症患者。
2. 行动不便者。
3. 有心理社会问题的患者。
4. 不明原因的不遵医嘱的患者。
5. 初次接诊的新患者。
6. 患多种慢性病的老人。
7. 临终的患者及其家庭。

8. 有新生儿的家庭。

9. 需要做家庭结构和功能评价者。

10. 需要实施家庭咨询与治疗者。

（二）家庭访视的种类

1. 评估性家访 对家庭进行评估。常用于有家庭问题或心理问题的患者及对老年患者家庭环境的考察。

2. 连续性家访 对慢性病患者提供连续性的照顾，或定期随访。

3. 急诊性家访 处理紧急事件。

4. 随机性随访 医生的意向及追踪。

第六节 以社区为范围的健康照顾

一、社区诊断

（一）定义

社区诊断（community diagnosis）名词最早出现于 1950 年，由于它将疾病的诊断从个体扩展到群体，因此具有革命性的意义。社区诊断以流行病学为基础，追究与社区人群相关的发病因素、死亡原因和环境因素对健康的影响，目的为探明群体的发病机制。因此，社区诊断是围绕社区疾病和疾病隐患而服务于临床，其基本的目标与传统的公共卫生相似，即预防、控制和消除疾病。

（二）社区诊断的目的

1. 发现社区的健康问题，辨明社区的需要与需求。

2. 判断造成社区健康问题的原因，了解解决问题的程度和能力。

3. 提供符合社区需求的卫生计划资料。

（三）收集有关的社区资料

做社区诊断之前，需要收集所需的资料及所用指标，主要包括以下方面：

1. 社区人群健康状况 人群健康状况，主要反映在社区的人口学特征、疾病发生情况、死亡情况、居民生活习惯和行为方式等方面。

（1）人口学指标 包括人口数、人口年龄性别结构、人口增长率、平均期望寿命等。

（2）疾病指标 各种疾病的发病率、患病率，社区疾病谱的变化及影响因素等。

（3）死亡指标 包括死亡率、年龄别死亡率、疾病别死亡率、死因构成比及死因顺位等。常用的有慢性病死亡率、婴儿死亡率、孕产妇死亡率等。

（4）反映居民生活习惯和行为方式的指标 如吸烟率、吸烟量、饮酒率、饮酒量及食盐消耗情况等。

（5）反映居民健康意识、求医行为的指标 如体育锻炼情况、刷牙率、定期体检率等。

2. 社区环境状况

（1）自然环境 包括地理位置、气候、地貌、矿产资源、江河湖泊、耕地、病媒昆虫密度等，地理条件和安全饮用水普及率，卫生厕所使用率，空气、水、土壤污染情况，家庭及工作、学习环境的卫生状况等。

（2）社会环境 包括社区风俗习惯、文化教育、政治、宗教、公众道德修养、经济水平和产业结构，人群的消费观念，家庭结构及功能，人口流动、社会秩序、社团活动及其影响等。

收集到相关资料后分析有关的资料，找出与本社区健康有关的卫生问题、产生原因和影响因素。收集及调查的资料要真实，借助统计学及流行病学方法进行处理，真实的资料才能反映真实的原因。

（四）社区诊断的步骤

1. 收集整理资料 这是第一步工作。收集原有的相关统计资料、社区调查资料、健康筛查资料，有关报刊文件索取的资料，社区访谈资料，常规上报的数据等。关键是根据社区的需求，有目的地收集有关的资料。将本社区突出的健康问题，与权威机构的信息及其他信息做比较，沉淀出真正的健康问题，依此设定社区诊断的下一步内容。

2. 确定社区主要健康问题及优先解决问题的顺序 这是第二步。依据以上收集调查的结果，根据本社区当前的需求，社区资源状况的可行性，设定卫生计划及目标。以急需、可行及易行的具体情况，作出先后次序的安排，制订实施的“社区干预计划”。

3. 实施社区计划 这是第三步。一旦计划确定，应制订切实可行的实施措施，并付诸行动。在实际操作中，要准备好实施中使用的表格及详细的记录，以便后续统计。要有清晰的思路和明确的目标，才能有序地进行。工作进展中，需要使用调查表格、统计表格、综合及分析表格。

4. 计划效果评估 将在人群中实施的真实记录（表格），经过系统的整理及统计分析，得出本次行动的效果，并进行效果评估。其中，包括计划中评估及计划结束后评估。计划中评估，是对进行中的计划做必要的修正，比如对难以实施的细节作调整，以便计划顺利进行；结束后评估，是对整个计划的效果进行评估，并提出改进意见，以便作为下一次社区诊断计划的参考。

（五）社区诊断报告的撰写

社区诊断报告一般包括以下五个要素。

（1）背景 本次社区诊断的调查目的、方法及组织实施过程。

（2）资料来源及统计方法 资料收集对象、途径、数据处理方式或方法。

（3）结果 通过对各种因素的分析找出问题的症结所在。

（4）讨论 针对结果找出社区卫生服务机构供给差距及其原因，建议采取的策略和措施。

（5）结论 在讨论的基础上，从社区居民、社区卫生服务机构、社区环境三个方面做出定性和定量的评估。

二、双向转诊

（一）定义

双向转诊是指不同层级医疗卫生机构之间根据患者病情需要互相转诊。基层医疗卫生机构对诊断、治疗有困难的患者转至上级医疗卫生机构，上级医疗卫生机构对病情相对稳定和进行康复治疗的患者转至基层医疗卫生机构。双向转诊实质上是由政府牵头对医疗资源进行优化整合的医改措施之一。

（二）双向转诊的重要性

双向转诊能够合理配置医疗资源，充分利用国家的医疗卫生资源，解决基层医疗卫生机构面临的实际问题。

1. 有效引导患者，通过实施全科医生首诊负责制发挥基层医疗卫生服务机构的作用，方便患者就医，节省医疗费用。

2. 促进卫生资源合理利用，形成层次结构分明、功能定位准确、相互密切合作的医疗卫生服务框架，充分发挥基层医疗卫生机构基本医疗网底作用。

3. 为患者提供连续性、可及性服务。

4. 提升全科医生的诊断、治疗水平及全科临床服务能力。

（三）双向转诊的原则

1. 分级诊疗原则 为合理利用医疗卫生资源，按照区域卫生行政规划及医疗卫生保险定点机构管理规定，结合患者需求，基层医疗卫生服务机构与上级医疗卫生机构、专科医院建立双向转诊协作关系，在此基础上建立区域内双向转诊网络。常见病、多发病、慢性病的治疗和康复主要由基层医疗卫生服务机构完成，疑难危重疾病转诊至上级综合或专科医院；经上级医疗卫生机构诊断明确、病情稳定、符合下转指征的病例，则转回基层医疗卫生服务机构进行康复、护理与管理。

2. 就近转诊原则 根据医疗卫生机构区域布局，除有特殊约定的转诊关系外，应按方便、及时、快捷的原则就近转诊。

3. 自主选择原则 坚持以人为本的宗旨，全科医生应尊重患者的知情权，认真介绍可转往的医院及其专科情况，最终由患者自主选择是否转诊及转往的医院。

（四）双向转诊的条件

1. 合理的顶层设计 各级政府和卫生行政部门要有合理的区域整体卫生规划和卫生机构设置规划，构建结构适宜的医疗卫生服务体系。

2. 准确定位医疗卫生机构的功能 根据《医疗机构管理条例》有关规定划分不同医疗机构的功能和任务，一级医疗卫生机构承担社区预防保健和常见病、多发病的诊疗工作；而三级医疗卫生机构承担省内及跨省的疑难危重患者的诊治任务，同时还承担医学院校的教学及科研任务。

3. 完善双向转诊的标准和流程　建立双向转诊制度，明确各级医疗卫生机构职能，制定出各级各类医疗机构的诊治范围、诊疗程序、转诊标准及双向转诊路径等，形成完善的分级医疗卫生服务体系。

4. 发挥全科医生及其团队作用　全科医生及其团队是患者和上级医疗卫生机构之间的桥梁，保证患者得到连续、高效和可及的医疗卫生服务。

（五）双向转诊指征

1. 向上级医疗机构转诊参考指征　目前《国家基本公共卫生服务规范（第三版）》中已制定孕产妇、高血压患者、2 糖尿病患者、严重精神障碍患者的转诊指征，其他疾病尚未制定统一的标准，指征可参考如下。

（1）急重症及疑难、复杂病例。

（2）法定甲、乙类传染病患者。

（3）因技术、设备条件限制不能诊断、治疗的患者。

（4）由上级医疗机构与社区卫生服务机构共同商定的其他转诊患者。

2. 向基层医疗卫生服务机构转回参考指征　目前尚未制定统一的转回基层医疗卫生服务机构的标准，结合基层医疗卫生服务机构的特点，指征可参考如下。

（1）急性期治疗后病情稳定，具有出院指征，需继续康复治疗的患者。

（2）诊断明确，需要长期治疗的慢性病患者。

（3）其他常见病、多发病患者。

（4）各种恶性肿瘤的晚期、非手术治疗或临终关怀、长期护理的患者。

（5）由上级医疗机构与社区卫生服务机构共同商定的其他转诊患者。

（六）双向转诊方法

1. 基层医疗卫生服务机构

（1）基层医疗卫生服务机构和上级医疗卫生机构要把双向转诊工作具体落实，由专人负责，严格按照双向转诊的原则和指征，开辟绿色通道。

（2）全科医生对需要转诊的患者，上转时填写《社区卫生服务双向转诊上转单》注明初步诊断，由经治医生签字并加盖公章，同时电话通知上级医疗卫生机构分管的工作人员，经认可后转诊。危急重症患者转诊时，需派专人护送，并向接诊医生说明患者病情，同时提供相关的检查、治疗资料。

（3）双向转诊单分存根栏与转诊栏，患者上转时需持“双向转诊转出单”就诊，存根栏由转出基层医疗卫生服务机构留存。

（4）基层医疗卫生服务机构对转回患者及时建立或完善健康档案，结合上级医疗卫生机构的意见制订管理和治疗方案，保证其医疗服务的连续性和有效性。

2. 上级医疗卫生机构

（1）上级医疗卫生机构设立专职机构或指定部门，统一协调管理双向转诊工作，制订具体实施方案，保证双向转诊的畅通。

（2）上级医疗卫生机构接诊后，应认真填写双向转诊单，并及时安排转诊患者至相应病区或门诊。

（3）上级医疗卫生机构对基层医疗卫生机构转诊的患者进行相应的诊断、治疗期间，专科医生有义务接受全科医生的咨询，并将患者的治疗情况及时反馈给全科医生。

（4）当患者诊断明确、病情稳定进入康复期时，专科医生应填写“双向转诊回转单”，说明诊疗过程、继续治疗的建议和注意事项，及时将患者转回基层医疗卫生服务机构，并根据需要指导治疗和康复，必要时再次接受转诊。

（5）实行临床检验及其他大型医疗设备检验自愿共享，共建医联体内检验及各种检查结果可以共享。

第二章　中医健康管理

第一节　中医健康管理学基本内容

中医健康管理学是在中医学理论指导下，研究个体或人群生命全过程中的健康状态、影响健康的因素以及中医健康管理相关理论、方法、技术的一门学科。中医健康管理的基本原理有司外揣内、见微知著、以常衡变、因发知受、把握状态、调整阴阳等。

一、中医健康管理学的基本理论

中医健康管理学的基本理论，是以中医学理论为根基，融合现代医学、全科医学、管理学、信息技术科学等对健康管理的认知，形成的独具中医特色的健康管理理论体系。

（一）中医学理论

《黄帝内经》的天人合一、形与神俱、阴阳自和、正气为本和辨证论治等思想为中医健康管理学提供了理论基础。天人合一是指人的健康与所处的环境和谐统一。正气是维护人体健康的根本，是机体抵抗病邪能力的关键。辨证论治是因时、因人、因地的三因制宜的思想，根据性别、体质、年龄及所处的地域环境等的不同来制订相应的健康管理方案。

（二）中医状态学

中医状态学是以状态作为健康认知的逻辑起点。健康是人与自然、社会之间的协调以及自身阴阳动态平衡的结果，体现天人合一、形与神俱、阴阳自和的功能状态。中医状态学按照疾病发生、发展的不同阶段，将人体状态分为四类：未病状态、欲病状态、已病状态及病后状态。

（三）现代医学理论

现代医学由临床医学、预防医学、基础医学组成，能对健康危险因素进行测量、评估，并为干预方案的制订提供参考，可为中医健康管理学有关于健康和疾病现象的研究提供理论依据和方法学基础。

（四）管理科学的理论

从管理科学的角度可把健康看作是个人和社会的有限资源，针对健康需求对健康资源进行计划、组织、指挥、协调和控制，即运用医学知识、信息技术等科学手段，对健康危险因素、人体健康信息进行监测、分析、评估、指导和干预的服务流程，从而达到对人体健康有效管理与社会健康资源优化配置的目的，可为中医健康管理学的管理科学研究提供理论依据。

（五）信息技术理论

中医健康管理的实现离不开信息技术，通过对健康信息数据的采集、存储、分析，实现对健康进行动态管理，提高健康管理的准确性和效率，并为健康管理手段的改进提供了真实、科学的数据资源，为开展规模化健康管理提供理论依据和方法学基础。

二、中医健康管理学的基本技术

中医健康管理学的基本技术包括健康信息采集、健康状态辨识、健康状态调整、健康数据管理等。

（一）健康信息采集技术

健康信息是根据中医的望闻问切，采集生命过程中的某一阶段所表现出的健康信息。

（二）健康状态辨识技术

状态辨识是根据中医状态学理论，对生命过程中某一阶段表征参数进行分析归纳，辨别程度、部位、性质等状态要素，做出状态判断的思维认识过程。状态辨识适用于各类人群、个体，以及未病、欲病、已病、病后各个状态。除了针对状态要素对疾病治疗外，还可用于早期诊断、临床干预和疗效评价。

（三）健康状态调整技术

基于中医状态的可分、可变、可辨和可调等特性，健康状态调整技术可实现对不同的中医状态的调整，即未病状态、欲病状态、已病状态等不同状态之间可以在一定的条件下相互转换。健康状态调整技术是在审证求因、辨证论治原则的指导下，对采集的健康信息，有针对性地运用“自助与他助”的方法（如导引、食疗、针灸、推拿、方药、音乐、情志疗法等）来调整人体的健康状态，使人恢复或保持良好的健康状态。

（四）健康数据管理技术

运用互联网+、大数据、云计算、物联网等现代科技成果，采集、存储、处理个人或群体的健康信息；利用信息软件技术，研制系统化、智能化、网络化与科研一体化的中医健康管理软件，实现健康状态辨识系统与信息网络技术融合，实现跨领域的诊疗活动，服务中医健康管理及相关产业，提高中医药的服务质量与管理水平。

三、中医健康管理学的服务范式

（一）中医健康管理的服务流程

一般来说，中医健康管理的服务流程由中医健康档案建立、中医健康状态评估、中医健康咨询服务、中医健康持续服务以及专项中医健康管理服务等五个部分组成。

1. 中医健康档案建立　中医健康档案建立来源于中医健康体检所获取的个人健康相关信息与资料，可在中医个性化健康管理原则指导下，以对疾病的早发现、早干预为目的来确定检查的项目，制订满足于个人实际需要的检查项目，检查所得的信息可作为健康干预指导基础数据，以档案形式保存。

2. 中医健康状态评估　中医健康状态评估利用中医健康状态辨识系统对个人的健康信息进行分析、归纳、评估，辨别程度、部位、性质等状态要素，并做出状态诊断。辨识的内容涵盖了先后天因素、社会自然环境因素、体质因素、生理病理特点以及各种因素的演变规律和预后转归，形成个人总体健康评估报告以及各项具体项目的评估报告等。

3. 中医健康咨询服务　受检者完成以上两个步骤后，可以根据自身需要，选择相应层次的中医健康咨询。个人可以通过中医健康管理中心安排去相关咨询门诊进行咨询，也可以通过电话、电子邮件、网络在线实时咨询等方式与中医健康管理师进行沟通交流。咨询内容包括解答健康评估结果，制订个性化的健康管理方案与跟踪随访方案等。

4. 中医健康持续服务　根据受检者的实际需要为其提供个性化的中医健康持续服务。互联网等现代通信技术设备可以为个人提供查询健康信息、跟踪监测、中医健康指导以及定时向个人发送中医健康管理资讯和健康维护提醒等个性化中医健康服务。跟踪监测服务是中医健康服务的重要内容之一。

5. 专项中医健康管理服务　专项中医健康管理服务主要是为有需要的个人和群体提供专项的健康管理服务。例如对健康人群中的极高危人群和慢病人群等，提供有针对性的中医健康管理服务，以便于对相关健康危险因素和疾病危险因素有区别、有重点地进行专项管理，达到更好的健康管理效果。

（二）中医健康管理的服务内容

中医健康管理的服务内容主要分为中医健康教育服务及中医健康管理服务两部分。中医健康管理服务主要是根据未病态、欲病态、已病态和病后态等不同的健康状态而选择相应的管理服务方式，通过制订针对性强、个性化强的管理服务方案，更好地维护人体的健康。

1. 中医健康教育服务　健康教育是通过信息传播和行为干预，帮助个人和群体掌握卫生保健知识，树立健康观念，自愿采纳有利于健康的行为和生活方式的教育活动与过程，其目的和重点是改变不良行为，消除或减轻影响健康的危险因素，从而预防疾病的发生，促进健康水平和提高生活质量。健康教育着眼点在于促进个人或群体改变不良行为与生活方式。

2. 中医健康管理服务　中医健康管理服务模式可分为未病态的健康管理服务模式、欲病态的健康管理服务模式、已病态的健康管理服务模式、病后态的健康管理服务模式，以及慢性病的健康管理服务模式。

（1）未病态的健康管理服务模式　从健康的角度讲，人始终处于健康与疾病两种状态的相互转化之中。未病态是指对于各种各样的刺激，人体可通过自我调整，维持人体脏腑、经络、气血等功能状态处于稳态平衡，即机体处于“阴平阳秘”的状态。

（2）欲病态的健康管理服务模式　欲病态是介于未病态与已病态之间的状态。欲病之病，在外表上虽然有不适的症状表现，但仅仅是“苦似不如平常”，医生不足以诊断为某一种疾病。

（3）已病态的健康管理服务模式　已病态是指外在刺激或体内的应激能力超过了人体自身调节能力，脏腑、经络、气血的功能状态出现了偏颇，处于“阴阳失衡”的状态。此时应察其病因，审其病证，遏其病势，先安未受邪之地，防微杜渐，避免疾病向不好的方向转变。

（4）病后态的健康管理服务模式　病后态又称瘥（差）后，是指疾病的基本证候解除以后到机体完全康复的一段时间，包括痊愈和好转。

（5）慢性病的健康管理服务模式　慢性病不是特指某种疾病，而是对一类起病隐匿，病程长且病情迁延不愈，缺乏明确的传染性生物病因证据的疾病的总称。预防慢性病最有效的措施是开展以社区为基础的防治工作。慢性病社区综合防治步骤包括社区健康诊断、综合防治规划的制定、社区综合干预、干预效果的评价和项目管理。

四、中医健康状态风险评估方法

健康风险评估是通过所收集的大量的个人健康状态信息，分析和评估生活方式、环境因素、生物学因素和医疗卫生服务等危险因素与健康状态之间的量化关系，进而对个人健康状况、未来患病或死亡危险性进行的量化评估。根据评估结果，开展疾病风险预警。

健康管理中健康风险评估主要包括一般风险评估、疾病风险评估、状态风险评估。

（一）一般风险评估

一般风险评估主要是对健康风险因素和可能发生疾病的评估，或者说是对可能造成健康损失的因素多少和程度大小的评估。因此，一般健康风险评估针对的是个体或群体健康损失，研究的健康风险因素具有普遍性。对健康风险因素的评估主要包括生活方式和行为危险因素评估、生理指标危险因素评估，以及个体存在危险因素的数量和严重程度的评估，发现主要问题以及可能发生的主要疾病。

（二）疾病风险评估

疾病风险评估是指对特定疾病患病风险的评估。主要有以下 4 个步骤：①选择要预测的疾病（病种）；②不断发现并确定与该疾病发生有关的危险因素；③应用适当的预测方法建立疾病风险预测模型；④验证评估模型的正确性和准确性。

（三）状态风险评估

状态风险评估是建立在中医状态学理论上对人体健康状态进行有效风险预警的手段。状态风险评估主要包括了以下方法及步骤。

1. 对状态因素信息进行有效采集与分析　从宏观、中观、微观三个层面进行状态信息采集，从部位、性质、程度三个维度全面采集状态要素，组成状态名称，形成状态辨识；可以通过问卷、中医健康管理系统完成状态信息的采集与分析。

2. 明确状态转归变化的发展趋势　状态是动态变化的，状态与状态之间存在关联性，明确状态转归变化的发展趋势，能够有效地建立起状态风险预警。如痰状态，根据人体禀赋不同，可能会有寒痰、痰热的转化。

3. 建立状态风险评估模型　根据不同状态的风险情况，建立算法模型，解决状态风险评估共性技术问题，实现状态风险预警。

4. 验证并修正评估模型　将建立起的状态风险评估模型投入验证，在验证过程中不断修正评估模型，不断提高其准确性。

5. 对个体或者群体状态风险进行评估　状态是中医健康认知的逻辑起点，对健康状态进行整体、动态、个性化的把握是维护健康的关键。对状态进行有效的风险评估可以满足中医健康管理的需求。

五、中医健康状态风险管理

中医健康状态风险管理主要包括中医健康状态风险评估、干预、评价及相对应的中医健康管理策略。中医健康风险评估在于明确有什么样的状态、状态有什么样的风险或转归变化、如何干预状态风险以及评价干预效果。

（一）中医健康状态风险干预

明确有哪些状态风险后，针对状态风险因素进行有效干预，从而降低风险值，减少疾病风险，就叫作状态风险干预，所采取的手段叫作中医健康管理干预方法。

1. 健康教育干预 进行有效的中医健康管理宣教活动。对体检者进行普遍性、针对性的健康知识教育活动，告知患者正确的健康观念、健康方式，指导患者培养健康的生活状态、正确的疾病认知观、合理的健康维护观与疾病治疗观。

2. 生活方式干预 指导患者建立健康的生活方式。生活方式的干预调整是降低疾病风险的基本途径之一。根据状态风险因素提供不同药膳、茶饮进行膳食干预，一方面患者普遍接受度高，另一方面操作也更为简单。

3. 运动干预 根据状态风险因素提供合适的运动干预，如八段锦、太极拳、五禽戏等。中医功法是受民众欢迎的运动方式之一，具有很好的健身作用。

4. 药物干预 根据患者的状态风险评估情况，适时地采取药物干预手段，以期有效降低风险分级。药物干预是有效降低状态风险分级的直接手段。

（二）中医健康管理效果评价

状态风险干预是否有效，需要进行联系评价。借助中医健康管理效果评价方法构建状态风险评价体系，一方面有助于评估状态风险干预是否有效，另一方面也有助于确定评价状态风险评估是否准确。

中医健康管理效果评价是通过构建相应的算法模型，比对干预前后的状态风险积分水平，从而进行效果评价。效果评价的关键在于明确干预措施是否有效，也进一步反证状态风险评估准确度。

第二节　健康教育与健康促进

随着社会的进步，生活水平的提高，人们对于健康有了更高的要求，我国新时期卫生工作方针就提出“以基层为重点，以改革创新为动力，预防为主，中西医并重，将健康融入所有政策，人民共建共享”。全民健康已经上升为国家战略，基层卫生服务是人人获得健康的基石，通过健康教育和健康促进，改善人们的行为是维护健康的核心策略。

一、健康教育与健康促进概述

（一）健康概述

1. 健康 1948 年，世界卫生组织（WHO）在其《组织法》中提出，“健康不仅是没有疾病或虚弱，而是身体的、心理的健康和社会幸福完满的状态”。

健康是人人应当享有的基本权利，健康问题不能单纯依靠卫生部门，还需要得到全社会的关注和支持。全社会共同努力维护和增进人民健康，才能促进社会的发展。

健康素养是指个人获取和理解基本健康信息和服务，并运用这些信息和服务做出正确判断，以维护和促进自身健康的能力。

目前，我国主要从以下 3 个方面来评价一个人是否具备健康素养：①是否具有基本的健康知识和理念；②是否具有健康的生活方式与行为；③是否具有维护和促进健康的基本技能。健康素养是健康的重要决定因素，提高人民群众的健康素养水平是提高全民健康水平最根本、最经济、最有效的措施之一。

2. 健康教育

（1）概念 健康教育是通过信息传播和行为干预的手段，辅助个体和群体树立健康观念，掌握卫生保健知识，改变原有不健康行为，自觉采纳有利于健康行为和生活方式的教育活动与过程。健康教育的目标是消除或减轻影响健康的危险因素，预防疾病，促进健康和提高生活质量。

（2）特点

① 健康教育是有计划、有组织、有评价的传播与教育活动，通过社区诊断，提出周密的计划，制订预期目标、确定相应的策略与方法。

② 健康教育以行为改变为目标，健康教育的一切内容都是围绕人的行为和生活方式而确立的。健康教育的核心是帮助人们树立健康意识，养成健康行为。

③ 健康教育的基本策略是信息传播、行为干预。正确的知识是行为改善的基础，行为干预是实现健康教育目标的手段。

3. 健康促进

（1）概念 《渥太华宪章》指出：“健康促进是促使人们提高和维护他们自身健康的过程，是协调人类与他们环境之间的战略，规定个人与社会对健康各自所负的责任。”

健康促进的概念又应当是指运用行政或组织手段，广泛动员和协调社会各相关部门以及社区、家庭和个人，使其履行各自对健康的责任，共同维护和促进健康的一种社会行为和社会战略。

健康促进的工作范围涵盖了健康教育。健康促进是一种宏观的战略，它是为了实现这些工作内容而协调部门间的行动、调配资源的战略规划和将规划付诸实施的战略行动，属于行动领域。

（2）健康促进的核心策略

① 制定健康的公共卫生政策：明确要求各级政府和组织的决策者，高度重视健康问题，把健康融入所有政策，形成多元互补的政策、法规和制度体系。

② 创造支持的环境：人类生存与环境密不可分，健康促进必须创造一个安全、舒适、满意和有利于健康的生活和工作环境。

③ 加强社区动员：充分发动社区力量，积极有效地参与卫生保健计划的制订和执行，挖掘社区资源，帮助他们认识自己的健康问题，并提出解决问题的办法。

④ 发展个人健康技能：不断地学习健康知识提高个人技能，有准备地应付可能出现的健康问题和疾病问题，使群众更有效地维护自身健康和生存的环境。

⑤ 调整卫生服务方向：根据社区和群众的需求，不断调整卫生服务方向。卫生服务要扩大范围，支持个人和社区获得更加健康的生活。

（3）特征

① 健康促进是健康与环境的整合。健康促进直接作用于影响健康的各种因素，包括环境、社会行为、生物遗传、卫生服务等。

② 健康促进涉及人群健康和生活的各个层面，而不单单是疾病问题，它是以健康为中心的全民教育，强调个体和群体的参与。

③ 在疾病的三级预防中，健康促进强调一级预防甚至更早阶段预防，即避免暴露于各种行为心理、社会环境的危险因素，全面增进健康素质，促进健康。

④ 健康促进的核心策略是社会动员。

⑤ 健康促进工作主体不仅是卫生部门，而是社会各个领域和所有部门。

（二）健康传播

1. 传播概述

（1）概念　传播是一种社会性传递信息的行为，是个人之间和集体之间以及集体与个人之间，传递新闻、事实、意见信息的过程。从20世纪60年代起，传播学的概念引入健康教育领域并逐渐发展出健康传播学。它是指以“人人健康”为出发点，运用各种传播媒介、渠道和方法，为维护和促进人类健康的目的而获取、制作、传递、交流、分享健康信息的过程。健康传播学已成为健康教育重要的策略和方法，有效地指导了健康教育实践。

（2）分类

① 人际传播：是两人或者多人之间直接进行的一种双向交流活动。

② 大众传播：是由职业性传播机构和人员通过大众传播媒介，将社会信息传递给不特定的大众人群的过程。

③ 组织传播：指组织之间、组织内部成员之间的信息交流活动，是有组织、有领导进行的有一定规模的信息传播。

④ 自我传播：指个人接受外界信息后，在头脑中进行信息加工处理的心理过程。这是人类进行一切信息交流的必要的生物学基础。

2. 传播模式

（1）拉斯韦尔5W传播模式　1948年美国社会学家拉斯韦尔提出传播过程模式，称为“拉斯韦尔五因素模式”，又称5W模式，其中提出描述传播行为的一个简单方法，就是要回答五个问题：谁（who）、说了什么（says what）、通过什么渠道（through what channel）、对谁（to whom）、取得什么效果（with what effect）。5W传播模式虽不能解释和说明一切传播现象，但抓住了问题的主要方面，不但提出了一个完整的传播结构，还进而提出了五部分的研究范围和内容，从而形成了传播学研究的五大领域，为传播学研究奠定了基础。

（2）施拉姆双向传播模式　由美国学者威尔伯·施拉姆提出。他用双向传播模式把传播描述为一种有反馈的信息双向循环往复的过程，为传播学重视反馈的研究做出了突出贡献。

3. 传播关系　人们通过信息交流和分享而在传播活动中建立起来的相互关系称为传播关系。建立传播关系必须依靠以下三个基本条件。

（1）共同经验域　是指在人际传播过程中双方对信息能够共同理解、相互沟通，产生共识的经验范围。在大众传播中，共同经验域还要再加上传播者和受传者双方对传播媒介的使用及理解的共识范围。

（2）契约关系　是指在传播活动中传播双方相互依存的一种默契关系，传播双方以此来约束各自的传播行为。

（3）反馈　是指传播者接收信息后的心理行为反应，及时的反馈是使传播活动进行下去的重要条件。

（三）健康行为

1. 行为的形成与发展

（1）概念　行为是指有机体在外界环境刺激下所引起的反应，包括生理变化和心理变化。人类的行为有本能行为和社会行为两大类。人的生物属性决定人类的各种本能行为，如摄食行为、性行为、睡眠行为、自我防御行为等。人的社会属性决定人的社会行为，除了本能行为以外，人在后天习得的行为都是具有社会属性的行为。

（2）行为的发展　人类行为是随着生命的发展而逐渐形成的，行为的发展可分为四个阶段。

① 被动发展阶段：0 ～ 3 岁，主要依靠遗传和本能的力量驱使来发展行为。

② 主动发展阶段：3 ～ 12 岁，行为发展带有明显的主动性。

③ 自主发展阶段：12 岁起延续到成年，人们开始通过对自己、对他人、对环境、对社会的综合认识，调整自己的行为发展。

④ 巩固发展阶段：发生在成年后，持续终身，通过对行为的不断调整实现对自己和环境的最佳适应。

（3）影响行为的因素

① 生物因素：人的生物特性与人的行为有关，如人类遗传的生物特性，使人类在长期进化中获得的基本行为得以继承，而基因的复杂性又导致人类行为的多样性，如吸吮行为、呼吸行为、摄食行为、眨眼行为、吞咽行为、睡眠行为等。

② 环境因素：环境影响行为，而行为又对环境造成影响。所以环境既是行为的激发因素，又是其接受者。行为发展的外在大环境，对人的行为的影响有的是间接性的，有的呈潜在性。

③ 学习因素：学习是行为发展的促进条件。12 岁以后到成年，行为发展进入自主发展阶段，通过系统教育和强化教育，使其认识目标行为，从理论上感受到自身对它的需要，从而学习并形成和巩固各种有益的行为。

2. 健康相关行为　健康相关行为是指个体或团体的与健康或疾病有关的行为，一般分为两大类：促进健康的行为和危害健康的行为。

（1）促进健康的行为　包括日常健康行为、保健行为、避免有害环境行为、戒除不良嗜好行为、预警行为、求医行为、遵医行为、患者角色行为等。

（2）危害健康的行为　指偏离个人、他人乃至社会的健康期望所表现出的客观上不利于健康的行为。

① 不良的生活方式：如吸烟、酗酒、缺乏运动、不良的生活习惯等。

② 不良生活方式对人们健康影响的特点：a. 潜伏期长。b. 特异性差。c. 协同作用强。d. 变异性大。e. 广泛存在。

③ 致病性行为模式：如 A 型行为（竞争意识强，对他人充满敌意，过分抱负，易紧张和冲动）、C 型行为（不善于表达自己，高度顺从社会，易于出现抑郁、沮丧、无助等情绪）。

④ 不良的疾病行为：如自暴自弃、瞒病行为、恐惧行为等。

3. 行为改变理论

（1）知信行模式（KABP）　知识是行为改变的基础，信念和态度是行为改变的动力，行为改变是目标。

① 知识是行为改变的基础和先决条件。随着知识的增长与积累，需求的愿望亦随之增长，并逐步渗透到信念、态度和价值观中去。

② 信念是指自己对某一现象或某一事物的存在确信无疑，信念通常来自父母及周围受尊敬的人。

③ 态度是指个人对人或事所采取的一种相对稳定的情感倾向。态度通常用好与坏、喜欢与不喜欢、积极或消极评价。

从接受知识转化到改变行为要经过信念的确立和态度转变的过程。健康教育的目的就在于在知识传播的基础上利用教育、干预的手段促进态度的转变和信念的确立，帮助改变不健康行为，引导建立健康行为。

（2）健康信念模式（HBM）　健康信念模式用来解释人们的预防保健行为，特别是分析哪些因素影响人们遵从医学建议的行为。健康信念模式主要强调感知决策在整个过程中的重要性，是运用社会心理学方法解释健康相关行为的理论模式。健康信念模式认为信念是人们采纳有利于健康行为的基础。

健康信念模式中，影响是否采纳有利于健康的行为的因素有感知疾病的威胁、感知健康行为的益处和障碍、自我效能、社会人口学因素和提示因素。

4. 行为干预 行为干预是指在传播卫生保健知识的基础上，有计划、有目的、有针对性地帮助患者和有特定行为问题的人学习和掌握必要的技能。行为干预的目的是帮助人们改变不良的习惯和行为，采纳健康行为。

行为干预的方法有很多种，如信息传播、组织与法规、环境改变、咨询与指导、行为矫正方法等。这些方法与策略影响行为的发生、发展的各个环节，是健康教育方法学的重要内容。

根据干预对象的不同，行为干预技巧可分为个体干预和群体干预。针对个体的行为干预技巧又可分为行为指导和行为矫正。

（四）健康心理

1. 概念 健康心理主张运用心理学与健康促进手段，维护和增进人们的心理健康，提高人们对社会生活的适应及改造能力。

2. 心理与健康

（1）情绪 情绪是人对客观事物的一种态度体验，是个体与环境意义事件之间的关系的反映。情绪与健康有着密切的关系，不良的情绪影响理智、自制力和生活方式，可引起很多心身疾病。积极快乐的情绪是健康幸福与成功的动力。

（2）人格 人格是心理特征的整合统一体，是一个相对稳定的结构组织，在不同的时空背景下影响人的外显和内隐行为模式的心理特征。气质和性格是人格的重要部分，人格是人的心理行为的基础，是影响人的身心健康的关键性因素之一。人格的特征主要包括整体性、稳定性、独特性、适应性、社会性。

（3）人际关系 人际关系是在社会生活实践活动中，个体所形成的对其他个体的一种心理倾向及其相应的行为。人际关系的广泛性和复杂性，对人的心理健康可以产生深刻而持久的影响。

人与人之间的交往是建立人际关系的基础，人际关系良好是心理健康的一个重要标志，良好的人际关系可以帮助人们驱除孤独感，获得安全感和归属感。

常见的人际交往障碍有如下几种。

① 孤独心理：孤芳自赏，自命清高，不愿与他人交往。

② 自傲心理：不切实际地、过高地估计自己，在他人面前盛气凌人。

③ 嫉妒心理：对他人的长处、成绩不满。

④ 猜疑心理：对他人的言行敏感、多疑、不信任。

⑤ 敌意心理：讨厌他人，以致仇视他人。

⑥ 恐惧心理：语言交往时往往不由自主地感到紧张害怕。

3. 心理咨询

（1）概念 心理咨询是指全科医生对来咨询者给予心理上的指导和帮助，通过心理咨询帮助来咨询者解决心理上的疑难问题，解脱心理上的困惑，改善人际关系，提高应对各种事务的能力，从而能够适应环境，促进心理健康。

健康心理咨询也就是心理干预，它是帮助人们正视面临的各种健康问题，明确各种冲突的症结所在，寻找解决问题的办法的过程。

（2）心理咨询的手段

① 引导：帮助当事人克服心理障碍，减少不良情绪，消除偏见和消极的行为，积极适应环境。

② 宣泄：当事人倾诉自己的烦恼、痛苦，得以精神解脱。

③ 自我控制：帮助当事人消除自我意识的混乱与偏差，进而控制心理失常和消极的行为的发展。

（五）健康教育与健康促进的设计、实施与评价

一个完整的健康教育或健康促进项目，包括计划设计、实施及评价三个阶段。计划阶段形成目标并指导干预，实施干预阶段产生效应，评价阶段产生活动的结果并指导计划的进一步修订。

1. 计划设计 计划设计是一个组织机构根据实际情况，通过科学的预测和决策，提出在未来一定时期内所要达到的目标及实现这一目标的方法、途径等所有活动的过程。计划设计的原则包括目标原则、整体性原则、前瞻性原则、弹性原则、从实际出发原则、参与性原则。

计划设计有如下几个步骤。

（1）明确社区主要的健康问题。

（2）确定影响健康行为的因素 ①倾向因素：先于行为，是产生某种行为的动机、愿望或是诱发某行为的因素。倾向因素包括知识、信念、态度和价值观。②促成因素：促使某种行为动机或愿望得以实现的因素，即实现或达到某行为所必需的技术和资源，包括医务人员、保健设施、诊所、医疗费用、个人保健技术、行政领导的重视与支持、法律、政策等。③强化因素：它是激励、加强或减弱行为的因素，主要来自同伴和朋友的影响、亲人的劝告、社会的支持，也包括人们对行为后果的感受。

（3）确定优先项目 优先项目应该是那些对健康影响大、与行为关系密切，具有高可变性并相对具有支持改变该行为的外部条件的项目。

（4）确定目标 目标可分为总体目标和具体目标。具体目标又分为教育目标、行为目标和健康目标。具体目标可归纳为SMART：S（special），具体的；M（measurable），可测量的；A（achievable），可完成的；R（reliable），可信的；T（time bound），有时间性的。具体地说，计划目标必须回答4个“W”和2个“H”，分别是Who（对谁）、What（知识、信念、行为、发病率等实现什么变化）、When（在多长时间内实现这种变化）、Where（在什么范围内实现这种变化）、How much（变化程度多大）和How to measure（如何测量这种变化）。

2. 健康教育与健康促进的实施 计划实施是按照计划的要求去开展健康教育与健康促进活动、实施计划目标和获取实际效果的过程，也是体现计划根本思想的具体行动。

健康教育与健康促进计划实施的SCOPE模式就是对实施工作的理论性总结。SCOPE模式将复杂的实施工作归纳成五大环节：指定实施工作时间表（schedule）、控制实施质量（control of quality）、建立实施的组织机构（organization）、组织和培训实施工作人员（person）、配备所需设备与健康教育材料（equipment and material）。这五个环节与实施过程紧密相连。

3. 健康教育与健康促进的评价 评价是指客观实际与预期目标进行的比较。计划评价是一个系统地收集、分析、表达资料的过程，旨在确定：①计划的先进性与合理性。②健康教育活动的数量与质量。③计划达到预期目标的程度及影响因素。④总结成功与不足之处，帮助健康教育与健康促进中的决策。

评价的性质：①评价是管理的重要组成部分，贯穿于健康教育与健康促进项目的始终。②评价的基本原理是比较。③确定价值标准是评价的前提。④测量是评价的重要手段，准确的信息是评价成功的保障。

评价的种类及内容：①形成评价。形成评价是一个为健康教育或健康促进计划设计和发展提供信息的过程，包括在计划设计阶段进行的目标人群需求评估，政策、环境、资源评估等。②过程评价。过程评价起始于健康教育或健康促进计划实施开始之时，贯穿于计划执行的全过程。③效应评价。健康教育与健康促进的最终目的是改善人群的健康状况，提高生活治疗。④结局评价。通过改变行为影响人们的健康，最终提高生活质量是健康教育与健康促进的目的。⑤总结评价。总结评价是指形成评价、过程评价、效应评价和结局评价的综合以及对各方面资料做出的总结性概括，能全面反映健康教育与健康促进项目的成功之处与不足，为今后的计划指定和项目决策提供依据。

二、中医健康教育与健康促进

中医健康教育是以人的健康为中心，以中医理论为指导，通过有组织、有计划地对健者及患者进行健康教育，普及中医基本知识及养生保健方法的一项工作。中医健康教育的内容包括生活起居、情志护理、饮食调护、体质调养、中医防病等养生保健知识，以达到维护健康、预防疾病和延年益寿为目的。中医健康教育就是将健康教育与中医联系起来，运用中医学基本原理、手段和方法，教育和改变人们的不良行为习惯，以达到预防疾病的目的，从而获得人类的健康。

（一）目的

中医健康教育的目的是通过开展有关中医健康理念的教育活动，提高人们的健康素养及对健康和生命的认识，增强自身的健康决策能力，促进个人或群体改变不良行为和生活方式，使人们能够顺应天地四时，形成合理的饮食起居习惯，从而维持、改善和促进个人和群体的健康。

（二）应用

1. 医护人员 中医健康教育要求医生要有扎实的专业基础，熟练地掌握药物的四气五味、功效及配伍，同时也要掌握学科的前沿知识，要充分发挥中医的优势，做到整体审查、诊法合参、病症结合。医生借助医院的平台开展中医健康教育，发挥和普及中医“治未病”思想，有益于减少疾病的发生及恶化。中医健康教育要求护理人员，了解和学习相关疾病的后期恢复工作，学习和掌握一些保健按摩手法，促进局部血液循环，有益于运动功能的恢复。中医讲究药食同源，在用药的同时一定要注意饮食的护理，在不同的季节、不同的地域也要有所不同。

2. 基层社区 要强化中医生活化、生活中医化，更新中医健康教育模式，扩大中医药健康知识和技能的传播范围。确立中医健康教育模式，首先要明确健康教育模式的目的主要是传播中医健康保健知识、适宜技术，增进人群的健康与自我保健能力。其次要明确中医健康教育模式建立的要素，包括中医药健康教育的内在规律、中医药在健康中国战略中的作用和人群对中医健康知识的需求等，与教育学、行为科学、传播学等学科的交叉。最后是要通过社会动员，引导与教育人们养成健康的行为，从而获得最佳健康状态。

3. 媒体网络 信息技术、物联网、移动互联网等成为中医药健康信息传播的新形式。互联网 + 中医药健康服务，深刻地改变着中医药健康教育的模式，可以更为迅速、更大范围地影响到人们知识、态度和行为的改变，指导和教育人们养成并保持有益于健康的生活，自觉地选取和参与改善个人和集体健康状况的中医药健康技术。

4. 健康教育者 中医健康教育从内容、技术、方法和模式上丰富了健康教育者的服务内涵，健康教育者的中医药知识和技能水平，是提升中医健康教育能力和效果的决定性因素，关系到中医健康知识的有效传播，关系到区域内健康教育的健康发展，关系到医疗卫生事业的可持续发展。

5. 民众个人 对患者而言，通过多种渠道主动学习和掌握中医药健康知识，改善自身的遵医和就医行为，与医生结成健康共同体。对于大众而言，要树立正确的中医养生保健理念，把中医药健康知识和技能融入日常健康行为中。

第三节 特殊人群的健康管理

一、儿童健康管理

（一）小儿生长发育

1. 体格发育指标与临床意义

（1）体重 体重是身体各器官、系统和体液重量的总和，是衡量小儿生长发育和营养状况最常用的指标，也是反映小儿营养状况最易获得的灵敏指标。不同年龄阶段小儿的体重增长有不同的规律，年龄越小，体重增长愈快。新生儿出生后可有生理性体重下降，大都在出生后 3 ～ 4 日降至最低点，以后回升，至 7 ～ 10 日恢复到出生体重。儿童体重增长有两个高峰，一是婴儿期，二是青春期。

各年龄阶段儿童体重计算公式如下。

出生后 6 个月婴儿的体重（g）= 出生体重（g）+ 月龄 ×800（g）。

7 ～ 12 个月婴儿的体重（g）= 出生体重（g）+6×800（g）+（月龄 −6）×250（g）。

1 ～ 12 岁儿童体重（kg）= 年龄（岁）×2+8（kg）。

（2）身高 身高是从头顶到足底的垂直长度，是头、脊柱及下肢长度的总和。2 岁内小儿卧位测量称为身长，2 岁以上小儿站立测量称为身高。身高（长）是反映骨骼发育、身体长度的重要指标。身高（长）受种族、遗传和环境的影响较为明显，与营养的短期状况关系不大，但与长期营养状况有关。

身高（长）增长规律同体重一样，年龄越小增长越快，婴儿期与青春期为两个最快发育期。出生时身长平均为 50cm；生后第一年身长增长最快，出生前半年每月平均增长 2.5cm，后半年每月平均增长 1.5cm。一周岁达 75cm，第二年平均增长 10cm，两岁以后直至青春期平均每年增长 5 ～ 7.5cm。

2 ～ 12 岁儿童身高（长）（cm）= 年龄（岁）×7+75（cm）。

2. 运动发育 随着大脑皮质功能和传导神经纤维髓鞘化以及全身骨骼肌肉的发展，儿童的运动功能逐渐发展起来。运动和儿童的心理发展有密切关系，因为心理活动是在活动中产生，又在活动中表现出来的。例如小儿感知觉的发展离不开动作，对物体的形状和性质的了解必须通过手去触摸，因此，小儿的运动发育对神经心理发育非常重要。

小儿的动作发育有一定的规律性：①自上而下，即头尾规律，如先能抬头，然后会坐、爬、站，最后会行走。②由近到远，离躯干近的肌肉动作先发育，以后远端肌肉动作再发育，如先能抬肩，然后才能用手指取物。③从不协调到协调，如小婴儿往往不能准确地取物，稍大的婴儿即可伸手取到玩具，以后若伸手拿不到玩具，会稍弯腰或向前倾身体而设法拿到玩具。④正面的动作先于反面的动作，如先会用手抓东西，然后才会放下手中的东西；先会拉栏杆站起来，然后才能从站位坐下；先会向前走，然后才能向后退。

具体小儿神经精神发育进程见表 2-1。

表 2-1 小儿神经精神发育进程

年龄	粗、细动作发育	语言发育
新生儿	无规律、不协调动作；紧握拳	能哭叫
2 个月	直立及俯卧位时能抬头	发出和谐喉音
3 个月	仰卧位变为侧卧位；用手摸东西	咿呀发音
4 个月	扶着髋部时能坐；可在俯卧位时用两手支持抬起胸部；手能握持玩具	笑出声
5 个月	扶腋下能站直；两手各握一玩具	能喃喃地发出单词音节
6 个月	能独坐一会；用手摇玩具	
7 个月	会翻身，自己独坐很久；将玩具从一手换入另一手	能发“爸爸”“妈妈”等复音，但无意识
8 个月	会爬，会自己坐起来、躺下去；会扶着栏杆站起来；会拍手	重复大人所发简单音节
9 个月	试独站；会从抽屉中取出玩具	
10～11 个月	能独站片刻；扶椅或推车能走几步；拇指、示指对指拿东西	开始用单词，一个单词表示很多意义
12 个月	独走；弯腰拾东西；会将圆圈套在木棍上	能叫出物品的名字，指出自己的手、眼
15 个月	走得好；能蹲着玩，能叠一方木块	能说出几个词和自己的名字
18 个月	能爬台阶；有目标地扔皮球	能认识和指出身体各部分
2 岁	能双脚跳，手的动作更准确，会用勺子吃饭	会说 2～3 个字构成的句子
3 岁	能跑，会骑三轮车，会洗手、洗脸，脱穿简单衣服	能说短歌谣，数几个数
4 岁	能爬梯子，会穿鞋	能唱歌
5 岁	能单足跳，会系鞋带	开始识字
6～7 岁	参加简单劳动，如扫地、擦桌子、剪纸等	能讲故事

（二）小儿营养和喂养

1. 新生儿喂养

（1）母乳喂养　母乳是新生儿的最佳食品，如果母乳充足，无须给新生儿补充其他食品。

① 正确的哺乳姿势：哺乳时将乳头和大部分乳晕送入婴儿口中，使婴儿舌头从下向上裹住母亲乳头及大部分乳晕。

② 开奶时间：生后半小时。

③ 哺乳间隔时间：不定时，需要即哺，逐渐形成规律。

④ 体弱儿及吮吸困难者的喂乳：将乳汁用吸乳器吸出放在小杯中用小勺喂给婴儿。

⑤ 帮助婴儿将胃里的空气呃出：哺喂完毕将婴儿直立抱起，使其头靠母肩，轻拍其背部，令其将胃里的空气呃出，防止吐奶。

（2）混合喂养　母乳不足时可采用混合喂养。婴儿配方奶、牛奶、羊奶、全脂奶粉均可作为母奶不足时的补充品，婴儿配方奶更接近母乳，应作为首选。

（3）人工喂养　首选优质婴儿配方奶粉作为母乳的替代品。无条件时亦可选用鲜牛奶、全脂奶粉、羊奶等喂养婴儿。

注意事项：①严格按照婴儿月龄及奶粉的说明书配制婴儿乳品。②严格消毒哺乳用具。③奶的温度及奶嘴孔的大小应适宜。④各类果奶、麦乳精、炼乳不能作为婴儿食品喂养婴儿。

2. 1～12个月婴儿的喂养及营养需求　母乳为婴儿的最佳食品，可满足婴儿出生后4～6个月的营养需要。4～6 个月以后应逐渐添加辅食。

（1）添加辅食的原则　由单一到多样，由稀到稠，由细到粗，每添加一种辅食都应从少量开始，观察婴儿消化及大便变化情况 3 天，然后再增加分量或试用另一种食物。

（2）不同月龄添加辅食的顺序　见表 2-2。

3. 1～3岁幼儿的喂养及营养需求　幼儿期生长发育较婴儿期缓慢，但幼儿活动增多，神经精神发育较快，需要供给营养丰富的食物。此时期已断奶或正处在断奶期，如果不注意饮食的质和量，易发生营养素的缺乏。这期间的喂养具体措施如下。

表 2-2　不同月龄添加辅食的顺序

月龄	食物性状	种类	餐数		进食技能
			主要营养源	辅助食品	
4～6月龄	泥状食物	菜泥、水果泥、含铁配方米粉、配方奶	6次奶（断夜间奶）	逐渐加至1次	用勺喂
7～9月龄	末状食物	稀饭（软饭）、配方奶、肉末、菜末、蛋、鱼泥、豆腐、水果	4次奶	1餐饭 1次水果	学用杯
10～12月龄	碎食物	软饭、配方奶、碎肉、碎菜、蛋、鱼肉、豆制品、水果	3次奶	2餐饭 1次水果	抓食、断奶瓶、自用勺

（1）供给足够的热量和各种营养素，热能377～418kJ/（kg·d），蛋白质3.0g/（kg·d）。

（2）饭菜要做得细、软、烂，适合幼儿的消化能力。

（3）食物的种类多样化。

（4）进餐次数可5次/天，即三餐加上下午点心各一次，以后逐步减为三餐加一次点心，每次间隔4小时。

4. 3～6岁学龄前儿童的喂养及营养需求　此期儿童生长发育渐趋平稳，平均每年增重2kg，身高增长5～7cm，咀嚼及消化能力增强，可食用大部分成人食品，但应注意荤素搭配、粗细搭配，增加花色品种，促进孩子的食欲，养成吃清淡食物的习惯；两餐之间给予加餐，加餐食品以牛奶、小点心、水果为宜。

（三）计划免疫和预防接种

1. 概念

（1）疫苗　是指为了预防、控制传染病的发生、流行，用于人体预防接种的生物制品。传统疫苗是用病原微生物及其代谢产物，经过人工减毒、脱毒、灭活等方法制成，用于预防疾病的自动免疫制剂。现代疫苗的定义有所延伸，它是指针对疾病的病原微生物或其蛋白质（多肽、肽）、多糖或核酸，以单一实体或通过载体经预防接种进入人体后，能诱导产生特异性体液免疫和细胞免疫，从而使机体获得预防该疾病的免疫力。

（2）自动免疫　是指经过抗原物质（如病毒、疫苗）的刺激使机体免疫系统产生特异性免疫力，这种抗原物质亦称为自动免疫制剂。自动免疫又可分为自然自动免疫和人工自动免疫两种。如患过一次麻疹以后即产生了麻疹抗体，这种属于自然自动免疫；若经过接种麻疹疫苗而使机体获得的免疫，则属于人工自动免疫。

（3）被动免疫　指含有特异性抗体的免疫制剂，接种于人体后，可立即获得免疫力。这种免疫制剂又叫被动免疫制剂，如丙种球蛋白、胎盘球蛋白、转移因子等。

（4）预防接种　是利用人工制备的抗原或抗体，通过适宜的途径接种于机体，使个体或群体产生对某种传染病的特异性的自动或被动免疫。

（5）计划免疫　是根据传染病的疫情监测和人群免疫水平的调查结果分析，按照科学的免疫程序，合理地、有计划地进行预防接种，以提高人群免疫水平，达到控制和消灭相应传染病的目的。

（6）国家免疫规划　是指按照国家或者省市确定的疫苗品种、免疫程序或者接种方案，在人群中有计划地进行预防接种，以预防和控制特定传染病的发生和流行。

（7）基础免疫　是指人体初次接受某种疫苗全程足量的预防接种，是一种打好基础的有效免疫。对1周岁内儿童的各种疫苗接种都属于基础免疫。各种疫苗基础免疫的次数和剂量是不同的，如卡介苗、麻疹疫苗的基础免疫只需1次，百白破疫苗必须连续注射3次，针次间隔4～6周。

（8）加强免疫　是指基础免疫后，相隔一段时间再进行同类疫苗的接种，以保持体内有效的免疫力。加强免疫的时间因疫苗而异，如百白破疫苗在1岁以内完成基础免疫，1岁半至2岁时要加强注射一次，6岁时还要注射百白破二联疫苗作再次加强免疫。

（9）强化免疫　是短期内迅速提高人群免疫力，阻断病原传播的有效手段，包括初始强化免疫和后续强化免疫。初始强化免疫是指根据疾病流行病学特征，在一定范围、短时间内对高发人群开展的群体性接种。后续强化免疫是指初始强化免疫结束后，每隔几年，在一定范围、短时间内对高发人群开展的群体性接种。

（10）应急接种　是指在有传染病流行威胁时，为控制疫情蔓延，对易感染人群开展的预防接种活动，可分为普种和有重点的接种。为提高预防效果一般选择最易受感染的人群作为接种对象。

（11）冷链　是指为保证疫苗从疫苗生产企业到接种单位运转过程中的质量而装备的储存、运输冷藏设施、设备。

（12）常规接种　是指接种单位按照国家免疫规划和当地预防接种工作计划定期为适龄人群提供的预防接种服务。承担国家免疫规划疫苗接种工作的接种单位每年至少应提供12次接种服务。

（13）免疫程序　是指对某一特定人群（如儿童）预防相应传染病需要接种疫苗的种类、时间、剂次、次序、剂量、部位及有关要求所做的具体规定。

2. 疫苗免疫程序和使用　2007 年 3 月，甲型肝炎、流行性脑脊髓膜炎等 15 种可以通过接种疫苗有效预防的传染病纳入国家免疫规划。国家免疫规划疫苗种类及接种时间见表 2-3。

表 2-3　国家免疫规划疫苗种类及接种时间（2021 年版）

疫苗种类		接种年龄														
名称	缩写	出生时	1月	2月	3月	4月	5月	6月	8月	9月	18月	2岁	3岁	4岁	5岁	6岁
乙肝疫苗	HepB	1	2					3								
卡介苗	BCG	1														
脊灰灭活疫苗	IPV			1	2											
或脊灰减毒活疫苗	bOPV					3								4		
百白破疫苗	DTaP				1	2	3				4					
或白破疫苗	DT															5
麻腮风疫苗	MMR								1		2					
乙脑减毒活疫苗	JE-L								1			2				
或乙脑灭活疫苗	JE-I								1、2			3				4
A 群流脑多糖疫苗	MPSV-A							1		2						
或 A 群 C 群流脑多糖疫苗	MPSV-AC												3			4
甲肝减毒活疫苗	HepA- L										1					
或甲肝灭活疫苗	HepA-1										1	2				

3. 疑似预防接种异常反应分类及报告

（1）异常反应分类　经过调查诊断分析，按发生原因分为以下五种类型。

① 不良反应：指合格的疫苗在实施规范接种后，发生的与预防接种目的无关或意外的有害反应，包括一般反应和异常反应。a. 一般反应。在预防接种后发生的，由疫苗本身所固有的特性引起的，对机体只会造成一过性生理功能障碍的反应，主要有发热和局部红肿，同时可能伴有全身不适、倦怠、食欲缺乏、乏力等综合症状。b. 异常反应。合格的疫苗在实施规范接种过程中或者实施规范接种后造成受种者机体组织器官、功能损害，相关各方均无过错的药品不良反应。

② 疫苗质量事故：疫苗质量不合格，接种后造成受种者机体组织器官、功能损害。

③ 预防接种事故：在预防接种实施过程中违反预防接种工作规范、免疫程序、疫苗使用指导原则、接种方案，造成受种者机体组织器官、功能损害。

④ 偶合症：受种者在接种时正处于某种疾病的潜伏期或者前驱期，接种后巧合发病。

⑤ 心因性反应：在预防接种实施过程中或接种后因受种者心理因素发生的个体或者群体的反应。

（2）报告　任何医疗单位或个人均不得做出预防接种异常反应诊断，要由县级以上疾控部门组织专家进行调查诊断。

在接种疫苗后，若发现以下情形的，医疗机构和接种单位执行职务的人员应当及时向受种者所在地的县级卫生行政部门、药品监督管理部门报告。

① 24 小时内：如过敏性休克、不伴休克的过敏反应（荨麻疹、斑丘疹、喉头水肿等）、中毒性休克综合征、晕厥、癔症等。

② 5 天内：如发热（腋温＞38.6℃）、血管性水肿、全身化脓性感染（毒血症、败血症、脓毒血症）、接种部位发生的红肿（直径＞2.5cm）及硬结（直径＞2.5cm）、局部化脓性感染（局部脓肿、淋巴管炎和淋巴结炎、蜂窝织炎）等。

③ 15 天内：如麻疹样或猩红热样皮疹、过敏性紫癜、局部过敏坏死反应（Arthus 反应）、热性惊厥、癫痫、多发性神经炎、脑病、脑炎和脑膜炎等。

④ 6 周内：如血小板减少性紫癜、吉兰 - 巴雷综合征、疫苗相关麻痹型脊髓灰质炎等。

⑤ 3 个月内：如臂丛神经炎、接种部位发生的无菌性脓肿等。

⑥ 接种卡介苗后 1 ～ 12 个月：如淋巴结炎或淋巴管炎、骨髓炎、全身播散性卡介苗感染等。

⑦ 其他：怀疑与预防接种有关的其他严重疑似预防接种异常反应。

4. 预防接种的一般反应及处置原则 指在预防接种后发生的，由疫苗本身所固有的特性引起的，对机体只会造成一过性生理功能影响的反应，主要有发热和局部红肿，同时可能伴有全身不适、倦怠、食欲缺乏、乏力等症状。对预防接种一般反应一般不需要进行特殊处理。

（四）儿童保健管理

儿童保健管理是指通过对儿童定期的健康查体或生长发育图监测的方式，了解儿童身心发育等状况及影响因素，进行有针对性的指导与干预，促进其健康发展。

1. 新生儿保健 自出生后脐带结扎起到生后不满 28 天称新生儿期。新生儿护理要点如下。

（1）保暖 新生儿出生后周围环境温度明显低于子宫温度，由于体温调节功能尚未完善，体温易受外界环境的影响，加之新生儿体表面积较大，皮下脂肪薄，皮肤血管丰富，散热明显大于产热，如果不注意保暖会影响其发育，严重者可发生低体温或发生新生儿硬肿症。新生儿居室温度宜保持在 18 ～ 22℃。

（2）合理喂养 提倡母乳喂养，尽早开奶，按需哺乳，提倡正确喂养方法，以防溢乳引起窒息。

（3）预防感染 对母婴同室的采用湿式清洁扫除。工作人员严格遵守无菌操作及消毒隔离制度，防止交互感染。尤其注意加强新生儿皮肤、黏膜、脐部的护理。

（4）开展抚触 促进母子交流。

2. 婴儿期保健 出生后到不满 1 周岁为婴儿期。此期是小儿生长发育最迅速的时期，热量与营养需要量高，但消化功能不完善，易引起营养失衡。由母体带来的免疫逐渐消失，后天免疫很弱，易患感染性疾病。

（1）定期体检 婴儿期一年内体检 4 次，可安排在 3、6、8、12 月进行。婴儿期定期健康检查可以了解其生长发育和健康状况，早期发现本年龄段多发疾病，及早矫治，以保障婴儿健康发育。

（2）早期教育 婴儿期有目的、有计划、有针对性的启蒙教育可以及时挖掘其智能潜力，使其天赋得到最大的发挥。对婴儿的教育应以感知觉、运动、语言训练为主。

（3）加强户外活动和体格锻炼 增强身体对周围环境的适应能力，提高婴儿身体素质，做好婴儿主、被动操，增强体质，促进发育。

（4）预防接种 完成基础免疫。

3. 幼儿期保健 1 周岁到 3 周岁为幼儿期。此期幼儿的体格生长速度较前减慢，但神经、精神发育较前迅速，语言、动作能力明显发展，活动增多，易发生意外。营养缺乏与传染病作为此期重点防治的疾病。此期提倡开展亲子互动，要对不同人群开展不同形式的健康教育，培养幼儿良好的生活习惯，为其一生健康奠定基础。

（1）定期体检与保健 定期的健康体检应每半年 1 次（一年 2 次）。

（2）早期教育

① 动作训练：对 1 周岁到 1 岁半的儿童注意行走训练，多锻炼手的微细动作；对 2 ～ 3 岁儿童加强活动性游戏和自由活动，促进走、跑、跳等运动能力的发展。

② 语言训练：本年龄段为语言发展的关键时期，要鼓励小儿用语言表达意愿与需求。家长应利用一切机会与小儿进行语言交流。

③ 认知培养：在发展视、听、触等感觉的基础上，逐步发展小儿记忆、注意、思维等能力，同时培养其与他人（主要是同龄伙伴）之间的关系。

4. 学龄前期保健 3 周岁到入小学前为学龄前期。本年龄段的儿童体格发育稳步增长，神经精神发育迅速，智力发育日趋完善，社会接触日益增多，体质状况明显增强，感染性疾病患病率开始下降。

（1）定期健康查体 每年进行一次体检，要特别关注视力、听力与口腔保健。注意安全教育，预防意外损伤的发生。

（2）学前教育 内容包括学习能力、分辨是非的能力、品德毅力的培养。游戏活动仍是本年龄儿童的主要活动，其教育要围绕其兴趣，采取以游戏为主的教育方式。

5. 学龄期保健 从小学起（6 ～ 7 岁）到青春期开始之前为学龄期。此期的儿童除生殖系统外，其他器官的发育接近成人水平，智能发育更趋成熟，是长知识、接受文化科学教育的重要时期。

此期应每年进行一次健康体检，注意免疫性疾病（肾炎、风湿热、风湿病等）的早期发现与治疗。纠正不良饮食习惯，防治龋齿、视力不良等五官疾病。创造良好的生活、学习环境，培养儿童德、智、体、美、劳全面发展。

二、妇女健康管理

妇女有着特殊的生理、病理特点，针对特殊的状态进行妇女健康管理，对于提高妇女的整个生命周期的健康水平具有重要意义。

（一）青春期保健

1. 概述 青春期是指从儿童期到成人期所经历的一个转变时期。在医学上通常把青春发育征象的开始出现到生殖功能发育成熟为止的一段时期称为青春期。世界卫生组织（WHO）将其年龄范围定为 10 ～ 20 岁。

2. 内容

（1）营养卫生指导 ①普及营养知识。②良好的饮食习惯。

（2）个人卫生指导 了解青春期生理、心理特点，养成良好的生活和卫生习惯，注意体育锻炼，合理安排学习和休息时间。

（3）心理卫生和健康行为指导 密切注意心理活动的变化，发现问题及时处理，普及卫生知识及医学常识。

（4）月经卫生指导 注意经期卫生，保持心情愉快，避免过度劳累和参加剧烈的体育锻炼，避免高温和寒冷的刺激及不食刺激性食物等。

（5）青春期性教育

① 性生理教育：性生理知识包括生殖器官的解剖与生理、青春期体格发育、女性体格特点、第二性征发育、月经初潮、月经病及经期卫生、女性外生殖器卫生以及其他生理功能的发育，如生育过程、避孕和优生等方面的知识等。

② 性心理教育：认识性是人类的正常生理功能，能解除女孩对月经的恐惧与敌视，分清友谊与爱情的界限，有分寸地与异性交往，克服性冲动的困扰。

③ 性道德教育：性道德是指社会道德和个人品质体现在男女之间的道德规范和行为准则。这里指的是在青春期阶段联系与调整男女青少年之间关系的道德规范与行为标准。

④ 性美学教育：使青少年懂得符合自己性角色的举止、言谈和健康美。

⑤ 性教育的原则及途径：性教育应采取的原则是因时、因地、因人，适宜、适时、适度，身教并重等。性教育应采取的途径包括个别谈话、课堂讲课、专题讲座、科普读物、广播、影视宣传等。

（二）围产期保健

1. 概述 围产期保健是指围绕妇女妊娠、分娩及产后阶段的保健，是对孕产妇和胎、婴儿进行的预防保健工作，其以保护母婴安全、提高出生质量为目的。

（1）围产期定义 从孕满 28 周至新生儿出生后 7 天之内。

（2）推算预产期 从末次月经的第一天算起，月份减 3 或加 9，日数加 7。

（3）妊娠过程 全过程可分为三个阶段：①妊娠早期，即从妊娠开始至孕 12 周末。②妊娠中期，孕 13 周至 27 周末。③妊娠晚期，孕 28 周至分娩。

（4）临产的征兆 不规则子宫收缩，间隔不等，收缩时间短，不伴有宫颈管消失和宫口开大。在真正临产前 24 ～ 48 小时，阴道可有少量血性分泌物流出，此种征象称见红。

2. 内容

（1）妊娠早期保健要点

① 及早确诊妊娠。健康妇女结婚后出现闭经，常是妊娠的信号，必须予以重视，及时进行早孕诊断，以便及早对胚胎进行保护。

② 保护胚胎，免受各种有毒、有害因素的影响。早孕保健是控制人类生殖危害的措施之一，对预防出生缺陷有重大意义。

③ 及早进行第一次产前检查。在确定妊娠后应立即进行第一次产前检查。

（2）妊娠中期保健要点

① 系统产前检查：每月一次，检查内容包括测量体重、胸围、血压、查胎位、监测胎心等。

② 营养指导：妇女怀孕后，要注意合理营养，以保证孕妇的健康和胎儿的正常发育。

③ 监测胎儿的生长发育：既要防止胎儿生长发育迟缓，又要防止发育过度。

④ 胎教：注意孕期调节和控制母体的内外环境，维护身心健康，避免不良刺激。

⑤ 孕妇体操和运动：孕中期开始，每日做两次孕妇体操，能使孕妇感到周身轻松，精力充沛，坚持做操

能松弛腰部及骨盆关节，锻炼肌肉。

（3）妊娠晚期保健要点　进入妊娠晚期，除需指导孕妇继续重视孕期营养，坚持胎教和孕妇体操外，还要指导孕妇进行自我监护和分娩前的准备。

① 孕妇自我监护：孕 30 周起指导孕妇用胎动计数来监测胎儿宫内情况。

② 分娩准备教育：具体内容包括：a. 分娩知识。b. 分娩前准备。c. 临产先兆及入院时间。

（4）产时保健要点

① 转变产时服务模式，减少不必要的医疗干预。WHO 将目前常用的措施分为：a. 有效的，应鼓励使用的措施，如陪伴分娩。b. 无效的或有害的应废弃，如灌肠、剃毛。c. 常用但不适宜的措施，如限制饮食等。

② 推广陪伴分娩。陪伴分娩可提供对产妇分娩时的生理和心理支持，保护和支持自然分娩。

③ 产时镇痛。分娩疼痛是客观事实，分娩疼痛有生理学和心理学基础。

④ 提高接产质量，正确掌握剖宫产指征。

⑤ 重视初生儿保暖，实施早接触、早吸吮。

（5）产褥期保健要点　产褥期是产妇恢复和新生儿开始独立生活的阶段。产妇分娩时经历了较大的精力和体力消耗，分娩虽是妊娠的结束，但产褥期仍是围产期保健的重要一环。

① 预防产后出血：产后出血是引起产妇死亡的主要原因，必须加强防治。

② 产褥期卫生指导：产后休养环境宜安静、舒适，室内保持整洁、空气流通。产妇应注意大小便通畅。

③ 心理保健：产妇的心理障碍与分娩后体内内环境发生变化，性激素的比例重新调配以及家庭关系、环境等因素密切相关。

④ 母乳喂养指导：产后新生儿 30 分钟内即应开始早期吸吮，并实行产后母婴同室，应坚持纯母乳喂养 4 ～ 5 个月，按需喂养。

⑤ 产后检查和避孕指导：产后 42 天应对母婴进行一次全面检查，以确定母亲身体是否恢复正常，婴儿生长状况是否良好。

三、老年人健康管理

根据世界卫生组织意见，亚太地区把 60 岁以上定为老年人，北美和多数欧洲国家将 65 岁以上者称为老年人。结合我国情况，45 ～ 59 岁为老年前期；60 ～ 69 岁为低龄老人；70 ～ 79 岁为中龄老人；80 岁以上为高龄老人；90 岁以上为长寿老人；100 岁以上为百岁老人。评价人口老龄化的指标之一为老年人口的系数，计算公式为：老年人口系数＝老年人口数 / 人口总数 ×100%。

（一）老年人特点

1. 生理特点

（1）人体结构和成分　体内水分和固体成分（如器官细胞数）减少，脂肪明显增多，肌肉占体重的比例由年轻时的 50% 降到 25%。衰老是以骨骼肌、脾脏、性腺、肝肾脏为主的各组织器官表现不同程度的萎缩，伴随体液量主要是细胞内液的下降，实质细胞减少，体内钾含量降低，而细胞外钠无明显变化。

（2）代谢　由于促进蛋白质合成的激素如雄激素、生长激素等分泌的减少，体内分解代谢大于合成代谢。

（3）器官功能　器官生理功能随着步入老年而逐渐衰退，最常见的老化过程是器官、系统的储备能力下降，使老年人的适应能力下降，对疾病的易感性增加。

2. 心理特点　随增龄出现的心理变化一般是指心理能力和心理特征的改变，部分来自老年人的生理功能改变，部分是由于老年人生活环境和社会因素的影响

（1）感知觉变化　是导致老年人生活质量下降的重要原因之一。

（2）智力变化　智力活动包括注意、观察、想象、记忆、思维和适应环境等方面的能力。

（3）人格变化　由于生活环境的改变、人际交往的减少，老年人容易发生性格和情绪变化。

老年人最好的心理管理是追求知识、勤于思考，科学地安排用脑时间，根据神经细胞活动节律进行工作和学习，克服自尊心强、空虚心理，并能在社会中获得应有的尊重和认可。其次，给老年人提供娱乐、休闲场所，加强与人群的沟通，做自己感兴趣的事情，保持快乐、积极的心态，如报名老年大学，或参加书画班等，老有所学会让心里更满足。

3. 患病特点

（1）不易获得完整的病史　老年人的记忆力减退、敏感性下降、语言表述困难和听力障碍，更要求医生在

采集病史时应该耐心细致，还要与家属核对病史的可靠性。

（2）个体差别大　由于老化过程的个体差异大，老年人患病后表现及对药物的反应的差别大于年轻人，因此强调个体化处理方法，切忌千篇一律。

（3）发病的自觉症状及体征不典型　老年人的感受性降低，有时疾病发展到严重程度，患者尚无症状或症状不典型，要高度警惕，以免误诊。

（4）多种疾病同时存在　老年人全身各个系统生理功能均有不同程度的老化，防御及代谢功能普遍降低，常常同时患有多种疾病。当老年人多种疾病并存时，大多无典型症状，常以一种疾病的特异性表现为主，而且容易干扰另一种疾病的诊断，同时给鉴别诊断造成困难。

（5）并发症复杂　由于老年人多种疾病的并存，容易出现并发症，而并发症有可能导致另一种老年病的发生。老年人易出现的并发症有意识障碍、水电解质紊乱、运动障碍、大小便失禁、压疮、出血倾向和多脏器衰竭等，有时进展很迅速，增加了诊断难度和病情严重性。

（6）伴复杂的心理社会因素　老年期是生活事件的多发阶段，精神因素在发病中的作用要加倍注意。

（二）老年人健康综合评估

1. 概述　生活质量是通过搜集客观生活条件和生活在这种条件下的生活体验两方面来反映人们生活状况的一种手段。生活质量的特点表现在它不但包括身体健康、心理健康和社会适应能力，还包括生存环境状况，如经济收入、住房条件、邻里关系、工作状况、卫生服务和社会福利等多项指标。生活质量的概念有其反映健康的多维性、多面性和优越性的特点。

2. 评估内容及工具

（1）躯体健康

① 客观指标：疾病、症状、服药、功能活动能力、视力、听觉等项。疾病包括已确诊和可疑的疾病。症状有许多种，要注意包括疼痛、失眠等症状。服药是指治疗用药。功能活动能力是根据完成日常生活活动（ADL）来评定的。ADL 指的是维持生命存在的最基本活动能力，如起床、穿衣、洗漱、吃饭、室内活动和洗澡等。

② 主观指标：健康自我评价。健康自我评价无客观标准，是自己与周围同龄人比、与自己过去比、与自己的假设标准相比，由本人所作出的评价，可分为 3 个等级（好、中、差）。

（2）心理健康　心理健康一般指的是认知功能、精神状态和行为有无失调等，常用神经心理学量表检查评定。检查认知功能较多采用简易精神状态评价量表（MMSE 量表），检查精神状态的抑郁量表，幸福度和生活满意度等评估。

第三章　医学人文

第一节　卫生法规

从国际社会看，公民的健康权利已得到不同程度的确认和保障。中医全科医生作为社区卫生服务的主体，为了确保公民享有健康权利，实现医学的宗旨，应重点掌握和贯彻以下法律法规，重视相关法律问题。

生命健康权作为一项基本人权，《中华人民共和国宪法》以及《中华人民共和国民法典》《中华人民共和国刑法》，都赋予了公民广泛的健康权利，并予以全面的保护。我国《宪法》明确规定："国家发展医疗卫生事业，发展现代医药和我国传统医药，鼓励和支持农村集体经济组织、国家企业事业组织和街道组织举办各种医疗卫生设施，开展群众性的卫生活动，保护人民健康。"这是建立社区卫生服务机构，发展社区中医药卫生服务，履行预防保健职责的根本依据。

一、中医药法

2016 年 12 月 25 日第十二届全国人民代表大会常务委员会第二十五次会议通过了《中华人民共和国中医药法》并宣布自 2017 年 7 月 1 日起正式执行。会上指出本法的制定是为了继承和弘扬中医药，保障和促进中医药事业发展，保护人民健康。本法中所称的中医药，是包括汉族和少数民族医药在内的我国各民族医药的统称，是反映中华民族对生命、健康和疾病的认识，具有悠久历史传统和独特理论及技术方法的医药学体系。中医药事业是我国医药卫生事业的重要组成部分，应当遵循中医药发展规律积极发展中医药事业，鼓励中西医相互学习，大力培养中医药人才，鼓励中医药科学研究和技术开发。与社区中医药卫生服务相关的内容主要有：

（一）中医药服务

县级以上人民政府应当将中医医疗机构建设纳入医疗机构设置规划，扶持有中医药特色和优势的医疗机构发展。政府举办的综合医院、妇幼保健机构和有条件的专科医院、社区卫生服务中心、乡镇卫生院，应当设置中医药科室。开展中医药服务，应当以中医药理论为指导，运用中医药技术方法，并符合国务院中医药主管部门制定的中医药服务基本要求。应当发展中医药预防、保健服务，并按照国家有关规定将其纳入基本公共卫生服务项目统筹实施。

（二）中医药人才培养

中医药教育应当遵循中医药人才成长规律，以中医药内容为主，体现中医药文化特色，注重中医药经典理论和中医药临床实践、现代教育方式和传统教育方式相结合。国家完善中医药学校教育体系，支持专门实施中医药教育的高等学校、中等职业学校和其他教育机构的发展。国家发展中医药师承教育，支持有丰富临床经验和技术专长的中医医师、中药专业技术人员在执业、业务活动中带徒授业，传授中医药理论和技术方法，培养中医药专业技术人员。国家加强对中医医师和城乡基层中医药专业技术人员的培养和培训。县级以上地方人民政府中医药主管部门应当组织开展中医药继续教育，加强对医务人员，特别是城乡基层医务人员中医药基本知识和技能的培训。

（三）中医药科学研究

国家鼓励科研机构、高等学校、医疗机构和药品生产企业等，运用现代科学技术和传统中医药研究方法，开展中医药科学研究，加强中西医结合研究，促进中医药理论和技术方法的继承和创新。采取措施支持对中医药古籍文献、著名中医药专家的学术思想和诊疗经验以及民间中医药技术方法的整理、研究和利用。国家鼓励组织和个人捐献有科学研究和临床应用价值的中医药文献、秘方、验方、诊疗方法和技术。建立和完善符合中医药特点的科学技术创新体系、评价体系和管理体制，推动中医药科学技术进步与创新。

（四）中医药传承与文化传播

对具有重要学术价值的中医药理论和技术方法，省级以上人民政府中医药主管部门应当组织遴选本行政区域内的中医药学术传承项目和传承人，并为传承活动提供必要的条件。建立中医药传统知识保护数据库、保护名录和保护制度。中医药传统知识持有人对其持有的中医药传统知识享有传承使用的权利，对他人获取、利用其持有的中医药传统知识享有知情同意和利益分享等权利。国家发展中医养生保健服务，支持社会力量举办规范的中医养生保健机构。县级以上人民政府应当加强中医药文化宣传，普及中医药知识，鼓励组织和个人创作中医药文化和科普作品。

（五）保护措施

县级以上人民政府应当为中医药事业发展提供政策支持和条件保障，将中医药事业发展经费纳入本级财政预算。县级以上人民政府及其有关部门制定基本医疗保险支付政策、药物政策等医药卫生政策，应当有中医药主管部门参加，注重发挥中医药的优势，支持提供和利用中医药服务。县级以上人民政府及其有关部门应当按照法定价格管理权限，合理确定中医医疗服务的收费项目和标准，将符合条件的中医医疗机构纳入基本医疗保险定点医疗机构范围，将符合条件的中医诊疗项目、中药饮片、中成药和医疗机构中药制剂纳入基本医疗保险基金支付范围。国家采取措施，加大对少数民族医药传承创新、应用发展和人才培养的扶持力度，加强少数民族医疗机构和医师队伍建设，促进和规范少数民族医药事业发展。

二、传染病防治法

经济的发展、生活水平的提高、生活方式的改变使得我国卫生安全形势严峻。为了有效地控制对公民健康危害较大的某些疾病，我国加大了立法力度，先后制定了传染病、职业病、地方病、性病、艾滋病、慢性非传染性疾病和国境卫生检验检疫等疾病预防控制法律法规，不断完善我国疾病预防与控制法律体系，使疾病预防与控制工作有了法制保障。《中华人民共和国传染病防治法》经 1989 年 2 月 21 日第七届全国人民代表大会常务委员会第六次会议通过，2004 年 8 月 28 日第十届全国人民代表大会常务委员会第十一次会议修订，2013 年 6 月 29 日第十二届全国人民代表大会常务委员会第三次会议对该法律进行了第二次修正。其立法宗旨在于加强传染病的管理，预防、控制和消除传染病的发生与流行，保障人体健康和公共卫生。2020 年 10 月 2 日，国家卫生健康委员会发布《中华人民共和国传染病防治法》修订草案征求意见稿，明确提出甲、乙、丙三类传染病的特征。乙类传染病新增人感染 H7N9 禽流感和新型冠状病毒肺炎两种。2023 年 9 月 15 日，国家卫生健康委员会发布公告，自 2023 年 9 月 20 日起将猴痘纳入乙类传染病进行管理。

1. 法定传染病分类管理　我国的传染病实行甲类、乙类和丙类三类管理。

甲类传染病是指：鼠疫、霍乱。

乙类传染病是指：新型冠状病毒感染、人感染 H7N9 禽流感、传染性非典型肺炎、艾滋病、病毒性肝炎、脊髓灰质炎、人感染高致病性禽流感、麻疹、流行性出血热、狂犬病、流行性乙型脑炎、登革热、炭疽、细菌性和阿米巴性痢疾、肺结核、伤寒和副伤寒、流行性脑脊髓膜炎、百日咳、白喉、新生儿破伤风、猩红热、布鲁氏菌病、淋病、梅毒、钩端螺旋体病、血吸虫病、疟疾、猴痘。

丙类传染病是指：流行性感冒、流行性腮腺炎、风疹、急性出血性结膜炎、麻风病、流行性和地方性斑疹伤寒、黑热病、包虫病、丝虫病、手足口病，除霍乱、细菌性和阿米巴性痢疾、伤寒和副伤寒以外的感染性腹泻病。

国务院卫生行政部门根据传染病暴发、流行情况和危害程度，可以决定增加、减少或者调整乙类、丙类传染病病种并予以公布。

对乙类传染病中传染性非典型肺炎、炭疽中的肺炭疽，采取本法所称甲类传染病的预防、控制措施。

2. 传染病预防　传染病预防是传染病防治工作中的一项极其重要的内容，是贯彻国家对传染病实行“预防为主”原则的集中体现，主要有：加强卫生法制宣传，培训防治技能；消除各种传染病传播媒介；改善公共卫生设施，保护水源；实行有计划的预防接种制度；建立传染病监测制度；建立传染病预警制度，制定防控预案；防止医院及实验室感染；严格执行各项医疗和卫生制度。

3. 疫情报告　疾病预防控制机构、医疗机构和采供血机构及其执行职务的人员发现本法规定的传染病疫情或者发现其他传染病暴发、流行以及突发原因不明的传染病时，应当遵循疫情报告属地管理原则，按照国务院规定的或者国务院卫生行政部门规定的内容、程序、方式和时限报告。

疾病预防控制机构应当主动收集、分析、调查、核实传染病疫情信息。接到甲类、乙类传染病疫情报告或者发现传染病暴发、流行时，应当立即报告当地卫生行政部门，由当地卫生行政部门立即报告当地人民政府，同时报告上级卫生行政部门和国务院卫生行政部门。

4. 疫情控制 医疗机构发现甲类传染病时，应当及时对患者、病原携带者，予以隔离治疗，隔离期限根据医学检查结果确定；对疑似患者，确诊前在指定场所单独隔离治疗；对医疗机构内的患者、病原携带者、疑似患者的密切接触者，应在指定场所进行医学观察和采取其他必要的预防措施。

5. 医疗救治 县级以上人民政府应当加强和完善传染病医疗救治服务网络的建设，指定具备传染病救治条件和能力的医疗机构承担传染病救治任务，或者根据传染病救治需要设置传染病医院。医疗机构的基本标准、建筑设计和服务流程，应当符合预防传染病医院感染的要求。医疗机构应当按照规定对使用的医疗器械进行消毒；对按照规定一次使用的医疗器具，应当在使用后予以销毁。医疗机构应当按照国务院卫生行政部门规定的传染病诊断标准和治疗要求，采取相应措施，提高传染病医疗救治能力。

医疗机构应当对传染病患者或者疑似传染病患者提供医疗救护、现场救援和接诊治疗，书写病历记录以及其他有关资料，并妥善保管。医疗机构应当实行传染病预检、分诊制度；对传染病患者、疑似传染病患者，应当引导至相对隔离的分诊点进行初诊。医疗机构不具备相应救治能力的，应当将患者及其病历记录复印件一并转至具备相应救治能力的医疗机构。

6. 法律责任 医疗机构违反本法规定，有下列情形之一的，由县级以上人民政府卫生行政部门责令改正，通报批评，给予警告；造成传染病传播、流行或者其他严重后果的，对负有责任的主管人员和其他直接责任人员，依法给予降级、撤职、开除的处分，并可以依法吊销有关责任人员的执业证书；构成犯罪的，依法追究刑事责任。①未按照规定承担本单位的传染病预防、控制工作、医院感染控制任务和责任区域内的传染病预防工作的。②未按照规定报告传染病疫情，或者隐瞒、谎报、缓报传染病疫情的。③发现传染病疫情时，未按照规定对传染病患者、疑似传染病患者提供医疗救护、现场救援、接诊、转诊的，或者拒绝接受转诊的。④未按照规定对本单位内被传染病病原体污染的场所、物品以及医疗废物实施消毒或者无害化处置的。⑤未按照规定对医疗器械进行消毒，或者对按照规定一次使用的医疗器具未予销毁，再次使用的。⑥在医疗救治过程中未按照规定保管医学记录资料的。⑦故意泄露传染病患者、病原携带者、疑似传染病患者、密切接触者涉及个人隐私的有关信息、资料的。

三、突发公共卫生事件应急法律

《突发公共卫生事件应急条例》经 2003 年 5 月 7 日国务院第七次常务会议通过，自 2003 年 5 月 9 日施行。其立法宗旨是为了有效预防、及时控制和消除突发公共卫生事件的危害，保障公众身体健康与生命安全，维护正常的社会秩序。这标志着我国突发公共卫生事件应急机制得到进一步完善，突发公共卫生事件应急工作有了法制保障。

突发公共卫生事件（以下简称突发事件）是指突然发生、造成或者可能造成社会公众健康严重损害的重大传染病疫情、群体性不明原因疾病、重大食物和职业中毒以及其他严重影响公众健康的事件。

（一）及时报告突发事件

突发事件监测机构、卫生服务机构和有关单位发现有突发公共卫生事件的，应当在 2 小时内向所在地县级人民政府卫生行政主管部门报告；接到报告的卫生行政主管部门应当在 2 小时内向本级人民政府报告，并同时向上级人民政府卫生行政主管部门和国务院卫生行政主管部门报告。任何单位和个人对突发事件，不得隐瞒、缓报、谎报或者授意他人隐瞒、缓报、谎报。

（二）突发事件应急处理原则

参加突发事件应急处理的工作人员，应当按照突发事件应急预案的规定，采取卫生防护措施，并在专业人员的指导下进行工作。国务院卫生行政主管部门或者其他有关部门指定的专业技术机构，有权进入突发事件现场进行调查、采样、技术分析和检验，对地方突发事件的应急处理工作进行技术指导，有关单位和个人应当予以配合；任何单位和个人不得以任何理由予以拒绝。

当传染病暴发、流行时，街道办事处、乡镇以及居民委员会、村民委员会应当组织力量，团结协作，群防群治，协助卫生行政主管部门和其他有关部门、卫生服务机构做好疫情信息的收集和报告、人员的分散隔离、公共卫生措施的落实工作，向居民、村民宣传传染病防治的相关知识。

（三）防疫原则

《突发公共卫生事件应急条例》规定，突发事件应急工作，应当遵循预防为主、常备不懈的方针，同时贯彻统一领导、分级负责，反应及时、措施果断，依靠科学、加强合作的原则。

1. 预防为主，常备不懈 提高全社会对突发公共卫生事件的防范意识，落实各项防范措施。对各类可能引发突发公共卫生事件的情况要及时进行分析、预警，同时要做好早发现、早报告、早处理。

2. 统一领导，分级负责 根据突发公共卫生事件的范围、性质和危害程度，对突发公共卫生事件实行分级管理。同时各级人民政府负责突发公共卫生事件应急处理的统一领导和指挥，各有关部门按照预案规定，在各自的职责范围内做好突发公共卫生事件应急处理的有关工作。

3. 反应及时，措施果断 各级人民政府及有关部门在突发事件发生后，及时做出反应，采取正确的、果断的措施，处理所发生的事件，不可优柔寡断、玩忽职守。应该积极主动地做出反应，立即了解情况，组织调查，采取必要的控制措施。

4. 依靠科学，加强合作 应急工作要充分尊重和依靠科学，要重视开展防范和处理突发公共卫生事件的科研和培训，为突发公共卫生事件应急处理提供科技保障。各有关部门和单位通力合作、资源共享，有效应对突发公共卫生事件。广泛组织、动员公众参与突发公共卫生事件的应急处理。

（四）法律责任

1. 卫生服务机构责任 医疗卫生机构有下列行为之一的，由卫生行政主管部门责令改正、通报批评、给予警告；情节严重的，吊销《医疗机构执业许可证》；对主要负责人、负有责任的主管人员和其他直接责任人员依法给予降级或者撤职的纪律处分；造成传染病传播、流行或者对社会公众健康造成其他严重危害后果，构成犯罪的，依法追究刑事责任。①卫生服务机构未依照本条例的规定履行报告职责，隐瞒、缓报或者谎报的。②未依照本条例的规定及时采取控制措施的。③未依照本条例的规定履行突发事件监测职责的。④拒绝接诊患者的。⑤拒不服从突发事件应急处理指挥部调度的。

2. 有关单位和个人责任 在突发事件应急处理工作中，有关单位和个人未依照本条例的规定履行报告职责，隐瞒、缓报或者谎报，阻碍突发事件应急处理工作人员执行职务，拒绝国务院卫生行政主管部门或者其他有关部门指定的专业技术机构进入突发事件现场，或者不配合调查、采样、技术分析和检验的，对有关责任人员依法给予行政处分或者纪律处分；触犯《中华人民共和国治安管理处罚条例》，构成违反治安管理行为的，由公安机关依法予以处罚；构成犯罪的，依法追究刑事责任。

四、中华人民共和国医师法

通过法制对卫生技术人员进行管理是管理好卫生事业的治本之道。卫生法对卫生技术人员的管理主要是通过资格准入、规范执业行为、考核提高三个环节实现的。

《中华人民共和国执业医师法》经 1998 年 6 月 26 日第九届全国人民代表大会常务委员会第三次会议通过，自 1999 年 5 月 1 日起施行。为了应对新形势的发展，全国人大常委会于 2021 年 8 月对《执业医师法》进行了再次修订，并与 2022 年 3 月施行。为了与《法官法》、《律师法》等执业性法律相一致，本次修订将《执业医师法》改名为《医师法》。

1. 国家实行医师资格考试制度 医师资格考试分为执业医师资格考试和执业助理医师资格考试。考试分为临床、中医（包括中医、民族医和中西医结合）、口腔、公共卫生四个类别。考试方式分为实践技能考试和医学综合笔试两大部分。

2. 国家实行医师执业注册制度 医师执业除了取得医师资格证书之外，还应当经注册取得《医师执业证书》。未经注册取得《医师执业证书》者，不得从事医疗、预防、保健活动。根据我国《医师法》的规定，凡取得执业医师资格或执业助理医师资格的，均可申请医师执业注册。国家建立医师管理信息系统，实行医师电子注册管理。

3. 执业规则 根据《医师法》的规定，医师在执业活动中应当遵守下列规则：①医师实施医疗、预防、保健措施，签署有关医学证明文件，必须亲自诊查、调查，并按照规定及时填写病历等医学文书，不得隐匿、伪造、篡改或者擅自销毁病历等医学文书及有关资料。医师不得出具虚假医学证明文件以及与自己执业范围无关或者与执业类别不相符的医学证明文件。②对需要紧急救治的患者，医师应当采取紧急措施进行诊治，不得拒绝急救处置。因抢救生命垂危的患者等紧急情况，不能取得患者或者其近亲属意见的，经医疗机构负责人或者授权的负责人批准，可以立即实施相应的医疗措施。国家鼓励医师积极参与公共交通工具等公共场所急救服务；医师因自愿实施急救造成受助人损害的，不承担民事责任。③医师应当使用经依法批准或者备案的药品、消毒药剂、医疗器械，采用合法、合规、科学的诊疗方法。除按照规范用于诊断治疗外，不得使用麻醉药品、医疗用毒性药品、精神药品、放射性药品等。④医师在诊疗活动中应当向患者说明病情、医疗措施和其他需要告知的事项。需要实施手术、特殊检查、特殊治疗的，医师应当及时向患者具体说明医疗风险、替代医疗方案等情况，并取得其明确同意；不能或者不宜向患者说明的，应当向患者的近亲属说明，并取得其明确同意。医师开展药物、医疗器械临床试验和其他医学临床研究应当符合国家有关规定，遵守医学伦理规范，依法通过伦理审查，取得书面知情同意。⑤医师应当坚持安全有效、经济合理的用药原则，遵循药品临床应用指导原则、临床诊疗指南和药品说明书等合理用药。在尚无有效或者更好治疗手段等特殊情况下，医师取得患者明确知情同意后，可以采用药品说明书中未明确但具有循证医学证据的药品用法实施治疗。医疗机构应当建立管理制度，对医师处方、用药医嘱的适宜性进行审核，严格规范医师用药行为。⑥执业医师按照国家有关规定，经所在医疗卫生机构同意，可以通过互联网等信息技术提供部分常见病、慢性病复诊等适宜的医疗卫生服务。国家支持医疗卫生机构之间利用互联网等信息技术开展远程医疗合作。⑦医师不得利用职务之便，索要、非法收受财物或者牟取其他不正当利益；不得对患者实施不必要的检查、治疗。⑧遇有自然灾害、事故灾难、公共卫生事件和社会安全事件等严重威胁人民生命健康的突发事件时，县级以上人民政府卫生健康主管部门根据需要组织医师参与卫生应急处置和医疗救治，医师应当服从调遣。⑨在执业活动中有下列情形之一的，医师应当按照有关规定及时向所在医疗卫生机构或者有关部门、机构报告：发现传染病、突发不明原因疾病或者异常健康事件；发生或者发现医疗事故；发现可能与药品、医疗器械有关的不良反应或者不良事件；发现假药或者劣药；发现患者涉嫌伤害事件或者非正常死亡；法律、法规规定的其他情形。⑩执业助理医师应当在执业医师的指导下，在医疗卫生机构中按照注册的执业类别、执业范围执业。在乡、民族乡、镇和村医疗卫生机构以及艰苦边远地区县级医疗卫生机构中执业的执业助理医师，可以根据医疗卫生服务情况和本人实践经验，独立从事一般的执业活动。

4. 考核和培训 县级以上地方人民政府卫生健康主管部门或者受其委托的医疗卫生机构或行业组织按照医师执业标准以客观、科学、公平、公正、公开原则对医师的业务水平、工作成绩和职业道德进行定期考核。考核周期为 3 年。对具有较长年限执业经历、无不良行为记录的医师，可以简化考核程序。受委托的机构或者组织应当将医师考核结果报准予注册的卫生健康主管部门备案，对考核不合格的医师，卫生健康部门可以责令其暂停执业活动 3 个月至 6 个月，并接受相关专业培训。暂停执业活动期满，再次进行考核，对考核合格的，允许其继续执业。但该医师在本考核周期内不得评优和晋升。

县级以上人民政府卫生健康主管部门应当制定医师培训计划，对医师进行多种形式的培训，为医师接受继续医学教育提供条件。县级以上人民政府卫生健康主管部门应当采取有力措施，对在农村和少数民族地区从事医疗、预防、保健业务的医务人员实施培训。县级以上人民政府卫生健康主管部门委托的承担医师考核任务的医疗卫生机构，应当为医师的培训和接受继续医学教育提供和创造条件。

五、医疗事故处理法律

《医疗事故处理条例》经 2002 年 2 月 20 日国务院第五十五次常务会议通过，自 2002 年 9 月 1 日起施行。其立法宗旨是为了正确处理医疗事故，保护患者和医疗机构及其医务人员的合法权益，维护医疗秩序，保障医疗安全，促进医学科学的发展。

（一）医疗事故的概念与分级

医疗事故，是指医疗机构及其医务人员在医疗活动中，违反卫生服务管理法律、行政法规、部门规章和诊疗护理规范、常规，过失造成患者人身损害的事故。其中有下列情形之一的，不属于医疗事故：①在紧急情况下为抢救垂危患者生命而采取紧急医学措施造成不良后果的。②在医疗活动中由于患者病情异常或者患者体质特殊而发生医疗意外的。③在现有医学科学技术条件下，发生无法预料或者不能防范的不良后果的。④无过错输血感染造成不良后果的。⑤因患方原因延误诊疗导致不良后果的。⑥因不可抗力造成不良后果的。

依据对患者人身造成的损害程度，医疗事故分为四级。一级医疗事故：造成患者死亡、重度残疾的。二级医疗事故：造成患者中度残疾、器官组织损伤导致严重功能障碍的。三级医疗事故：造成患者轻度残疾、器官组织损伤导致一般功能障碍的。四级医疗事故：造成患者明显人身损害的其他后果的。

（二）医疗事故的预防

医疗机构及其医务人员在医疗活动中，必须严格遵守卫生服务管理法律、行政法规、部门规章和诊疗护理规范、常规，恪守卫生服务职业道德。医疗机构应当对其医务人员进行卫生服务管理法律、行政法规、部门规章和诊疗护理规范常规的培训和卫生服务职业道德教育。医疗机构应当设置医疗服务质量监控部门或者配备专（兼）职人员，具体负责监督本医疗机构的医务人员的医疗服务工作，检查医务人员执业情况，接受患者对卫生服务的投诉，向其提供咨询服务。

（三）医疗事故的处置

医务人员在医疗活动中发生或者发现医疗事故、可能引起医疗事故的医疗过失行为或者发生医疗事故争议的，应当立即向所在科室负责人报告，科室负责人应当及时向本医疗机构负责医疗服务质量监控的部门或者专（兼）职人员报告；负责医疗服务质量监控的部门或者专（兼）职人员接到报告后，应当立即进行调查、核实，将有关情况如实向本医疗机构的负责人报告，并向患者通报、解释。

发生医疗事故的，医疗机构应当按照规定向所在地卫生行政部门报告。发生导致患者死亡或者可能为二级以上的医疗事故，导致3人以上人身损害后果，国务院卫生行政部门和省、自治区、直辖市人民政府卫生行政部门规定的其他情形的重大医疗过失行为的，医疗机构应当在12小时内向所在地卫生行政部门报告。发生或者发现医疗过失行为，医疗机构及其医务人员应当立即采取有效措施，避免或者减轻对患者身体健康的损害，防止损害扩大。

发生医疗事故争议时，死亡病例讨论记录、疑难病例讨论记录、上级医师查房记录、会诊意见、病程记录应当在医患双方在场的情况下封存和启封。封存的病历资料可以是复印件，由医疗机构保管。

疑似输液、输血、注射、药物等引起不良后果的，医患双方应当共同对现场实物进行封存和启封，封存的现场实物由医疗机构保管；需要检验的，应当由双方共同指定的、依法具有检验资格的检验机构进行检验；双方无法共同指定时，由卫生行政部门指定。疑似输血引起不良后果，需要对血液进行封存保留的，医疗机构应当通知提供该血液的采供血机构派员到场。

患者死亡，医患双方当事人不能确定死因或者对死因有异议的，应当在患者死亡后48小时内进行尸检；具备尸体冻存条件的，可以延长至7日。尸检应当经死者近亲属同意并签字。尸检应当由按照国家有关规定取得相应资格的机构和病理解剖专业技术人员进行。承担尸检任务的机构和病理解剖专业技术人员有进行尸检的义务。医疗事故争议双方当事人可以请法医病理学人员参加尸检，也可以委派代表观察尸检过程。拒绝或者拖延尸检，超过规定时间，影响对死因判定的，由拒绝或者拖延的一方承担责任。患者在医疗机构内死亡的，尸体应当立即移放太平间。死者尸体存放时间一般不得超过2周。逾期不处理的尸体，经医疗机构所在地卫生行政部门批准，并报经同级公安部门备案后，由医疗机构按照规定进行处理。

（四）医疗事故的技术鉴定

卫生行政部门接到医疗机构关于重大医疗过失行为的报告或者医疗事故争议当事人要求处理医疗事故争议的申请后，对需要进行医疗事故技术鉴定的，应当交由负责医疗事故技术鉴定工作的医学会组织鉴定；医患双方协商解决医疗事故争议，需要进行医疗事故技术鉴定的，由双方当事人共同委托负责医疗事故技术鉴定工作的医学会组织鉴定。当事人对首次医疗事故技术鉴定结论不服的，可以自收到首次鉴定结论之日起15日内向医疗机构所在地卫生行政部门提出再次鉴定的申请。

（五）医疗事故的赔偿

发生医疗事故赔偿等民事责任争议，医患双方可以协商解决；不愿意协商或者协商不成的，当事人可以向卫生行政部门提出调解申请，也可以直接向人民法院提起民事诉讼。医疗事故赔偿，应当考虑医疗事故等级，医疗过失行为在医疗事故损害后果中的责任程度、医疗事故损害后果与患者原有疾病状况之间的关系等因素。

六、药品及处方管理办法

（一）概述

1. 立法目的 保证药品质量，保障人体用药安全，保护和促进公众健康。

2. 药品含义 中药、化学药、生物制品（抗生素、生化药品、放射性药品、血清、血液制品和诊断药品等）。

3. 药品必须符合法定要求 需要药品经营许可证生产、批准文号，药品必须符合国家药品标准。

（二）禁止生产（包括配置）假药、劣药

1. 假药 成分不符 + 非药品冒充 + 变质药物 + 主治超出范围。

2. 劣药 成分的含量不符 + 污染 + 未注明 / 改有效期及批号 + 超出有效期 + 添加辅料（防腐剂等）+ 其他。

（三）特殊药品的管理

1. 分类 麻醉药品、精神药品、医疗用毒性药品和放射性药品（精、麻、毒、放）。

2. 精神药品、麻醉药品管理的相关规定

（1）《麻醉药品和精神药品管理条例》规定

① 具有执业医师资格，且参加麻醉药品、精神药品使用知识培训并考核合格后可有处方权，医生不得为自己开具麻醉药品、精神药品处方。

② 处方后麻醉药品和第一类精神药品不得零售；禁止现金交易；第二类精神药品处方保持 2 年。

（2）《处方管理办法》的相关规定　见表 3-1。

表 3-1 《处方管理办法》相关规定

类别	具体管理	
门、急诊的麻醉药品	每张处方不超过：注射剂 1 次量；控缓释剂 7 日量；其他剂型 3 日量（注 1 控 7 余 3）	
精神类药品	第一类精神药品	每张处方不超过：注射剂 1 次量；控缓释剂 7 日量；其他剂型 3 日量（注 1 控 7 余 3）。哌甲酯用于儿童多动症时，不得超过 15 日常用量 / 张
	第二类精神药品	一般不超过 7 日常用量；对于慢性病及特殊情况的患者可以适当延长，医师应当注明理由
癌症中重度疼痛	第一类精神药品及麻醉药品	每张处方不超过：注射剂 3 日；控缓剂 15 日；其它 7 日（癌注 3 控 15 余 7）
住院患者	第一类精神药品及麻醉药品	住院患者应当逐日开具，每张处方为 1 日常用量
特殊管制药品	盐酸二氢埃托啡一次量，二级以上医院用；哌替啶一次量，医疗机构内用	
医院的管理	长期使用麻醉药品和第一类精神药品的门（急）诊癌症患者和中、重度慢性疼痛患者，每 3 个月复诊或者随诊一次	
处方保存年限	普通处方、急诊处方、儿科处方 1 年，医疗用毒性药品 + 第二类精神药品处方 2 年，麻醉药品 + 第一类精神药品处方 3 年	

3. 医疗用毒性药品管理

凭医生签名正式处方；每次剂量不得超过 2 日剂量。

（四）《药品管理法》及相关法规、规章对医疗机构及其人员的有关规定

1. 医疗机构药品使用的管理规定

（1）配伍禁忌或者超剂量的处方　应当拒绝调配，需要经医师更正或者重新签字，才能调配。

（2）医疗机构配制的制剂　单位需要而市场上没有的品种 + 省级药品监督管理部门批准，单位使用 + 不得在市场上销售。

2. 处方的管理规定　见表 3-2。

表 3-2　处方的管理规定

类别	具体规定
概念	执业（助理）医师开具 + 药师审核、调配、核对的医疗文书
调配原则	遵循安全、有效、经济的原则，处方药应当凭医师处方销售、调剂和使用
药品名称	普通药品必须写通用名，院内自配药物需用药品监督管理局批准的名字
时限	一般 <7 日，急诊不超过 3 日（急 3 慢 7）
药师要求	必须做到“四查十对”：查处方，对科别、姓名、年龄；查药品，对药名、剂型、规格、数量；查配伍禁忌，对药品性状、用法用量；查用药合理性，对临床诊断

3. 其他规定　关于禁止药品购销中账外暗中给予、收受回扣或者其他利益的规定。

（五）《药品管理法》规定的法律责任

1. 民事责任　给用药者造成损害的承担赔偿责任；实行首负责任制，先行赔付；先行赔付后，可依法追偿。

2. 行政责任

（1）假药　药品货值金额 15 倍以上 30 倍以下的罚款；情节严重的，吊销有关许可证；货值金额不足十万元按十万元算。

（2）劣药　药品货值金额 10 倍以上 20 倍以下的罚款；情节严重的，吊销有关许可证；批发的不足十万元的按十万元计算；零售的不足一万元按一万元算。

（3）自配制剂市场销售　处违法销售制剂货值金额 5 倍以上 10 倍以下的罚款；不足五万元按五万元算。

3. 刑事责任　生产、销售假药、劣药，构成犯罪的，依法追究刑事责任。

4. 违法给予、收受回扣应承担的法律责任

（1）收回扣给予处分，没收所得，卫生行政部门吊销执照，对犯罪者追究刑事责任。

（2）数额较大的处五年以下有期徒刑或者拘役；数额巨大的处五年以上有期徒刑，并处没收财产。

第二节　医学伦理学

一、概述

（一）伦理学的概念

伦理学是研究社会道德现象、本质及其规律的学说。它对道德的起源、本质、特点、结构、功能等进行深入的研究，揭示其中的规律性。

伦理学是以道德和规则为研究对象的。从内容看，伦理学可分为规范伦理学、描述伦理学和元伦理学三大类。

1. 规范伦理学　规范伦理学又称规定伦理学，是采用价值规范的方法，主要研究伦理规范的来源、内容和根源，研究人们的行为准则，制定规范和价值体系，从而规定人们应当如何行动。

2. 描述伦理学　描述伦理学是根据经验描述的方法，从社会的实际状况来再现道德、说明道德的本质。

3. 元伦理学　元伦理学又称分析伦理学，主要从语言和逻辑的角度，以分析的方法研究伦理学。

（二）医学伦理学的概念

医学伦理学是运用伦理学原理去研究医学领域中的道德现象和道德关系的科学，是医学与伦理学交叉的学科。作为伦理学的分支，医学伦理学属于应用规范伦理学的范畴。作为医学的组成部分，它属于基础医学的范畴。

医学伦理学的研究对象就是医学道德，即医学领域中的道德关系和道德现象。医学道德关系是指发生在医学领域中具有道德意义的人与人、人与社会之间的非技术性关系。医学道德现象是医学道德关系的具体体现，是一个由医学道德意识现象、医学道德规范现象和医学道德活动现象构成的有机整体。

（三）医学伦理学的研究内容

1. 传统医德的研究内容　传统医德的研究范围一般局限于临床医疗方面，以医患关系为研究中心，内容包括不同社会历史形态的医德关系和医德现象，揭示医德的起源、本质、特点、功能、作用和发展规律，重点研究医德规范和医德评价的标准和方法。

2. 近代医学伦理学的研究内容　医学伦理学在传统医德的基础上，开始研究行业自律的内容。

3. 现代医学伦理学的研究内容　第二次世界大战以后，医学伦理学发展迅速，其研究范围从临床医疗扩展到整个卫生保健领域。医学伦理学的研究领域扩展到了生命伦理学阶段。生命伦理学侧重于研究人类辅助生殖技术与生育控制、器官移植、死亡标准与安乐死、人类胚胎干细胞、优生学与有缺陷新生儿处理、医药卫生资源的合理使用与分配等问题。

二、生命伦理学的产生与内容

（一）生命伦理学的产生

生命伦理学的产生具有其独特的社会人文背景。科技伦理是医学人文精神与医疗现实冲撞的产物，对其发展有深远影响。生命医学技术的发展使医学突破了传统意义上的防病治病，引发伦理冲突，带来了更复杂和尖锐的医学伦理问题。

（二）生命伦理学的内容

1. 生命伦理学的定义　生命伦理学内容包括卫生事业提出的伦理学问题、生物医学和行为的研究、医学面临的广泛的社会问题、医学高技术中的医德难题、提高改善生命质量和人的发展潜力等。

2. 生命伦理学的研究范围　生命伦理学的研究范围包括医疗过程中人与人之间的关系和人与自然的关系，即环境中的伦理问题，性、生殖、遗传、人口中的伦理问题，各种卫生事业相关的社会政治道德问题。

3. 生命伦理学的研究领域　生命伦理学主要分为5个研究领域：①理论层面，探究生命伦理学的思想和学术基础。②临床层面，探究在治疗和护理患者时应采取的合乎道德的决策。③研究层面，探究如何在人体研究中

保护受试者和保护患者的决策。④政策和法规层面，探究在解决上述问题时应制定的政策、条例、法规和法律。⑤文化层面，探究生命伦理学与历史、思想、文化和社会情境的关系。

三、医学伦理的原则

一般认为，医学伦理学的基本原则有以下四条。

（一）有利原则

有利原则是指医务人员的诊治行为以保护患者的利益、促进患者健康、增进其幸福为目的。有利原则要求把有利于患者的生命健康放在第一位，一切从患者利益出发。

（二）尊重原则

尊重作为一项人际交往的基本准则，在医学伦理学中指医患交往时应当真诚地相互尊重，并特别强调医务人员应当尊重患者及其亲属。

（三）公正原则

公正即公平、正义，公平正直、没有偏私。医疗上的公正是指社会上的每个人都有平等享受卫生资源即平等就医的权利，而且具有参与卫生资源使用和分配的权利。

（四）无伤原则

无伤原则即不伤害原则，是指在诊疗过程中，医务人员不应使患者受到不应有的伤害。无论出于何种情形，医务人员都不能故意伤害患者。

四、医学伦理的基本范畴

（一）权利与义务

1. 权利 医学伦理学范畴中的权利是指医患双方在医学道德允许的范围内可以行使的权利和应享受的利益。它包括两方面的内容：一方面是指医务人员在医疗过程中应有的权利；另一方面是指患者在医疗过程中享受的权利。

医务人员的权利是指道义上给予医务人员这一社会角色的权利，主要有诊疗权、医学研究权、继续教育权、人格尊严权、报酬获取权、参与管理权等。

患者的权利是指在道义上给予患者这一特定角色的权利，可以归纳为生命健康权、公平医疗权、医疗自主权、疾病认知权、知情同意权、隐私保护权、医疗参与和监督权、社会免责权、经济索赔权等。

2. 义务 医学伦理义务的特点是不以获取某种相应的权利或报偿为前提。医学伦理学中的义务包括医务人员的义务和患者的义务两个方面。

医务人员的义务是指医务人员对服务对象和社会应承担的责任，主要有诊疗义务、解释说明义务、医疗注意义务、疗养指导义务、尊重患者义务、保守医密义务和服从调遣义务等。

患者在享有权利的同时，也必须履行一定的义务，保障医疗工作的正常开展，以对自身健康负责，对他人和社会负责，可归纳为：保持和恢复健康的义务，积极配合诊疗的义务，尊重医务人员、文明就医的义务，遵守医院规章制度的义务，支持医学科学研究和医学教育的义务等。

（二）情感与良心

1. 医学道德情感 医学道德情感是指医务人员对医学事业和服务对象所持的态度和内心体验，是根据社会道德行为规范和准则评价他人和自己的言行时所产生的情感，是人们的心理现象或主观的道德意识，它反映了客观的道德原则和规范与主观行为之间的关系。医学道德情感主要包括同情感、责任感和事业感。医学道德情感中的事业感能激励医务人员为医学事业的发展忘我工作，不计较个人得失，为患者的利益承担风险。

2. 医学道德良心 医学道德良心是指医务人员内心对自己的道德责任、情感、情绪进行自我意识和评价的能力，是医学道德情感的深化。医学道德良心作为一种意识，其基本内容和要求，是在任何情况下都不做有损于患者利益的事。

（三）审慎与保密

1. 医学道德审慎 审慎即周密谨慎，是指一个人对事详查细究、慎重从事的一种道德品质和处世态度，包括在行为之前的周密思考和行为过程中的小心谨慎。

医学道德范畴中的审慎是指医务人员在医学行为之前的详查细究、周密思考和行为过程中的谨言慎行、细心操作。其作用在于保证患者身心健康和生命安全。

2. 医学道德保密 保密是指保守机密，使之不外泄。保密是医学伦理学中特有的道德范畴，是指医务人员在为患者诊治疾病的过程中保守医疗秘密。

（四）荣誉与幸福

荣誉与幸福作为医学道德基本范畴之一，在医疗实践中有着重要的意义。

1. 荣誉 医务人员的荣誉包括社会对医务人员履行社会义务的道德行为的公认与奖励和医务人员对行为的社会价值的自我意识及自尊感。

2. 幸福 医学道德幸福是指医务人员在物质生活和精神生活中，由于感受到职业目标和职业理想的实现而得到的精神满足。医务人员的幸福包括为患者解除病痛获得的幸福和作为医务工作者，享受到他人、社会的尊重和荣誉的幸福。

第三节 医患沟通

一、绪论

（一）医患关系模式

中医学传统的医患关系是在与多元文化的交汇融合过程中形成的。中医传统的医患关系是建立在“仁爱”的基础上，并以道德为主要约束形式的。

1956 年美国学者萨斯和荷伦德将现代医学模式分为三种：主动 - 被动型医患关系、指导 - 合作型医患关系、共同参与型医患关系。

（二）中医医患沟通的理念

中医学理论与实践中包含着丰富的人文精神、职业道德和医患沟通内容，可以归纳为以下几点。

1.“医乃仁术”思想指导下的德医并重观。

2.“必一其神”原则指导下的医患互信观。

3.“治病求本”原则指导下的医患互动观。

（三）中医医患沟通的特点

1. 以人为本，注重人文关怀。
2. 天人合一，注重全面整体。
3. 三因制宜，注重个性差异。
4. 善治未病，注重健康教育。

二、医患沟通的基本原则

（一）以人为本

疾病和患者，是与医生职责密切相关的两个中心范畴。当前，心理和社会压力成为疾病和要求诊治的主要原因，生活方式和行为疾病成为人类健康的突出问题，以人与自然统一和谐发展为核心的新发展理论引起了社会的普遍关注，这使得“以人为本”成为医患沟通最根本的原则。在“以人为本”的原则下，医生在医患关系中具有更主动的地位，要把医德放在自身修养的首位。只有将医德和医术统一起来，将医生和患者统一起来，才能形成良好的医患关系。

（二）平等

良好的医患关系应该是平等的关系，主要包括诚信原则、行善原则和公正原则。

（三）尊重

尊重原则是指医生要尊重患者及其所作出的理性决定。尊重是建立在平等基础上的尊敬和敬重，尊重患者是医患沟通的前提，是医务人员起码的工作态度和行动准则之一。主要包括自主原则、知情同意原则、患者有利原则、同情原则、保密原则。

三、中医医患沟通

（一）中医医患沟通的内容

中医医患沟通的内容分为医学观念沟通、医学信息沟通和情感沟通三个主要方面。

1. 医学观念沟通 由于专业知识的不平衡，医患之间对医学理解存在差异，表现在对医学期望的差异、对医学复杂性认识的差异及对药物作用认识的差异等多个方面。医患沟通主要表现在以下几个方面：①对医学期望的沟通。②对医学复杂性认识的沟通。③对医学风险认识的沟通。④对药物作用认识的沟通。

2. 医学信息沟通 在中医或西医的临床过程中，医学信息沟通是医患沟通的主要内容，主要包括以下几个方面：①基本信息。②诊疗信息。③权利和责任信息。

3. 情感沟通 医者的语言、仪表、行为无一不在向患者和家属传达着医师的情感和态度。全科医生使用关心、支持、安慰、鼓励和劝导性语言，采取不同的言语和非言语沟通技巧。同时对患者多使用安慰性的语言，有助于患者点燃战胜疾病的信心，“有时是治愈，常常是帮助，总是去安慰”是特鲁多医生的墓志铭，久久地流传在人间，至今仍熠熠闪光。

（二）中医医患沟通的方式

医患沟通的方式根据划分标准的不同，可以分为不同的类别。根据信息载体的不同，可以分为语言沟通和非语言沟通；按照沟通渠道有无组织系统分类，可以分为正式沟通和非正式沟通；按照信息流动的方向分类，可分为下行沟通、上行沟通和平行沟通；按照是否经中间环节的形式分类，可以分为直接沟通和间接沟通；按照组织层次的角度分类，可以分为个人与个人、个人与团体及团体间的沟通等。具体的沟通方法包括询问、倾听、回应、告知、表情体态语的运用等。

四诊合参是中医诊断的基本原则，同时也是医患沟通的重要手段。

望诊与闻诊是对患者神、色、形、态、五官、舌象、情绪状态及语音、语调、气味等进行的观察与分析。在获取患者信息的同时，医生望诊、闻诊过程中所表现出的体态、神态，包括眼神等都传达着对患者尊重与专注的信息，患者从医生望诊中还可以得到医生的鼓励与同情，这些都为医患之间建立信任与交流关系打下了良好的基础。

问诊是医生接诊中了解患者信息的重要方法，也是医患沟通中最常用的有效手段。医生与患者在主诉、现病史、既往史、家族史、过敏史及职业情况、生活习惯、居住环境、教育程度、经济情况等方面的有序问答，使医患之间在语言环节上建立了信息沟通渠道，为正确诊断疾病奠定了很好的基础。

切诊是中医独特的诊断方法，也是一种与患者非语言形式的沟通与交流方式。医生诊脉获取患者信息的同时，其诊脉的姿态、神态与清洁、温暖的手指也在向患者传达着尊重与专注的态度。技艺高超的医生往往结合望诊与闻诊对患者进行诊察，患者在得到正确的信息反馈后会对医生十分尊重并产生极大的信任感，从而更加有利于医患之间的信息沟通。

四、社区医患沟通

（一）社区医患沟通的优势

1. 医生沟通素养好。
2. 居民信任感强。
3. 沟通时间充足。
4. 沟通基础充分。

（二）社区医患沟通的不利因素

1. 服务人群复杂。
2. 服务环境有待改善。

（三）社区医患沟通的特点

1. 社区医患沟通的丰富性。
2. 社区医患沟通的互动性。
3. 社区医患沟通的整体性。
4. 社区医患沟通的连续性。

（四）社区医患沟通的内容

1. 对现患问题的沟通。

2. 对慢性疾患的沟通。

3. 基于疾病预防的沟通。

4. 改善就医从医行为的沟通。

（五）以人为中心的社区接诊模式

以人为中心的社区接诊模式具体的实现途径如下。

1. 了解患者的想法、关注点和期望。

2. 引出患者想法、关注点和感受的常用语。

3. 引导患者说出期望的意愿。

4. 提出多个策略供患者选择。

5. 理解疾患对患者的影响。

（六）社区接诊的常用形式

1. BATHE 问诊形式

（1）B（background） 背景，即了解患者的就医背景、患者的心理状况和社会因素。

（2）A（affect） 情感，即了解患者的情绪、情感及其变化。

（3）T（trouble） 烦恼，即了解现患问题对患者的影响。

（4）H（handing） 处理，即了解患者的自我解决健康问题的资源和能力。

（5）E（empathy） 换位体验，即共情，也就是对患者的痛苦和不幸表示理解和同情，从而使患者感觉到医生对他的理解、支持和关心。

2. SOAP 问诊形式

（1）S（subjective） 主观资料，即就诊患者的主观资料。

（2）O（objective） 客观资料，即就诊患者的客观资料。

（3）A（assessment） 评估分析，对就诊患者当前健康状况和健康问题的评估分析。

（4）P（plan） 干预计划，对就诊患者的健康问题的干预计划。

五、医学道德的规范体系

（一）医学道德原则

三大原则——尊重、无伤、公正。见表 3-3。

表 3-3 医学道德原则及其释义

医学道德原则	释义
尊重	对患者自主性的尊重：尊重患者的人格、自主决定权、隐私权
无伤	从患者的利益出发，为患者提供最佳的诊治、护理；对医学行为进行受益与伤害的权衡；公正对待服务对象，一视同仁；公正分配医疗卫生资源——有利于患者心理平衡、医患和谐
公正	疗效提高、公正环境形成及社会稳定

（二）医学道德规范

1. 含义 医学道德规范是医务人员在各种医疗活动中应遵守的行为准则，是医学道德基本原则的具体体现。

2. 内容 ①救死扶伤，忠于医业；②钻研医术，精益求精；③一视同仁，平等待患；④慎言守密，礼貌待人；⑤廉洁奉公，遵纪守法；⑥互学互尊，团结协作。

六、医学道德范畴

医学道德范畴是对医学道德原则和规范的补充，也是医学道德原则和规范的内化。医学道德范畴的含义和作用见表 3-4。

表 3-4 医学道德范畴的含义和作用

医学道德范畴	含义和作用
权利	1. 患者权利：平等医疗权、自主权、知情同意权、监督权、保密和隐私权、拒绝治疗及试验权
	2. 医务人员权利：有权对疾病作出判断治疗、开具诊断证明、有权要求患者或家属配合诊治等
义务	不以获取某种相应的权利或报偿为前提
情感	包括同情感、责任感（可弥补同情感随时间的淡化）和事业感——特殊性、理智性、纯洁性
良心	道德责任的自觉认识和自我评价——医疗行为前选择、医疗行为中监督、医疗行为后评价
审慎	周密思考和行为过程中谨慎认真的态度——提高医疗质量，防止医疗差错、误诊和医疗事故
保密	对患者隐私的保密，体现患者对医务人员的信任
荣誉	精神激励，赞赏、表扬、奖励等；是一种精神力量，促进正能量
幸福	促使医务人员自觉地履行医学道德义务；促使医务人员树立正确的苦乐观

七、医疗机构从业人员行为规范

1. 医疗机构从业人员基本行为规范 以人为本，践行宗旨，以患者为中心，全心全意为人民健康服务。医疗机构从业人员的执业要求及内涵见表 3-5。

表 3-5 医疗机构从业人员的执业要求及内涵

执业要求	内涵
执业价值目标	为人民健康服务
执业道德手段	救死扶伤，防病治病
根本性的职业道德要求	以人为本，人道行医
最高职业道德境界	以患者为中心，全心全意

2. 医师行为规范 努力学习、规范行医（遵循诊疗规范和技术规范，合理医疗，不过度医疗）、实事求是、人文关怀、严谨病历（不隐匿、伪造病历）、防范医疗差错、遵守医疗规范、尊重知情权。

第四章 临床科研方法

第一节 医学统计学

一、医学统计学概述

（一）医学统计学的定义

统计学（statistics）所研究的对象是具有变异的事物，分为理论统计学和应用统计学两大类。

医学统计学（medical statistics）是运用概率论和数理统计的原理及方法，结合医学实践，阐述医学领域研究设计、资料或信息的收集、整理、分析和结果表达的一门应用统计学。应用医学统计学的目的是探索医学领域中的数值规律性。

（二）统计学中的几个基本概念

1. 同质（homogeneity） 指观察单位间被研究指标的影响因素相同。

2. 变异（variation） 指在同质基础上各观察单位间某观察指标的差异。

3. 总体（population） 是根据研究目的所确定的同质观察单位的全体。观察单位是指被研究的总体中的某个单位，即个体。

4. 样本（sample） 是从总体中随机抽取的具有代表性的个体的集合。抽样研究（sampling study）是从总体中抽取样本，通过对样本的定量或定性测量结果来推断总体。抽样研究的目的是用样本的特征正确可靠地推断总体的特征，因此样本必须具有良好的代表性。抽样研究应注意如下几点：①样本含量适宜。②遵循随机抽样原则。③样本的构成分布应与总体构成分布保持基本一致。

5. 参数（parameter） 反映总体的统计指标称为参数，用希腊字母表示，如 μ（总体算术均数）、σ（总体标准差）、π（总体率）等。对某一具体事物，总体参数是固定不变的。

6. 统计量（statistics） 反映样本的统计指标称为统计量，用拉丁字母或英文字母表示，如 $\overline{X}$（样本均数）、S（样本标准差）、P（样本率）等。在同一总体中抽样，统计量会随样本不同而不同，但其分布有规律。

7. 随机抽样误差（random sampling error） 简称抽样误差（sampling error），是由随机抽样所引起的样本统计量与总体参数间的差异以及各样本统计量之间的差异。由于存在变异，抽样误差无法避免，但抽样误差可估计、可控制，其大小用标准误间接反映。

8. 频率（frequency） 在相同条件下对某试验进行 n 次重复，一个事件出现的次数 m 和总的试验次数 n 之比，称为这个事件在这 n 次试验中出现的频率。

9. 概率（probability） 是反映随机事件发生可能性大小的度量，取值范围为 $0 \leqslant P \leqslant 1$。随机事件的概率为 $0 < P < 1$；必然事件的概率等于 1；不可能事件的概率等于 0。

10. 小概率事件 通常把 $P \leqslant 0.05$ 或 $P \leqslant 0.01$ 的随机事件称为小概率事件。小概率原理是指小概率事件在一次试验中是不大可能发生的，它是统计推断的重要原理。

（三）资料类型

资料由变量及其变量值组成，资料类型与变量类型相对应。变量（variable）是随机变量（random variable）的简称，表示研究对象的某种特征或属性。变量值（value of variable）又称观察值（observed value），是指变量的测定结果。统计资料按变量值的性质分为计量资料、计数资料和等级资料。计数资料又分为二分类资料和无序多分类资料。根据需要，计量资料可转化为计数资料或等级资料。

（四）统计工作的基本步骤

医学研究中的统计工作步骤包括研究设计、收集资料、整理资料、分析资料和结果表达。根据是否对研究对象施加干预措施，可将研究分为观察研究和实验研究两大类。统计分析主要包括统计描述与统计推断，统计推断包括参数估计和假设检验。

医学统计学是医学科学研究的重要工具和手段，它为医学科学研究提供统计思维、统计设计和统计分析方法。

（五）统计资料的来源及测量方法

资料按照来源分为原始资料、二手资料和三手资料。原始资料由研究者进行专门设计，是通过专题调查和实验获得的数据。二手资料是收集现在已经存在的数据，主要包括日常性工作记录、统计报表、统计年鉴及政府工作报告等。三手资料是收集已结束研究的数据。系统评价就是对已有研究结果进行综合分析的研究方法。

临床研究通常需要对研究对象的特征、生理功能和疾病状态进行测量和评价。常用的测量方法有查体法、仪器设备测量法及问卷调查法。查体法是临床医生凭借生物感觉对患者的体征进行观察，如望、闻、问、切、触、叩等。临床医生的经验、知识和技能对信息采集影响较大，因此需要对临床医生进行统一培训。仪器设备测量法是借助仪器设备对患者有关组织、器官及标本的特征和功能进行测量，如利用血压计、体温计、超声仪器、心电图、X 线和内镜等设备进行的各项检查，或对血液、尿液、粪便等标本的检查。通过仪器设备测量获得的资料较准确和客观，但要注意测量前对仪器设备进行统一校准，选用统一的试剂和测量方法，执行统一的操作规程，控制好测量环境。问卷调查法是临床上对主观的症状及过去某一因素暴露情况的测量。通过调查问卷获得的资料质量主要受到调查问卷的质量、调查组织及调查者素质、责任心和调查技巧等因素的影响。

二、统计描述

统计描述（statistical description）是选用合适的统计指标、统计图和统计表简明准确地表达研究事物的数据特征、分布规律及变量之间的关系。频数分布有对称分布和偏态分布两种类型，且有集中趋势与离散趋势两个分布特征。

（一）计量资料的统计描述

1. 集中趋势的统计描述　统计学用平均数（average）这一指标体系来描述一组变量值的集中位置或平均水平。常用的平均数有算术均数、几何均数、中位数和百分位数。

算术均数（arithmetic mean）简称均数（mean），表示一组性质相同的观察值在数量上的平均水平。算术均数应用于对称分布资料，特别是正态分布或近似正态分布资料。算术均数受极端值影响最大，对于偏态分布资料，均数则不能较好地描述分布的集中趋势。

几何均数（geometric mean）是 n 个变量值乘积的 n 次方根，记为 G。几何均数适用于各观察值之间呈倍数关系的偏态分布资料或对数对称分布的资料，如抗体滴度资料。

中位数（median）指将 n 个数据从小至大按顺序排列，位次居中的观察值或位次居中的两个观察值的均数，记为 M。中位数可用于各种分布的定量资料，常用于描述偏态分布资料的集中趋势，还用于“开口资料”以及分布不明资料的集中趋势的描述。

百分位数（percentile）是一位置指标，用符号 Px 表示，是指将 n 个观察值从小到大依次排列，再分成 100 等份，对应于 $X\%$ 位的数值。Px 将全部观察值分为两部分，理论上有 $X\%$ 的观察值比它小，有（$100-X$）% 的观察值比它大。P_{50} 分位数即 M。

2. 离散趋势的统计描述　是描述一组同质观测值的变异程度大小的综合指标，不但反映研究指标数值的稳定性和均匀性，而且反映集中性指标的代表性。常用描述离散趋势的指标有极差（range）、四分位数间距（quartile range）、方差（variance）、标准差（standard deviation）以及变异系数（coefficient of variation）。

极差反映了全部数据的变化范围，记为 R。极差适用于一组资料离散程度的粗略描述。

四分位数间距指上四分位数 P_{75} 与下四分位数 P_{25} 之差，即中间一半观察值的分布范围，符号为 Q。四分位数间距受极端值的影响相对小，比极差稳定。四分位数间距常用于大样本偏态分布的资料、两端有不确定数值的开口资料及分布不明的资料的离散趋势描述，常与中位数联合使用。

方差是反映一组数据的平均离散水平，总体方差记为 σ^2，样本方差记为 S^2。

标准差是方差的正平方根。总体标准差记为 σ，样本标准差记为 S。方差和标准差的优点是充分利用了全部观察值的信息，代表性好。方差和标准差越大，说明变异程度越大，反之，说明变异程度越小。标准差及方差适用于对称分布资料，尤其是正态分布或近似正态分布资料。通常 S 和 $\bar{X}$ 联合使用。

变异系数又称离散系数，简记为 CV。变异系数是一个相对数，没有单位，主要用于比较两组（或多组）度量衡单位不同或均数相差悬殊数据间的变异程度。

（二）计数资料的统计描述

绝对数（absolute number）是指分类资料各类别的频数，反映事物在某时某地出现的实际水平。绝对数不便于相互比较和寻找事物之间的联系。计数资料的统计描述常使用相对数（relative number），常用的相对数指标有率、构成比和相对比。

率（rate）表示某现象发生的频率或强度，是频率指标。常以百分率、千分率、万分率或十万分率来表示。常用的率有发病率、病死率、死亡率、生存率等指标。

构成比（constituent ratio）用于表示事物内部各组成部分所占整体的比重或分布，常用百分数表示。某一事物各组成部分构成比的总和一定等于 1 或 100%；某一部分构成比发生变化，其他部分随之变化。

相对比（relative ratio）是指 A、B 两个有关联的指标之比，说明两者的对比水平。对比的数值可以是绝对数、相对数或平均数等，可以性质相同，也可以性质不相同。

应用相对数的注意事项包括：①分母不宜过小。②当各组观察单位数不等时，应将各组的分子、分母分别相加求其合计率。③两个或多个率（或构成比）比较时要注意资料的可比性。④不能以构成比代替率。⑤在两个或多个样本率（或构成比）比较时，应考虑存在抽样误差，需做假设检验。

（三）统计表和统计图

1. 统计表（statistical table） 指将相互关联的数据，按照一定的要求进行整理、归类，并按一定的顺序排列起来制成的表格。统计表通常由标题、标目、线条、数字和备注等构成。标题位于顶线上方，简明扼要地说明表的内容。横标目是统计表的主语，用以表示被说明事物的主要标志（被观察的对象）；纵标目是统计表的谓语，说明主语的各项指标。一般出现顶线、标目线、底线 3 条等横线，无竖线。数字一律采用阿拉伯数字，同一指标的小数位数应一致，位次对齐。表内不留空格，暂缺或未记录用“…”表示，无数字时用“—”表示。备注一般不列入表内，必要时可用“ * ”等符号标出，写在表的下面。

2. 统计图（statistical chart） 是根据统计数字，用点、线、面或立体图形的形式来形象地表达统计资料的数量特征、数量关系或动态变化的图形。统计图的标题位于图的下方中央。常用统计图的适用资料性质和分析目的见表 4-1。

表 4-1 常用统计图的适用资料性质和分析目的

资料的性质和分析目的	宜选用的统计图
比较相互独立的统计指标的数值大小	直条图
分析事物内部各组成部分所占比重（构成比）	圆图或百分条图
描述事物随时间变化趋势或描述两现象相互变化趋势	线图、半对数线图
描述双变量资料的相互关系的密切程度或相互关系的方向	散点图
描述连续性变量的频数分布	直方图
描述计量资料的分布特征	箱式图
描述某现象的数量在地域上的分布	统计地图

三、概率分布

（一）正态分布

正态分布（normal distribution）也称正态曲线，它是两端低，中间高的曲线，又称高斯分布。正态分布曲线是单峰、对称、钟形曲线。正态曲线有两个参数，即总体均数 μ 和总体标准差 σ。正态分布曲线下面积分布具有一定的规律性，正态分布曲线与横轴所夹面积为 1，区间（$\mu-1.96\sigma$，$\mu+1.96\sigma$）内的面积或概率为 0.95。

（二）二项分布

在医药学中许多试验是只有两个对立的试验结果，且每次试验都是独立的。每次试验出的结果为两种互斥的情况之一，阳性率为 π，观察 n 例（做 n 次试验），出现阳性数（次数）为 0，1，2，…，n 事件的概率分布则称为二项分布（binomial distribution）。二项分布图形的形状与两个参数 n 和 π 有关，当 $\pi=0.5$ 时，图形对称；当 $\pi \neq 0.5$ 时，图形呈偏态，随着样本量 n 的增大，图形逐渐趋于对称。阳性数 X 的总体均数 $\mu=n\pi$，总体方差为 $\sigma^2=n\pi(1-\pi)$，总体标准差为 $\sigma=\sqrt{n\pi(1-\pi)}$。

（三）Poisson 分布

Poisson 分布是描述单位时间、空间、面积、人群内某稀有事件发生次数的概率分布。Poisson 分布需满足两个必要条件：①事件发生的概率 π 不变。②每个事件的发生是相互独立的。Poisson 分布的总体均数 μ 为单位时间（单位面积、空间）内某随机事件的平均发生数，$\mu=\lambda$；总体方差 $\sigma^2=\lambda$。

四、参数估计与假设检验

统计推断（statistical inference）就是根据随机抽样得到的样本统计量对未知总体的分布及其数量特征作出以概率形式表述的非确定性判断。统计推断包括参数估计与假设检验。

（一）参数估计

根据样本统计量去估计总体参数的取值或可能存在的范围，这种方法称为参数估计（parameter estimation）。参数估计包括点估计和区间估计。

1. 标准误　是抽样研究中样本统计量的标准差，反映了不同样本统计量之间的离散程度，可用于衡量抽样误差的大小。均数标准误的理论值用符号 $\sigma_{\bar{X}}$ 表示，计算公式为：$\sigma_{\bar{X}}=\sigma/\sqrt{n}$；均数标准误的估计值用符号 $S_{\bar{X}}$ 表示，计算公式为：$S_{\bar{X}}=S/\sqrt{n}$。率的标准误理论值用符号 σ_P 表示，计算公式为：$\sigma_P=\sqrt{\dfrac{\pi(1-\pi)}{n}}$；率标准误的估计值 S_P，计算公式为：$S_P=\sqrt{\dfrac{P(1-P)}{n}}$。

2. 点估计　是用样本计算的统计量直接估计总体参数的数值。将样本均数 $\bar{X}$ 作为总体均数 μ 的估计值，用样本率 P 作为总体率 π 的估计值。

3. 区间估计　是按预先给定的概率估计总体参数可能存在的范围，该范围亦称可信区间（confidence interval，CI）。判断可信区间包含总体参数可能性的概率称为可信度，用 $1-\alpha$ 表示。可信区间有两个要素，即准确度和精确度。

（二）假设检验

1. 假设检验的定义　假设检验（hypothesis test）亦称显著性检验（significance test），是指对未知的总体参数或分布提出某种假设，然后根据样本统计量及抽样误差理论，利用小概率反证法的逻辑思维作出是否拒绝此种假设的统计推断方法。

2. 假设检验的两类错误　Ⅰ型错误：拒绝了实际上成立的 H_0（弃真），这种错误的概率用符号 α 表示，又称为第一类错误。显著性水准就是预先规定的允许犯第一类错误的最大概率。Ⅱ型错误：不拒绝实际上不成立的 H_0（存伪），这种错误的概率用符号 β 表示，又称为第二类错误。在给定样本含量的情况下，两类错误的大小是相互对立的，即 α 越小，β 越大，反之 α 越大，β 越小。

检验效能（power of a test）又称为把握度，用符号（$1-\beta$）表示，其意义为当总体间确有差别时，按 α 检验水准能发现这种差别的能力。

3. 假设检验的分类　参数检验（parametric test）和非参数检验（nonparametric test）。总体分布类型已知的假设检验称为参数检验，如 t 检验、F 检验等；总体分布类型未知的假设检验称为非参数检验。非参数检验是参数检验的有效补充，不依赖总体分布类型，不检验总体参数，而是对总体的分布或分布位置进行检验。非参数检验又称任意分布检验（distribution-free test），其方法简便，易于理解，应用范围广，可用于等级资料、总体分布为偏态分布、个别数据偏大或数据的某一端无确定值的资料，以及各组离散程度相差悬殊的资料等。非参数检验不足之处在于，符合参数检验的资料若用非参数检验，因没有充分利用资料提供的信息，检验效率低于参数检验，一般增大犯第Ⅱ类错误的概率，若要降低此概率，需更多的样本例数。故符合参数检验条件的资料，应首选参数检验。

4. 假设检验的注意事项　①要有严密的研究设计。②假设检验的结论不能绝对化。③正确理解 P 值的含义。④假设检验应注意样本含量是否合理。⑤要正确理解“有统计学意义”与“有实际专业意义”。

五、常用假设检验方法的选择

在选择假设检验方法时常依据研究目的、研究设计和资料类型三个方面。从分析目的来看，主要可分为两类：一是比较，即通过比较，回答测量指标的差别是否归因于处理因素或分组因素，可选择的方法主要为 t 检验、方差分析、χ^2 检验、秩和检验等。二是分析变量之间是否存在某种联系，研究因素间的相关关系，即研究因素间的密切程度，如直线相关、多元线性相关、聚类分析、主成分分析、因子分析、典型相关分析等；研究因素间的数量依存关系，即研究因变量对自变量依存关系的一类方法，如直线回归、多元线性回归、logistic 回归、Cox 回归分析、判别分析等。从实验设计来看，比较常见的设计类型有完全随机设计以及匹配设计（包括配对、配伍设计）等。在进行资料统计分析时，因为不同类型的资料所选用的统计量和统计方法不同，还必须要辨别研究变量的类型和在研究中所起的作用。不同资料类型常用假设检验方法的选择可见表 4-2。

表 4-2　不同资料类型常用假设检验方法的选择

计量资料	两组比较	样本与总体比较			单样本 t 检验（one sample t-test）
		两样本比较	非配对资料	正态分布，方差齐	两独立样本 t 检验（independent-samples t-test）
				偏态分布或方差不齐	两组资料的秩和检验（Wilcoxon rank-sum test）
					中位数检验（median test）
			配对资料	差值正态分布	配对 t 检验（paired t-test）
				差值偏态分布	符号秩和检验（sing rank-sum test）
	多组比较	完全随机设计		正态分布，方差齐	单因素方差分析（one-way ANOVA） SNK-q 检验（Student-Newman-Keuls test）
				偏态分布或方差不齐	H 检验（Kruskal-Wallis test） 多个样本间两两比较的秩和检验
		配伍设计		正态分布，方差齐	双因素方差分析（two-way ANOVA）
				偏态分布或方差不齐	M 检验（Friedman's test）
		交叉设计、析因设计			方差分析
		重复测量资料			重复测量资料方差分析
计数资料	无序资料	两样本比较	非配对资料两样本比较		若 $n \geqslant 40$，$T \geqslant 5$，pearson χ^2 检验
					若 $n \geqslant 40$，$1 \leqslant T < 5$，校正 χ^2 检验
					若 $n < 40$ 或 $T < 1$，fisher's 确切概率计算法
			配对资料两样本比较		配对资料的 χ^2 检验（paired χ^2-test） 差值的符号秩和检验（Wilcoxon 配对法）
		多组率比较			行 × 列表资料的 χ^2 检验
	有序资料	两组比较			两组资料的秩和检验（Wilcoxon rank-sum test）
		多组比较			H 检验（Kruskal-Wallis test）

六、常用社区健康相关统计指标

常用社区健康相关统计指标通常包括人口统计、生育统计、死亡统计、疾病统计和卫生服务等多方面，见表 4-3。这些指标是特定人群健康的综合反映，是制定卫生规划的重要依据。

表 4-3　常用社区健康相关统计指标

指标	定义	计算方法	说明
出生率	指每 1000 人口中出生人数	（全年活产婴儿数 / 年平均人口数）× 1000‰	平均人口数可采用当地的年初人口数与年末人口数之和的 1/2 或年中人口数
人口自然增长率	一定时期内（年）的人口自然增长数（即出生人数与死亡人数之差）与该时期平均人口数之比	（年内人口自然增长数 / 年平均人口数）× 1000‰	反映人口就生产状况的综合性指标
发病率	表示一定时期内一定人群中某病新病例出现的频率	（某年内某病新病例数 / 同年平均人口数）× 100%	是衡量疾病发生频度的指标，常用于评价预防措施的效果
患病率	表示某特定时间内，被观察人口中某病新、旧病例所占的比例	（观察某时点某病现患人数 / 同时点暴露人口数）× 100%	是观察某时点断面上人群现存某病的频度，又称现患率
感染率	指在某个时间内能检查的整个人群样本中，某病现有感染人数所占比例	（感染某病原体人数 / 受检暴露人口数）× 100%	是人群中感染某种病原体的比例指标，感染者不一定有临床表现，故其结果常高于患病率

续表

指标	定义	计算方法	说明
病死率	表示一定时期内，某病全部患者中因该病死亡所占的比例	（观察期间某病死亡数 / 同时期某病患者数）×100%	是指某病患者中因该病死亡者所占的比例，是衡量该病预后的指标
粗死亡率	某年某地区平均每千人口中的死亡人数，反映当地居民总的死亡水平简称死亡率。一般用千分比表示	（某年某地区死亡人数 / 同年该地区平均人口数）×1000‰	平均人口数可采用当地的年初人口数与年末人口数之和的 1/2 或年中人口数
疾病别死亡率	某年某地区每 10 万人口中死于某类疾病或损伤的人数，又称死因别死亡率	（某年某地区某类疾病或损伤死亡人数 / 当年该地区平均人口数）×100000/10 万	
成人高血压患病率	某时期某地区 18 岁及以上人口中高血压患者所占比例	（某时期 18 岁及以上高血压患者数 / 同期 18 岁及以上调查人口数）×100%	高血压患者是指在调查期间血压测量结果收缩压≥ 140mmHg 和（或）舒张压≥ 90mmHg，或已被医生诊断为高血压且目前正在服用降压药的患者
成人高血压控制率	某时期 18 岁及以上高血压人群中血压达标者的比例	（某时期 18 岁及以上高血压患者血压达标人数 / 同期调查的 18 岁及以上的高血压患者数）×100%	血压达标者是指调查时收缩压 <140mmHg 且舒张压 <90mmHg 的高血压患者
成人肥胖率	18 岁及以上人口中肥胖人数所占比例	（某时期 18 岁及以上肥胖人数 / 同期 18 岁及以上调查人数）×100%	体重指数 = 体重 / 身高 ^{2}，体重按 kg、身高按 m 计算。肥胖是指体重指数≥ 28kg/m^2
产后访视率	指某年接受产后访视的产妇人数与该年该地区活产数之比	（某年产妇产后访视人数 / 该年活产数）×100%	产妇产后访视人数：指产后 28 天内接受过一次及以上产后访视的产妇人数
两周就诊率	调查前两周内居民因病或身体不适到医疗机构就诊的人次数与调查人口数之比	调查前两周内居民因病或身体不适到医疗机构就诊的人次数 / 调查人口数	
中医药健康文化素养水平	具备基本中医药健康文化素养人数占全人群中的比例	（一定时期某地区具备基本中医药健康文化素养人数 / 同期该地区健康素养调查人数）×100%	中医药健康文化素养标准参见《中医药健康文化素养》

注：1mmHg=0.133kPa。

第二节　流行病学

一、流行病学概述

流行病学（epidemiology）是研究人群中疾病与健康状况的分布及其影响因素，并研究防治疾病及促进健康的策略和措施的科学。流行病学是通过对比分析群体中的疾病及健康相关事件分布，进行疾病的病因及危险因素分析或疗效评价，它具有群体特征、对比特征和概率论特征等。

20 世纪的后半叶，流行病学蓬勃发展。在一些国际组织的支持下，流行病学加强了与临床学科的合作，流行病学的方法和理论应用于临床医学的病因、诊断、治疗和预后研究，临床流行病学学科逐渐形成。临床流行病学（clinical epidemiology）是将现代流行病学、统计学、社会医学和卫生经济学等学科的原理和方法应用到临床医学研究和实践，以患者群体为研究对象，研究患者的特征、疾病自然史，探讨疾病的病因、诊断、治疗与预后等现象的一门临床医学方法学。随机对照试验恰好能解决临床上不同措施治疗效果的评价问题，因此逐渐成为临床人群研究中建立因果关系的可靠方式，成了评估医学干预效果的金标准。随着临床随机对照试验研究逐渐增多，迫切需要对这些证据进行系统的总结，一种加权综合统计学方法——Meta 分析开始出现。Meta 分析是一种系统地、客观地、定量地总结或整合来自有关同一问题的不同研究结果的综述方法。

临床流行病学的发展产生了新的临床研究成果，新的成果应适时被医生采用指导临床实践，从而产生科学和实用价值。1992 年，诞生了一种新的医学实践模式——循证医学，堪称一场医学界的革命。循证医学的目的是用医学研究的最佳成果指导医学实践，提高医疗质量，促进临床医学不断发展，提高医疗资源的利用效率，更好地服务于患者。

二、流行病学研究方法

流行病学既是一门应用性学科，用于疾病预防和控制；也是一门方法科学，应用科学的研究方法探索人群疾病和健康状态（结局）分布现状及分布规律，并识别和评价与结局有关的因素，从而达到对客观事物内在规律性的准确认识。流行病学通过观察、询问、体格检查及临床诊断等方法测量人群的疾病和健康状况，描述频率和分布，通过对比、归纳和综合提出某因素与该结局有联系的假设，再采用分析性研究检验假说，最终通过实验研究来验证假说。当对疾病的发生、发展规律及其影响因素了解清楚后，还可以用数学模型对疾病的未来发展进行预测。

流行病学研究方法分为观察性研究、实验性研究和理论性研究。观察性研究按是否在研究设计阶段设立专门的对照组又分为描述性研究和分析性研究。每种类型又包括多种研究设计，见表4-4。

表4-4 流行病学研究设计类型

研究类型		常用研究设计
观察性研究	描述性研究	病例报告、病例系列分析、现况研究和生态学研究等
	分析性研究	队列研究、病例对照研究、巢式病例对照研究等
实验性研究		临床试验、现场试验和社区试验等
理论性研究		用数据模型模拟疾病的发生、发展过程，并进行预测

观察性研究（observational study）又称非实验性研究（non-experimental study），是在自然状态下，通过观察或访问，客观地记录研究对象的特征，并对结果进行描述和对比分析。实验性研究（experimental study）是研究者有意施加某种干预措施，改变研究对象疾病发展的自然状态，并前瞻性收集干预结局的信息，从而分析和评价干预措施的效果。在观察性研究中，研究者不能对研究对象人为设置处理因素，只对研究因素和结局进行被动的观察和收集信息，客观地反映研究对象的实际状况，研究对象的特征及暴露因素及水平也不能随机分配，这是其与实验性研究的根本区别。理论性研究（theoretical study）又称为理论流行病学，是在对某病的流行过程及影响因素基本了解的基础上，以影响该病发生或流行的主要因素为参数建立数学模型，对该病的流行病学理论和其他相关问题进行研究的一种方法。

（一）病例报告

病例报告（case report）是对单个病例或少数几个病例所观察到的新问题的详尽临床报告。病例报告在新发病、罕见疾病及药物副作用、异常临床过程、创新的诊断和治疗措施的病例，不典型或复杂的误诊或误治病例等临床问题的报道中常用。

病例报告主要涉及疾病的病因、临床表现、诊断、治疗、转归、病理等某方面的临床所见，应真实记录医疗经过。病例报告设计及报道的要点包括：①病例报告的目的及意义。②病例情况的详细描述，包括病例的主诉、现病史、既往史、各项检查、临床诊断及人口学特征等。③研究因素及结局的测量方法。④病例的独特之处，并对该异常现象出现的原因进行分析和讨论。⑤结论及该病例报告的启示。病例报告要突出新颖、简洁和真实的特点。

（二）病例系列分析

病例系列（case series）分析是对一系列（几十例、百例或千例等）相同病例的人口学特征、临床和流行病学资料进行整理、统计分析及总结，发现其内在规律。病例系列分析在某病临床表现特征、病因及危险因素的初步探讨、证候和证型分布规律、方证数据挖掘和辨证用药规律及干预措施效果的初步评价等研究中常用。病例系列分析既可以选择对研究期间内符合条件的所有病例都进行分析，也可从多所或多级别医疗机构随机抽取部分病例进行分析。

病例系列分析通常是利用已有的大量日常临床资料进行分析，资料容易收集，出结果快，费用低廉，易实施。由于是被动观察和收集相关信息，在做到对患者信息保密的情况下，较少涉及伦理学问题，这也是其与无对照临床试验的重要区别。病例系列分析没有设置专门的对照组，缺乏详细的设计和严密的分析，研究结果易受到其他混杂因素的影响，重复性差，仅供参考；只能揭示一些现象，提出假设和研究线索，不能论证因果关系，研究结论论证力弱，为经验性证据，证据级别较低。信息记录不完善，且真实性较差，研究者对信息采集的控制力一般较弱，病历可能没有记录研究需要的重要信息。若病例积累的范围广、时间长，且多位医生参与，病例的诊断标准和其他信息的采集标准可能不统一，易产生信息偏倚。由于患者的不同选择偏好和医疗机构间优势学科的差异，以医疗机构积累的病例为对象的研究常存在选择偏倚。为避免选择偏倚，可选择多所医疗机构的病例作为研究对象。

（三）现况研究

现况研究（prevalence survey）是指在某时间点或短时间内完成特定人群健康状况及某些特征的“快照”，以描述疾病或健康状况的分布及探讨研究因素与疾病间的关联。由于收集的资料是短时间（一般为半个月或一个月）研究对象的健康状况及特征信息，又称为横断面调查（cross-sectional study）；又因常用的指标为研究人群的患病率，故也称之为患病率研究（prevalence study）。

1. 现况研究的应用

（1）论述疾病或健康状况的分布情况及影响分布的因素，如某社区成年人高血压的患病率及不同特征（年龄、性别、职业、膳食习惯等）人群患病率。

（2）分析研究因素与疾病或健康状况之间的关系，提示病因线索，以逐步建立病因假设。

（3）确定高危人群，做到疾病的早发现、早诊断和早治疗，适用于疾病的二级预防，如儿童、青少年肥胖患病率调查。

（4）用于社区诊断，了解社区主要卫生问题、影响因素及可利用的资源，为开展相关干预提供基础信息。

（5）了解人群的健康水平和疾病负担，评估医疗卫生服务需要，为卫生决策的制定和卫生资源的合理利用提供最基本的数据资料。

2. 现况研究的特点

（1）在设计阶段一般不预设对照组，在资料分析时，再根据是否患病或暴露于某因素进行分组比较。

（2）研究结局（疾病或健康状态）和研究因素（暴露因素）的信息是在同一时间点采集的，除一些持续不变的因素（如家族史、血型等）或暴露明确发生在结局之前的研究外，不能表明是因果联系，仅能提供病因线索。

（3）适用于病程较长且患病率较高的疾病（如慢性疾病），一般不用于病程较短的疾病。

3. 现况研究的研究类型

根据所涉及研究对象范围，分为普查和抽样调查。

（1）普查（census） 指为了解研究人群的健康状况或疾病负担，在特定时间内对目标人群全体成员所做的调查。普查的主要目的是疾病的早发现、早诊断和早治疗，对于传染性疾病应用普查有利于找到全部病例，隔离传染源。

普查应遵循的原则主要有：①若普查的目的是患者的早发现，则查出的病例应有明确的确诊方法及切实有效的治疗措施。②普查的疾病在目标人群的患病率应较高，否则不符合成本效果原则。③普查时的检测方法和诊断标准应统一固定，易于在现场实施，且灵敏度和特异度均较高。④普查应有明确的调查范围和统一的调查时间及期限，应答率应较高。

普查的优点是研究对象容易确定，无抽样误差，能获得目标人群的全部病例，并可全面反映目标人群疾病的流行特征；缺点是工作量大，不便组织，影响调查的速度和精度，易出现漏查和重复，质量不易控制，费用高，并且不适用于患病率低或无简便易行诊断技术的疾病。

（2）抽样调查（sampling survey） 指从研究人群的全部对象（统计学上称为总体）中按一定的方法抽取一部分（样本）进行调查分析，根据调查结果推断目标人群疾病分布特征。与普查相比，抽样调查工作量小，方便组织，易于做得细致；缺点是属于非全面调查，在用样本信息估计总体特征时存在抽样误差，研究设计、实施及资料分析均比普查要复杂，重复和遗漏也不易发现，不适用于需要样本量较大的患病率低的疾病或个体间变异比较大的资料。

在实际工作中，若研究不是为了发现全部病例及患者的早诊断、早治疗，一般情况下都可采用抽样调查方法，相对普查来说，抽样调查更加常用。另外抽样调查还可用于检查和衡量资料的质量。为使利用样本信息推断总体特征较准确，抽样时应尽可能采用随机抽样，且样本含量应较大。

随机抽样是遵循随机化原则，即保证目标人群中每个个体都有同等的概率被抽中进入样本，且被抽中的概率是已知的或可计算的。常用的随机抽样方法有：①单纯随机抽样（simple random sampling），是先将全部观察单位进行编号，然后再用随机数字法、抽签等方法随机抽取部分观察单位组成样本。此抽样方法实施简单、容易理解。缺点是抽样范围大时，编号、抽样工作量大，且样本在总体中分布较分散导致资料收集困难。②系统抽样（systematic sampling），又称为机械抽样，是按照一定的顺序，每隔若干单位机械地抽取一个单位的抽样方法。此法简便易行，样本中的个体在总体中分布均匀，代表性好，抽样误差接近甚至略小于单纯随机抽样。缺点是若总体中研究对象的排列顺序有周期性时，抽取的样本可能存在选择偏倚。③整群抽样（cluster sampling），是以多个研究对象组成的群组为单位进行随机抽样，被抽中的群组全部个体均为调查对象。整群抽样抽中的不是个体，而是相应的群组，如居委会、车间、工厂、村等。群组间差异越小，抽取的群组越多，抽样误差越小。优点是便于组织实施，适用于大规模调查，节省人力、物力。缺点是抽样误差较大，资料分析较复杂。④分层抽样（stratified sampling），是先将研究对象按影响研究结局的主要特征分为几层，然后在每一层中进行随机抽样。分层抽样时要求选择合理的分层变量，使各层内观察值的变异减小，降低层内的抽样误差，而层间的差异越大越好。优点是层内各研究对象的特征比较接近，所得结果误差较小，能保证总体中各层均有个体被抽到，样本代表性好。⑤多阶段抽样（multistage sampling），是在大型调查时，根据实际情况将整个抽样过程分为若干阶段进行，各阶段可采用相同或不同的抽样方法，称为多阶段抽样。当总体组成复杂，观察单位很多，分布广，很难通过一次抽样产生完整的样本，这时就需要多阶段抽样。优点是利用各种抽样方法的优势，且节省人力、物力。但在抽样前需掌握各级调查单位的人口资料及特点，抽样设计和实施较复杂。

4. 现况研究的优缺点 现况研究的优点是较容易实施，一次研究可观察多种疾病（结局）的患病情况及多个可能的影响因素。缺点是一次现况研究无法确定因素与结局的先后顺序，不能做因果推断；大规模调查时，工作量大，需投入人力、物力多；调查持续时间不能太长，否则外部环境或其他条件的改变会影响调查结果。

（四）队列研究

队列研究（cohort study）又称为前瞻性研究（prospective study），是分析流行病学的重要研究方法，它可以直接观察不同暴露状况人群的结局，从而探讨危险因素与所观察结局的关系。

队列研究的基本原理是在一个特定人群中选择所需的研究对象，根据目前或过去某个时期是否暴露于某待研究的因素或不同的暴露水平而将研究对象分成不同的组，如暴露组和非暴露组、高剂量暴露组和低剂量暴露组等，进行随访观察，检查并记录各组人群的预期结局（如疾病、死亡或其他健康状况），通过比较各组结局的发生率，从而评价和检验研究因素与结局间的关系。

1. 队列研究的应用

（1）比较具有不同危险因素的人群研究结局的发病率，用于临床病因学研究，如长期咳嗽与心肌梗死之间关系的研究。

（2）观察和收集采用不同治疗、护理等临床措施的患者疗效或预后的数据，用于临床治疗措施的效果评价或预后研究，如病情相似的肿瘤患者手术与保守治疗生存率或生存质量的比较。

（3）新药上市后不良反应监测和评价。

（4）研究疾病的自然史，不但可了解个体疾病的自然史（即疾病的自然发展过程，包括疾病的易感期、潜伏期、临床期及结局的全过程），也可了解人群疾病的发展过程。

2. 队列研究的基本特点

（1）队列研究属于观察性研究 队列研究中的暴露（即研究因素）是客观存在的，不是研究人员主观施加的，研究人员无法控制暴露水平，也不能随机分配研究对象决定其暴露状态，只是被动观察和收集相关信息，这是队列研究区别于实验研究的一个重要方面。

（2）设立专门对照组 以非暴露组或低暴露水平组为对照，对照组提供了非暴露人群结局发生的基线水平，从而与暴露组相比较。

（3）由“因”及“果” 在队列研究中，结局发生前就确立了研究对象的暴露状况，而后探求暴露因素与结局的关系。

3. 队列研究的设计类型 根据研究开始时间、暴露发生时间及结局出现时间三者的关系，队列研究分为三种类型。

（1）前瞻性队列研究（prospective cohort study） 研究对象的确定及分组是根据现在或将来的暴露状况而定的，结局需随访观察才能获得。优点为时间顺序增强了病因推断的可信度，直接获得暴露与结局的第一手资料，结果偏倚小；缺点是所需样本量大，时间长，耗费大，影响可行性。

（2）历史性队列研究（historical cohort study） 又称为回顾性队列研究（retrospective cohort study），是研究者根据研究对象在过去某时刻暴露情况的历史资料分组，不需要随访，研究结局可从历史记录中获得。历史性队列研究需要足够数量完整可靠的在过去某段时间有关研究对象的暴露和结局的历史记录或档案材料（如医院的病历、个人的医疗档案等各种记录），适用于长诱导期或潜伏期的疾病。优点为时间顺序仍是从因到果，短期内完成资料的收集和分析，耗费小；缺点是历史资料积累未受研究者的控制，未必符合设计要求，故适用范围较窄。

（3）双向性队列研究（ambispective cohort study） 根据历史资料确定暴露与否进行分组，需要随访，部分结局可能已出现。该研究具有上述两种方法的优点，同时在一定程度上弥补了上述方法的不足。

4. 队列研究的效应估计指标 队列研究可直接计算各组的发生率，也就能直接计算出暴露组与对照组之间的率比和率差，即相对危险度（relative risk，RR）与归因危险度（attributable risk，AR），据此可直接准确地评价暴露的效应。

相对危险度是暴露组的发病率（或死亡率）与非暴露组的发病率（或死亡率）的比值，反映了暴露与结局间的关联强度。RR 说明暴露组发病或死亡的危险性是非暴露组的多少倍。RR 越偏离 1 说明暴露因素与结局间的关联强度越强。RR ＞ 1，表示暴露因素与结局间有正关联，是致病的危险因素；RR ＜ 1，表示暴露因素与结局间有负关联，说明该因素为保护因素；RR=1，表示暴露因素与结局无关联。

归因危险度亦称特异危险度和率差（rate difference，RD），是暴露组发病率与对照组的发病率之差，它反映了发病或死亡危险应特异地归因于暴露因素的程度。

归因危险度百分比（attributable risk proportion or percent，ARP，AR%）又称为病因分值（etiologic fraction，EF）或归因分值（attributable fraction，AF），是指暴露人群中由暴露因素引起的发病或死亡占全部发病或死亡的百分比。

5. 队列研究的优缺点

（1）队列研究的优点 ①信息完整可靠，回忆偏倚小。②可直接获得两组人群结局的发生率，并计算 RR 和 AR 等反映暴露因素效应强度的指标。③先因后果，时间顺序合理，所得结论说服力强，结论比较可靠。④可分析一个因素与多种结局之间的关系。

（2）队列研究的缺点 ①不适用于罕见病和潜伏期长的疾病（如肿瘤）的病因研究。②研究时间长，易出现失访偏倚。③耗费大，一般不能在较短时间内得到结果，组织与后勤工作任务重。④每次只能研究一个或一组因素。

（五）病例对照研究

病例对照研究（case-control study）是分析流行病学最基本、最重要的研究类型之一，是通过比较出现结局（如肺癌或不良反应等）人群与未出现结局人群在结局发生前对某研究因素（如吸烟或药物使用等）的暴露情况，分析研究因素与结局间是否存在联系。病例对照研究又称为回顾性研究（retrospective study），是以一组确诊的患有某特定疾病的患者作为病例组，选择一组不患有该病但具有可比性的个体作为对照组，通过询问、实验室检查或复查病史，搜集两组人群疾病发生前有关可疑危险因素的暴露情况，测量并比较病例组与对照组对各因素的暴露比例的差异，用以判断因素与疾病之间是否存在统计学关联。这里的疾病即为研究结局，在病例对照研究中，结局还可以为复发、并发症或不良反应出现、治愈等。

1. 病例对照研究的应用

（1）疾病病因和危险因素分析，通过患者和非患者对危险因素的暴露情况比较，有助于形成病因假设或初步检验病因，如中医中风病危险因素的研究，尤其适用于潜伏期长的疾病（如肿瘤）或罕见病的病因研究。

（2）治疗措施疗效评价和疾病预后研究，如通过复发病例或未复发病例的比较分析，可广泛探讨影响复发的危险因素。

（3）罕见不良反应的危险因素分析。

2. 病例对照研究的基本特点

（1）属于观察性研究 研究对象过去对有关可疑危险因素的暴露是客观、自然存在的，不是研究者施加的干预措施。

（2）设有可供比较的对照组 根据是否出现研究结局分为病例组和对照组，对照组提供了未出现结局人群对某研究因素暴露的基线水平，为病例组基础暴露水平的期望值。

（3）由“果”及“因” 研究方向与时间方向相反，从研究对象是否出现研究结局开始，追溯观察研究对象在结局出现前对有关因素的暴露状况，研究方向是纵向回顾性的。

（4）一“果”多“因” 可同时研究一种结局与多种因素间的关系，非常适用于筛选影响疾病发生的多种危险因素。

3. 病例对照研究的设计类型 病例对照研究按是否匹配分为成组病例对照研究（group case-control study）和匹配病例对照研究（matched case-control study）。

成组病例对照研究是从病例和对照人群中分别选取一定量的研究对象，一般要求对照组样本量应大于或等于病例组，此外无任何特殊规定和限制。与匹配设计相比简单易行，适用于大样本、病例较多的研究或研究的初期阶段，可获得较多信息。

匹配又称为配比，即要求对照在某些因素或特征（称为匹配因素）上与病例保持一致。匹配的主要目的为控制混杂因素对研究结果的影响。匹配又分为个体匹配和频数匹配两种。匹配设计控制了匹配因素对研究结果的影响，提高了研究效率，结果容易解释。匹配因素必须是已知的混杂因素（如年龄、性别、文化程度和社会地位等），因为匹配会增加选择对照的难度，若把不必要的因素进行匹配，反而会降低研究效率。

4. 病例对照研究的效应估计指标 病例对照研究中表示暴露与疾病间联系强度的指标为比值比（odds ratio，OR），又称为比数比、优势比。当疾病率小于5%时，OR是RR的极好近似值。OR的含义与RR相同，指暴露者的疾病危险性为非暴露者的多少倍。OR＞1表示暴露使疾病的危险性增加，暴露与疾病间为“正”关联；OR＜1表示暴露使疾病的危险度减少，为“负”关联，即暴露是疾病的保护性因素。

5. 病例对照研究的优缺点

（1）病例对照研究的优点 ①特别适用于罕见疾病或结局的研究。②相对省力、省钱、省时间，并且较易于组织实施。③不需要随访，适用于潜伏期长的疾病病因学研究。④由于属于回顾性观察研究，较少涉及伦理学问题。

（2）病例对照研究的缺点 ①不适用于研究人群中暴露比例很低的研究因素，因为需要的样本量较大。②选择研究对象时，难以避免选择偏倚。③暴露与结局的时间先后常难以判断。④获取既往信息时，难以避免回忆偏倚。

（六）实验流行病学

实验流行病学（experimental epidemiology）是将符合条件的研究对象随机分为实验组和对照组，研究者按计划对实验组人群实施实验措施，对对照组实施对照措施或不予处理，随访观察一段时间并比较两组人群的疾病或健康结局，从而判断干预措施是否有效及效果大小的一种前瞻性研究方法，又称干预研究（intervention study）。

1. 实验流行病学的应用

（1）中医药措施（如穴位敷贴、调摄精神、药物预防、健康教育和健康促进等）对疾病预防的效果评价，如穴位敷贴对过敏性鼻炎的预防效果评价。

（2）治疗措施（如药物、针灸、推拿、综合干预方案等，尤其是新的药物、疗法等）疗效评价和疾病预后研究，如对某疾病患者随机分组后，针灸及常规康复措施对患者生存质量影响的比较。

（3）特定疾病的病因及危险因素研究，用于尚未有充分证据证明某因素对人体有害，但又怀疑其可能与某不良健康事件有关时，如对早产儿曾常规应用高浓度氧治疗，通过观察性研究发现高浓度氧疗有可能与早产儿视网膜病变有关，就可以把早产儿随机分组后，一组继续用高浓度氧治疗，另一组用低浓度氧治疗，分析高浓度氧疗是否为早产儿视力障碍的危险因素。

（4）通过不同方案及药物搭配的临床效果的比较，优选干预方案。

2. 实验流行病学的基本特征

（1）有干预措施，属于实验法。把针对个人或群体的干预措施作为研究因素，既可以是治疗某病的临床措施，也可以是减少或控制某种不良结局发生的预防措施。

（2）随机化分组，研究对象均来自同一总体或总体的样本，研究者按照随机化原则对研究对象进行分组，两组间均衡性好。

（3）有严格的平行对照组，试验组和对照组同期进行。

（4）属于前瞻性研究，干预措施在前，研究结局出现在后，通常需要随访收集结局的信息。

3. 实验流行病学的基本原则

（1）对照原则 在研究的过程中，设立可供比较的对照组。

（2）随机原则 包括随机抽样和随机分组，每一个研究对象或观察单位都有完全均等的机会被抽取或分配到某一组，使研究对象能最好地代表其所来源的总体人群，各比较组间非研究因素较一致，均衡可比。

（3）盲法原则 是指对研究对象的分组保密，克服研究对象、资料收集者及数据分析人员的主观因素所导致的偏倚。

（4）重复原则 是要求从研究样本所获得的信息和研究结论能外推到相应的总体，研究结果可重复。研究样本与相应总体具有同质性，且有足够的样本含量。

4. 实验流行病学的设计类型 一般根据研究目的、研究对象及研究现场不同，把流行病学实验研究分为临床试验（clinical trial）、现场试验（field trial）和社区试验（community trial）。

临床试验是在临床医疗环境下进行的试验，以临床患者为研究对象，接受干预和随机分组的基本单位是个体，常用于新药物、新疗法、新技术（如手术、针灸、推拿等干预措施）或缺乏有力临床证据的经验措施的治疗效果或预后评价，结局指标常为治愈、复发、不良反应、后遗症、并发症和生理、生化指标改变等。现场试验接受干预措施的基本单位是个体，常用于评价免疫接种、药物预防措施的效果。

5. 实验流行病学的优缺点

（1）流行病学实验的优点　①研究者可随访观察研究对象的反应、结局及干预措施的实施情况，对研究因素和结局的测量较准确，不存在回忆偏倚。②随机化分组，两组间均衡性好，较好地控制了混杂和偏倚。③实验组和对照组同步进行，外来因素的干扰对两组同时起作用，能较准确地分析研究因素的效应。

（2）流行病学实验的缺点　①研究设计和实施条件要求高、控制严、实施难度大，在实际工作中有时难以做到。②受干预措施适用范围的限制，有时一些特殊病例无法作为研究对象，研究代表性差，不同程度影响研究结论的外推。③研究实施要求严格，影响研究对象的依从性，随访时间长，易出现失访。④有时会涉及医学伦理问题。

（七）社区试验

社区试验是以完整的社区或行政区为干预和随机分组的基本单位进行试验，有时也可以是某个人群的各个亚群，如街道的住宅小区、幼儿园的某个年级等。社区试验干预措施施加于群体，而不是个体。社区试验是随机选择一个或几个社区作为试验组，实施试验干预措施，另一个或几个社区为对照组，不给予干预措施或实施对照措施，随访观察两组社区人群，并比较两组人群对干预措施的依从情况，研究疾病的发病率和危险因素的暴露情况等研究结局，从而判断干预措施效果的一种前瞻性研究方法。常用于生活方式干预、环境改善、健康教育及健康促进等不易落实到个体的干预措施效果评价，如针对社区糖尿病患者进行健康教育和生活方式干预。

1. 社区试验的应用

（1）评估健康教育、健康促进、健康管理等措施对健康或疾病的影响。

（2）评价针对慢性病现患者的治疗、随访管理、综合干预和康复支持等干预措施的效果。

（3）探索自然环境、社会环境改变对人群健康或疾病的影响。

2. 研究现场选择　社区干预研究花费较大，一般情况下所选社区不多。所选的试验社区和对照社区在人口规模、经济状况、人口学特征等方面应具有可比性，避免混杂因素对干预措施效果的影响。通常选择研究现场时应考虑以下几个方面：①人口相对稳定，流动性小，并有足够的数量。②研究的卫生问题在该区比较严重。③有较好的医疗卫生条件，卫生保健机构比较健全。④评价疫苗的免疫学效果时，应选择近期内未发生该疾病流行的地区。⑤领导重视，群众愿意接受，有较好的协作条件。

3. 干预措施选择　社区干预研究的干预措施多为健康教育、自我管理技能培养（如角色扮演、放松训练、心理调节）、调理饮食、行为及生活方式干预、中医综合治疗及康复等。干预措施应具备安全性、科学性和可行性，可以被列入一个国家或地区疾病控制计划。应对实施的干预措施进行标准化，包括干预措施的强度、剂量、实施次数、起始时间、终止时间、间隔时间和操作方法等。社区干预通常研究一项或一组干预措施，对照组通常采用当前常规的干预措施，在无有效干预措施的情况下，也可以设立空白对照。

4. 研究结局选择　干预措施效果的评价指标可以为：①居民知识、信念和行为的改变。②生理、生化指标的控制或降低（如血压的控制率）。③人群发病率下降。④患者复发或不良反应发生率下降。⑤患者用药减少，卫生资源利用率下降，医疗费用降低。⑥患者生存质量提高等。

5. 干预对象分组及盲法　社区干预研究通常采用整群随机分组，以防止组间干预措施"沾染"。有时也采用非随机化设计，不设立专门的对照组，如干预措施实施前后结局指标的比较，或干预组与该地区其他一般社区进行比较。

为避免研究对象和资料收集者对研究结果的影响，社区干预研究有时也可采用盲法，只是社区试验的干预措施通常是健康教育、健康促进等，一般采用开放试验。

三、流行病学研究中常见的偏倚

（一）偏倚的概念

在医学研究的各个环节，包括设计、测量、分析及结果推断的各个阶段中所出现的系统误差及结果解释、推论的片面性即称为偏倚。偏倚可使得研究结果与真实值之间出现倾向性差异。偏倚是一种系统误差，是影响研究结果真实性的重要原因之一。

（二）偏倚的种类及控制

目前使用最广泛的偏倚分类方法是1976年Miettinen提出的，偏倚分为三大类。

1. 选择偏倚（selection bias） 主要发生在研究设计阶段，是在选择研究对象时产生的系统误差。在设计阶段选择研究对象时，被选入的对象与未选入的对象间在与研究有关的某些特征上有系统的差别，导致研究结果系统地偏离真实情况，即为选择偏倚。选择偏倚发生的主要原因有选择条件受限制、设计失误、选择对象的方法不当等，在各类医学研究中均可发生。

由于选择偏倚主要发生在研究的设计阶段，一旦发生，一般很难在资料分析阶段加以消除。所以研究者应充分了解和掌握可能存在的各种选择偏倚，通过科学的研究设计和正确的实施来避免和消除。具体措施如下：①严格掌握研究对象的纳入和排除标准。②降低无应答率和失访率。③随机抽样。

2. 信息偏倚（information bias） 主要发生在观察、收集资料和测量实施阶段，是在收集有关暴露或疾病资料时出现的系统误差。信息偏倚又称观察偏倚（observational bias），是指在研究的实施阶段从研究对象获取研究所需信息时，由于使用的观察方法不同或有缺陷而出现的系统误差。其原因可来自研究对象、研究者本身、测量的仪器、方法等。信息偏倚的表现是研究对象的某种特征被错误分类（misclassification），如某病的患者被错误认为是非患者，暴露于某因素被错误认为是非暴露者等。为了防止信息偏倚的发生，主要是在研究实施阶段尤其是资料的收集过程中，提高获得信息的准确性和可靠性。具体措施如下：①统一资料收集方式和标准。②采用盲法收集资料。③使用客观指标。④提高调查技巧。

3. 混杂偏倚（confounding bias） 混杂偏倚或称混杂（confounding），是指在流行病学研究中，由于一个或多个潜在的混杂因素（confounding factor）的影响，缩小或夸大了研究因素与疾病（或事件）之间的联系，从而使两者之间的真正联系被错误地估计。

混杂因素也称混杂因子、混杂变量或外来因素（extraneous factor），它与研究因素和研究疾病均有关，若在比较的不同组中分布不均衡，可以歪曲（缩小或夸大）研究因素与疾病之间的真正联系。

混杂因素的基本特点：①必须是所研究疾病的独立的危险因子。②必须与研究因素有关。③一定不是研究因素与研究疾病因果链上的中间变量。以上三点是混杂因素成立的基本条件。具备这几个条件的因素，如果在比较的不同组中分布不均，即可导致混杂产生。

混杂偏倚主要发生在研究设计和资料分析阶段。混杂偏倚的控制不仅需要严密的研究设计和准确的操作，还要求能运用科学的思维和适当的统计学方法进行处理。混杂偏倚的控制措施主要有限制、匹配、随机化分组和统计学处理（包括标准化法、分层分析和多因素分析技术等）。

第三节　循证临床实践

一、循证医学的概念

循证医学又称循证医学实践（evidence based medicine practice，EBMP），即遵循证据的医学实践过程，是指在从事医疗卫生服务过程中，有意识地、明确地、审慎地利用当前所获得的最好的研究证据，进行科学决策的医学实践过程。

2000年David Sackett教授在新版《怎样实践和讲授循证医学》中，再次定义循证医学为，慎重、准确和明智地应用当前所能获得的最好的研究依据，同时结合临床医师个人专业技能和多年临床经验、考虑患者价值和愿望，将三者完美地结合以制订出患者的治疗措施。循证医学的核心思想是，任何医学决策实施应尽量以客观科学研究结果为依据，临床医疗方案的确定和处理、临床实践指南及医疗卫生决策的制定都应依据当前最好、最新的研究结果，同时结合个人、群体的专业医学经验，充分考虑被实施决策方（如患者）的权利、期望和价值取向，兼顾医疗卫生环境的实际情况。

二、循证临床实践基础

医生、患者、证据和医疗环境构成循证医学临床实践的基础，缺一不可。

1. 医生 临床医生是实践循证医学的主体，具备专业知识和临床经验是循证临床实践的技术保证，对疾病的诊断和对患者的处理都是通过医生来实施的。因此，临床医生要成为循证临床实践的主体。

2. 患者 患者是医疗卫生服务实践的主体，由于存在经济状况、社会文化背景和个人喜好等的不同，所以在循证临床实践过程中，医生要充分尊重患者的价值取向、愿望和需求，从患者角度思考问题，从患者的利益出发，让患者拥有充分的知情权，取得患者的良好合作，确保在诊疗过程中有良好的依从性，形成医生与患者的诊治联盟。

3. 证据 证据是指当前所能够获得的最好证据。“最好”不一定是最科学或最佳，而是解决某个患者具体临床实际问题的最适宜手段。证据既包括医生的临床经验，也包括应用临床流行病学原理和方法获得的研究结论，以及系统综述和临床实践指南，还包括基础实验研究结论等。但是循证医学临床实践应用的证据必须具有真实性、可靠性、适用性和临床价值。

4. 医疗环境 循证医学临床实践要在具体的医疗环境下进行。因为在医疗环境不同（如不同的国家地区、不同级别的医院、不同的设备条件和医务人员的业务水平等）的情况下，医生针对同一个患者，可以选择的最好证据（如诊断和治疗措施）是不同的。因此，循证临床实践必须结合当地、当时具体的医疗环境进行。

三、循证临床实践步骤

循证临床实践的方法实际上是针对某一具体问题所进行的个体化决策。实践过程包括五个步骤，即提问（提出问题）、检证（检索证据）、评证（评价证据）、用证（应用证据）、再评（后效评价），见表 4-5。

表 4-5 循证临床实践“五步曲”

步骤	内容
第一步	确定临床实践中的问题：准确提出临床存在而需解决的疑难问题
第二步	循证检索证据：从相关资料中寻找证据，分析评价
第三步	评价证据：应用循证医学质量评价标准，针对证据的真实性、可靠性、适用性和临床价值作出具体评价
第四步	应用最佳证据：指导临床决策，进行临床实践
第五步	后效评价：总结经验，提高医疗质量和临床学术水平

（一）确定临床问题类型和构建临床问题

提出临床问题之后，应考虑到问题的焦点、可答性和相关性，明确临床问题类型并按 PICO 原则构建临床问题。PICO 中的 P（population/patient/problem）为研究对象，I（intervention or exposure）为干预措施或暴露因素，C（comparison）为对照措施，O（outcome）为结果指标。PICO 有助于正确选择数据库资源、合理选择检索词和制订检索策略，进而保证循证检索的查全率和查准率。

（二）选择合适数据库

选择合适数据库应注意以下原则。

1. 充分了解各数据库 计算机检索相关文献数据库相对于其他方式（手工检索、咨询同事或专家、查阅教科书等）能够快速且高效地获取相关问题的最佳证据。

2. 尽可能选择专业数据库 综合性文献数据库（如 PubMed、MEDLINE、CBM 等）虽然覆盖了医学各专业领域的资料，但查寻费时费力，常难以获得真正需要的信息。专业数据库的优点是更方便，易获得与专业相关的文献，缺点是涉及面相对较窄，可能查不到自己需要的信息，而且很多专业数据库是收费的。因此，在缺乏专业数据库时，综合性文献数据库仍然是最常用的信息资源。

3. 尽可能选择最佳文献数据库 最佳证据资源（best-evidence resources）是指采用明确的研究方法，对研究证据的科学性和临床相关性进行严格评价后建立的数据库。应从针对某一问题检索所有相关文献改为检索综合证据、证据概要、系统评价或 Meta 分析和经专家评价过的研究证据数据库。

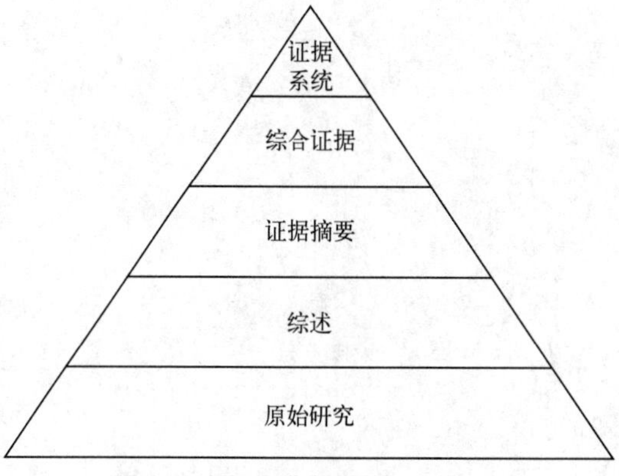

图 4-1 循证医学资源的“5S”模型

2006 年，加拿大 McMaster 大学临床流行病学与生物统计学教授 Haynes R. Brian 将循证医学证据资源分为 5 级结构，提出循证资源“5S”模型，即原始研究（studies）、综述（syntheses）、证据摘要（synopses）、综合证据（summaries）、证据系统（systems），形成了以原始研究为基础，以证据系统为终端的金字塔模型（pyramid of evidence），见图 4-1。上层是由下层的证据积累而成，上层是证据的精华，关键词简单，搜索省时，可以快速解决临床问题；越往下层，文献越多，关键词完整、搜索费时，但更新快速。

根据“5S”模型，检索时应从证据系统、综合证据、证据概要、系统综述和原始研究逐级检索，原则上如果从上一级数据库检索的文献解决了提出的临床问题，则无须继续检索下一级数据库，以减少时间浪费。

计算机决策支持系统现阶段极少。证据系统集成与特定临床问题相关的、重要的所有研究证据，简要概括，随着新的研究证据出现和及时更新，通过电子病历自动将患者状况与系统中的相关信息进行关联，无须临床医生检索。综合证据是具体临床问题的知识总结，定期更新，如临床路径、临床实践指南、Clinical Evidence、DynaMed、UpToDate、BMJ Clinical Evidence、ACP PIER 数据库。证据摘要是单篇一次研究或二次研究之间的简要描述，如 ACP Journal Club、Evidence-Based Medicine、Evidence-Based Nursing。系统综述是某个临床问题多个独立研究之间的综合评价，如 Cochrane Library、PubMed Clinical Queries。

（三）制订检索词和检索策略

检索策略由两部分构成，一是检索词，二是检索范围。检索词的制订应当根据 PICO 原则制订，检索范围可以根据不同检索词出现的特点选择主题词、关键词、摘要、全文等。

（四）评价和总结研究证据

检索出相关文献后的任务是对证据进行评价和总结，循证医学实践评价文献主要是从证据级别和临床适用性来评价检索结果的临床实践意义。

（五）应用证据

应用证据的过程就是将从经过评价的循证检索文献中获得的真实、可靠和有临床应用价值的最佳证据，结合临床专业知识、患者的选择，用于指导临床决策，解决临床问题，服务于临床。如评价结果为最好证据，则可结合临床经验与患者个体情况进行应用，作出临床治疗决策，并对应用效果进行评估；如评价结果不理想，则应进行再检索；如经严格评价为无效甚至有害的治疗措施则否定；对于尚难定论并有希望的治疗措施，则可为进一步研究提供信息。

值得注意的是研究证据并不能取代临床判断，文献所获得的结果是所有研究对象的“平均效应”，由于主管的患者与临床试验中病例存在性别、年龄、并发症、疾病严重程度、病程、依从性、社会因素、文化背景、生物学及临床特征的差别，因此真实、可靠且具有临床价值的研究证据并不一定能直接应用于每一个医生主管的患者，医务人员必须结合临床专业知识、患者的具体情况、患者的选择进行综合考虑，作相应的调整。

（六）后效评价

完成临床循证实践后，对成功或不成功的经验和教训进行具体分析和评价，发现存在的问题，积累经验教训，从而提高自身认识水平，促进学术水平和医疗质量的提高，或开展新的高质量的临床研究。此为自身进行继续教育的过程。

中篇　专业知识技能

第五章　内科疾病

第一单元　肺系疾病

第一节　感　冒

一、概述

感冒是以鼻塞、流涕、喷嚏、头痛、恶寒、发热、全身不适为主症的病证，是最常见的外感病之一。四季皆可发病，以冬春季节多见。病情较轻者多为感受当令之气，称为冒风、伤风、冒寒；病情较重者多为感受非时之邪，称为重伤风。在一个时期内广泛流行、病情类似者称为时行感冒。

本病主要病因有外感六淫、时行疫毒。其主要病机为邪犯肺卫，卫表不和，肺失宣肃。病位在肺卫，邪从口鼻而入或皮毛内侵。

二、诊断依据

（一）诊断要点

1. 以卫表及鼻咽症状为主，可见恶风或恶寒、发热、鼻塞、流涕、喷嚏、咽痛、咽痒、周身酸楚不适等。

2. 时行感冒多呈流行性，在同一时期患者数暴增，且病证相似，常表现为突然起病、恶寒、发热（高热多见）、周身酸痛、疲乏无力。病情一般较普通感冒重。

3. 病程一般 3 ～ 7 天，普通感冒不易传变，而时行感冒少数可传变入里，变生它病。

本病应与风温、鼻渊等相鉴别，临床也需鉴别普通感冒与时行感冒。

（二）辨证要点

临床需辨实证与虚证、辨风寒与风热、辨兼夹证、辨顺势与逆势。

三、证治概要

（一）治则治法

感冒的基本治疗原则为解表达邪。解表之法应根据所感邪气选择相应的治法。风寒束表者以辛温发汗解表；风热犯表者以辛凉疏风解表；暑湿伤表以清暑祛湿解表。虚体感冒治疗应当扶正与解表并施。

（二）临证方药

1. 实证感冒

（1）风寒束表

症见：恶寒重，发热轻，无汗，头痛，肢体酸楚，甚则疼痛，鼻塞声重，打喷嚏，时流清涕，咽痒，咳嗽，痰白稀薄；舌苔薄白，脉浮或浮紧。

治法：辛温解表，宣肺散寒。

方药：荆防败毒散加减。若恶寒甚，可加麻黄、桂枝；若鼻塞流涕重者，加辛夷、苍耳子；若周身酸痛，加独活；若头项强痛，加白芷、葛根。

（2）风热犯表

症见：身热较著，微恶风，汗泄不畅，咽干甚则咽痛，鼻塞，流黄稠涕，头胀痛，咳嗽，痰黏或黄，口干欲饮；舌尖红，舌苔薄白干或薄黄，脉浮数。

治法：辛凉解表，疏风清热。

方药：银翘散加减。若发热甚，加黄芩、石膏、大青叶；若头胀痛甚，加桑叶、菊花、蔓荆子；若咽喉肿痛，加山豆根、玄参。

中成药可选用清开灵胶囊。

（3）暑湿伤表

症见：发热，微恶风，身热不扬，汗出不畅，肢体困重或酸痛，头重如裹，胸闷脘痞，纳呆，鼻塞，流浊涕，心烦口渴，大便或溏，小便短赤；舌苔白腻或黄腻，脉濡数或滑。

治法：清暑祛湿解表。

方药：新加香薷饮加减。若暑热偏盛，加黄连、青蒿、鲜荷叶清暑泄热；若肢体酸重疼痛较甚，加藿香、佩兰。

中成药可选用藿香正气软胶囊。

2. 虚体感冒

（1）气虚感冒

症见：恶寒较甚，或并发热，鼻塞，流涕，气短，乏力，自汗，咳嗽，痰白，咳痰无力，平素神疲体弱，或易感冒；舌淡苔薄白，脉浮无力。

治法：益气解表，调和营卫。

方药：参苏饮加减。若乏力，自汗，动则加重，可加黄芪、白术、防风；若畏寒，四肢欠温，加细辛、熟附子。

中成药可选用玉屏风颗粒。

（2）阴虚感冒

症见：身热，微恶风寒，无汗或微汗或盗汗，干咳少痰，头昏，心烦口干，甚则口渴；舌红少苔，脉细数。

治法：滋阴解表。

方药：加减葳蕤汤加减。若心烦口渴较甚，加沙参、栀子、天花粉；若盗汗明显，加煅牡蛎、糯稻根；若咳嗽痰少，加百部、炙枇杷叶。

（3）阳虚感冒

症见：恶寒重，发热轻，头痛身痛，无汗，面色㿠白，语声低微，四肢不温；舌质淡胖，苔白，脉沉细无力。

治法：助阳解表。

方药：麻黄附子细辛汤加减。若咳嗽痰白，咳痰无力，可加苦杏仁、干姜、法半夏；若全身酸痛，头重如裹，可加苍术、薏苡仁、羌活、独活。

（三）其他疗法

1. 针灸

（1）体针　选穴以手太阴、手阳明经穴为主。常用主穴为：列缺、合谷、风池、太阳、外关。毫针刺，泻法。

（2）耳针法　选肺、内鼻、下屏尖、额。毫针刺，中、强刺激。

2. 拔罐法　选大椎、身柱、大杼、肺俞。留罐 10 分钟，或用闪罐法。本法适用于风寒感冒。

四、健康处方

1. 起居有常。加强体育锻炼，防寒保暖。注意个人卫生，保持室内通风，空气清新，阳光充足。

2. 平素容易感冒者，可坚持每天按摩迎香穴，并适当服用调理防治方药。在流行季节，尽量减少去人口密集的公共场所，防止交叉感染。

3. 感冒患者应适当休息，多饮温开水，饮食以清淡为主，忌食肥甘厚味和辛辣之品。

第二节　咳　嗽

一、概述

咳嗽是以发出咳声或伴有咳痰为主症的一种肺系病证。有声无痰为咳，有痰无声为嗽，临床上多表现为痰声并见，难以截然分开，故以咳嗽并称。

本病主要病因有外感淫邪、饮食不节、情志内伤、肺脏自病。主要病机为邪犯于肺，肺失宣肃，肺气上逆作咳。本病的病变部位在肺，涉及肝、脾、肾等多个脏腑。咳嗽有外感、内伤之分。外感咳嗽属邪实，多是新病，病理因素以风、寒、暑、湿、燥、火为主，多表现为风寒、风热、风燥相合为病；内伤咳嗽属邪实正虚，多是宿疾，标实为主者，病理因素以痰、火为主，痰有寒热之别，火有虚实之分；本虚为主者，有肺虚、脾虚等区分。

二、诊断依据

（一）诊断要点

1. 咳而有声，或伴咳痰。

2. 由外感引发者，多起病急、病程短，常伴恶寒发热等表证；由外感反复发作或其他脏腑功能失调引发者，多病程较长，可伴喘及其他脏腑失调的症状。

本病需与肺痨、肺胀等相鉴别。

（二）辨证要点

临床需辨外感与内伤、辨痰的特征、辨咳嗽的特征。

三、证治概要

（一）治则治法

咳嗽治疗须分清邪正虚实。外感咳嗽多属邪实，治疗应当祛邪利肺；内伤咳嗽多属虚实夹杂，本虚标实，治疗应当祛邪止咳、扶正补虚。治随证出，除止咳之外，还有疏风、散寒、宣肺、清热、润燥、缓急、泻肝、化痰、养阴等法。

（二）临证方药

1. 外感咳嗽

（1）风寒袭肺

症见：咳嗽声重，气急，咽痒，咳白稀痰，常伴有鼻塞，流清涕，头痛，肢体酸痛，恶寒发热，无汗；舌苔薄白，脉浮或浮紧。

治法：疏风散寒，宣肺止咳。

方药：三拗汤合止嗽散加减。若咽痒咳嗽较甚，加金沸草、细辛、五味子；若鼻塞声重较甚，加辛夷、苍耳子；若咳痰黏腻，胸闷，苔腻，加法半夏、厚朴、茯苓。

（2）风热犯肺

症见：咳嗽频剧，气粗或咳声嘶哑，喉燥咽痛，咳痰不爽，痰黏稠或色黄，常伴有鼻流黄涕，口渴，头痛，恶风，身热；舌红，苔薄黄，脉浮数或浮滑。

治法：疏风清热，宣肺止咳。

方药：桑菊饮加减。若咳甚，加浙贝母、枇杷叶；若肺热甚，加黄芩、鱼腥草；若咽痛，加牛蒡子、射干；若热伤肺津，咽燥口干，舌质红，加南沙参、天花粉、芦根。

中成药可选用急支糖浆。

（3）风燥伤肺

症见：干咳无痰，或痰少而黏，不易咳出，或痰中带有血丝，咽喉干痛，口鼻干燥，初起或伴有轻微恶寒，身热头痛；舌尖红，苔薄白或薄黄而干，脉浮数或小数。

治法：疏风清肺，润燥止咳。

方药：桑杏汤加减。若津伤较甚，舌干红苔少，加麦冬、南沙参；若痰中带血，加白茅根、侧柏叶；若痰黏难出，加紫菀、瓜蒌仁；若咽痛明显，加玄参、马勃。

2. 内伤咳嗽

（1）痰湿蕴肺

症见：咳嗽反复发作，咳声重浊，因痰而嗽，痰出则咳缓，痰多色白，黏腻或稠厚成块，每于晨起或食后咳甚痰多，胸闷脘痞，纳差乏力，大便时溏；舌苔白腻，脉濡滑。

治法：燥湿化痰，理气止咳。

方药：二陈平胃散合三子养亲汤加减。若寒痰较重，痰黏白如沫，畏寒背冷，加干姜、细辛；若咳逆气急，痰多胸闷，加旋覆花、白前；若久病脾虚，神疲倦怠，加黄芪、党参、白术。

（2）痰热郁肺

症见：咳嗽气粗，喉中可闻及痰声，痰多黄稠或黏厚，咳吐不爽，或有热腥味，或夹有血丝，胸胁胀满，咳时引痛，常伴有面赤，或有身热，口干欲饮；舌红，苔薄黄腻，脉滑数。

治法：清热化痰，肃肺止咳。

方药：清金化痰汤加减。若痰热较甚，咳黄脓痰或痰有热腥味，可加鱼腥草、鲜竹沥、薏苡仁、冬瓜子；若胸满咳逆，痰多，便秘，加葶苈子、大黄、芒硝；若口干明显，舌红少津，加北沙参、麦冬、天花粉。

中成药可选用十味龙胆花颗粒。

（3）肝火犯肺

症见：上气咳逆阵作，咳时面红目赤，引胸胁作痛，咽干口苦，常感痰滞咽喉而咳之难出，量少质黏，或痰如絮条，症状可随情绪波动而增减；舌红，苔薄黄少津，脉弦数。

治法：清肺泻肝，化痰止咳。

方药：黄芩泻白散合黛蛤散加减。若咳嗽频作，痰黄，加栀子、牡丹皮、浙贝母；若胸闷气逆，加枳壳、旋覆花；若咳时引胸胁作痛明显，加郁金、丝瓜络；若痰黏难咳，加海浮石、浙贝母、瓜蒌仁；若咽燥口干，舌红少津，加北沙参、天冬、天花粉。

（4）肺阴亏虚

症见：干咳，咳声短促，痰少质黏色白，或痰中带血丝，或声音逐渐嘶哑，口干咽燥，午后潮热，颧红盗汗，常伴有日渐消瘦，神疲乏力；舌红少苔，脉细数。

治法：养阴清热，润肺止咳。

方药：沙参麦冬汤加减。若咳而气促明显，加五味子、诃子；若痰中带血，加牡丹皮、白茅根、仙鹤草；若潮热明显，加功劳叶、银柴胡、青蒿、胡黄连。

中成药可选用养阴清肺丸。

（三）其他疗法

1. 针灸

（1）外感咳嗽　选穴以手太阴、手阳明经穴为主。常用主穴为：肺俞、列缺、合谷。毫针刺，泻法。

（2）内伤咳嗽　选穴以肺之背俞穴、募穴和原穴为主。常用主穴为：肺俞、中府、太渊、三阴交。毫针刺，平补平泻。

2. 拔罐法　选肺俞、大椎、风门、膏肓。留罐 10 ～ 15 分钟。本法多用于风寒束肺。

3. 穴位敷贴法　选穴肺俞、定喘、风门、膻中、丰隆。用白芥子、甘遂、细辛、丁香、苍术、川芎等量研成细粉，加入生姜汁调成糊状，制成直径 1cm 的圆饼，贴在上述穴位上，胶布固定，30 ～ 90 分钟后去掉，以局部红晕微痛为宜。

四、健康处方

1. 注意四时调摄，防寒保暖，适当进行体育锻炼以增强体质。

2. 起居有度，合理饮食，可根据病情选用雪梨、山药、百合等作为食疗调护，饮食不宜肥甘厚味，或辛辣过咸，戒除烟酒等不良嗜好。

3. 咳嗽痰多者应鼓励患者将痰排出。咳而无力者，可翻身拍背以助痰排出，尤其是长时间卧床者。

第三节　哮　病

一、概述

哮病，又称哮证，是以喉中哮鸣有声，呼吸困难，甚则喘息不能平卧为主症的反复发作性肺系疾病。

本病主要病因有外邪侵袭、饮食不当、情志刺激、体虚病后。病因也是每次发作的诱因。基本病机为痰阻气道，肺失宣降。病理因素以痰为主。病位主要在肺，与脾肾密切相关。本病为本虚标实之病，标实为痰浊，本虚为肺脾肾虚。哮病发作时的病理环节为痰阻气闭，以邪实为主。由于病因不同，体质差异，又有寒哮（冷哮）、热哮之分。

二、诊断依据

（一）诊断要点

发作时喉中哮鸣有声，呼吸困难，甚则张口抬肩，不能平卧，或口唇指甲发绀。呈反复发作性，常因气候突变、饮食不当、情志失调、劳累等因素而诱发，发作前多有鼻痒、喷嚏、咳嗽、胸闷等症状。有过敏史或家族史。

本病应与喘证、支饮等相鉴别。

（二）辨证要点

临床需辨发作期与缓解期、辨寒哮与热哮。

三、证治概要

（一）治则治法

哮病治疗遵循“发时治标，平时治本”的原则。发作期攻邪治标、祛痰利气，寒痰宜温化宣肺，热痰宜清化肃肺，寒热错杂者当温清并施，表证明显者兼以解表，属风痰为患者又当祛风涤痰。反复日久，正虚邪实者，又当兼顾，不可单纯拘泥于祛邪。缓解期扶正固本，阳气虚者应予温补，阴虚者则予滋养，分别采取补肺、健脾、益肾等法。

（二）临证方药

1. 发作期

（1）寒哮

症见：呼吸急促，喉中哮鸣有声，胸膈满闷如塞，咳不甚，痰稀薄色白，咳吐不爽，面色晦滞带青，口不渴或渴喜热饮，天冷或受寒易发，形寒畏冷，初起多兼恶寒、发热、头痛等表证；舌苔白滑，脉弦紧或浮紧。

治法：宣肺散寒，化痰平喘。

方药：射干麻黄汤加减。若痰涌气逆，不得平卧，可加葶苈子、紫苏子、苦杏仁、白前、橘皮等；若咳逆上气，汗多，加白芍；若表寒里饮，寒象较重，可改用小青龙汤治疗。

（2）热哮

症见：气粗息涌，咳呛阵作，喉中哮鸣，胸高胁胀，烦闷不安，汗出口渴喜饮，面赤口苦，咳痰色黄或色白，黏浊稠厚，咳吐不利，不恶寒；舌质红，苔黄腻，脉滑数或弦滑。

治法：清热宣肺，化痰定喘。

方药：定喘汤。若表寒外束，肺热内郁，加石膏配麻黄；若肺气壅实，痰鸣息涌，不得平卧，加葶苈子、地龙；若肺热壅盛，咳痰稠黄，加海蛤壳、射干、知母、鱼腥草。

2. 缓解期

（1）肺虚证

症见：喘促气短，语声低微，面色白，自汗畏风，咳痰清稀色白，多因气候变化而诱发，发前喷嚏频作，鼻塞流清涕；舌淡苔白，脉细弱或虚大。

治法：补肺益气。

方药：玉屏风散加减。若恶风明显，加用桂枝汤；若痰多，加前胡、苦杏仁；若气阴两虚，呛咳，痰少质黏，口咽干，舌质红，可用生脉散，加沙参、玉竹、黄芪。

中成药可选用玉屏风颗粒。

（2）脾虚证

症见：倦怠无力，食少便溏，面色萎黄无华，痰多而黏，咳吐不爽，胸脘满闷，恶心纳呆，或食油腻易腹泻，每因饮食不当而诱发；舌质淡，苔白滑或腻，脉细弱。

治法：健脾益气。

方药：六君子汤加减。若脾阳不振，形寒肢冷者，加附子、干姜；若中虚喘哮，痰壅气滞者，加三子养亲汤；若脾虚气陷，少气懒言者，可改用补中益气汤加减治疗。

（3）肾虚证

症见：平素息促气短，动则为甚，呼多吸少，咳痰质黏起沫，脑转耳鸣，腰酸腿软，心慌，不耐劳累，或五心烦热，颧红，口干，或畏寒肢冷，面色苍白；舌淡苔白质胖，或舌红少苔，脉沉细或细数。

治法：补肾纳气。

方药：金匮肾气丸或七味都气丸加减。若阳虚甚，酌加附子、肉桂、补骨脂、淫羊藿、鹿角片；阴虚甚，加生地黄、冬虫夏草；若肾失潜纳，气不归原，加蛤蚧、胡桃肉、沉香。

中成药可选用金匮肾气丸、七味都气丸。

（三）其他疗法

1. 针灸

（1）发作期　选穴以手太阴经穴及相应俞募穴为主。常用主穴为：列缺、肺俞、尺泽、中府、定喘。毫针刺，泻法。

（2）缓解期　选穴以手太阴、足少阴经穴及相应背俞穴为主。常用主穴为：肺俞、膏肓、定喘、肾俞、太渊、太溪、足三里。毫针刺，补法。

2. 刺络拔罐法　选定喘、肺俞、大椎。本法适用于风热犯肺及痰热壅肺等热证。

3. 穴位敷贴法　选穴肺俞、定喘、膏肓、膻中、肾俞。用炒白芥子 20g、甘遂 15g、细辛 1.5g 研成细粉，加入生姜汁调成糊状，制成蚕豆大的圆饼，上放少许丁桂散或麝香，贴在上述穴位上，胶布固定，30 ～ 90 分钟后去掉，以局部红晕微痛为宜。一般常在三伏天敷贴，即冬病夏治。

四、健康处方

1. 注意保暖，防止感冒，避免因寒冷空气的刺激而诱发。适当进行体育锻炼，提高抗病能力。保持心情舒畅，避免不良情绪的影响。劳逸适当，防止过度疲劳。

2. 饮食宜清淡，忌肥甘油腻、辛辣甘甜。避免海膻发物。避免烟尘异味。

3. 平时可常服玉屏风散、金匮肾气丸等扶正固本药物，以调护正气，提高抗病能力。

第四节　喘　证

一、概述

喘证是以呼吸困难，甚至张口抬肩，鼻翼扇动，不能平卧为特征的病证。轻者仅表现为呼吸困难，不能平卧；重者稍动则喘息不已，甚则张口抬肩，鼻翼扇动；严重者，喘促持续不解，烦躁不安，面青唇紫，肢冷，汗出如珠，脉浮大无根，发为喘脱。

本病主要病因有外邪侵袭、饮食不当、情志所伤、劳欲久病。基本病机是肺气上逆，宣降失职，或气无所主，肾失摄纳。病位主要在肺和肾，但与肝、脾、心有关。病理性质有虚实之分。实喘在肺，为邪气壅盛，气失宣降；虚喘主要在肾，为精气不足，肺肾出纳失常。

二、诊断依据

（一）诊断要点

以喘促短气，呼吸困难，甚至张口抬肩，鼻翼扇动，不能平卧，口唇发绀为特征。多有慢性咳嗽、哮病、肺痨、心悸等病史，每遇外感、情志刺激及劳累而诱发。

本病需与气短、哮病相鉴别。

（二）辨证要点

临床需辨实喘和虚喘。实喘需辨外感内伤；虚喘需辨病位。

三、证治概要

（一）治则治法

喘证治疗以虚实为纲。实喘有邪，其治在肺，当祛邪利肺，因邪气的不同，予以温宣、清泄、化痰、降气；虚喘正虚，其治主要在肾，当培补摄纳，辨所病之脏，予以补肺纳肾，或兼养心健脾。喘脱危证应予急救，当扶正固脱，镇摄潜纳。

（二）临证方药

1. 实喘

（1）风寒犯肺

症见：喘息咳逆，呼吸急促，胸部胀闷，痰多色白清稀，恶寒无汗，头痛鼻塞，或有发热，口不渴；舌苔薄白而滑，脉浮紧。

治法：宣肺散寒。

方药：麻黄汤合华盖散加减。若寒痰较重，痰白清稀，量多起沫者，加细辛、生姜；若咳喘重，胸满气逆者，加射干、前胡、厚朴、紫菀。

（2）表寒肺热

症见：喘逆上气，息粗鼻扇，胸胀或痛，咳而不爽，吐痰稠黏，伴形寒，身热，烦闷，身痛，有汗或无汗，口渴；舌苔薄白或罩黄，舌边红，脉浮数或滑。

治法：解表清里，化痰平喘。

方药：麻杏石甘汤加减。表寒重者，加桂枝；痰热重，痰黄黏稠量多者，加瓜蒌、贝母；痰鸣息涌者，加葶苈子、射干。

（3）痰热郁肺

症见：喘咳气涌，胸部胀痛，痰多质黏色黄或夹血痰，伴胸中烦闷，身热有汗，口渴而喜冷饮，面赤咽干，尿赤便秘；舌质红，苔黄腻，脉滑数。

治法：清热化痰，宣肺平喘。

方药：桑白皮汤加减。若身热重者，可加石膏；若喘甚痰多，黏稠色黄者，可加葶苈子、海蛤壳、鱼腥草、冬瓜仁、薏苡仁；若腑气不通，便秘者，加瓜蒌仁、大黄或玄明粉。

中成药可选用十味龙胆花颗粒。

（4）痰浊阻肺

症见：喘咳痰鸣，胸中满闷，甚则胸盈仰息，痰多黏腻色白，咳吐不利，呕恶纳呆，口黏不渴；舌质淡，苔白腻，脉滑或濡。

治法：祛痰降逆，宣肺平喘。

方药：二陈汤合三子养亲汤加减。若痰湿较重，舌苔厚腻者，可加苍术、厚朴；若脾虚，纳少，神疲，便溏者，加党参、白术；若痰从寒化，色白清稀，畏寒者，加干姜、细辛。

（5）肝气乘肺

症见：每遇情志刺激而诱发，突然呼吸短促，息粗气憋，胸胁闷痛，咽中如窒，但喉中痰鸣不著；平素多忧思抑郁，或失眠，心悸，或心烦易怒，面红目赤；舌质红，苔薄白或黄，脉弦。

治法：开郁降气平喘。

方药：五磨饮子加减。若肝郁气滞较著者，可加用柴胡、郁金、青皮等；若心悸，失眠者，加百合、合欢皮、酸枣仁、远志等；若气滞腹胀，大便秘结者，加大黄即六磨汤，以降气通腑。

中成药可选用逍遥丸。

（6）水凌心肺

症见：喘咳气逆，倚息难于平卧，咳痰稀白，心悸，全身浮肿，尿少，怯寒肢冷，面色瘀暗，唇甲青紫；舌淡胖或胖暗，或有瘀斑、瘀点，舌下青筋显露，苔白滑，脉沉细或涩。

治法：温阳利水，泻肺平喘。

方药：真武汤合葶苈大枣泻肺汤加减。可酌加泽兰、桂枝、益母草、黄芪、防己等益气温阳、活血行水之品。若唇舌紫暗，瘀血内阻，加丹参、当归、红花等；若阳虚明显，加肉桂、干姜。

2. 虚喘

（1）肺虚证

症见：喘促短气，气怯声低，喉有鼾声，咳声低弱，痰液稀薄，自汗畏风，或咳呛，痰少质黏，烦热口干，咽喉不利，面颧潮红；舌淡红，或舌红少苔，脉软弱或细数。

治法：补肺益气。

方药：生脉散合补肺汤加减。若咳逆，咳痰稀薄者，加款冬花、紫苏子、钟乳石等；若咳痰稠黏，加川贝母、百部。

中成药可选用玉屏风颗粒、生脉饮口服液。

（2）肾虚证

症见：喘促日久，动则喘甚，呼多吸少，气不得续，形瘦神惫，跗肿，汗出肢冷，面青唇紫；或见喘咳，面红烦躁，口咽干燥，足冷，汗出如油；舌淡苔白或黑润，或舌红少津，脉沉弱或细数。

治法：补肾纳气。

方药：金匮肾气丸合参蛤散加减。若脐下筑筑跳动，气从少腹上冲胸咽，为肾失潜纳，加紫石英、磁石、沉香；若肾阴虚者，宜用七味都气丸合生脉散加减。

中成药可选用金匮肾气丸。

（3）喘脱证

症见：喘逆剧甚，张口抬肩，鼻翼扇动，不能平卧，稍动则咳喘欲绝，或有痰鸣，心悸烦躁，四肢厥冷，面青唇紫，汗出如珠；脉浮大无根，或脉微欲绝。

治法：扶阳固脱，镇摄肾气。

方药：参附汤送服黑锡丹。可配合蛤蚧粉加入汤方中服用。若阳虚甚，气息微弱，汗出肢冷，舌淡，脉沉细者，加干姜；若阴虚甚，气息急促，心烦内热，汗出黏手，口干舌红，脉沉细数者，加麦冬、玉竹，人参改用西洋参。

（三）其他疗法

1. 穴位敷贴法 选穴肺俞、定喘、膏肓、膻中、肾俞。用炒白芥子 20g、甘遂 15g、细辛 1.5g 研成细粉，加入生姜汁调成糊状，制成蚕豆大的圆饼，上放少许丁桂散或麝香，贴在上述穴位上，胶布固定，30 ～ 90 分钟后去掉，以局部红晕微痛为宜。一般常在三伏天敷贴，即冬病夏治。

2. 温灸 选肺俞、膏肓、脾俞、肾俞、足三里、膻中等穴，三伏天用直接灸法或隔姜灸，艾炷如麦粒大，每穴 3 ～ 4 壮。温灸次序，先背部，后胸部，再四肢，适用于肺虚证。

四、健康处方

1. 慎风寒，适寒温，节饮食，少食黏腻和辛热刺激之品。
2. 忌烟酒，远房事，调情志，饮食清淡而富有营养。
3. 加强体育锻炼，增强体质，提高机体的抗病能力。

第五节　肺　胀

一、概述

肺胀是多种慢性肺系疾病反复发作，迁延不愈，导致肺气胀满，不能敛降的一种病证，临床以喘息气促，咳嗽咳痰，胸部膨满，胸闷如塞，或唇甲发绀，心悸浮肿，甚至出现喘脱、昏迷为主要表现。

本病主要病因有肺病迁延、六淫乘袭、年老体虚。病位在肺，涉及脾、肾、心等多个脏腑。病理性质属本虚标实，多以标实为急，外感诱发时偏于邪实，平时偏于本虚。本虚多为气虚、气阴两虚，发展为阳虚；标实为气滞、痰浊、水饮、瘀血。气虚、血瘀、痰阻则贯穿于肺胀之始终。本病病理因素痰浊、水饮、瘀血互为影响，兼见同病。

二、诊断依据

（一）诊断要点

有长期慢性喘咳病史及反复发作史；发病年龄多为老年；典型的临床表现为喘息气促，咳嗽咳痰，胸部膨满，胸闷如塞，心悸等，以喘、咳、痰、胀为特征；常因外感而诱发，其中以寒邪为主，过劳、暴怒、炎热也可诱发本病。

本病应与哮病、喘证等相鉴别。

（二）辨证要点

临床需分清标本主次，虚实轻重及辨脏腑阴阳。

三、证治概要

（一）治则治法

肺胀治疗原则是扶正祛邪。一般感邪时以祛邪为主，根据水饮、痰浊、气滞、血瘀的不同，选用逐饮利水、宣肺化痰、利气降逆、调气行血等法，佐以益气温阳。平时正虚以扶正为主，根据气（阳）虚、阴阳两虚的不同，肺脾心肾脏腑虚损的差异，或补养心肺，益肾健脾，或气阴兼调，或阴阳两顾，佐以化痰、活血。正气欲脱时则应扶正固脱，救阴回阳。

（二）临证方药

1. 外寒内饮

症见：咳逆喘满不得卧，气短气急，咳痰白稀，呈泡沫状，胸部膨满，恶寒，周身酸楚，或有口干不欲饮，面色青暗；舌体胖大，舌质暗淡，舌苔白滑，脉浮紧。

治法：温肺散寒，降逆涤痰。

方药：小青龙汤加减。若咳而上气，喉中如有水鸣声，表寒不著者，可用射干麻黄汤。若饮郁化热，烦躁而喘，脉浮，用小青龙加石膏汤。

2. 痰浊壅肺

症见：咳嗽痰多，色白黏腻或呈泡沫，短气喘息，稍劳即著，怕风汗多，脘痞纳少，倦怠乏力；舌暗，苔薄腻或浊腻，脉滑。

治法：化痰降气，健脾益气。

方药：苏子降气汤合三子养亲汤加减。如痰多胸满，气喘难平，加葶苈子；若兼见面唇晦暗，舌质紫暗，舌下青筋显露，舌苔浊腻者，可用涤痰汤加丹参、地龙、红花、水蛭；若痰壅气喘减轻，倦怠乏力，纳差，便溏，加党参、黄芪、砂仁、木香等。

3. 痰热郁肺

症见：咳逆喘息气粗，痰黄或白，黏稠难咳，胸满烦躁，目胀睛突，或发热汗出，或微恶寒，溲黄便干，口渴欲饮；舌质暗红，苔黄或黄腻，脉滑数。

治法：清肺泄热，降逆平喘。

方药：越婢加半夏汤或桑白皮汤加减。若痰热内盛，痰胶黏不易咳出，加鱼腥草、黄芩、瓜蒌皮、贝母、海蛤粉；若痰热壅结，便秘腹满者，加大黄、玄明粉；若痰鸣喘息，不能平卧者，加射干、葶苈子。

4. 痰蒙神窍

症见：咳逆喘促日重，咳痰不爽，表情淡漠，嗜睡，甚或意识模糊，谵妄，烦躁不安，入夜尤甚，昏迷，撮空理线，或肢体瞤动，抽搐；舌质暗红或淡紫，或紫绛，苔白腻或黄腻，脉细滑数。

治法：涤痰开窍。

方药：涤痰汤合安宫牛黄丸或至宝丹加减。若舌苔白腻而有寒象者，以制南星易胆南星，开窍可用苏合香丸；若痰热内盛，身热，烦躁，谵语，神昏，舌红苔黄者，加黄芩、桑白皮、葶苈子、天竺黄、竹沥；若痰热引动肝风而有抽搐者，加钩藤、全蝎、羚羊角粉。

5. 痰瘀阻肺

症见：咳嗽痰多，色白或呈泡沫，喉间痰鸣，喘息不能平卧，胸部膨满，憋闷如塞，面色灰白而暗，唇甲发绀；舌质暗或紫，舌下瘀筋增粗，苔腻或浊腻，脉弦滑。

治法：涤痰祛瘀，泻肺平喘。

方药：葶苈大枣泻肺汤合桂枝茯苓丸加减。若痰多可加三子养亲汤；若腑气不利，大便不畅者，加大黄、厚朴。

6. 阳虚水泛

症见：面肿，下肢肿，甚或一身悉肿，脘痞腹胀，或腹满有水，尿少，心悸，喘咳不能平卧，咳痰清稀，怕冷，面唇青紫；舌胖质暗，苔白滑，脉沉虚数或结代。

治法：温阳化饮利水。

方药：真武汤合五苓散加减。若水肿势剧，上渍心肺，心悸喘满，倚息不得卧，咳吐白色泡沫样痰涎者，加沉香、黑白丑、椒目、葶苈子。

7. 肺肾气虚

症见：呼吸浅短难续，咳声低怯，胸满短气，甚则张口抬肩，倚息不能平卧，咳嗽，痰如白沫，咳吐不利，心慌，形寒汗出，面色晦暗；舌淡或暗紫，苔白润，脉沉细无力。

治法：补肺纳肾，降气平喘。

方药：补虚汤合参蛤散加减。若兼阴伤，低热，舌红苔少，加麦冬、玉竹、知母；若见面色苍白，冷汗淋漓，四肢厥冷，血压下降，脉微欲绝等喘脱危象者，急加参附汤送服蛤蚧粉或黑锡丹；若浮肿者可加生姜、大腹皮。

8. 肺脾两虚

症见：咳嗽，痰白呈泡沫状，少食乏力，自汗怕风，面色少华，腹胀，便溏；舌体胖大有齿痕，舌质淡，舌苔白，脉细或脉缓或弱。

治法：补肺健脾，降气化痰。

方药：六君子汤合玉屏风散加减。若气喘者，加炙麻黄、紫苏子；若痰多色黄稠者，加用桑白皮、芦根、黄芩、鱼腥草。

四、健康处方

1. 重视预防。咳嗽、哮病、喘病、肺痨等肺系疾病患者，应积极治疗，以免迁延不愈，发展为本病。

2. 加强体育锻炼，预防感冒，避免接触烟尘，保持乐观开朗。

3. 根据体质情况平时常服扶正固本方药，有助提高抗病能力。虚证患者应加强饮食营养。肺气虚当忌寒凉之品，多进食有温补肺气作用的食物，如羊肉、狗肉、猪肺等。阴虚肺燥者可适当选用百合、莲子、山药、荸荠、鲜藕、雪梨、银耳、甲鱼以滋阴生津润肺。实证患者饮食宜清淡，多食新鲜蔬菜和水果。肺热痰黄者应禁食辛辣、油腻等助火生痰之品，宜选食萝卜、梨、枇杷等以清热化痰。痰浊阻肺者切忌生冷、肥腻厚味及甜食，以防助湿生痰而致咳喘加剧。

第六节　急性上呼吸道感染

一、概述

急性上呼吸道感染（简称上感），为鼻腔、咽或喉部急性炎症的总称，是人类最常见的传染病之一，其主要病原体是病毒，少数是细菌。发病不分年龄、性别、职业和地区，具有较强的传染性，重者还可伴有严重的并发症。急性上感约有 70% ～ 80% 由病毒引起，包括鼻病毒、冠状病毒、腺病毒、流感和副流感病毒以及呼吸道合胞病毒、埃可病毒和柯萨奇病毒等；有 20% ～ 30% 的上感为细菌引起，多见口腔定植菌溶血性链球菌，其次为流感嗜血杆菌、肺炎链球菌和葡萄球菌等，偶见革兰阴性杆菌。本病常在机体免疫功能下降时，如淋雨、受寒、过劳时发生。本病全年均可发病，冬春季节好发，主要通过含病原体的飞沫传播，也可通过被污染的手和用具传染。多为散发，可在气候突变时小规模流行。

二、诊断要点

（一）诊断依据

依据鼻咽部症状和体征，结合周围血象和胸部 X 线检查阴性可作出临床诊断。依据病原体、病变范围、临床特征的不同，临床表现有以下类型。

1. 临床类型

（1）普通感冒　最常见的上呼吸道病毒感染。起病较急，主要表现为鼻部症状，如喷嚏、鼻塞，也可表现为咳嗽、咽干、咽痒或烧灼感甚至鼻后滴漏感。2 ～ 3 天后鼻涕变稠，常伴咽痛、流泪、味觉减退、呼吸不畅、声嘶等。严重者有发热、轻度畏寒和头痛等。体检可见鼻腔黏膜充血、水肿、有分泌物，咽部轻度充血。一般 5 ～ 7 天可痊愈。

（2）急性病毒性咽炎或喉炎　前者临床特征为咽痒或灼热感，咳嗽少见，一般咽痛不明显；后者临床特征为声嘶、讲话困难，常有发热、咽痛或咳嗽。体检可见喉部水肿、充血，局部淋巴结轻度肿大和触痛。

（3）急性疱疹性咽峡炎　好发于夏季，多见于儿童。表现为明显咽痛、发热，体检可见咽部充血，软腭、悬雍垂、咽及扁桃体表面有灰白色疱疹及浅表溃疡，周围伴红晕。病程约 1 周。

（4）急性咽结膜炎　儿童多见，多发于夏季，由游泳传播。表现为发热、咽痛、畏光、流泪，咽及结膜明显充血。病程 4 ～ 6 天。

（5）急性咽扁桃体炎　起病急，咽痛明显，伴发热、畏寒，体温可达到 39℃以上。查体可见咽部明显充血，扁桃体肿大和充血，表面有黄色脓性分泌物，有时可见颌下淋巴结肿大、压痛。

2. 辅助检查

（1）血液一般检查　白细胞计数正常或偏低，伴淋巴细胞比例升高。细菌感染者可有白细胞计数与中性粒细胞增多和核左移现象。

（2）病原学检查　一般无须病原学检查。需要时可用鼻拭子、咽拭子或鼻咽拭子免疫荧光法、酶联免疫吸附法、血清学诊断或病毒分离鉴定等方法确定病毒的类型。细菌培养可判断细菌类型并做药物敏感试验以指导临床用药。

（二）鉴别诊断

1. 过敏性鼻炎　起病急，常表现为鼻黏膜充血和分泌物增多，伴有突发性连续喷嚏、鼻痒、鼻塞和大量清涕，无发热，咳嗽较少。多由过敏因素刺激引起。如脱离过敏原，数分钟至 1 ～ 2 小时内症状即消失。检查可见鼻黏膜苍白、水肿，鼻分泌物涂片可见嗜酸性粒细胞增多，皮肤过敏试验可明确过敏原。

2. 流行性感冒　为流感病毒引起，可为散发，时有小规模流行，病毒发生变异时可大规模暴发。起病急，鼻咽部症状较轻，但全身症状较重，伴高热、全身酸痛和眼结膜炎症状。快速血清 PCR 方法检查病毒，可鉴别。

3. 急性气管－支气管炎　表现为咳嗽、咳痰，血白细胞计数可升高，鼻部症状较轻，X 线胸片常见肺纹理增强。

4. 急性传染病前驱症状　麻疹、脊髓灰质炎等病毒感染性疾病初期可有鼻塞、头痛等类似症状，如在一周内呼吸道症状减轻反而出现新的症状，需进行必要的实验室检查，避免误诊。

三、防治措施

（一）治疗措施

1. 对症治疗　对于急性咳嗽、鼻后滴漏和咽干的患者可予伪麻黄碱治疗，必要时加用解热镇痛类药物如对乙酰氨基酚、布洛芬等。

2. 抗生素治疗　普通感冒无须应用抗生素。如有白细胞升高等细菌感染证据，可酌情选用口服青霉素类、第一代头孢菌素、大环内酯类药物或喹诺酮类药物。

3. 抗病毒药物治疗　奥司他韦和利巴韦林有较广的抗病毒谱，对流感病毒、副流感病毒和呼吸道合胞病毒等有较强的抑制作用，早期应用可缩短病程。对于无发热、免疫功能正常、发病不超过 2 天的患者一般无须应用抗病毒药物。

4. 中药治疗　可辨证给予中药，如银翘片、双黄连、抗病毒颗粒等。

（二）社区预防

1. 隔离传染源有助于避免传染。

2. 加强锻炼、增强体质、改善营养、饮食生活规律、避免受凉和过度劳累有助于降低易感性。

3. 年老体弱易感者应注意防护，上感流行时佩戴口罩，避免在人多的公共场合出入。

（三）双向转诊

在基层医疗卫生机构中，初步诊断上呼吸道感染的患者若存在以下情况需转至上级医院治疗。

1. 普通转诊

（1）患者持续高热，体温＞ 39℃，经常规抗病毒抗感染治疗 3 天无效。

（2）一般情况差，患有严重基础疾病（如慢性心力衰竭、糖尿病等）或长期使用免疫抑制剂者。

2. 紧急转诊

（1）患者存在上气道梗阻，有窒息的风险。

（2）短时间内出现呼吸或循环系统衰竭症状及体征者。

（3）出现风湿病、肾小球肾炎和病毒性心肌炎等严重并发症者。

四、健康管理

1. 避免受凉、过度疲劳，注意保暖；保持室内空气新鲜、阳光充足；在高发季节少去人群密集的公共场所；戒烟；防止交叉感染。

2. 注意劳逸结合，加强体育锻炼，提高机体免疫力及抗寒能力。

3. 药物治疗后症状不缓解，或出现耳鸣、耳痛、外耳道流脓等中耳炎症状，或恢复期出现胸闷、心悸、眼睑浮肿、腰酸或关节疼痛者，及时就诊。

第七节 慢性阻塞性肺疾病

一、概述

慢性阻塞性肺疾病（COPD）简称慢阻肺，是一种以持续存在的气流受限为特征的肺部疾病，气流受限不完全可逆，呈进行性发展，主要累及肺部，也可引起肺外各器官的损害，是我国导致慢性肺源性心脏病及慢性呼吸衰竭的最常见病因。COPD是多种环境因素与机体自身因素长期互相作用的结果。其最主要的病因是吸烟，职业粉尘和化学物质、环境污染、感染因素、蛋白酶 - 抗蛋白酶失衡、氧化应激、自主神经功能失调、营养不良、气温变化等均与COPD发病有关。慢性支气管炎和阻塞性肺气肿是导致COPD的最常见疾病。

由于COPD是慢性进行性进展的疾病，在整个疾病过程中，由于呼吸道感染及其他诱因导致病情急性加重，经治疗后可缓解，因此，应加强对患者的随访及管理，必要时应及时转院治疗，并做好预防工作。

二、诊断要点

（一）诊断依据

主要依据有长期吸烟等高危因素史，结合临床症状、体征及肺功能检查结果等综合分析诊断。不完全可逆的气流受限是COPD诊断的必备条件，在吸入支气管扩张剂后，第一秒用力呼气容积与用力肺活量的比值（FEV_1/FVC）是COPD诊断的必备条件。$FEV_1/FVC < 70\%$，即可明确诊断为COPD。

1. 临床表现

（1）症状　COPD起病隐匿，病程较长，呈渐进性加重的病程特征。常见症状有慢性咳嗽、咳痰、气短及呼吸困难、喘息和胸闷，晚期可出现食欲减退、体重下降等慢性病的全身表现。其中气短及呼吸困难是其特征性症状。

（2）体征　早期患者可无异常体征，肺气肿者呈桶状胸，双肺语颤减弱，叩诊呈过清音，心浊音界缩小，肺下界和肝浊音界下降，呼吸音减弱，部分患者可闻及干湿啰音。

2. 辅助检查

（1）肺功能检查　肺功能检查对COPD诊断、严重度评估、疾病进展、预后及治疗反应等有重要意义。$FEV_1/FVC < 70\%$ 是判断气流受限的主要客观依据，FEV_1 占预计值的比是气流受限严重度分级的指标。

（2）胸部X线检查　胸部X线平片早期可无变化，病情进展可出现肺纹理增粗、紊乱等非特异性改变及肺气肿改变。胸部CT不作为常规检查，高分辨CT对疑难病例的鉴别诊断有一定意义。

（3）动脉血气分析　可确定是否发生呼吸衰竭及其类型。

（二）鉴别诊断

哮喘: COPD多为中年发病，症状缓慢进展，多有长期吸烟史。哮喘多为儿童或青少年期起病，症状起伏大，常伴过敏史等，部分患者有哮喘家族史。大部分哮喘患者气流受限有显著可逆性，经有效治疗后可较好控制。在少数患者中，两种疾病可重叠存在。

（三）并发症

1. 慢性呼吸衰竭　COPD患者疾病的中后期，在急性加重时因导致通气和 / 或换气功能障碍而并发呼吸衰竭，患者症状明显加重，发生低氧血症和 / 或高碳酸血症，出现一系列与缺氧和二氧化碳潴留相关的临床表现，动脉血气分析具有确诊价值。

2. 自发性气胸　日常生活中由于患者憋气、用力或剧烈咳嗽，出现突然加重的呼吸困难，伴有发绀，患侧肺部叩诊呈鼓音，听诊呼吸音减弱或消失，应考虑并发自发性气胸，通过X线检查可以确诊。

3. 慢性肺源性心脏病　COPD后期因长期缺氧伴有高碳酸血症，致肺动脉痉挛、血管重塑，导致肺动脉高压、右心室肥厚，严重时发生右心衰竭。

三、防治措施

（一）治疗措施

1. 急性发作期

（1）控制感染　细菌感染是导致COPD急性加重最常见的原因，故选用敏感抗生素控制感染是最重要的治疗措施。如对初始治疗反应欠佳，应及时根据细菌培养及药敏试验结果调整。

（2）扩张支气管　短效 $β_2$ 受体激动剂适用于 COPD 急性加重期的治疗，若单药治疗效果不明显，联合使用抗胆碱药物。对于病情较为严重的患者，可考虑静脉滴注茶碱类药物。

（3）控制性氧疗　为住院患者的基础治疗。无严重并发症患者，氧疗后易达到满意的氧合水平（PaO_2 > 60mmHg 或 SaO_2 > 90%）。因 COPD 患者多为Ⅱ型呼吸衰竭，应给予控制性氧疗，吸入氧浓度以 28% ～ 30% 为宜，需注意可能发生潜在的 CO_2 潴留及呼吸性酸中毒。

2. 缓解期

（1）支气管扩张剂　是控制 COPD 患者症状的主要治疗措施，应根据患者病史及病情，既往用药史等个体化治疗，如 $β_2$ 受体激动剂、抗胆碱药物、茶碱类药物等。

（2）糖皮质激素　长期规律地吸入糖皮质激素适用于 FEV_1 < 50% 预计值且有临床症状，以及反复加重的 COPD 患者。联合吸入糖皮质激素和长效 $β_2$ 受体激动剂，比单用治疗效果好。

（3）祛痰药　主要用于痰液黏稠不易咳出的患者，尤其是老年人。

（4）长期家庭氧疗（LTOT）　对 COPD 并发慢性呼吸衰竭者可提高生活质量和生存率。LTOT 一般经鼻导管给氧，氧流量 1.0 ～ 2.0L/min，吸氧持续时间> 15h/d。

（5）康复治疗　进行个体化呼吸生理治疗、呼吸肌锻炼，加强营养支持，进行必要的心理疏导治疗等。

（二）社区预防

1. 一级预防　戒烟是最重要的预防措施；采用适当的防护措施，尽量避免有害粉尘、烟雾或气体的吸入；发生呼吸道感染时积极合理治疗；对慢性支气管炎患者等进行通气功能监测，开展早期预防；加强体育锻炼，增强抗寒能力。

2. 二级预防　对于已经确诊的 COPD 患者，预防呼吸道感染，积极进行呼吸生理治疗及呼吸肌锻炼，进行长期家庭氧疗。

3. 三级预防　对于已有数年病史的 COPD 患者，适当应用免疫调节药提高免疫力，减少交叉感染的机会，慎用镇静剂，规律进行肺功能检查随访，尽早发现与诊断慢性肺源性心脏病及其他并发症。

（三）双向转诊

COPD 急性发作治疗后无好转，出现呼吸衰竭、气胸等并发症，转至上级医院或专科医院治疗，病情稳定后转回基层卫生服务机构随访。

四、健康管理

1. 劝导吸烟的患者戒烟，是减慢肺功能损害最有效的措施。
2. 避免或减少有害粉尘、烟雾或气体的吸入，脱离污染环境。
3. 进行膈肌 - 腹式呼吸和缩唇呼吸训练。
4. 对年老体弱、易患感冒者，采取加强锻炼、药物预防等措施，预防呼吸道感染。

第八节　慢性肺源性心脏病

一、概述

肺源性心脏病简称肺心病，是指由支气管 - 肺组织、胸廓或肺血管病变致肺血管阻力增加，产生肺动脉高压，继而右心室结构或（和）功能改变的疾病。根据起病缓急和病程长短，可分为急性肺心病和慢性肺心病两类。慢性肺心病的主要病理变化为肺动脉高压（肺血管的器质性和功能性改变）和心功能的改变（右心功能和左心功能的改变）。引起慢性肺心病的病因主要包括支气管 - 肺疾病、肺血管病、胸廓运动障碍性疾病及其他病因等。肺心病是我国呼吸系统的一种常见病，多继发于慢性阻塞性肺疾病、间质性肺疾病等。

二、诊断要点

（一）诊断依据

依据患者有慢阻肺或慢性支气管炎、肺气肿病史，或其他胸肺疾病病史，并出现肺动脉压增高、右心室增大或右心功能不全的征象，如颈静脉怒张、$P_2 > A_2$、剑突下心脏搏动增强、肝大有压痛、肝颈静脉反流征阳性、下肢水肿等，心电图、X 线胸片、超声心动图有肺动脉增宽和右心增大、肥厚的征象，可以作出诊断。

1. 临床表现

（1）肺、心功能代偿期　①症状：咳嗽、咳痰、气促，活动后可有心悸、呼吸困难、乏力和劳动耐力下降。②体征：可有不同程度的发绀，原发肺脏疾病体征，如肺气肿体征，干、湿啰音，$P_2 > A_2$，三尖瓣区可出现收缩期杂音或剑突下心脏搏动增强。部分患者可有颈静脉充盈甚至怒张，肝界下移。

（2）肺、心功能失代偿期

① 呼吸衰竭。a. 症状：呼吸困难加重，夜间为甚，常有头痛、失眠、食欲下降，白天嗜睡，甚至出现表情淡漠、神志恍惚、谵妄等表现。b. 体征：发绀明显，球结膜充血、水肿，严重时可有视网膜血管扩张、视盘水肿。

② 右心衰竭。a. 症状：明显气促，心悸、食欲缺乏、腹胀、恶心等。b. 体征：发绀明显，颈静脉怒张，心率增快，可出现心律失常，剑突下可闻及收缩期杂音，甚至出现舒张期杂音。肝大且有压痛，肝颈静脉回流征阳性，下肢水肿，重者可有腹腔积液。

2. 辅助检查

（1）X 线检查　除肺、胸基础疾病及急性肺部感染的特征外，尚有肺动脉高压征象。

（2）心电图检查　表现为电轴右偏，额面平均电轴 ≥ +90°；V_1 导联 R/S ≥ 1；顺钟向转位（V_5 导联 R/S ≤ 1），$RV_1+SV_5 \geq 1.05mV$；aVR 导联 R/S 或 R/Q ≥ 1；$V_1 \sim V_3$ 导联呈 QS、Qr 或 qr；肺型 P 波等。

（3）超声心动图　提示有肺动脉增宽和右心增大、肥厚征象。

（4）血气分析　出现低氧血症甚至呼吸衰竭或合并高碳酸血症。

（二）鉴别诊断

1. 冠状动脉粥样硬化性心脏病（冠心病）　两病相似且常两病共存。冠心病多有典型的心绞痛、心肌梗死病史或心电图表现，若有左心衰竭的发作史、原发性高血压、高脂血症、糖尿病病史，则更有助于鉴别。体格检查、X 线、心电图、超声心动图呈左心室肥厚为主的征象，冠状动脉造影提示冠状动脉狭窄可助鉴别。慢性肺心病合并冠心病时鉴别有较多困难，应结合病史、体格检查和相关心、肺功能检查加以鉴别。

2. 风湿性心脏病　风湿性心脏病的三尖瓣疾病常有风湿性关节炎和心肌炎病史，其他瓣膜也常有病变，X 线、心电图、超声心动图有特殊表现。可与慢性肺心病的相对三尖瓣关闭不全鉴别。

3. 原发性心肌病　本病无慢性支气管、肺疾病史，多表现为全心增大，无肺动脉高压的 X 线表现等。

三、防治措施

（一）治疗措施

1. 肺、心功能代偿期　劝导戒烟；积极治疗和改善基础支气管、肺疾病，延缓基础疾病进展；有明显气流受限的患者，使用吸入型糖皮质激素联合长效 β 受体激动剂和 / 或长效 M 受体阻断剂吸入；血氧分压 < 60mmHg 者，使用家庭氧疗或家庭无创呼吸机治疗；进行流感疫苗、肺炎疫苗接种以增强患者的免疫功能，预防感染；加强康复锻炼和营养支持。

2. 肺、心功能失代偿期

（1）控制感染　呼吸系统感染是引起慢性肺心病急性加重致肺、心功能失代偿的常见原因，如存在感染征象，需积极控制感染。

（2）控制呼吸衰竭　给予扩张支气管、祛痰等治疗，畅通呼吸道，改善通气功能。合理氧疗纠正缺氧。需要时给予无创正压通气或气管插管有创正压通气治疗。

（3）控制心力衰竭　对于经抗感染、改善呼吸功能、纠正缺氧和二氧化碳潴留治疗无效或严重心力衰竭患者，可适当选用利尿药、正性肌力药或扩血管药物。

① 利尿药。原则上宜选用作用温和的利尿药，联合保钾利尿药，小剂量、短疗程使用。常用药物如氢氯噻嗪 25mg，1 ～ 3 次 / 日，联用螺内酯 20 ～ 40mg，1 ～ 2 次 / 日。应用利尿药后易出现低钾、低氯性碱中毒，痰液黏稠不易排痰和血液浓缩，应注意预防。

② 正性肌力药。适应证有：感染已控制，呼吸功能已改善，利尿治疗后右心功能无改善者；以右心衰竭为主要表现而无明显感染的患者；合并室上性快速心律失常者；合并急性左心衰竭者。常用药物有毒毛花苷 K 0.125 ～ 0.25mg，或毛花苷 C 0.2 ～ 0.4mg 加入 10% 葡萄糖液内缓慢静脉注射。

③ 血管扩张剂。前列环素类药物（如曲前列尼尔）、内皮素受体拮抗剂（如波生坦、安立生坦、马昔腾坦）、磷酸二酯酶 -5 抑制剂（如西地那非、他达拉非）、可溶性鸟苷酸环化酶激活剂等对治疗肺血管病变本身

导致的肺动脉高压（即动脉型肺动脉高压）具有较好疗效，某些慢性血栓栓塞性肺动脉高压继发的肺心病也可应用，但对慢性肺部疾病继发的肺动脉高压及肺心病的疗效尚不满意。

（4）防治并发症

① 酸碱失衡及电解质紊乱：呼吸性酸中毒合并代谢性酸中毒通常需要补碱治疗，尤其当 pH ＜ 7.2 时，先补充 5% 碳酸氢钠 100mL，然后根据血气分析结果酌情处理。呼吸性酸中毒合并代谢性碱中毒常合并低钠、低钾、低氯等电解质紊乱，应根据具体情况进行补充。

② 心律失常：多见房性期前收缩及阵发性室上性心动过速。往往经过控制诱发急性加重因素，纠正缺氧、酸碱失衡和电解质紊乱后自行消失。如果持续存在，可根据心律失常的类型选用药物。

③ 深静脉血栓形成：低剂量普通肝素或低分子量肝素可用于预防。

④ 消化道出血：除针对消化道出血的对症治疗外，还需病因治疗和预防治疗。

（二）社区预防

1. 一级预防 改善生活方式，戒烟是预防肺心病的最重要措施；控制职业环境污染，减少有害气体或有害颗粒的吸入；接种流感疫苗、肺炎疫苗预防反复呼吸道感染。

2. 二级预防 积极治疗引起肺心病的支气管、肺疾病和肺血管疾病等基础疾病；戒烟；慢性支气管炎患者定期监测肺功能；积极运动及呼吸康复锻炼，增强体质。

3. 三级预防 对于已经存在肺心病的患者，注意防止发生心功能不全。避免感染、过度劳累等诱发心力衰竭的因素，避免到高原缺氧的地方旅游。坚持规律服药，防止基础疾病的加重而诱发心力衰竭。需要积极进行运动康复，改善心脏功能。

（三）双向转诊

慢性肺源性心脏病患者出现下列情况需紧急或择期转至上级医院治疗，病情稳定后转回基层卫生服务机构随访。

1. 紧急转诊 ①高度怀疑为急性肺栓塞导致的急性加重，社区无条件诊治。②患者意识状态改变。③无法纠正的呼吸衰竭，或呼吸困难持续不缓解。④持续性症状性心律失常，药物治疗无法改善。⑤循环血流动力学不稳定。

2. 普通转诊 ①根据患者的病史、体征疑诊肺心病，但无诊断条件者。②常规检查无法判断、无法明确病因的肺心病。③经过常规治疗及氧疗，呼吸衰竭无法纠正。④心功能改善不满意，持续存在心力衰竭症状者。

四、健康管理

1. 改变不良生活方式，如避免吸烟或戒烟；改善环境，消除灰尘。
2. 积极预防和治疗各种肺、胸疾患，尤其重点防治感冒，以防感染，减少肺心病发病机会。
3. 加强锻炼，增强体质，提高机体免疫力。

第九节 肺 炎

肺炎是指终末气道、肺泡及肺间质的炎症，病因以感染为最常见，如细菌、病毒、真菌、寄生虫等感染；也可因理化因素、免疫损伤、过敏及药物所致。

肺炎分类如下。

1. 解剖学分类 ①大叶性（肺泡性）肺炎。②小叶性（支气管性）肺炎。③间质性肺炎。

2. 病因学分类 ①细菌性肺炎。②病毒性肺炎。③支原体肺炎。④衣原体肺炎。⑤肺真菌病。⑥真他病原体所致肺炎。⑦理化因素所致的肺炎。

3. 患病环境分类 社区获得性肺炎（CAP）和医院获得性肺炎（HAP）。

本节重点介绍社区获得性肺炎和医院获得性肺炎及最常见的肺炎支原体肺炎。

社区获得性肺炎

一、概述

社区获得性肺炎（CAP）是指在医院外罹患的感染性肺实质（含肺泡壁，即广义的肺间质）炎症，包括具有明确潜伏期的病原体感染在入院后于潜伏期内发病的肺炎。

二、诊断要点

依据其患病环境，综合临床表现及胸部影像学检查等可作出临床诊断。

（一）诊断依据

1. 临床诊断

（1）社区发病。

（2）肺炎相关临床表现　①新近出现的咳嗽、咳痰或原有呼吸道疾病症状加重并出现脓性痰，伴或不伴胸痛/呼吸困难/咯血。②发热。③肺实变体征和/或闻及湿啰音。④外周血白细胞计数＞10×10^9/L或＜4×10^9/L，伴或不伴中性粒细胞核左移。

（3）胸部影像学检查　显示片状、斑片状浸润性阴影或叶或间质性改变，伴或不伴胸腔积液。

符合第（1）（3）条及第（2）条中任何1项，并除外肺结核、肺部肿瘤、非感染性肺间质性疾病、肺水肿、肺不张、肺栓塞、肺嗜酸性粒细胞浸润症及肺血管炎等后，可建立临床诊断。

2. 重症CAP的诊断

符合下列1项主要标准或≥3项次要标准者可诊断。

（1）主要标准　①需要气管插管行机械通气治疗。②脓毒症休克经积极液体复苏后仍需要血管活性药物治疗。

（2）次要标准　①呼吸频率≥30次/分。②氧合指数≤250mmHg。③多肺叶浸润。④意识障碍和/或定向障碍。⑤血尿素氮≥714mmol/L。⑥收缩压＜90mmHg，需要积极的液体复苏。

（二）鉴别诊断

CAP的病原体以肺炎链球菌主，因此，多数患者为肺炎链球菌肺炎，主要与其他病原体肺炎进行鉴别。

1. 葡萄球菌肺炎　患者多有呼吸道慢性病或糖尿病、血液病、艾滋病、肝病、营养不良等基础病，也表现为急性起病，寒战、高热、咳嗽、胸痛，但非稽留热型，痰液为脓性痰甚至脓血痰，毒血症状更为明显，全身肌肉、关节酸痛，精神萎靡等。细菌学检查可以鉴别。

2. 肺炎支原体肺炎　多见于儿童及青少年，秋季多发，主要表现为发热、咳嗽、头痛、咽痛、乏力、腹泻等。咳嗽多为阵发性，咳少量黏液，肺部体征相对较轻。支原体抗体检测有助于确诊。

3. 病毒性肺炎　好发于冬春季，表现为咳嗽、少痰、发热、头痛、全身酸痛、倦怠等，严重者可见呼吸困难、发绀，甚至休克、呼吸衰竭等，轻症常无明显胸部体征，重症可见呼吸浅速、口唇发绀、心动过速、肺部闻及干湿啰音等。胸部X线检查可见双肺纹理增多，片状磨玻璃状阴影，严重者两肺弥漫性实变影。血常规白细胞计数正常或偏低，中性粒细胞比例减少，病毒特异性抗体、核酸检测可以确诊。

三、防治措施

（一）治疗措施

1. 抗感染治疗　临床诊断一旦成立，应尽早开始经验性抗感染治疗，48～72小时根据治疗反应并结合病原学诊断结果调整治疗。CAP的初始经验性抗生素治疗建议见表5-1。

2. 其他治疗　除了针对病原体的抗感染治疗外，对于部分患者，氧疗、雾化、化痰、补液、营养支持以及物理治疗等辅助治疗对CAP患者也是必要的。需定时监测患者体温、呼吸频率、脉搏、血压和精神状态状况。

（二）双向转诊

1. 紧急转诊　①符合《中国成人社区获得性肺炎诊断和治疗指南》重症CAP诊断标准。②病情危重的不明原因肺炎。③初始治疗失败，生命体征不稳定。

2. 普通转诊　①合并基础疾病较多。②免疫抑制宿主发生CAP。③初始治疗失败，生命体征稳定。④出现局部或全身并发症，生命体征稳定。⑤年龄≥65岁有基础疾病患者，评估有超广谱β-内酰胺酶菌等耐多药感染风险。⑥CAP诊断尚未明确，需要进一步鉴别诊断。

四、健康管理

1. 加强体育锻炼，增强体质。
2. 减少危险因素，如吸烟、酗酒，保证充足营养，保持口腔健康。

表 5-1　社区获得性肺炎（CAP）的初始经验性抗生素治疗建议

	常见病原体	推荐抗感染治疗药物
门诊无基础疾病和危险因素患者	肺炎链球菌、肺炎支原体、肺炎衣原体、流感嗜血杆菌等	新大环内酯类、阿奇霉素、克拉霉素等；多西环素（强力霉素）或根据本地区耐药情况选择；β- 内酰胺类，必要时联合大环内酯类
伴基础疾病和 / 或危险因素患者	肺炎链球菌、流感嗜血杆菌、需氧革兰阴性杆菌、金黄色葡萄球菌、卡他莫拉菌等	β- 内酰胺类（口服第二、三代头孢菌素，高剂量阿莫西林，阿莫西林 / 克拉维酸，氨苄西林 / 舒巴坦或头孢曲松等）联合大环内酯类 / 多西环素，或具有显著抗肺炎链球菌活性的喹诺酮类（左氧氟沙星、莫西沙星、加替沙星，亦称呼吸喹诺酮）单用
需要住院患者	肺炎链球菌、流感嗜血杆菌、复合菌（包括厌氧菌）、需氧革兰阴性杆菌、金黄色葡萄球菌、呼吸道病毒等	静脉使用 β- 内酰胺类或 β- 内酰胺类 / 酶抑制剂复方制剂，联合口服或静脉用大环内酯类 / 多西环素，或联合大环内酯类，或呼吸喹诺酮类
重症患者	肺炎链球菌、需氧革兰阴性杆菌、嗜肺军团菌、肺炎支原体、呼吸道病毒、流感嗜血杆菌等	无铜绿假单胞菌感染危险因素者：静脉应用 β- 内酰胺类（头孢噻肟或头孢曲松）+ 静脉氨基糖苷类，或呼吸喹诺酮类 有铜绿假单胞菌感染危险因素者：静脉应用抗假单胞菌 β- 内酰胺类（头孢吡肟、哌拉西林 / 他唑巴坦、头孢他啶、头孢哌酮 / 舒巴坦、亚胺培南、美罗培南）+ 静脉抗假单胞菌喹诺酮类（左氧氟沙星、环丙沙星），或静脉抗假单胞菌 β- 内酰胺类 + 静脉氨基糖苷类 + 大环内酯类

3. 保持良好卫生习惯，有咳嗽、喷嚏等呼吸道症状时戴口罩或用纸巾、肘部衣物遮挡口鼻有助于减少呼吸道感染病原体播散。

4. 酌情接种流感疫苗、肺炎疫苗。

医院获得性肺炎

一、概述

医院获得性肺炎（HAP）是指患者住院期间没有接受有创机械通气、未处于病原感染的潜伏期，而于入院 48h 后在医院内新发生的肺炎。细菌是 HAP 最常见的病原。误吸口咽部定植菌是内源性感染的主要途径。

二、诊断要点

（一）诊断依据

综合临床表现及胸部影像学检查等可作出临床诊断。

1. 发热，体温＞ 38℃。

2. 脓性气道分泌物。

3. 外周血白细胞计数＞ 10×10^9/L 或＜ 4×10^9/L。

4. 胸部影像学检查。胸部 X 线或 CT 显示新出现或进展性的浸润影、实变影或磨玻璃影。

符合第 4 条及第 1 ～ 3 条中 2 条或以上，可建立临床诊断。

（二）鉴别诊断

应注意与肺不张、心力衰竭和肺水肿、基础疾病肺侵犯、药物性肺损伤、肺栓塞和急性呼吸窘迫综合征等相鉴别。

三、防治措施

抗感染是最主要的治疗方式。

1. 早发轻、中症 HAP　可选择静脉使用第二、三代头孢菌素 /β- 内酰胺酶抑制剂，青霉素过敏者可选用氟喹诺酮类，如左氧氟沙星、莫西沙星、加替沙星等。

2. 晚发重症 HAP　可选择静脉使用左氧氟沙星或环丙沙星或氨基糖苷类联合下列药物之一：抗假单胞菌 β- 内酰胺类，如哌拉西林、头孢吡肟、头孢他啶或头孢哌酮；广谱 β- 内酰胺类 /β- 内酰胺酶抑制剂，如哌拉西林 / 他唑巴坦、头孢哌酮 / 舒巴坦、亚胺培南 / 美罗培南。存在金黄色葡萄球菌感染危险因素时，应加用万古霉素、替考拉宁或利奈唑胺。

四、健康管理

1. 患者取半坐位减少吸入危险性。

2. 加强营养支持疗法。

3. 提高手卫生的依从性，保障医疗器具消毒灭菌，严格无菌操作。

肺炎支原体肺炎

一、概述

肺炎支原体肺炎是由肺炎支原体引起的呼吸道和肺部的急性炎症改变，常同时有咽炎、支气管炎和肺炎。肺炎支原体由口、鼻分泌物经空气传播，终年散发并可引起小流行的呼吸道感染。主要见于儿童和青少年，成人也较常见。

二、诊断要点

综合临床症状、X 线影像表现及血清学检查结果可作出诊断。

1. 症状 起病缓慢，初起有数天至 1 周的无症状期，继则乏力、头痛、咽痛、肌肉酸痛，咳嗽明显，多为发作性干咳，夜间为重，也可有脓痰，持久的阵发性剧咳为本病典型表现。中等程度发热，也可不发热。

2. 体征 咽部和鼓膜可见充血，颈部淋巴结可肿大。少数患者出现斑丘疹或多形红斑等。胸部体征不明显，可闻及鼾音、笛音及湿啰音。

3. 辅助检查

（1）X 线检查 肺部多种形态的浸润影，呈节段性分布，以肺下野多见，有的从肺门附近向外伸展。部分患者出现少量胸腔积液。

（2）血象 白细胞总数正常或略增高，以中性粒细胞为主。

（3）冷凝集试验阳性。

（4）痰、鼻和咽拭子中检测出肺炎支原体抗原。

三、防治措施

本病有自限性。抗生素首选大环内酯类，如红霉素、罗红霉素和阿奇霉素。不敏感者可选用呼吸氟喹诺酮类，如左氧氟沙星、莫西沙星等。疗程一般为 2 ～ 3 周。

四、健康管理

1. 主要预防上呼吸道感染。

2. 生活规律，劳逸结合，适当运动。

3. 饮食调节。

第十节 支气管哮喘

一、概述

支气管哮喘简称哮喘，是一种以慢性气道炎症和气道高反应性为特征的异质性疾病。临床上表现为反复发作的喘息、气急、胸闷或咳嗽等症状，常在夜间及凌晨发作或加重，多数患者可自行缓解或经治疗后缓解。主要特征包括气道慢性炎症，气道对多种刺激因素呈现的高反应性，多变的可逆性气流受限，以及随病程延长而导致的一系列气道结构的改变，即气道重构。哮喘是世界上最常见的慢性疾病之一，我国已成为全球哮喘病死率最高的国家之一。

支气管哮喘多与以下因素有关：接触过敏原、呼吸道病毒感染、寄生虫感染、化学物质刺激、精神刺激、运动、药物（阿司匹林）、大气污染、吸烟、肥胖及遗传因素。

二、诊断要点

（一）诊断依据

1. 典型哮喘的临床症状和体征

（1）反复发作的喘息、气急、胸闷或咳嗽，多与接触变应原、冷空气、物理及化学性刺激、病毒性上呼吸道感染、运动等有关。

（2）发作时双肺可闻及散在或弥漫性的哮鸣音，呼气相延长。

（3）上述症状和体征可经治疗缓解或自行缓解。

典型症状为发作性伴有哮鸣音的呼气性呼吸困难，可伴有气促、胸闷或咳嗽。症状可在数分钟内发作，持续数小时至数天，经平喘药物治疗后缓解或自行缓解。夜间及凌晨发作或加重是哮喘的重要临床特征。有些患者尤其是青少年，在运动时出现哮喘症状，称为运动性哮喘。唯一症状为咳嗽的不典型哮喘称为咳嗽变异性哮喘；唯一症状为胸闷的不典型哮喘称为胸闷变异性哮喘。发作时典型的体征为双肺可闻及广泛的哮鸣音，呼气音延长。严重的哮喘发作，哮鸣音反而减弱甚至消失，表现为“沉默肺”，是病情危重的表现。非发作期体检可无异常发现。

2. 可变气流受限的客观证据

（1）支气管激发试验阳性。

（2）支气管舒张试验阳性。

（3）呼吸流量峰值（PEF）平均每日昼夜变异率≥ 10% 或 PEF 周变异率≥ 20%。

符合上述症状和体征，同时具备气流受限客观检查中的任何一条，并除外其他疾病所引起的喘息、气急、胸闷和咳嗽，可作哮喘诊断。

3. 辅助检查

（1）痰液检查　可见较多嗜酸性粒细胞。

（2）肺功能检查　哮喘发作时通气功能检测、支气管激发试验、支气管舒张试验、呼吸流量峰值（PEF）及其变异率测定等有关呼气流速的全部指标均显著下降。

（3）胸部 X 线、CT 检查　哮喘发作时胸部 X 线可见两肺透亮度增加，呈过度通气状态，缓解期多无明显异常。部分患者胸部 CT 可见支气管壁增厚、黏液阻塞。

（4）特异性变应原检测　外周血变应原特异性 IgE 增高结合病史有助于病因诊断。

（5）动脉血气分析　严重哮喘发作时可出现缺氧。病情轻重不同可出现呼吸性碱中毒或 / 和呼吸性酸中毒。

（二）病情严重程度分级

1. 新发生的哮喘或尚未给予规范治疗的患者病情严重度分级　根据白天和夜间哮喘症状及频率和肺功能测定结果进行分级，见表 5-2。

表 5-2　非急性发作期哮喘病情的评估

病情	临床特点
间歇发作（第一级）	症状＜ 1 次 / 周，短暂出现 夜喘≤ 2 次 / 月 FEV_1 ≥预计值的 80%，或 PEF ≥个人最佳值的 80%，PEF 或 FEV_1 变异率＜ 20%
轻度持续（第二级）	症状≥ 1 次 / 周，但＜ 1 次 / 日，可能影响活动和睡眠 夜喘＞ 2 次 / 月，但＜ 1 次 / 周 FEV_1 ≥预计值的 80%，或 PEF ≥个人最佳值的 80%，PEF 或 FEV_1 变异率 20% ～ 30%
中度持续（第三级）	每日有症状，发作时影响活动和睡眠 夜喘≥ 1 次 / 周 FEV_1 占预计值的 60% ～ 79%，或 PEF 占个人最佳值的 60% ～ 79%，PEF 或 FEV_1 变异率＞ 30%
严重持续（第四级）	每日有症状，症状频繁发作 经常出现夜喘 FEV_1 ＜预计值的 60%，或 PEF ＜个人最佳值的 60%，PEF 或 FEV_1 变异率＞ 30%

2. 急性发作时哮喘严重程度的分级　分为轻度、中度、重度和危重 4 级。

（1）轻度　步行或上楼时气短，可有焦虑，呼吸频率轻度增加，闻及散在哮鸣音，肺通气功能和血气检查正常。

（2）中度　稍事活动感气短，讲话常有中断，时有焦虑，呼吸频率增加，可有三凹征，闻及响亮、弥漫的哮鸣音，心率增快，可出现奇脉，使用支气管舒张剂后 PEF 占预计值的 60% ～ 80%，SaO_2 91% ～ 95%。

（3）重度　休息时感气短，端坐呼吸，只能发单字表达，常有焦虑和烦躁，大汗淋漓，呼吸频率＞ 30 次 / 分，常有三凹征，闻及响亮、弥漫的哮鸣音，心率增快常＞ 120 次 / 分，奇脉，使用支气管舒张剂后 PEF 占预计值＜ 60% 或绝对值＜ 100L/min 或作用时间＜ 2 小时，PaO_2 ＜ 60mmHg，$PaCO_2$ ＞ 45mmHg，SaO_2 ≤ 90%，pH 可降低。

（4）危重　患者不能讲话，嗜睡或意识模糊，胸腹矛盾运动，哮鸣音减弱甚至消失，脉率变慢或不规则，严重低氧血症和高二氧化碳血症，pH 降低。

（三）鉴别诊断

1. 慢性阻塞性肺疾病　多见于中老年人，多有长期吸烟或接触有害气体的病史和慢性咳嗽史，喘息长年存在，有加重期。体检双肺呼吸音明显减弱，可有肺气肿体征，两肺或可闻及湿啰音。对中老年患者，严格将慢阻肺和哮喘区分有时十分困难，用支气管舒张剂和口服或吸入激素做治疗性试验可能有助鉴别。

2. 左心衰竭　该病与重症哮喘症状相似。多有高血压、冠心病、风湿性心脏病等病史和体征，突发气急，端坐呼吸，阵发性咳嗽，常咳出粉红色泡沫样痰，两肺闻及广泛的湿啰音和哮鸣音，左心扩大，心率增快，心尖部可闻及奔马律。胸部 X 线检查可见心脏增大、肺淤血征，若难以鉴别，可注射氨茶碱缓解症状后进一步检查，忌用肾上腺素和吗啡，避免造成危险。

3. 上气道阻塞　气道疾病或异物气管吸入时可出现喘鸣或类似哮喘样呼吸困难，肺部可闻及哮鸣音。结合病史、吸气性呼吸困难、痰细胞学或细菌学检查以及胸部影像、支气管镜检查，常可进行鉴别诊断。

4. 变态反应性支气管肺曲霉病　以反复哮喘发作为特征，咳出棕褐色黏稠痰块或咳出树枝状支气管管型。痰嗜酸性粒细胞数增加，痰镜检或培养可查及曲霉，曲霉抗原皮肤试验呈双相反应，曲霉抗原特异性沉淀抗体（IgG）测定阳性，血清总 IgE 显著升高。胸部 X 线呈游走性或固定性浸润病灶，CT 可显示近端支气管呈囊状或柱状扩张。

三、防治措施

（一）治疗措施

1. 确定并减少危险因素接触　脱离并长期避免接触哮喘发作的变应原或其他非特异刺激因素是防治哮喘最有效的方法。

2. 药物治疗　哮喘治疗药物分为控制性药物（抗炎药）和缓解性药物（解痉平喘药）。

（1）糖皮质激素　是目前控制哮喘最有效的药物。分为吸入、口服和静脉用药。①吸入型糖皮质激素（ICS）：常用药物有倍氯米松、布地奈德、氟替卡松、环索奈德、莫米松等。通常需规律吸入 1 ～ 2 周或以上方能起效。②口服：常用药物有泼尼松和泼尼松龙。用于吸入激素无效或需要短期加强治疗的患者。③静脉：重度或严重哮喘发作时应及早静脉给予激素。可选择琥珀酸氢化可的松或甲泼尼龙。

（2）β_2 受体激动剂　分为短效 β_2 受体激动剂（SABA）和长效 β_2 受体激动剂（LABA）两种，LABA 又可分为快速起效和缓慢起效两种。① SABA：治疗哮喘急性发作的首选药物。有吸入、口服和静脉三种制剂。常用药物有沙丁胺醇和特布他林。② LABA：与 ICS 联合是目前最常用的哮喘控制性药物。常用药物有沙美特罗和福莫特罗。目前常用 ICS 加 LABA 的联合制剂有：氟替卡松 / 沙美特罗吸入干粉剂，布地奈德 / 福莫特罗吸入干粉剂。特别注意 LABA 不能单独用于哮喘的治疗。

（3）白三烯调节剂　目前除 ICS 外唯一可单独应用的哮喘控制性药物。常用药物有孟鲁司特和扎鲁司特。

（4）茶碱类药物　用于轻至中度哮喘急性发作以及哮喘的维持治疗，常用药物有氨茶碱和缓释茶碱。口服缓释茶碱尤适用于夜间哮喘症状的控制。小剂量缓释茶碱与 ICS 联合是目前常用的哮喘控制性药物之一。静脉给药主要用于重症和危重症哮喘。

（5）抗胆碱药　分为短效抗胆碱药（SAMA）和长效抗胆碱药（LAMA）。常用 SAMA 有异丙托溴铵，主要用于哮喘急性发作的治疗。常用 LAMA 有噻托溴铵，主要用于哮喘合并慢阻肺以及慢阻肺患者的长期治疗。

3. 慢性持续期的治疗　在评估和监测患者哮喘控制水平的基础上，定期根据长期治疗分级方案作出调整，以维持患者的控制水平。如果不能使哮喘得到控制，治疗方案应该升级直至达到哮喘控制为止。当达到哮喘控制之后并能够维持至少 3 个月以上，且肺功能恢复并维持平稳状态，可考虑降级。哮喘长期治疗方案分为 5 级，见表 5-3。

4. 急性发作期的治疗

（1）轻度　经手控定量吸入器（MDI）吸入 SABA，在第 1 小时内每 20 分钟吸入 1 ～ 2 喷。随后轻度急性发作可调整为每 3 ～ 4 小时吸入 1 ～ 2 喷。效果不佳时可加缓释茶碱片，或加用短效抗胆碱药气雾剂吸入。

（2）中度　吸入 SABA，第 1 小时内可持续雾化吸入。联合应用雾化吸入短效抗胆碱药、激素混悬液，也可联合静脉注射茶碱类。

（3）重度至危重度　持续雾化吸入 SABA，联合雾化吸入短效抗胆碱药、激素混悬液以及静脉茶碱类药物，

表 5-3　哮喘长期治疗方案

治疗方案	第 1 级	第 2 级	第 3 级	第 4 级	第 5 级
推荐选择控制药物	不需使用药物	低剂量 ICS	低剂量 ICS 加 LABA	中 / 高剂量 ICS 加 LABA	加其他治疗，如口服糖皮质激素
其他选择控制药物	低剂量 ICS	白三烯受体拮抗剂 低剂量茶碱	中 / 高剂量 ICS 低剂量 ICS 加白三烯受体拮抗剂 低剂量 ICS 加茶碱	中 / 高剂量 ICS 加 LABA 加 LAMA 高剂量 ICS 加白三烯受体拮抗剂 高剂量 ICS 加茶碱	加 LAMA 加 IgE 单克隆抗体 加 IL-5 单克隆抗体
缓解药物	按需使用 SABA	按需使用 SABA	按需使用 SABA 或低剂量布地奈德 / 福莫特罗或倍氯米松 / 福莫特罗		

吸氧。尽早静脉应用激素，待病情得到控制和缓解后改为口服给药。经上述治疗，临床症状和肺功能无改善甚至继续恶化，应及时给予机械通气治疗。

5. 免疫疗法　包括特异性免疫疗法和非特异性免疫疗法两种。前者又称脱敏疗法，适用于变应原明确，在严格的环境控制和药物治疗后仍控制不良的哮喘患者。后者如注射卡介苗及其衍生物、转移因子、疫苗等，有一定辅助疗效。

（二）双向转诊

当患者出现以下情况，建议向综合医院呼吸专科转诊。待病情稳定后，再转回基层卫生服务机构随访。

1. 紧急转诊　当哮喘患者出现中度及以上程度急性发作，经过紧急处理后症状无明显缓解时应考虑紧急转诊。

2. 普通转诊　①因确诊或随访需求需要做肺功能检查。②为明确过敏原，需要做过敏原皮肤试验或血清学检查。③经过规范化治疗哮喘仍然不能得到有效控制。

四、健康管理

（一）管理与随访

1. 教育患者在哮喘的管理中与医生建立长期伙伴关系。
2. 教育患者如何评估和监测自己的哮喘严重度。
3. 教育患者如何控制和避免触发因素，如避免室内外的过敏原和其他触发因素（如病毒感染、空气污染、阿司匹林、吸烟、天气变化、运动等）。
4. 教育患者制订一个长期治疗计划。
5. 教育患者发作时要镇静，休息，及时合理用药，保持足够的液体摄入量。
6. 学会正确使用微型 PEF 测量器。

（二）健康教育

1. 注意气候变化，适当进行散步、打太极拳等体育活动。
2. 防止过度疲劳和情志刺激，避免剧烈运动。
3. 体力活动或运动前应吸入 β 受体激动剂，以防诱发运动性哮喘。
4. 合并过敏性鼻炎患者应局部使用皮质激素治疗，否则易出现哮喘症状。
5. 避免应用阿司匹林或 β_2 受体阻滞剂类药物。
6. 感冒后可以考虑坚持吸入糖皮质激素数周，以便能更好地控制哮喘症状。

第十一节　肺血栓栓塞症

一、概述

肺栓塞是以各种栓子阻塞肺动脉或其分支为其发病原因的一组疾病或临床综合征的总称，包括肺血栓栓塞症（PTE）、脂肪栓塞综合征、羊水栓塞、空气栓塞等。PTE 是肺栓塞的最常见的类型，是来自静脉系统或右心的血栓阻塞肺动脉或其分支所导致的以肺循环和呼吸功能障碍为主要临床和病理生理特征的疾病。引起 PTE 的血栓主要来源于下肢的深静脉血栓形成（DVT）。PTE 和 DVT 合称为静脉血栓栓塞症（VTE），两者具有相同易患因素，是VTE在不同部位、不同阶段的两种临床表现形式。PTE和DVT的发病率较高，病死率亦高，已经成为世界性的重要医疗保健问题。

PTE和DVT具有共同的危险因素，静脉血液淤滞、静脉系统内皮损伤和血液高凝状态是导致静脉内血栓形成的三个主要因素。

二、诊断要点

（一）诊断依据

诊断一般按疑诊、确诊、求因三步进行。综合临床症状，对于存在前述危险因素的患者出现不明原因的呼吸困难、胸痛、晕厥、休克，或伴有单侧或双侧不对称性下肢肿胀、疼痛等，应进行动脉血气分析、心电图、X线胸片、心脏超声和下肢血管超声等检查，可以初步疑诊肺栓塞或排除其他疾病。应常规进行血浆D-二聚体检测，阴性结果可排除肺栓塞诊断。经上述检查仍怀疑肺栓塞的患者，应尽早进行肺栓塞的确诊的检查，包括CT肺动脉造影、放射性核素肺通气/血流灌注扫描、磁共振肺动脉造影、肺动脉造影等，只要其中一项阳性，结合临床表现，即可确诊本病。DVT确诊影像学检查包括加压静脉超声、CT静脉造影、核素静脉显像、MRI静脉造影等。对确诊肺栓塞的患者，应注意查找深静脉血栓，并寻找可能的危险因素。

1. 症状 PTE的症状多样，缺乏特异性。常见症状有：①不明原因的呼吸困难及气促，尤以活动后明显，为PTE最多见的症状；②胸痛；③晕厥，可为PTE的唯一或首发症状；④烦躁不安、惊恐甚至濒死感；⑤咯血，常为小量咯血，大咯血少见；⑥咳嗽、心悸等。

2. 体征

（1）呼吸系统体征　以呼吸急促最常见。可有发绀，肺部哮鸣音和（或）细湿啰音，或胸腔积液的相应体征。

（2）循环系统体征　包括心动过速，血压变化，严重时可出现血压下降甚至休克，颈静脉充盈或搏动，肺动脉瓣区第二心音亢进（$P_2 > A_2$）或分裂，三尖瓣区收缩期杂音。

3. 辅助检查

（1）实验室检查　血浆D-二聚体对急性PTE的诊断敏感度高，但特异性差，阴性可基本排除急性肺栓塞。动脉血气分析常表现为低氧血症、低碳酸血症，肺泡-动脉血氧分压差增大。

（2）心电图检查　常见窦性心动过速。可出现V_1、V_2甚或V_4的T波倒置和ST段异常、$S_IQ_{III}T_{III}$征、完全或不完全性右束支传导阻滞、肺型P波、电轴右偏及顺钟向转位等。

（3）影像学检查　①X线胸片：可见肺动脉阻塞征、肺动脉高压征及右心扩大征以及肺组织继发改变。有时合并少至中量胸腔积液。②超声心动图：可发现右心室功能障碍的表现。③下肢深静脉检查：诊断DVT最简便的方法。④CT肺动脉造影：能够准确发现段以上肺动脉内的血栓。直接征象为肺血管半月形或环形充盈缺损，完全梗阻、轨道征等；间接征象包括肺野楔形密度增高影，条带状的高密度区。⑤放射性核素肺通气/血流灌注扫描：是肺栓塞重要的诊断方法，典型征象是呈肺段分布的肺灌注缺损，并与通气显像不匹配。⑥肺动脉造影：为肺栓塞诊断的“金标准”。直接征象有肺血管内造影剂充盈缺损，伴或不伴轨道征的血流阻断；间接征象有肺动脉造影剂流动缓慢，局部低灌注，静脉回流延迟等。⑦磁共振成像：敏感性和特异性均较高。

（二）鉴别诊断

应与冠心病、肺炎、主动脉夹层以及表现为晕厥、胸腔积液、休克等的相关疾病相鉴别。

（三）临床分型

1. 急性肺血栓栓塞症 ①高危PTE：以休克和低血压为主要表现，即体循环动脉收缩压＜90mmHg，或较基础值下降幅度≥40mmHg，持续15分钟以上；②中危PTE：血流动力学稳定，但存在右心功能不全和（或）心肌损伤；③低危PTE：血流动力学稳定，无右心功能不全和心肌损伤。

2. 慢性血栓栓塞性肺动脉高压 有慢性、进行性发展的肺动脉高压病史，常表现为呼吸困难、乏力、运动耐量下降，后期出现右心衰竭。常可发现DVT的存在。

三、防治措施

（一）治疗措施

1. 一般处理 高度疑诊或确诊PTE的患者，监测呼吸、心率、血压，心电图、血气变化，绝对卧床，保持大便通畅，避免用力，以免深静脉血栓脱落。可适当使用镇静、止痛、镇咳等相应的对症治疗。低氧血症予吸氧，重度呼吸衰竭可无创机械通气或气管插管，但避免做气管切开（以免大出血），溶栓抗凝中应用机械通气，尽量减少正压通气对循环的影响，血压下降或休克可用多巴胺或间羟胺（阿拉明）等血管活性药物。

2. 抗凝治疗 是 PTE 的基本治疗方法，可以显著提高患者的生存率，降低栓塞的复发率。临床疑诊 PTE 时，如无禁忌证，即应开始抗凝治疗。禁忌证：活动性出血、凝血功能障碍、未予控制的严重高血压等。抗凝治疗常用药物有普通肝素、低分子量肝素、磺达肝癸钠、华法林以及新型的直接口服抗凝药物等。抗凝治疗的主要并发症是出血。

3. 溶栓治疗 是治疗严重肺栓塞的最重要方法。主要适用于高危 PTE 病例（有明显呼吸困难、胸痛、低氧血症等）。溶栓治疗的绝对禁忌证包括活动性内出血和近期自发性颅内出血。常用溶栓药物有尿激酶、链激酶和重组组织型纤溶酶原激活剂。溶栓的时间窗一般定为 14 天以内。溶栓结束后，应每 2 ～ 4 小时测定一次凝血酶原时间或活化部分凝血活酶时间，当其水平降至正常值 2 倍时应开始肝素治疗。溶栓治疗的主要并发症是出血。

4. 其他治疗 除上述内科药物治疗外，还有肺动脉导管碎解和抽吸血栓、肺动脉血栓摘除术、放置腔静脉滤器等治疗方法。

（二）双向转诊

高危 PTE、中危 PTE 患者应转至上级医院进一步治疗，待病情稳定后转回基层卫生服务机构抗凝治疗。

四、健康管理

1. 机械预防措施 可穿加压弹力袜、使用间歇序贯充气泵，有适应证患者可以考虑下腔静脉滤器。

2. 药物预防 可使用小剂量低分子量肝素、小剂量普通肝素、华法林。

3. 长途旅行（乘车、乘飞机）者应适量活动 多饮水以促进血液循环及促排尿，被动增加活动。

第二单元　心系疾病

第一节　胸　痹

一、概述

胸痹，是以胸部闷痛，甚则胸痛彻背，喘息不得卧为主症的疾病。轻者仅感胸闷如窒，呼吸欠畅；重者则有胸痛，严重者心痛彻背，背痛彻心。

本病主要病因有寒邪内侵、饮食失调、情志失节、劳倦内伤、年迈体虚。主要病机为心脉痹阻。其病机有虚实两方面，实为寒凝、血瘀、气滞、痰浊，痹阻胸阳，阻滞心脉；虚为气虚、阴伤、阳衰，肺、脾、肝、肾亏虚，心脉失养。病位在心，涉及肝、肺、脾、肾等脏。

二、诊断依据

（一）诊断要点

胸痹以胸部闷痛为主症，一般持续几秒到几十分钟，休息或用药后可缓解。患者多见膻中或心前区憋闷疼痛，甚则痛彻左肩背、咽喉、胃脘部、左上臂内侧等部位，呈反复发作性。

本病应与悬饮、胃脘痛、真心痛等相鉴别。

（二）辨证要点

临床需辨标本虚实、辨病情轻重不同。

三、证治概要

（一）治则治法

本病病机为本虚标实，虚实夹杂，发作期以标实为主，缓解期以本虚为主。其治疗原则应先治标，后治本，必要时可根据虚实标本的主次，兼顾同治。标实当泻，针对气滞、血瘀、寒凝、痰浊而疏理气机，活血化瘀，辛温通阳，泄浊豁痰，尤重活血通脉治法；本虚宜补，权衡心脏阴阳气血之不足，有无兼见肺、肝、脾、肾等脏之亏虚，补气温阳，滋阴益肾，纠正脏腑之偏衰，尤其重视补益心气之不足。

（二）临证方药

1. 心血瘀阻

症见：心胸疼痛，如刺如绞，痛有定处，入夜为甚，甚则心痛彻背，背痛彻心，或痛引肩背，伴有胸闷，日久不愈，可因暴怒、劳累而加重；舌质紫暗，有瘀斑，苔薄，脉弦涩。

治法：活血化瘀，通脉止痛。

方药：血府逐瘀汤加减。若瘀血痹阻重症，胸痛剧烈，可加乳香、没药、郁金、降香、丹参等；若血瘀气滞并重，胸闷痛甚者，可加沉香、檀香、荜茇等；若猝然心痛发作，可含化复方丹参滴丸、速效救心丸。

中成药可选用血府逐瘀口服液、复方丹参滴丸。

2. 气滞心胸

症见：心胸满闷，隐痛阵发，痛有定处，时欲太息，遇情志不遂时容易诱发或加重，或兼有胸部胀闷，得嗳气或矢气则舒；苔薄或薄腻，脉细弦。

治法：疏肝理气，活血通络。

方药：柴胡疏肝散加减。胸闷心痛明显，为气滞血瘀之象，可合用失笑散；气郁日久化热，心烦易怒，口干便秘，舌红苔黄，脉弦数者，用加味逍遥散。

中成药可选用逍遥丸。

3. 痰浊闭阻

症见：胸闷重而心痛微，痰多气短，肢体沉重，形体肥胖，遇阴雨天而易发作或加重，伴有倦怠乏力，纳呆便溏，咳吐痰涎；舌体胖大且边有齿痕，苔浊腻或白滑，脉滑。

治法：通阳泄浊，豁痰宣痹。

方药：瓜蒌薤白半夏汤合涤痰汤加减。若痰浊郁而化热者，用黄连温胆汤加郁金；若痰热兼有郁火者，加海浮石、海蛤壳、栀子、天竺黄、竹沥；痰浊与瘀血往往同时并见，因此通阳豁痰和活血化瘀法亦经常并用。

中成药可选用丹蒌片。

4. 寒凝心脉

症见：猝然心痛如绞，心痛彻背，喘不得卧，多因气候骤冷或骤感风寒而发病或加重，伴形寒，甚则手足不温，冷汗自出，胸闷气短，心悸，面色苍白；苔薄白，脉沉紧或沉细。

治法：辛温散寒，宣通心阳。

方药：枳实薤白桂枝汤合当归四逆汤加减。阴寒极盛之胸痹重症，表现为胸痛剧烈，痛无休止，伴身寒肢冷，气短喘息，脉沉紧或沉微者，当用温通散寒之法，予乌头赤石脂丸，加荜茇、高良姜、细辛等；若痛剧而四肢不温，冷汗自出，即刻舌下含化苏合香丸或麝香保心丸。

中成药可选用麝香保心丸。

5. 气阴两虚

症见：心胸隐痛，时作时休，心悸气短，动则益甚，伴倦怠乏力，声息低微，面色㿠白，易汗出；舌质淡红，舌体胖且边有齿痕，苔薄白，脉虚细缓或结代。

治法：益气养阴，活血通脉。

方药：生脉散合人参养荣汤加减。若兼有气滞血瘀，可加川芎、郁金；若兼见痰浊之象，可重用茯苓、白术，加白蔻仁；若兼见纳呆、失眠等心脾两虚者，可重用茯苓、远志，加茯神、半夏、柏子仁、酸枣仁。

中成药可选用生脉饮。

6. 心肾阴虚

症见：心痛憋闷，心悸盗汗，虚烦不寐，腰酸膝软，头晕耳鸣，口干便秘；舌红少津，苔薄，脉细数或促、代。

治法：滋阴清火，养心和络。

方药：天王补心丹合炙甘草汤加减。若阴不敛阳，虚火内扰心神，虚烦不寐，舌尖红少津者，可用酸枣仁汤；若兼见风阳上扰，加用珍珠母、磁石、石决明、琥珀等；若心肾阴虚，兼见头晕目眩，腰酸膝软，遗精盗汗，心悸不宁，口燥咽干，可用左归饮。

7. 心肾阳虚

症见：心悸而痛，胸闷气短，动则更甚，自汗，面色㿠白，神倦怯寒，四肢欠温或肿胀；舌质淡胖，边有齿痕，苔白或腻，脉沉细迟。

治法：温补阳气，振奋心阳。

方药：参附汤合右归饮加减。若伴有寒凝血瘀标实症状者适当兼顾。若肾阳虚衰，不能制水，水饮上凌心肺，症见水肿、喘促、心悸，用真武汤，加黄芪、防己、猪苓、车前子；若阳虚欲脱厥逆者，用四逆加人参汤，或参附注射液 40 ～ 60mL 加入 5% 葡萄糖注射液 250 ～ 500mL 中静脉滴注，可增强疗效。

8. 正虚阳脱

症见：心胸绞痛，胸中憋闷或有窒息感，喘促不宁，心慌，面色苍白，大汗淋漓，烦躁不安或表情淡漠，重则神志昏迷，四肢厥冷，口开目合，手撒尿遗；脉疾数无力或脉微欲绝。

治法：回阳救逆，益气固脱。

方药：四逆加人参汤加减。若阴竭阳亡合生脉散，并可急用独参汤灌胃或鼻饲，或参附注射液 50mL，不加稀释直接推注，每 15 分钟 1 次，直至阳气回复，四肢转暖，改用参附注射液 100mL 继续滴注，待病情稳定后，改用参附注射液 100mL 加入 5% 或 10% 葡萄糖注射液 250mL 中静脉滴注，直至病情缓解。

（三）其他疗法

1. 针灸治疗 以手厥阴、手少阴经穴及背俞穴为主。毫针刺，补虚泻实，可灸。处方配穴：内关、膻中、郄门、阴郄。

2. 推拿治疗 取穴：肺俞、心俞、厥阴俞、内关。手法：按法、揉法、擦法。操作方法：患者取坐位，施按、揉法于肺俞、心俞、厥阴俞穴，手法宜轻柔缓慢，每穴 2 分钟；按揉内关穴，约 1 分钟；施擦法于背部膀胱经，重点在肺俞、心俞、厥阴俞穴，以透热为度。

四、健康处方

1. 注意调摄精神，避免情绪波动。
2. 注意生活起居，寒温适宜。
3. 注意饮食调节。饮食宜清淡低盐，食勿过饱。多吃水果及富含纤维素食物，保持大便通畅。禁止烟酒等刺激之品。
4. 注意劳逸结合，坚持适当活动。发作期患者应立即卧床休息，缓解期要注意适当休息，保证充足的睡眠，坚持力所能及的活动。

第二节　心　悸

一、概述

心悸，是指患者自觉心中悸动，惊惕不安，甚则不能自主的一种病证。临床一般多呈发作性，每因情志波动或劳累过度而发作，且常伴胸闷、气短、失眠、健忘、眩晕、耳鸣等症。病情较轻者为惊悸，病情较重者为怔忡，可呈持续性。本病的主要病因有体虚劳倦、七情所伤、感受外邪及药食不当。病机为气血阴阳亏虚，心失所养，或邪扰心神，心神不宁。病位在心，与肝、脾、肾、肺等脏腑关系密切。病理性质主要有虚实两方面。虚者为气、血、阴、阳亏损，使心失滋养，而致心悸；实者多由痰火扰心，水饮上凌或心血瘀阻，气血运行不畅所致。虚实之间可以相互夹杂或转化。实证日久，病邪伤正，可分别兼见气、血、阴、阳之亏损，而虚证也可因虚致实，兼见实证表现。

二、诊断依据

（一）诊断要点

自觉心中悸动不安，心搏异常，或快速，或缓慢，或跳动过重，或忽跳忽止，呈阵发性或持续不解，神情紧张，心慌不安，不能自主；可见数、促、结、代、涩、缓、沉、迟等脉象。

心悸分为惊悸与怔忡，应做鉴别。本病还应与奔豚相鉴别。

（二）辨证要点

心悸者首应分辨虚实，临床亦应分清心脏与他脏的病变情况，有利于决定治疗的先后缓急。

三、证治概要

（一）治则治法

心悸应分虚实论治。虚证分别予以补气、养血、滋阴、温阳；实证则应祛痰、化饮、清火、行瘀。由于心悸均有心神不宁的病理特点，故应酌情配合安神宁心或镇心之法。

（二）临证方药

1. 心虚胆怯

症见：心悸不宁，善惊易恐，坐卧不安，不寐多梦而易惊醒，恶闻声响，食少纳呆；苔薄白，脉细数或细弦。

治法：镇惊定志，养心安神。

方药：安神定志丸加减。兼见心阳不振，加肉桂、炮附子；兼心血不足，加阿胶、制何首乌、龙眼肉；兼心气郁结，心悸烦闷，精神抑郁，加柴胡、郁金、合欢皮、绿萼梅。

2. 心血不足

症见：心悸气短，头晕目眩，失眠健忘，面色无华，倦怠乏力，纳呆食少；舌淡红，脉细弱。

治法：补血养心，益气安神。

方药：归脾汤加减。兼阳虚而汗出肢冷，加炮附子、黄芪、煅龙骨、煅牡蛎；兼阴虚，重用麦冬、生地黄、阿胶，加北沙参、玉竹、石斛；失眠多梦，加合欢皮、首乌藤、五味子、柏子仁、莲子心等。

中成药可选用归脾丸。

3. 阴虚火旺

症见：心悸易惊，心烦失眠，五心烦热，口干，盗汗，思虑劳心则症状加重，伴耳鸣腰酸，头晕目眩，急躁易怒；舌红少津，苔少或无，脉象细数。

治法：滋阴清火，养心安神。

方药：天王补心丹合朱砂安神丸加减。若肾阴亏虚，虚火妄动，遗精腰酸者，加龟甲、熟地黄、知母、黄柏，或加服知柏地黄丸；若阴虚兼有瘀热者，加赤芍、牡丹皮、桃仁、红花、郁金等。

中成药可选用天王补心丹、朱砂安神丸。

4. 心阳不振

症见：心悸不安，胸闷气短，动则尤甚，面色苍白，形寒肢冷；舌淡苔白，脉象虚弱或沉细无力。

治法：温补心阳，安神定悸。

方药：桂枝甘草龙骨牡蛎汤合参附汤加减。兼见水饮内停者，加葶苈子、五加皮、车前子、泽泻等；夹瘀血者，加丹参、赤芍、川芎、桃仁、红花；若心阳不振，以致心动过缓者，酌加蜜麻黄、补骨脂，重用桂枝。

5. 水饮凌心

症见：心悸眩晕，胸闷痞满，渴不欲饮，小便短少，或下肢浮肿，形寒肢冷，伴恶心，欲吐，流涎；舌淡胖，苔白滑，脉象弦滑或沉细而滑。

治法：振奋心阳，化气行水，宁心安神。

方药：苓桂术甘汤加减。兼见恶心呕吐，加半夏、陈皮、生姜；兼见肺气不宣，肺有水湿，咳喘、胸闷者，加苦杏仁、前胡、桔梗、葶苈子、五加皮、防己；兼见瘀血者，加当归、川芎、刘寄奴、泽兰、益母草；若见因心功能不全而致浮肿、尿少、阵发性夜间咳喘或端坐呼吸者，当重用温阳利水之品，可用真武汤。

中成药可选用芪苈强心胶囊。

6. 瘀阻心脉

症见：心悸不安，胸闷不舒，心痛时作，痛如针刺，唇甲青紫；舌质紫暗或有瘀斑，脉涩或结或代。

治法：活血化瘀，理气通络。

方药：桃仁红花煎加减。兼气虚，加黄芪、党参、黄精；兼血虚，加制何首乌、枸杞子、熟地黄；兼阴虚，加麦冬、玉竹、女贞子；兼阳虚，加炮附子、肉桂、淫羊藿。

中成药可选用血府逐瘀口服液。

7. 痰火扰心

症见：心悸时发时止，受惊易作，胸闷烦躁，失眠多梦，口干苦，大便秘结，小便短赤；舌红，苔黄腻，脉弦滑。

治法：清热化痰，宁心安神。

方药：黄连温胆汤加减。心悸重者，加珍珠母、石决明、磁石；火郁伤阴，加麦冬、玉竹、天冬、生地黄；兼见脾虚者，加党参、白术、谷芽、麦芽、砂仁。

中成药可选用牛黄清心丸。

（三）其他疗法

1. 针灸治疗 以手少阴、手厥阴经穴及俞、募穴为主。主穴选取内关、郄门、神门、厥阴俞、膻中。按虚补实泻操作。

2. 推拿治疗 取穴：郄门、心俞、厥阴俞、神门、内关。

四、健康处方

1. 临床上心律失常变化往往比较迅速。对于恶性心律失常必须严密观察，及时处理。

2. 心悸每因情志内伤、恐惧而诱发，故患者应经常保持心情愉快，精神乐观，情绪稳定，避免情志刺激，减少发病。

3. 居住环境宜安静，避免噪声、突然性的声响等一切不良刺激。室内空气清新，温度适宜，避免外邪侵袭。

4. 心悸病势缠绵，应坚持长期治疗。获效后亦应注意巩固疗效，可服人参等补气药，改善心气虚症状，增强抗病能力。积极治疗原发病，如胸痹、痰饮、肺胀、喘证、痹证等，对预防心悸发作具有重要意义。

第三节 不 寐

一、概述

不寐是以经常不能获得正常睡眠为特征的一类病证，主要表现为睡眠时间、深度的不足。轻者入睡困难，或寐而不酣，时寐时醒，或醒后不能再寐；重则彻夜不寐。

本病主要病因有饮食不节、情志失常、劳逸失调、病后体虚。基本病机总属阳盛阴衰，阴阳失交。一为阴虚不能纳阳，一为阳盛不得入于阴。病位主要在心，与肝、脾、肾关系密切。病理性质有虚实之分。肝郁化火，或痰热内扰，心神不安，多属实证。心脾两虚，气血不足，或由心胆气虚，或由心肾不交，水火不济，心神失养，神不安宁，多属虚证，但久病可表现为虚实兼夹，或为瘀血所致。

二、诊断依据

（一）诊断要点

经常不能获得正常睡眠，轻者入寐困难或寐而易醒，醒后不寐，连续3周以上，重者彻夜难眠。

本病应与一过性失眠和生理性少寐相鉴别。

（二）辨证要点

临床需辨受病脏腑、辨病情轻重久暂。

三、证治概要

（一）治则治法

治疗以补虚泻实，调整阴阳为原则，安神定志是本证的基本治法。实证宜清心泻火，清火化痰，清肝泄热；虚证宜补益心脾，滋阴降火，益气镇惊。在辨证基础上佐以安神定志之品，如茯神、柏子仁、珍珠母、龙齿、首乌藤、远志、合欢皮等，用药上注重调整阴阳气血，补虚泻实。

（二）临证方药

1. 肝火扰心

症见：不寐多梦，甚则彻夜不眠，急躁易怒，伴头晕头胀，目赤耳鸣，口干而苦，不思饮食，便秘溲赤；舌红苔黄，脉弦而数。

治法：疏肝泄热，镇心安神。

方药：龙胆泻肝汤加减。若胸闷胁胀，善叹息者，加香附、郁金、佛手；若肝胆实火，肝火上炎之重症出现头痛欲裂、大便秘结，可服当归龙荟丸。

中成药可选用龙胆泻肝丸。

2. 痰热扰心

症见：心烦不寐，胸闷脘痞，泛恶嗳气，伴头重，目眩；舌偏红，苔黄腻，脉滑数。

治法：清化痰热，和中安神。

方药：黄连温胆汤加减。若心悸动，惊惕不安，加琥珀、珍珠母、朱砂；若痰热盛，痰火上扰心神，彻夜不眠，大便秘结不通者，加大黄或用礞石滚痰丸。

中成药可选用礞石滚痰丸。

3. 心脾两虚

症见：不易入睡，多梦易醒，心悸健忘，神疲食少，伴头晕目眩，面色少华，四肢倦怠，腹胀便溏；舌淡苔薄，脉细无力。

治法：补益心脾，养血安神。

方药：归脾汤加减。若心血不足较甚者，加熟地黄、白芍、阿胶；若不寐较重，加柏子仁、五味子、首乌藤、合欢皮；若夜梦纷纭，时醒时寐，加肉桂、黄连；如兼脘闷纳差，苔滑腻，加二陈汤。

中成药可选用归脾丸、柏子养心丸。

4. 心肾不交

症见：心烦不寐，入睡困难，心悸多梦，伴头晕耳鸣，腰膝酸软，潮热盗汗，五心烦热，咽干少津，男子遗精，女子月经不调；舌红少苔，脉细数。

治法：滋阴降火，交通心肾。

方药：六味地黄丸合用交泰丸。若心阴不足为主者，可用天王补心丹；若心烦不寐，彻夜不眠者，加朱砂、磁石、龙骨、龙齿。

中成药可选用六味地黄丸、天王补心丹。

5. 心胆气虚

症见：虚烦不寐，胆怯心悸，触事易惊，终日惕惕，伴气短自汗，倦怠乏力；舌淡，脉弦细。

治法：益气镇惊，安神定志。

方药：安神定志丸合酸枣仁汤加减。若心肝血虚，惊悸汗出者，重用人参，加白芍、当归、黄芪；若木不疏土，胸闷，善太息，纳呆腹胀者，加柴胡、陈皮、山药、白术；若心悸甚至惊惕不安者，加生龙骨、生牡蛎、朱砂。

中成药可选用安神定志丸。

（三）其他疗法

1. 针灸

（1）体针　选穴以督脉、手少阴及足太阴经穴、八脉交会穴为主。常用主穴为：百会、神门、三阴交、照海、申脉、安眠。毫针刺，泻申脉，补照海，其他按虚补实泻操作。

（2）耳针法　选皮质下、心、神门、肝、肾、脾、垂前、交感。埋针法或压丸法，每次选 3 ～ 5 穴，双耳交替使用。

2. 拔罐法　从项部到腰部，循足太阳膀胱经第 1、2 侧线，自上而下走罐，以背部潮红为度。

四、健康处方

1. 积极进行心理情志调整。克服过度的紧张、兴奋、焦虑、抑郁、惊恐、愤怒等不良情绪，做到喜怒有节，保持精神舒畅，尽量以放松的、顺其自然的心态对待睡眠。

2. 建立有规律的作息制度。从事适当的体力活动或体育锻炼，增强体质，持之以恒，促进身心健康。

3. 养成良好的睡眠习惯。晚餐要清淡，不宜过饱，更忌浓茶、咖啡及吸烟。睡前避免从事紧张和兴奋的活动，养成定时就寝的习惯。

4. 注意睡眠环境。床铺要舒适，卧室光线要柔和，并努力减少噪声，去除各种可能影响睡眠的外在因素。

第四节　心　衰

一、概述

心衰是以心悸、气喘、肢体水肿为主症的一种病证，为多种慢性心系疾病反复发展，迁延不愈的最终归宿。临床上，轻者可仅表现为气短、不耐劳累，重者可见喘息心悸，不能平卧，或伴咳吐痰涎，尿少肢肿，或口唇发绀，胁下痞块，颈脉显露，甚至出现端坐呼吸，喘悸不休，汗出肢冷等厥脱危象。

本病的主要病因有久病耗伤、感受外邪、七情所伤、劳倦内伤。病机可用“虚”“瘀”“水”三者概括，心气心阳亏虚是病理基础，血瘀是中心病理环节，痰浊和水饮是主要病理产物。病位在心，涉及肺、肝、脾、肾等脏。本病多为本虚标实，虚实夹杂之证。本虚有气虚、气阴两虚及阳虚；标实主要为血瘀、痰浊、水饮。

二、诊断依据

（一）诊断要点

1. 有慢性心系疾患病史多年，反复发作，时轻时重，经久难愈。多见于中老年人。

2. 轻者可仅表现为气短和运动耐量下降，重者可见喘促，心悸，不能平卧，或伴咳痰，尿少肢肿，或口唇发绀，胁下痞块，颈脉显露，甚至出现端坐呼吸，喘悸不休，汗出肢冷等厥脱危象。

本病应与喘证、鼓胀、水肿等相鉴别。

（二）辨证要点

临床需辨轻重缓急、辨标本虚实。

三、证治概要

（一）治则治法

治疗原则为补气温阳，活血利水，兼顾阴津。益气活血法贯穿心衰病治疗始终，扶正不可忽略养阴。早期以心肺气虚为主，投之以保元汤补益心肺，助心行血。中期常见气阴两虚、瘀血内阻之证，常用生脉散酌加益气养阴活血之品。后期气虚及阳，瘀血日甚，血津外泄，水湿泛溢，投之以真武汤合葶苈大枣泻肺汤或己椒苈黄丸温阳化气利水。喘脱亡阳之时需立即回阳固脱，急投参附龙骨牡蛎汤，必要时中西医结合治疗。

（二）临证方药

1. 气虚血瘀

症见：胸闷气短，心悸，活动后诱发或加剧，神疲乏力，自汗，面色白，口唇发绀，或胸部闷痛，或肢肿时作，喘息不得卧；舌淡胖或淡暗有瘀斑，脉沉细或涩、结、代。

治法：补益心肺，活血化瘀。

方药：保元汤合血府逐瘀汤加减。若伴胸痛较著者，可酌加桂枝、檀香、降香等；心悸频作，发无定时，可酌加生龙骨、生牡蛎、醋鳖甲等；若兼肢肿尿少者，可合用防己黄芪汤或五苓散化裁。

中成药可选用芪参益气滴丸。

2. 气阴两虚

症见：胸闷气短，心悸，动则加剧，神疲乏力，口干，五心烦热，两颧潮红，或胸痛，入夜尤甚，或伴腰膝酸软，头晕耳鸣，或尿少肢肿；舌暗红少苔或少津，脉细数无力或结、代。

治法：益气养阴，活血化瘀。

方药：生脉散合血府逐瘀汤加减。若阴虚著者，可加二至丸或黄精、石斛、玉竹等；内热之象明显或由外感诱发者，可酌加连翘、白花蛇舌草、重楼等；若伴肺热壅盛，咳吐黄痰者，可加清金化痰汤或越婢加半夏汤加减。

中成药可选用生脉饮口服液。

3. 阳虚水泛

症见：心悸，喘息不得卧，面浮肢肿，尿少，神疲乏力，畏寒肢冷，腹胀，便溏，口唇发绀，胸部刺痛，或胁下痞块坚硬，颈脉显露；舌淡胖有齿痕，或有瘀点、瘀斑，脉沉细或结、代、促。

治法：益气温阳，化瘀利水。

方药：真武汤合葶苈大枣泻肺汤加减。若饮邪暴盛，泛溢肌肤，宜加椒目、防己、香加皮、大腹皮等，并酌加活血药，以加强利水之力，可选用益母草、泽兰、牛膝、生大黄等；若畏寒肢冷、腰膝酸软等肾阳虚证明显者，可加仙茅、淫羊藿、鹿角霜等；若兼胁下痞块坚硬，乃血瘀日久，积块已成，可加鳖甲煎丸。

中成药可选用芪苈强心胶囊、参附强心丸。

4. 喘脱危证

症见：面色晦暗，喘悸不休，烦躁不安，或额汗如油，四肢厥冷，尿少肢肿；舌淡苔白，脉微细欲绝或疾数无力。

治法：回阳固脱。

方药：参附龙骨牡蛎汤加减。若大汗不止，可加山茱萸、五味子；若肢冷如冰，为阳虚暴脱危象，急用参附注射液。

四、健康处方

1. 调摄精神，避免情绪过激，保持心情平和。

2. 冬春季节交替，气候骤变时注意增减衣服，佩戴口罩，预防感冒。

3. 饮食清淡，不过食咸味及膏粱之品，限烟控酒。

4. 注意心脏的康复训练。可适度进行有氧运动，如选择散步、打太极拳、练五禽戏等方式，以提高心肌对缺氧的耐受能力。

5. 监护（呼吸、尿量）、慢调理、长维持，促进病情的长期稳定。

第五节　高血压

一、概述

高血压是以体循环动脉压升高为主要临床表现的心血管综合征，可分为原发性高血压和继发性高血压。原发性高血压，又称高血压病，是心脑血管疾病最重要的危险因素，常与其他心血管危险因素共存，可损伤重要脏器，如心、脑、肾的结构和功能，最终导致这些器官的功能衰竭。

高血压是多因素、多环节、多阶段和个体差异性较大的疾病。与高血压发病有关的因素是遗传因素、环境因素（高钠低钾饮食、精神应激、吸烟）、其他因素（肥胖、口服避孕药及某些药物、睡眠呼吸暂停低通气综合征）等。其中高钠低钾膳食、超重和肥胖是我国人群重要的高血压危险因素。高血压患病率、发病率及血压水平随年龄增长而升高。高血压在老年人较为常见，尤以单纯收缩期高血压为多。

二、诊断要点

（一）诊断依据

高血压诊断主要根据未使用降压药物的情况下诊室测量的血压值，采用经核准的汞柱式或电子血压计，测量安静休息坐位时上臂肱动脉部位血压，一般需非同日测量三次血压值收缩压≥140mmHg 和（或）舒张压≥90mmHg 可诊断高血压。患者既往有高血压史，正在使用降压药物，血压虽然正常，也诊断为高血压。血压水平的定义和分类见表 5-4。

表 5-4　血压水平的定义和分类　　单位：mmHg

分类	收缩压	—	舒张压
正常血压	＜120	和	＜80
正常高值血压	120～139	和（或）	80～89
高血压	≥140	和（或）	≥90
1 级高血压（轻度）	140～159	和（或）	90～99
2 级高血压（中度）	160～179	和（或）	100～109
3 级高血压（重度）	≥180	和（或）	≥110
单纯收缩期高血压	≥140	和	＜90

1. 症状　常见症状有头晕、头痛、颈项板紧、疲劳、心悸等，也可出现视物模糊、鼻出血等较重症状，还可以出现受累器官的症状，如胸闷、气短、心绞痛、多尿等。

2. 体征　高血压体征一般较少。周围血管搏动、血管杂音、心脏杂音等是重点检查的项目。颈部、背部两侧肋脊角、上腹部脐两侧、腰部肋脊处的血管杂音较常见。心脏听诊可有主动脉瓣区第二心音亢进、收缩期杂音或收缩早期喀喇音。

3. 辅助检查

（1）基本项目　血液生化（钠、钾、空腹血糖、总胆固醇、甘油三酯、高密度脂蛋白胆固醇、低密度脂蛋白胆固醇和尿酸、肌酐）；全血细胞计数、血红蛋白和血细胞比容；尿液分析（蛋白、糖和尿沉渣镜检）；心电图。

（2）推荐项目　24 小时动态血压监测、超声心动图、颈动脉超声、餐后 2 小时血糖、同型半胱氨酸、尿白蛋白定量、尿蛋白定量、眼底项目、胸部 X 线检查等。

（二）鉴别诊断

一旦诊断高血压，还需鉴别是原发性高血压还是继发性高血压。常见继发性高血压的病因和临床特征如下。

1. 肾实质性高血压　包括急、慢性肾小球肾炎，糖尿病肾病，慢性肾盂肾炎，多囊肾和肾移植后等多种肾脏病变引起的高血压，是最常见的继发性高血压。临床上有时难以将肾实质性高血压与原发性高血压伴肾脏损害完全区别开来。一般而言，除恶性高血压，原发性高血压很少出现明显蛋白尿，血尿不明显，肾功能减退首先从肾小管浓缩功能开始，肾小球滤过功能仍可长期保持正常或增强，直到最后阶段才有肾小球滤过降低，血肌酐上升；肾实质性高血压往往在发现血压升高时已有蛋白尿、血尿和贫血、肾小球滤过功能减退、肌酐清除率下降。如果条件允许，肾穿刺组织学检查有助于确立诊断。

2. 肾血管性高血压　肾血管性高血压是单侧或双侧肾动脉主干或分支狭窄引起的高血压。常见病因有多发性大动脉炎、肾动脉纤维肌性发育不良和动脉粥样硬化，前两者主要见于青少年，后者主要见于老年人。体检时在上腹部或背部肋脊角处可闻及血管杂音。肾动脉彩超、放射性核素肾图、肾动脉 CT 及 MRI 检查有助于诊断，肾动脉造影可明确诊断和狭窄部位。

3. 原发性醛固酮增多症　本病是肾上腺皮质增生或肿瘤分泌过多醛固酮所致。临床上以长期高血压伴低血钾为特征，亦有部分患者血钾正常。本病可有肌无力、周期性瘫痪、烦渴、多尿等症状。血压大多为轻、中度升高，约 1/3 表现为顽固性高血压。实验室检查有低血钾、高血钠、代谢性碱中毒、血浆肾素活性降低、血浆和尿醛固酮增多。血浆醛固酮 / 血浆肾素活性比值增大有较高的诊断敏感性和特异性。超声、放射性核素、CT、MRI 可确定病变性质和部位。

4. 嗜铬细胞瘤　嗜铬细胞瘤起源于肾上腺髓质、交感神经节和体内其他部位嗜铬组织，肿瘤间歇或持续释放过多肾上腺素、去甲肾上腺素与多巴胺。临床典型的发作表现为阵发性血压升高伴心动过速、头痛、出汗、面色苍白。在发作期间可测定血或尿儿茶酚胺或其代谢产物 3- 甲氧基 -4- 羟基苦杏仁酸，如有显著增高，提示本病。超声、放射性核素、CT 或 MRI 可作定位诊断。

5. 皮质醇增多症　皮质醇增多症主要是由于促肾上腺皮质激素分泌过多导致肾上腺皮质增生或者肾上腺皮质腺瘤，引起糖皮质激素过多所致。80% 的患者有高血压，同时有向心性肥胖、满月脸、水牛背、皮肤紫纹、毛发增多、血糖增高等表现。24 小时尿中 17- 羟皮质类固醇和 17- 酮皮质类固醇增多、地塞米松抑制试验和肾上腺皮质激素兴奋试验有助于诊断。颅内蝶鞍 X 线检查、肾上腺 CT 和放射性核素肾上腺扫描可确定病变部位。

（三）并发症

1. 靶器官损害并发症

（1）心脏并发症　出现左心室肥大称为高血压心脏病，晚期常发生心力衰竭，是慢性左心衰竭的常见病因。并发冠心病时可出现心绞痛、心肌梗死甚至猝死。

（2）脑卒中　脑血管并发症是我国原发性高血压最常见的并发症。早期可有短暂性脑缺血发作（TIA），长期血压增高可并发腔隙性脑梗死、动脉硬化性脑梗死、脑出血等，短时间内血压显著升高可出现高血压脑病等，也可诱发蛛网膜下腔出血。

（3）慢性肾脏病　肾脏受累时可有蛋白尿，早期出现夜尿增多等肾小管功能异常的表现，晚期多并发慢性肾衰竭。

（4）血管并发症

① 视网膜动脉硬化：眼底改变与病情的严重程度和预后相关。根据眼底镜检查结果，Keith-Wagener 眼底分级法分为 4 级：Ⅰ级，视网膜小动脉轻度狭窄、硬化、痉挛和变细；Ⅱ级，小动脉中度硬化和狭窄，出现动脉交叉压迫征，视网膜静脉阻塞；Ⅲ级，动脉中度以上狭窄伴局部收缩，视网膜有棉絮状渗出、出血和水肿；Ⅳ级，视盘水肿。

② 主动脉夹层：一旦发生破裂引发大血管急症，预后凶险。

2. 高血压急症　高血压急症是指高血压患者在某些诱因作用下血压突然和显著升高，常超过 180/120mmHg，同时伴有进行性心、脑、肾等重要靶器官功能不全的表现，包括高血压脑病、高血压危象、急性心力衰竭、急性冠脉综合征、主动脉夹层、子痫等。

（1）高血压脑病　以舒张压增高为主，舒张压常超过 120mmHg。因血压过高导致脑组织灌注过多，引起脑水肿等病理改变，出现头痛、烦躁不安、恶心、呕吐、视物模糊、精神错乱，严重者可出现神志恍惚、谵妄甚至昏迷，或出现暂时性偏瘫、失语等脑功能缺失的表现，伴有局灶或全身性抽搐等。

（2）高血压危象　以收缩压急剧升高为主，血压可高达 200/110mmHg 以上，常因紧张、寒冷、突然停服降压药物等原因诱发，伴有交感神经亢进的表现，如心悸、汗出、烦躁、手抖等，常伴发急性脏器功能障碍，如急性心力衰竭、心绞痛、脑出血、主动脉夹层动脉瘤破裂等。

（四）老年高血压临床特点

老年高血压的临床特点是收缩压增高、舒张压下降，脉压增大；血压波动性大，易出现直立性低血压和餐后低血压；血压昼夜节律异常、白大衣高血压和假性高血压相对常见。

三、防治措施

（一）治疗措施

1. 降压药物治疗

（1）降压药物应用基本原则　使用降压药物应遵循四项原则，即小剂量开始，优先选择长效制剂，联合用药及个体化。

（2）降压药物种类　目前常用降压药物可归纳为五大类，即利尿剂、β受体阻滞剂、钙通道阻滞剂（CCB）、血管紧张素转换酶抑制剂（ACEI）和血管紧张素Ⅱ受体阻滞剂（ARB）。

（3）常用降压药物

① 利尿剂：有噻嗪类、袢利尿剂和保钾利尿剂三类。适用于轻、中度高血压，对单纯收缩期高血压、盐敏感性高血压、合并肥胖或糖尿病、围绝经期女性、合并心力衰竭和老年人高血压有较强降压效应。不良反应是低钾血症和影响血脂、血糖、血尿酸代谢，痛风患者禁用。呋塞米，每次 20 ～ 40mg，每日 1 ～ 2 次，口服；吲达帕胺，每次 1.25 ～ 2.5mg，每日 1 次，口服；氢氯噻嗪，每次 12.5mg，每日 1 ～ 2 次，口服。

② β 受体阻滞剂：有选择性（β_1）、非选择性（β_1 与 β_2）和兼有 α 受体阻滞三类。适用于不同程度的高血压患者，尤其是心率较快的中、青年患者或合并心绞痛和慢性心力衰竭者。不良反应主要有心动过缓、乏力、四肢发冷。急性心力衰竭、病态窦房结综合征、房室传导阻滞患者禁用。美托洛尔，每次 25 ～ 50mg，每日 2 次，口服；阿替洛尔，每次 50 ～ 100mg，每日 1 次，口服；比索洛尔，每次 5 ～ 10mg，每日 1 次。

③ 钙通道阻滞剂：钙通道阻滞剂分为二氢吡啶类和非二氢吡啶类，适用于中、重度高血压，尤适用于老年收缩期高血压及合并糖尿病、冠心病或外周血管病患者。不良反应有心率增快、面部潮红、头痛、下肢水肿等。硝苯地平，每次 5 ～ 10mg，每日 3 次，口服；硝苯地平控释剂，每次 30 ～ 60mg，每日 1 次，口服；尼群地平，每次 10mg，每日 2 次，口服；氨氯地平，每次 5 ～ 10mg，每日 1 次，口服。

④ 血管紧张素转换酶抑制剂：适用于伴有心力衰竭、心肌梗死、房颤、蛋白尿、糖耐量减退或糖尿病肾病的高血压患者。不良反应主要是刺激性干咳和血管性水肿。卡托普利，每次 12.5 ～ 50mg，每日 2 ～ 3 次，口服；依那普利，每次 10 ～ 20mg，每日 2 次，口服；培哚普利，每次 4 ～ 8mg，每日 1 次，口服；贝那普利，每次 10mg，每日 1 次，口服。

⑤ 血管紧张素Ⅱ受体阻滞剂：适用于伴有心力衰竭、心肌梗死、房颤、蛋白尿、糖耐量减退或糖尿病肾病的高血压患者。不良反应少，一般不引起刺激性干咳。氯沙坦，每次 50 ～ 100mg，每日 1 次，口服；缬沙坦，每次 80 ～ 160mg，每日 1 次，口服；厄贝沙坦，每次 150 ～ 300mg，每日 1 次，口服；替米沙坦，每次 400 ～ 800mg，每日 1 次，口服。

2. 血压控制目标　目前一般主张血压控制目标值应＜ 140/90mmHg。糖尿病、慢性肾脏病、心力衰竭或病情稳定的冠心病合并高血压患者，血压控制目标值＜ 130/80mmHg。对于老年收缩期高血压患者，收缩压控制于 150mmHg 以下，如果能耐受可降到 140mmHg 以下。

（二）双向转诊

高血压出现下列情况需转至上级医院或专科医院治疗，待高血压诊断明确、治疗方案已确定、血压及伴随临床情况已控制稳定后转回基层卫生服务机构随访。

1. 高血压合并严重的临床情况或靶器官的损害。

2. 患病年龄小于 30 岁，血压水平已达 3 级。

3. 怀疑继发性高血压的患者。
4. 妊娠、哺乳期妇女。
5. 因诊断或调整治疗方案需要到上级医院进一步检查。
6. 按治疗方案用药 2 ～ 3 个月，血压仍不能达标。
7. 血压控制平稳的患者，再度出现血压升高并难以控制。
8. 服降压药后出现不能解释或难以处理的不良反应。

四、健康管理

1. 减轻体重，将体重指数（BMI）尽可能控制在＜ $24kg/m^2$。
2. 减少钠盐摄入，每人每日食盐量以不超过 6g 为宜。
3. 补充钾盐。
4. 减少脂肪摄入。
5. 戒烟限酒。
6. 增加运动。
7. 减轻精神压力，保持心态平衡。

第六节　冠状动脉粥样硬化性心脏病

冠状动脉粥样硬化性心脏病指冠状动脉（冠脉）发生粥样硬化引起管腔狭窄或闭塞，导致心肌缺血、缺氧或坏死而引起的心脏病，简称冠心病。冠心病是动脉粥样硬化导致器官病变的最常见类型，严重危害人类健康，已成为威胁人类健康的主要疾病之一。

近年来，趋向于根据发病特点和治疗原则不同将冠心病分为两大类：①慢性冠脉疾病（CAD）；②急性冠脉综合征（ACS）。前者包括稳定型心绞痛、缺血性心肌病和隐匿性冠心病等；后者包括不稳定型心绞痛（UA）、非 ST 段抬高型心肌梗死（NSTEMI）和急性 ST 段抬高型心肌梗死（STEMI）。

稳定型心绞痛

一、概述

稳定型心绞痛（stable angina pectoris）也称劳力性心绞痛。其特点为阵发性的前胸压榨性疼痛或憋闷感觉，主要位于胸骨后部，可放射至心前区和左上肢尺侧，常发生于劳力负荷增加时，持续数分钟，休息或用硝酸酯制剂后疼痛消失。疼痛发作的程度、频度、持续时间、性质及诱发因素等在数个月内无明显变化。

二、诊断要点

（一）诊断依据

根据典型心绞痛的发作特点，结合年龄和存在冠心病危险因素，除外其他原因所致的心绞痛，一般即可建立诊断。

1. 症状　心绞痛以发作性胸痛为主要临床表现。疼痛的特点为：发作常由体力劳动或情绪激动（如愤怒、焦急、过度兴奋等）、饱食、寒冷等诱发；部位主要在胸骨体之后，可波及心前区，手掌大小范围，常放射至左肩、左臂内侧达无名指和小指，或至颈、咽或下颌部。胸痛性质常为压迫、憋闷感、紧缩性、烧灼感、濒死感；一般持续 3 ～ 5 分钟，很少超过半小时；一般在去除诱因或含服硝酸甘油等药物可缓解。

2. 体征　发作时常见心率增快、血压升高、表情焦虑、皮肤冷或出汗，有时出现第三或第四心音奔马律。可有暂时性心尖部收缩期杂音。

3. 辅助检查

（1）实验室检查　血糖、血脂、血清心肌损伤标志物、血常规等。

（2）心电图　可见 ST 段移位（下移）或 T 波改变（倒置），各种早搏、房室或束支传导阻滞等心律失常。

（3）心电图负荷试验　最常用的是运动负荷试验。运动方式主要为分级活动平板或踏车。运动中出现典型心绞痛、心电图改变主要以 ST 段水平型或下斜型压低≥ 0.1mV（J 点后 60 ～ 80 毫秒）持续 2 分钟为运动试验阳性标准。

（4）心电图连续动态监测　胸痛发作时相应时间的缺血性 ST-T 改变有助于确定心绞痛的诊断，也可检出无痛性心肌缺血。

（5）多层螺旋CT冠状动脉成像（CTA） 用于判断冠脉管腔狭窄程度和管壁钙化情况，对判断管壁内斑块分布范围和性质也有一定意义。

（6）冠脉造影（CAG） 诊断冠心病的"金标准"，可发现狭窄性病变的部位并估计其程度。

4. 心绞痛分级 加拿大心血管病学会（CCS）把心绞痛严重度分为四级。

Ⅰ级：一般体力活动（如步行和登楼）不受限，仅在强、快或持续用力时发生心绞痛。

Ⅱ级：一般体力活动轻度受限，快步、饭后、寒冷或刮风中、精神应激或醒后数小时内发作心绞痛。一般情况下平地步行200m以上或登楼一层以上受限。

Ⅲ级：一般体力活动明显受限，一般情况下平地步行200m内或登楼一层引起心绞痛。

Ⅳ级：轻微活动或休息时即可发生心绞痛。

（二）鉴别诊断

1. 心肌梗死 心肌梗死的疼痛程度更剧烈，持续时间多超过30分钟，可长达数小时，含用硝酸甘油多不能缓解，心电图常有典型的动态演变过程。实验室检查示心肌坏死标志物（肌红蛋白、肌钙蛋白I或T、CK-MB等）增高。

2. 肋间神经痛和肋软骨炎 前者疼痛常累及1～2个肋间，但并不一定局限在胸前，为刺痛或灼痛，多为持续性而非发作性，咳嗽、用力呼吸和身体转动可使疼痛加剧，沿神经走行处有压痛，手臂上举活动时局部有牵拉疼痛。后者则在肋软骨处有压痛。

3. 心脏神经症 胸痛为短暂（几秒钟）的刺痛或持久（几小时）的隐痛，常有叹息性呼吸，胸痛部位经常变动，轻度体力活动反觉舒适，有时可耐受较重的体力活动而不发生胸痛或胸闷，常伴有心悸、疲乏、头晕、失眠及其他神经症的症状。

三、防治措施

（一）治疗措施

1. 发作时的治疗

（1）休息 立刻停止活动。

（2）药物治疗 可使用硝酸酯制剂。硝酸甘油0.5mg，舌下含化，必要时可重复使用；硝酸异山梨酯（消心痛），每次5～10mg，舌下含化。

2. 缓解期治疗

（1）减轻症状的药物

① β受体阻滞剂：常用药物有美托洛尔普通片，每次25～50mg，每日2次，口服；美托洛尔缓释片47.5～190mg，每日1次，口服；比索洛尔，每次2.5～5mg，每日1次，口服。β受体阻滞剂的使用剂量应个体化，从较小剂量开始，逐渐增加剂量，以能缓解症状、心率不低于50次/分为宜。有严重心动过缓和高度房室传导阻滞、窦房结功能紊乱、明显支气管痉挛或支气管哮喘的患者禁用。

② 硝酸酯类：常用药物有硝酸异山梨酯普通片，每次5～20mg，每日3次，口服；单硝酸异山梨酯普通片20mg，每日2次，口服；单硝酸异山梨酯缓释片40～60mg，每日1次，口服。硝酸酯类药物的不良反应有头痛、面色潮红、心率反射性加快和低血压等。

③ 钙通道阻滞剂：常用药物有地尔硫䓬普通片，每次30～60mg，每日3次，口服；地尔硫䓬缓释片，每次90mg，每日1次，口服；硝苯地平控释片，每次30mg，每日1次，口服；氨氯地平，每次5～10mg，每日1次，口服；维拉帕米普通片，每次40～80mg，每日3次，口服；维拉帕米缓释片，每次240mg，每日1次，口服等。钙通道阻滞剂常见的副作用有外周水肿、便秘、心悸、面部潮红等。

④ 其他药物：β受体阻滞剂或钙通道阻滞剂有禁忌或不耐受，或者不能控制症状时可选用曲美他嗪（20～60mg，每日3次，口服）、尼可地尔（2mg，每日3次，口服）、盐酸伊伐布雷定等。

（2）改善预后的药物

① 抗血小板药物：常用药物有阿司匹林75～150mg，每日1次，口服；氯吡格雷75mg，每日1次，口服。主要不良反应为胃肠道出血。

② 降低LDL-C药物：首选他汀类药物。常用药物有辛伐他汀，每次20～40mg，每晚1次，口服；阿托伐他汀，每次10～80mg，每日1次，口服；瑞舒伐他汀，每次5～20mg，每晚1次，口服；普伐他汀，

20 ～ 40mg，每晚 1 次，口服。LDL-C 的目标值应到达 1.8mmoL/L（70mg/dL）以下水平。用药期间应定期监测转氨酶及肌酸激酶等生化指标。

③ β 受体阻滞剂：常用药物及剂量同上。对于心肌梗死后的稳定型心绞痛患者，此类药物可能可以减少心血管事件发生。

④ 血管紧张素转换酶抑制剂：常用药物有卡托普利，每次 12.5 ～ 50mg，每日 3 次，口服；贝那普利，每次 10 ～ 20mg，每日 1 次，口服；培哚普利，每次 4 ～ 8mg，每日 1 次，口服；赖诺普利，每次 10 ～ 20mg，每日 1 次，口服。合并糖尿病、高血压、心力衰竭、左心室收缩功能不全的高危患者建议使用血管紧张素转换酶抑制剂。不能耐受血管紧张素转换酶抑制剂类药物者可以应用血管紧张素Ⅱ受体阻滞剂类药物。

（二）双向转诊

稳定型心绞痛出现下列情况需转至上级医院或专科医院治疗，待治疗方案已确定、临床症状已控制稳定后转回基层卫生服务机构随访。

1. 对于不明原因的胸痛，应转上级医院进一步检查以明确诊断。

2. 经常规治疗，胸痛不能缓解或缓解不明显者。

3. 对于心绞痛较以往发作频繁、性质剧烈、持续时间长、休息和含用硝酸甘油不能缓解，疼痛时伴有恶心、呕吐、大汗和各种类型心律失常，特征性心电图改变（病理性 Q 波、ST 段弓背样抬高和 T 波倒置）及血清心肌损伤标志物异常升高者，需立即转上一级医院诊断治疗。

四、健康管理

1. 积极控制血糖、血脂、血压。

2. 尽量避免各种诱发因素：清淡饮食，避免过饱；戒烟限酒；保持情绪稳定，避免过度兴奋、焦急、愤怒；防寒保暖。

3. 保持适当的体力活动，但以不致发生疼痛症状为度。

不稳定型心绞痛和非 ST 段抬高型心肌梗死

一、概述

不稳定型心绞痛 / 非 ST 段抬高型心肌梗死（UA/NSTEMI）是由于动脉粥样斑块破裂或糜烂，伴有不同程度的表面血栓形成、血管痉挛及远端血管栓塞所导致的一组临床症状，合称为非 ST 段抬高型急性冠脉综合征（NSTEACS）。UA/NSTEMI 的病因和临床表现相似但程度不同，主要不同表现为缺血严重程度以及是否导致心肌损害。UA 没有 STEMI 的特征性心电图动态演变的临床特点。

二、诊断要点

（一）诊断依据

依据典型的心绞痛症状、典型的缺血性心电图改变（新发或一过性 ST 段压低 ≥ 0.1mV，或 T 波倒置 ≥ 0.2mV）以及心肌损伤标志物（cTnT、cTnI 或 CK-MB）测定，可作诊断。

1. 症状 UA 患者胸部不适的特点与典型的稳定型心绞痛相似，但是程度更重。诱发心绞痛的体力活动阈值突然或持久降低；持续时间更长，可达数十分钟，可出现静息或夜间心绞痛；胸痛放射至新的部位；常规休息或舌下含服硝酸甘油只能暂时甚至不能完全缓解症状。

2. 体征 可出现一过性第三心音或第四心音，以及一过性收缩期杂音。

3. 辅助检查

（1）心脏标志物检查 在症状发生后 24 小时内，cTn 的峰值超过正常对照值的 99 个百分位需考虑 NSTEMI 的诊断。

（2）心电图 大多数患者胸痛发作时有一过性 ST 段（抬高或压低）和 T 波（低平或倒置）改变。通常心电图的动态改变可随着心绞痛的缓解而完全或部分消失。若心电图改变持续 12 小时以上，则提示有 NSTEMI 的可能。

（3）连续心电监护 可发现无症状或心绞痛发作时的 ST 段改变。

（4）冠状动脉造影 可以直接显示冠状动脉狭窄程度，可明确诊断、指导治疗并评价预后。

（二）鉴别诊断

尽管 UA/NSTEMI 的发病机制类似急性 STEMI，但两者的治疗原则有所不同，因此需鉴别诊断，见本节“急性 ST 段抬高型心肌梗死”部分。与其他疾病的鉴别诊断参见本节“稳定型心绞痛”部分。

（三）危险分层

不稳定型心绞痛患者死亡或非致死性心肌梗死的短期危险分层见表 5-5。

表 5-5　不稳定型心绞痛患者死亡或非致死性心肌梗死的短期危险分层

项目	高度危险性 （至少具备下列一条）	中度危险性 （无高度危险特征但具备下列任何一条）	低度危险性 （无高度、中度危险特征但具备下列任何一条）
病史	缺血性症状在 48 小时内恶化	既往心肌梗死或脑血管疾病，或冠状动脉旁路移植术，或使用阿司匹林	
疼痛特点	长时间（＞ 20 分钟）静息性胸痛	长时间（＞ 20 分钟）静息胸痛目前缓解，并有高度或中度冠心病可能。静息胸痛（＜ 20 分钟）或因休息或舌下含服硝酸甘油缓解	过去 2 周内新发 CCS 分级Ⅲ级或Ⅳ级心绞痛，但无长时间（＞ 20 分钟）静息性胸痛，有中度或高度冠心病可能
临床表现	缺血引起的肺水肿，新出现二尖瓣关闭不全杂音或原杂音加重，S_3 或新出现啰音或原啰音加重，低血压、心动过缓、心动过速，年龄＞ 75 岁	年龄＞ 70 岁	
心电图	静息型心绞痛伴一过性 ST 段改变（＞ 0.05mV），新出现束支传导阻滞或新出现的持续性心动过速	T 波倒置＞ 0.2mV，病理性 Q 波	胸痛期间心电图正常或无变化
心脏标志物	明显增高（即 cTnT ＞ 0.1μg/L）	轻度增高（即 cTnT ＞ 0.01μg/L，但＜ 0.1μg/L）	正常

三、防治措施

（一）治疗措施

1. 一般治疗　立即休息；消除情绪紧张，必要时可应用小剂量的镇静剂和抗焦虑药物；给予吸氧，使血氧饱和度（SaO_2）＞ 90%。

2. 药物治疗

（1）抗心肌缺血的药物

① β 受体阻滞剂：应尽早用于所有无禁忌证的 UA/NSTEMI 患者。常用药物参见“稳定型心绞痛”部分。

② 硝酸酯类：心绞痛发作时，可舌下含服硝酸甘油，每次 0.5mg，必要时每间隔 3 ～ 5 分钟可以连用 3 次，若仍无效，可静脉应用硝酸甘油以 5 ～ 10μg/min 开始，持续滴注，每 5 ～ 10 分钟增加 10μg/min，直至症状缓解或出现明显副作用（头痛或低血压，收缩压低于 90mmHg 或相比用药前平均动脉压下降 30mmHg），一般 200μg/min 为最大推荐剂量。常用口服药物有：硝酸异山梨酯普通片，每次 5 ～ 20mg，每日 3 次，口服；单硝酸异山梨酯普通片 20mg，每日 2 次，口服；单硝酸异山梨酯缓释片 40 ～ 60mg，每日 1 次，口服。

③ 钙通道阻滞剂：对于血管痉挛性心绞痛患者，可首选此类药物。足量的 β 受体阻滞剂与硝酸酯类药物治疗后仍不能控制缺血症状的患者可以口服长效钙通道阻滞剂。

（2）抗血小板药物

① COX 抑制剂：如无禁忌证，无论采用何种治疗策略，所有患者均应口服阿司匹林，负荷量 150 ～ 300mg（未服用过阿司匹林的患者），维持剂量为每日 75 ～ 100mg，长期服用。阿司匹林不耐受可选用吲哚布芬。

② P2Y12 受体拮抗剂：除非有极高出血风险等禁忌证，UA/NSTEMI 患者均建议在阿司匹林基础上，联合应用一种 P2Y12 受体抑制剂，并维持至少 12 个月。常用药物有：氯吡格雷，负荷量为 300 ～ 600mg，维持剂量每日 75mg；替格瑞洛，首次 180mg 负荷量，维持剂量 90mg，2 次 / 日。

（3）调脂治疗　不论基线血脂水平，UA/NSTEMI 患者均应尽早（24 小时内）开始使用他汀类药物。LDL-C 的目标值为＜ 70mg/dL。常用药物参见“稳定型心绞痛”部分。

（4）ACEI 或 ARB　如果不存在低血压（收缩压＜ 100mmHg 或较基线下降 30mmHg 以上）或其他已知的禁忌证（如肾衰竭、双侧肾动脉狭窄和已知过敏）等，应在 24 小时内给予口服 ACEI。不能耐受 ACEI 者可用 ARB 替代。

（5）抗凝治疗　除非有禁忌，所有患者均应在抗血小板治疗基础上常规应用抗凝治疗，常用药物有普通肝素、低分子量肝素（依诺肝素、达肝素和那曲肝素等）、磺达肝癸钠和比伐卢定等。根据治疗策略以及缺血、出血事件风险选择不同的药物。

（二）双向转诊

判定为 UA/NSTEMI，应立即转往具备再灌注治疗条件的上级医院积极治疗；待病情稳定、症状控制后转回基层卫生服务机构随访治疗。

四、健康管理

1. UA/NSTEMI 患者出院后需进一步随访治疗，并进行病情和危险因素监测等；积极控制血糖、血脂、血压。
2. 平素坚持合理膳食，戒烟限酒，保持情绪稳定，适当运动，防寒保暖。
3. 指导患者坚持长期服用抗血小板药物、他汀类药物等，定期复查相关指标。

急性 ST 段抬高型心肌梗死

一、概述

STEMI 是指急性心肌缺血性坏死，大多是在冠脉病变的基础上，发生冠脉血供急剧减少或中断，使相应的心肌严重而持久地急性缺血所致。通常原因为在冠脉不稳定斑块破裂、糜烂基础上继发血栓形成导致冠状动脉血管持续、完全闭塞。

二、诊断要点

（一）诊断依据

依据典型的临床表现，特征性的心电图改变以及实验室检查可作出诊断。

1. 症状　多数患者在发病前数日有乏力，胸部不适，活动时心悸、气急、烦躁、心绞痛等先兆症状。原有心绞痛发作次数较以往频繁，疼痛多发生在清晨，疼痛部位和性质与心绞痛相同，诱发因素不明显，程度较重、持续时间较长，可达数小时或更长，休息和含用硝酸甘油片多不能缓解，患者常烦躁不安、出汗、恐惧，胸闷或有濒死感。部分患者疼痛位于上腹部，疼痛可放射至下颌、颈部、背部上方。全身症状有发热、心动过速。疼痛剧烈时常伴有频繁的恶心、呕吐和上腹胀痛。可发生心律失常、低血压和休克以及心力衰竭。

2. 体征

（1）心脏体征　心脏浊音界可正常也可轻度至中度增大。心率多增快，少数也可减慢。心尖区第一心音减弱，可出现第四心音（心房性）奔马律，少数有第三心音（心室性）奔马律。可出现各种心律失常。

（2）血压　大多数患者都有血压降低。发病前有高血压者，血压可降至正常，并且可能不再恢复到发病前的水平。

（3）其他　可有与心律失常、休克或心力衰竭相关的其他体征。

3. 辅助检查

（1）心电图　心电图常有进行性的改变。对心肌梗死（MI）的诊断、定位、范围、估计病情演变和预后都有帮助。

① 特征性改变：a.ST 段抬高呈弓背向上型，在面向坏死区周围心肌损伤区的导联上出现。b. 宽而深的 Q 波（病理性 Q 波），在面向透壁心肌坏死区的导联上出现。c.T 波倒置，在面向损伤区周围心肌缺血区的导联上出现。

在背向 MI 区的导联则出现相反改变，即 R 波增高、ST 段压低和 T 波直立并增高。

② 动态性改变：a. 超急性期改变：起病数小时内，可无异常或出现异常高大两肢不对称的 T 波。b. 急性期改变：数小时后，ST 段明显抬高，弓背向上，与直立的 T 波连接，形成单相曲线。数小时至 2 日内出现病理性 Q 波，同时 R 波减低。Q 波在 3 ～ 4 天内稳定不变，之后 70% ～ 80% 永久存在。c. 亚急性期改变：如早期不进行治疗干预，ST 段抬高持续数日至两周左右，逐渐回到基线水平，T 波则变为平坦或倒置。d. 慢性期改变：数周至数个月后，T 波呈 V 形倒置，两肢对称，波谷尖锐。T 波倒置可永久存在，也可在数月至数年内逐渐恢复。

（2）实验室检查

① 起病 24 ～ 48 小时后白细胞可增至（10 ～ 20）×10^9/L，中性粒细胞增多，嗜酸性粒细胞减少或消失；红细胞沉降率（血沉）增快；C 反应蛋白（CRP）增高，均可持续 1 ～ 3 周。

② 血清心肌坏死标志物：心肌损伤标志物增高水平与心肌坏死范围及预后明显相关。肌红蛋白起病后 2 小时内升高，12 小时内达高峰，24 ～ 48 小时内恢复正常。肌钙蛋白 I（cTnI）或 T（cTnT）起病 3 ～ 4 小时后升高。cTnI 于 11 ～ 24 小时达高峰，7 ～ 10 天降至正常；cTn 于 24 ～ 48 小时达高峰，10 ～ 14 天降至正常。肌酸激酶同工酶 CK-MB 升高，在起病后 4 小时内增高，16 ～ 24 小时达高峰，3 ～ 4 天恢复正常。

（二）鉴别诊断

1. 心绞痛　急性心肌梗死的疼痛特点和心绞痛相似，但是急性心肌梗死疼痛程度更剧烈、诱发因素不明显、持续时间更长、硝酸甘油疗效较差或无效；常有血清心肌坏死标志物升高；心电图有特征性和动态性变化等可以相鉴别。

2. 主动脉夹层　胸痛一开始即达高峰，常放射到背、肋、腹、腰和下肢，两上肢的血压和脉搏可有明显差别，无血清心肌坏死标志物升高。二维超声心动图检查、X 线、胸主动脉 CTA 或 MRA 有助于诊断。

3. 急性肺动脉栓塞　可发生胸痛、咯血、呼吸困难和休克。但可出现发绀、肺动脉瓣区第二心音亢进、颈静脉充盈、肝大、下肢水肿等。心电图示Ⅰ导联 S 波加深，Ⅲ导联 Q 波显著，T 波倒置等改变。常有低氧血症，肺动脉 CTA 可检出肺动脉大分支血管的栓塞，可资鉴别。

4. 急腹症　消化性溃疡穿孔、急性胰腺炎、急性胆囊炎、胆石症等，均可有上腹部疼痛，可能伴休克。经询问病史、体格检查、心电图检查、血清心肌酶和肌钙蛋白检测可协助鉴别。

三、防治措施

（一）治疗措施

STEMI 的治疗原则是尽快恢复心肌的血液灌注、挽救濒死的心肌、及时处理并发症。

1. 一般治疗　卧床休息，消除焦虑，吸氧，进行心电图、血压和呼吸的监测。

2. 解除疼痛　①吗啡或哌替啶。②硝酸酯类药物。③ β 受体阻滞剂。

3. 抗血小板及抗凝治疗

4. 调脂治疗　他汀类调脂药物的使用同 UA/NSTEMI 患者，见本节“不稳定型心绞痛和非 ST 段抬高型心肌梗死”部分。

5. ACEI 或 ARB

6. 再灌注心肌治疗

（1）经皮冠状动脉介入治疗　尽早开通闭塞血管，挽救濒死心肌，是 STEMI 最重要的治疗措施之一。

（2）溶栓疗法　无介入治疗条件符合溶栓适应证的首选溶栓策略。

（3）紧急冠状动脉旁路移植术　介入治疗失败或溶栓治疗无效且有手术指征者，宜施行紧急冠状动脉旁路移植术。

7. 并发症治疗　消除心律失常、控制低血压和休克、抗心力衰竭治疗等。

（二）二级预防

1. 非药物干预　STEMI 患者应终身戒烟，合理膳食，对超重和肥胖患者，建议体重指数控制于 25kg/m^2 以下。

2. 药物治疗　如无禁忌证，所有 STEMI 患者出院后均应长期服用阿司匹林、ACEI 和 β 受体阻滞剂。在阿司匹林基础上，无禁忌证患者替格瑞洛维持剂量 90mg，2 次 / 天，至少 1 年。替格瑞洛禁忌或无法获得时，应给予氯吡格雷，维持剂量 75mg/d，至少 1 年。STEMI 患者出院后应进行有效的血压、血脂、血糖管理，目标血压为＜ 130/80mmHg，年龄＞ 80 岁的患者目标血压为＜ 150/90mmHg ；低密度脂蛋白胆固醇（LDL-C）治疗目标值＜ 1.8mmol/L，治疗首选他汀类药物。合并糖尿病的 STEMI 患者应在积极控制饮食和改善生活方式的同时给予降糖药物治疗。若患者一般状况较好、糖尿病病史较短、年龄较轻，可将糖化血红蛋白（HbA1c）控制在 7% 以下。

（三）双向转诊

判定为急性 ST 段抬高型心肌梗死，如果血流动力学指标稳定，应立即转往具备再灌注治疗条件的上级医院积极治疗；如果血流动力学指标不稳定，先实施抢救再行转院。待病情稳定、症状控制后转回基层卫生服务机构随访治疗。

四、健康管理

1. 积极控制血糖、血脂、血压。

2. 平素坚持合理膳食，戒烟限酒，保持情绪稳定，适当运动，防寒保暖。

3. 接受经皮冠状动脉介入治疗的患者坚持服药，定期复查相关指标。

第七节　慢性心力衰竭

一、概述

心力衰竭（heart failure，HF），简称心衰，是各种心脏结构或功能性疾病导致心室充盈和（或）射血功能受损，心排血量不能满足机体组织代谢需要，以肺循环和（或）体循环淤血，器官、组织血液灌注不足为临床表现的一组综合征，主要表现为呼吸困难、体力活动受限和体液潴留。

心衰类型：①根据心衰发生的时间、速度、严重程度可分为慢性心衰（CHF）和急性心衰（AHF）。②根据左心室射血分数（LVEF）分为射血分数降低的心衰（HFrEF）、射血分数保留的心衰（HFpE）和射血分数中间值的心衰（HFmrEF）。③根据发病部位分为左心衰竭、右心衰竭和全心衰竭。

心衰的主要病因有心肌损害、心脏负荷过重、心室前负荷不足等。慢性心力衰竭是心血管疾病的终末期表现和最主要的死因，冠心病、高血压是慢性心力衰竭的最主要病因。

慢性心衰患者常因各种诱因急性加重而需住院治疗，常见诱因有感染（呼吸道感染是最常见、最重要的诱因）、心律失常、血容量增加、过度体力消耗或情绪激动、治疗不当（如不恰当地停用利尿药物或降血压药等）、原有心脏病变加重或并发其他疾病等。

二、诊断要点

（一）诊断依据

心力衰竭的诊断有赖于患者病史、症状、体征及辅助检查等。左心衰竭不同程度的呼吸困难、肺部啰音，右心衰竭的颈静脉征、肝大、水肿，以及心脏奔马律、瓣膜区杂音等是诊断心衰的重要依据。BNP 的测定也可作为诊断依据，并能协助鉴别呼吸困难的病因。

1. 症状

（1）左心衰竭　以肺循环淤血及心排血量降低为主要表现。

① 不同程度的呼吸困难：a. 劳力性呼吸困难。b. 端坐呼吸。c. 夜间阵发性呼吸困难。d. 急性肺水肿。

② 咳嗽、咳痰、咯血：常于夜间发生，坐位或立位时咳嗽可减轻，白色浆液性泡沫状痰为其特点，偶可见痰中带血丝。

③ 乏力、疲倦、运动耐量减低、头晕、心慌等。

（2）右心衰竭　以体循环淤血为主要表现。

① 消化道症状：腹胀、食欲缺乏、恶心、呕吐等。

② 劳力性呼吸困难。

2. 体征

（1）左心衰竭

① 肺部湿啰音。

② 心脏体征：除基础心脏病的固有体征外，一般有心脏扩大及相对性二尖瓣关闭不全的反流性杂音、肺动脉瓣区第二心音亢进及第三心音或第四心音奔马律。

（2）右心衰竭

① 水肿：可见身体低垂部位的对称性凹陷性水肿；也可为胸腔积液，以双侧多见，常以右侧为甚，单侧者以右侧多见。

② 颈静脉征：颈静脉搏动增强、充盈、怒张，肝颈静脉反流征阳性。

③ 肝大：肝淤血肿大常伴压痛。

④ 心脏体征：除基础心脏病的相应体征外，可有三尖瓣关闭不全的反流性杂音。

（3）全心衰竭　同时存在左、右心衰的相关症状和体征。

3. 心力衰竭分级

（1）分级方法　严重程度通常采用美国纽约心脏病学会（NYHA）的心功能分级方法。

Ⅰ级：心脏病患者日常活动不受限制，一般活动不引起乏力、呼吸困难等心衰症状。

Ⅱ级：心脏病患者体力活动轻度受限，休息时无自觉症状，一般活动即可出现心衰症状。

Ⅲ级：心脏病患者体力活动明显受限，低于平时一般活动即引起心衰症状。

Ⅳ级：心脏病患者不能从事任何体力活动，休息状态下也存在心衰症状，活动后加重。

（2）6分钟步行试验　通过评定慢性心衰患者的运动耐力评价心衰严重程度和疗效。6分钟步行距离＜150m为重度心衰；150～450m为中度心衰；＞450m为轻度心衰。

4. 辅助检查

（1）实验室检查

①常规检查：包括血常规、尿常规、肝肾功能、血糖、血脂、电解质等。

②利钠肽：临床常用BNP及NTproBNP，是心衰诊断、管理、临床事件风险评估中的重要指标。BNP＜35ng/L、NTproBNP＜125ng/L时通常可排除慢性心衰。

（2）心电图　无特异性心电图表现，但能协助判断心肌缺血、既往心肌梗死、心律失常等。

（3）影像学检查

①超声心动图：能准确评价各心腔大小变化及瓣膜结构和功能，方便快捷地评估心功能和判断病因，是诊断心力衰竭最主要的仪器检查。其中左心室射血分数（LVEF）是心力衰竭的重要诊断指标。

②X线检查：确诊左心衰竭肺水肿的主要依据。心影呈普遍增大或一侧增大，伴有肺门血管纹理增粗、轮廓模糊不清、肺野模糊的肺淤血及间质性肺水肿表现。还可见胸腔积液和叶间胸膜增厚。Kerley B线是慢性肺淤血的特征性表现。

③冠状动脉造影（CAG）：明确病因诊断。

（二）鉴别诊断

1. 支气管哮喘　严重左心衰竭患者常出现“心源性哮喘”，应与支气管哮喘鉴别。前者多见于器质性心脏病患者，发作时必须坐起，重症者肺部有干、湿啰音，甚至咳粉红色泡沫样痰；后者有过敏史，发作时双肺可闻及典型哮鸣音，咳出白色黏痰后呼吸困难常可缓解。测定血浆BNP水平有助鉴别。

2. 心包积液、缩窄性心包炎　均可以引起颈静脉怒张、肝大、下肢水肿等表现，超声心动图、CMR可确诊。

3. 肝硬化腹水伴下肢水肿　应与慢性右心衰竭鉴别，除基础心脏病体征有助鉴别外，非心源性肝硬化不会出现颈静脉怒张等上腔静脉回流受阻体征。

三、防治措施

（一）治疗措施

1. 一般治疗

（1）消除心衰诱发因素，调整生活方式，如低脂饮食、戒烟、减重等。

（2）日常体重监测、减少钠盐摄入。NYHA心功能Ⅲ～Ⅳ级心衰患者钠盐摄入＜3g/d；心衰急性发作伴有容量负荷过重的患者钠盐摄入＜2g/d。

（3）急性期或病情不稳定者应限制体力活动，卧床休息；病情稳定后根据病情轻重不同逐步增加有氧运动。

2. 药物治疗

（1）利尿剂　适用于有液体潴留的心衰患者。常用利尿剂有：袢利尿剂，如呋塞米（速尿）；噻嗪类利尿剂，如氢氯噻嗪（双氢克尿噻）；保钾利尿剂，如螺内酯（安体舒通）；AVP受体拮抗剂，如托伐普坦。根据患者淤血症状和体征、血压及肾功能选择起始剂量，根据患者对利尿剂的反应调整剂量，体重每天减轻0.5～1.0kg为宜。症状缓解、病情控制后以最小有效剂量长期维持。常见副作用为电解质紊乱，应注意监测。

（2）RAAS抑制剂

①血管紧张素转换酶抑制剂（ACEI）：适用于所有HFrEF患者，除非有禁忌证或不能耐受。常用药物有贝那普利、培哚普利、依那普利、雷米普利等。尽早以小剂量起始，如能耐受则逐渐加量，长期维持终身用药。常见副作用有低血压、肾功能一过性恶化、高血钾、干咳和血管性水肿等。

② 血管紧张素Ⅱ受体阻滞剂（ARB）：适用于不能耐受ACEI的HFrEF患者。常用药物有坎地沙坦、缬沙坦、氯沙坦等。尽早以小剂量起始，如能耐受则逐渐加量，长期维持终身用药。常见副作用有低血压、肾功能恶化和高钾血症等。

③ 血管紧张素受体脑啡肽酶抑制剂（ARNI）：适用于HFrEF患者。常见副作用有低血压、肾功能恶化、高钾血症和血管神经性水肿。

（3）β受体阻滞剂　适用于病情相对稳定的HFrEF患者，除非有禁忌证或不能耐受。常用药物有美托洛尔、比索洛尔和卡维地洛。小剂量起始，每隔2～4周可剂量加倍，逐渐达到最大可耐受量并长期使用。静息心率降至60次/分左右的剂量为目标剂量或最大耐受量。避免突然停药。常见副作用有心动过缓和房室传导阻滞、低血压等。

（4）洋地黄类药物　适用于伴有快速心房颤动、心房扑动的收缩性心力衰竭；应用利尿剂、ACEI/ARB/ARNI、β受体阻滞剂和醛固酮受体拮抗剂，仍持续有症状的HFrEF患者。常用药物有地高辛。常见副作用有心律失常、胃肠道症状、神经精神症状（视觉异常、定向力障碍）等。

（5）伊伐布雷定　适用于NYHA心功能Ⅱ～Ⅳ级、LVEF ≤ 35%的窦性心律患者，合并以下情况之一者：已使用ACEI/ARB/ARNI、β受体阻滞剂、醛固酮受体阻滞剂，β受体阻滞剂已达到目标剂量或最大耐受剂量，心率仍≥70次/分；心率≥70次/分，对β受体阻滞剂禁忌或不能耐受者。起始剂量2.5mg，2次/天，2周后根据静息心率调整剂量，每次剂量增加2.5mg，控制静息心率在60次/分左右，最大剂量7.5mg，2次/天。常见副作用有光幻症和心动过缓。

（二）双向转诊

慢性心力衰竭患者出现下列情况需转至上级医院治疗，待诊断明确、治疗方案确定、并发症控制良好后可转回基层卫生服务机构随访。

1. 基层医疗卫生机构初诊或怀疑心衰的患者，需明确病因和治疗方案的心衰患者。

2. 基层医疗卫生机构管理的慢性稳定性心衰患者病情加重，经常规治疗不能缓解，出现以下情况之一，应及时转诊。

（1）出现心衰症状、体征加重，如呼吸困难、水肿加重、生命体征不稳定。

（2）BNP等心衰生物标志物水平明显增高。

（3）原有心脏疾病加重。

（4）出现新的疾病，如肺部感染、电解质紊乱、心律失常、肾功能恶化、血栓栓塞等。

（5）需进一步调整治疗方案；需要有创检查及治疗等。

四、健康管理

1. 鼓励患者进行家庭自我监测，如自测脉搏、血压、体重，记尿量等。

2. 改善生活方式。减少钠盐摄入，低脂饮食，戒烟，减重等。

3. 心衰患者病情稳定后应根据病情轻重不同逐步增加有氧运动。

4. 指导患者按医嘱长期规范使用药物。

第八节　心律失常

心律失常是指心脏冲动的频率、节律、起源部位、传导速度或激动次序的异常。其可见于生理情况，更多见于病理性状态，包括心脏本身疾病和非心脏疾病。

心律失常可见于正常人，更常见于各种心脏疾病。引起心律失常的主要原因有：各种器质性心脏病（冠心病、高血压心脏病、风湿性心脏病、瓣膜病、心肌病、心肌炎和先天性心脏病等）、药物毒性作用、各种原因的酸碱平衡及电解质紊乱、神经与体液调节功能失调，以及甲状腺功能亢进、贫血、重度感染、脑卒中等。

心律失常按发生部位分为室上性（包括窦性、房性、房室交界性）和室性心律失常两大类；按发生时心率的快慢，分为快速型与缓慢型心律失常两大类；按发生机制分为冲动形成异常和冲动传导异常两大类。

本病属于中医学“心悸”“怔忡”范畴，根据基础疾病不同，也可属于“胸痹”“喘症”“厥证”等范畴。

室上性心律失常

一、房性期前收缩

（一）概述

房性期前收缩（房早）是指起源于窦房结以外心房的任何部位的心房激动，是临床上常见的心律失常。

（二）诊断要点

1. 临床表现 主要是心悸，部分患者有胸闷乏力，自觉有停跳感，也可无症状。

2. 心电图 ①提前出现的 P 波与窦性 P 波形态不同。② PR 间期＞ 120 毫秒。③ QRS 波群呈室上性。④不完全代偿间歇。

（三）防治措施

1. 通常无须治疗。

2. 若有明显症状或因房性期前收缩触发室上性心动过速时，应给予药物治疗，包括 β 受体阻滞剂、普罗帕酮、胺碘酮、非二氢吡啶类钙通道阻滞剂等。

（四）健康管理

吸烟、饮酒与咖啡均可诱发房性期前收缩，应劝导患者戒除或减量。

二、心房颤动

（一）概述

心房颤动简称房颤，是最常见的心律失常之一，是指规则有序的心房电活动丧失，代之以快速无序的颤动波，是严重的心房电活动紊乱。心室律（率）紊乱、心功能受损和心房附壁血栓形成是房颤患者的主要病理生理特点。

房颤多见于高血压心脏病、冠心病、风湿性心脏病、二尖瓣狭窄、心肌病以及甲状腺功能亢进症等器质性疾病患者。

房颤可分为初发心房颤动、阵发性心房颤动、持续性心房颤动、长期持续性心房颤动、持久性心房颤动。

（二）诊断要点

1. 临床表现 心室率不快时，患者可无症状。心室率超过 150 次 / 分，患者可发生心绞痛与充血性心力衰竭。心脏听诊第一心音强弱不定，心律极不规则，当心室率快时可发生脉搏短绌。

2. 心电图 ①正常 P 波消失，代之以快速而极不规则的 f 波，f 波频率 350 ～ 600 次 / 分，在 V_1 导联上最清楚。②心室律极不规则。③ QRS 波群形态一般正常，当心室率过快，发生室内差异性传导，QRS 波群增宽变形。

（三）防治措施

1. 治疗措施 房颤治疗的基本原则：在治疗原发疾病和诱发因素基础上，控制心室率；转复并维持窦性心律；积极抗凝治疗预防血栓栓塞并发症。

（1）控制心室率 常用药物包括 β 受体阻滞剂、钙通道阻滞剂、洋地黄制剂和某些抗心律失常药物（如胺碘酮、决奈达隆），可单用或者联合应用。可选择房室结消融或改良术。

（2）转复并维持窦性心律 将房颤转复为窦性心律的方法包括药物复律、电复律及导管消融治疗。药物复律中胺碘酮是目前常用的维持窦性心律药物，其他药物还有多非利特、普罗帕酮、索他洛尔、决奈达隆，但临床疗效均不及胺碘酮。中成药制剂稳心颗粒或参松养心胶囊对维持窦性心律亦有一定效果。

（3）抗凝治疗 抗凝治疗是房颤治疗的重要内容。华法林是房颤抗凝治疗的有效药物。紧急复律治疗可选用静脉注射肝素或皮下注射低分子量肝素抗凝。新型口服抗凝药物，如达比加群酯、利伐沙班、阿哌沙班等，目前主要用于非瓣膜性房颤的抗凝治疗。经皮左心耳封堵术是预防脑卒中和体循环栓塞事件的策略之一。

2. 双向转诊 快速房颤经治疗不能有效控制心室率或出现血流动力学不稳定者应转往上级医院救治，房颤需直流电复律或导管消融等治疗须在上级医院心脏专科内进行。

（四）健康管理

1. 积极治疗原发病。

2. 房颤者应定期复查 ECG；长期口服抗凝药物者应定期监测凝血指标。

三、心房扑动

（一）概述

心房扑动简称房扑，是介于房速和心房颤动之间的快速型心律失常。健康者很少见，多见于器质性心脏病，如风湿性心脏病、冠心病、高血压心脏病、心肌病等。

（二）诊断要点

1. 临床表现 心室率不快时，患者可无症状；房扑伴有极快的心室率，可诱发心绞痛与充血性心力衰竭。

2. 心电图 ①窦性 P 波消失，代之以 F 波（振幅、间距相同的有规律的锯齿状扑动波）。②心室率规则或不规则，房扑波多以 2∶1 及 4∶1 交替下传。③ QRS 波形态正常，当出现室内差异传导、原有束支传导阻滞或经房室旁路下传时，QRS 波群增宽、畸形。

（三）防治措施

1. 治疗措施

（1）药物治疗 减慢心室率的药物包括 β 受体阻滞剂、钙通道阻滞剂（维拉帕米、地尔硫䓬）和洋地黄制剂（地高辛、毛花苷 C）。转复房扑并预防复发的药物包括 Ⅰ a 类、Ⅰ c 类和Ⅲ类（伊布利特、多非利特和胺碘酮）抗心律失常药。长期维持窦性心律可选用胺碘酮、多非利特或索他洛尔等药物。

（2）非药物治疗 直流电复律是终止房扑最有效的方法。还可选用食管调搏、导管消融治疗。

（3）抗凝治疗 持续性心房扑动的患者发生血栓栓塞的风险明显增高，应给予抗凝治疗。具体抗凝治疗同心房颤动。

2. 双向转诊 快速房扑经治疗不能有效控制心室率或出现血流动力学不稳定者应转往上级医院救治。

四、阵发性室上性心动过速

（一）概述

阵发性室上性心动过速（简称室上速）。本节内容仅讲述房室结折返性心动过速，这是最常见的阵发性室上性心动过速类型，患者通常无器质性心脏病表现，不同性别与年龄均可发生。

（二）诊断要点

1. 临床表现 心悸、胸闷、焦虑不安、头晕，少见有晕厥、心绞痛、心力衰竭与休克者。

2. 心电图 ①心率 150 ～ 250 次 / 分，节律规则。② QRS 波形态与时限均正常，但发生室内差异性传导或束支阻滞时，QRS 波形态异常。③ P 波为逆行性（Ⅱ、Ⅲ、aVF 导联倒置），常埋藏于 QRS 波内或位于其终末部分，P 波与 QRS 波保持固定关系。④起始突然，通常由一个房性期前收缩触发，其下传的 PR 间期显著延长，随之引起心动过速发作。

（三）防治措施

1. 治疗措施

（1）急性发作期 采取措施终止心动过速，转复为窦性心律。

① 迷走神经刺激法：颈动脉窦按摩、Valsalva 动作、咽刺激诱导恶心、将面部浸没于冰水内等。

② 药物治疗：是终止心动过速发作的最常用和有效的方法。首选腺苷。腺苷无效时可改用静脉注射维拉帕米。其他药物有 β 受体阻滞剂、洋地黄、普罗帕酮和某些升压药物（如去氧肾上腺素、间羟胺或甲氧明）。

（2）预防复发 导管消融技术能根治心动过速，应优先应用。暂时不能行导管消融术且又发作频繁和症状显著者，可考虑应用长效 β 受体阻滞剂、长效钙通道阻滞剂或洋地黄预防发作；如发作不频繁、可较好耐受、持续时间短、可自行终止或自行容易终止者，则不必预防性用药。

2. 双向转诊

室上速患者虽经治疗不能有效控制心室率或出现血流动力学不稳定，应转往上级医院诊治，经导管射频消融术应到上级医院心脏专科进行。

（四）健康管理

1. 积极治疗原发病。
2. 患者应定期复查 ECG。
3. 避免劳累、情绪激动，杜绝吸烟、饮酒等不良生活方式。

室性心律失常

一、室性期前收缩

（一）概述

室性期前收缩是一种最常见的心律失常，是指希氏束分支以下部位过早发生的，提前使心肌除极的心搏。正常人与各种心脏病患者均可发生。洋地黄中毒，电解质紊乱，精神不安，过量烟、酒、咖啡亦可诱发室性期前收缩。

（二）诊断要点

1. 临床表现 常无特异性症状。可表现为心悸、心跳或“停跳”感，类似电梯快速升降的失重感或代偿间歇后有力的心脏搏动，可伴有头晕、乏力、胸闷等症状。

2. 心电图 ①提前出现的宽大畸形 QRS 波群，时限常超过 0.12 秒。② ST 段与 T 波的方向与 QRS 主波方向相反。③配对间期恒定，后可出现完全性代偿间歇。

（三）防治措施

1. 无器质性心脏病 无明显症状或症状轻微者，不必药物治疗。如患者症状明显，治疗以消除症状为目的。常用药物有 β 受体阻滞剂、非二氢吡啶类钙通道阻滞剂和普罗帕酮等，以及中成药，如参松养心胶囊、稳心颗粒等。

2. 器质性心脏病 器质性心脏病合并心功能不全者，原则上只处理心脏本身疾病，不必应用治疗室性期前收缩的药物。若症状明显，可选用 β 受体阻滞剂、非二氢吡啶类钙通道阻滞剂和胺碘酮等。急性心肌缺血或梗死合并室性期前收缩患者，首选再灌注治疗，不主张预防性应用抗心律失常药物。

3. 导管消融治疗 若患者症状明显，抗心律失常药物疗效不佳，或不能耐受药物治疗，且无明显器质性心脏病，可考虑经导管射频消融治疗。

二、室性心动过速

（一）概述

室性心动过速，简称室速，是起源于希氏束分支以下的特殊传导系统或者心室肌的连续 3 个或 3 个以上的异位心搏。室速常发生于各种器质性心脏病患者。最常见为冠心病，其次是心肌病、心力衰竭、二尖瓣脱垂、心瓣膜病等，其他病因包括代谢障碍、电解质紊乱、长 QT 间期综合征等。

（二）诊断要点

1. 临床表现 非持续性室速的患者通常无症状；持续性室速可出现低血压、少尿、气促、心绞痛、晕厥等。听诊心律可轻度不规则，第一、二心音分裂，收缩期血压随心搏变化。

2. 心电图 ① 3 个或以上的室性期前收缩连续出现。②心室率常为 100 ～ 250 次 / 分。③节律规则或略不规则。④心房独立活动与 QRS 波无固定关系，形成室房分离。

（三）防治措施

1. 治疗措施 室速时出现血流动力学障碍，应迅速施行电复律。无显著血流动力学障碍的室速，可选用利多卡因、β 受体阻滞剂或胺碘酮静脉注射。

2. 双向转诊 阵发性室速经抢救后血流动力学稳定的患者应推荐到上级医院心脏专科明确病情。特发性室速考虑导管射频消融治疗或考虑安置埋藏式心律转复除颤器者应转往上级医院。

（四）健康管理

1. 积极治疗原发病，如高血压病、冠心病等，按时服用治疗药物。
2. 患者应定期复查 ECG；必要时行 24 小时动态心电图检查。
3. 避免劳累、情绪激动，杜绝吸烟、饮酒等不良生活方式。

三、心室扑动与心室颤动

（一）概述

心室扑动与心室颤动，简称室扑和室颤，为致死性心律失常。常见于缺血性心脏病患者。

（二）诊断要点

1. 临床表现 意识丧失，抽搐，呼吸停顿甚至死亡，心音、脉搏消失，血压亦无法测到。

2. 心电图 ①心室扑动：呈正弦图形，波幅大而规则，QRS 波呈单形性，频率 150 ～ 300 次 / 分（通常在 200 次 / 分以上）。②心室颤动：波形、振幅与频率均极不规则，无法辨认 QRS 波群、ST 段与 T 波。

（三）防治措施

1. 治疗措施

（1）房扑的治疗

① 对预激综合征合并房扑者或伴有心力衰竭、心源性休克需紧急复律者，呈 1∶1 房室传导，心室率达 200 次 / 分以上者，应首选电转复，一般用 50 ～ 100Ws，成功率 100%。

② 心室率过快可给予毛花苷 C（西地兰）静脉注射，可先变为房颤，再转复窦性心律。

③ 胺碘酮静脉注射或口服，亦可取得良好疗效。

④ 普罗帕酮（心律平）、奎尼丁、丙吡胺（双异丙吡胺）、索他洛尔、氟卡尼等可转复房扑。

⑤ 个别慢性房扑用上述方法不能复律者，可口服洋地黄或维拉帕米（异搏定）控制，应除外心衰。

经导管射频消融术治疗效果好，多数患者可根治。

（2）房颤的治疗

① 同步直流电转复：首次电转复能量为 200J，若不成功，可增加至 360J，可连续电击 3 次。应在心电监护和有良好抢救设备的条件下进行复律，复律前应空腹 6 小时，同时给予抗凝治疗。

② 药物转复：首选Ⅰa 类抗心律失常药物奎尼丁。因为是传统药物，使用上有许多经验，一般病例选择好后给药 3 天，从中午 12 点给药，第一天每次 0.2g，第二天每次 0.3g，第三天每次 0.4g，间隔 2 小时给药一次，每天共 5 次，转为窦性心律后随时停药，第三天服药后仍未转复，停止给药。

③ 维持窦性心律：Ⅰa 类抗心律失常药物奎尼丁、Ⅰb 类抗心律失常药物莫雷西嗪、Ⅰc 类抗心律失常药物普罗帕酮、Ⅲ类抗心律失常药物胺碘酮、β 受体阻滞剂美托洛尔等。

④ 抗凝治疗：使用华法林或阿司匹林进行个体化用药治疗，使 INR 保持在 2 ～ 3 为宜。

2. 双向转诊 心室扑动与心室颤动患者虽经治疗不能有效控制心室率或出现血流动力学不稳定，应转往上级医院诊治，经导管射频消融术应到上级医院心脏专科进行。

（四）健康管理

1. 积极治疗原发病，如高血压病、冠心病、心肌梗死等，按时服用治疗药物。
2. 患者应定期复查 ECG；必要时行 24 小时动态心电图检查。
3. 避免劳累、情绪激动，杜绝吸烟、饮酒等不良生活方式。

心脏传导阻滞

心脏传导阻滞是由解剖或功能失常造成的永久性或暂时性冲动传导障碍，可发生于心脏传导系统的任何水平。如发生在窦房结与心房之间称窦房传导阻滞。在心房与心室之间，称房室传导阻滞。位于心房内，称房内传导阻滞。位于心室内，称为室内传导阻滞。本节仅讲述房室传导阻滞和室内传导阻滞。

一、房室传导阻滞

（一）概述

房室传导阻滞是指房室交界区脱离了生理不应期后，心房冲动传导延迟或不能传导至心室。房室传导阻滞可以发生在房室结、希氏束以及束支等不同的部位。部分健康的成年人、儿童及运动员可发生一度或二度Ⅰ型房室传导阻滞，其他导致房室传导阻滞的病变有各种心脏疾病、电解质紊乱、药物中毒等。

（二）诊断要点

1. 临床表现 一度房室传导阻滞通常无症状。二度房室传导阻滞可有心悸或无症状。三度房室传导阻滞可有疲倦、乏力、头晕、晕厥、心绞痛、心力衰竭。房室传导阻滞患者可出现暂时性意识丧失，甚至抽搐，称为Adams-Stokes综合征，严重者可致猝死。一度房室传导阻滞听诊时第一心音强度减弱。二度Ⅰ型房室传导阻滞第一心音强度逐渐减弱并有心搏脱漏。二度Ⅱ型房室传导阻滞亦有间歇性心搏脱漏，但第一心音强度恒定。三度房室传导阻滞第一心音强度经常变化，第二心音可正常或反常分裂，间或听到响亮亢进的第一心音（大炮音）。

2. 心电图

（1）一度房室传导阻滞　PR间期超过0.20秒，QRS波群形态与时限多正常。

（2）二度房室传导阻滞　二度房室传导阻滞分为Ⅰ型和Ⅱ型。Ⅰ型又称文氏阻滞，是最常见的二度房室传导阻滞类型。二度Ⅰ型：①P波规律出现。②PR间期逐渐延长，直到P波下传受阻，脱漏1个QRS波群。最常见的房室传导比例为3∶2和5∶4。二度Ⅱ型：PR间期恒定，部分P波后无QRS波群。

（3）三度（完全性）房室传导阻滞　①P波与QRS波群各自成节律、互不相关。②心房率快于心室率。③心室起搏点通常在阻滞部位稍下方。如位于希氏束及其近邻，心室率为40～60次/分，QRS波群正常，心律亦较稳定；如位于室内传导系统的远端，心室率可低至40次/分以下，QRS波群增宽，心室律亦常不稳定。

（三）防治措施

1. 治疗措施　一度房室传导阻滞与二度Ⅰ型房室传导阻滞心室率不太慢者，无须特殊治疗。二度Ⅱ型与三度房室传导阻滞，如心室率显著缓慢，症状明显，甚至Adams-Stokes综合征发作者，应及早给予临时性或永久性心脏起搏治疗。常用药物有阿托品（0.5～2.0mg，静脉注射），适用于阻滞位于房室结的患者。异丙肾上腺素（1～4μg/min，静脉滴注）适用于任何部位的房室传导阻滞。

2. 双向转诊　二度Ⅱ型与三度房室传导阻滞，如心室率显著缓慢，症状明显，血流动力不稳定，甚至Adams-Stokes综合征发作者，应推荐到上级医院心脏专科明确病情，必要时及早给予临时性或永久性心脏起搏治疗。

（四）健康管理

1. 积极治疗原发病，如高血压病、冠心病、心肌梗死等，按时服用治疗药物。
2. 患者应定期复查ECG；必要时行24小时动态心电图检查。
3. 避免劳累、情绪激动，杜绝吸烟、饮酒等不良生活方式。

二、室内传导阻滞

（一）概述

室内传导阻滞是指希氏束分叉以下部位的传导阻滞，包括右束支、左束支、左前分支及左后分支传导阻滞。右束支传导阻滞较为常见，可发生于正常人和各种心脏疾病患者。左束支传导阻滞常发生于各种心脏疾病和急性感染、药物中毒等患者。

（二）诊断要点

1. 临床表现　单支与双支传导阻滞通常无临床症状，完全性三分支传导阻滞的临床表现与完全性房室传导阻滞相同。

2. 心电图　①完全性右束支传导阻滞：V_1、V_2导联QRS波呈“M”型，QRS波群时限≥0.12秒。继发ST段下移，T波倒置。V_5、V_6导联宽S波＞0.04秒。②完全性左束支传导阻滞：Ⅰ、aVL、V_5、V_6导联呈R型，QRS波群时限≥0.12秒，继发ST段下移，T波倒置。V_1、V_2导联S波宽深。

（三）防治措施

1. 治疗措施

（1）单纯慢性束支传导阻滞的患者通常无须治疗。

（2）急性前壁心肌梗死发生双分支、三分支阻滞，或慢性双分支、三分支传导阻滞，伴有晕厥或Adams-Stroke综合征发作者，则应及早考虑心脏起搏治疗。

2. 双向转诊　完全性三分支传导阻滞心室率显著缓慢，症状明显，血流动力学不稳定，应推荐到上级医院心脏专科明确病情，必要时及早给予临时性或永久性心脏起搏治疗。

（四）健康管理

1. 积极治疗原发病，如高血压病、冠心病、心肌梗死等，按时服用治疗药物。

2. 患者应定期复查 ECG；必要时行 24 小时动态心电图检查。

3. 避免劳累、情绪激动，杜绝吸烟、饮酒等不良生活方式。

第三单元　肝胆脾胃病

第一节　胃　痞

一、概述

胃痞，又称痞满，是指以自觉心下痞塞，触之无形，按之柔软，压之无痛为主要症状的病证。临床主要表现为上腹胀满不舒，如延及中下腹部则称为脘腹胀满。

主要病因有感受外邪、内伤饮食、情志失调、体虚久病等，基本病机为中焦气机不利，脾胃升降失宜。病位在胃，与肝、脾等脏腑相关。初病多为实证，久病不愈耗气伤阴而为虚证，临床多为虚实兼夹，寒热错杂。

二、诊断依据

（一）诊断要点

1. 临床以胃脘痞塞，满闷不舒为主症，或伴纳呆、早饱、嗳气，并有按之柔软，压之不痛，望无胀形的特点。

2. 发病缓慢，时轻时重，反复发作，病程漫长。

3. 多由饮食、情志、寒温等因素诱发。

本病应与聚证、气鼓等相鉴别。

（二）辨证要点

1. 辨实痞与虚痞　依据症状特征、易感人群、病情特点等鉴别。

2. 辨热痞与寒痞　依据病因病机、症状、治法等鉴别。

3. 辨在经（气）与在络（血）　依据病程、病位深浅、症状特征等鉴别。

4. 辨胃痞与腹胀　依据病位、病机、治法等鉴别。

三、证治概要

（一）治则治法

本病以调和脾胃，行气消痞为基本法则，遵照“虚则补之，实则泻之”的原则，辨证施以理气和中、消食和胃、燥湿健脾、清热化湿、疏肝解郁、益气养阴等治法。

（二）临证方药

1. 实痞

（1）外寒内滞

症见：脘腹痞闷，不思饮食，嗳气呕恶，恶寒发热，头痛无汗，身体疼痛，大便溏薄；舌苔薄白或白腻，脉浮紧或濡。

治法：理气和中，疏风散寒。

方药：香苏散。若脘痞较甚，痰多苔腻者，加藿香、木香、法半夏、砂仁；纳呆食少，加焦三仙、鸡内金、佛手；鼻塞声重，时欲叹息者，加羌活、苍术、紫苏梗、防风；头痛较甚，可加川芎、白芷、细辛。

（2）饮食内停

症见：脘腹痞胀，进食尤甚，嗳腐吞酸，恶食呕吐，或大便不调，矢气频作，臭如败卵；舌苔厚腻，脉滑。

治法：消食和胃，行气消痞。

方药：保和丸。若食积较重，加鸡内金、谷芽、麦芽；脘腹胀满，加枳实、厚朴、槟榔；食积化热，大便秘结，加大黄、枳实，或合用枳实导滞丸；脾虚便溏，加白术、白扁豆，或合用枳实消痞丸。

中成药可选用保和丸。

（3）痰湿中阻

症见：脘腹痞塞不舒，胸膈满闷，头晕目眩，身重困倦，呕恶纳呆，口淡不渴，小便不利；舌苔白厚腻，脉沉滑。

治法：燥湿健脾，化痰理气。

方药：二陈平胃散。若痰湿盛而胀满甚，加枳实、紫苏梗、桔梗；气逆不降，嗳气不止者，加旋覆花、代赭石、枳实、沉香；痰湿郁久化热而口苦、舌苔黄者，改用黄连温胆汤；嘈杂不舒，苔黄腻，脉滑数，改用大黄黄连泻心汤合连朴饮；兼脾胃虚弱者加党参、白术、砂仁。

（4）寒热错杂

症见：心下痞满，纳呆呕恶，嗳气不舒，肠鸣下利；舌淡苔腻，脉濡或滑。

治法：辛开苦降，寒热平调。

方药：半夏泻心汤。恶心呕吐明显者，加生姜、竹茹、旋覆花；纳呆不食，加鸡内金、谷芽、麦芽；嘈杂不舒，可合用左金丸；舌苔厚腻，去人参、大枣，加砂仁、枳实、瓜蒌；下利甚，完谷不化者，重用炙甘草，可加陈皮、炒白术、茯苓。

（5）肝郁气滞

症见：脘腹痞闷，胸胁胀满，心烦易怒，善太息，呕恶嗳气，或吐苦水，大便不爽；舌淡红，苔薄白，脉弦。

治法：疏肝解郁，和胃消痞。

方药：越鞠丸合枳术丸。若气郁明显，胀满较甚者，酌加柴胡、郁金、厚朴等，或加用五磨饮子；郁而化火，口苦而干者，加黄连、黄芩；呕恶明显，加制半夏、生姜；嗳气甚者，加竹茹、沉香。

中成药可选用越鞠丸。

2. 虚痞

（1）脾胃虚弱

症见：脘腹满闷，时轻时重，喜温喜按，纳呆便溏，神疲乏力，少气懒言，语声低微；舌质淡，苔薄白，脉细弱。

治法：补气健脾，升清降浊。

方药：补中益气汤。若闷胀较重者，加枳壳、木香、厚朴；四肢不温，便溏泄泻者，加制附子、干姜，或合用理中丸；纳呆厌食者，加砂仁、神曲；舌苔厚腻，湿浊内蕴，加制半夏、茯苓，或改用香砂六君子汤。

中成药可选用香砂枳术丸。

（2）胃阴不足

症见：脘腹痞闷，嘈杂，饥不欲食，恶心嗳气，口燥咽干，大便秘结；舌红少苔，脉细数。

治法：养阴益胃，调中消痞。

方药：益胃汤。若津伤较重者，加石斛、花粉；腹胀较著者，加枳壳、香橼、厚朴；食滞者，加谷芽、麦芽；便秘者，加火麻仁、玄参。

（三）其他疗法

1. 针灸

（1）体针　以脾、胃的背俞穴及胃的募穴、下合穴为主。

主穴：脾俞、胃俞、中脘、足三里、百会、气海。

配穴：痞满、恶心配公孙、内关；嗳气、喜叹息配太冲、期门。

百会宜用灸法，余主穴用补法，配穴用平补平泻法；上腹部和背部穴针后加灸或拔罐。

（2）耳针　取胃、脾、交感、皮质下。毫针刺法或压丸法。

（3）穴位注射　取脾俞、胃俞、足三里。选用黄芪注射液，常规穴位注射。

（4）穴位埋线　取中脘、脾俞、胃俞、气海、足三里。三角针埋线法。

2. 推拿　依据经络学说，循经取穴进行推拿。仰卧位时，可点揉百会、膻中、中脘、关元、足三里、阴陵泉，每穴 1 分钟；用掌根推法，自中极向上腹部推 5 次；顺时针方向摩腹 1 分钟，再逆时针方向摩腹 2 分钟。俯卧位时，一手固定肩前部，另一手自膈关穴从肩胛骨内侧缘插入肩胛骨与肋骨之间，持续推 2 分钟，患者应有胃向上提的感觉，然后揉按脾俞、胃俞、膈俞，每穴 2 分钟。

四、健康处方

1. 积极消除病因，饮食上忌暴饮暴食、嗜食辛辣生冷、醇酒厚味；情绪上保持心平气和，注意调畅情志，减少暴怒忧思；日常生活要慎起居，适寒温，防六淫，适当锻炼，增强体质。

2. 对于已患病者，不要过用苦寒之品，以防克伤脾胃之阳；虚弱者不要一味温补，应配合理气之药，使补而不滞，以防滋腻碍胃，加重胃痞，或生他变。

3. 若日久不愈，见吐血、黑便等症状，应及时就诊。

第二节　胃　痛

一、概述

胃痛，又称胃脘痛，是以上腹胃脘部近心窝处疼痛为主症的病证。临床主要表现为上腹疼痛不适。

病因主要有外邪犯胃、饮食伤胃、情志不畅和脾胃素虚。基本病机为胃气郁滞，胃失和降，不通则痛。病位在胃，亦与肝、脾两脏密切相关。病理因素主要有气滞、寒凝、热郁、湿阻、血瘀。病理性质多属虚实夹杂，早期由外邪、饮食、情志所伤者，多为实证，后期常出现脾胃虚弱，胃痛久之不愈，往往出现虚实夹杂之证。

二、诊断依据

（一）诊断要点

1. 上腹近心窝处胃脘部发生疼痛为特征，其疼痛有胀痛、刺痛、隐痛、钝痛等不同的性质。

2. 常伴食欲不振，恶心呕吐，嘈杂泛酸，嗳气吞腐等症状。

3. 发病人群以中青年居多，多有反复发作病史，发病前多有明显的诱因，如天气变化、恼怒、劳累、暴饮暴食、饥饿、进食生冷干硬食物或饮用辛辣醇酒，或服用有损脾胃的药物等。

本病应与真心痛、胁痛、腹痛等相鉴别。

（二）辨证要点

1. 辨虚实　依据胃痛剧烈程度、性质等鉴别。

2. 辨寒热　依据胃痛加剧及缓解因素、痛势等鉴别。

3. 辨气血　依据病程、症状特征等鉴别。

4. 辨兼夹证　各证不是单独出现或一成不变，而是互相转化和兼杂的，如寒热错杂、虚中夹实、气血同病等。

三、证治概要

（一）治则治法

胃痛早期由外邪、饮食、情志所伤者，属实证，治疗以疏肝理气、活血化瘀、清解郁热为主；后期常为脾胃虚弱，治以健脾益胃为主，寒凝则温胃散寒，气阴虚则益气养阴；胃痛久治不愈，往往虚实夹杂，如脾胃虚弱夹湿、夹瘀等，治疗当补虚泻实，重视调畅中焦气机。

（二）临证方药

1. 寒邪客胃

症见：胃痛暴作，恶寒喜暖，得温痛减，遇寒加重，口淡不渴，或喜热饮；舌淡苔薄白，脉弦紧。

治法：温胃散寒，行气止痛。

方药：香苏散合良附丸。若恶寒，头痛者，加防风、藿香等；若胸脘痞闷，胃纳呆滞，嗳气或呕吐者，加枳实、神曲、鸡内金、制半夏、生姜等。

2. 宿食积滞

症见：胃脘疼痛，胀满拒按，嗳腐吞酸，或呕吐不消化食物，其味腐臭，吐后痛减，不思饮食，大便不爽，得矢气及便后稍舒；舌苔厚腻，脉滑。

治法：消食导滞，和胃止痛。

方药：保和丸。若脘腹胀甚者，加枳实、砂仁、槟榔；若呃逆较甚者，加旋覆花、代赭石等；若胃脘胀痛而便闭者，加黄连、大黄、火麻仁。

中成药可选用保和丸。

3. 肝胃郁热

症见：胃脘灼痛，烦躁易怒，烦热不安，胁胀不舒，泛酸嘈杂，口干口苦；舌红苔黄，脉弦或数。

治法：平逆散火，泄热和胃。

方药：化肝煎。若胃痛甚者，加延胡索、川楝子；若胸胁胀满，烦躁易怒甚者，加柴胡、香附、川芎等；若口干，口苦，小便短赤者，加玉竹、麦冬、淡竹叶等。

4. 肝气犯胃

症见：胃脘胀痛，痛连两胁，遇烦恼则痛作或痛甚，嗳气、矢气则痛舒，胸闷嗳气，喜长叹息，大便不畅；舌苔多薄白，脉弦。

治法：疏肝解郁，理气止痛。

方药：柴胡疏肝散。若胃痛较甚者，加川楝子、延胡索等；若嗳气较频者，加沉香、半夏、旋覆花等；若泛酸者，加乌贼骨、煅瓦楞子。

中成药可选用气滞胃痛颗粒。

5. 湿热中阻

症见：胃脘疼痛，痛势急迫，脘闷灼热，口干口苦，口渴而不欲饮，纳呆恶心，小便色黄，大便不畅；舌红，苔黄腻，脉滑数。

治法：清化湿热，理气和胃。

方药：清中汤。若湿偏重者，加苍术、藿香；若热偏重者，加蒲公英、黄芩；若恶心呕吐者，加竹茹、橘皮；若大便秘结不通者，可加大黄；若气滞腹胀者，加厚朴、枳实；若纳呆少食者，加神曲、炒谷芽、炒麦芽。

中成药可选用三九胃泰。

6. 瘀血停滞

症见：胃脘刺痛，痛有定处，按之痛甚，食后加剧，入夜尤甚，或见吐血、黑便；舌质紫暗或有瘀斑，脉涩。

治法：化瘀通络，理气和胃。

方药：失笑散合丹参饮。若胃痛甚者，加延胡索、木香、郁金、枳壳；若四肢不温，舌淡脉弱者，加党参、黄芪；便黑，加三七、白及；若口干咽燥，舌光无苔，加生地黄、麦冬。

中成药可选用云南白药胶囊。

7. 胃阴不足

症见：胃脘隐隐灼痛，似饥而不欲食，口燥咽干，五心烦热，消瘦乏力，口渴思饮，大便干结；舌红少津，脉细数。

治法：养阴益胃，和中止痛。

方药：一贯煎合芍药甘草汤。若胃脘灼痛，嘈杂泛酸者，加珍珠粉、牡蛎、海螵蛸；胃脘胀痛较剧，兼有气滞，加厚朴、玫瑰花、佛手；大便干燥难解，加火麻仁、瓜蒌仁；若阴虚胃热，加石斛、知母、黄连。

中成药可选用养胃舒胶囊。

8. 脾胃虚寒

症见：胃痛隐隐，绵绵不休，喜温喜按，空腹痛甚，得食则缓，劳累或受凉后发作或加重，泛吐清水，神疲纳呆，四肢倦怠，手足不温，大便溏薄；舌淡苔白，脉虚弱或迟缓。

治法：温中健脾，和胃止痛。

方药；黄芪建中汤。泛吐清水较多，加干姜、制半夏、陈皮、茯苓；泛酸，可去饴糖，加黄连、炒吴茱萸、乌贼骨、煅瓦楞子；胃脘冷痛，里寒较甚，呕吐，肢冷，加理中丸；若兼有形寒肢冷，腰膝酸软，可用附子理中汤；无泛吐清水，无手足不温者，可改用香砂六君子汤。

中成药可选用附子理中丸、虚寒胃痛颗粒、小建中胶囊。

（三）其他疗法

1. 针灸

（1）体针　以胃的募穴、下合穴为主。

主穴：中脘、足三里、内关、公孙。

配穴：寒邪犯胃配梁丘、胃俞；饮食伤胃配下脘、梁门；肝气犯胃配太冲、期门；瘀血停胃配三阴交、膈俞；脾胃虚寒配脾俞、关元；胃阴不足配胃俞、内庭。

寒邪犯胃和脾胃虚寒者，可加用灸法。急性胃痛每日治疗 1 ～ 2 次，慢性胃痛每日或隔日治疗 1 次。

（2）穴位按压　取至阳、灵台。俯卧位，用双手拇指按揉 3 ～ 5 分钟。用于急性胃痛。

（3）耳针　取胃、十二指肠、脾、肝、神门、交感。每次选用 3 ～ 5 穴，毫针刺法或压丸法。

（4）拔罐　取中脘、脾俞、胃俞、肝俞、至阳。每日治疗 1 次。

（5）穴位注射　取中脘、足三里、胃俞、脾俞。根据中医辨证，可分别选用当归注射液或丹参注射液、参附注射液或生脉注射液等，也可选用维生素 B_1 注射液。每次取 2 ～ 3 穴，常规穴位注射。

2. 推拿　依据经络学说，循经取穴进行推拿。仰卧位时，可用一指禅推法、摩法在胃脘部治疗，然后揉按中脘、气海、天枢等穴，同时配合揉按足三里。俯卧位时，可用一指禅推法，沿膀胱经自上而下至三焦俞，然后用揉按法作用于膈俞、肝俞、脾俞、胃俞、三焦俞，再在背部沿膀胱经循行施擦法，以透热为度。

四、健康处方

1. 积极消除导致胃痛的病因，如情志不畅、饮食不节等因素，养成有规律的生活与饮食习惯，在预防上要重视精神与饮食的调摄。

2. 胃痛时作者，尤需注意饮食调护，以清淡易消化的食物为宜，避免辛辣刺激、煎炸之品。同时保持乐观的情绪，避免过度劳累与紧张，亦有助于预防胃痛反复。

3. 若胃痛衍生变证，如合并呕血或便血等病证者，应绝对卧床休息，紧密观察其神志、肌肤温度等情况，以防病证急变。

第三节　呕　吐

一、概述

呕吐是由于胃失和降、气逆于上，迫使胃内容物从口而出的病证。有物有声谓之呕，有物无声谓之吐，无物有声谓之干呕。

主要病因有外邪犯胃、饮食不节、情志失调、素体脾胃虚弱等。基本病机为胃失和降，胃气上逆。病位在胃，与肝脾关系密切。病性之虚实可相互转化与兼夹。如实证呕吐剧烈，津气耗伤，或呕吐不止，饮食水谷不能化生精微，易转为虚证。虚证呕吐复因饮食、外感时邪犯胃，可呈急性发作，表现为标实之证。

二、诊断依据

（一）诊断要点

1. 临床以饮食、痰涎、水液等胃内容物从胃中上涌，自口而出为主症，也有干呕无物者。

2. 常兼有脘腹疼痛或胀满不适，恶心纳呆，泛酸嘈杂，腹泻等症。

3. 依据疾病不同，查体可出现上腹部或中上腹压痛阳性，胃肠型、蠕动波及振水音，肠鸣音亢进或减弱等体征。

4. 起病或缓或急，常先有恶心欲吐之感，多由饮食、情志、寒温不适，闻及不良气味等因素而诱发，也有由服用化学药物、误食毒物所致者。

本病应与反胃、噎膈、关格、霍乱等相鉴别。

（二）辨证要点

辨虚实：依据病程、病势、症状特征、预后等鉴别。

三、证治概要

（一）治则治法

呕吐以和胃降逆止呕为基本治法，但尚需结合标本虚实进行辨治。属实者，重在祛邪，分别施以解表、消食、化痰、理气之法，以求邪去胃安呕止之效。虚者重在扶正，分别以益气、温阳、养阴之法，以求正复胃和呕止之功。

（二）临证方药

1. 外邪犯胃

症见：突然呕吐，频频泛恶，胸脘痞闷，或心中懊侬，伴有恶寒发热，头身疼痛；舌苔白腻，脉濡。

治法：疏邪解表，化浊和中，降逆止呕。

方药：藿香正气散。若暑湿犯胃者，可用新加香薷饮；秽浊犯胃者，可用玉枢丹吞服；若见壮热口渴，便秘尿赤者，可加黄芩、黄连、栀子。

中成药可选用藿香正气丸。

2. 饮食停滞

症见：呕吐酸腐量多，或吐出未消化的食物，嗳气厌食，脘腹胀满，得食更甚，吐后反快，大便秘结或溏泄，气味臭秽；舌苔厚腻，脉滑实有力。

治法：消食化滞，和胃降逆。

方药：保和丸。若因肉食而吐者，重用山楂；因米食而吐者，加谷芽；因面食而吐者，重用莱菔子，加麦芽；因酒食而吐者，加白蔻仁、葛花，重用神曲；因食鱼、蟹而吐者，加紫苏叶、生姜；因豆制品而吐者，加生萝卜汁。

中成药可选用保和丸。

3. 痰饮内阻

症见：呕吐物多为清水痰涎，或胃部如囊裹水，胸脘痞闷，纳食不佳，头眩，心悸，或逐渐消瘦，或呕而肠鸣；舌苔白滑而腻，脉沉弦滑。

治法：温化痰饮，和胃降逆。

方药：小半夏汤合苓桂术甘汤。脘腹胀满，舌苔厚腻者，可加苍术、厚朴；脘闷不食者，加白蔻仁、砂仁；胸膈烦闷，口苦，失眠，恶心，呕吐者，去桂枝，加黄连、陈皮。

4. 肝气犯胃

症见：呕吐吞酸，或干呕泛恶，脘胁胀痛，烦闷不舒，嗳气频频，每因情志不遂而发作或加重；舌边红，苔薄腻或微黄，脉弦。

治法：疏肝和胃，降逆止呕。

方药：四七汤。若胸胁胀满疼痛较甚，加川楝子、郁金、香附、柴胡；若呕吐酸水，心烦口渴，可加山栀子、黄连等；若兼见胸胁刺痛，或呕吐不止，诸药无效，舌有瘀斑者，可酌加桃仁、红花。

5. 脾胃虚寒

症见：饮食稍多即欲呕吐，时发时止，食入难化，胸脘痞闷，不思饮食，面色㿠白，倦怠乏力，四肢不温，口干不欲饮或喜热饮，大便稀溏；舌质淡，苔薄白，脉濡弱或沉。

治法：温中健脾，和胃降逆。

方药：理中丸。若呕吐较甚，加砂仁、法半夏；若呕吐清水不止，可加吴茱萸、生姜；若久呕不止，呕吐之物完谷不化，汗出肢冷，腰膝酸软，舌质淡胖，可加制附子、肉桂等。

中成药可选用附子理中丸。

6. 胃阴亏虚

症见：呕吐反复发作，或时作干呕，恶心，胃中嘈杂，似饥而不欲食，口燥咽干；舌红少津，苔少，脉细数。

治法：滋养胃阴，和胃降逆。

方药：麦门冬汤。若呕吐较剧者，加竹茹、枇杷叶；若口干，舌红，热甚者，加黄连；大便干结者，加瓜蒌仁、郁李仁、火麻仁；伴倦怠乏力，纳差舌淡，加太子参、山药、薏苡仁。

（三）其他疗法

1. 针灸

（1）体针　以胃的募穴、下合穴为主。

主穴：中脘、足三里、内关。

配穴：外邪犯胃配外关、合谷；食滞内停配下脘、梁门；肝气犯胃配太冲、期门；痰饮内阻配丰隆、公孙；脾胃虚弱配脾俞、胃俞。

毫针常规刺。虚证可加灸。

（2）耳针　取胃、贲门、食道、交感、神门、脾、肝。每次选用 3 ～ 4 穴，毫针刺法，或埋针法、压丸法。

（3）穴位注射　取足三里。选用胃复安注射液，常规穴位注射。

（4）穴位敷贴　取神阙、中脘、内关、足三里，生姜切片敷贴。

（5）拔罐　取中脘、胃俞、膈俞，常规拔罐。

2. 推拿　依据经络学说，循经取穴进行推拿。屈膝仰卧位，用一指禅推法沿腹部任脉自上而下往返治疗，重点在中脘穴；用掌摩法在上腹部做顺时针方向治疗；点按中脘、天枢、神阙穴；用指揉法在内关、足三里穴治疗。俯卧位时，用一指禅推法沿背部两侧膀胱经往返操作 5 ～ 8 遍；用指揉法在脾俞、胃俞、膈俞穴治疗，以有酸胀感为度。

四、健康处方

1. 饮食失调是导致呕吐最常见的原因，因此要养成良好的饮食习惯。呕吐患者应少食多餐，以清淡流质或半流质饮食为主，并注意营养的均衡。脾胃素虚者勿过食生冷、肥甘厚腻等食品；胃中有热者忌食辛辣、香燥之品。保持心情舒畅，避免精神刺激，适当体育锻炼以增强体质。

2. 对呕吐不止的患者，应卧床休息，加强护理，密切观察患者病情变化。重症、昏迷或体力差的患者要侧卧，防止呕吐物进入气道。吐后用温水漱口，清洁口腔。

3. 选药方面，凡腥恶气味者，均非治呕所宜，否则随服随吐，重伤胃气，病情加重。服药应以少量频服为佳，以减少胃之负担，使之逐渐得到药力，并可根据患者之喜恶，或热饮或冷饮，以免格拒难下，逆而复出。

第四节　腹　痛

一、概述

腹痛是指胃脘以下、耻骨毛际以上部位发生的疼痛。

病因多为感受外邪、饮食所伤、情志失调及素体虚弱、劳倦内伤等，致气机阻滞、脉络痹阻或经脉失养而发生腹痛。脏腑气机不利，气血阻滞，“不通则痛”；或气血不足，经脉失养，脏腑失煦，“不荣则痛”。因此，腹痛的基本病机为“不通则痛”或“不荣则痛”。其病位在脾、胃、肝、胆、肾、膀胱及大肠、小肠等多个脏腑。疾病初期多为实证，病久多为虚证或虚实夹杂证。若腹痛失治误治，气血逆乱，可致厥脱之证；若虫邪聚集，或术后气滞血瘀，日久可变生积聚。

二、诊断依据

（一）诊断要点

1. 凡是在胃脘以下、耻骨毛际以上部位的疼痛，即为腹痛。

2. 根据性别、年龄、婚况，与饮食、情志、受凉等关系，起病经过，其他伴发症状，鉴别何脏腑受病，明确病理性质。

本病应与胃痛、积证相鉴别。

（二）辨证要点

1. 辨虚实　依据起病缓急、病势、病程、症状特点辨虚实。

2. 辨寒热　依据病势、缓解因素、症状特点辨寒热。

三、证治概要

（一）治则治法

腹痛治疗以“通”字立法，根据辨证的虚实寒热，实则攻之，虚则补之，热者寒之，寒者热之，滞者通之。对于虚实夹杂及寒热错杂证，应随病机兼夹变化，或寒热并用，或攻补兼施，灵活运用。

（二）临证方药

1. 寒邪内阻

症见：腹痛拘急，痛势急暴，遇寒痛甚，得温痛减，口淡不渴，形寒肢冷，小便清长，大便清稀或秘结；舌质淡，苔白腻，脉沉紧。

治法：温中散寒，理气止痛。

方药：良附丸合正气天香散。服药后腹痛仍不缓解者，加乌药、细辛、荜茇；伴恶心，呕吐者，加陈皮、砂仁；兼风寒感冒者，加紫苏、防风、荆芥穗；兼暑湿感冒者，加藿香、佩兰；大便秘结严重者，加大黄。

中成药可选用附子理中丸。

2. 湿热壅滞

症见：腹痛拒按，烦渴引饮，大便秘结，或溏滞不爽，潮热汗出，小便短黄；舌质红，苔黄燥或黄腻，脉滑数。

治法：泄热通腑，行气导滞。

方药：大承气汤合（或）枳实导滞丸。若燥结不甚，湿热较重，大便不爽者，可去芒硝，加栀子、黄芩、黄柏；若少阳阳明合病，两胁胀痛，大便秘结者，可用大柴胡汤。

中成药可选用枳实导滞丸。

3. 饮食积滞

症见：脘腹胀满，疼痛拒按，嗳腐吞酸，厌食呕恶，痛而欲泻，泻后痛减，或大便秘结；舌苔厚腻，脉滑。

治法：消食导滞，理气止痛。

方药：枳实导滞丸。腹胀甚者，加木香、莱菔子、槟榔，轻者可用保和丸。

中成药可选用枳实导滞丸。

4. 肝郁气滞

症见：腹痛胀闷，痛无定处，痛引少腹，或兼痛窜两胁，时作时止，得嗳气或矢气则舒，遇忧思恼怒则剧，善太息；舌质红，苔薄白，脉弦。

治法：疏肝解郁，理气止痛。

方药：木香顺气散。若气滞较重，胁肋胀痛者，加川楝子、郁金；若痛引少腹睾丸者，加橘核、荔枝核、川楝子；若腹痛肠鸣，腹泻者，可用痛泻要方；若少腹绞痛，阴囊寒疝者，可用天台乌药散。

中成药可选用柴胡疏肝丸。

5. 瘀血内停

症见：腹痛较剧，痛如针刺，痛处固定，经久不愈，入夜尤甚；舌质紫暗，脉细涩。

治法：活血化瘀，和络止痛。

方药：少腹逐瘀汤。若腹部术后作痛，可加泽兰、红花、桃仁；若跌仆损伤作痛，可加丹参、王不留行或服三七粉、云南白药、血竭；若下焦蓄血，大便色黑，可用桃核承气汤；若胁下积块，疼痛拒按，可用膈下逐瘀汤。

中成药可选用少腹逐瘀颗粒。

6. 中虚脏寒

症见：腹痛绵绵，时作时止，喜暖喜按，畏寒怯冷，神疲乏力，气短懒言，纳食不佳，面色萎黄，大便溏薄；舌质淡，苔白，脉弱或沉缓。

治法：温中补虚，缓急止痛。

方药：大建中汤或小建中汤。若腹痛下痢，脉微肢冷，脾肾阳虚者，可用附子理中汤；若大肠虚，积冷便秘者，可用温脾汤；若中气大虚，少气懒言，可用补中益气汤。还可根据辨证选用当归四逆汤、黄芪建中汤等。

中成药可选用小建中合剂。

（三）其他疗法

1. 针灸

（1）体针

主穴：中脘、天枢、关元、足三里。

配穴：寒邪内阻配神阙；饮食积滞配下脘、梁门；肝郁气滞配期门、太冲；中虚脏寒配脾俞、神阙；瘀血内停配阿是穴、膈俞。脐周疼痛配上巨虚；脐下疼痛配下巨虚；少腹疼痛配曲泉。

毫针常规刺。腹痛发作时，足三里可持续行针 1 ～ 3 分钟，直到疼痛缓解。

（2）耳针　取胃、小肠、大肠、肝、脾、交感、神门、皮质下。每次选用 3 ～ 5 穴，毫针刺法，或埋针法、压丸法。

（3）穴位注射　取天枢、足三里。选用异丙嗪和阿托品各 50mg 混合液，每穴注入 0.5mL 药液，每日 1 次，中病即止。

（4）穴位敷贴　取神阙、阿是穴。选用大葱、生姜、麦麸、食盐各 30g，切碎捣烂，炒热，贴于穴上，药凉后再外加热敷。适用于虚寒胃痛。

（5）灸法　寒证多用灸法，穴位可同体针选穴。

2. 药浴疗法　乌药、荆芥、苍术、茜草、茵陈、蚕沙、松毛（松针）、樟树根、北大蒜、橘叶、椒目、乌豆、赤豆各等份研粉。饮食内停腹痛者，加枳壳；血瘀腹痛者，加红花、莪术；热结腹痛，加黄连。用法：取药粉

200g，分两包炒热，以布袋盛之，趁热熨痛胀处，冷则再炒再熨。两包交替熨30遍后，再合并煎水熏洗患处，先熏后洗，每日熨、熏洗各1次以温经散寒，理气止痛。

四、健康处方

1. 平素注意起居有常，饮食有节，勿食生冷、肥甘厚味及不洁食物，戒烟忌酒。避风寒，畅情志。

2. 腹痛剧烈应禁食，缓解后宜饮食清淡。虚寒证或寒实证可用热敷疗法。

3. 若患者出现腹痛甚、腹痛拒按、冷汗淋漓、四肢不温、呕吐不止、暴泻不止或大便数日不通等症状，应警惕出现脱证，立即急诊处理，以免贻误病情。

第五节 泄 泻

一、概述

泄泻是以排便次数增多、粪便稀溏，甚至泻出如水样为主要表现的病证。古代将大便溏薄而势缓者称为泄，大便清稀如水而势急者称为泻，现统称“泄泻”。

病因主要为感受外邪，饮食所伤，情志不调，禀赋不足及年老体弱、大病久病之后脏腑虚弱。基本病机为脾虚湿盛，脾失健运，水湿不化，肠道清浊不分，传化失司，同时与肝、肾有关。泄泻病性有虚实之分，实证多因湿盛伤脾，或饮食伤脾，暴泻以实证为主。虚证见于劳倦内伤、大病久病之后，或他脏及脾，如肝木克脾，或肾阳亏虚，不能温煦脾脏，久泻以虚证为主。

二、诊断依据

（一）诊断要点

1. 大便稀溏或如水样，次数增多，每日3次以上。

2. 常伴有腹胀腹痛、肠鸣纳呆，多由寒热、饮食、情志等因素诱发。

3. 急性泄泻起病急，病程短，有感寒受凉、暴饮暴食或误食不洁之物的病史，多伴有恶寒、发热等症状。久泄起病缓，病程长，时发时止，多为禀赋不足，或由急性泄泻失治误治，迁延日久而成，常因受凉、饮食生冷或情志不畅而诱发。

本病应与痢疾、霍乱鉴别。

（二）辨证要点

1. 辨轻重 依据饮食情况、津液耗伤程度等鉴别。

2. 辨缓急 依据起病、病程等鉴别。

3. 辨寒热 依据症状特征等鉴别。

4. 辨虚实 依据病势、症状特征等鉴别。

三、证治概要

（一）治则治法

泄泻治疗大法为运脾化湿。急性暴泻以实证为主，重在化湿，佐以分利，参以淡渗。应根据证属寒湿、湿热、食滞的不同，分别采取温化寒湿、清利湿热、消食化滞的方法。慢性久泻以虚证为主，以健脾为要。应根据证属肝郁、气虚、阳虚的不同，分别采取抑肝扶脾、益气健脾、温肾健脾的方法。

（二）临证方药

1. 暴泻

（1）寒湿内盛

症见：泄泻清稀，甚则如水样，脘闷食少，腹痛肠鸣，或兼恶寒，发热，头痛，肢体酸痛；舌苔白或白腻，脉濡缓。

治法：芳香化湿，解表散寒。

方药：藿香正气散。若表邪偏重，寒热身痛，可加荆芥、防风，或用荆防败毒散；若湿邪偏重，腹满肠鸣，小便不利，可用胃苓汤；若寒重于湿，腹胀冷痛者，可用理中丸。

中成药可选用藿香正气丸。

（2）湿热中阻

症见：泄泻腹痛，泻下急迫，或泻而不爽，粪色黄褐臭秽，肛门灼热，烦热口渴，小便短黄；舌质红，苔黄腻，脉滑数或濡数。

治法：清热燥湿，分消止泻。

方药：葛根芩连汤。若偏湿重，宜加薏苡仁、厚朴；夹食滞者，加神曲、山楂、麦芽；如有发热、头痛、脉浮等风热表证，可加金银花、连翘、薄荷；如在夏暑期间，症见发热头重、烦渴自汗、小便短赤、脉濡数等，是暑湿入侵，表里同病，可用新加香薷饮合六一散。

中成药可选用葛根芩连丸。

（3）食滞肠胃

症见：腹痛肠鸣，泻下粪便臭如败卵，泻后痛减，脘腹胀满，嗳腐酸臭，不思饮食；舌苔垢浊或厚腻，脉滑。

治法：消食导滞，和中止泻。

方药：保和丸。若食滞较重，脘腹胀满，可因势利导，据“通因通用”的原则，用枳实导滞丸，以大黄、枳实为主。

中成药可选用保和丸。

2. 久泻

（1）肝气乘脾

症见：平时心情抑郁，或急躁易怒，每因抑郁恼怒，或情绪紧张而发泄泻，伴有胸胁胀闷，嗳气食少，腹痛攻窜，肠鸣矢气；舌淡红，脉弦。

治法：抑肝扶脾。

方药：痛泻要方。若肝郁气滞，胸胁脘腹胀痛者，可加枳壳、香附、延胡索、川楝子；若脾虚明显，神疲食少者，加黄芪、党参、白扁豆；若久泻不止，可加酸收之品，如乌梅、诃子、石榴皮等。

中成药可选用固肠止泻丸。

（2）脾胃虚弱

症见：大便时溏时泻，迁延反复，稍进油腻食物，则大便溏稀，次数增加，或完谷不化，伴食少纳呆，脘闷不舒，面色萎黄，倦怠乏力；舌质淡，苔白，脉细弱。

治法：健脾益气，化湿止泻。

方药：参苓白术散。若脾阳虚衰，阴寒内盛，亦可用附子理中汤；若久泻不愈，中气下陷，而兼有脱肛者，可用补中益气汤，并重用黄芪、党参；还可以辨证选用升阳益胃汤、黄芪建中汤等。

中成药可选用参苓白术丸、附子理中丸、固肠止涩丸。

（3）肾阳虚衰

症见：黎明前腹部作痛，肠鸣即泻，泻后痛减，完谷不化，腹部喜暖喜按，形寒肢冷，腰膝酸软；舌淡苔白，脉沉细。

治法：温肾健脾，固涩止泻。

方药：附子理中丸合四神丸。若年老体弱，久泻不止，中气下陷，加黄芪、升麻、柴胡，亦可合桃花汤。

中成药可选用四神丸。

（三）其他疗法

1. 针灸

（1）体针

主穴：大肠俞、天枢、上巨虚、三阴交、神阙。

配穴：寒湿内盛配阴陵泉、脾俞；肠腑湿热配曲池、下巨虚；食滞肠胃配下脘、梁门；肝气乘脾配期门、太冲；脾胃虚弱配脾俞、足三里；肾阳虚衰配肾俞、命门；水样便配关元、下巨虚。

毫针常规针刺。急性泄泻 1 ～ 2 次 / 日，慢性泄泻隔日或一日 1 次。

（2）耳针　取大肠、小肠、腹、胃、脾、神门。每次选用 3 ～ 5 穴，毫针刺法，或压丸法。

（3）穴位敷贴　取神阙。用五倍子适量，研末，食醋调成膏状敷脐，2 ～ 3 日更换一次。用于慢性泄泻。

（4）穴位注射　取天枢、上巨虚。选用维生素 B_{12} 注射液，常规穴位注射。

（5）灸法　选用足三里、神阙。寒湿内盛、脾胃虚弱用隔姜灸、温和灸或温针灸；肾阳虚衰用隔附子饼灸。急性泄泻 1 ～ 2 次 / 日，慢性泄泻隔日或一日 1 次。

2. 推拿

（1）患者仰卧位，医者用沉着缓慢的一指禅推法、摩法，由中脘慢慢向下移动至气海、关元，往复数次，再按揉中脘、天枢、气海及足三里，用振法振腹部，时间约 5 分钟。

（2）患者俯卧位，一指禅推脾俞、胃俞、大肠俞、次髎约 5 分钟，然后按揉上述诸穴，以酸胀为度，横擦大肠俞、八髎，以透热为度。

（3）患者取坐位，拿肩颈及曲池、合谷等穴。

四、健康处方

1. 避风寒，慎起居，调饮食，调情志。忌生冷油腻、肥甘厚味。注意保暖。调节情志，勿惶恐忧伤。

2. 暴泻者要减少饮食，可予米粥以养护胃气。若虚寒腹泻，可予姜汤饮之，以振奋脾阳，调和胃气。泄泻严重者，应及时就医，防止发生厥脱重症。暴泻停止后也要注意清淡饮食，调养脾胃至少一周时间。久泻者尤应注意平素避风寒，勿食生冷食物。

3. 脾胃素虚患者可食用药食同源的食疗方以健脾补气，如将山药、薏苡仁、莲子、白扁豆、芡实、大枣等熬粥，日常服用以调理脾胃，亦可艾灸或隔姜灸足三里、神阙等穴位，以温中健脾。

第六节　便　秘

一、概述

便秘，是以大便排出困难，排便周期延长，或周期不长，但粪质干结，排出艰难，或粪质不硬，虽频有便意，但排便不畅为主要表现的病证。

便秘的病因主要是外感寒热之邪，内伤饮食情志，病后体虚，阴阳气血不足。病机主要是热结、气滞、寒凝、气血阴阳亏虚，致使邪滞胃肠、壅塞不通；肠失温润，推动无力，糟粕内停，大便排出困难。基本病机为大肠传导失常。便秘病位主要在大肠，涉及脾、胃、肺、肝、肾等。病性可概括为虚、实两个方面。热秘、气秘、冷秘属实，气血阴阳亏虚所致者属虚。

二、诊断依据

（一）诊断要点

1. 排便次数每周少于 3 次，或周期不长，但粪质干结，排出艰难，或粪质不硬，虽频有便意，但排便不畅。

2. 粪便的望诊及腹部触诊等有助于便秘的诊断。

本病应与肠结、积聚相鉴别。

（二）辨证要点

1. 辨冷秘与热秘　依据症状特征、舌脉象、主要病机鉴别。

2. 辨实证与虚证　依据症状特征、舌脉象鉴别。

三、证治概要

（一）治则治法

便秘治疗当分虚实而治，实证祛邪为主，据热秘、冷秘、气秘之不同，分别施以泄热、温通、理气之法，辅以导滞之品，标本兼治，邪去便通。虚证治以养正为先，依阴阳气血亏虚的不同，主用滋阴养血、益气温阳之法，酌用甘温润肠之药，标本兼治，正盛便通。虚实夹杂者，当攻补兼施。

（二）临证方药

1. 实秘

（1）热秘

症见：大便干结，腹胀或痛，口干口臭，面红心烦，或有身热，小便短赤；舌质红，苔黄燥，脉滑数。

治法：泄热导滞，润肠通便。

方药：麻子仁丸。若津液已伤，可加生地黄、玄参、麦冬；若肺热气逆，咳喘便秘者，可加瓜蒌仁、紫苏子、黄芩；若兼郁怒伤肝，易怒目赤者，加服更衣丸；若燥热不甚，或药后大便不爽者，可用青麟丸；若兼痔疮、便血，可加槐花、地榆；若热势较盛，痞满燥实坚者，可用大承气汤。

中成药可采用麻仁丸。

（2）气秘

症见：大便干结，或不甚干结，欲便不得出，或便后不爽，肠鸣矢气，嗳气频作，胁腹痞满胀痛；舌苔薄腻，脉弦。

治法：顺气导滞，降逆通便。

方药：六磨汤。若腹部胀痛甚，可加厚朴、柴胡、莱菔子；若便秘腹痛，舌红苔黄，气郁化火，可加黄芩、栀子、龙胆；若气逆呕吐者，可加半夏、陈皮、代赭石；若七情郁结，忧郁寡言者，加白芍、柴胡、合欢皮；若跌仆损伤，腹部术后，便秘不通，属气滞血瘀者，可加红花、赤芍、桃仁。

中成药可采用四磨汤口服液。

（3）冷秘

症见：大便艰涩，腹痛拘急，胀满拒按，胁下偏痛，手足不温，呃逆呕吐；苔白腻，脉弦紧。

治法：温里散寒，通便止痛。

方药：温脾汤合半硫丸。若便秘腹痛，可加枳实、厚朴、木香；若腹部冷痛，手足不温，加高良姜、小茴香。

中成药可采用半硫丸。

2. 虚秘

（1）气虚秘

症见：大便干或不干，虽有便意，但排出困难，用力努挣则汗出短气，便后乏力，面白神疲，肢倦懒言；舌淡苔白，脉弱。

治法：补脾益肺，润肠通便。

方药：黄芪汤。若乏力出汗者，可加白术、党参；若排便困难，腹部坠胀者，可合用补中益气汤；若气息低微，懒言少动者，可加用生脉散；若肢倦腰酸者，可用大补元煎；若脘腹痞满，舌苔白腻者，可加白扁豆、生薏苡仁；若脘胀纳少者，可加炒麦芽、砂仁。

中成药可采用补中益气丸。

（2）血虚秘

症见：大便干结，面色无华，皮肤干燥，头晕目眩，心悸气短，健忘少寐，口唇色淡；舌淡苔少，脉细。

治法：养血滋阴，润燥通便。

方药：润肠丸。若面白，眩晕甚，加玄参、何首乌、枸杞子；若手足心热，午后潮热者，可加知母、胡黄连等；若阴血已复，便仍干燥，可用五仁丸。

中成药可采用归脾丸。

（3）阴虚秘

症见：大便干结，形体消瘦，头晕耳鸣，两颧红赤，心烦少寐，潮热盗汗，腰膝酸软；舌红少苔，脉细数。

治法：滋阴增液，润肠通便。

方药：增液汤。若口干面红，心烦盗汗者，可加白芍、玉竹；便秘干结如羊屎状，加火麻仁、柏子仁、瓜蒌仁；若胃阴不足，口干口渴者，可用益胃汤；若肾阴不足，腰膝酸软者，可用六味地黄丸；若阴亏燥结，热盛伤津者，可用增液承气汤。

中成药可采用生脉增液通胶囊。

（4）阳虚秘

症见：大便干或不干，排出困难，小便清长，面色㿠白，四肢不温，腹中冷痛，腰膝酸冷；舌淡苔白，脉沉迟。

治法：补肾温阳，润肠通便。

方药：济川煎。若寒凝气滞，腹痛较甚，加肉桂、木香；胃气不和，恶心呕吐，可加半夏、砂仁。

中成药可采用苁蓉通便口服液。

（三）其他疗法

1. 针灸

（1）体针

主穴：天枢、大肠俞、上巨虚、支沟、照海。

配穴：热秘配合谷、腹结；气秘配中脘、太冲；冷秘配关元、神阙；虚秘配关元、脾俞。大便干结配关元、下巨虚。毫针常规刺。

冷秘、虚秘可加用灸法。

（2）耳针　取大肠、直肠、交感、皮质下。毫针刺法，或埋针法、压丸法。

（3）穴位注射　取大肠俞、上巨虚。选用维生素 B_{12} 注射液，常规穴位注射。

（4）穴位埋线　取天枢、大肠俞、气海、足三里。以特制埋线针将羊肠线埋入穴位内，每 15 日 1 次。

（5）穴位敷贴　取神阙。芒硝 30g，冰片 10g，研末布包敷于穴位，纱布固定。1 ～ 2 日一换，用于实证便秘。

（6）皮内针　取左腹结。皮内针常规操作。

2. 推拿　多用一指禅推法、按法、摩法、揉法、㨰法。仰卧位，用一指禅推法在中脘、天枢、大横治疗，每穴 1 分钟；然后用掌摩法以顺时针方向摩腹约 5 分钟，使热量深透至腹部，增强肠胃的蠕动。俯卧位，用一指禅推法或㨰法沿脊柱两侧从肝俞、脾俞到八髎穴治疗，时间约 5 分钟：然后用按揉法在肾俞、大肠俞、八髎、长强穴治疗，操作 2 ～ 3 遍。

3. 中药灌肠法　将中药灌肠方煎成 150 ～ 200mL 药液，去渣，温度 37℃，把导管插入肛门内约 15cm，缓慢滴注药液，保留 20 分钟，排便。

四、健康处方

1. 注意饮食调理、合理膳食，以清淡为主，避免过食辛辣厚味或饮酒无度，勿过食寒凉生冷，多吃粗粮果蔬，多饮水。避免过度精神刺激，保持心情舒畅。

2. 避免久坐少动，宜多活动，以疏通气血。养成定时排便习惯。

3. 便秘不可滥用泻药，使用不当，反而加重便秘。对于年老体弱及便秘日久者，为防止过度用力努挣而诱发痔疮、便血等病证，可配合灌肠等外治法治疗。

第七节　黄　疸

一、概述

黄疸是以目黄、身黄、小便黄为主症的一种病证，尤以目睛黄染为主要特征。

病因分为外感、内伤两方面，外感多属湿热疫毒所致，内伤常与饮食、劳倦、病后有关。其病理因素有湿邪、热邪、寒邪、疫毒、气滞、瘀血六种，其病机关键是湿。病位主要在脾胃肝胆。由于致病因素不同及个体素质差异，湿邪可从热化或寒化，表现为湿热、寒湿两端。由于湿和热偏盛不同，阳黄又有热重于湿和湿重于热的区别。根据病因、黄疸色泽、病程长短、病情轻重、预后等不同，黄疸又有急黄、阳黄、阴黄之别。

二、诊断依据

（一）诊断要点

1. 目黄、肤黄、小便黄，其中目睛黄染为本病的重要特征。

2. 常伴食欲减退，恶心呕吐，胁痛腹胀等症状。

3. 常有外感湿热疫毒，内伤酒食不节，或有胁痛、癥积、鼓胀等病史。

本病应与萎黄等相鉴别。

（二）辨证要点

1. 辨急黄、阳黄、阴黄　依据病因、病程、面目皮肤色泽、症状、预后等鉴别。

2. 辨阳黄湿热偏盛　依据阳黄偏湿或偏热的症状、面目皮肤色泽等鉴别。

3. 辨阴黄虚实不同　依据病因、症状、面目皮肤色泽等鉴别。

三、证治概要

（一）治则治法

黄疸的治疗大法，主要为化湿邪、利小便。急黄疫毒炽盛者，属阳黄之危急重症，治疗应及时，以清热解毒、凉营开窍为主。阳黄当清化，热重于湿证予清热通腑、利湿退黄；湿重于热证予利湿化浊运脾，佐以清热；胆腑郁热证予疏肝泄热、利胆退黄。阴黄应温化寒湿，脾虚湿滞明显，宜健脾利湿；属瘀血阻滞者，宜活血化瘀消癥。

（二）临证方药

1. 急黄

疫毒炽盛

症见：发病急骤，黄疸迅速加深，其色如金，皮肤瘙痒，高热口渴，胁痛腹满，神昏谵语，烦躁抽搐，或见衄血、便血，或肌肤瘀斑；舌质红绛，苔黄而燥，脉弦滑或数。

治法：清热解毒，凉血开窍。

方药：犀角散。若神昏谵语，可配服安宫牛黄丸、至宝丹；若动风抽搐者，加用钩藤、石决明，另服羚羊角粉或紫雪丹；若衄血、便血、肌肤瘀斑重者，可加地榆炭、侧柏叶炭、紫草、茜根炭；若腹大有水，小便短少不利，可加马鞭草、木通、白茅根、车前草、大腹皮、猪苓、泽泻；大便不通、腹满烦痛者，乃热毒炽盛所致，可加大黄、芒硝、枳实、木香、槟榔。

2. 阳黄

（1）热重于湿

症见：身目俱黄，黄色鲜明，发热口渴，或见心中懊憹，腹部胀闷，口干而苦，恶心呕吐，小便短少黄赤，大便秘结；舌苔黄腻，脉象弦数。

治法：清热通腑，利湿退黄。

方药：茵陈蒿汤。若胁痛较甚，加柴胡、郁金、川楝子、延胡索；若热毒内盛，心烦懊憹，加黄连、龙胆；若恶心呕吐，加橘皮、竹茹、半夏。

（2）湿重于热

症见：身目俱黄，黄色不及前者鲜明，头重身困，胸脘痞满，食欲减退，恶心呕吐，腹胀或大便溏垢；舌苔厚腻微黄，脉象濡数或濡缓。

治法：利湿化浊运脾，佐以清热。

方药：茵陈五苓散合甘露消毒丹。若湿阻气机，胸腹痞胀，呕恶纳差等症较著，可加入苍术、厚朴、半夏；纳呆或食欲明显较差者，可加炒谷芽、炒麦芽、鸡内金。

阳黄初起见邪郁肌表，寒热头痛之表证者，宜疏表清热、宣散外邪、利湿退黄，方用麻黄连翘赤小豆汤。如热留未退，乃湿热未得透泄，宜增强泄热利湿之功，可加栀子柏皮汤。病程中若见阳明热盛，灼伤津液，积滞成实，大便不通者，宜泄热去实，急下存阴，方用大黄硝石汤。本证迁延日久或过用苦寒，可转为阴黄，按照阴黄进行辨治。

（3）胆腑郁热

症见：身目发黄，黄色鲜明，上腹、右胁胀闷疼痛，牵引肩背，身热不退，或寒热往来，口苦咽干，呕吐呃逆，尿黄赤，大便秘；苔黄舌红，脉弦滑数。

治法：疏肝泄热，利胆退黄。

方药：大柴胡汤。若砂石阻滞，可加金钱草、海金沙、鸡内金、郁金、玄明粉；若因蛔虫阻滞胆道而见黄疸者，可选用乌梅丸加茵陈、栀子等；恶心呕逆明显，加厚朴、竹茹、陈皮；发热甚者，加金银花、黄芩。

3. 阴黄

（1）寒湿阻遏

症见：身目俱黄，黄色晦暗，或如烟熏，脘腹痞胀，纳谷减少，大便不实，神疲畏寒，口淡不渴；舌淡苔腻，脉濡缓或沉迟。

治法：温中化湿，健脾和胃。

方药：茵陈术附汤。若湿邪较重而便溏明显者，可加车前子、茯苓、泽泻、猪苓；脘腹胀满，胸闷、呕恶显著，可加苍术、厚朴、半夏、陈皮；若胁腹疼痛作胀，肝脾同病者，当酌加柴胡、香附、川楝子、延胡索。

若脾虚湿滞，见面目及肌肤淡黄，甚则晦暗不泽，肢软乏力，心悸气短，大便溏薄者，治宜健脾养血、利湿退黄，可用黄芪建中汤。

（2）瘀血阻滞

症见：黄疸日久，肤色暗黄、苍黄，甚则黧黑，胁下癥结刺痛、拒按，面颈部见有赤丝红纹；舌有紫斑或紫点，脉涩。

治法：活血化瘀消癥。

方药：鳖甲煎丸。若胁下癥积胀痛，腹部胀满，属浊邪瘀阻者，可服硝石矾石散。

4. 黄疸消退后的调治 黄疸消退，并不代表病已痊愈。若湿邪不清，肝脾气血未复，可导致病情迁延。故黄疸消退后，仍须根据病情继续调治。

（1）湿热留恋

症见：脘痞腹胀，胁肋隐痛，饮食减少，口中干苦，小便黄赤；苔腻，脉濡数。

治法：清热利湿。

方药：茵陈四苓散。若热较盛，可加黄芩、黄柏；若湿邪较重，可加萆薢、车前草。

（2）肝脾不调

症见：脘腹痞闷、肢倦乏力，胁肋隐痛不适，饮食欠香，大便不调；舌苔薄白，脉细弦。

治法：调和肝脾，理气助运。

方药：柴胡疏肝散或归芍六君子汤。若脾虚胃弱明显者，可配服香砂六君子汤以健脾和胃。

（三）其他疗法

1. 体针 取胆的背俞穴、下合穴为主。

主穴：胆俞、阳陵泉、阴陵泉、至阳。

配穴：阳黄配内庭、太冲；阴黄配脾俞、三阴交。热甚配大椎；恶心呕吐配内关、中脘；便秘配天枢、支沟；黄疸甚配腕骨。

毫针常规刺。阴黄者可加灸。

2. 耳针 取肝、胆、脾、胃。毫针刺，或压丸法。

3. 穴位注射 取胆俞、阳陵泉、阴陵泉、至阳。选用板蓝根注射液或田基黄注射液，常规穴位注射液。

四、健康处方

1. 针对病因予以预防。黄疸后常见食欲减退、恶心欲吐、腹胀等症，饮食宜清淡，避免不洁食物，勿过食辛热甘肥食物，戒酒，起居有常，不妄作劳。

2. 发病初期应卧床，恢复期或慢性久病患者可适当参加体育活动，如散步、打太极拳等。应保持心情舒畅。对于有传染性的患者，要防止传染。

3. 密切观察脉症变化，若黄疸加深或见斑疹吐衄，神昏痉厥，属病情恶化之兆；若脉象微弱欲绝或散乱无根，神志恍惚，烦躁不安，为正气欲脱之象。

第八节　胃　炎

胃炎是指胃黏膜的炎症，发病率在消化系统疾病中居首位，常伴有上皮损伤、细胞再生。根据发病缓急胃炎分为急性胃炎、慢性胃炎。

急性胃炎

一、概述

急性胃炎是由多种病因引起的胃黏膜急性炎症。常因幽门螺杆菌（Hp）感染、理化因素（食用过冷过热过硬食物、乙醇、咖啡等）、药物、应激等破坏胃黏膜，最终导致胃黏膜发生急性炎症反应。内镜检查可见胃黏膜充血、水肿、出血、糜烂（或伴浅表溃疡）等一过性病变。病理组织学特征为胃黏膜固有层见到以中性粒细胞为主的炎症细胞浸润。临床主要分为两类：① Hp 感染相关的急性胃炎。由于胃酸的强力抑菌作用，除 Hp 之外的细菌很难感染胃黏膜，Hp 感染相关的急性胃炎是指进食被微生物和其毒素污染的不洁食物所引起的急性胃肠炎，多表现为肠道炎症。②急性糜烂出血性胃炎。急性糜烂出血性胃炎是指以多发性糜烂为特征的急性胃黏膜病变，常伴有胃黏膜出血，一过性浅表溃疡形成。

二、诊断要点

（一）诊断依据

确诊依靠急诊胃镜检查，胃镜下可见弥漫性糜烂、出血灶和浅表溃疡，一般应激所致的胃黏膜损伤以胃体、胃底为主，而非甾体抗炎药（NSAID）或乙醇等则引起以胃窦为主的损伤。宜在出血后 24 ～ 48 小时内进行内镜检查。

1. 症状 急性胃炎多起病迅速，表现为饱胀、疼痛、恶心、呕吐、食欲减退等症状。急性胃肠炎还有腹部绞痛、水样便，严重者可伴有发热、脱水，甚至休克。急性糜烂出血性胃炎还会出现上消化道少量间歇性出血，少数患者表现为呕血和黑便。

2. 体征 上腹部压痛为常见体征，亦可无特殊体征。

3. 辅助检查 胃镜可见到以多发糜烂、出血为特征的急性胃黏膜损伤。

（二）鉴别诊断

急性胆囊炎：均有腹痛、恶心、呕吐，但急性胆囊炎典型临床特征为右上腹阵发性绞痛，伴明显触痛和腹肌强直，墨菲征阳性，腹部 B 超可协助诊断。

三、防治措施

对急性糜烂出血性胃炎应针对病因和原发病采取防治措施。立即去除病因，停用 NSAID，给予流质或软食，严重呕吐者应禁食。对处于急性应激状态的严重疾病患者，除积极治疗原发病外，应给予 H_2 受体拮抗剂或质子泵抑制剂抑制胃酸分泌，或服用黏膜保护剂；对服用 NSAID 不能停药的患者可酌情应用质子泵抑制剂、H_2 受体拮抗剂等。对已发生上消化道大出血者，按照上消化道大出血治疗原则综合治疗，静脉滴注质子泵抑制剂或 H_2 受体拮抗剂可有助于止血和促进病变愈合。

四、健康管理

1. 避免酗酒，不食用泡菜、熏制或辛辣刺激食物，倡导健康的饮食习惯。
2. 本病为自限性疾病，去除致病因素可自愈，预后良好。对高度怀疑有急性胃黏膜病损的患者，应避免使用导致胃黏膜损伤的药物和理化因素刺激。
3. 严重创伤、烧伤和重要器官衰竭及需长期服用阿司匹林的患者，可预防性给予 H_2 受体拮抗剂。

慢性胃炎

一、概述

慢性胃炎是由各种病因引起的胃黏膜慢性炎症。Hp 感染是慢性胃炎的最主要病因，其次还包括自身免疫、酗酒、服用 NSAID 等药物、食用刺激性食物等。根据病理组织学改变和病变在胃的不同部位，结合病因，将慢性胃炎分成非萎缩性（浅表性）、萎缩性和特殊类型 3 类。

二、诊断要点

（一）诊断依据

胃镜检查及活组织病理学检查是确诊依据。Hp 检测有助于病因诊断。怀疑自身免疫性胃炎应检测相关自身抗体及血清胃泌素。

1. 症状 本病起病多隐匿，多数患者无症状；有症状者常表现为不规则上腹痛或不适、上腹胀、早饱、嗳气、恶心等消化不良症状，这些症状及严重程度与慢性胃炎的内镜所见及组织病理学改变并无肯定的相关性。

2. 体征 上腹可有轻压痛。

3. 辅助检查

（1）胃镜及活组织病理学检查 胃镜检查并取活组织做病理组织学检查是确诊慢性胃炎的可靠方法。

（2）Hp 检测 活组织病理学检查时可同时检测 Hp，活检部位决定快速尿素酶检查的阳性率。

（3）自身免疫性胃炎的相关检查 疑为自身免疫性胃炎者应检测血清抗胃壁细胞抗体（PCA）和内因子抗体（IFA），伴恶性贫血时 IFA 多呈阳性。

（二）鉴别诊断

消化性溃疡：两者均可有上腹痛，但消化性溃疡指发生在胃和十二指肠的慢性溃疡，以规律性上腹部疼痛为主要表现。胃镜检查可鉴别。

三、防治措施

（一）治疗措施

1. 根除 Hp 可改善胃黏膜炎症，预防消化性溃疡及可能降低胃癌发生的危险性，部分患者消化不良症状也可改善。中国慢性胃炎共识意见建议根除 Hp 特别适用于：①伴有胃黏膜糜烂、萎缩及肠化生、异型增生者。②有消化不良症状者。③有胃癌家族史者。

2. 对症治疗 消化不良症状与慢性胃炎之间并不存在明确的关系，对症治疗属于功能性消化不良的经验性治疗，抑酸或抗酸药、胃肠促动药、胃黏膜保护药、中药均可试用。有恶性贫血时注射维生素 B_{12} 后可纠正贫血。

3. 异型增生的治疗 异型增生是胃癌癌前病变，应高度重视。对轻度异型增生除积极治疗外，建议定期随访。对肯定的重度异型增生者，有学者建议宜采用内镜下胃黏膜切除术或手术治疗。

（二）双向转诊

1. 需要到上一级医院行胃镜、CT 等协助诊断者。
2. 出现上消化道出血者。
3. 常规治疗 2 周后，症状无改善者。
4. 合并恶性贫血和伴有维生素 B_{12} 缺乏的其他临床表现。

四、健康管理

1. 食物应多样化，注意补充多种营养物质，不吃霉变、熏制、腌制、富含亚硝酸盐和硝酸盐的食物，避免酗酒、吸烟以及食用粗糙、辛辣食物。

2. 对有胃癌家族史、偏食、常食熏制或腌制食品的慢性胃炎患者，需警惕肠上皮化生、萎缩及不典型增生向胃癌进展。

第九节　消化性溃疡

一、概述

消化性溃疡主要指发生在胃和十二指肠的慢性溃疡，因溃疡形成与胃酸和胃蛋白酶的消化作用有关而得名，包括胃溃疡（gastric ulcer，GU）和十二指肠溃疡（duodenal ulcer，DU）。溃疡的黏膜缺损超过黏膜肌层，不同于糜烂。其临床特点为慢性、周期性、节律性的上腹部疼痛。消化性溃疡是常见病、多发病，呈全球性分布。本病可发生于任何年龄，中年最常见。DU 好发于青壮年，而 GU 好发于中老年，后者发病高峰比前者约迟 10 年。溃疡好发于男性。

消化性溃疡是一种多因素疾病，其中幽门螺杆菌（Hp）感染和非甾体抗炎药（NSAID）是导致溃疡发生的主要病因。溃疡发生是黏膜侵袭因素和防御因素失衡的结果，胃酸在溃疡形成中起关键作用。

二、诊断要点

（一）诊断依据

慢性、周期性、节律性的上腹疼痛，且疼痛可因进食或抗酸药所缓解是诊断消化性溃疡的重要线索。X 线钡餐检查发现龛影提示溃疡，胃镜检查是确诊依据。

1. 症状

（1）上腹部疼痛　常因精神刺激、过度疲劳、饮食不当、服用药物、季节变化等因素诱发或加重。疼痛特点：慢性、周期性、节律性。疼痛性质：钝痛、烧灼痛、胀痛或饥饿痛。

（2）其他症状　常有反酸、嗳气、恶心、呕吐等消化道症状，可有失眠、多汗等全身症状。

2. 体征 溃疡发作期上腹部可有局限性压痛。若并发梗阻、穿孔、出血时则出现重要体征。

3. 辅助检查

（1）胃镜检查　是确诊消化性溃疡的首选方法。可直接观察溃疡形态，可直视下取组织做病理学检查及 Hp 检测。

（2）X 线钡餐　适用于对胃镜检查有禁忌或拒绝胃镜检查者。

（3）Hp 检测　快速尿素酶试验是侵入性检查的首选方法。

（二）鉴别诊断

慢性胃炎：表现为上腹部饱胀、嗳气，上腹饱胀进食后加重，无消化性溃疡节律性疼痛特点，但消化性溃疡常合并慢性胃炎，鉴别困难时可行胃镜检查确诊。

（三）并发症

1. 出血　出血是消化性溃疡最常见的并发症。溃疡是上消化道大出血最常见的病因。

2. 穿孔　典型临床表现为突发上腹部剧烈疼痛并迅速向全腹蔓延，常伴恶心呕吐，发热，烦躁不安，面色苍白，四肢湿冷，脉细速，板状腹，腹部压痛、反跳痛，肝浊音界缩小或消失，肠鸣音减弱或消失。腹部 X 线发现膈下游离气体影是诊断穿孔的重要依据。

3. 幽门梗阻　呕吐是其特异表现，呕吐无胆汁的发酵宿食、量多，吐后症状减轻。查体有胃型、胃蠕动波及振水音。

4. 癌变　若 GU 患者年龄 45 岁以上、疼痛的节律性消失、食欲减退、体重明显减轻、粪便隐血试验持续阳性、病情逐渐加重、内科治疗效果较差者，需警惕癌变的可能，应定期复查胃镜。

三、防治措施

（一）治疗措施

治疗的目的是消除病因，缓解症状，促进愈合，防止复发和防治并发症。治疗措施包括一般治疗、药物治疗、并发症治疗、手术介入治疗等。

1. 一般治疗　生活、饮食规律，避免过度劳累和精神紧张。戒烟酒，NSAID 慎用或停用。

2. 药物治疗　主要包括根除 Hp、抑酸及保护胃黏膜。治疗 DU 的重点在于根除 Hp 与抑酸，GU 的治疗侧重于保护胃黏膜。

（1）抑制胃酸分泌　① H_2 受体拮抗剂。H_2 受体拮抗剂可选择性竞争结合壁细胞膜上的 H 受体，从而抑制胃酸分泌，临床使用的有西咪替丁、雷尼替丁、法莫替丁等。②质子泵抑制剂（PPI）。PPI 是通过抑制胃酸分泌关键酶，阻断壁细胞内的 H^+ 转移至胃腔。临床使用的有奥美拉唑、泮托拉唑、雷贝拉唑、埃索美拉唑等。

（2）根除 Hp 治疗　目前推荐四联疗法。一种 PPI 和一种铋剂加上阿莫西林、克拉霉素、呋喃唑酮、甲硝唑（或替硝唑）、某些喹诺酮类（如左氧氟沙星）等抗生素中的 2 种，疗程为 10 天，可根据情况延长至 14 天。治疗结束后至少 4 周常规复查 Hp。

（3）保护胃黏膜药物　①硫糖铝。覆盖溃疡面形成保护膜，促进黏膜再生和溃疡愈合。4～6 周为 1 个疗程。不良反应有便秘、口干、皮疹、眩晕、嗜睡等。②枸橼酸铋钾。在溃疡面形成一种铋肽复合物保护膜，抑制胃蛋白酶活性。服药期间会出现黑舌、黑粪。疗程不宜太长。③前列腺素 E。主要用于 NSAID 所致溃疡的预防。腹泻是常见不良反应。孕妇忌用。

（4）NSAID 溃疡的治疗　如病情允许应立即停用 NSAID，或改服特异性 COX-2 抑制剂（如塞来昔布），并选用 H_2 受体拮抗剂（H_2RA）或 PPI 治疗。溃疡愈合后，如不能停用 NSAID，无论 Hp 阳性还是阴性都要继续 PPI 长疗程维持治疗，预防溃疡复发。

3. 并发症治疗

（1）急性上消化道出血　患者应卧床休息，保持呼吸道通畅，禁食，补充血容量抗休克并止血。

（2）急性穿孔　及早行外科手术治疗。

（3）幽门梗阻　禁食和持续胃肠减压。纠正水电解质紊乱和代谢性碱中毒。每晚用生理盐水洗胃并抽出胃内容物。营养状态较差者全胃肠外营养。应用抑制胃酸分泌、促胃动力药物，禁用抗胆碱药物。1～2 周内科治疗无效者，应考虑手术治疗。

（4）癌变　①手术治疗。外科手术切除加区域淋巴结清扫是目前唯一可能治愈胃癌的手段。②内镜下治疗。③化学治疗。5- 氟尿嘧啶是胃癌化学治疗的基础药物。④放射治疗、靶向治疗均可作为胃癌的辅助治疗。

4. 手术介入治疗 主要限于少数有并发症者，包括：①大量出血经内科治疗无效。②急性穿孔。③瘢痕性幽门梗阻。④胃溃疡癌变。⑤严格内科治疗无效的顽固性溃疡。

（二）双向转诊

1. 需到上级医院行胃镜、CT 等协助诊断者。
2. 大出血经内科治疗无效。
3. 急性穿孔。
4. 瘢痕性幽门梗阻。
5. 胃溃疡疑有癌变。
6. 正规内科治疗无效的顽固性溃疡。

四、健康管理

1. 生活规律，避免酗酒、吸烟以及食用辛辣食物等，注意饮食卫生；避免过度劳累和精神紧张。

2. 重视根除 Hp，有效的药物治疗可根治 Hp，消化性溃疡愈合率达 95% 以上。老年患者多死于严重并发症。

3. 应避免诱发溃疡复发的各种危险因素，尽可能慎用或停用 NSAID 药物。出现症状时应及时诊治，胃镜检查非常必要。

第十节　溃疡性结肠炎

炎症性肠病（inflammatory bowel disease，IBD）是一类病因尚不明确的肠道慢性非特异性炎症性疾病。主要包括溃疡性结肠炎（ulcerative colitis，UC）和克罗恩病（Crohn’s disease，CD）。本节主要介绍溃疡性结肠炎。

一、概述

溃疡性结肠炎又称非特异性溃疡性结肠炎，是一种原因不明的直肠和结肠炎性病变。病变主要累及结肠黏膜和黏膜下层，呈弥漫性分布。临床表现主要是腹泻、腹痛、黏液样脓血便。该病是多因素共同作用的结果，主要与免疫、遗传、感染、变态反应、氧自由基损伤、精神神经因素相关。本病多见于 20 ～ 40 岁的成年人，亦可见于儿童或老年人。

二、诊断要点

（一）诊断依据

诊断要点：①持续或反复发作的腹泻、腹痛、里急后重和黏液脓血便，伴或不伴全身症状。②排除慢性细菌性痢疾、阿米巴痢疾、肠结核等感染性结肠炎及结肠型克罗恩病、缺血性肠病、放射性肠炎等。③肠镜提示溃疡性结肠炎特有镜下改变。④黏膜活检支持。

1. 病史 起病隐匿，少数急性起病。活动期和缓解期交替出现。病程 4 ～ 6 周以上。

2. 症状 持续或反复发作的腹泻、黏液脓血便伴腹痛、里急后重；腹胀、食欲不振、恶心呕吐等；伴发热、营养不良，关节、皮肤、眼、口和肝胆等肠外表现。

3. 体征 轻中度患者有左下腹轻压痛，偶可触及痉挛的降结肠或乙状结肠。重型患者有明显压痛。

4. 辅助检查

（1）常规检查 血常规示贫血。白细胞增加，血沉加快，C 反应蛋白增高提示处于活动期。粪便常规和培养（连续 3 次）示粪便隐血，肉眼见黏液脓血，镜下见红细胞和脓细胞，急性发作期可见巨噬细胞。粪便钙卫蛋白增高提示肠黏膜活动期炎症。

（2）结肠镜检查 本病诊断与鉴别诊断的最重要检查之一。表现为黏膜血管纹理模糊、紊乱、充血、水肿、易出血及脓性分泌物附着，病变明显处见弥漫性多发糜烂和溃疡。慢性病变见黏膜粗糙，呈细颗粒状、桥状黏膜及炎性息肉。

（3）钡剂灌肠检查 可作为结肠镜检查有禁忌证或无法完成结肠镜检查时的补充。X 线征：①黏膜粗乱及（或）颗粒样改变。②肠管边缘呈锯齿状或毛刺样，肠壁有多发性小充盈缺损。③肠管短缩、袋囊消失呈铅管样。

（二）鉴别诊断

感染性肠炎：各种细菌感染，如志贺菌、沙门菌等感染，均可引起腹泻、里急后重、黏液脓血便等症状。

常规检查、结肠镜检查、钡剂灌肠检查可辅助鉴别诊断。

（三）并发症

1. 中毒性巨结肠 该病发病危险因素包括低钾血症、低镁血症、肠道准备以及使用止泻剂等。临床表现为病情恶化，毒血症明显，脱水和电解质平衡紊乱，易引起急性肠穿孔，预后差。

2. 穿孔 是急性重度患者最严重的并发症，其发生与不恰当的全结肠镜检查和中毒性巨结肠延误手术治疗相关。重度患者的早期诊断、更为有效的药物治疗以及早期手术可以降低中毒性巨结肠、穿孔、大出血的发生率。

3. 癌变 多见于广泛性结肠炎、病程漫长者。

三、防治措施

（一）治疗措施

治疗目标在于诱导并维持临床缓解、促进黏膜愈合、防治并发症和改善患者生活质量。

1. 控制炎症反应

（1）氨基水杨酸制剂 用于诱导缓解和维持治疗轻、中度UC。

（2）糖皮质激素 是使用5-氨基水杨酸（5-ASA）疗效不佳的中、重度患者的首选治疗。糖皮质激素只适用于活动期的诱导缓解，当症状控制，应逐渐减量至停用。糖皮质激素减量期间，加免疫抑制剂或5-ASA用于维持治疗。

（3）免疫抑制剂 用于症状反复发作、5-ASA维持治疗疗效不佳及激素依赖者的维持治疗。使用时应定期监测白细胞计数。

2. 对症治疗 及时纠正水、电解质平衡失调。病情严重应禁食，予完全肠外营养治疗。腹痛、腹泻者，慎用抗胆碱药物或止泻药物。重症继发感染者，积极抗菌治疗。

3. 手术治疗 对于合并大出血、肠穿孔及积极内科治疗无效的中毒性巨结肠患者，需要进行外科手术治疗。

（二）双向转诊

1. 需到上级医院行肠镜等协助诊断者。
2. 积极内科治疗无效的中毒性巨结肠患者。
3. 大出血经内科治疗无效者。
4. 急性穿孔。
5. 疑有癌变。

四、健康管理

1. 注意生活调摄，劳逸结合，起居规律，注意个人卫生，避免不洁食物、不良刺激，防止肠道感染。
2. 活动期选择低脂流质或低脂少渣半流质饮食，充分休息，调整情绪，避免精神过度紧张。
3. 重视监测癌变风险，根据风险程度，定期进行肠镜检查。

第十一节 克罗恩病

一、概述

克罗恩病（CD）是一种慢性炎性肉芽肿性疾病，以腹痛、腹泻、体重下降为主要临床表现，可见消化道表现、全身表现、肠外表现以及并发症。最常发生于青年期，发病高峰年龄为18～35岁。

二、诊断要点

（一）诊断依据

慢性起病，腹痛、腹泻、体重下降，伴肠梗阻、腹部压痛、腹部包块、肠瘘、肛周病变、发热等表现，可考虑本病。

1. 病史 起病缓慢隐匿，反复发作，有家族史，从发病早期至确诊需数月至数年。

2. 症状

（1）消化系统症状 间歇性发作的右下腹或脐周腹痛、腹泻，可伴腹部肿块、梗阻、瘘管形成、肛门周围病变等。

（2）全身症状　发热，贫血，体重下降，反复口腔溃疡等。

3. 体征　右下腹或脐周压痛，可扪及腹部包块，肠鸣音过度亢进或消失。

4. 辅助检查

（1）常规检查　粪便常规和必要的病原学检查、血常规、血清白蛋白、电解质、血沉、C 反应蛋白、自身免疫相关抗体等。

（2）内镜检查　①结肠镜检查：结肠镜检查为 CD 诊断的常规首选检查，镜下一般表现为节段性、非对称性的各种黏膜炎症，具有特征性的表现为非连续性病变、纵行溃疡和卵石样外观。②小肠胶囊内镜检查：对发现小肠黏膜异常相当敏感，主要适用于疑诊 CD 但结肠镜和小肠放射影像学检查阴性者。

（3）影像学检查　① CT 或 MRI 肠道显像可作为小肠 CD 诊断的常规检查。②腹部超声对发现瘘管、脓肿和炎性包块有一定价值，对 CD 诊断准确性较低。

（二）鉴别诊断

肠结核：既往或现有肠外结核史，临床表现少有肠瘘、腹腔脓肿和肛门病变，内镜检查病变节段性不明显，溃疡多为环形、不规则。组织病理学检查提示肠壁和肠系膜淋巴结内有大而致密的、融合的干酪样肉芽肿和抗酸杆菌染色阳性。

三、防治措施

（一）治疗措施

本病治疗目标在于诱导缓解和维持缓解，防治并发症，改善生存质量。

1. 控制炎症反应

（1）活动期　①氨基水杨酸制剂：适用于结肠型、末端回肠型和回结肠型轻症患者。②糖皮质激素：是治疗的首选。适用于各型中至重度患者及对 5-ASA 无效的轻度患者。③免疫抑制剂：对于激素治疗无效或激素依赖患者。④抗菌药物：主要用于并发感染的治疗。⑤生物制剂：抗 TNF-α 抗体可用于 CD 诱导缓解与维持治疗。⑥全肠内营养：适用于常规治疗效果欠佳或不耐受者，特别是青少年。

（2）缓解期　硫唑嘌呤或巯嘌呤是常用的维持治疗药物，维持用药时间可至 4 年以上。

2. 对症治疗　纠正水、电解质平衡紊乱，视病情予输液、输血以及输白蛋白。视营养状况和进食情况予肠外或肠内营养支持。

3. 手术治疗　手术后复发率高，手术的适应证主要针对并发症。

（二）双向转诊

对于高度怀疑克罗恩病者，需及时转至上级医院诊治。

四、健康管理

1. 由于本病病因不明，目前无有效预防措施。
2. 注意饮食结构，戒烟、戒酒，不吃辛辣刺激食物，改变不良的饮食习惯。
3. 进行必要的心理治疗，以减轻患者的躯体症状。

第十二节　功能性胃肠病

功能性胃肠病（functional gastrointestinal disorders，FGIDs）是一种由脑 - 肠轴互动异常而导致的，临床表现为腹胀、餐后饱胀、纳差、反酸、恶心、呕吐、嗳气等消化道症状和失眠、紧张、焦虑、抑郁等心理社会精神症状，且应用影像学、消化道内镜、实验室等检查未发现消化道器质性改变的一类疾病的统称。

功能性消化不良

一、概述

功能性消化不良（functional dyspepsia，FD）指具有餐后饱胀不适、早饱感、中上腹痛、中上腹烧灼感等症状，且无法用器质性、系统性或代谢性疾病解释的一组临床综合征。FD 分为餐后不适综合征（PDS）及上腹疼痛综合征（EPS）2 个亚型，且可以重叠出现。我国 FD 总患病率为 11.8% ～ 23.8%。

病因：①胃肠动力障碍。②内脏感觉过敏。③胃对食物的容受性舒张功能降低。④胃酸分泌增加以及胃十二指肠对腔内刺激的高敏感性。⑤ Hp 感染。⑥精神心理因素。

二、诊断要点

（一）诊断依据

根据罗马Ⅳ标准，符合以下 1 项或多项症状者，可诊断 FD：①餐后饱胀不适。②早饱感。③上腹痛。④上腹烧灼感。且无可解释症状的器质性疾病证据（包括胃镜）。诊断前症状出现至少 6 个月，近 3 个月符合以上标准。

1. 症状 餐后饱胀不适、早饱感、中上腹痛、中上腹烧灼感，过度嗳气、恶心，缺乏食欲。可伴有失眠、焦虑、头痛、注意力不集中等精神心理症状。

2. 体征 可出现上腹部轻微的压痛。

3. 辅助检查

（1）幽门螺杆菌、胃镜检查 结果无异常，用于排除器质性疾病。

（2）胃排空功能试验 提示固体排空延迟。

（3）胃腔内压力检测 提示近端胃容受性舒张障碍和餐后胃窦运动减弱。

（4）心理评估 对经验治疗无效的患者后续治疗方案的制定有重要价值。

（二）鉴别诊断

慢性胃炎：两者均可有腹胀腹痛、恶心症状。胃镜提示慢性胃炎有明显的胃黏膜器质性病变可供鉴别。

三、防治措施

（一）治疗措施

1. 一般治疗 帮助患者认识、理解病情，改善生活方式，调整饮食结构，戒烟酒，规律作息，去除诱发因素。

2. 药物治疗

（1）抑酸剂 质子泵抑制剂或 H_2 受体拮抗剂，可作为 FD 尤其是 EPS 患者的首选经验性治疗药物。

（2）胃肠促动药 可作为 FD，尤其 PDS 的首选经验性治疗药物。

（3）胃底舒张药 阿考替胺是一种新的化合物，具有松弛胃底、促胃动力的作用，对 PDS 有效。

（4）消化酶 复方消化酶制剂可作为辅助治疗。

（5）中枢作用药物 伴抑郁、焦虑者，采用心理疏导，三环类抗抑郁药如阿米替林及 5- 羟色胺 3 受体拮抗剂 / 去甲肾上腺素再摄取抑制剂治疗。

（二）双向转诊

1. 需到上级医院行胃镜等协助诊断者。

2. 出现严重精神心理问题患者。

四、健康管理

1. 规律饮食，进餐时保持轻松的心情，细嚼慢咽，三餐定时定量。避免油腻、刺激性、过甜咸、过凉烫的食物。不要暴饮暴食。

2. 改变不良生活习惯，戒烟酒，定时作息，适当进行体育锻炼。平时调整心态，缓解精神压力，保持愉快的心情和良好的心境。

3. 定期复诊，以防发展为器质性疾患。

肠易激综合征

一、概述

肠易激综合征（irritable bowel syndrome，IBS）是一种功能性肠病，主要特点是腹痛、不适感、排便习惯的改变，但肠道结构无异常。主要分为腹泻型（IBS-D）、便秘型（IBS-C）、混合型（IBS-M）和未分类型（IBS-U）4 个亚型。病因涉及胃肠动力异常、内脏高敏感性、脑 - 肠轴功能异常、肠道感染、菌群失调、精神 -

心理 - 社会因素、遗传因素等。IBS 我国发病率为 10%，中青年居多，发病率呈逐年升高的趋势，且女性发病率是男性的 2 倍，有家族聚集倾向。

二、诊断要点

（一）诊断依据

反复发作的腹痛，近 3 个月内平均发作至少每周 1 次，伴有以下 2 项或 2 项以上：①与排便相关。②伴有排便频率的改变。③伴有粪便性状（外观）改变。诊断前症状出现至少 6 个月，近 3 个月符合以上诊断标准。

1. 症状 起病隐匿，反复发作。或慢性腹痛，或有与粪便性状改变相关的不适，包括粪便稠度或频率变化。男性多腹泻，女性多便秘。

2. 体征 一般无明显体征，可在相应部位有压痛。

3. 辅助检查 粪便常规、结肠镜检查常无异常，用于排除结肠器质性疾病。

（二）鉴别诊断

胃食管反流病：两者均有腹部不适、恶心等症状，但胃食管反流病有典型的烧灼感、反酸和反食，胃镜可鉴别。

三、防治措施

（一）治疗措施

1. 一般治疗 心理安慰，纠正其紧张、恐惧心理，调整情绪。去除寒冷、酒精、辛辣、浓茶等刺激性食物类诱因。

2. 对症治疗

（1）利那洛肽 可改善 IBS-C 患者大便性状、腹痛、腹胀和整体症状。

（2）鲁比前列酮 刺激肠道液体分泌，改善 IBS-C 患者全身、肠道和腹壁症状。

（3）泻药 聚乙二醇可改善排便频率和大便性状，常推荐作为 IBS-C 患者的一线治疗。不良反应有腹痛和腹泻。

（4）抗生素 近年来常用于治疗 IBS 的抗生素主要是利福昔明。

（5）洛培胺 减少肠道运输，促进肠道水和离子的吸收及肛门括约肌肌张力的恢复，从而减少排便次数，提高大便稠度。

（6）抗痉挛药 为 IBS 的一线治疗方法。可使症状短期缓解，不适宜长期用药。

（7）5- 羟色胺 3 受体拮抗剂 减慢结肠蠕动，提高内脏痛觉阈值。

（8）肠道微生态制剂 减轻症状，改善整体健康状况。

3. 心理和行为治疗 可进行心理治疗、认知疗法、催眠疗法、生物反馈疗法等。抗焦虑、抑郁药物在 IBS 中很常见，是进行心理治疗的基础。对顽固性腹痛、腹泻、便秘的患者，可考虑使用抗抑郁药。

（二）双向转诊

1. 需到上级医院行肠镜等协助诊断者。
2. 正规内科治疗无效的顽固性腹痛、腹泻、便秘患者。

四、健康管理

1. 定时定量进食，选择清淡、易消化的食物，避免生冷、辛辣刺激的食物。
2. 减少难吸收的短链碳水化合物，如果糖、乳糖、多元醇、果聚糖、低乳半聚糖的摄入。
3. 调畅情志，适度运动，增强抵抗力与自信心。

第十三节 非酒精性脂肪性肝病

一、概述

非酒精性脂肪性肝病（NAFLD）是一种与胰岛素抵抗（IR）和遗传易感密切相关的代谢应激性肝损伤，指排除酒精和其他明确肝损害因素所导致的，以肝脏脂肪变性为主要特点的临床病理综合征。其病因较多，高热量饮食、高糖饮料、久坐少动的生活方式，肥胖、糖尿病、高脂血症以及代谢综合征等单独或联合成为NAFLD的易感因素。NAFLD包括非酒精性脂肪肝，以及在此基础上演变而来的脂肪性肝炎、脂肪性肝纤维化、肝硬化和肝细胞癌。NAFLD已成为西方各国和我国最常见的肝脏疾病，也是我国第一大慢性肝病和健康查体肝酶异常的首要原因。

二、诊断要点

（一）诊断依据

具备第①～⑤项、第⑥项或第⑦项中的任一项者，皆可诊断本病。①有易感因素：高热量饮食、含糖饮料、久坐少动，肥胖、糖尿病、高脂血症等。②无过量饮酒史或饮酒折合乙醇量＜30g/d（男）或＜20g/d（女）。③排除特定肝病：酒精性肝病、基因3型HCV感染、自身免疫性肝炎、肝豆状核变性等。④乏力、肝区隐痛不适、肝脾大等。⑤血清转氨酶或γ-GT、转铁蛋白升高。⑥符合脂肪性肝病的影像学诊断标准。⑦有弥漫性肝细胞脂肪病变的组织学证据。

1. 症状 小部分患者可见乏力、右上腹轻度不适、肝区隐痛或上腹胀痛不适等症状。

2. 体征 部分患者有肝大，或脾大。

3. 辅助检查

（1）实验室检查 血清转氨酶或γ-GT、转铁蛋白升高。

（2）影像学检查 ①B超：诊断脂肪性肝病准确率达70%～80%。②CT：肝/脾CT平扫密度比≤1可明确诊断，还可用于判断脂肪性肝病的程度。③质子核磁共振波谱：无创定量肝脏脂肪的最佳方法。

（3）病理学 肝穿刺活检是确诊NAFLD的主要方法。

（二）鉴别诊断

酒精性肝病：两者均可存在乏力、肝区不适、血清转氨酶升高，但酒精性肝病有饮酒史，常在近期大量饮酒后出现。

三、防治措施

（一）治疗措施

1. 病因治疗

（1）治疗原发疾病 如肥胖、糖尿病、高脂血症、代谢综合征等。

（2）改变生活方式 如健康饮食、体育运动、控制体重。

2. 药物治疗

（1）单纯性脂肪性肝病 一般无需药物治疗。

（2）脂肪性肝炎合并进展性肝纤维化 维生素E、甘草酸制剂和多烯磷脂酰胆碱等以减轻脂质过氧化。

（3）NAFLD合并2型糖尿病 胰岛素受体增敏剂，如二甲双胍、吡格列酮。

（4）NAFLD合并高脂血症 综合治疗的基础上应用降血脂药物，定期监测肝功能，必要时合用保肝药。

3. 其他治疗

（1）减重手术 用于病因及药物治疗无反应者。

（2）粪菌移植 用于脂肪性肝炎伴严重代谢综合征患者。

（3）肝脏移植手术 用于脂肪性肝炎导致的失代偿期肝硬化、肝细胞癌等终末性肝病。

（4）减少附加打击 避免使用极低热量饮食减肥、肝毒性的中西药物，避免过量饮酒，慎用保健品等。

（二）社区预防

1. 积极治疗原发疾病。

2. 提供给NAFLD患者包括健康饮食、加强锻炼和修正不良行为的生活方式干预的指导。

（三）双向转诊

1. 需到上级医院行CT、肝穿刺活检等协助诊断者。

2. 对病因及药物治疗无反应需进行减重手术者。

3. 对于脂肪性肝炎伴严重代谢综合征患者需进行粪菌移植者。

4. 对于脂肪性肝炎导致的失代偿期肝硬化、肝细胞癌等终末性肝病需进行肝脏移植手术者。

四、健康管理

1. 控制体重，减肥过程中应使体重平稳下降，注意监测体重、腰围及肝功能。

2. 适当控制膳食热量摄入，调整膳食结构，禁酒，慎重使用药物及保健品，服降脂药物期间应定期复查肝功能。

第四单元　内分泌系统疾病

第一节　消　渴

一、概述

消渴是由先天禀赋不足、饮食不节、情志失调、劳倦内伤等导致阴虚内热，以多饮、多尿、乏力、消瘦或尿有甜味为主要症状的病证。

消渴的主要病因有禀赋不足、饮食失节、情志失调、劳欲过度。基本病机是阴虚为本，燥热为标。病位主要在肺、胃、肾，尤以肾为关键。三脏之间，既互相影响又有所偏重。消渴病日久，易发生以下病变：一是阴损及阳，导致阴阳俱虚；二是病久入络，血脉瘀滞。

二、诊断依据

（一）诊断要点

1. 口渴多饮、多食易饥、尿频量多、形体消瘦或尿有甜味等临床特征，是诊断消渴病的主要依据。

2. 有的患者“三多”症状不显著，但若于中年之后发病，且嗜食膏粱厚味，病久并发眩晕、肺痨、胸痹、中风、雀目、疮痈等病证者，应考虑消渴的可能性。

3. 由于本病的发生与禀赋不足有较为密切的关系，故消渴病的家族史可供诊断参考。

本病主要与口渴症、瘿病等相鉴别。

（二）辨证要点

1. 辨病位　根据“三多”症状程度的轻重不同，有上、中、下三消之分，及肺燥、胃热、肾虚之别。

2. 辨标本　初病多燥热，病程较长者则阴虚与燥热互见，日久则以阴虚为主。

3. 辨本症与并发症　多数患者先见本症，随病情发展而现并发症，但亦有少数患者与此相反。

三、证治概要

（一）治则治法

治疗以清热润燥、养阴生津为基本治则。对上、中、下消有侧重润肺、养胃、益肾之别。因本病常发生血脉瘀滞及阴损及阳的病变，易并发痈疽、眼疾、劳嗽等症，故应针对具体病情选用活血化瘀、清热解毒、健脾益气、温补肾阳等治法。

（二）临证方药

1. 上消

肺热津伤

症见：口渴多饮，口舌干燥，尿频量多，烦热多汗；舌边尖红，苔薄黄，脉洪数。

治法：清热润肺，生津止渴。

方药：消渴方。若烦渴不止，小便频数，加麦冬、葛根；若兼多食易饥，大便干结，舌苔黄燥，可用白虎加人参汤；若热伤肺阴，脉细苔少者，方用玉泉丸或二冬汤。

2. 中消

（1）胃热炽盛

症见：多食易饥，口渴，尿多，形体消瘦，大便干燥；苔黄，脉滑实有力。

治法：清胃泻火，养阴增液。

方药：玉女煎。若口苦，大便秘结不行，可重用石膏，加黄连、栀子；若口渴难耐，舌苔少津，加乌梅：

若火旺伤阴，舌红而干，脉细数，方用竹叶石膏汤。

（2）气阴亏虚

症见：口渴引饮，能食与便溏并见，或饮食减少，精神不振，四肢乏力，体瘦；舌质淡红，苔白而干，脉弱。

治法：益气健脾，生津止渴。

方药：七味白术散。兼肺中燥热者，加地骨皮、知母、黄芩；口渴明显者，加天花粉、生地黄、乌梅；气短汗多者，合生脉散；食少腹胀者，加砂仁、鸡内金。

中成药可选用消渴灵片。

3. 下消

（1）肾阴亏虚

症见：尿频量多，混浊如脂膏，或尿甜，腰膝酸软，乏力，头晕耳鸣，口干唇燥，皮肤干燥，瘙痒；舌红苔少，脉细数。

治法：滋阴固肾。

方药：六味地黄丸。五心烦热、盗汗、失眠者，加知母、黄柏；尿量多而混浊者，加益智仁、桑螵蛸；气阴两虚而伴困倦、气短乏力、舌质淡红者，加党参、黄芪、黄精；水竭火烈，阴伤阳浮者，用生脉散加天冬、鳖甲、龟甲；若见神昏、肢厥、脉微细等阴竭阳亡危象者，合参附龙牡汤。

中成药可选用六味地黄丸。

（2）阴阳两虚

症见：小便频数，混浊如膏，甚至饮一溲一，面容憔悴，耳轮干枯，腰膝酸软，四肢欠温，畏寒肢冷，阳痿或月经不调；舌淡苔白而干，脉沉细无力。

治法：滋阴温阳，补肾固涩。

方药：金匮肾气丸。尿量多而混浊者，加益智仁、桑螵蛸、覆盆子、金樱子；身体困倦、气短乏力者，可加党参、黄芪、黄精；兼阳痿，加巴戟天、淫羊藿、肉苁蓉；畏寒甚者，加鹿茸粉。

中成药可选用金匮肾气片。

（三）其他疗法

1. 针灸

（1）体针　取相应的背俞穴为主。

主穴：肺俞、胃俞、肾俞、胃脘下俞、三阴交、太溪。

配穴：上消证配太渊、少府；中消证配内庭、地机；下消证配复溜、太冲。视物模糊配太冲、光明；肌肤瘙痒配膈俞、血海；上肢疼痛配肩髃、曲池；上肢麻木配少海、手三里；下肢疼痛或麻木配阳陵泉、八风。

常规毫针刺。

（2）耳针　取胰（胆）、肾、肺、脾、内分泌、三焦、神门、耳迷根。每次选用 2～4 穴，毫针刺法，或压丸法。

（3）穴位注射　取肺俞、脾俞、胃俞、肾俞、胃脘下俞、三阴交。每次选用 2～4 穴，选用当归注射液、黄芪注射液或小剂量胰岛素，常规穴位注射。

2. 推拿

（1）手法　一指禅推法、捏脊法、按法、揉法、拿法、点法、振法、擦法、摇法、抖法。

（2）随证加减　肺热津伤加中府、云门、太渊、鱼际；胃热炽盛加脾俞、胃俞、胃脘下俞、中脘、梁门、足三里、三阴交、内庭；肾阴亏虚加胃脘下俞、肝俞、肾俞、膀胱俞、三阴交、太溪、八髎；气阴两虚加肾俞、胃脘下俞、命门、气海、足三里、太溪、八髎。

四、健康处方

1. 既已发病，更宜注重生活调摄，节制饮食。在保证人体合理需要的情况下，应限制粮食、油脂的摄入，忌食糖类，养成定时定量进餐的习惯。戒烟、酒、浓茶及咖啡等。生活起居规律，适当运动。

2. 确诊后，患者易出现紧张、焦虑、悲观、恐惧等情绪，医生及家属应劝慰开导，解除其思想顾虑，使患者保持情志平和。

3. 对于并发痹证、痿证患者，应注意衣着宽松、舒适、吸湿、柔软，保护患肢，防止冻伤、烫伤及生活中的其他意外伤害；并发痈疽者，应保持患处清洁，促进局部血液循环。

第二节　瘿　病

一、概述

瘿病，又名瘿气、瘿瘤，是以颈前喉结两旁结块肿大为主要临床特征的一类疾病。

本病主要病因有情志内伤、饮食及水土失宜、体质因素等。基本病机总属气滞、痰凝、血瘀壅结颈前。本病初期多为气机郁滞，津凝痰聚，痰气搏结于颈前，日久则可引起血脉瘀阻，进而气、痰、瘀三者合而为患。病位主要在肝脾，与心有关。病理性质以实证居多，久病由实致虚，可见气虚、阴虚等虚候或虚实夹杂之候。在本病的病变过程中，常发生病机转化。若肿块在短期内迅速增大，质地坚硬，结节高低不平者，可能恶变，预后不佳。

二、诊断依据

（一）诊断要点

1. 以颈前喉结两旁结块肿大为临床特征。初作可如樱桃或指头大小，一般生长缓慢，大小不一，大者可如囊如袋，触之多柔软、光滑，病程日久则质地较硬，或可扪及结节。

2. 多发于女性，常有饮食不节、情志不舒的病史，或发病有一定的地域性。

本病主要与瘰疬等相鉴别。

（二）辨证要点

1. 辨痰与瘀　本病初期，多为气机郁滞，津凝痰聚，痰气搏结于颈前；本病日久，深入血分，血液运行不畅，血脉瘀阻于颈前。

2. 辨火旺与阴伤　本病常表现为肝火旺盛及阴虚火旺之证。

三、证治概要

（一）治则治法

本病治疗以理气化痰、消瘿散结为基本治则。瘿肿质地较硬及有结节者，配合活血化瘀；火郁阴伤而表现阴虚火旺者，以滋阴降火为主。

（二）临证方药

1. 气郁痰阻

症见：颈前喉结两旁结块肿大，质软不痛，颈部觉胀，胸闷，喜太息，或兼胸胁窜痛，病情常随情志波动；苔薄白，脉弦。

治法：理气舒郁，化痰消瘿。

方药：四海舒郁丸。若肝气不疏明显而见胸闷、胁痛者，加柴胡、枳壳、香附、延胡索、川楝子；咽部不适、声音嘶哑者，加牛蒡子、木蝴蝶、射干。

中成药可选用五海瘿瘤丸。

2. 痰结血瘀

症见：颈前喉结两旁结块肿大，按之较硬或有结节，肿块经久未消，胸闷，纳差；舌质暗或紫，苔薄白或白腻，脉弦或涩。

治法：理气活血，化痰消瘿。

方药：海藻玉壶汤。若胸闷不舒，加郁金、香附、枳壳；纳差、便溏者，加白术、茯苓、山药；结块较硬或有结节者，可酌加黄药子、三棱、莪术、露蜂房、僵蚕、穿山甲（用代用品）等；若结块坚硬且不可移者，可酌加土贝母、莪术、山慈菇、天葵子、半枝莲、犀黄丸等。

中成药可选用小金丸。

3. 肝火旺盛

症见：颈前喉结两旁轻度或中度肿大，一般柔软光滑，烦热，容易出汗，性情急躁易怒，眼球突出，手指颤抖，面部烘热，口苦；舌质红，苔薄黄，脉弦数。

治法：清肝泻火，消瘿散结。

方药：栀子清肝汤合消瘰丸。若肝火旺盛，烦躁易怒，脉弦数者，可加龙胆、黄芩、青黛、夏枯草；手指颤抖者，加石决明、钩藤、白蒺藜、天麻；兼见胃热内盛而见多食易饥者，加生石膏、知母；火郁伤阴，阴虚火旺而见烦热、多汗、消瘦乏力、舌红少苔、脉细数等症者，可用二冬汤合消瘰丸。

中成药可选用甲亢灵片。

4. 心肝阴虚

症见：颈前喉结两旁结块或大或小，质软，病起较缓，心悸不宁，心烦少寐，易出汗，手指颤动，眼干，目眩，倦怠乏力；舌质红，苔少或无苔，舌体颤动，脉弦细数。

治法：滋阴降火，宁心柔肝。

方药：天王补心丹或一贯煎。若虚风内动，手指及舌体颤抖者，加钩藤、白蒺藜、鳖甲、白芍；脾胃运化失调致大便稀溏、便次增加者，加白术、薏苡仁、山药、麦芽；肾阴亏虚而见耳鸣、腰酸膝软者，酌加龟甲、桑寄生、牛膝、女贞子；病久正气伤耗，精血不足，而见消瘦乏力，妇女月经量少或经闭，男子阳痿者，可酌加黄芪、太子参、山茱萸、熟地黄、枸杞子、制首乌等。

中成药可选用大补阴丸。

（三）其他疗法

1. 体针　取阿是穴和足阳明经穴为主。

主穴：阿是穴、天突、膻中、足三里、丰隆。

配穴：气郁痰阻配太冲、内关；痰结血瘀配中脘、血海；肝火旺盛配期门、行间；心肝阴虚配太溪、照海。毫针常规刺。

2. 皮肤针　取瘿肿局部阿是穴、第 5 ～ 11 胸椎夹脊穴、脊柱两侧膀胱经穴、翳风、肩井、曲池、合谷、足三里。叩刺至局部皮肤潮红为度。

3. 耳针　取神门、内分泌、皮质下、交感、对屏尖、颈、肝、胃。每次选用 2 ～ 3 穴，毫针刺法，或埋针法、压丸法。

四、健康处方

1. 密切观察瘿肿的形态、大小、质地软硬及活动度等方面的变化。如瘿肿经治不消，增大变硬，应高度重视，防止恶变。

2. 实行“科学补碘、分类指导、因地制宜、不多不少”的补碘方针，实行有区别的在碘缺乏地区的补碘政策。

3. 保持心情愉快，防止情志内伤，以及针对水土因素调节饮食，是预防瘿病的重要方面。

第三节　肥　胖

一、概述

肥胖是过食、缺乏体力活动等多种原因导致体内膏脂堆积过多，使体重超过一定范围，或伴有头晕乏力、神疲懒言、少动气短等症状的一种疾病，是多种其他疾病发生的基础。

主要病因有年老体弱、过食肥甘、缺乏运动、情志所伤、先天禀赋等。基本病机是胃强脾弱，酿生痰湿，导致气郁、血瘀、内热壅塞。病位主要在脾与肌肉，与肾虚关系密切，亦与心肺的功能失调及肝失疏泄有关。病理性质为本虚标实。本虚多为脾肾气虚，或兼心肺气虚；标实为胃热、痰湿，痰湿常与气郁、瘀血、水湿相兼为病，故痰瘀互结、痰气交阻、痰饮水肿者常见。

二、诊断依据

（一）诊断要点

1. 起病缓慢，病程长。具有形体肥胖等临床特征，常伴有身体沉重、头晕乏力、行动迟缓，甚或动则喘促等症状。一旦形成肥胖，不易短时间内减轻体重。

2. 常有嗜食肥甘、缺乏运动的习惯，或有肥胖病的家族史。可因长期过重的精神压力以及不适当地服用药物诱发。

3. 肥胖病变日久，常变生他病，易合并消渴、眩晕、中风等。

本病主要与水肿、黄胖等相鉴别。

（二）辨证要点

1. 辨虚实 实邪停滞是导致体重增加的根本，故实多虚少、早期以虚为主，病久可由虚致实，证见虚实夹杂。

2. 辨标本 分清脾胃等脏腑功能失调，痰浊、气滞、血瘀在本病发作中的标本主次。

3. 辨脏腑病位 以脾胃为主，涉及五脏。

三、证治概要

（一）治则治法

以补虚泻实为基本治则。虚则补之，多用健脾益气法；脾病及肾，则结合益气补肾。实则泻之，常用清胃降浊或祛湿化痰法，并结合消导通腑、行气利水、行气化痰或痰瘀同治等法，以消除膏脂、痰浊、水湿、瘀血及郁热。虚实夹杂者，当补虚泻实并举。

（二）临证方药

1. 胃热火郁

症见：肥胖多食，消谷善饥，可有大便不爽，甚或干结，尿黄，或有口干口苦，喜饮水；舌质红，苔黄，脉数。

治法：清胃泻火，佐以消导。

方药：白虎汤合小承气汤。若消谷善饥较重、口苦、嘈杂，加黄连；若口干多饮较重，加天花粉、葛根；若热盛耗气，症见疲乏、少力，加太子参，甚者可用西洋参。

中成药可选用牛黄清胃丸。

2. 痰湿内盛

症见：形体肥胖，身体沉重，肢体困倦，脘痞胸满，可伴头晕，口干而不欲饮，大便黏滞不爽，嗜食肥甘醇酒，喜卧懒动；舌质淡胖或大，舌白腻或白滑，脉滑。

治法：化痰利湿，理气消脂。

方药：导痰汤合四苓散。若湿邪偏盛，加苍术、薏苡仁、赤小豆、防己、车前子；痰湿化热，症见心烦少寐、纳少便秘、舌红者黄、脉滑数，加竹茹、浙贝母、黄芩、黄连、瓜蒌仁等；痰湿郁久，壅阻气机，致痰瘀交阻，舌暗或有瘀斑者，加当归、赤芍、川芎、桃仁、红花、丹参、泽兰等。

中成药可选用香砂养胃丸。

3. 气郁血瘀

症见：肥胖懒动，喜太息，胸闷胁满，面晦唇暗，肢端色泽不鲜，甚或青紫，可伴便干，失眠，男子性欲下降甚至阳痿，女性月经不调、量少甚或闭经，经血色暗或有血块；舌质暗或有瘀斑瘀点，舌苔薄，脉弦或涩。

治法：理气解郁，活血化瘀。

方药：血府逐瘀汤。本证易于化热，若舌苔偏黄，加栀子、知母；兼见便干难排者，加三棱、莪术、大黄；若兼失眠，加首乌藤、合欢皮；阳痿者，加水蛭、淫羊藿；月经稀少，加月季花、泽兰、益母草。

4. 脾虚不运

症见：肥胖臃肿，神疲乏力，身体困重，脘腹痞闷，或四肢轻度浮肿，晨轻暮重，劳累后更为明显，饮食如常或偏少，既往多有暴饮暴食史，小便不利，大便溏或便秘；舌质淡胖，边有齿痕，苔薄白或白腻，脉濡细。

治法：健脾益气，渗利水湿。

方药：参苓白术散合防己黄芪汤。若身体困重明显，加佩兰、广藿香；若浮肿明显，加泽泻、猪苓；若兼脘腹痞闷，加半夏，或合用平胃散。

中成药可选用参苓白术散。

5. 脾肾阳虚

症见：形体肥胖，易于疲劳，可见四肢不温，甚或四肢厥冷，喜食热饮，小便清长；舌淡胖，舌苔薄白，脉沉细。

治法：补益脾肾，温阳化气。

方药：真武汤合苓桂术甘汤。若嗜热食而恶冷饮者，加炮姜；若气虚明显，乏力困倦者，加太子参、黄芪；若兼肢厥者，加干姜。

（三）其他疗法

1. 体针 取手足阳明经、足太阴经穴为主。

主穴：曲池、天枢、大横、阴陵泉、丰隆。

配穴：胃肠积热配上巨虚、内庭；脾胃虚弱配脾俞、足三里；肾阳亏虚配肾俞、关元；心悸配神门、内关；胸闷配膻中、内关；嗜睡配照海、申脉。

2. 皮肤针 按针灸主方或加减选穴，或取肥胖局部阿是穴。用皮肤针叩刺。实证重刺激，以皮肤渗血为度；虚证中等刺激，以皮肤潮红为度。

3. 耳针 取口、胃、脾、肺、三焦、内分泌、皮质下。每次选用3～5穴，毫针刺法，或埋针法、压丸法，其间嘱患者餐前或有饥饿感时，自行按压穴位2～3分钟，以增强刺激。

四、健康处方

1. 本病需采取终身综合防治措施，提倡健康的生活及饮食方式，减少脂肪及热量的摄入，尤其注重减少晚餐摄入过多热量，加强锻炼，注重早期预防。

2. 科学的生活方式是治疗肥胖的根本，必须持之以恒，严格控制饮食，坚持天天运动，运动只有在配合饮食控制的情况下才能取得良好效果。

3. 肥胖对人体健康危害极大，一旦形成本病，治疗不易。应积极主动，坚持治疗。忌睡眠过多。

第四节 糖尿病

一、概述

糖尿病是一组由多种病因引起的胰岛素分泌和（或）作用缺陷，以慢性高血糖为特征的内分泌代谢性疾病。目前认为糖尿病是遗传易感性与环境因素共同作用的多基因遗传病。1型糖尿病属于遗传因素和环境因素共同作用的自身免疫性疾病。2型糖尿病主要发病机制有两个基本环节，即胰岛素抵抗和胰岛β细胞胰岛素分泌缺陷。典型临床表现为多饮、多食、多尿及消瘦。长期碳水化合物及脂肪、蛋白质代谢紊乱可引起多系统损害，导致眼、肾、神经、心脏、血管等组织器官的慢性进行性病变、功能减退及衰竭。2010年中国18岁及以上成人糖尿病患病率为11.6%，糖尿病前期患病率为50.1%，我国约有糖尿病患者1.14亿。

二、诊断要点

（一）诊断依据

诊断标准：①典型糖尿病症状（多饮、多尿、多食，体重下降），加上随机血糖≥11.1mmol/L。②或空腹血糖≥7mmol/L。③或葡萄糖负荷后2小时血糖≥11.1mmol/L。无症状、仅一次血糖高者，必须在另一天复查核实而确定诊断。

1. 症状

（1）无症状期 多数2型糖尿病者无任何症状，仅化验时发现高血糖。

（2）代谢紊乱症状群 典型“三多一少”，即多尿、多饮、多食及体重减轻。

2. 辅助检查

（1）尿糖测定 诊断糖尿病的重要线索，但非诊断依据。

（2）血糖测定 是诊断糖尿病的主要依据，是长期监控病情和判断疗效的主要指标。

（3）口服葡萄糖耐量试验（OGTT） 适于当血糖高于正常范围而又未达到糖尿病诊断标准者，须清晨行OGTT。OGTT结果提示空腹血糖（FPG）≥7mmol/L或开始饮葡萄糖水后2小时静脉血浆葡萄糖≥11.1mmol/L可诊断糖尿病。

（4）糖化血红蛋白A1（GHbA1）测定 可反映取血前8～12周的平均血糖状况，是监测病情的重要指标。GHbA1c≥7%是2型糖尿病启动临床治疗或需要调整治疗方案的重要判断标准。

（5）糖化血浆白蛋白测定 反映近2～3周内总的血糖水平，为近期病情监测的指标。

（6）血浆胰岛素和C肽测定 用于胰岛β细胞功能检查。C肽也能反映血浆胰岛素的水平，且能更好地反映胰岛β细胞功能。1型糖尿病者C肽明显降低。

（二）鉴别诊断

肾性糖尿：因肾糖阀降低所致，虽尿糖阳性，但血糖及OGTT正常。

（三）并发症

1. 急性并发症 酮症酸中毒、糖尿病高渗性综合征、乳酸性酸中毒等。

2. 慢性并发症 ①糖尿病肾脏病变：糖尿病患者肾衰竭的主因。②糖尿病视网膜病变：糖尿病高度特异性的微血管并发症。③糖尿病性心脏病变：糖脂代谢紊乱的基础上所发生的心脏大血管、微血管及神经病变。④糖尿病性脑血管病变：多见脑梗死，尤其是腔隙性脑梗死、脑血栓形成。⑤糖尿病性神经病变：以袜套、手套样分布的肢端感觉异常最为常见。⑥糖尿病足。⑦其他：白内障、青光眼、视网膜黄斑病和虹膜睫状体病变、皮肤病变、牙周病。

3. 感染 ①化脓性细菌感染：多见于皮肤化脓性感染。②肺结核：需胰岛素和抗结核药物联合治疗。③真菌感染：常见的真菌感染，如体癣、甲癣等。

三、防治措施

（一）治疗措施

1. 糖尿病教育 宣教内容：糖尿病的性质、症状、并发症及其危害性；医学营养治疗和体育锻炼的具体要求；降血糖药物及注意事项；治疗目标；血糖和尿糖自我监测的意义和技巧；如何应付低血糖反应；危重情况的警告信号；生活规律、预防感染等。

2. 医学营养治疗

（1）目标 ①维持合理体重。②提供均衡营养的膳食。③达到并维持理想的血糖水平。④减少心血管病的危险因素。⑤降低胰岛β细胞负荷，减轻胰岛素抵抗。

（2）关键 控制每天摄入的总热量，合理搭配营养成分，定量定时进餐。

① 计算总热量。a. 理想体重：理想体重（kg）= 身高（cm）−105。b. 总热量计算：计算理想体重后，参考患者的工作性质和具体情况计算每天所需的总热量。

② 营养成分的分配。a. 蛋白质：成人每天每千克理想体重0.8～1.2g蛋白质。b. 脂肪：成人每天每千克理想体重0.6～1g脂肪。c. 碳水化合物：可占总热量的55%～60%。d. 其他：可多食富含维生素的绿叶蔬菜，粗粮（豆类、块根类、粗谷物），含糖成分低的水果等。戒烟，限制饮酒及食盐（每天＜6g）。

③ 三餐分配。按每克糖类、蛋白质、脂肪产热量换算为食品后制定食谱，根据生活习惯、病情和配合药物治疗需要进行安排。

3. 运动疗法 长期坚持体育锻炼应作为糖尿病治疗的一项基本措施，适用于病情相对稳定者，尤其是适合于肥胖的2型糖尿病患者。

4. 口服降糖药治疗 不同类型的两种口服降糖药物可联用，必要时也可三种联用，避免同时应用同一类药物。

（1）双胍类 2型糖尿病患者的一线治疗用药。亦适用于1型糖尿病，与胰岛素联合应用可减少胰岛素用量和血糖波动。

（2）磺脲类 适用于经饮食与运动治疗未能良好控制的非肥胖2型糖尿病患者，以及胰岛素治疗每天用量在0.3U/kg以下者。

（3）α-葡萄糖苷酶抑制剂 适用于2型糖尿病或糖耐量减低，尤其餐后高血糖为主者。

（4）噻唑烷二酮类 适用于2型糖尿病，尤其是肥胖、胰岛素抵抗明显者。

（5）格列奈类 适用于2型糖尿病早期餐后高血糖阶段或以餐后高血糖为主的老年患者。

（6）二肽基肽酶-4抑制剂 单独使用不增加低血糖发生风险，不影响体重。

5. 胰岛素治疗 使用原则：在综合治疗基础上进行。根据血糖水平、β细胞功能缺陷程度、胰岛素抵抗程度、饮食和运动状况等，决定使用剂量。从小剂量开始，用量、用法个体化，及时稳步调整剂量。可模拟生理性胰岛素分泌的模式，包括基础胰岛素和餐时胰岛素两部分的补充。

（二）社区预防

1. 一级预防 避免糖尿病发病。

2. 二级预防 及早检出并有效治疗糖尿病。

3. 三级预防 延缓和（或）防治糖尿病并发症。

（三）双向转诊

以下情况需转诊至上级医院进行诊治。

1. 需到上级医院行胰岛素释放试验、C 肽释放试验、胰岛细胞自身抗体等检测者。

2. 出现糖尿病急性并发症，如高渗性非酮症性昏迷、感染等。

3. 常规治疗血糖仍未达标者。

4. 合并严重心脑血管及肾脏并发症者。

四、健康管理

1. 倡导合理膳食、控制体重、适量运动、限盐、控烟、限酒、心理平衡的健康生活方式，提高社区人群的糖尿病防治意识。饮食治疗是糖尿病治疗的基础。

2. 高危人群的糖尿病筛查有助于早期发现糖尿病，提高糖尿病及其并发症的防治水平。

3. 对于已诊断糖尿病的患者，应接受糖尿病自我管理教育，以掌握自我管理所需的知识和技能，如自我注射胰岛素、自我血糖监测。

第五节　甲状腺功能亢进症

一、概述

甲状腺功能亢进症（简称甲亢），是指甲状腺腺体本身合成或分泌甲状腺激素过多，引起甲状腺毒症的一组临床综合征。弥漫性毒性甲状腺肿（Graves 病）为最常见病因，其次为多结节性毒性甲状腺肿和甲状腺自主高功能腺瘤。本章主要介绍 Graves 病。

Graves 病是一种伴甲状腺激素分泌增多的器官特异性自身免疫病。临床主要表现有：①甲状腺毒症。②弥漫性甲状腺肿。③眼征。发病率占全部甲亢的 80% ～ 85%。

目前公认本病的发生与自身免疫有关，属于器官特异性自身免疫病，其病因包括遗传因素、自身免疫、环境因素。2013 年，我国约有超过 1500 万的甲亢患者，以女性多见，女男比为（4 ～ 6）∶1，20 ～ 40 岁为高发年龄。

二、诊断要点

（一）诊断依据

甲亢的诊断：①高代谢症状和体征。②甲状腺肿大或甲状腺结节。③血清总三碘甲状腺原氨酸（TT_3）、血清总甲状腺素（TT_4）、血清游离三碘甲状腺原氨酸（FT_3）、血清游离甲状腺素（FT_4）增高，促甲状腺激素（TSH）减低。

Graves 病的诊断：①临床甲亢症状和体征。②甲状腺弥漫性肿大（触诊和 B 超证实）。③血清 TSH 浓度降低，甲状腺激素浓度增高。④眼球突出和其他浸润性眼征。⑤胫前黏液性水肿。⑥ TSH 受体抗体（TRAb）或 TSH 受体刺激性抗体（TSAb）阳性。①～③项为诊断必备条件，少数病例可以无甲状腺肿大。④～⑥项为诊断的辅助条件，也是 Graves 病甲亢诊断的重要依据。

1. 症状

（1）高代谢症状　怕热多汗、皮肤潮湿、低热、多食善饥、体重锐减和疲乏无力。

（2）精神神经系统症状　精神过敏、多言好动、烦躁易怒、失眠不安、思想不集中、记忆力减退。

（3）其他症状　心悸、气短、胸闷；食欲亢进、稀便、排便次数增加；肌无力和肌肉消瘦；女性月经减少或闭经，男性阳痿等。

2. 体征

（1）眼征　单纯性突眼和浸润性突眼。

（2）甲状腺肿大　甲状腺呈弥漫性、对称性肿大，质软，久病较硬或呈橡皮感；无压痛，随吞咽而上下移动。可触及震颤，闻及血管杂音。

（3）其他　胫前黏液性水肿。心动过速、第一心音亢进、心律失常。舌、手指和闭睑细震颤，腱反射亢进。

3. 特殊临床表现及类型

（1）甲状腺危象　多见于较重甲亢未治疗或治疗不充分的患者，是甲状腺毒症急性加重的一个综合征，死亡率大于 20%。临床表现：高热（> 39℃）、心率快（> 140 次 / 分）、烦躁不安、大汗淋漓、厌食腹泻、恶心呕吐，严重者可出现心衰、休克或昏迷。白细胞总数及中性粒细胞常升高。血 T_3、T_4 升高，TSH 显著降低。

（2）甲状腺毒症性心脏病　心动过速、心脏排出量增加、心房颤动和心衰。

4. 辅助检查

（1）实验室检查　①血清 TT_3、FT_3、TT_4、FT_4 增高，TSH 减低。②甲状腺自身抗体测定：TRAb、TSAb 阳性。③甲状腺 ^{131}I 摄取率：鉴别甲状腺毒症病因。

（2）影像检查　B 超检查甲状腺多呈弥漫性肿大。

（二）鉴别诊断

亚急性甲状腺炎：有甲状腺肿大及发热等表现，早期血中三碘甲状腺原氨酸（T_3）、甲状腺素（T_4）增高，白细胞正常或升高，血沉增高，甲状腺球蛋白抗体（TgAb）、甲状腺过氧化物酶抗体（TPOAb）正常或轻度升高。

三、防治措施

（一）治疗措施

1. 一般治疗　适当休息，避免精神紧张及过度劳累。补充足够热量和营养。减少碘摄入量是甲亢的基础治疗方法之一。

2. 甲状腺功能亢进症的治疗

（1）抗甲状腺药物治疗　可保留甲状腺分泌激素的功能，但疗效长，治愈率低，复发率高。分为两类：①硫脲类：丙硫氧嘧啶。严重病例、甲状腺危象、妊娠早期（1 ～ 3 个月）伴发甲亢时优先选用丙硫氧嘧啶。②咪唑类：甲巯咪唑和卡比马唑。临床首选甲巯咪唑。

（2）放射性 ^{131}I 治疗　此法安全简便，费用低廉，总有效率、临床治愈率高，复发率低，是欧美国家成人甲亢治疗的首选疗法。妊娠和哺乳期妇女禁用。

（3）手术治疗　通常为甲状腺次全切除术，其复发率为 8%。

（4）其他药物治疗　①β 受体阻滞剂：主要在抗甲状腺药物治疗初期使用，可较快控制甲亢的临床症状。甲亢妊娠患者及心衰时慎用，心脏传导阻滞时禁用。②复方碘液：仅适用于甲状腺危象、甲状腺次全切除术术前准备、甲亢患者接受急诊外科手术时。

3. Graves 眼病的治疗

（1）轻度 Graves 眼病　病程一般呈自限性，治疗以局部治疗和控制甲亢为主。

（2）一般治疗　高枕卧位，限制钠盐及使用利尿剂，注意眼睛保护，戒烟。

（3）糖皮质激素　可根据病情轻重酌情确定治疗方案。

（4）球后外照射　多与糖皮质激素联合使用，以增加疗效。

（5）眶减压手术　适用于糖皮质激素和球后外照射无效者。

4. 甲状腺危象的治疗　去除诱因，如积极防治感染和做好术前准备，积极治疗甲亢是预防危象发生的关键。抢救措施如下。

（1）一般治疗　保证足够热量和液体补充。对症治疗包括降温、镇静、保护脏器功能、防治感染等。

（2）抑制甲状腺激素合成　首选丙硫氧嘧啶。

（3）抑制甲状腺激素释放　服用复方碘溶液 3 ～ 7 天。

（4）肾上腺糖皮质激素　防止肾上腺皮质低功能。

（5）β 受体阻滞剂　无心力衰竭或心衰控制后使用。

（6）其他　上述治疗效果不佳时，可选用血液透析、腹膜透析或血浆置换等措施。

5. 妊娠期甲亢的治疗

（1）抗甲状腺药治疗　①首选抗甲状腺药物：治疗妊娠早期应首选丙硫氧嘧啶；妊娠中后期，应换为甲巯咪唑。②监测血清 FT_3、FT_4。③妊娠后 6 个月抗甲状腺药减量；分娩后增量。④哺乳期首选丙硫氧嘧啶。

（2）甲状腺次全切除术　必要时可在妊娠中期（4 ～ 6 个月）进行。

（3）放射性碘治疗　妊娠和哺乳期禁用。

（4）防止新生儿甲亢　妊娠 20 ～ 24 周监测母体 TRAb，若阳性需进行监测，防止出现胎儿和新生儿甲亢。

（二）双向转诊

对于诊断不清的疑似患者、药物治疗不理想者、出现并发症及伴发症者，建议转至上级医院或专科医院治疗。

四、健康管理

1. 对社区人群进行甲亢相关内容的知识普及教育。对易患人群、易患地区进行疾病筛查，及早发现，有助于后续的诊断和治疗。

2. 适当休息，保持心情愉快，避免精神紧张及过度劳累。

3. 减少碘摄入量是甲亢的基础治疗之一，甲亢患者应食用无碘食盐，忌食含碘食物和药物。补充足够的热量和营养。

4. 在病程中，应密切关注甲状腺结节的形态、大小、质地软硬、活动度等，结节增大、变硬，应高度重视。

第六节　高尿酸血症及痛风

一、概述

痛风是与嘌呤代谢障碍和（或）尿酸排泄减少所致的血尿酸增高直接相关的一组异质性疾病，属于代谢性风湿病范畴。临床表现为高尿酸血症、急性和慢性痛风性关节炎、痛风石、痛风性肾病、尿酸性尿路结石等，严重者呈关节畸形和（或）肾衰竭。通常血尿酸大于正常值为高尿酸血症，其中 10% ～ 20% 发展为痛风。本病可分为原发性和继发性两类，其中以原发性痛风占绝大多数，由遗传因素和环境因素共同致病，具有一定的家族易感性，但遗传方式未明。随着经济发展、生活方式改变，痛风的发病率显著上升，发病率为 0.15% ～ 0.67%。

二、诊断要点

（一）诊断依据

高尿酸血症：血尿酸男性＞ 420μmol/L 或女性＞ 360μmol/L，可无痛风症状及体征而诊断。

痛风：中年以上男性或绝经后女性，突发跖趾、踝、膝等单关节红肿疼痛，查血尿酸增高，即考虑痛风可能。

1. 病史　有慢性关节炎及痛风石、尿酸性尿路结石及肾功能不全病史。

2. 症状

（1）急性发作期　表现为急性关节炎，多为痛风的首发症状，起病前可无先兆，多于半夜因剧痛而惊醒，首发于足大趾的跖趾关节，其他易受累部位依次为踝、跟、膝、腕、指、肘等关节。受累关节红肿灼热、皮肤紧绷、局部触痛、功能受限。常有多种诱因，如饱餐、饮酒、受累、受冷、感染等。

（2）间歇发作期　随着病情进展，发作次数增多，症状持续时间延长，受累关节增多，疼痛程度、频率及局部体征无明显规律。

（3）慢性痛风石病变期　痛风石常与慢性痛风性关节炎并存。

（4）痛风性肾病　轻度腰酸痛、蛋白尿、血尿、高血压、肾功能不全等。

（5）尿酸性尿路结石　泥沙样结石无症状，较大者引起肾绞痛、血尿等。

3. 辅助检查

（1）实验室检查　血尿酸增高男性＞ 420μmol/L 或女性＞ 360μmol/L，可无痛风症状及体征而诊断。

（2）X 线检查　急性关节炎可见受累关节周围非特异性软组织肿胀。

（3）穿刺和活检　在滑囊液及痛风石中找到尿酸盐结晶可以确诊。

（二）鉴别诊断

类风湿关节炎：青中年女性多见；关节肿痛，好发于手指小关节和腕、踝、膝关节，伴明显晨僵，关节畸形、僵硬；血尿酸正常，但有高滴度的类风湿因子；X 线示关节面粗糙，间隙狭窄，甚至关节面融合。

三、防治措施

（一）治疗措施

防治目标：纠正高尿酸血症；迅速终止急性关节炎发作症状；防止急性关节炎复发；防治尿酸结石和肾功能损害。

1. 饮食治疗　忌高脂、高糖饮食；忌海产品、动物内脏、肉类等高嘌呤食物；戒酒。

2. 急性发作期治疗　卧床休息并以药物控制。

（1）秋水仙碱　治疗痛风急性发作效果显著，有抗炎止痛特效，见效快，但毒性大，不良反应大。

（2）非甾体抗炎药（NSAID）　目前治疗痛风的一线用药，消炎镇痛。

（3）糖皮质激素　常用于不能耐受NSAID、秋水仙碱或肾功能不全者，治疗急性痛风有明显的疗效，可短程使用。

3. 间歇发作期和慢性期的治疗　旨在将血尿酸控制至正常水平，保护肾功能。

（1）尿酸排泄促进剂　适用于肾功能正常，尿酸排出不多的患者，用药期间应碱化尿液并保持尿量。

（2）尿酸合成抑制剂　适用于尿酸生成过多者。

（3）碱性药物　早期治疗应监测尿pH值在6.5左右。保持尿量。

（4）其他　关节活动困难者，予理疗和锻炼。痛风石破溃或有瘘管者，应手术刮除。

4. 无症状高尿酸血症的治疗　血尿酸＜480μmol/L者，应积极控制饮食，避免酗酒、过劳。

5. 急性肾衰竭的治疗　乙酰唑胺首剂0.5g，后每次0.25g，每天3次，静脉滴注碳酸氢钠、呋塞米以碎石利尿。必要时可透析治疗。

（二）社区预防

1. 一级预防　调整饮食结构，避免进食高嘌呤食物，多饮水。

2. 二级预防　有发作先兆时及早用药，急性发作期以卧床休息、药物控制为主。

3. 三级预防　急性期缓解后不能立即停药，需小量维持治疗数周至数月，以防止复发。

（三）双向转诊

反复调整降尿酸治疗方案，效果不佳或严重的高尿酸血症者，建议专科转诊。

四、健康管理

1. 戒烟酒，养成良好的饮食习惯，合理控制总热量，控制体重。尽量选用蔬菜、水果、牛奶和鸡蛋等不含嘌呤的食物。忌海产品、动物内脏、肉类、酒等高嘌呤食物。忌高脂、高糖饮食。

2. 多饮水，保持尿量在2000mL/d以上，以利于尿酸排出，避免尿路结石形成。

3. 痛风的高危人群，如60岁以上的老年人及有痛风家族史、肥胖、糖尿病、高血压、高脂血症、冠心病、脑卒中者，每年至少检查一次血尿酸，及早发现高尿酸血症。

第七节　血脂异常

一、概述

血脂异常是指血浆中脂质代谢与转运异常，表现为高胆固醇血症和（或）高甘油三酯血症，以及低高密度脂蛋白血症等一系列血脂紊乱。原发性血脂异常主因为遗传因素和环境因素，环境因素包括不良饮食习惯、运动不足、肥胖、年龄、吸烟及酗酒等，遗传因素主要指基因缺陷。继发性血脂异常指继发于甲状腺功能减退症、肝肾疾病、库欣综合征、系统性红斑狼疮、大量饮酒等疾病，或长期应用某些药物所致的血脂异常。血脂异常作为代谢综合征的组成，与肥胖症、2型糖尿病、高血压、冠心病、脑卒中等密切相关。

二、诊断要点

临床分类：①高胆固醇血症：血清总胆固醇（TC）水平增高。②高甘油三酯血症：血清甘油三酯（TG）水平增高。③混合型高脂血症：血清TC与TG水平均增高。④低高密度脂蛋白胆固醇血症：血清高密度脂蛋白胆固醇（HDL-C）水平减低。

病因分类：原发性高脂血症和继发性高脂血症。

（一）诊断依据

1. 病史　详细询问饮食习惯，有无引起继发性高脂血症的因素（疾病与药物）和家族史，尤其是早发冠心病史等。

2. 体格检查　黄色瘤、早发性角膜环、高脂血症眼底改变等体征。

3. 实验室检查　主要测定血清中血脂（TC、TG）及脂蛋白胆固醇（LDL-C、HDL-C）水平。2016年《中国成人血脂异常防治指南》建议的血脂水平见表5-6。

表 5-6　中国 ASCVD 一级预防人群血脂合适水平和异常分层标准　单位：mmol/L（mg/dL）

分层	总胆固醇	LDL-C	HDL-C	非 -HDL-C	TG
理想水平		＜ 2.6（100）		＜ 3.4（130）	
合适水平	＜ 5.2（200）	＜ 3.4（130）		＜ 4.1（160）	＜ 1.7（150）
边缘升高	≥ 5.2（200）且 ＜ 6.2（240）	≥ 3.4（130）且 ＜ 4.1（160）		≥ 4.1（160）且 ＜ 4.9（190）	≥ 1.7（150）且 ＜ 2.3（200）
升高	≥ 6.2（240）	≥ 4.1（160）		≥ 4.9（190）	≥ 2.3（200）
降低			＜ 1.0（40）		

（二）鉴别诊断

甲状腺功能减退症：甲状腺功能减退症常伴有血脂异常，以单纯性高胆固醇血症、混合型高脂血症多见。通过实验室检查甲状腺功能可鉴别。

三、防治措施

（一）治疗措施

脂代谢紊乱与冠心病及其他动脉粥样硬化的患病率和病死率密切相关，应坚持长期综合治疗。重视治疗性生活方式改变，尤其以饮食控制、运动锻炼为基础，根据病情、危险因素、血脂水平决定药物治疗方案，强调个体化治疗原则。对继发性高脂血症应积极防治原发病。

1. 防治目标　2016 年《中国成人血脂异常防治指南》制定防治目标见表 5-7。

表 5-7　不同 ASCVD 危险人群 LDL-C 和非 HDL-C 治疗达标值　单位：mmol/L（mg/dL）

危险等级	LDL-C	非 HDL-C
低 / 中危	＜ 3.4（130）	＜ 4.1（160）
高危	＜ 2.4（100）	＜ 3.4（130）
极高危	＜ 1.8（70）	＜ 2.6（100）

2. 治疗性生活方式干预　血脂异常明显受饮食及生活方式的影响，饮食治疗和生活方式改善是治疗血脂异常的基础措施。

（1）饮食治疗　为各种血脂异常首要的基本治疗措施。其目的是调整血脂异常，减轻肥胖及超重者的体重。

（2）运动治疗　超重患者积极的运动锻炼极为重要，体重减轻后可降低 LDL-C 和 TG，并可升高 HDL-C。

（3）改变生活方式　针对其他心血管病危险因素的治疗性生活方式改变（包括戒烟、限盐、降低血压、平衡心态等）虽然不直接影响 LDL-C 水平，但临床上遇到吸烟和合并高血压的患者则必须积极进行，以便进一步控制患者的心血管病综合危险因素。

3. 药物治疗

（1）羟甲基戊二酸单酰辅酶 A 还原酶抑制剂（他汀类）　降低 TC、LDL-C，轻度升高 HDL-C，轻度降低 TG。不良反应：胃肠道功能紊乱、皮疹、肌肉触痛，可造成肝源性转氨酶及肌酸激酶升高，甚至横纹肌溶解，停药后可恢复正常，活动性肝病者禁用。用药期间监测肝功能。儿童、孕妇、哺乳期妇女不宜使用。

（2）苯氧芳酸类（贝特类）　降低 TG，升高 HDL-C，轻度或中度降低 TC 和 LDL-C。不良反应：恶心、腹胀等胃肠道反应，一过性血清转氨酶升高。肝肾功能不全者、孕妇、哺乳期妇女忌用。

（3）胆酸螯合剂（树脂类）　降低 TC 和 LDL-C，对高 TG 无效。不良反应：消化道症状。用药期间复查血常规、肝功能。

（4）烟酸类　降低 TC、TG、LDL-C，升高 HDL-C。不良反应：面部潮红、瘙痒、胃肠道症状，严重时见消化道溃疡恶化，偶见肝损。

4. 调脂药物的选择

（1）以 TC、LDL-C 增高为主者首选他汀类，如单用他汀类不能使血脂达到治疗目标值可加用依折麦布。

（2）LDL-C 已达标，TG 增高者首选贝特类、烟酸类、ω-3 脂肪酸。

（3）伴糖尿病或代谢综合征的高甘油三酯血症患者，可单用贝特类或联合他汀类治疗，此时贝特类首选非诺贝特。

（4）即使是混合型高脂血症也应谨慎联合用药，避免严重不良反应（肝功能损害和横纹肌溶解）。剂量不可过高，早上服贝特类，晚上服他汀类。

（二）社区预防

1. 合理的膳食结构 高脂血症的饮食原则是“四低一高”，即低热量、低脂肪、低胆固醇、低糖、高纤维膳食。

2. 注意生活方式 要有规律、适当地参加体育运动和文娱活动，不吸烟、不酗酒、避免精神紧张，并要保持良好的心态。

（三）双向转诊

反复调整降脂治疗方案，效果不佳，或严重的高 TG 血症，建议专科转诊。

四、健康管理

1. 广泛、反复地进行健康教育，增强大众对本病的认识。

2. 提倡科学膳食、规律的体育锻炼，戒烟戒酒，防止肥胖，控制血脂，定期健康检查。

3. 饮食与非调脂药物治疗后 3 ～ 6 个月复查血脂，如能达标则继续治疗；药物治疗开始后 6 周复查，仍未达标应调整剂量或药物种类，药物治疗时注意监测不良反应，尤其是肝损害和肌病。

第八节　骨质疏松症

一、概述

骨质疏松症（osteoporosis，OP）是一种以骨量低、骨组织微结构损坏，导致骨脆性增加，易于发生骨折为特征的全身性代谢性骨病，是最常见的骨骼疾病。骨质疏松性骨折（或称脆性骨折）指受到轻微创伤或日常活动中即发生的骨折，是 OP 的严重后果。OP 分为原发性 OP 和继发性 OP 两类。原发性 OP 包括绝经后 OP、老年性 OP 和特发性 OP。绝经后 OP 常出现在女性绝经后 5 ～ 10 年，老年性 OP 见于老年人，特发性 OP 主要发生在青少年。继发性 OP 指由任何影响骨代谢的疾病和（或）药物及其他明确病因导致的 OP。OP 及其骨折的发生是遗传因素和非遗传因素交互作用的结果。遗传因素主要影响骨髓大小、骨量、结构、微结构和内部特性；非遗传因素主要包括环境因素、生活方式、疾病、药物、跌倒相关因素等。我国是世界上老年人口绝对数最大的国家，OP 已成为我国面临的重要公共健康问题。

二、诊断要点

（一）诊断依据

基于全面的病史采集、体格检查、骨密度测定、生化及影像学检查。

1. 病史

（1）危险因素　高龄、吸烟、制动、低体重、长期卧床、服用糖皮质激素类药物等。

（2）病史　绝经期后或双侧卵巢切除后女性，有脆性骨折史或脆性骨折家族史。

2. 症状

（1）骨痛、肌无力　表现为腰背疼痛、乏力、全身骨痛，骨痛呈弥漫性疼痛，无固定部位，可伴肌肉痉挛甚至活动受限。乏力常在劳累或活动后加剧，负重能力下降或不能负重。

（2）脊柱变形　因椎体压缩性骨折致脊柱变形，身高变矮、驼背、胸廓畸形等。

（3）骨折　轻微活动、创伤、弯腰、负重后发生骨折。常见部位有椎体（胸椎、腰椎）、髋部（股骨近端）、前臂远端和肱骨近端，老年性 OP 多见髋部骨折。

3. 辅助检查

（1）骨密度及骨测量方法　采用 DXA 测量骨密度，确定是低骨量、OP 或严重 OP。

（2）胸腰椎 X 线侧位影像　是判定骨质疏松性椎体压缩性骨折首选的检查方法。

（二）鉴别诊断

血液系统疾病：血液系统肿瘤的骨损害与原发性骨质疏松或甲状旁腺功能亢进相似，进行血甲状旁腺激素（PTH）、PTH 相关蛋白、肿瘤标志物测定可鉴别。

三、防治措施

（一）治疗措施

1. 基础措施

（1）调整生活方式　加强营养，均衡膳食，摄入富含钙、低盐和适量蛋白质的均衡膳食；保证充足日照；加强户外运动；纠正不良生活习惯和行为偏差：戒烟、限酒，避免过量饮用咖啡、碳酸饮料，避免服用影响骨代谢药物。

（2）骨健康基本补充剂　补充钙剂与维生素D。

2. 抗骨质疏松药物治疗

（1）双膦酸盐类　特异性结合到骨重建活跃的骨表面，抑制破骨细胞功能，从而抑制骨吸收。不良反应：胃肠道反应、一过性“流感样”症状、肾毒性、下颌骨坏死、非典型股骨骨折。

（2）降钙素类　抑制破骨细胞的生物活性，减少破骨细胞数量，减少骨量丢失，增加骨量。明显缓解OP及骨折所致骨痛。不良反应：面部潮红、恶心，偶有过敏现象。孕妇和过敏反应者禁用。

（3）绝经激素治疗　包括雌激素补充疗法和雌、孕激素补充疗法。激素治疗可以减少骨丢失，降低骨质疏松性椎体、非椎体及髋部骨折的风险，是防治绝经后OP的有效措施。绝对禁忌证：雌激素依赖性肿瘤（乳腺癌、子宫内膜癌）、血栓性疾病、不明原因阴道出血及活动性肝病和结缔组织病。慎用：子宫肌瘤、子宫内膜异位症、有乳腺癌家族史、胆囊疾病和垂体催乳素瘤者。

（4）选择性雌激素受体调节剂类　与雌激素受体结合后，在不同靶组织导致受体空间构象改变，发挥类似或拮抗雌激素的不同生物效应。总体安全性良好。

（5）甲状旁腺素类似物　刺激成骨细胞活性，促进骨形成，增加骨密度，改善骨质量，降低椎体和非椎体骨折的发生风险。不良反应：恶心、肢体疼痛、头痛和眩晕。

（6）活性维生素D及其类似物　更适用于老年人、肾功能减退以及1α-羟化酶缺乏或减少的患者。

3. OP性骨折的治疗　复位、固定、功能锻炼、抗OP治疗。

（二）社区预防

骨质疏松症给患者生活带来极大不便和痛苦，治疗收效很慢，一旦骨折又可危及生命，因此，要特别强调落实三级预防。

1. 一级预防　应从儿童、青少年做起，如注意合理膳食营养，多食用含钙、磷高的食品，如鱼、虾、牛奶、乳制品、骨头汤、鸡蛋、豆类、杂粮、绿叶蔬菜等。坚持科学的生活方式，如坚持体育锻炼，多接受日光浴，不吸烟，不饮酒，少喝咖啡、浓茶及碳酸饮料，少吃糖及食盐，动物蛋白也不宜过多，哺乳期不宜过长，尽可能保存体内钙质，丰富钙库，将骨峰值提高到最大值是预防生命后期骨质疏松症的最佳措施。对有遗传倾向的高危人群，重点随访，早期防治。

2. 二级预防　人到中年，尤其是妇女绝经后，骨丢失量加速进行。此时期应每年进行一次骨密度检查，对快速骨量减少的人群，应及早采取防治对策。近年来欧美各国多数学者主张在妇女绝经后3年内即开始长期雌激素替代治疗，同时坚持长期预防性补钙，以安全、有效地预防骨质疏松。

3. 三级预防　对退行性骨质疏松症患者应积极进行抑制骨吸收，促进骨形成（活性维生素D）的药物治疗，还应加强防摔、防颠等措施。对中老年骨折患者应积极手术，实行坚强内固定，早期活动，给予体疗、理疗、营养、补钙、遏制骨丢失，提高免疫功能及身体素质等综合治疗。

（三）双向转诊

驼背或胸廓畸形导致胸闷气短、发绀者；合并肺部感染者；合并骨折，尤其是髋部骨折者，应转综合性医院治疗。

四、健康管理

1. 加强健康宣教，增加对疾病防治知识的了解，提高依从性。
2. 生活方式干预。调整饮食结构，加强营养，均衡膳食，增加摄入富含钙和蛋白质的食物，低盐饮食。保证充足日照，加强户外运动。
3. 纠正不良生活习惯和行为偏差。戒烟、限酒，避免过量饮用咖啡、碳酸饮料，避免服用影响骨代谢的药物。
4. 高龄、绝经期后或双侧卵巢切除后女性，有脆性骨折史或脆性骨折家族史者定期检测骨密度。

第五单元　血液系统疾病

第一节　萎　黄

一、概述

萎黄是以周身肌肤呈淡黄色，干萎无光泽，但两目及小便不黄，伴有乏力、头晕耳鸣、心悸少寐、大便溏薄为主要临床表现的病证。

本病主要病因有虫积食滞，脾胃虚弱，劳伤过度，失血过多，大病之后，血亏气耗。基本病机为脾虚运化失职，水谷不能化为精微而致气血衰少，或失血过多、大病之后气血亏耗，肌肤失养所致。本病病位在脾胃，与肝肾有关。病理性质属本虚标实，脾胃不足、气血虚弱、肾精亏虚为致病之本，虫积食滞为发病之标。

二、诊断依据

（一）诊断要点

本病若为大失血所致者，进展较快，除此之外的病例起病缓，进展较慢。具备周身肌肤呈淡黄色，干萎无光泽，但两目及小便不黄这 2 项主症；兼有 1 项次症，如乏力、头晕耳鸣，心悸少寐，大便溏薄，舌淡苔薄，脉象濡细即可确诊。

本病应与黄疸相鉴别。

（二）辨证要点

辨病因，有无失血及虫积食滞；辨病变脏腑。

三、证治概要

（一）治则治法

调理脾肾，益气补血；若为虫积所致者则应驱虫治疗。

（二）临证方药

1. 脾胃虚弱，气血不足

症见：周身肌肤呈淡黄色，干萎无光泽，头晕耳鸣，心悸怔忡，健忘，失眠多梦，面色不华，小便色清，大便溏薄；舌淡苔薄，脉象濡细。

治法：调理脾胃，补益气血。

方药：归脾汤加减。若纳差者，加焦三仙；若因急性失血所致者，给予当归补血汤。

中成药可选用归脾丸、人参健脾丸、生脉饮。

2. 脾肾两虚

症见：周身肌肤呈淡黄色，干萎无光泽，乏力，眩晕耳鸣，健忘，腰膝酸软；舌淡苔薄，脉象沉细无力。

治法：益气健脾，补肾填精。

方药：八珍汤加减。若腰痛较重，加杜仲、桑寄生；若眩晕，加天麻、钩藤；若失眠，加茯神、首乌藤。

中成药可选用左归丸、右归丸。

3. 虫积食滞

症见：面色萎黄少华，伴有腹胀，多食易饥，恶心呕吐，疲乏无力，头晕气短，便溏；舌质淡，苔薄白，脉细弱无力。

治法：健脾益气，杀虫消积。

方药：榧子杀虫丸加减或用雷丸粉。异嗜者，加仙鹤草、使君子；腹胀者，加厚朴、槟榔。杀虫之后，继续用归脾丸补虚，或补虚与杀虫交替治疗。

（三）其他疗法

1. 针灸　多取关元、血海、三阴交、脾俞、膈俞等穴位，用补法。

2. 食疗

（1）当归生姜羊肉汤　生姜适量、当归 15g、羊肉适量、大枣 5 个，共同煮汤，吃肉喝汤，每周 1 ～ 2 次。

（2）枸杞莲子羹　以莲子、大枣、枸杞子、山药适量煮羹。

（3）母鸡炖黄芪　以家养母鸡1只，黄芪30g，当归15g，加盐、生姜等适量，炖1～2小时，吃肉喝汤以培补气血。

四、健康处方

1. 避风寒，宜安静休息，不宜过劳或思虑过度，在体力许可范围内做适当的体育锻炼，促进气血畅行。

2. 要加强饮食调护，注意摄入营养物质丰富的高蛋白质饮食以及富含维生素的新鲜水果和蔬菜。注意避免喝茶，避免影响营养物质吸收。

3. 注意观察大便颜色，如发现大便色黑或呈柏油样要及时就诊。女性患者若月经周期过长或月经量过大都要及时治疗，以免加重贫血。

第二节　急　劳

一、概述

急劳是以起病急骤，全身虚弱，疲乏无力，面色无华，头晕耳鸣，或伴有壮热口渴、衄血、发斑等为临床表现的病证。本病发病急骤、变化迅速、以进行性全身虚弱为主，伴有壮热、衄血、发斑等出血倾向，病死率高，故名急劳。

本病主要病因有脏腑亏虚、热毒炽盛、湿热蕴毒、痰热蕴毒、毒瘀互结。基本病机总属热毒痰瘀、正虚邪实。病位在五脏，与六腑相关。病理性质多属虚实夹杂，以脏腑精气内亏、气血不足为虚，以邪毒入侵、热毒炽盛为实，两者可互为因果。

二、诊断依据

（一）诊断要点

急性起病，发展迅速。具备全身虚弱，疲乏无力，面色无华，头晕耳鸣，或伴有壮热口渴、衄血、发斑等临床表现。

本病应与外感发热、虚劳、积聚、中毒性疾病等相鉴别。

（二）辨证要点

辨虚实、决标本；辨卫气营血各期。

三、证治概要

（一）治则治法

治疗总体原则是扶正祛邪。扶正包括补气养血，调补阴阳。祛邪包括清热解毒、活血化瘀、化痰散结。早期患者正盛邪实，应以祛邪为主，佐以扶正；缓解期患者，因气血耗伤，多有明显虚象，宜以扶正为主，用补气养血之品，调补阴阳，佐以清热解毒祛邪；恶化期患者，因邪实正虚，宜攻补兼施，或以扶正为主，佐以祛邪。

（二）临证方药

1. 急性期——邪实证

（1）热毒炽盛

症见：壮热烦渴，喜冷饮，全身疲乏无力，甚则神昏，鼻衄、齿衄、肌肤紫斑，小便黄赤，大便秘结；舌质红，苔白厚或黄腻，脉弦数或沉数有力。

治法：清热泻火，凉血解毒。

方药：清瘟败毒饮或犀角地黄汤加减。若出血，热迫血行者，加生侧柏叶、小蓟、地榆、三七粉；大便秘结不通者，加生大黄。

中成药可选用安宫牛黄丸或牛黄至宝丹，早晚各服1粒。

（2）痰热蕴毒

症见：发热，口干口苦，咽喉或齿龈红肿疼痛，心烦，胸脘痞满，或见颈部及腋下起核，周身乏力不适，重者神志昏蒙，甚至出现鼻衄、齿衄、皮肤发斑等证候；苔黄腻，脉滑数。

治法：化痰散结，清热解毒。

方药：黄连解毒汤合化斑汤加减，加入夏枯草、玄参、浙贝母等。

中成药可选用安宫牛黄丸，每次 1 粒，日服 2 次，与汤剂同用。

（3）痰瘀毒结

症见：反复发热，低热延绵，周身疼痛，腹部痞块，脘腹疼痛，皮肤瘀斑、紫癜；舌紫暗或有瘀斑。

治法：活血化瘀，解毒散结。

方药：桃红四物汤合犀角地黄汤加减。脾肿大显著者，可用血府逐瘀汤合鳖甲煎丸。

中成药可选用牛黄解毒片、六神丸、梅花点舌丹 1 ～ 2 种吞服，服后根据白细胞高低调整用药剂量。

2. 缓解期——正虚证

（1）气阴两虚

症见：面色无华，头晕乏力，口燥咽干，五心烦热，可有衄血发斑，口舌溃烂，颈项及腋下可见肿核瘰疬；舌淡暗，苔薄白或薄黄，脉细弱。

治法：益气养阴，清热解毒。

方药：三才封髓丹合六味地黄汤加减。心悸失眠者，可加酸枣仁、远志以养血安神；纳呆者，加焦三仙健脾开胃。

（2）阴虚火旺

症见：午后低热，五心烦热，口燥咽干，头晕耳鸣，腰膝酸软，乏力，鼻衄、齿衄，大便干，小溲黄赤；舌红少苔，脉细数。

治法：滋阴清热，补益肝肾。

方药：知柏地黄丸合青蒿鳖甲汤加减。

中成药可选用杞菊地黄汤、大补阴丸。

（3）气血不足

症见：头晕，心悸少寐，面白唇淡，气短乏力，或伴有衄血、周身发斑或胁下痞块或颈腋肿核；舌质淡，苔薄白，脉细弱。

治法：益气养血，化瘀消积。

方药：八珍汤合化积丸加减。发热者，加金银花、连翘、板蓝根以清热；合并出血者，加紫草、仙鹤草以凉血止血。

（三）其他疗法

1. 单验方

（1）六神丸　每日 180 粒，分 3 ～ 4 次口服，不能耐受者从小剂量每日 30 粒开始，能耐受者迅速增至每日 180 粒。可用于急慢性白血病的治疗。

（2）梅花点舌丹　每日 30 粒，分 3 次吞服，可用于治疗慢性粒细胞白血病。

（3）癌灵一号　癌灵一号注射液，由砒石（内含三氧化二砷 1mg）、轻粉（内含氯化亚汞 0.01mg）组成，每次 2.0mL，每日 2 次，诱导缓解期每次 2 ～ 4mL，每日 2 次，肌内注射 1 ～ 2 个月。治疗急性粒细胞白血病、急性早幼粒细胞白血病。

2. 食疗

（1）六神豆枣汤　取赤小豆、黑豆、红枣煮汤调入红糖，送服六神丸。每日 1 剂，分 3 次服。

（2）蟾蛋合剂　蟾蜍 1 只，鸡蛋 1 只，将蟾蜍洗净剖开腹壁，放入鸡蛋用线缝合，加水煮沸 40 分钟，每日 1 次，空腹食用鸡蛋，连用 7 天。

四、健康处方

1. 保持心情舒畅，建立信心，节制房事，劳逸结合，增强抗御病邪的能力。化疗期间避免去公共场所，以防感染疾病。

2. 患者化疗期间以高蛋白质、多维生素饮食为主，如鸡蛋、牛奶、大枣、莲藕、菠菜、新鲜水果等，同时应注意饮食卫生。

3. 应慎用某些药物及化学物品，如磺胺类、解热镇痛药、氯霉素；减少接触农药、苯、汽油、油漆等。

4. 防止复发。急劳经过治疗，血象及骨髓象指标完全正常后，应继续维持治疗以祛邪，中药以扶正固本为主，佐以清热解毒，以恢复正气，防止复发，延长完全缓解时间和生存期。

第三节　血　证

一、概述

血证是指由各种原因引起的血液不循经脉运行，或上溢于口鼻诸窍，或下泄于前后二阴，或外渗出于肌肤黏膜所形成的一类以出血为主要临床表现的内科病证。在临床上根据出血部位的不同将血证分为鼻衄、齿衄、咳血、吐血、便血、尿血、紫斑等。西医学中多种急慢性疾病，如支气管扩张症、胃及十二指肠溃疡、肝硬化门静脉高压、溃疡性结肠炎、肾小球肾炎、肾结核、肾肿瘤、血小板减少性紫癜、过敏性紫癜、白血病等所引起的皮肤、黏膜和内脏的出血，均属于本病范畴，皆可参照血证辨证论治。

引起血证的原因较多，但总体分为外感、内伤两大类。外感六淫，以风热燥邪为主；内伤多与酒热辛肥、情志过极、劳倦过度、体虚久病等有关。主要病机为风热燥邪，侵犯脏腑；饮食辛热，血脉受损；情志过极，气乱血溢；体虚久病，统血无权。整体归纳起来，血证病机可大致分为虚、实两大类。虚证主要是久病后正气亏损，虚不摄血和阴津耗伤，阴虚火旺而灼伤血络，血溢脉外而致出血；实证主要是气火亢盛，火热内燔，迫血妄行而致出血；此外，久病入络以及出血后的“留瘀”也使脉络瘀阻，血行不畅，血不循经，也是出血不止或反复出血的原因之一。

二、诊断依据

（一）诊断要点

血证具有明显的证候特征，即出血，表现为血液或从口腔，或从鼻腔，或从尿道，或从肛门，或从肌肤黏膜而外溢，具体应根据不同临床表现进行诊断。

1. **鼻衄**　凡血自鼻道外溢而非因外伤、倒经所致者，均可诊断为鼻衄。

2. **齿衄**　血自齿龈或齿缝外溢，且排除外伤所致者，即可诊断为齿衄。

3. **咳血**　血由肺或气道而来，经咳嗽而出，或觉喉痒胸闷，一咯即出，血色鲜红，或夹泡沫，或痰血相兼，痰中带血。多有慢性咳嗽、痰喘、肺痨等肺系疾病的病史。

4. **吐血**　血随呕吐而出，常伴有食物残渣等胃内容物。起病急骤，吐血前多有恶心、胃脘不适、头晕等先兆症状。血色多呈咖啡色或紫暗色，也可为鲜红色。大便多呈暗红色或黑如柏油。有胃痛、嗳气、胁痛、反酸、黄疸、癥积等病史。

5. **便血**　便血有近血、远血之别，分别发生于便前、便后。远血病位多在上消化道，主要包括胃及十二指肠，血与粪便相混，粪便呈黑漆色，甚至黑如柏油样或暗紫色；近血来自下消化道，主要包括结肠、直肠、肛门，血便分明或便外裹血，血多呈鲜红色或暗红色。多有胃肠或肝病病史。

6. **尿血**　尿液中混有血液或夹有血丝，而排尿时无疼痛症状。

7. **紫斑**　四肢及躯干部（尤以下肢为甚）肌肤出现青紫斑点或瘀斑，小者如针尖，大者则融合成片，压之不褪色。重者或伴有鼻腔及牙龈出血、尿血、便血，女性或见崩漏。儿童及成年人皆可发病，但以女性多见，本病常反复发作。

本病应与外伤鼻衄、经行衄血、舌衄、口腔出血、痢疾、痔疮、肠风与脏毒、血淋、石淋、出疹、温病发斑、丹毒等相鉴别。

（二）辨证要点

首先根据临床表现、病史等辨病证、病变脏腑、证候虚实之别。

三、证治概要

（一）治则治法

虽然血证因出血部位的不同而有各自的称谓，但其病机整体归纳起来不外乎火热灼伤血络、正虚不能摄血、络瘀血不循经三端。因此治火、治气、治血是治疗血证的三大总体原则。此外，还应依据各种血证的具体病因、病机以及其所损伤脏腑之不同，结合证候的真假虚实、病情的轻重缓急辨证使用止血、宁血、补虚三个治疗方法。

（二）临证方药

1. **鼻衄**　鼻衄多因火热迫血妄行引起，而以肺热、胃热、肝火常见，但血失统摄或阴虚火旺有时也可引起。

（1）热邪犯肺

症见：鼻燥衄血，血色鲜红，咽干口燥，或兼有身热，或恶风，或头痛，或咳嗽少痰；舌质红，苔薄黄或黄燥，脉数或浮数。

治法：清泄肺热，凉血止血。

方药：桑菊饮加减。若肺热壅盛而无表证者，可去薄荷、桔梗，加黄芩、栀子以清泻肺热；若阴伤较重，口、鼻、咽干燥显著者，可加玄参、麦冬、生地黄等滋阴清热之品。

（2）胃热炽盛

症见：鼻血鲜红，口干欲饮，口臭便秘，烦躁，或兼齿衄；舌质红，苔黄或黄腻，脉数。

治法：清胃泻火，凉血止血。

方药：玉女煎加减。若热势甚者，可加山楂、牡丹皮、黄芩以增强清热凉血之力以止血；若大便秘结者，可加生大黄、瓜蒌以通腑泄热；若阴伤较甚，症见口渴，舌红苔少，脉细数者，可加天花粉、石斛、玉竹以养阴清热，益胃生津。

（3）肝火上炎

症见：鼻衄鲜红，面目红赤，烦躁易怒，口苦耳鸣，头晕目眩；舌质红，苔黄，脉弦数。

治法：清肝泻火，凉血止血。

方药：龙胆泻肝汤加减。若阴津亏耗，症见口干鼻燥，舌红少津，脉细数者，可去车前子、泽泻、当归，酌情加知母、玄参、麦冬、女贞子、墨旱莲以养阴生津；若阴虚内热，症见五心烦热者，可加玄参、龟甲、地骨皮、知母以滋阴清热。

（4）气血亏虚

症见：鼻血淡红，或兼齿衄、紫斑等其他部位的出血，伴有精神萎靡，乏力气短，面色不华，心悸胸闷，头晕目眩，口淡纳差，夜寐不宁；舌质淡，脉细无力或芤，甚则可见革脉。

治法：补气摄血。

方药：归脾汤加减。

针对鼻衄，除了可辨证内服汤药治疗外，在出血发生时结合局部用药治疗，可促进及时止血。可选择局部喷洒云南白药或用棉条蘸青黛粉塞入鼻腔等方法止血。

2. 齿衄　胃热、肾虚是齿衄发生的主要病机，尤其以胃热所致者多见。胃热者乃阳明郁热，胃火上炎，灼伤血络，血溢脉外而出血；肾虚者为肾阴亏虚，虚火内动，迫血妄行而出血。胃热者宜清胃泻火，肾虚者宜滋阴降火，但皆需配伍凉血止血之品。

（1）胃火炽盛

症见：齿龈红肿疼痛，齿衄鲜红，口臭，口渴欲饮，大便秘结；舌质红，苔黄，脉洪数或滑数。

治法：清胃泻火，凉血止血。

方药：加味清胃散合泻心汤加减。若热盛阴伤，症见烦热、口渴者，可加石膏、玉竹、麦冬、知母等清热养阴之品。

（2）阴虚火旺

症见：齿衄淡红，多无牙龈红肿疼痛，但觉齿摇不坚，起病较缓，常因烦劳而诱发，或伴有头晕目眩，或腰膝酸软，或耳鸣，或遗精，或盗汗，或手足心热；舌质红，苔少，脉细数。

治法：滋阴降火，凉血止血。

方药：六味地黄丸合茜根散加减。若见低热、手足心热等虚火较甚者，可加地骨皮、白薇、知母等以清虚热。

3. 咳血　咳血皆为肺络受损所致，热伤肺络、肝火犯肺、虚火内炽是导致肺络受损，发生咳血的主要原因。感受外邪，肺气郁闭而化火，损伤肺络，血溢气道发为咳血；情志郁结，郁久化火，肝火上逆犯肺，损伤肺络，发为咳血；肺肾阴虚，虚火内炽，损伤肺络发为咳血。治疗上以清热润肺，凉血止血为主要治疗原则。同时应依据其外感、内伤之不同病因，以及实火、虚火之不同病机，采用不同的方药。

（1）燥热伤肺

症见：喉痒咳嗽，咳痰不爽，痰中带血，鼻燥咽干，或兼身热；舌质红，苔薄黄少津，脉数或浮数。

治法：清热润肺，宁络止血。

方药：桑杏汤加减。若风热犯肺，症兼发热、头痛、咳嗽、咽痛等症者，可加金银花、连翘、牛蒡子以疏散风热；若津伤较甚，兼见干咳无痰、痰黏难咳、少苔、舌红乏津者，可加麦冬、玄参、天冬、天花粉等养阴生津之品；若痰热壅肺，热迫肺络，兼见发热面赤、咳痰黄稠、舌质红、苔黄、脉数者，宜加桑白皮、黄芩、大蓟、小蓟以清肺泄热，凉血止血；若热势较甚，热迫血络，咯血较多者，加连翘、黄芩、白茅根，同时冲服三七粉以清热宁络。

（2）肝火犯肺

症见：咳嗽阵作，痰中带血或咳吐纯血鲜红，胸胁胀痛，烦躁易怒，口苦而干；舌质红，苔薄黄，脉弦数。

治法：清肝泻肺，凉血止血。

方药：泻白散合黛蛤散加减，可适当加凉血止血药。若肝火较甚，兼见头晕目眩、心烦易怒者，可加牡丹皮、栀子以清肝泻火；若咯血量较多、纯血鲜红者，可以犀角地黄汤冲服三七粉以清热泻火，凉血止血。

（3）阴虚肺热

症见：干咳少痰，痰中带血或反复咳血，血色鲜红，伴有口干咽燥，两颧潮红，午后潮热，盗汗；舌质红，少苔，脉细数。

治法：滋阴润肺，宁络止血。

方药：百合固金汤加减。咳血量多者，可合用十灰散以凉血止血。若潮热、颧红者，可加青蒿、鳖甲、地骨皮、白薇等清退虚热之品；若盗汗甚者，宜加糯稻根、浮小麦、五味子、牡蛎等以敛汗生津。

4. 吐血 吐血发病概由胃络受损所致，胃中积热、肝火犯胃、气不摄血导致胃络损伤，血溢胃内，血随上逆之胃气经口吐出，发为吐血。饮食不节，胃中积热，扰动血络致使胃络受损；情志内伤以致肝气郁结，郁久化火，横逆于胃，致使胃络损伤；劳倦久病，损伤脾胃，中气亏虚，气不摄血，以致血溢胃内。

（1）胃热壅盛

症见：吐血色红或紫暗，常夹有食物残渣，伴胃脘疼痛，嘈杂不适，口臭口干，便秘，或大便色黑；舌质红，苔黄腻，脉滑数。

治法：清胃泻火，化瘀止血。

方药：泻心汤合十灰散加减。若胃气上逆，兼见恶心呕吐者，可加旋覆花、代赭石、竹茹以和胃降逆；若热伤胃阴，兼见口渴甚、舌红而干、脉细数者，可加麦冬、石斛、天花粉等益胃生津之品。

（2）肝火犯胃

症见：吐血色红或紫暗，伴口苦胁痛，心烦易怒，寐少梦多；舌质红或绛，苔黄，脉弦数。

治法：泻肝清胃，凉血止血。

方药：龙胆泻肝汤加减。若胁痛甚者，可加郁金、制香附以疏肝活血；若血热妄行，吐血量多者，可加水牛角、赤芍等凉血止血之品。

（3）气虚血溢

症见：吐血色暗淡，病程缠绵，时休时止，时轻时重，遇劳后加重，伴神疲，乏力气短，胸闷心悸，面色白；舌质淡，苔薄白，脉细弱。

治法：健脾益气摄血。

方药：归脾汤加减。若气损及阳，脾胃虚寒者，症见肢冷、畏寒、大便溏泄，可加柏叶炭、干姜以温阳止血。吐血患者，若失血量多，易致气随血脱，故多属危重症；若出现面色白、汗出肢冷、脉微欲绝等症，急当服用独参汤等以益气固脱，并结合西医方法积极救治。

5. 便血 便血为胃肠脉络受损所致，其原因多样，其中以热灼血络和脾虚不摄两类所致者为多。故便血的主要治法为清热凉血、健脾温中。

（1）肠道湿热

症见：血色红黏稠，伴大便不畅或稀溏，或有腹痛，口苦；舌质红，苔黄腻，脉濡数。

治法：清化湿热，凉血止血。

方药：地榆散合槐角丸加减。地榆散功长清化湿热；槐角丸则兼能理气活血。临床上可根据需要酌情选用或合用。

（2）热灼胃络

症见：便色如柏油，或稀或稠，常有饮食伤胃史，伴胃脘疼痛，口干；舌淡红，苔薄黄，脉弦细。

治法：清胃止血。

方药：泻心汤合十灰散加减。若出血较多者，可增加大蓟、小蓟的用量以增强凉血止血之力，或酌加仙鹤草、白及、地榆炭、紫草等以化瘀收敛止血。

（3）气虚不摄

症见：便血淡红或紫暗不稠，伴倦怠食少，面色萎黄，心悸少寐；舌淡，脉细。

治法：益气摄血。

方药：归脾汤加减。若中气下陷，症见神疲气短、肛门坠胀者，可加柴胡、升麻、黄芪以升举阳气。

（4）脾胃虚寒

症见：便血紫暗，甚则色黑，伴脘腹隐痛，素喜热饮，面色不华，神倦懒言，便溏；舌淡，脉细。

治法：健脾温中，养血止血。

方药：黄土汤加减。若阳虚较甚，畏寒肢冷者，去黄芩、地黄，加鹿角霜、炮姜、艾叶。

便血轻症应注意休息；重症者则应卧床。应注意观察便血的颜色、性状及次数，若出现头昏、心慌、烦躁不安、面色苍白、脉细数等症状，常为大出血的征兆，应积极救治。

6. 尿血 尿血为肾及膀胱脉络受损，导致血入水道而成。其主要病机是热伤脉络或脾肾不固，血入水道而成尿血。治疗当辨证候之缓急、病性之虚实、火热之旺盛。

（1）下焦湿热

症见：小便黄赤灼热，尿血鲜红，伴心烦口渴，面赤口疮，夜寐不安；舌质红，苔黄，脉数。

治法：清热利湿，凉血止血。

方药：小蓟饮子加减。若热盛，兼见心烦口渴者，可加黄芩、天花粉以清热养阴；若尿血较甚者，可加槐花、白茅根以清热凉血止血；若尿中夹有血块者，加桃仁、红花、牛膝以活血化瘀止血；若大便秘结者，可酌加大黄以通腑泄热。

（2）肾虚火旺

症见：小便短赤带血，伴头晕耳鸣，颧红潮热，腰膝酸软；舌质红，苔少，脉细数。

治法：滋阴降火，凉血止血。

方药：知柏地黄丸加减。若颧红潮热者，可加地骨皮、白薇以清退虚热。

（3）脾不统血

症见：久病尿血，量多色淡，甚或兼见齿衄、肌衄，伴食少便溏，体倦乏力，气短声低，面色不华；舌质淡，苔薄白，脉细弱。

治法：补中健脾，益气摄血。

方药：归脾汤加减。若气虚下陷，兼见少腹坠胀者，可酌加升麻、柴胡以升阳举陷。

（4）肾气不固

症见：久病尿血，血色淡红，伴头晕耳鸣，精神困惫，腰脊酸痛；舌质淡，苔薄白，脉沉弱。

治法：补益肾气，固摄止血。

方药：无比山药丸加减。若尿血较重者，可加牡蛎、金樱子、补骨脂以收敛固涩止血；若腰脊酸痛、畏寒神怯者，可加鹿角片、狗脊以温肾助阳。

7. 紫斑 紫斑多为血热妄行、阴虚火旺、气不摄血而血溢肌肤所致，多种外感及内伤的原因都会引起紫斑。其病因为火热熏灼，血溢脉外；气血亏虚，气不摄血。故紫斑的治则是清热解毒、滋阴降火、益气摄血及宁络止血，而凉血止血、化瘀消斑的药物，均可配伍使用。

（1）血热妄行

症见：皮肤出现青紫斑点或斑块，甚则鼻衄、齿衄、便血、尿血，伴有发热，口渴，便秘；舌质红，苔黄，脉弦数。

治法：清热解毒，凉血止血。

方药：十灰散加减。若热毒炽盛，兼见发热、出血广泛者，可加生石膏、龙胆、紫草、紫雪丹（冲服）以清热泻火解毒；若热壅胃肠，气血郁滞，兼见腹痛、便血者，可加白芍、甘草、地榆、槐花以逐瘀泄热，理气活血；若邪热阻滞经络，兼见关节肿痛者，可加秦艽、木瓜、桑枝等以清热利湿，舒筋通络。

（2）阴虚火旺

症见：皮肤出现青紫斑点或斑块，时发时止，常伴鼻衄、齿衄或月经过多，颧红，口渴心烦，手足心热，或有潮热盗汗；舌质红，苔少，脉细数。

治法：滋阴降火，宁络止血。

方药：茜根散加减。若阴虚较甚者，加玄参、龟甲、女贞子、墨旱莲以增强养阴之力；若潮热甚者，可加地骨皮、白薇、秦艽以清退虚热；若肾阴亏虚而火热不甚，兼见腰膝酸软、头晕无力、手足心热、舌红少苔、脉细数者，可改用六味地黄丸，佐以茜草根、大蓟、槐花、紫草凉血止血之品。

（3）气不摄血

症见：皮肤青紫斑点或斑块反复发生，久病不愈，伴神疲乏力，头晕目眩，面色苍白或萎黄，食欲不振；舌质淡，苔白，脉细弱。

治法：补气摄血。

方药：归脾汤加减。若肾气不足，兼见腰膝酸软者，可加山茱萸、菟丝子、续断等以补益肾气。

（三）其他疗法

1. 鼻衄

（1）体针　①以泻法平刺上星、合谷。②鼻衄不止者，可刺少商出血。

（2）外治法　①以湿毛巾或冰袋冷敷额及鼻根部。②用棉球蘸上云南白药、血余炭塞入鼻中。

2. 咳血

（1）体针　①以毫针泻法刺鱼际，以毫针补法刺尺泽。②以毫针平刺大陵、郄门。

（2）灸法　灸涌泉。

3. 尿血

（1）体针　①心火内动者，以劳宫、行间、中极为主穴，配以阴陵泉、小肠俞。②脾肾气虚者，以足三里、隐白、关元为主穴，配以脾俞、肾俞。

（2）耳针　多选肾上腺、脾、肾、膀胱。

四、健康处方

1. 预防方面，首先要注意气候变化。相关研究显示，上消化道出血在处暑至次年的春分，气候（气温）变化剧烈或急骤时，尤其是大雪节气前后容易发病，应“虚邪贼风，避之有时”。

2. 要注意饮食卫生。血证者饮食宜清淡，少食烟、酒、辛辣动火及油腻炙煿之物。吐血、便血者宜少量进食易于消化、富有营养的食物；紫斑的发生与进食某些食品有密切关系者，应禁食诱发紫斑的食品。

3. 避免情志过极，保持心情愉快，劳逸适度，防止气机郁滞。

4. 无论何种血证，轻度出血应注意休息，重症则应卧床甚至绝对卧床休息。注意观察出血的颜色、性状、次数，以及伴随症，若出血急、量多、鲜红，伴随头昏心慌、烦躁不安、汗出肢冷、面色苍白、脉细数等症状，常为大出血的征兆，应积极抢救。

第四节　贫　血

一、概述

贫血是指人体外周血中血红蛋白浓度、红细胞计数和（或）红细胞压积低于正常范围下限，不能运输足够的氧至组织而产生的综合征，其中以血红蛋白浓度低于正常值最为重要。

贫血不是一个独立的疾病，而是由多种原因和疾病引起的共同症状。根据引起贫血的病因和发病机理，可将贫血分为三大类：第一类是红细胞生成减少，主要包括造血物质（主要是铁、叶酸、维生素 B_{12}）的缺乏、骨髓造血功能障碍（慢性感染、血液系统疾病、严重的肝肾疾病等）；第二类是红细胞破坏过多，包括红细胞内在缺陷（红细胞形态异常、红细胞酶缺乏等遗传性疾病）、外来因素导致红细胞破坏（包括机械性因素、免疫性因素和物理性因素等引起）；第三类是各种急、慢性失血性疾病导致的贫血。

由于引起贫血的病因不同，治疗方法也不同，因此对于贫血患者必须积极寻找病因，对因治疗。长期慢性贫血可引起心、脑、肾等重要脏器损伤，而急性大量失血引起的贫血可引起血压下降，甚至休克而危及生命。因此，应加强对患者的随访及管理，必要时应及时转院治疗，并做好预防工作。

二、诊断要点

（一）诊断依据

贫血容易诊断，仅用血常规测定即可确诊，临床切忌将贫血视为一种独立的疾病，忽视病因而贻误病情。在诊断过程中，首先，应注意详细询问病史及症状，寻找引起贫血的病因；其次，进行细致、全面的体格检查，从而寻找具有诊断价值的阳性体征；最后，要结合理化检查结果确立病因学诊断。

1. 病史

（1）有无出血史，包括呕血、黑便、深咖啡色尿、月经过多等，以除外出血引起的贫血。

（2）饮食情况，即有无营养缺乏或偏食情况。

（3）服药史，即起病前有无服用能引起贫血的药物。

（4）工种和生活环境中有无与化学毒物或放射物质的接触史。

（5）有无提示有慢性炎症、慢性肾病、肝病、恶性肿瘤、内分泌功能紊乱等疾病的症状。

（6）遗传性疾病家族史，包括珠蛋白生成障碍性贫血、先天性球形红细胞增多症等家族史。

2. 体格检查

（1）皮肤黏膜检查。包括皮肤及黏膜颜色（皮肤、黏膜苍白是贫血的突出表现）、皮疹、溃疡、毛发和指甲的改变、出血点等。

（2）应特别注意有无胸骨压痛和全身浅表淋巴结及肝脾大。

（3）反甲和舌炎见于严重的缺铁性贫血。

（4）舌乳头萎缩和脊髓后索及侧索体征见于维生素 B_{12} 缺乏。

（5）黄疸见于溶血性贫血。

（6）心血管系统表现为心动过速，在心尖或肺动脉瓣区可听到柔和的收缩期杂音，严重贫血可听到舒张期杂音，并可见心脏扩大。

3. 辅助检查

（1）血常规检查　红细胞计数可以确定有无贫血，红细胞参数［平均红细胞体积（MCV）及平均红细胞血红蛋白浓度（MCHC）］可反映红细胞大小及血红蛋白浓度的改变，能为初步诊断贫血的发病机制提供线索。血红蛋白（Hb）数值测定可以判断贫血的严重程度。网织红细胞计数可以间接反映骨髓红系增生情况。

（2）骨髓检查　包括骨髓细胞涂片和骨髓活检。涂片反映骨髓细胞的增生程度、细胞成分、比例及形态变化。活检反映骨髓造血组织的结构、增生程度、细胞成分和细胞形态变化。

（3）生化检查　肝功能检查可明确贫血原因是否为肝硬化。肾功能检查可明确贫血原因是否为肾功能衰竭。

（二）鉴别诊断

贫血的鉴别诊断主要是对引起贫血的病因进行鉴别。

三、防治措施

（一）治疗措施

1. 对症治疗　目的是减轻重度贫血对患者的致命影响，为对因治疗发挥作用赢得时间。

（1）合并出血时，应采取止血治疗；若为大出血时，应迅速补液或有条件者给予输注血液或血浆以恢复血容量。

（2）若合并感染，则应酌情予抗感染治疗。

（3）若为多次输血并发血色病时，应给予去铁治疗。

（4）若合并心衰者，应根据心功能不全的程度而给予不同的对症治疗。

2. 对因治疗　即针对贫血发病机制的治疗。

（1）缺铁性贫血应补铁及治疗导致缺铁的原发病。

（2）巨幼细胞贫血应补充维生素 B_{12} 及叶酸。

（3）溶血性贫血应给予糖皮质激素或脾切除术。

（4）再生障碍性贫血应给予抗淋巴（胸腺）细胞球蛋白、环孢素及造血生长因子。

（5）肾性贫血应给予促红细胞生成素皮下注射。

（二）双向转诊

1. 对于首诊的贫血患者，应建议到上级医院进行病因诊断。

2. 对于合并少量出血的患者，应建议患者到上级医院进行对因治疗。

3. 对于合并大量失血的患者，应立即止血、监测生命体征、建立静脉通路，并给予补液以补充血容量，同时联系上级医院，从绿色通道转往上级医院 ICU 科或手术室，病情稳定后转回基层卫生服务机构随访。

四、健康管理

1. 建议患者保持心情舒畅，早睡早起，适当运动，勿过劳，增强体质，防止感冒。

2. 保持营养均衡，建议患者多摄入富含蛋白质的牛奶、鸡蛋和瘦肉，以及富含维生素的水果和蔬菜。有消化道疾病的患者避免进食辛辣刺激食物。

3. 按时服药，定期监测血常规。

第五节　急性白血病

一、概述

白血病是一组造血干细胞的恶性克隆性疾病，白血病细胞大量蓄积于骨髓和其他造血组织，抑制骨髓正常造血功能并浸润淋巴结、肝、脾等组织器官。根据白血病细胞分化成熟程度和自然病程，分为急性白血病和慢性白血病。急性白血病（acute leukemia，AL）的细胞分化停滞于较早阶段，多为原始细胞和早期幼稚细胞。临床表现为贫血、出血、发热、感染、肝脾和淋巴结肿大。

国内不同的统计资料显示，白血病在我国的年发病率为（3 ～ 5.6）/10 万，与以往数据比较，呈明显升高趋势。据国内各年龄组肿瘤死亡率统计，白血病占第 6 位（男性）和第 8 位（女性）。白血病的发病与病毒感染、电离辐射、化学物质、遗传和先天因素密切相关。

急性白血病起病急骤，病情发展迅速，自然病程仅数月。在整个疾病过程中，常因感染等其他诱因导致病情急性加重甚至危及生命，因此应加强对患者的随访及管理，必要时应及时转院治疗，并做好预防工作。

二、诊断要点

（一）诊断依据

根据血常规示贫血、血小板减少；骨髓细胞形态学及细胞化学染色显示某一系列原始或幼稚细胞超过标准（FAB 诊断标准为≥ 30%）即可诊断。诊断成立后应进一步分型。

1. 法美英（FAB）分型标准

（1）急性髓细胞性白血病（AML）

M_0（急性粒细胞白血病微分化型）：骨髓原始细胞＞ 30%，无嗜天青颗粒及 Auer 小体，核仁明显，光镜下原始细胞髓过氧化物酶（MPO）阳性细胞率＜ 3%，电镜下 MPO 阳性，CD33 或 CD13 等髓系抗原呈阳性，淋巴系抗原常为阴性，血小板抗原阴性。

M_1（急性粒细胞白血病未分化型）：原始粒细胞在骨髓非红系有核细胞（NEC）中≥ 90%，早幼粒细胞少见，中性粒细胞罕见或缺如。

M_2（急性粒细胞白血病部分分化型）：原粒细胞为主，≥ 30%（NEC），早幼粒以下阶段细胞＞ 10%，单核细胞＜ 20%，即 M_{2a}；如果以异常中幼粒细胞增多为主，≥ 30%，即为 M_{2b}。

M_3（急性早幼粒细胞白血病）：颗粒增多的早幼粒细胞为主，≥ 30%（NEC）。

M_4（急性粒 - 单核细胞白血病）：如果以原始、早幼粒细胞增多为主，各阶段单核细胞≥ 20%，为 M_{4a}；如果以原幼单核细胞为主，原始、早幼粒细胞≥ 20%，为 M_{4b}；如果嗜酸性粒细胞增多≥ 5%，为 M_4E_O。

M_5（急性单核细胞白血病）：原始单核细胞≥ 80%，为 M_{5a}；原始单核细胞＜ 80%，原、幼单核细胞≥ 30%，为 M_{5b}。

M_6（急性红白血病）：骨髓原、幼红细胞≥ 50%，形态异常，NEC 中原始细胞≥ 30%。

M_7（急性巨核细胞白血病）：骨髓中原始巨核细胞（表达 CD41 或电镜证实）≥ 30%。

（2）急性淋巴细胞白血病（ALL）

L_1：原始和幼稚淋巴细胞以小细胞为主（直径≤ 12μm），胞浆少，核型规则，MPO 阳性率＜ 3%。

L_2：原始和幼稚淋巴细胞以大细胞为主（直径＞ 12μm），胞浆丰富，核型不规则。

L_3：原始和幼稚淋巴细胞以大细胞为主，大小不一致，胞浆多，有明显空泡。

2. WHO 分类标准　有条件的医院，可以结合免疫学、细胞遗传学和分子生物学证据，依据 2016 年 WHO 分类标准，进行分类诊断。WHO 将骨髓中原始细胞计数≥ 20% 作为白血病的诊断标准，如果具有明确的克隆性重现性细胞遗传学异常，如 *t（8;21）（q22;q22）*、*inv（16）（p13;q22）* 或 *t（16;16）（p13;q22）* 及 *t（15;17）（q22;q12）* 时，即使原始细胞＜ 20%，也可以诊断为相应类型的 AML。

3. 症状　临床表现有发热、出血、贫血、乏力、面色苍白、心悸、气短、下肢水肿等症状。

4. 体征　淋巴结肿大及胸骨压痛，肢体或背部弥漫性疼痛，亦可局限于关节痛，常导致行动困难。

5. 实验室检测

（1）血常规　半数患者血小板小于 60×10^9/L，严重者小于 10×10^9/L。白细胞计数多增高，达（20～50）×10^9/L，少数可超过 100×10^9/L，甚至高达 150×10^9/L 以上。外周血涂片中可见到原始和早期幼稚细胞，多则90% 以上，少则 10% 以下。

（2）骨髓象　是确诊白血病的主要依据，白血病原始细胞形态异常，体积较大，细胞核大且幼稚，可见核仁。成熟阶段及过渡阶段细胞少见。正常幼红细胞及巨核细胞减少。

（3）细胞化学染色　细胞化学染色有助于急性白血病的分类鉴别。

（二）鉴别诊断

1. 再生障碍性贫血　易与低增生性白血病相混淆。骨髓检查可做出正确诊断。

2. 免疫性血小板减少症　发作性皮肤黏膜出血，一般无贫血，若有失血性贫血，则与出血程度成比例，白细胞一般正常，或因糖皮质激素引起中性粒细胞增多，血液及骨髓中没有原始或幼稚细胞，骨髓检查可明确诊断。

3. 类白血病反应　白细胞升高，出现中晚幼粒细胞甚至原粒细胞，患者多有感染、组织损伤或肿瘤等诱因，诱因解除后可自然恢复。

4. 传染性单核细胞增多症　本病好发于青少年，表现为发热，肝、脾、淋巴结肿大，血液中见异型淋巴细胞，易被误诊为急性淋巴细胞白血病。但本病发生于 EB 病毒感染之后，红细胞和血小板一般正常，病程短，可自然缓解。骨髓检查、EB 病毒抗原或 IgM 抗体检测可帮助诊断。

5. 骨髓增生异常综合征（MDS）　多发于中老年人，起病缓慢但进行性加重，可伴有发热、贫血和出血症状，血象表现为全血细胞减少，多为大细胞性贫血，骨髓象虽可见原始、幼稚细胞增多，但不超过 20%，各系细胞可见明显的病态造血。

（三）并发症

1. 感染　由于白血病造成正常白细胞减少，尤其是中性粒细胞减少，同时化疗等因素亦导致粒细胞的缺乏，患者易发生严重的感染或败血症。

2. 出血　白血病患者由于白血病细胞恶性增生，血小板明显减低，易出现呼吸道、消化道、泌尿系统出血，甚至颅内出血。

3. 高尿酸血症　白血病患者本身因大量白血病细胞分解尿酸排出量可增加数十倍，尤其是当患者接受化疗、放疗等治疗时则更容易出现血尿酸升高，从而引起肾脏的广泛损伤和尿酸结石，甚至可引起少尿、无尿。

三、防治措施

（一）治疗措施

1. 化学治疗　急性白血病的化疗目的是尽量迅速杀灭白血病细胞，使骨髓恢复正常造血功能，达到完全缓解的标准。抗白血病药物与一般抗肿瘤药物相似，分为烷化剂、抗代谢类、蒽环类、生物碱类及糖皮质激素等。

2. 支持疗法

（1）抗感染　严重感染是急性白血病主要的死亡原因。化疗骨髓抑制期最易发生严重感染。化疗前后应做好各种预防感染的措施。如已有感染或发热，应迅速做血培养及分泌物培养、药敏试验和胸部X线等检查，并给予积极的抗感染治疗。

（2）出血的治疗　如果因血小板过低而引起出血，输注浓集的血小板悬液是最有效的止血措施。一般每次输注 1 袋，应保证血小板在 10×10^9/L 以上，对于伴有凝血障碍及显性出血的急性早幼粒细胞白血病（APL）患者，则应保证血小板在 50×10^9/L 以上。如果出血系弥散性血管内凝血（DIC）引起，则需输注冷沉淀及新鲜冰冻血浆，保证纤维蛋白原在 1.5g/L 以上。

（3）贫血的治疗　如贫血较严重，最好输注浓集红细胞。

3. 造血干细胞移植　APL、儿童 AL、AML 预后良好组首选化疗，如果复发可在第二次缓解后选择异基因造血干细胞移植。AML 预后不良组患者如果有人类白细胞抗原（HLA）相合供者，应在第一次完全缓解后尽早移植，移植后长期生存率可达 40%～50%。高危 ALL 应选择异基因造血干细胞移植，如果没有 HLA 相合供者，可选择半相合移植或自体造血干细胞移植。

（二）社区预防

1. 一级预防　预防感染，对放射性药物、化学制剂的应用及长期在放射性环境中工作的人们采取必要的保护措施，如穿防射线的隔离服等。对有放射性的仪器或物品妥善保管及隔离，避免对周围人的辐射。

2. 二级预防 定期体检，做到早诊断，早治疗。对于已经确诊的患者，根据机体状况，病情进展，各重要脏器功能给予系统的相应治疗，控制病情，提高患者生活质量并延长生存期。

3. 三级预防 对于已有数年病史的患者，合理药物治疗，定期随诊，监测血常规、肝肾功能等，及时调整治疗方案，积极防治各种感染，切忌擅自停用药物。

（三）双向转诊

急性白血病初次就诊需要明确诊断，评估病情（包括白血病分型、白细胞计数高低、是否并发感染、慢性中性粒细胞白血病、DIC 及重要脏器功能等），进一步确定治疗方案，需要在上级医院或专科医院诊治。若已确诊的白血病，病情较重时，或合并感染、出血、DIC 等危重症状，或急需调整化疗方案时，转至上级医院或专科医院治疗，病情稳定后转回基层卫生服务机构随访。

四、健康管理

1. 多食新鲜水果、蔬菜，合理膳食，适当体育锻炼，增强机体抵抗力。

2. 对放射性药物的应用要严格掌握其适应证及药物剂量，避免滥用；对长期在放射性环境中工作的人们采取必要的保护措施，如穿防射线的隔离服；对有放射性的仪器或物品妥善保管及隔离，避免对周围人的辐射。

3. 开展人群普查，定期体检。对可疑病例给予血常规、骨髓象等进一步检查，做到早期发现、早期诊断、早期治疗。

4. 白血病患者应注意个人卫生、饮食卫生，尽量避免到公共场所活动，以预防感染。保持大便通畅，切忌用力排便，少食坚硬食物，以防止出血。保持室内通气良好，必要时可用紫外线灯消毒。注意保暖，避免感冒。

5. 患者和家属都应保持积极乐观的态度，并与医生建立良好的沟通，积极配合治疗，定期随访。

第六节　原发免疫性血小板减少症

一、概述

特发性血小板减少性紫癜是临床上最常见的血小板减少性疾病，因认识到该病本质上与免疫介导有关，且部分患者无明显的出血表现，故更名为原发免疫性血小板减少症（ITP）。临床上以出现血小板减少，伴或不伴有皮肤黏膜出血为主要表现。ITP 的病因目前尚不完全明确，可能与体液和细胞免疫介导的血小板过度破坏以及巨核细胞数量和质量异常有关。育龄期女性多发，表明雌激素可能参与ITP的发病。该病发病率为（5～10）/10万，育龄期女性发病率高于男性，而在其他年龄段，男女比例无明显差别。此外，在 60 岁以上的老年人群中 ITP 的发病率有所上升。大多数患者预后良好，但易复发，缓解期长短不一。各种感染可加重血小板减少。严重血小板减少者，可因脑或其他脏器出血而死亡。难治性 ITP 及老年 ITP 患者预后差。

二、诊断要点

（一）诊断依据

目前ITP的诊断是临床排除性诊断，其诊断要点如下：①至少2次检查血小板计数减少，血细胞形态无异常。②脾一般不大。③骨髓象示巨核细胞数量增多或正常，有成熟障碍。④排除其他继发性血小板减少症。

1. 症状

（1）起病情况　成人 ITP 一般起病隐匿，中青年女性多见。

（2）出血症状　出血常常是紫癜性，可表现为皮肤黏膜瘀点、瘀斑；鼻出血、牙龈出血、口腔黏膜出血也较常见。严重的内脏出血较少见，颅内出血发生率＜ 1%，女性患者可以月经增多为唯一表现，泌尿道及胃肠道出血分别表现为血尿及黑便。

（3）其他　ITP 患者一般脾不大，除非有明显的大量出血，一般也不伴有贫血，部分患者可有乏力表现。

2. 辅助检查

（1）血常规检查　血小板计数减少，平均血小板体积增大。如伴有长期慢性出血，可导致贫血。白细胞计数与分类通常正常。

（2）凝血功能　出血时间延长，凝血及纤溶机制检查正常。

（3）外周血涂片　ITP 患者血涂片提示血小板数减少，部分血小板体积可增大。此外，血涂片可帮助排除由乙二胺四乙酸（EDTA）依赖性血小板聚集引起的假性血小板减少、遗传性血小板减少、微血管病性溶血、白血病或其他恶性肿瘤相关的血小板减少等。

（4）骨髓象　骨髓巨核细胞数正常或增多，有发育成熟障碍，产板型巨核细胞明显减少（＜ 30%）或缺乏。红系及粒系通常正常。

（5）其他　血小板自身抗体检测有助于鉴别免疫性与非免疫性血小板减少，但阴性结果并不能完全排除ITP，且现行的检测技术较为烦琐、复杂，故临床应用不广泛。血小板生成素（thrombopoietin，TPO）水平检测可以鉴别血小板生成减少（TPO 水平升高）和血小板破坏增加（TPO 正常），有助于 ITP 与不典型再生障碍性贫血或低增生性骨髓增生异常综合征的鉴别，但不作为常规检测。自身抗体筛查、艾滋病病毒（HIV）及丙型肝炎病毒抗体检查有助于排除其他自身免疫病、HIV 及丙型肝炎病毒感染引起的血小板减少。

3. ITP 的分期

（1）新诊断的 ITP　确诊后 3 个月以内的 ITP 患者。

（2）持续性 ITP　确诊后 3 ～ 12 个月血小板持续减少的 ITP 患者，包括没有自发缓解和停止治疗后不能维持完全缓解的患者。

（3）慢性 ITP　血小板减少持续超过 12 个月的 ITP 患者。

（4）重症 ITP　PLT ＜ 10×10^9/L，且就诊时存在需要治疗的出血症状或常规治疗中发生了新的出血症状而需要加用其他提升血小板的药物治疗或增加现有治疗药物的剂量。

（5）难治性 ITP　指满足以下所有 3 个条件的患者：①脾切除后无效或复发。②仍需要治疗以降低出血的危险。③除外其他原因引起的血小板减少症，确诊为 ITP。

（二）鉴别诊断

ITP 确诊需与其他继发性血小板减少症相鉴别，如系统性红斑狼疮、干燥综合征、白血病、骨髓增生异常综合征、再生障碍性贫血、HIV 感染以及药物等引起的血小板减少。此外，本病与过敏性紫癜、血栓性血小板减少性紫癜也不难鉴别。

三、防治措施

（一）治疗措施

ITP 的治疗目的是控制出血症状，使患者血小板数提高至安全范围，确保患者不因出血发生危险，而不强调血小板数达到正常。若患者 PLT ≥ 30×10^9/L，无出血表现且不从事增加出血危险的工作或活动，发生出血的危险性较小，可暂予观察和随访。若患者有出血症状，无论此时血小板减少程度如何，都应该积极治疗。

1. 初始治疗

（1）肾上腺糖皮质激素　是成人 ITP 治疗的首选药物，有效率达 70% ～ 80%。泼尼松剂量一般从 1.0mg/（kg · d）开始，分次或顿服，有反应的患者血小板在治疗 1 周后可见上升，2 ～ 4 周内达峰值，稳定后逐渐减至 5 ～ 10mg/d 维持。若泼尼松治疗 4 周仍无反应，说明泼尼松治疗无效，应迅速减量至停用。除泼尼松外，也可使用大剂量地塞米松 40mg/d，连用 4 天，口服或静脉用药，无效患者可在半个月后重复 1 次。

长期或大剂量应用糖皮质激素，应注意其不良反应，及时监测血压、血糖，保护胃黏膜，预防感染。部分患者还可能出现骨质疏松、股骨头坏死等，应及时进行检查并给予双膦酸盐防治。另外，合并结核、HBV-DNA 复制水平较高者慎用糖皮质激素。

（2）静脉输注丙种球蛋白　主要用于：① ITP 的紧急治疗。②不能耐受糖皮质激素或者脾切除前准备。③合并妊娠或分娩前。④部分慢作用药物（如达那唑或硫唑嘌呤）发挥疗效之前。常用剂量 400mg/（kg · d）×5 天或 1.0g/（kg · d）×（1 ～ 2）天，该治疗起效较快，不良反应小，但维持时间短，花费也较高。

2. 二线治疗

（1）脾切除　是治疗本病有效的方法之一，有效率为 70% ～ 90%，长期完全缓解者可达 45% ～ 60%，近远期并发症有栓塞、出血、感染等。

适应证：①正规糖皮质激素治疗无效，病程迁延 6 个月以上。②泼尼松维持量＞ 30mg/d。③有使用糖皮质激素的禁忌证。

禁忌证：①儿童患者，尤其是 5 岁以下患儿切脾后可发生难以控制的感染。②妊娠晚期。③因其他疾病不能耐受手术。

（2）药物治疗

① 抗CD20单克隆抗体：利妥昔单抗推荐剂量375mg/m²，静脉滴注，每周1次，共4次。一般在应用4～8周内起效。

② 硫唑嘌呤：常用剂量为100～150mg，起效较慢，需2～6个月。不良反应为骨髓抑制和肝、肾毒性。

③ 环孢素：常用剂量为3～5mg/（kg·d），分2次口服，根据血药浓度调整剂量。

④ 达那唑：常用剂量为400～800mg/d，分2～3次口服，反应率为60%～67%。主要不良反应为肝功能损害、月经减少，偶有毛发增多，停药后可恢复。对月经过多者尤为适用。

⑤ 长春新碱：0.02mg/kg（最大剂量为2mg），每周1次，缓慢静脉滴注，共3～6次。主要不良反应可有周围神经炎、脱发、便秘和白细胞减少等。

⑥ 其他：TPO类似物以及罗米司亭、艾曲泊帕等TPO受体激动剂。

3. 一、二线治疗失败患者的治疗 慢性难治性ITP可以选择环磷酰胺、吗替麦考酚酯及造血干细胞移植等，但尚有争议。

4. 急症治疗 对于PLT＜20×10^9/L，出血广泛、严重，或伴胃肠道、泌尿生殖道、中枢神经系统及其他部位的活动性出血或需要急诊手术的重症ITP患者，应迅速提高PLT至安全水平。可予血小板输注，也可静脉输注丙种球蛋白以及大剂量的甲泼尼龙。如仍不能控制出血，可以考虑使用rhTPO或重组人活化因子Ⅶ（rhFⅦa）。

5. 一般治疗 PLT＜20×10^9/L，出血严重的患者，应绝对卧床，安静休息，避免外伤出血及辛辣饮食，视病情用止血药。

（二）社区预防

1. 一级预防 避免与易引起免疫反应的过敏原接触，减少机体出现严重免疫反应的概率。

2. 二级预防 对于已经确诊的ITP患者，若患者PLT≥30×10^9L，无出血表现且不从事增加出血危险的工作或活动，发生出血的危险性较小，可暂予观察和随访。

3. 三级预防 对于已经确诊的ITP患者，若患者有出血症状，无论此时血小板减少程度如何，都应该积极治疗。同时避免使用任何引起或加重出血的药物，禁用血小板拮抗剂，有效控制高血压及避免损伤等。

（三）双向转诊

ITP对患者安全存在极大的隐患，因此ITP患者首次诊断应先转诊至三级综合性医院全面评估患者的全身情况、疾病恶化可能，如病情平稳则可双向转诊回原就诊的医疗机构进行治疗随访。当血小板计数降至50×10^9/L以下，需再次转至三级医疗机构。

长途转诊ITP的患者时，转诊前一定要充分评估风险，抢救车上要准备好复苏装置和纠正凝血功能障碍的药物。若患者已合并有重要脏器内出血，不宜立即转诊，应先输注血小板改善病情后再转诊。

四、健康管理

1. 尽量避免与各种过敏原接触，避免机体出现严重免疫反应。
2. 合理药物治疗，预防感染，监控血压，保护胃黏膜。
3. 定期随访，评估病情，监测药物的毒副反应，调整治疗方案。

第六单元 肾系疾病

第一节 水 肿

一、概述

水肿，是体内水液潴留，泛滥肌肤，以头面、眼睑、四肢、腹背，甚至全身浮肿为特征表现的一类病证。严重的还可能伴有胸水、腹水等。

本病主要病因有风邪袭表、疮毒内犯、外感水湿、饮食不节及禀赋不足、久病劳倦。其病机关键是肺失通调、脾失转输、肾失开阖、三焦气化不利。病位在肺、脾、肾，而关键在肾。病理因素为风邪、水湿、疮毒、瘀血。由于致病因素及体质的差异，水肿的病理性质有阴水、阳水之分，并可相互转化或兼夹。

二、诊断依据

（一）诊断要点

1. 水肿先从眼睑或下肢开始，继及四肢全身。轻者仅眼睑或足胫浮肿；重者全身皆肿，甚则腹大胀满，气喘不能平卧。

2. 可有乳蛾、心悸、疮毒、紫癜以及久病体虚病史。

本病应与鼓胀相鉴别。

（二）辨证要点

首先应辨别阳水、阴水，区分其病理属性。其次应辨病之脏腑。最后，对于虚实夹杂，多脏共病者，应仔细辨别本虚标实之主次。

三、证治概要

（一）治则治法

发汗、利尿、泻下逐水为治疗水肿的三条基本原则。阳水以祛邪为主，予发汗、利水或攻逐，配合清热解毒、理气化湿等法；阴水当以扶正为主，健脾温肾，同时配以利水、养阴、活血、祛瘀等法；对于虚实夹杂者，则当兼顾，或先攻后补，或攻补兼施。

（二）临证方药

1. 阳水

（1）风水相搏

症见：眼睑浮肿，继则四肢及全身皆肿，发病迅速。并见恶寒，发热，肢节酸楚，小便不利等症。偏于风热者，伴咽喉红肿疼痛；舌质红，脉浮滑数。偏于风寒者，兼恶寒，咳喘；舌苔薄白，脉浮滑或浮紧。

治法：疏风清热，宣肺行水。

方药：越婢加术汤加减。若风热偏盛，可加连翘、桔梗、板蓝根、鲜芦根；风寒偏盛，去石膏，加紫苏叶、桂枝、防风。

（2）湿毒浸淫

症见：眼睑浮肿，延及全身，皮肤光亮，尿少色赤，身发疮痍，甚则溃烂，恶风发热；舌质红，苔薄黄，脉浮数或滑数。

治法：宣肺解毒，利湿消肿。

方药：麻黄连翘赤小豆汤合五味消毒饮加减。如脓肿毒甚者，当重用蒲公英、紫花地丁；湿盛糜烂者，加苦参、土茯苓；皮肤瘙痒者，加白鲜皮、地肤子、蝉蜕。

（3）水湿浸渍

症见：全身水肿，下肢明显，按之没指，小便短少，身体困重，胸闷，纳呆，泛恶，起病缓慢，病程较长；苔白腻，脉沉缓。

治法：运脾化湿，通阳利水。

方药：五皮饮合胃苓汤加减。若外感风邪，肿甚而喘者，可加麻黄、苦杏仁、葶苈子；若湿困中焦，脘腹胀满者，加川椒目、大腹皮、干姜。

（4）湿热壅盛

症见：遍体浮肿，皮肤绷急光亮，胸脘痞闷，烦热口渴，小便短赤，大便干结；舌红，苔黄腻，脉沉数或濡数。

治法：分利湿热。

方药：疏凿饮子加减。若肿势严重，兼见喘促不得平卧者，加葶苈子、桑白皮；若湿热化燥伤阴，口燥咽干，可加白茅根、芦根。

2. 阴水

（1）脾阳虚衰

症见：身肿日久，腰以下为甚，按之凹陷不易恢复，脘腹胀闷，纳减便溏，面色不华，神疲乏力，四肢倦怠，小便短少；舌质淡，苔白腻或白滑，脉沉缓或沉弱。

治法：健脾温阳利水。

方药：实脾饮加减。气虚甚，症见气短声弱者，加人参、黄芪；若小便短少，加桂枝、泽泻。

（2）肾阳衰微

症见：水肿反复，面浮身肿，腰以下甚，按之凹陷不起，尿量减少或反多，腰酸冷痛，四肢厥冷，怯寒神疲，面色苍白，心悸胸闷，喘促难卧，腹大胀满；舌质淡胖，苔白，脉沉细或沉迟无力。

治法：温肾助阳，化气行水。

方药：真武汤加减。若小便不利，水肿较甚者，合五苓散；若神疲肢冷者，加巴戟天、肉桂；若心悸，唇发绀，脉虚数，加肉桂、炙甘草，加重附子剂量。

（3）瘀水互结

症见：水肿日久不退，肿势轻重不一，四肢或全身浮肿，以下肢为主，或有皮肤瘀斑，腰部刺痛，或伴血尿；舌紫暗，苔白，脉沉细涩。

治法：活血祛瘀，化气行水。

方药：桃红四物汤合五苓散加减。若全身肿甚，气喘烦闷，小便不利，加葶苈子、椒目、泽兰；若气阳虚者，可配黄芪、附子。

（三）其他疗法

1. 针灸

（1）体针　阳水取肺、脾经穴为主，配以列缺、合谷、偏历、阴陵泉、委阳等穴位。针用平补平泻法，以宣肺、解表、利水。阴水取足太阴、少阴经穴为主，配以脾俞、肾俞、水分、复溜、关元、三阴交等穴位。针刺用补法，并用灸法，以温补脾肾，利水消肿。每日 1 次，10 ～ 15 次为一个疗程。

（2）头针　肺、脾、肾、三焦、膀胱、皮质下。每次取 2 ～ 3 穴，中等刺激，隔日一次。

（3）耳穴埋豆法　主穴：肾、肾俞、膀胱、输尿管。配穴：交感、肾上腺、神门、三焦。每次选 3 ～ 4 个穴位，将王不留行籽贴于所选穴位，每日按捏 10 次左右，每次 3 ～ 5 分钟。

（4）灸法　阴水多用灸法，灸关元培补元气以温下焦；补三阴交健脾利湿，通利小便。

2. 食疗

（1）玉米须茅根饮　玉米须、白茅根各 50g，共煎汤，加适量白糖分次服用。适用于阳水。

（2）鲤鱼汤　鲤鱼 1 条（去肠脏），生姜 10g，炖汤，不放盐，吃鱼饮汤。适用于阴水。

四、健康处方

1. 水肿常因感受外邪而发病或加重，故应注意适寒温、避风邪。

2. 注意调摄饮食，平素宜清淡；劳逸结合，调畅情志；适当参加体育锻炼，提高机体抗病能力。

3. 水肿患者宜戒烟、戒酒，避辛辣；肿甚者，断盐酱；定期验尿、复查肾功能；水肿而尿少者，每日记录液体出入量。

第二节　淋　证

一、概述

淋证是以小便频数，淋漓刺痛，欲出未尽，小腹拘急，或痛引腰腹为主症的病证。临床大体分为血淋、石淋、气淋、膏淋、劳淋、热淋六种。

本病病因主要为湿热秽浊之邪蕴结、情志失调、饮食不节、劳伤久病或禀赋不足。其病机主要为肾虚，膀胱气化失常，气血不畅，水道不利，脾肾亏虚，脏腑气化无权。

二、诊断依据

（一）诊断要点

小便频、急、短、涩、痛为各种淋证的主症。小便频数，每日可达十数次以上，排尿灼热涩痛，尿后淋漓不尽，小腹拘急引痛。本病常迁延不愈或反复发作，常伴有低热、腰痛、小腹坠胀、疲劳等症状。

本病应与癃闭、尿血、尿浊等相鉴别。

（二）辨证要点

先分血、热、石、气、膏、劳六淋之类；再查虚实之别；三辨标本缓急之证。

三、证治概要

（一）治则治法

淋证初起多为实证，以祛邪为主，重在清利湿热，依据六淋的不同，佐以排石通淋、凉血止血、理气疏导、分清泄浊之法。日久虚象明显，重在补益脾肾，根据其所损脏气或滋阴，或温阳，或调养气血。虚实夹杂者，当分清标本虚实，治当清利与补虚并用。

（二）临证方药

1. 热淋

症见：小便频数短涩，急迫不爽，灼热刺痛，溺色黄赤，或痛引少腹拘急不适，或寒热起伏，或口苦、呕恶，或腰痛拒按，或大便秘结；舌质红或淡白，边有齿痕，苔黄腻，脉滑数或濡数。

治法：清热利湿通淋。

方药：八正散加减。若腹胀、便秘甚者，可重用生大黄、枳实；若伴寒热、口苦、呕恶者，可合小柴胡汤以和解少阳；若湿热伤阴，症见口干、舌质红少苔、脉细者，可加生地黄、知母、白茅根以育阴、利尿。

2. 石淋

症见：排尿艰涩疼痛，尿中排出砂石，或排尿时突然中断，尿道窘迫疼痛难忍，突发少腹拘急或一侧腰腹绞痛难忍，甚或牵及外阴而尿中带血；舌质红或淡，边有齿痕，苔薄黄或白腻或少苔，脉弦或带数或细弱。

治法：清热利湿，排石通淋。

方药：石韦散加减。临证应用时宜加较大剂量的金钱草、海金沙、鸡内金、穿山甲（用代用品）、王不留行等以增强消坚排石之力。若腰腹绞痛甚者，可加芍药、甘草以缓急止痛；若尿中带血者，可加小蓟、生地黄、藕节、白茅根以凉血止血；若小腹胀痛甚者，可加木香、乌药、白芍以消坚行气化瘀；若绞痛缓解，无明显自觉症状者，可用金钱草煎汤代茶；对石淋腰腹绞痛剧烈者，可给予止痛剂；因结石过大，阻塞尿路，造成肾盂严重积水者，不宜盲目攻逐，应采取手术治疗。

3. 血淋

症见：小便灼热，短涩刺痛，尿色红赤，或夹有紫暗血块，甚则疼痛满急加剧，牵引脐腹，或伴有心烦；舌质（尖）红，苔黄或少，脉滑数或细数。

治法：清热通淋，凉血止血。

方药：小蓟饮子加减。若舌暗或有瘀点，脉细涩等有瘀血征象者，可加三七、牛膝、桃仁以化瘀止血；若出血不止者，可加仙鹤草、琥珀粉以凉血止血；若尿痛涩滞不显，但以腰膝酸软、神疲乏力为著，舌质淡红，脉细数等阴虚火旺，灼伤血络者，当滋阴清热，补虚止血，宜知柏地黄汤加减。

4. 气淋

症见：郁怒之后，小便艰涩，淋漓不畅，少腹胀满，甚则胀痛；舌质淡，苔薄白，脉沉弦。

治法：理气疏导，通淋利尿。

方药：沉香散加减。若胸胁胀满甚者，可加青皮、乌药、小茴香、广郁金以增强疏肝理气之力；若气滞日久，见舌暗有瘀斑、脉涩者，可加红花、赤芍、益母草以行气化瘀；若久病者，可兼见少腹坠胀，小便余沥不尽，面色萎黄，舌质淡，脉虚细无力，可用补中益气汤以益气健脾，升举清阳。

5. 膏淋

症见：小便乳白或混浊如米泔水，搁置之后可见沉淀，或伴有絮状物，或夹凝块，或混有血液，上有浮油如脂，尿道灼热涩痛，或排尿时阻塞不畅，口干；舌质红，苔黄腻，脉濡数。

治法：清热利湿，分清泄浊。

方药：程氏萆薢分清饮加减。若小腹胀、尿涩不畅甚者，可加乌药、青皮以行气导淋；若伴有血尿者，可加小蓟、藕节、白茅根以清热化瘀凉血；若小便黄赤、热痛明显者，可加甘草梢、竹叶、通草以利尿泄热；若病久湿热伤阴者，加生地黄、麦冬、知母以滋阴清热。

6. 劳淋

症见：病程缠绵，时轻时重，时作时止，遇劳即发，但小便不甚赤涩，溺痛不著，而淋漓不已；可兼见面色萎黄，少气懒言，困倦乏力，小腹坠胀，迫注肛门，里急后重，甚则伴有大便时小便点滴而出，腰膝酸软，肾阳虚者则见畏寒肢冷，肾阴虚者则见面色潮红，五心烦热；舌质淡，苔薄，脉细弱。

治法：补脾益肾。

方药：无比山药丸加减。若脾虚气陷者，可见少腹坠胀，尿频滞涩，余沥难尽，不耐做劳，面色皖白，少气懒言，舌质淡，脉细无力，宜补中益气汤加减以益气健脾，升举清阳。

（三）其他疗法

针灸

主穴：肾俞、膀胱俞、中极、照海、阴陵泉。

配穴：膀胱湿热者配合委中、行间；肝郁气滞者配蠡沟、太冲；脾虚气陷者配脾俞、命门；脾肾阳虚者配脾俞、肾俞、命门。

毫针常规刺。若膀胱充盈，不宜针刺过深；脾肾阳虚、脾虚气陷者可用温针灸。

四、健康处方

1. 平时应注意外阴清洁，多饮水，勤排尿，不憋尿。
2. 房事后应即行排尿，以防秽浊之邪从下阴上犯于膀胱。
3. 注意月经期、妊娠期、产后的外阴卫生。
4. 避免纵欲过劳，保持心情舒畅以防情志内伤。
5. 热淋、血淋者忌肥甘厚味辛温之品；石淋者宜多饮水、适当运动以促进结石排出；久淋、劳淋患者应避免劳累，注意休息。

第三节　癃　闭

一、概述

癃闭是以小便量少，排尿困难，甚则小便闭塞不通为主要特征的病证。其中小便不畅，点滴而短少，病势较缓者称为癃；小便闭塞，点滴不通，病势较急者称为闭。二者虽有程度上的差别，但都是指排尿困难，故多合称为癃闭。西医学中神经性尿闭、膀胱括约肌痉挛、尿道结石、尿路肿瘤、尿道损伤、尿道狭窄、前列腺增生、脊髓炎等所致的尿潴留以及肾功能不全引起的少尿、无尿等均属于本病范畴，可参照本节辨证论治。

癃闭的病因主要有外邪侵袭、饮食不节、情志内伤、尿路阻塞、体虚久病五种；基本病机是膀胱气化功能失调。病理性质有虚实之分。病理因素有湿热、热毒、气滞及痰瘀。膀胱湿热、肺热气壅、肝郁气滞、尿路阻塞，以致膀胱气化不利者为实证。脾气不升、肾阳衰惫，导致膀胱气化无权者为虚证。各种原因引起的癃闭，常互相关联，或彼此兼夹。如肝郁气滞，化火伤阴；湿热久恋，灼伤肾阴；肺热壅盛，损津耗液，可致水液无以下注膀胱；脾肾虚损日久，气虚无力运化而兼气滞血瘀等，可表现为虚实夹杂之证。癃闭的病理演变及预后转归，取决于病情轻重与治疗是否及时有效。病情较轻，救治及时，尿量逐渐增多者，为疾病好转。若病情深重，正气衰惫，邪气壅盛者，则可由“癃”至“闭”，更生变证。尿闭不通，水液潴留体内，溢于肌肤则伴发水肿；水气内停，上凌心肺，可并发喘病、心悸；湿浊上逆犯胃，则成呕吐；脾肾衰败，气化不利，湿浊内壅，则可导致关格，预后多差。

二、诊断依据

（一）诊断要点

1. 临床以小便不利、点滴不畅，甚或小便闭塞、点滴全无、每日小便总量明显减少为主症。
2. 多见于老年男性、产后妇女及腹部手术后患者，或患有水肿、淋证、消渴等病迁延日久不愈患者。泌尿道或前列腺B超、尿道及膀胱造影、尿流动力学、肾功能、血常规、血电解质等检查，有助于本病的诊断。

本病当与淋证、关格等相鉴别。

（二）辨证要点

癃闭首辨膀胱有尿与无尿，有尿病情较轻，无尿病情较重。其次辨虚实，实证主要是膀胱湿热、肺热壅盛、肝郁气滞、尿路阻塞等。虚证主要是中气虚陷、肾阳虚衰、膀胱气化无权等。再辨病情轻重，一般初起病“癃”，后来转成“闭”，为病势由轻转重；初起病“闭”后转成“癃”，为病势由重转轻。

三、证治概要

（一）治则治法

癃闭的治疗应以“通利”为治疗原则。具体治法须根据证候虚实不同而异，对虚实夹杂者，应标本同治，切忌滥用通利小便之品。若小腹胀急，小便点滴不下，内服药物缓不济急，应配合导尿或针灸等，以急通小便。

（二）临证方药

1. 膀胱湿热

症见：小便点滴不通，或量极少而短赤灼热，小腹胀满，口苦口黏，或口渴不欲饮，或大便不畅；舌质红，苔黄腻，脉数或濡数。

治法：清利湿热，通利小便。

方药：八正散。若舌苔厚黄腻者，可加苍术、黄柏；兼心烦、口舌生疮糜烂，可加生地黄、竹叶、甘草以清心火、利湿热；口干咽燥，潮热盗汗，手足心热，舌光红，加生地黄、车前子、牛膝等。

2. 肺热壅盛

症见：小便不畅，甚或点滴不通，咽干，烦渴欲饮，呼吸急促，或有咳嗽；舌红，苔薄黄，脉数。

治法：清泄肺热，通利水道。

方药：清肺饮。临床常去木通，加六一散。若热盛者，常加鱼腥草、芦根、天花粉；伴鼻塞、头痛、脉浮，加薄荷、桔梗；大便不通者，加大黄、苦杏仁；肺阴不足者，加沙参、黄精、石斛；兼有心火旺盛，加黄连、竹叶。

3. 肝郁气滞

症见：小便不通或通而不爽，情志抑郁，或多烦善怒，胁腹胀满；舌红，苔薄黄，脉弦。

治法：理气解郁，通利小便。

方药：沉香散。若胁肋胀满明显，加柴胡、川芎、香附，或合六磨汤；肝郁化火，加栀子、牡丹皮、龙胆；少腹胀满疼痛，痛引阴器，加小茴香、川楝子。

4. 浊瘀阻塞

症见：小便点滴而下，时有排尿中断，或尿如细线，甚则阻塞不通，小腹胀满疼痛；舌紫暗，或有瘀点、瘀斑，脉涩。

治法：行瘀散结，通利水道。

方药：代抵当丸。若瘀血征象较重，加红花、川牛膝；兼见尿血，可吞服参三七、琥珀粉；尿路结石，可加金钱草、海金沙、冬葵子、石韦；病久气血两虚，面色无华，可加黄芪、丹参、当归。

5. 脾气不升

症见：时欲小便而不得出，或量少而不畅，伴小腹坠胀，神疲乏力，食欲不振，气短而语声低微；舌淡，苔薄，脉细弱。

治法：升清降浊，化气行水。

方药：补中益气汤合春泽汤。若血虚者，加熟地黄、当归、鸡血藤；心悸怔忡者，加酸枣仁、五味子、麦冬。

6. 肾阳衰惫

症见：小便不通或点滴不爽，排尿无力，面白神萎，神气怯弱，畏寒肢冷，腰膝冷而酸软无力；舌淡胖，苔薄白，脉沉细或弱。

治法：温补肾阳，化气利水。

方药：济生肾气丸。若脾肾阳气虚，加党参、黄芪、白术；若老人形神委顿，腰脊酸痛，可合香茸丸。

（三）其他疗法

1. 灌肠　对膀胱无尿之危证，可用中药灌肠方（如生大黄、生牡蛎、土茯苓、六月雪、丹参等），高位保留灌肠，可从大便排出水毒。

2. 针灸

（1）体针　取膀胱的背俞穴、募穴、下合穴为主。

主穴：中极、膀胱俞、委阳、三阴交、阴陵泉。

配穴：膀胱湿热配委中、行间；肝郁气滞配蠡沟、太冲；浊瘀阻塞配膈俞、血海；肺热壅盛配肺俞、尺泽；肾气亏虚配肾俞、大钟；脾气虚弱配脾俞、足三里。

毫针常规针刺。针刺中极时针尖向下，使针感能到达会阴并引起小腹收缩、抽动为佳，不可过深，以免伤及膀胱；肾气亏虚、脾气虚弱者可温针灸。

（2）耳针　取膀胱、肾、三焦、肺、脾、尿道。毫针刺法或压丸法。

四、健康处方

1. 保持心情舒畅，忌忧思恼怒。

2. 积极锻炼身体，注意起居饮食；勿过食肥甘、辛辣食物及饮醇酒。

3. 勿忍尿、纵欲，避免久坐少动。

4. 尿潴留需进行导尿的患者，必须严格执行规范操作。保留导尿管的患者，应保持会阴部清洁，并鼓励患者多饮水，保证每日尿量；当患者能自动解出小便时，尽快拔除导尿管。

第四节　关　格

一、概述

关格，是以脾肾虚衰，气化不利，浊邪壅塞三焦，致小便不通与呕吐并见为主要表现的危重病证。小便不通谓之关，呕吐时作称之格。

关格的发生多因水肿、淋证、癃闭等病证久治不愈，或失治误治，迁延日久而引起。基本病机是脾肾衰惫，气化失司，湿浊毒邪内蕴。初起病在脾肾，病至后期可损及五脏。病理性质多属本虚标实，寒热错杂，本虚主要是脾肾阴阳衰惫，标实主要是湿浊毒邪。

二、诊断依据

（一）诊断要点

1. 临床以小便不通，恶心呕吐为主症。

2. 一般起病缓慢或隐匿，多有水肿、消渴、眩晕等病史或有服肾毒性药物史。可有外感、饮食、劳倦、情志等诱因。

本病应与癃闭、呕吐等相鉴别。

（二）辨证要点

关格首先应辨虚实，本虚主要是脾肾阴阳衰惫，标实主要是湿浊毒邪。其次辨病位，应分清在脾胃、在肾、在心、在肝的不同。

三、证治概要

（一）治则治法

关格的治疗应攻补兼施，标本兼顾。早期以补为先，兼以化浊利水；晚期应补中有泻，补泻并重，泻后即补，或长期补泻同用，灵活掌握。

（二）临证方药

1. 脾肾阳虚，湿浊内蕴

症见：小便短少，色清，甚则尿闭，面色晦滞，形寒肢冷，神疲乏力，浮肿以腰以下为主，纳差，腹胀，泛恶呕吐，大便溏薄；舌淡体胖，边有齿印，苔白腻，脉沉细。

治法：温补脾肾，化湿降浊。

方药：温脾汤合吴茱萸汤加减。若水气凌心者，加葶苈大枣泻肺汤；若尿少或小便不通，合用滋肾通关丸；若皮肤瘙痒，加土茯苓、地肤子、白鲜皮。

2. 肝肾阴虚，虚风内动

症见：小便短少，呕恶频作，头晕头痛，面部烘热，腰膝酸软，手足抽搐；舌红，苔黄腻，脉弦细。

治法：滋补肝肾，平肝息风。

方药：杞菊地黄丸合羚角钩藤汤加减。若痰多者，加胆南星、竹沥；若便秘者，加制大黄、败酱草、六月雪。

3. 肾气衰微，邪陷心包

症见：无尿或少尿，全身浮肿，面白唇暗，四肢厥冷，口中尿臭，神志昏蒙，循衣摸床；舌卷缩，淡胖，苔白腻或灰黑，脉沉细欲绝。

治法：温阳固脱，豁痰开窍。

方药：急用参附汤合苏合香丸，继用涤痰汤。如昏迷不醒者，可用醒脑静注射液静脉滴注；狂躁痉厥，可服紫雪丹；心阳欲脱者，急用参附龙牡汤。

（三）其他疗法

1. 针灸

（1）体针　取中极、膀胱俞、秩边、三阴交、阴陵泉、脾俞、足三里。毫针常规刺。每日 1 次，10 ～ 15 次为一个疗程。

（2）耳针法　取肾、膀胱、肺、脾、三焦、交感、尿道。每次选 3 ～ 5 穴，毫针刺，中强刺激。可用埋针法或压丸法。

（3）穴位敷贴法　取神阙穴。用葱白、冰片、田螺或鲜青蒿、甘草、甘遂各适量，混合捣烂后敷于脐部，外用纱布固定，加热。或将食盐炒黄待冷放于神阙穴填平，再用 2 根葱白捣烂压成 0.3cm 厚的饼置于盐上，艾炷置葱饼上施灸，至温热入腹内，有尿意为止。

2. 中药保留灌肠　灌肠药物多以大黄为主，分为温下法与凉下法。凉下法多大黄配牡蛎、地榆、蒲公英；温下法多大黄配附子、细辛。

四、健康处方

1. 积极消除导致关格的危险因素，如水肿、癃闭、淋证等疾病应积极控制和治疗，预防发展为关格。

2. 卧床休息；预防和积极治疗感染；避风寒，防止外邪侵袭。

3. 应严格控制蛋白质的摄入量，尽可能选取能为人体充分吸收利用的优质蛋白质，如牛奶、蛋清；适当给予高热量、富含维生素并且易消化的饮食，注意口腔和皮肤清洁，有水肿者应忌盐。

4. 保持心情舒畅，忌忧思恼怒，积极锻炼身体，注意起居饮食，不过度劳累，避免七情太过。

第五节　尿路感染

一、概述

尿路感染（UTI）简称尿感，是指病原体侵犯尿路黏膜或组织引起的尿路感染性疾病。根据感染发生的部位，尿感分为上尿路感染（主要为肾盂肾炎）和下尿路感染（主要为膀胱炎、尿道炎）。根据有无尿路功能上或解剖上的异常，尿感分为复杂性尿感和非复杂性尿感。尿路感染好发于女性，男女比例为 1∶8。未婚青年女性尿路感染的发病率为 1% ～ 3%，已婚女性增至 5%，60 岁以上女性达 10% ～ 12%，且多为无症状细菌尿。成年男性，极少发生尿路感染，50 岁以后因前列腺肥大导致尿路感染的发生率达 7%。

大约 95% 的尿路感染属于上行感染；另外大约 3% 是由血行性感染引起；此外，还有极少数感染由淋巴道感染或由邻近器官细菌移位引起。尿路梗阻是导致尿路感染发生最重要的不利因素，泌尿系统畸形或功能异常、留置导尿及器械检查、女性尿路解剖生理特点、机体抵抗力减弱等均易导致尿路感染的发生。

革兰阴性杆菌是导致尿路感染的常见致病菌，其中又以大肠埃希菌最为多见（占 80% ～ 90%），其次为变形杆菌、克雷伯菌、产气杆菌等。

二、诊断要点

（一）诊断依据

1. 是否为尿路感染　凡是有真性细菌尿者，均可诊断为尿路感染。患者有尿路感染的症状、体征，再结合尿液改变和尿液细菌学检查，不难作出诊断。还要注意无症状性细菌尿和导尿管相关性尿路感染的诊断。

2. 尿路感染的定位诊断

（1）根据临床表现定位

① 上尿路感染：常有寒战、发热（体温＞ 38.5℃）、腰痛、肾区叩痛和（或）压痛等症状。

② 下尿路感染：常以膀胱刺激症状为突出表现。临床症状和体征对尿路感染的定位诊断有一定的局限性。

（2）根据实验室检查定位　出现下列情况提示上尿路感染：①膀胱冲洗后尿培养阳性。②尿沉渣镜检有白细胞管型。③尿浓缩功能减退，尿渗透压下降。④尿*N*- 乙酰 -β-D- 氨基葡糖苷酶（NAG）升高，尿 β_2- 微球蛋白升高。⑤血清抗革兰阴性细菌 0 抗原抗体滴度＞ 1∶320。

（3）慢性肾盂肾炎的诊断　除有反复发作尿路感染病史之外，尚需结合影像学及肾功能检查。①肾外形凹凸不平，且双肾大小不等。②静脉肾盂造影可见肾盂、肾盏变形，缩窄。③持续性肾小管功能损害。

具备上述第①②条的任何一项，再加第③项可诊断慢性肾盂肾炎。

3. 临床表现

（1）膀胱炎　即通常所指下尿路感染，临床上最常见，主要表现为尿频、尿急、尿痛等膀胱刺激征，30% 可出现血尿，一般无全身感染症状，少数患者出现低热（体温一般不超过 38.5℃），伴有腰痛。

（2）急性肾盂肾炎

① 泌尿系统症状及体征：包括膀胱刺激征，腰痛、下腹痛，一侧或两侧肋脊角或输尿管点压痛，肾区叩击痛。

② 全身感染症状及检查：包括发热、寒战、头痛、全身酸痛、恶心、呕吐等，常伴有血白细胞计数升高、红细胞沉降率增快。

（3）无症状性细菌尿　患者有真性细菌尿，但无尿路感染症状，患者可长期无症状。

（4）导尿管相关性尿路感染　在全球范围内最常见，最有效地减少导尿管相关性感染的方法是避免不必要的导尿管留置，并尽早拔除导尿管。

4. 辅助检查

（1）尿液检查

① 尿常规检查：可有白细胞尿（离心后尿沉渣镜检白细胞＞ 5 个 /HP）、血尿（分为肉眼血尿及镜下血尿）及蛋白尿（多为阴性或微量）。

② 细菌学检查：是诊断尿路感染的关键性手段。取清洁中段尿沉渣涂片，可初步确定是杆菌或是球菌，革兰阴性还是阳性细菌。该法操作简单，对抗生素的选择有一定价值。

③ 亚硝酸盐还原试验：此法诊断尿路感染的敏感性达 70% 以上，特异性 90% 以上，一般无假阳性。

④ 其他：NAG 升高提示急性肾盂肾炎的可能性。

（2）血液检查

① 血常规和炎性指标：急性肾盂肾炎患者可见血白细胞数升高，中性粒细胞比率升高，红细胞沉降率及 C 反应蛋白（CRP）升高。

② 肾功能检查：急性肾盂肾炎患者常伴有肾小管损伤，表现为尿液浓缩障碍，但多数治疗后恢复。慢性肾盂肾炎患者肾功能受损时，可能出现肾小球滤过率下降，血肌酐升高等。

（3）影像学检查　泌尿系超声作为首选项目，其他影像学检查包括 X 线腹部平片、静脉肾盂造影（IVP）、排尿期膀胱输尿管反流造影、逆行性肾盂造影等。反复发作的尿路感染、复发性肾盂肾炎、合并无痛血尿或怀疑合并有泌尿系结石或梗阻时，建议进行进一步的影像学检查。

（4）病理学检查

① 急性膀胱炎表现为膀胱黏膜有充血、上皮细胞肿胀，黏膜下充血、水肿和白细胞浸润，严重者可见点、片状出血，甚至出现黏膜溃疡。

② 急性肾盂肾炎表现为一侧或两侧肾受累，局限或广泛的肾盂、肾盏黏膜充血、水肿，表面有脓性分泌物，肾间质常有炎症细胞浸润、小脓肿，严重者弥漫性出血。

（二）鉴别诊断

1. 全身感染性疾病　有些尿路感染症状不典型，需与流感、败血症、伤寒等全身感染性疾病鉴别，尿常规和尿细菌学检查可鉴别。

2. 腹部器官炎症　如急性胆囊炎、女性附件炎等，可表现为发热、腹痛、恶心、呕吐等，详细询问病史，及时做尿常规和尿细菌学检查，可鉴别。

3. 尿道综合征　患者虽有尿频、尿急、尿痛，但多次检查均无真性细菌尿，可资鉴别。

4. 肾结核　本病尿频、尿急、尿痛更突出，一般抗菌药物治疗无效，晨尿培养结核分枝杆菌阳性，尿沉渣可找到抗酸杆菌，而普通细菌培养为阴性。静脉肾盂造影可发现肾结核病灶 X 线征。

5. 慢性肾小球肾炎　为由多种不同病因、不同病理类型组成的一组原发性肾小球疾病。可出现不同程度的水肿、蛋白尿、镜下血尿，可伴高血压和（或）氮质血症，及进行性加重的肾功能损害。

（三）并发症

1. 肾乳头坏死 多见于伴有糖尿病或其他复杂因素的尿路感染治疗不及时或不当，表现为高热、寒战、剧烈腰痛、血尿，严重者可出现败血症、急性肾衰竭。

2. 肾皮质、髓质脓肿及肾周围脓肿 致病菌常为革兰阴性杆菌，尤其是大肠埃希菌，可表现为单侧腰痛，泌尿系彩色超声、X线腹部平片、CT检查有助于诊断。

3. 肾盂肾炎合并感染性结石 结石为特殊类型的结石，其主要成分为磷酸镁铵和碳酸磷灰石。

4. 革兰阴性杆菌败血症 常见于膀胱镜检查或使用导尿管后，尿道黏膜损伤，革兰阴性杆菌入侵血流，表现为寒战、高热，严重者可出现休克、少尿或循环衰竭。

三、防治措施

（一）治疗措施

1. 一般治疗 急性期注意休息，多喝水，勤排尿。可口服碳酸氢钠片碱化尿液。

2. 抗菌治疗的用药原则

（1）选用对致病菌敏感的药物。

（2）抗生素在尿和肾内的浓度要高。

（3）选用肾毒性小，且不良反应少的抗生素。

（4）对于单一药物治疗失败、严重感染、混合感染或耐药菌株出现的情况可以给予联合抗生素治疗。

（5）不同临床类型可给予不同治疗。

3. 女性非复杂性急性尿路感染

（1）急性膀胱炎 建议采用3日疗法，可选药物为复方磺胺甲噁唑，或氧氟沙星，或环丙沙星，或呋喃妥因等。

（2）急性肾盂肾炎 对于轻症患者，可采用口服喹诺酮类药物或复方磺胺甲噁唑，疗程为7日。如果致病菌为革兰阳性菌，可单用阿莫西林治疗。对于重症患者，应住院静脉给予喹诺酮类药物或广谱的头孢类抗生素治疗，建议抗生素使用14日。

4. 复杂性尿路感染 这类患者往往存在各种基础疾病或尿路感染的并发症，因此需住院治疗。首先应及时控制基础疾病，同时给予经验性应用广谱抗生素治疗。用药期间及时观察病情变化，如经验治疗效果不佳，及时根据药物敏感试验结果调整治疗方案，疗程至少10日。

5. 无症状性细菌尿 目前仍有争议，一般认为以下情况可予治疗：妊娠期间发生的无症状性细菌尿、学龄前儿童、曾出现有症状感染者、肾移植、尿路梗阻及其他尿路有复杂情况者。多主张短程用药，如治疗后复发，可选长程低剂量疗法。

6. 妊娠期尿路感染 此期宜选用毒性小的抗菌药物，如氨苄西林、呋喃妥因和头孢菌素类等。

（1）急性膀胱炎 可口服抗生素3～7日，必要时根据药物敏感试验结果调整抗生素。

（2）急性肾盂肾炎 建议住院静脉应用抗生素至体温正常48小时后或临床症状改善后改为口服抗生素，总疗程10～14日。

7. 尿路感染的再发治疗 尿路感染的再发分为复发和重新感染。

（1）复发 一般认为，在尿路感染治愈后6周内再次出现同一种细菌的感染，称为尿路感染复发。在去除诱发因素（如结石、梗阻）的基础上，应按药物敏感试验结果给予抗生素，疗程不少于6周。反复发作者，必要时给予长程低剂量抑菌疗法。

（2）重新感染 经治疗后症状消失，尿菌转阴，但在停药6周后再次出现真性细菌尿，且致病菌与前一次不同，称为重新感染。治疗方法与首次发作相同，对半年内发作2次以上者，推荐给予长程低剂量抑菌疗法。

（二）社区预防

1. 一级预防 积极防治各种感染，避免机体出现严重免疫功能紊乱。注意外阴清洁，避免尿路器械的使用。

2. 二级预防 对于已经确诊的尿路感染患者，合理药物治疗，积极去除诱因。

3. 三级预防 对于尿路感染反复发作者，合理足量应用抗生素治疗，定期随诊，定期复查尿常规、尿细菌检查。

（三）双向转诊

反复发作、急性肾盂肾炎全身中毒症状明显者，应及时转至上级医院治疗。病情稳定后转回基层卫生服务机构随访。

四、健康管理

1. 坚持多饮水、勤排尿（每 2 ～ 3 小时排尿 1 次），避免细菌在尿路中繁殖。

2. 注意会阴部的清洁，以减少尿道口的细菌群。

3. 尽量避免尿路器械的使用，必须使用时，应严格无菌操作。如必须留置导尿管，尽可能减少导尿管的留置时间，前 3 天给予抗生素可延迟尿路感染的发生。

4. 与性生活有关的尿路感染，应于性交后立即排尿，并口服一次常用量抗生素。

5. 膀胱输尿管反流者，推荐“二次排尿”，即每次排尿后数分钟再排一次。

第六节　慢性肾小球肾炎

一、概述

慢性肾小球肾炎（CGN）简称慢性肾炎，是原发于肾小球的一组疾病，临床特点是病程长，呈缓慢进行性，以血尿、蛋白尿、水肿、高血压为基本临床表现，可有不同程度的肾功能减退。CGN 的发病机制尚不明确，目前研究认为主要与免疫炎症损伤有关，而蛋白尿、高血压、高血糖、高血脂、吸烟等可导致疾病进展。

由于 CGN 是慢性进行性疾病，在整个疾病过程中，由于免疫炎症及其他诱因导致病情急性加重，经治疗后可缓解，因此，应加强对患者的随访及管理，必要时应及时转院治疗，并做好预防工作。

二、诊断要点

（一）诊断依据

凡存在临床表现，如血尿、蛋白尿、水肿和高血压者，均应警惕慢性肾炎的可能。但确诊前需排除继发性肾小球疾病，如系统性红斑狼疮、糖尿病、高血压肾病的可能。诊断疑难时，应做肾穿刺病理检查。

1. 症状

（1）蛋白尿　慢性肾炎患者的尿蛋白常在 1 ～ 3g/d。

（2）血尿　异形红细胞比例大于 75%。

（3）水肿　首先发生在眼睑或颜面部、足踝部，以晨起明显，严重时可以涉及下肢及全身。

（4）高血压　肾脏病一旦发展到影响肾小球功能时常出现高血压。

（5）肾功能异常　在早期肌酐清除率（Ccr）可出现异常；严重异常时主要表现为血肌酐、尿素氮等水平升高，是慢性肾炎进一步恶化、预后不佳的指征。

2. 辅助检查

（1）尿常规检查　尿蛋白常在 1 ～ 3g/d，尿沉渣镜检红细胞可增多，可见管型。

（2）尿蛋白圆盘电泳　尿蛋白电泳可表现为选择性或非选择性蛋白尿，更多地表现为非选择性蛋白尿。

（3）尿红细胞相差显微镜和尿平均红细胞体积（MCV）测定　尿异形红细胞＞ 75%，尿红细胞 MCV ＜ 75fL。

（4）肾功能检查　早期正常或轻度受损（Ccr 下降或轻度氮质血症）；晚期出现血肌酐升高、Ccr 下降。

（5）肾穿刺检查　如有条件且无禁忌证，或治疗效果欠佳，且病情进展者，宜做肾穿刺病理检查。

（6）肾脏超声检查　慢性肾炎可为正常，或为双肾一致的病变，可有回声增强、双肾缩小等变化。

（二）鉴别诊断

1. 继发性肾小球疾病　需鉴别的有狼疮性肾炎、过敏性紫癜性肾炎、糖尿病肾病、痛风肾、多发性骨髓瘤肾损害、肾淀粉样变等。

2. 原发性高血压继发肾损害　本病患者年龄较大，先有高血压后见蛋白尿，一般＜ 1.5g/d，罕见有持续性血尿和红细胞管型，肾穿刺病理检查常有助于鉴别。

3. 慢性肾盂肾炎　多见于女性，常有尿路感染病史。多次尿沉渣检查发现白细胞、脓细胞、细菌和尿细菌培养异常，对其感染诊断有重要意义。

4. 其他原发性肾小球疾病

（1）感染后急性肾炎　本病是常见病，好发于儿童及青年，临床特点是起病急，表现为血尿、蛋白尿、高血压、水肿、肾小球滤过率降低。以溶血性链球菌感染后 1 ～ 3 周发病为多见，血沉可增快。

（2）无症状性血尿和（或）蛋白尿　主要表现为无症状性肾小球性血尿和（或）蛋白尿的一组肾小球疾病，无水肿、高血压和肾功能减退，病理改变多较轻。本病可长期迁延，也可间歇性时轻时重，大多数患者肾功能可长期维持正常。

（三）并发症

1. 急性肾功能衰竭　急性肾炎的急性期，肾小球内系膜细胞及内皮细胞大量增殖，毛细血管狭窄及毛细血管内凝血，患者尿量进一步减少（少尿或无尿）。蛋白质分解代谢产物大量滞留，则在急性期即可出现尿毒症综合征。

2. 感染　最常见的是肺部和尿路感染，一旦发生继发感染，则应积极对症处理，以免引起原发病加重。

三、防治措施

（一）治疗措施

主要目的是防止或延缓肾功能进行性恶化，缓解症状，提高生活质量，改善或缓解临床症状及防治严重并发症。

1. 饮食治疗　根据肾功能减退程度给予优质低蛋白质饮食 0.6 ～ 1g/（kg・d），以优质蛋白质（牛奶、蛋、瘦肉等）为主。注意控制每天钠盐的摄入量。

2. 控制高血压和保护肾功能　控制高血压，尤其是控制肾内毛细血管高压，是延缓慢性肾炎进展的重要措施。一般来讲，血压的控制目标为：蛋白尿＜ 1g/d 者，血压控制在＜ 130/80mmHg；蛋白尿≥ 1g/d 者，血压＜ 125/75mmHg。同时首选具有肾脏保护作用的 ACEI/ARB 类降压药。

（1）ACEI/ARB　是治疗慢性肾炎高血压和（或）减少尿蛋白的首选药物。当 Ccr ＜ 30mL/min 时慎用。可选用福辛普利等，起始剂量为 10mg/d，一般可一次顿服，血压耐受的情况下，剂量增倍则效果更佳；或氯沙坦 50mg/d，每天 1 次。

（2）钙通道阻滞药　可有效控制血压并改善肾功能，对非糖尿病性慢性肾脏疾病肾功能的保护与否尚待研究。常用的有氨氯地平 5 ～ 10mg/d，每天 1 次。

（3）其他　① β 受体阻滞剂：常用美托洛尔 12.5 ～ 50mg/d，每天 2 次；索他洛尔 160 ～ 640mg/d，每天 2 次。② α 受体阻滞剂：3 ～ 6mg/d，每天 3 次，需注意直立性低血压。

3. 应用利尿剂　水钠潴留明显者加用利尿剂。肾功能较差时，噻嗪类无效或疗效差时，应改用袢利尿剂。常用氢氯噻嗪每次 12.5 ～ 25mg，或呋塞米每次 20 ～ 40mg，均为每天 1 ～ 3 次。

4. 抗凝药和抗血小板聚集药物　可延缓病变进展，部分患者还可减少蛋白尿。高凝状态明显者和某些易引起高凝状态的病理类型，如膜性肾病、系膜毛细血管性肾炎患者，可长期应用。

5. 糖皮质激素和细胞毒性药物　一般不主张积极应用，但患者肾功能正常或仅轻度受损，肾脏体积正常，病理类型较轻（如轻度系膜增生性肾炎等），尿蛋白较多，如无禁忌者可试用。

6. 其他　积极防治各种感染，禁用或慎用肾毒性药物，积极纠正高脂血症、高血糖、高尿酸血症。可选用人工虫草制剂和黄葵胶囊。

（二）社区预防

1. 一级预防　对已有肾脏疾患或可能引起肾损害的疾患（如糖尿病、高血压等）进行及时有效的治疗，防止 CGN 的发生。

2. 二级预防　对已有轻、中度 CGN 的患者及时进行治疗，延缓 CGN 的进展。

3. 三级预防　对于已有数年 CGN 病史的患者，规律进行尿常规、肾功能检查并随访，尽早发现与诊断 CGN 及其他并发症。

（三）双向转诊

CGN 诊断后需评估病情，确定治疗方案。当急性期时，或出现急性心衰、恶心呕吐、感染、无尿、急性肾衰竭等并发症，需要紧急血液透析治疗，或由于病情变化较快，需进一步指导治疗，应转至上级医院或专科医院治疗，病情稳定后转回基层卫生服务机构随访。

四、健康管理

1. 避免感染，改善身体的防御功能，保持环境卫生，以减少上呼吸道感染、咽峡炎、扁桃体炎。

2. 严格控制饮食，保证充足营养。

3. 积极控制和治疗并发症。

4. 慎用或免用肾毒性和易诱发肾损伤的药物。

5. 过度劳累、精神压力大等均可使肾小球肾炎病情加重，因此要养成良好的生活习惯。平时要合理安排生活作息，多参加运动，加强身体锻炼，避免过度劳累。

第七节　慢性肾脏病

一、概述

慢性肾脏病（CKD）是一种临床综合征。各种原因导致肾损伤，无论肾小球滤过率正常与否，如病理损伤或血液及尿液成分异常或影像学检查异常，或不明原因肾小球滤过率＜ 60mL/（min・1.73m^2），持续时间＞ 3 个月，则称为慢性肾脏病。近年 CKD 患病率有上升趋势，欧美国家高于 10%，我国目前为 10.8%。凡引起肾结构破坏和功能降低的因素都是 CKD 的病因。我国常见病因依次为：慢性肾小球肾炎、糖尿病肾病、高血压肾病、梗阻性肾病和多囊肾等。

由于 CKD 是慢性进行性疾病，各种原因导致的 CKD，如未发现或未得到有效治疗，或虽经治疗但疗效欠佳，肾单位会逐渐丧失而导致慢性肾功能衰竭。提高慢性肾脏病的知晓率，识别早期阶段，早期进行干预，可降低慢性肾衰竭发病率。因此，应加强对患者的随访及管理，必要时应及时转院治疗，并做好预防工作。

二、诊断要点

（一）诊断依据

1. 症状　原有慢性肾脏病史，出现厌食、恶心、呕吐、腹泻、头痛、意识障碍时，应考虑慢性肾衰竭（CRF）。对只因一些常见的内科症状，如乏力、厌食、恶心、胃纳不佳、贫血、高血压等就诊的患者，要排除本病的可能。

满足 CKD 的诊断：①肾脏损伤（肾脏结构和功能异常）≥ 3 个月，伴或不伴 GFR 下降，临床表现为肾脏病理检查异常或肾脏损伤（血、尿成分或影像学异常）。② GFR ≤ 60mL/（min・1.73m^2），肾脏损伤（肾脏结构和功能异常）≥ 3 个月，有或没有肾损伤证据。

2. 辅助检查

（1）尿常规　尿蛋白量多少不等（因原发病和尿量而定），晚期因肾小球大部分已损坏，尿蛋白反而减少。尿沉渣检查可有不等的红细胞、白细胞和颗粒管型。尿渗透压降低，甚至为等张尿（尿比重固定在 1.010 左右）。

（2）血常规　贫血明显，血红蛋白常＜ 80g/L。

（3）生化分析　血尿素氮、血肌酐升高；可合并低蛋白血症，多＜ 30g/L；酸中毒时，二氧化碳结合力下降，血气分析显示代谢性酸中毒（pH 值＜ 7.35 和血浆 HCO_3^- ＜ 22mmol/L）。

（4）肾功能检查　Ccr 和 GFR 下降；肾小管浓缩稀释功能下降；肾血流量及核素肾图示肾功能受损。

（5）其他　X 线、B 超、CT 等检查，肾脏常缩小。

（二）鉴别诊断

急性肾损伤（AKI）：AKI 指突发和持续的肾功能突然下降，表现为氮质血症、水电解质和酸碱平衡紊乱以及全身各系统症状，可伴有少尿或无尿。

三、防治措施

（一）治疗措施

1. 延缓 CKD 进展的措施

（1）控制高血压　可选用钙通道阻滞药、ACEI、α 受体阻滞剂、β 受体阻滞剂，有尿者尚可选用利尿剂。未进入透析阶段患者的目标血压是（120 ～ 130）/（75 ～ 80）mmHg。ACEI 和 ARB 具有良好降压作用，并且可减轻蛋白尿，同时还有抗氧化、减轻肾小球基底膜损害等作用。若血肌酐＞ 350μmol/L，在未透析的情况下，最好不用 ACEI。

（2）严格控制血糖　空腹 5 ～ 7.2mmol/L，睡前 6.1 ～ 8.3mmol/L，糖化血红蛋白＜ 7%。

（3）控制蛋白尿　尿蛋白＜ 0.5g/24h。

（4）营养疗法　CKD 1 ～ 4 期合并高血压者每天摄入钠盐＜ 2.4g，胆固醇＜ 200mg，脂肪＜总热量的 30%，碳水化合物占总热量的 50% ～ 60%；CKD 1 ～ 2 期每天摄入蛋白质 1.4g/kg，磷 1.7g，钾大于 4g；CKD 3 ～ 4 期每天摄入蛋白质 0.6 ～ 0.8g/kg，磷 0.8 ～ 1g，钾 2 ～ 4g。CKD 患者应戒烟，但可以少量饮酒，即女性不超过 1 个标准饮酒单位 / 天，男性不超过 2 个标准饮酒单位 / 天（1 个标准饮酒单位含 8 ～ 9.7g 酒精，各国标准存在差异）。此外，CKD 患者宜每天坚持 30 分钟的中等强度锻炼，建议 BMI 维持在 20 ～ 25kg/m^2。

（5）其他　减轻肾小管高代谢（如碱性药、大黄制剂、冬虫夏草制剂等），纠正高脂血症，减少尿毒症毒素蓄积（如吸附疗法、肠道透析等），也可使用活血化瘀药、抗氧化剂等。这些药物可能有减慢肾小球硬化或肾间质纤维化的作用。

2. CKD 的非透析治疗

（1）纠正水、电解质失衡和酸中毒

① 代谢性酸中毒的治疗：口服碳酸氢钠，一般 3 ～ 10g/d，分 3 次服。严重者，静脉滴注 5% 碳酸氢钠，并按血气分析或二氧化碳结合力结果调整用量。

② 水、钠失衡：每日摄入水量应为前 1 日尿量外加 500mL 左右，若出汗多或发热等，可酌情增加。钠摄入量 6 ～ 8g/d，伴明显水钠潴留者应控制在 2 ～ 3g/d 范围内。也可用袢利尿剂，但噻嗪类在 Ccr ＜ 30mL/（min・1.73m^2）时常无效。合并严重肺水肿急性左心衰者应及时给予替代治疗。轻度低血钠不必处理，若血钠＜ 130mmol/L 且有相应症状时，酌情补钠。

③ 高钾血症和低钾血症：高钾血症是常见的危急并发症。轻度高钾者，可口服降钾树脂，每次 15 ～ 30g，用水 100mL 调服，每天 1 ～ 2 次，便秘时可同服 20% 甘露醇 30mL。当血钾＞ 6mmol/L 时：a. 纠正酸中毒：静脉予碳酸氢钠 10 ～ 25g。b. 袢利尿剂：静脉或肌内注射呋塞米 40 ～ 80mg 或布美他尼 2 ～ 4mg，必要时加量。c. 对抗钾对心肌的毒性：用 10% 葡萄糖酸钙 10mL 静脉注射。d. 降低血清钾：胰岛素加入 5% ～ 10% 葡萄糖液中静脉滴注，胰岛素与葡萄糖的比例为 1U ∶（3 ～ 5）g。紧急时应血液透析或腹膜透析排钾。低钾血症可口服橙汁、10% 氯化钾等，但应注意尿量，少尿者应慎重补钾。

（2）高血压的治疗　尿白蛋白排泄率（UAER）＜ 30mg/24h 的 CKD 非透析患者，目标血压≤ 140/90mmHg；30mg/24h ≤ UAER ≤ 300mg/24h 和 AER ＞ 300mg/24h 的非糖尿病 CKD 非透析患者，以及 UAER ＞ 30mg/24h 的糖尿病 CKD 非透析患者，目标血压≤ 130/80mmHg。

（3）纠正贫血　目标值为血细胞比容（HCT）33% ～ 36%（Hb 为 110g/L），维持剂量因人而异，可应用促红细胞生成素（EPO），每周 80 ～ 120U/kg，2 ～ 3 次皮下注射。血清铁蛋白＜ 100ng/mL 和（或）转铁蛋白饱和度＜ 20% 时，应补充铁剂。如有叶酸或维生素 B_{12} 缺乏的依据，即可补充。

（4）低钙血症、高磷血症与肾性骨病的治疗　明显低钙血症与活性维生素 D 不足有关，可口服活性维生素 D_3，每天 0.25 ～ 0.5μg。严重甲状旁腺功能亢进者可用冲击疗法，每次 2 ～ 4g，口服或静脉滴注，每周 2 ～ 3 次，口服葡萄糖酸钙或碳酸钙，应严密监测血钙浓度。低钙血症抽搐时，以 10% 葡萄糖酸钙 10 ～ 20mL 静脉滴注。GFR ＜ 30mL/（min・1.73m^2）时，除限制磷摄入外可联合磷结合剂口服，首选碳酸钙随餐服用，每天 3 ～ 10g，分 3 次口服。严重高磷血症（＞ 2.26mmol/L）或钙磷乘积升高（＞ 65mg/dL）时暂停使用钙剂，可短期改服氢氧化铝制剂。

（5）防治感染　预防各种病原体的感染，需注意应随 GFR 调整药物剂量；疗效相近的情况下，选择肾毒性小的药物。

（6）高脂血症的治疗　积极治疗高脂血症，与一般高脂血症的治疗原则相同。

（7）吸附剂治疗　氧化淀粉及其类似制剂、活性炭制剂口服后，能结合肠道内的尿素随粪便排出以降低尿素氮。导泻疗法（口服大黄制剂、甘露醇）也可增加肠道毒素的排泄。

（8）其他　①合并糖尿病的患者，应注意监测血糖变化，及时调整降糖药及胰岛素的用量。②对于高尿酸血症，主张尽量首选非药物治疗，如多喝水、低嘌呤饮食；血尿酸＞ 600μmol/L（女），或＞ 780μmol/L（男），应给予降尿酸治疗，首选别嘌醇 0.1g，每天 1 ～ 2 次，但应警惕不良反应的发生。③皮肤瘙痒者应控制高磷血症及加强透析，可试用抗组胺药物。

3. 肾脏替代疗法　主要包括维持性血液透析、腹膜透析及肾移植。GFR ＜ 5mL/（min・1.73m^2）即可开始透析治疗，但因原发病不同而有所区别，如糖尿病肾病患者应更早透析。一般经饮食疗法、药物治疗等无效，肾衰竭继续发展，每日尿量＜1000mL者，参考以下指标进行透析治疗：①血肌酐≥707.2μmol/L。②尿素氮≥28.6mmol/L。③高钾血症。④代谢性酸中毒。⑤尿毒症症状。⑥水潴留（水肿、血压升高、高容量性心力衰竭）。⑦并发贫血、心包炎、高血压、消化道出血、肾性骨病、尿毒症脑病等。

（二）社区预防

1. 一级预防 又称早期预防，是对已有肾脏疾患或可能引起肾损害的疾患（如糖尿病、高血压等）进行及时有效的治疗，防止CKD的发生。

2. 二级预防 是对已有轻、中度CKD的患者及时进行治疗，延缓CKD的进展，防止尿毒症的发生。其基本原则为：①积极治疗原发病。②消除CKD恶化危险因子。③保护残存肾功能。

3. 三级预防 对于已有数年CKD病史的患者，规律进行肾功能检查随访，尽早发现与诊断CKD及其他并发症。

（三）双向转诊

CKD诊断治疗后无好转，出现急性心衰、恶心呕吐、感染、消化道出血及神经系统症状等并发症，需要紧急血液透析治疗，或由于病情变化较快，需上级医院评估病情，需转至上级医院或专科医院治疗，病情稳定后转回基层卫生服务机构随访。

四、健康管理

1. 适当饮水。适当饮水可以增加尿量，降低药物和代谢废物（比如尿酸）在肾脏的浓度，以减轻对肾脏的伤害。

2. 控制饮食。高血压、高血糖、高血脂和高尿酸对肾脏有直接的损害，尤其是高血压和高血糖，更是主要因素。应严格控制饮食，减轻肾脏损害。

3. 调节情志。积极面对，认识疾病，规律用药，配合治疗、遵从医嘱，定期随诊。

4. 定期体检。无论任何疾病，早发现就有好的治疗效果。对肾脏而言，尿常规检查既有价值又经济，应定期进行尿常规及其他检查。

第七单元　脑系疾病

第一节　头　痛

一、概述

头痛，亦称头风，是以自觉头部疼痛为特征的一种常见病证。头痛既可单独出现，亦可伴见于多种疾病的过程中。

本病主要病因可分为外感、内伤两大类。外感多责之于风、寒、湿、热等外邪，尤以风邪为主；内伤多关乎气、血、痰、瘀、虚，包括情志不遂、肝肾阴虚、饮食劳倦、禀赋不足、外伤久病等。两者既可单独为因，也可相兼为病，导致经气不通，不通则痛，或经脉失养，不荣则痛。病位在脑，涉及肝、脾、肾诸脏。病理性质分虚实两端。外感头痛一般起病较急，痛势剧烈，病程较短，多属实证，预后较好。内伤头痛多因脏腑功能失调所致，常起病较慢，痛势较缓，病程较长。临床实证、虚证在一定条件下可相互转化。若头痛日久不愈，则可由实转虚或见本虚标实、虚实夹杂证候。

二、诊断依据

（一）诊断要点

1. 以头部疼痛为主要症状，可发生在前额、两颞、颠顶、枕项或全头等部位，头痛较甚者，可伴见恶心呕吐、畏光、烦躁等症。

2. 一般起病较急、病势较剧，呈掣痛、跳痛、灼痛、重痛或痛无休止，且有外感史并伴外感表证，为外感头痛；一般起病缓慢、反复发作，病程较长，呈胀痛、刺痛、空痛、昏痛或隐隐而痛，多无外感史，为内伤头痛。外伤性头痛多有头部外伤史。

本病应与真头痛、中风等相鉴别。

（二）辨证要点

1. 辨外感与内伤 依据头痛的病因、病势、病程、病性、头痛特点等鉴别。

2. 辨头痛部位 依据头痛的部位辨归经。

3. 辨头痛性质 依据头痛的病因、特点等鉴别。

4. 辨病势顺逆 依据头痛的病势、特点、预后转归等鉴别。

三、证治概要

（一）治则治法

外感头痛治以祛风为主，兼以散寒、清热、祛湿。内伤头痛之属虚证者，以补养气血或益肾填精为主；属实证者，以平肝、化痰、行瘀为主；属虚实夹杂证者，宜标本兼顾、补虚泄实。

治疗头痛应重视引经药的使用。如太阳头痛选用羌活、蔓荆子、川芎；阳明头痛选用葛根、白芷、知母；少阳头痛选用柴胡、黄芩、川芎；厥阴头痛选用吴茱萸、藁本；少阴头痛选用细辛；太阴头痛选用苍术。

（二）临证方药

1. 外感头痛

（1）风寒头痛

症见：头痛时作，连及项背，呈掣痛样，时有拘急收紧感，常伴恶风畏寒，遇风尤剧，口不渴；舌淡红，苔薄白，脉浮或浮紧。

治法：疏风散寒止痛。

方药：川芎茶调散。若头痛、恶寒明显者，加麻黄、桂枝、制川乌；若颠顶头痛、干呕、吐涎沫，甚则四肢厥冷者，用吴茱萸汤去人参，加藁本、川芎、细辛、半夏；若见头痛、足寒、气逆、背冷、脉沉细，方用麻黄附子细辛汤加白芷、川芎。

中成药可选用川芎茶调颗粒。

（2）风热头痛

症见：头痛而胀，甚则头胀如裂，发热或恶风，面红目赤，口渴喜饮，便秘尿赤；舌尖红，苔薄黄，脉浮数。

治法：疏风清热和络。

方药：芎芷石膏汤。若烦热口渴，舌红少津，可重用石膏，配知母、天花粉、芦根；若伴大便秘结，口舌生疮，可合用黄连上清丸；若伴鼻流浊涕如脓，鼻根及鼻旁疼痛，加苍耳子、辛夷、鱼腥草等。

中成药可选用银翘解毒丸。

（3）风湿头痛

症见：头痛如裹，肢体困重，胸闷纳呆，小便不利，大便或溏；舌淡，苔白腻，脉濡。

治法：祛风胜湿通窍。

方药：羌活胜湿汤。若胸闷脘痞、腹胀便溏，加苍术、陈皮、砂仁；若恶心、呕吐，加半夏、生姜、竹茹；若纳呆食少，加麦芽、神曲、焦山楂；若小便短少者，加茯苓、薏苡仁、淡竹叶；若发于夏季，感受暑湿，见身热汗少或汗出不畅，心烦口渴，胸闷欲呕者，加藿香、佩兰、荷叶。

2. 内伤头痛

（1）肝阳头痛

症见：头胀痛而眩，以两侧为主，心烦易怒，口苦面红，或兼胁痛；舌红苔薄黄，脉弦数。

治法：平肝潜阳。

方药：天麻钩藤饮。若头痛剧烈，目赤口苦，急躁易怒，便秘尿黄者，加龙胆、夏枯草、大黄；若头晕目涩，腰膝酸软者，酌加生地黄、制何首乌、枸杞子等。

中成药可选用全天麻胶囊。

（2）血虚头痛

症见：头痛而晕，心悸怔忡，神疲乏力，面色少华；舌质淡，苔薄白，脉细弱。

治法：滋阴养血。

方药：加味四物汤。若见神疲乏力，遇劳加重，气短懒言，汗出恶风等，可加黄芪、党参、白术；若头晕耳鸣、虚烦少寐、腰膝酸软者，可加熟地黄、五味子、山茱萸等。

中成药可选用天麻头痛片。

（3）气虚头痛

症见：头痛隐隐，时发时止，遇劳则加重，纳食减少，倦怠乏力，气短自汗；舌质淡，苔薄白，脉细弱。

治法：益气升清。

方药：益气聪明汤。若头痛绵绵不休、心悸、失眠者，加当归、熟地黄、制何首乌；若畏寒怕冷，手足欠温，加附子、肉桂、葱白等。

（4）痰浊头痛

症见：头痛昏蒙沉重，胸脘痞闷，纳呆呕恶；舌淡苔白腻，脉滑或弦滑。

治法：化痰降逆。

方药：半夏白术天麻汤。若痰湿中阻，胸脘满闷甚者，加厚朴、枳壳、砂仁；若见口苦，大便不畅，舌苔黄腻，脉滑数，宜去白术，加黄连、枳实、竹茹，或选用黄连温胆汤。

中成药可选用半夏天麻丸。

（5）肾虚头痛

症见：头痛且空，眩晕耳鸣，腰膝酸软，神疲乏力，少寐健忘，遗精带下；舌红少苔，脉细无力。

治法：补肾填精。

方药：大补元煎。若头痛而晕，面颊红赤，潮热汗出，去人参，加墨旱莲、知母、黄柏；若畏寒怕冷，四肢不温，腰膝酸软，舌淡苔白，脉沉细者，加鹿角、附子。

中成药可选用天麻首乌片。

（6）瘀血头痛

症见：头痛经久不愈，痛处固定不移，痛如锥刺，或有头部外伤史；舌质紫暗，可见瘀斑、瘀点，苔薄白，脉细或细涩。

治法：活血化瘀。

方药：通窍活血汤。若头痛较剧，可加全蝎、蜈蚣、土鳖虫等虫类药；若久痛不已，兼见神疲乏力，少气懒言，脉细弱无力，加黄芪、党参、当归；若畏寒明显，酌加桂枝、细辛、附子等。

中成药可选用血府逐瘀胶囊。

（三）其他疗法

1. 针灸

（1）体针

主穴：阳明头痛取头维、印堂、阳白、阿是穴、合谷、内庭；少阳头痛取太阳、丝竹空透率谷、风池、阿是穴、外关、侠溪；太阳头痛取天柱、后顶、风池、阿是穴、后溪、申脉；厥阴头痛取百会、四神聪、阿是穴、太冲、中冲。

配穴：外感头痛配风府、列缺；肝阳头痛配行间、太溪；血虚头痛配三阴交、足三里；痰浊头痛配丰隆、中脘；瘀血头痛配血海、膈俞。

毫针常规针刺。瘀血头痛可点刺出血。头痛急性发作时 1 ～ 2 次 / 日，慢性头痛隔日 1 次。

（2）耳针　取枕、额、脑、神门。毫针刺法，或埋针法、压丸法。对于顽固性头痛可在耳背静脉点刺出血。

（3）皮肤针　取太阳、印堂及阿是穴。皮肤针中、重度叩刺。适用于外感头痛及瘀血头痛。

（4）穴位注射　取风池穴。选用 1% 盐酸普鲁卡因或维生素 B_{12} 注射液，穴位常规注射。适用于顽固性头痛。

2. 推拿　推拿对缓解头痛症状有较好的疗效，但临床上必须明确其发病原因，因颅内器质性病变及脑外伤所致头痛不宜推拿治疗。操作时应依据经络学说、辨证选穴原则进行，可分别运用一指禅推法，或按法、揉法、拿法、扫散法等，主要于头面及颈肩局部推拿，亦可配合全身推拿。

四、健康处方

1. 头痛可由多种因素诱发，罹患后易于反复发作，故宜及早就医，明确诊断，积极治疗，避免稽留不愈。若头痛明显加重，或出现眩晕、发热、癫痫，或精神、意识、视力障碍应及时就诊。

2. 生活规律，起居有常，适当锻炼，增强体质。风寒头痛者，注意防寒保暖，避免对流风，防风寒之邪外袭。肝阳上亢所致头痛，当舒畅情志，避免精神紧张及噪声、强光等刺激。肾虚头痛者，应节房事。由焦虑和抑郁等所引起的紧张性头痛，宜加强心理调护，保持心情舒畅。

3. 头痛发作时，宜卧床休息，环境应清静，光线不宜过强。

第二节 眩 晕

一、概述

眩晕是以目眩与头晕为主要表现的病证。目眩是指眼花或眼前发黑，头晕是指感觉自身或外界景物旋转。二者常同时并见，故统称为眩晕。轻者闭目即止；重者如坐车船，旋转不定，不能站立，或伴有恶心、呕吐、汗出，甚则仆倒等症状。

本病主要病因有情志不遂、年老体弱、饮食不节、久病劳倦、跌仆坠损。病机有虚实两端，虚者多为气、血、精不足，实者多为风、痰、瘀内扰，导致风眩内动、清窍不宁或清阳不升，脑窍失养而发眩晕。本病病位在脑，病变与肝、脾、肾三脏密切相关。

二、诊断依据

（一）诊断要点

头晕目眩，视物旋转，轻者闭目即止，重者如坐车船，甚则仆倒。

本病应与厥证、中风等相鉴别。

（二）辨证要点

临床需辨相关脏腑、辨虚实标本、辨缓急轻重。

三、证治概要

（一）治则治法

本病治疗原则是补虚泻实，调整阴阳。虚者当补益气血、滋养肝肾、填精益髓；实者当潜阳息风、清肝泻火、化痰祛瘀。

（二）临证方药

1. 肝阳上亢

症见：眩晕，耳鸣，头目胀痛，急躁易怒，口苦，失眠多梦，遇烦劳郁怒而加重，甚则仆倒，颜面潮红，肢麻震颤；舌红苔黄，脉弦或数。

治法：平肝潜阳，清火息风。

方药：天麻钩藤饮加减。若口苦目赤，烦躁易怒者，加龙胆、川楝子、夏枯草；若目涩耳鸣，腰酸膝软者，加枸杞子、生地黄、玄参；若眩晕剧烈，兼见手足麻木或震颤者，加磁石、珍珠母、羚羊角粉等。

2. 痰湿中阻

症见：眩晕，头重如蒙，或伴视物旋转，胸闷恶心，呕吐痰涎，食少多寐；舌苔白腻，脉濡滑。

治法：化痰祛湿，健脾和胃。

方药：半夏白术天麻汤加减。若呕吐频作者，加胆南星、天竺黄、竹茹、旋覆花；若脘闷纳呆，加砂仁、白豆蔻、佩兰；若耳鸣重听，加郁金、石菖蒲、磁石。

3. 瘀血阻窍

症见：眩晕，头痛，且痛有定处，兼见健忘，失眠，心悸，精神不振，耳鸣耳聋，面唇紫暗；舌暗有瘀斑，多伴见舌下脉络迂曲增粗，脉涩或细涩。

治法：祛瘀生新，活血通窍。

方药：通窍活血汤加减。若兼见神疲乏力，少气自汗等症，加入黄芪、党参；若兼心烦面赤，舌红苔黄者，加栀子、连翘、薄荷、菊花；若头颈部不能转动者，加威灵仙、葛根、豨莶草等。

4. 气血亏虚

症见：眩晕动则加剧，劳累即发，面色㿠白，神疲自汗，倦怠懒言，唇甲不华，发色不泽，心悸少寐，纳少腹胀；舌淡苔薄白，脉细弱。

治法：补益气血，调养心脾。

方药：归脾汤加减。若气短乏力，神疲便溏者，可合用补中益气汤；若脾虚湿盛，腹胀纳呆者，加薏苡仁、白扁豆、泽泻等；若血虚较甚，面色白，唇舌色淡者，可加熟地黄、阿胶；兼见心悸怔忡，少寐健忘者，可酌加柏子仁、酸枣仁、首乌藤及龙骨、牡蛎。

中成药可选用归脾丸。

5. 肾精不足

症见：眩晕日久不愈，精神萎靡，腰酸膝软，少寐多梦，健忘，两目干涩，视力减退；或遗精滑泄，耳鸣齿摇；或颧红咽干，五心烦热，舌红少苔，脉细数；或面色㿠白，形寒肢冷，舌淡嫩，苔白，脉沉细无力，尺脉尤甚。

治法：滋养肝肾，填精益髓。

方药：左归丸。若见五心烦热，潮热颧红者，可加鳖甲、知母、黄柏、牡丹皮等；若兼失眠，多梦，健忘者，加阿胶、鸡子黄、酸枣仁、柏子仁等。若阴损及阳，见四肢不温，形寒怕冷，精神萎靡者，加巴戟天、淫羊藿、肉桂，或予右归丸。

中成药可选用左归丸。

（三）其他疗法

1. 针灸

（1）体针

① 实证：取穴以督脉、足少阳经及手、足厥阴经穴为主。常用主穴为：百会、风池、内关、太冲。毫针泻法。

② 虚证：取穴以督脉、足少阳经及相应背俞穴为主。常用主穴为：百会、风池、肝俞、肾俞、足三里。风池用平补平泻法，余穴用补法。

（2）耳针　选肾上腺、皮质下、交感、神门、额、内耳。每次选 3 ～ 4 穴，毫针刺或压丸法。

2. 按摩

（1）实证　取穴涌泉、大椎、囟会。用泻法。涌泉穴掐（用手指在空处用力掐压）、擦（用手指或手掌在皮肤穴位处摩擦，其方向是从太溪到涌泉）各 100 次；大椎穴（从大椎向胸道方向）、囟会穴（从上星向囟会方向）分别掐、擦各 60 次。

（2）虚证　取穴百会、囟会。用补法。百会穴（从哑门到大椎方向）掐、擦 100 次；囟会穴（从囟会到上星方向）掐、擦 60 次。

四、健康处方

1. 坚持适当的体育锻炼，保持心情舒畅，注意劳逸结合，饮食清淡有节，尽量戒烟戒酒，作息节律尽量合理。

2. 已发眩晕者，要避免突然、剧烈的体位改变和头颈部运动，以防症状反复或加重。部分轻症患者可适当配合手法治疗，并注意颈肩部肌肉锻炼，以缓解临床症状。

3. 警惕“眩晕乃中风之渐”。严密监测血压、神志、肢体肌力、感觉等方面的变化，以防病情突变。

第三节　痫　证

一、概述

痫证，又称“癫痫”，是以发作性神情恍惚，甚则突然仆倒，昏不知人，口吐涎沫，两目上视，肢体抽搐，或口中怪叫，移时苏醒，一如常人为主要临床表现的一种病证。发作前可伴眩晕、胸闷等先兆，发作后常有疲倦乏力等症状。

病因可分先天因素和后天因素。先天因素主要为先天禀赋不足或禀赋异常；后天因素包括情志失调、饮食不节、跌仆外伤或患他病致脑窍损伤等。病位在脑，与心、肝、脾、肾等脏密切相关。基本病机为积痰内伏，经风火触动，痰瘀互结，上蒙清窍而发病。病理性质属虚实夹杂。早期以实为主，主要表现为风痰闭阻，或痰火阻窍，或痰瘀互结；后期因病情迁延，正气损伤，多为虚实夹杂。发作期多实或实中夹虚，休止期多虚或虚中夹实。因本病常时发时止，且时有反复，若久治不愈，必致脏腑愈虚，痰浊愈深，而成顽痰；顽痰难除，则痫证反复发作，乃成痼疾。

二、诊断依据

（一）诊断要点

1. 慢性、反复发作性、短暂性神情恍惚，甚则突然仆倒，昏不知人，口吐涎沫，两目上视，肢体抽搐，或口中怪叫，移时苏醒，一如常人，且苏醒后对发作时情况全然不知。

2. 任何年龄、性别均可发病，但多在儿童期、青春期或青年期发病。

3. 发作前可有眩晕、胸闷、叹息等先兆症状，发作后常伴疲乏无力。

4. 多有家族史或产伤史或脑部外伤史，老年人可有中风史，每因惊恐、劳累、情志过极等诱发。

本病应与中风、厥证、痉证等相鉴别。

（二）辨证要点

1. 辨病情轻重 依据发病持续时间及发作间隔时间、临床症状轻重、病情轻重与痰浊浅深和正气盛衰关系相鉴别。

2. 辨病性虚实 依据病程、病性、临床症状相鉴别。

3. 辨阳痫、阴痫 依据临床症状特点鉴别。

三、证治概要

（一）治则治法

急则治其标，缓则治其本，痫证治疗首当分清标本虚实，轻重缓急。发作期开窍醒神定痫以治其标，治宜清泻肝火，豁痰息风，开窍定痫。休止期祛邪补虚以治其本，治宜健脾化痰，滋补肝肾，养心安神。

（二）临证方药

1. 发作期

（1）阳痫

症见：突然昏仆，不省人事，面色潮红、紫红，继之转为青紫或苍白，口唇青紫，牙关紧闭，两目上视，项背强直，四肢抽搐，口吐涎沫，或喉中痰鸣，或发怪叫，甚则二便自遗，移时苏醒；病发前多有眩晕，头痛而胀，胸闷乏力，喜欠伸等先兆症状；平素多有情绪急躁，心烦失眠，口苦咽干，便秘尿黄等症；舌质红，苔白腻或黄腻，脉弦数或弦滑。

治法：急以开窍醒神，继以泄热涤痰息风。

方药：黄连解毒汤合定痫丸。热甚者可选用安宫牛黄丸或紫雪丹；大便秘结，加生大黄、芒硝、枳实、厚朴。

中成药可选用珍黄安宫片。

（2）阴痫

症见：突然昏仆，不省人事，面色晦暗青灰而黄，手足清冷，双眼半开半合，肢体拘急，或抽搐时作，口吐涎沫，一般口不啼叫，或声音微小，醒后周身疲乏，或如常人；或仅表现为一过性呆木无知，不闻不见，不动不语，数秒至数分钟即可恢复，恢复后对上述症状全然不知，多则一日数次或十数次发作；平素见神疲乏力，恶心泛呕，胸闷咳痰，纳差便溏等症；舌质淡，苔白腻，脉多沉细或沉迟。

治法：急以开窍醒神，继以温化痰涎，顺气定痫。

方药：五生饮合二陈汤。时有恶心欲呕者，加生姜、紫苏梗、竹茹；胸闷痰多者，加瓜蒌、枳实、胆南星；纳差便溏者，加党参、炮姜、诃子。

中成药可选用医痫丸。

2. 休止期

（1）肝火痰热

症见：平时急躁易怒，面红目赤，心烦失眠，咳痰不爽，口苦咽干，便秘溲黄；发作时昏仆抽搐，吐涎，或有吼叫；舌红，苔黄腻，脉弦滑而数。

治法：清肝泻火，化痰宁心。

方药：龙胆泻肝汤合涤痰汤。有肝火动风之势者，加天麻、钩藤、地龙、全蝎；大便秘结者，加大黄、芒硝；彻夜难寐者，加酸枣仁、柏子仁、五味子。

中成药可选用止痫散。

（2）脾虚痰盛

症见：平素神疲乏力，少气懒言，胸脘痞闷，纳差便溏；发作时面色晦滞或㿠白，四肢不温，蜷卧拘急，呕吐涎沫，叫声低怯；舌质淡，苔白腻，脉濡滑或弦细滑。

治法：健脾化痰。

方药：六君子汤。痰浊盛，呕吐痰涎者，加胆南星、瓜蒌、旋覆花；便溏者，加薏苡仁、白扁豆、炮姜等；脘腹胀满、饮食难下者，加神曲、谷芽、麦芽；兼见心脾气血两虚者，合归脾汤加减；若精神不振，久而不复，宜服河车大造丸。

（3）肝肾阴虚

症见：痫证频发，神思恍惚，面色晦暗，头晕目眩，伴两目干涩，耳轮焦枯不泽，健忘失眠，腰膝酸软，大便干燥；舌红，苔薄白或薄黄少津，脉沉细数。

治法：滋养肝肾，填精益髓。

方药：大补元煎。若神思忧虑，持续时间长者，可合酸枣仁汤加阿胶、龙眼肉；恐惧、焦虑、忧郁者，可合甘麦大枣汤；若水不制火，心肾不交者，合交泰丸；大便干燥者，加玄参、肉苁蓉、火麻仁。

中成药可选用青阳参片。

（4）瘀阻脑络

症见：平素头晕头痛，痛有定处，常伴单侧肢体抽搐，或一侧面部抽动，颜面口唇青紫；舌质暗红或有瘀斑，舌苔薄白，脉涩或弦。

治法：活血化瘀，息风通络。

方药：通窍活血汤。肝阳上亢者，加钩藤、石决明、白芍；痰涎偏盛者，加半夏、胆南星、竹茹；纳差乏力、少气懒言、肢体瘫软者，加黄芪、党参、白术。

（三）其他疗法

1. 针灸

（1）体针

① 发作期：治当豁痰息风，醒神开窍。取督脉、手厥阴经穴为主。主穴取水沟、百会、内关、太冲、后溪、涌泉。配穴：痰火扰神配行间、神门，风痰闭阻配风池、丰隆，瘀阻脑络配膈俞。操作时，除水沟向鼻中隔深刺、强刺激，其他腧穴常规刺。

② 缓解期：治当化痰息风，固本扶正。取督脉、任脉、手厥阴经穴为主。主穴取印堂、鸠尾、长强、间使、太冲、丰隆。配穴：心脾两虚配心俞、脾俞，心肾亏虚配心俞、肾俞。操作时，针刺鸠尾应掌握正确的针刺方向、深度和角度，以防伤及肝脏或其他腹腔脏器，其他腧穴常规针刺。

（2）耳针　取神门、心、肝、脾、肾、缘中、枕、皮质下等部位。强刺激。每次选 2 ～ 3 穴，毫针刺法或压丸法。

（3）三棱针　取大椎、关冲、中冲。点刺出血。

2. 推拿　取穴水沟、内关、神门、太冲、丰隆、三阴交、风池等。手法用掐、拿、按、揉等法。操作：发作时令患者取仰卧位，以拇指掐患者水沟至苏醒。苏醒后患者取坐位或仰卧位，拿两侧上肢手三阴经，往返数次。患者取俯卧位，以双手掌轻按揉背部夹脊穴和背俞穴，从上至下拿下肢足三阴经数次。

四、健康处方

1. 减少诱发疾病的外因。生活规律，怡养性情，劳逸适度，避免强光、噪声、精神等刺激，少食肥甘厚味，忌酒热辛辣及生湿动痰之品。

2. 对急性发作期患者应注意保持呼吸道通畅，凡有义齿均应取出，放置牙垫，以防窒息和咬伤，同时加用床栏，以免翻坠下床。休止期患者应避免近水、近火、近电、高空作业及驾驶车辆，以免突然发病时发生危险。

3. 积极治疗原发病，消除恐惧及自卑心理，耐心坚持长期服药，以图根治。

第四节　颤　证

一、概述

颤证是以头部或肢体摇动、颤抖，不能自制为主要临床表现的一种病证。轻者表现为头摇动或手足微颤，重者可见头部振摇、肢体颤动不止，甚则肢节拘急、失去生活自理能力。

本病病因以年老体虚、情志过极、饮食不节、劳逸失当为主。病机主要为肝风内动、筋脉失养。病位在筋脉，与肝、肾、脾等脏关系密切。病理性质多属本虚标实，本为气血阴阳亏虚，其中以阴津精血亏虚为主；标为风、火、痰、瘀为患。两者密切联系，互为因果。

二、诊断依据

（一）诊断要点

1. 头部及肢体颤抖、摇动、不能自制，甚者颤动不止、四肢强急。

2. 常伴动作笨拙、活动减少、多汗流涎、语言缓慢不清、烦躁不寐、神志呆滞等症状。

3. 多发生于中老年人，一般呈隐匿起病，逐渐加重，不能自行缓解。部分患者发病与情志有关，或继发于脑部病变。

本病应与瘛疭相鉴别。

（二）辨证要点

辨清标本虚实。肝肾阴虚、气血不足为本，属虚；风、火、痰、瘀等为标，属实。病久常标本虚实夹杂，需仔细辨别主次偏重。

三、证治概要

（一）治则治法

初期常见风火相煽、痰热壅阻之标实证，治疗当以清热、化痰、息风为主；病程较长，年老体弱，其肝肾亏虚、气血不足等本虚之象逐渐突出，治疗当以滋补肝肾、益气养血、调补阴阳为主，兼以息风通络。

颤证属“风病”范畴，临床对各证候的治疗均可在辨证的基础上配合息风之法，而清热、平肝、滋阴、潜阳等也常与息风相伍。

（二）临证方药

1. 风阳内动

症见：肢体颤动粗大，程度较重，不能自制，头晕耳鸣，面赤烦躁，易激动，心情紧张时颤动加重，伴有肢体麻木，口苦而干，语言迟缓不清，流涎，尿赤，大便干；舌质红，苔黄，脉弦滑数。

治法：镇肝息风，舒筋止颤。

方药：天麻钩藤饮合镇肝熄风汤。若肝火偏盛，焦虑心烦，加龙胆、夏枯草；痰多者，加竹沥、天竺黄；眩晕耳鸣者，加知母、黄柏、牡丹皮；心烦失眠，加炒酸枣仁、柏子仁、丹参；颤动不止，加僵蚕、全蝎。

2. 痰热风动

症见：头摇不止，肢麻震颤，重则手不能持物，头晕目眩，胸脘痞闷，口苦口黏，甚则口吐痰涎；舌体胖大，有齿痕，舌质红，舌苔黄腻，脉弦滑数。

治法：清热化痰，平肝息风。

方药：导痰汤合羚角钩藤汤。若痰湿内聚，胸闷恶心、咳吐痰涎、苔厚腻、脉滑者，加煨皂角、白芥子；震颤较重，加珍珠母、生石决明、全蝎；心烦易怒者，加天竺黄、牡丹皮、郁金；胸闷脘痞，加瓜蒌皮、厚朴、苍术；肌肤麻木不仁，加地龙、丝瓜络、竹沥；神志呆滞，加石菖蒲、远志。

3. 气血亏虚

症见：头摇肢颤，面色㿠白，表情淡漠，神疲乏力，动则气短，心悸健忘，眩晕，纳呆；舌体胖大，舌质淡红，舌苔薄白滑，脉沉濡无力或沉细弱。

治法：益气养血，濡养筋脉。

方药：人参养荣汤。若血虚心神失养，心悸、失眠、健忘者，加炒酸枣仁、柏子仁；肢体颤抖、疼痛麻木者，加鸡血藤、丹参、桃仁、红花。

4. 髓海不足

症见：头摇肢颤，持物不稳，腰膝酸软，失眠心烦，头晕，耳鸣，善忘，老年患者常兼有神呆、痴傻；舌质红，舌苔薄白，或红绛无苔，脉象细数。

治法：填精补髓，育阴息风。

方药：龟鹿二仙膏。若肢体颤抖、眩晕较著者，加天麻、全蝎、石决明；若阴虚火旺，兼见五心烦热、躁动失眠、便秘溲赤，加黄柏、知母、牡丹皮、玄参；若肢体麻木，拘急强直，加木瓜、僵蚕、地龙，重用白芍、甘草。

5. 阳气虚衰

症见：头摇肢颤，筋脉拘挛，畏寒肢冷，四肢麻木，心悸懒言，动则气短，自汗，小便清长或自遗，大便溏；舌质淡，舌苔薄白，脉沉迟无力。

治法：补肾助阳，温煦筋脉

方药：地黄饮子。大便稀溏者，加干姜、肉豆蔻；心悸者，加远志、柏子仁。

（三）其他疗法

1. 针灸

（1）体针　取督脉、足厥阴经穴为主。主穴取百会、四神聪、风池、合谷、太冲、阳陵泉等。配穴：风阳内动配肝俞、三阴交；痰热风动配丰隆、阴陵泉；气血亏虚配气海、血海；髓海不足配悬钟、肾俞；阳气虚衰配大椎、关元。采用毫针常规刺，虚证可加用灸法。

（2）头针　取顶中线、顶旁1线、顶旁2线。头针常规操作。

（3）耳针　取肝、肾、皮质下、缘中、神门、枕。每次选用3～5穴，毫针刺法或压丸法。

（4）穴位注射　取天柱、大椎、曲池、阳陵泉、足三里、三阴交、风池。每次选用2～3穴，选当归注射液或丹参注射液、黄芪注射液，常规穴位注射。

2. 康复训练　可采用松弛和呼吸训练、关节运动范围训练、平衡训练、姿势恢复训练、步态训练、面部动作训练等康复训练方法。

四、健康处方

1. 增强人体正气，避免和消除导致颤证的各种致病因素。

2. 加强心理调护，减轻心理负担，生活有规律，起居有常，饮食宜清淡富有营养，忌暴饮暴食及肥甘厚味，戒除烟酒等不良嗜好。

3. 加强肢体功能锻炼，适当参加力所能及的体育活动，保持动手能力，提高手足灵活性。对颤证较重者，可进行适量被动运动；对卧床不起的患者，要按时翻身，保护局部皮肤，被动肢体活动，加强肌肉、关节按摩，预防并发症。

第五节　郁　证

一、概述

郁证是以心情抑郁、情绪不宁、胸部满闷、胁肋胀痛，或易怒易哭，或咽中如有异物梗阻等症为主要临床表现的一类病证。郁有广义和狭义之分。广义的郁，包括外邪、情志等因素所致之郁。狭义的郁，单指情志不舒之郁。

本病发生与情志内伤密切相关，基本病机为气机郁滞，脏腑功能失调；其病位主要在肝，涉及心、脾、肾等脏；基本病理因素为气、血、火、痰、食、湿。初病多实，以气、血、火、痰、食、湿六郁见证为主，其中以气郁为病变的基础，病久则伤及心、脾、肾等脏腑，由实转虚或虚实夹杂。

二、诊断依据

（一）诊断要点

1. 以心情抑郁、情绪不宁、善太息、胁肋胀满疼痛为主要临床表现，或有易怒易哭，或有咽中如有异物感、吞之不下、咯之不出的特殊症状。

2. 有愤怒、忧愁、焦虑、恐惧、悲哀等情志内伤的病史。

3. 多发于中青年女性，无其他病证的症状及体征。

郁证梅核气应与虚火喉痹、噎膈相鉴别；郁证脏躁应与癫证相鉴别。

（二）辨证要点

1. 辨受病脏腑　气郁、血郁、火郁主要关系于肝；食郁、湿郁、痰郁主要关系于脾；而虚证则与心的关系最为密切。

2. 辨证候虚实 依据病程、症状特征等鉴别。

三、证治概要

（一）治则治法

理气开郁、调畅气机、怡情易性是治疗郁证的基本原则。郁证初起多以气滞为主，为肝郁气结证，首当疏肝理气开郁，并应根据是否兼有血瘀、火郁、痰结、湿滞、食积等而分别采用活血、降火、祛痰、化湿、消食等法。虚证则应根据损及的脏腑及气血阴精亏虚的不同情况而补之，或养心安神，或补益心脾，或滋养肝肾。虚实夹杂者，又当根据虚实的偏重而兼顾。

（二）临证方药

1. 肝气郁结

症见：精神抑郁，情绪不宁，善太息，胸部满闷，胁肋胀痛，痛无定处，脘闷嗳气，不思饮食，大便不调，女子月事不行；舌质淡红，苔薄腻，脉弦。

治法：疏肝解郁，理气和中。

方药：柴胡疏肝散。兼有食滞腹胀者，可加神曲、山楂、麦芽、鸡内金；脘闷不舒者，可加旋覆花、代赭石、法半夏；腹胀、腹痛、腹泻者，可加苍术、厚朴、茯苓、乌药；兼有血瘀而见胸胁刺痛，舌质有瘀点、瘀斑，可加当归、丹参、桃仁、红花、郁金。

中成药可选用解郁丸。

2. 气郁化火

症见：急躁易怒，胸闷胁胀，口干苦，或头痛、目赤、耳鸣，或嘈杂吞酸，大便秘结；舌质红，苔黄，脉弦数。

治法：疏肝解郁，清肝泻火。

方药：加味逍遥散。口苦、便秘者，可加龙胆、大黄；胁肋疼痛、嘈杂吞酸、嗳气、呕吐者，可加黄连、吴茱萸；头痛、目赤、耳鸣者，可加菊花、钩藤。

中成药可选用丹栀逍遥丸。

3. 痰气郁结

症见：精神抑郁，胸部满闷，胁肋胀满，咽中如有异物梗塞，吞之不下，咯之不出；苔白腻，脉弦滑。

治法：行气开郁，化痰散结。

方药：半夏厚朴汤。痰郁化热而见烦躁、口苦、呕恶、舌红苔黄腻者，可去生姜，加竹茹、瓜蒌仁、黄连；湿郁气滞而兼胸脘痞闷、嗳气、苔腻者，可加香附、佛手、苍术；兼有瘀血，而见胸胁刺痛、舌质紫暗或有瘀点瘀斑、脉涩者，可加丹参、郁金、降香、片姜黄。

中成药可选用梅核气丸。

4. 心神失养

症见：精神恍惚，心神不宁，多疑易惊，悲忧善哭，喜怒无常，时时欠伸，或手舞足蹈，喊叫骂詈；舌质淡，脉弦。

治法：甘润缓急，养心安神。

方药：甘麦大枣汤。躁扰失眠者，可加酸枣仁、柏子仁、茯神、远志；血虚生风，而见手足蠕动或抽搐者，可加当归、生地黄、珍珠母、钩藤。

中成药可选用琥珀安神丸。

5. 心脾两虚

症见：多思善虑，心悸胆怯，失眠健忘，头晕神疲，面色无华，纳差；舌质淡，苔薄白，脉细弱。

治法：健脾养心，益气补血。

方药：归脾汤。心胸郁闷、情志不舒者，可加郁金、香附、佛手；头晕头痛者，可加川芎、白芷、天麻。

中成药可选用柏子养心丸。

6. 心肾阴虚

症见：虚烦少寐，惊悸，健忘，多梦，头晕耳鸣，五心烦热，腰膝酸软，盗汗，口干咽燥，男子遗精，女子月经不调；舌红，少苔或无苔，脉细数。

治法：滋养心肾。

方药：天王补心丹合六味地黄丸。心肾不交而见心烦失眠、多梦遗精者，可合交泰丸；烦渴者，可加天花粉、知母；遗精较频者，可加芡实、莲须、金樱子。

中成药可选用乌灵胶囊。

（三）其他疗法

1. 针灸

（1）体针　取督脉、手足厥阴及手少阴经穴为主。

主穴：百会、印堂、太冲、神门、内关、膻中。

配穴：肝气郁结配期门；气郁化火配行间；痰气郁结配丰隆、中脘；心神失养配心俞、少海；心脾两虚配心俞、脾俞；心肾阴虚配心俞、肾俞。

毫针常规刺。

（2）耳针　取肝、心、胆、脾、肾、缘中、内分泌、神门。每次选 3 ～ 5 穴，毫针刺法或埋针法、压丸法。

（3）三棱针　取心俞、胆俞、肝俞。点刺出血。

（4）穴位注射　取风池、肝俞、心俞、脾俞、肾俞、足三里。每次选 2 ～ 3 穴，用丹参注射液或参麦注射液，或维生素 B_1 注射液，常规穴位注射。

（5）灸法　取百会、膈俞、胆俞。百会可用温和灸，膈俞、胆俞直接灸。

2. 推拿　对郁证之虚证的治疗，手法宜轻柔，可选用推法、抹法、按法、揉法、拿法、摩法等手法。注重精神调适，治疗时可配合语言暗示等心理治疗，帮助患者解除思想顾虑。

四、健康处方

1. 帮助患者树立正确的人生观，积极对待事物，解除思想顾虑，保持心情舒畅，避免悲观、失望、烦躁等情绪刺激。

2. 饮食宜清淡，应以蔬菜和营养丰富的鱼、水果、瘦肉、乳类为宜，忌生冷、辛辣、油腻、烟酒等，建立良好的生活作息习惯，劳逸结合。

3. 运动疗法。鼓励患者参加体育锻炼，增强体质。练习太极拳、八段锦、气功、瑜伽以及户外登山等有助于调动患者的注意力，增强治疗效果。

第六节　中　风

一、概述

中风，又称卒中，是以半身不遂、肌肤不仁、口舌歪斜、言语不利，甚至突然昏仆、不省人事为主要表现的病证。因其发病骤然，变化迅速，有“风性善行而数变”的特点，故名中风。

本病主要病因有内伤积损、劳欲过度、饮食不节、情志所伤、气虚邪中。中风的基本病机总属阴阳失调，气血逆乱。病位在心脑，与肝肾密切相关。病理性质多属本虚标实。肝肾阴虚，气血衰少为致病之本，风、火、痰、气、瘀为发病之标，两者可互为因果。由于病位浅深、病情轻重的不同，中风又有中经络和中脏腑之别。

二、诊断依据

（一）诊断要点

1. 具有突然昏仆，不省人事，半身不遂，偏身麻木，口舌歪斜，言语謇涩等特定的临床表现。轻症仅见眩晕，偏身麻木，口眼歪斜，半身不遂等。

2. 多急性起病，好发于年龄在 40 岁以上者。

3. 症状和体征持续 24 小时以上。

4. 发病之前多有头晕、头痛、肢体一侧麻木等先兆症状，常有眩晕、头痛、心悸等病史，病发前多有情志失调、饮食不当或劳累等诱因。

（二）辨证要点

1. 辨中经络与中脏腑　中经络者，意识清楚；中脏腑者，昏不知人。

2. 辨闭证与脱证　闭证属实，症见神志昏迷、牙关紧闭、口噤不开、两手握固、肢体强痉等。脱证属虚，症见神志昏迷、目合口开、四肢松懈瘫软、手撒肢冷汗多、二便自遗、鼻息低微等。

3. 辨阳闭和阴闭 阳闭有热象，如身热面赤、气粗鼻鼾、痰声如拽锯、便秘溲黄、舌苔黄腻、舌绛干，甚则舌体卷缩，脉弦滑而数。阴闭有寒象，如面白唇紫、痰涎壅盛、四肢不温、舌苔白腻、脉沉滑等。闭证常骤起，脱证则由闭证恶变转化而成，并可见内闭外脱之候。

4. 辨病期 根据病程长短，分为三期。急性期为发病后 2 周以内，中脏腑可至 1 个月；恢复期指发病 2 周后或 1 个月至半年内；后遗症期指发病半年以上。

三、证治概要

（一）治则治法

中经络以平肝息风，化痰祛瘀通络为主。中脏腑闭证，治当息风清火，豁痰开窍，通腑泄热；脱证急宜救阴回阳固脱；对内闭外脱之证，则须醒神开窍与扶正固脱兼用。恢复期及后遗症期，多为虚实兼夹，当扶正祛邪，标本兼顾，平肝息风，化痰祛瘀与滋养肝肾，益气养血并用。

（二）临证方药

1. 中经络

（1）风阳上扰

症见：半身不遂，肌肤不仁，口舌歪斜；言语謇涩，或舌强不语；急躁易怒，头痛，眩晕，面红目赤，口苦咽干；尿赤，便干；舌红少苔或苔黄，脉弦数。

治法：清肝泻火，息风潜阳。

方药：天麻钩藤饮。本方由天麻、钩藤、生石决明、川牛膝、益母草、黄芩、栀子、杜仲、桑寄生、朱茯神、首乌藤组成。若头痛较重，减杜仲、桑寄生，加木贼草、菊花、桑叶。

（2）风痰阻络

症见：肌肤不仁，甚则半身不遂，口舌歪斜；言语不利，或謇涩不语；头晕目眩；舌质暗淡，舌苔白腻，脉弦滑。

治法：息风化痰，活血通络。

方药：半夏白术天麻汤。本方由天麻、法半夏、橘红、茯苓、甘草、白术、生姜、大枣组成。若眩晕较甚且痰多者，加胆南星、天竺黄、珍珠粉；若肢体麻木，甚则肢体刺痛，痛处不移，加丹参、桃仁、红花、赤芍。

（3）痰热腑实

症见：半身不遂，肌肤不仁，口舌歪萎；言语不利，或言语謇涩；头晕目眩，吐痰或痰多，腹胀、便干或便秘；舌质暗红或暗淡，苔黄或黄腻，脉弦滑或兼数。

治法：清热化痰，通腑泻浊。

方药：星蒌承气汤。本方由胆南星、全瓜蒌、生大黄、芒硝组成。若痰涎较多，可合用竹沥汤，即竹沥、生葛汁、生姜汁相合；若头晕较重，加天麻、钩藤、菊花、珍珠母。

（4）气虚血瘀

症见：半身不遂，肌肤不仁，口舌歪斜；言语不利，面色无华，气短乏力；口角流涎，自汗，心悸，身肿胀；舌质暗淡或有瘀斑，舌苔薄白或腻，脉沉细、细缓或细弦。

治法：益气扶正，活血化瘀。

方药：补阳还五汤。本方由生黄芪、当归尾、赤芍、川芎、桃仁等组成，方中重用生黄芪。若心悸、气短、乏力明显，加党参、太子参、红参。

（5）阴虚风动

症见：半身不遂，平素头晕头痛，耳鸣目眩，双目干涩，腰酸腿软；急躁易怒，少眠多梦；舌质红绛或暗红，少苔或无苔，脉细弦或细弦数。

治法：滋养肝肾，潜阳息风。

方药：镇肝熄风汤。本方由生龙骨、生牡蛎、代赭石、白芍、天冬、玄参、龟甲、怀牛膝、川楝子、茵陈、麦芽、甘草组成。若痰盛者，可去龟甲，加胆南星、竹沥；若心中烦热者，加黄芩、生石膏。

2. 中脏腑

（1）阳闭

症见：突然昏仆，不省人事；牙关紧闭，口噤不开，两手握固，大小便闭，肢体强痉，兼有面赤身热，气粗口臭，躁扰不宁；舌苔黄腻，脉弦滑而数。

治法：清热化痰，开窍醒神。

方药：羚羊角汤合用安宫牛黄丸。羚羊角汤由羚羊角粉、菊花、夏枯草、蝉蜕、柴胡、薄荷、生石决明、龟甲、白芍、生地黄、牡丹皮、大枣组成，合用安宫牛黄丸辛凉开窍醒脑。若痰盛神昏者，可合用至宝丹或清宫汤。

（2）阴闭

症见：突然昏倒，不省人事；牙关紧闭，两手握固，大小便闭，肢体强痉；面白唇暗，四肢不温，静卧不烦；舌苔白腻，脉沉滑。

治法：温阳化痰，开窍醒神。

方药：涤痰汤合用苏合香丸。涤痰汤由制胆南星、制半夏、橘红、枳实、茯苓、石菖蒲、竹茹、人参、甘草、生姜、大枣组成，合用苏合香丸。若四肢厥冷者，加桂枝；若兼风象，加天麻、钩藤。

（3）脱证

症见：突然昏仆，不省人事，目合口张，鼻鼾息微，手撒遗尿，汗多不止，四肢冰冷，脉微欲绝。

治法：回阳固脱。

方药：参附汤。本方由人参、附子、生姜组成。若汗出不止者，可加炙黄芪、生龙骨、煅牡蛎、山茱萸、醋五味子；阳气恢复后，如又见面赤足冷、虚烦不安、脉极弱或突然脉大无根，是由于真阴亏损，阳无所附而出现虚阳上浮欲脱之证，可用地黄饮子，或参附注射液或生脉注射液静脉滴注。

（三）其他疗法

1. 针灸

（1）体针

① 急救：多取人中、百会、内关、涌泉等穴位。属闭证，多用泻法；属脱证，多用补法。可结合其他抢救措施进行。

② 恢复期：运用体针则疗效更为优越，取穴以阳明经穴为主，配合阴经穴以阴中求阳。每日 1 次，10 ～ 15 次为一个疗程。

（2）头针　主要是针刺皮质功能区的相应头皮，浅刺，快速捻转。

（3）耳针　多选肾上腺、心、肝、脑干、皮质下、神门等部位。虚证多埋针，实证用强刺激。

（4）灸法　中风脱证与恢复期常用灸法，穴位可同体针选穴。多灸患肢，以增进血液循环。

2. 推拿　依据经络学说，循经取穴进行推拿。可分别运用“一指禅”拇指推法，或伸屈法、揉法、搓法等，主要于局部推拿，亦可配合全身推拿。

四、健康处方

1. 加强心理调护，保持心情舒畅，避免悲观、失望、烦躁等情绪，生活有规律，起居有常，不过度劳累，避免七情太过，减少性生活。

2. 膳食调理是中医治疗中不可或缺的措施之一，应遵循“五味入胃，各归所喜”的原则。葱、大豆、乌鸡、薏苡仁等食品对脑病均有食疗意义。宜食清淡易消化之物，忌肥甘厚味、辛辣刺激之品，并禁烟酒，以防止卒中发生。

3. 选择适合的运动方式，如长距离散步、打太极拳等，不宜剧烈运动。

第七节　脑梗死

脑梗死又称缺血性卒中，是指由于脑局部血液供应障碍，导致该血管供血区脑组织缺血、缺氧性坏死或脑软化。临床表现为急性出现相应的脑功能缺损的症状和体征，如偏瘫、失语等。脑梗死约占全部脑卒中的 70%。据 TOAST 病因分型，主要包括：①大动脉粥样硬化型。②心源性栓塞型。③小动脉闭塞型。④其他病因型：如凝血功能障碍性疾病、血液成分改变、各种原因导致的血管炎等。⑤不明原因型。

动脉粥样硬化性脑梗死

一、概述

动脉粥样硬化性脑梗死是脑梗死中最常见的类型，其病因为动脉粥样硬化，糖尿病、高脂血症和高血压病等可加速脑动脉粥样硬化的发展。

二、诊断要点

（一）诊断依据

中老年人既往有高血压、糖尿病、心脏病等病史；急性起病，出现局灶神经功能缺损（一侧面部或肢体无力或麻木，语言障碍等），少数为全面神经功能缺损；症状或体征持续时间不限（当影像学显示有责任缺血性病灶时），或持续 24 小时以上（当缺乏影像学责任病灶时）；脑 CT 或 MRI 检查有助于确诊。

1. 病史 多见于 50 ～ 60 岁的老年人，常有高血压、糖尿病、冠心病、血脂异常等病史，部分患者病前有一次或多次短暂性脑缺血发作史。常于安静时或睡眠中发病，出现神经功能缺损的症状体征，1 ～ 2 天内症状逐渐达到高峰。

2. 症状与体征

（1）颈内动脉系统（前循环）脑梗死 ①颈内动脉闭塞：症状性闭塞以偏瘫、偏身感觉障碍、偏盲三偏征为多见，主侧半球病变时有不同程度的失语、失用和失认。②大脑中动脉闭塞：最常见。主干闭塞时有三偏征，主侧半球病变时有失语。③大脑前动脉闭塞：瘫痪以下肢为重，对侧中枢性面、舌瘫及上肢轻瘫，精神症状等。

（2）椎 - 基底动脉系统（后循环）脑梗死 ①小脑后下动脉闭塞：眩晕，眼球震颤，病灶侧舌咽、迷走神经麻痹，小脑性共济失调及 Horner 征，病灶侧面部与对侧躯体、肢体痛温觉减退或消失。②小脑前下动脉闭塞：眩晕、眼球震颤，两眼球向病灶对侧凝视，病灶侧耳鸣、耳聋，Horner 征及小脑性共济失调，病灶侧面部和对侧肢体感觉减退或消失。③大脑后动脉闭塞：表现为枕顶叶综合征，以偏盲和一过性视力障碍多见，还有失认、失用等。④基底动脉闭塞：高热、昏迷、针尖样瞳孔、四肢软瘫及延髓麻痹。急性完全性闭塞时可迅速危及生命。⑤脑桥旁正中综合征表现为病灶侧外展不能，两眼球向病灶对侧凝视，对侧偏瘫。脑桥腹外侧综合征表现为病灶侧周围性面瘫及外直肌麻痹，伴病灶对侧偏瘫，可有两眼向病灶侧凝视不能。脑桥被盖综合征表现为病灶侧有不自主运动及小脑体征，对侧肢体轻瘫及感觉障碍，眼球向病灶侧凝视不能。

3. 辅助检查

（1）头颅 CT 平扫 CT 早期有时不能显示病灶，但可准确识别绝大多数颅内出血及非血管性病变（如脑肿瘤），是疑似脑卒中患者首选的影像学检查方法。

（2）头颅 MRI 可清晰显示早期梗死、小脑及脑干梗死等，可早期确定大小、部位，为早期治疗提供重要信息。

（二）鉴别诊断

脑出血：脑梗死有时与小量脑出血的临床表现极为相似，但活动中起病、病情进展快、高血压病史常提示脑出血，头颅 CT 检查可以确诊。

三、防治措施

（一）治疗措施

治疗原则如下：①尽早改善和恢复缺血区的血液供应。②综合治疗及个体化治疗，即在疾病发展的不同时间，针对不同病情、病因采取有针对性的综合治疗和个体化治疗措施。③加强护理和防治并发症，消除致病因素，预防脑梗死再发。

1. 一般治疗

（1）保持呼吸道通畅 合并低氧血症者吸氧，气道功能严重障碍者予气道支持及机械通气。

（2）血压调整 收缩压≥ 200mmHg 或舒张压≥ 110mmHg 者，可谨慎降压治疗。准备溶栓者，血压控制在收缩压＜ 180mmHg、舒张压＜ 100mmHg。

（3）血糖控制 血糖超过 10mmol/L 时，予胰岛素治疗。

（4）降颅压治疗 酌情选用 20% 甘露醇、呋塞米、10% 白蛋白、甘油果糖。

（5）防治感染 易合并呼吸道、泌尿道感染。意识障碍患者应注意翻身拍背，防止误吸。尽量避免留置导尿管。

（6）防治消化道出血 预防出血可用西咪替丁。发生上消化道出血可用奥美拉唑、冰盐水、凝血酶、云南白药等。

（7）营养支持 注意水、电解质及热量平衡。

（8）预防深静脉血栓 卧床者用低分子肝素 4000U 皮下注射，1 ～ 2 次 / 天。

2. 特殊治疗

（1）溶栓治疗　是目前最重要的恢复血流措施。急性脑梗死发病4.5小时内，符合溶栓条件者，尽快予重组组织型纤溶酶原激活剂（rt-PA）溶栓治疗。

（2）抗血小板治疗　尽早开始使用阿司匹林（溶栓患者在溶栓24小时后使用）。对阿司匹林不耐受者，可选氯吡格雷。

（3）抗凝治疗　长期卧床患者，可选用低分子肝素。

（4）降纤治疗　用于不适合溶栓并经过严格筛选的病例，尤其适用于高纤维蛋白原血症的患者。用药期间监测血浆纤维蛋白水平，不低于1.3g/L。

（5）脑保护治疗　神经保护剂可减少细胞损伤，提高脑组织对缺血、缺氧的耐受性。常用药物有胞磷胆碱、新型自由基清除剂依达拉奉。

（6）其他　对于低血压或脑血流低灌注所致的急性分水岭梗死可给予扩容治疗，但应注意可能加重脑水肿、心力衰竭等并发症。

（7）外科治疗　对大面积脑梗死，可施行开颅减压术和（或）部分脑组织切除术。颈动脉狭窄超过70%的患者可考虑颈动脉内膜切除术。

（8）康复治疗　尽早进行，遵循个体化原则，制订短期和长期康复计划。

（二）社区预防

1. 一级预防　对有脑卒中倾向、无卒中病史者，改变不健康生活方式，积极处理可干预的危险因素。

2. 二级预防　积极调控可干预的危险因素，抗血小板聚集治疗，抗凝治疗，干预短暂性脑缺血发作。

3. 三级预防　已患脑卒中者，调控危险因素，积极治疗，降低致残程度，防止病情再发、加剧。

（三）双向转诊

1. 发病6小时内、高度怀疑脑梗死者　应快速转入能行溶栓治疗的医院。

2. 转诊指征　①突然出现一侧肢体麻木或无力。②突然出现表达困难、理解困难或言语含糊不清。③突然出现眩晕、行走不稳、平衡失调。④突然出现的单眼或双眼视觉障碍。

四、健康管理

1. 开展形式多样的健康宣教，广泛宣传脑卒中的危害，积极控制各种可调控的危险因素。

2. 为卒中人群建立慢性病健康档案，定期上门访视，开展家庭病床管理，进行日常用药指导，警惕先兆症状。

3. 注重脑卒中人群的心理、认知、娱乐、康复的指导。

腔隙性脑梗死

一、概述

腔隙性脑梗死是指大脑半球深部或脑干的小穿通动脉闭塞形成的缺血性微梗死灶，经吞噬细胞清除后，在脑实质中遗留下不规则的腔隙。最主要的病因是高血压性小动脉硬化，约占脑梗死的20%。病变主要累及基底节区、丘脑、脑桥、放射冠区等。常见于50岁以上的老年人，部分有高血压或短暂性脑缺血发作病史。

二、诊断要点

（一）诊断依据

诊断要点：①中年以后发病，且有长期高血压病史。②临床症状符合上述腔隙性脑梗死典型表现之一。③头颅CT及MRI检查证实与临床一致的腔隙病灶。④预后良好，短期内有完全恢复的可能。

1. 病史　多见于中老年人，半数以上的患者有长期高血压病史。

2. 症状与体征

（1）纯运动性卒中　表现为面、舌、肢体不同程度的瘫痪，而无感觉障碍、视野缺失、失语等。病灶位于放射冠、内囊、基底节、脑桥、延髓等。

（2）纯感觉性卒中　患者有半身麻木、受到牵拉、发冷、发热、针刺、疼痛、肿胀、变大、变小或沉重感。检查可见一侧肢体、身躯感觉减退或消失。

（3）共济失调性轻偏瘫　表现为病变对侧的纯运动性轻偏瘫和小脑性共济失调，以下肢为重，也可有构音障碍和眼震。

（4）感觉运动性卒中　多有偏身感觉障碍，继而出现轻偏瘫，为丘脑后腹核并累及内囊后肢的腔隙性梗死所致。

（5）构音障碍 - 手笨拙综合征　患者严重构音障碍，吞咽困难，一侧中枢性面、舌瘫，该侧手轻度无力伴有动作缓慢、笨拙（尤以精细动作如书写更为困难），指鼻试验不准，步态不稳，腱反射亢进和病理反射阳性。

3. 辅助检查　头颅 CT 及 MRI 。CT 可在大脑半球深部、基底节区、丘脑、脑桥发现单个或多个圆形、椭圆形低密度灶，边界清楚。MRI 较 CT 更为清晰。

（二）鉴别诊断

动脉粥样硬化性脑梗死：两者临床表现上具有相似性，但动脉粥样硬化性脑梗死发病速度进展更快，CT 或 MRI 可有助于鉴别。

三、防治措施

本病的治疗基本上同动脉粥样硬化性脑梗死，主要是强调控制危险因素，尤其应积极治疗高血压，同时应注意降压不能过快、过低。

第八节　脑出血

一、概述

脑出血（ICH）是指非外伤性脑血管自发性破裂所致的脑实质内出血，占全部脑卒中的 10% ～ 30%。高血压是脑出血最常见的病因，其他病因包括血管淀粉样变性、动静脉畸形、血液病、梗死后出血、抗凝及溶栓治疗后等。临床表现以突发头痛、呕吐、意识障碍伴局灶性神经功能障碍为特点。脑出血的发病率为每年（60 ～ 80）/10 万人，急性期病死率为 30% ～ 40%，是死亡率最高的卒中类型。

二、诊断要点

（一）诊断依据

中老年患者，长期高血压病史，情绪激动或体力活动时突然发病，出现头痛、呕吐、意识障碍等症状，发病后血压明显增高，有偏瘫、失语等局灶性神经功能缺损的症状和体征，应高度怀疑脑出血，头颅 CT 扫描见脑内高密度影可确诊。

1. 病史　多见于 50 岁以上的患者，多有高血压病史。

2. 症状与体征　通常在情绪激动、劳动或活动时急性起病，寒冷季节多发。出血早期血压多突然升高，伴头痛、呕吐、意识障碍及肢体瘫痪、失语等神经功能缺失症状。发病后症状在数分钟至数小时达高峰。临床表现与出血的部位、出血量有关。

（1）基底节区出血　①壳核出血：最常见，约占脑出血病例的 60%。典型表现为“三偏征”，即病灶对侧偏瘫、偏身感觉障碍和同向性偏盲。双眼球常向病灶侧凝视；优势半球可有失语；大量出血可出现意识障碍。②丘脑出血：出血量较少时表现为对侧轻瘫，对侧偏身感觉障碍，特别是本体感觉障碍明显。出血量大，则出现呕吐咖啡样物，呕吐频繁呈喷射状，且有多尿、尿糖、四肢瘫痪、双眼向鼻尖注视等症状。③尾状核头出血：较少见。常见头痛、呕吐、颈强直和精神症状。

（2）脑桥出血　脑桥是脑干出血的好发部位。一侧小量出血，可表现为交叉瘫痪（如病侧周围性面瘫，对侧肢体中枢性瘫痪），双眼向出血对侧凝视等。出血量大多累及两侧脑桥，迅速出现昏迷、针尖样瞳孔、去大脑强直、高热、呼吸障碍，死亡率高。

（3）小脑出血　突发眩晕、头痛、频繁呕吐、走路不稳、后枕部疼痛。体征可见共济失调、眼球震颤、颈项强直而无瘫痪。重症因血肿压迫脑干而昏迷，常因枕骨大孔疝死亡。

（4）脑叶出血　表现为头痛、呕吐、脑膜刺激征和出血脑叶定位症状。顶叶出血最常见，可见偏身感觉障碍、空间构象障碍；额叶出血可见偏瘫、运动性失语、摸索、强握；颞叶出血可见感觉性失语、精神异常；枕叶出血出现对侧偏盲或皮质盲。

（5）脑室出血　分为原发性和继发性，原发性脑室出血较少见。继发性者由于脑内出血量大，穿破脑实质流入脑室。临床表现为呕吐、多汗、皮肤发紫或苍白。发病后 1 ～ 2 小时便陷入深昏迷，出现高热、四肢瘫或呈强直性抽搐、血压不稳、呼吸不规律等。

3. 辅助检查

（1）头颅 CT　确诊 ICH 的首选检查。急性期血肿呈边界清楚的肾形、类圆形或不规则形均匀高密度影，并可显示出血部位、血肿大小和形状、脑室有无移位受压和积血，以及出血周围脑组织水肿等。

（2）头颅 MRI　不如 CT 敏感，但能更准确地显示血肿演变过程。

（二）鉴别诊断

动脉粥样硬化性脑梗死：两者均有三偏、失语体征，但在发病年龄、常见病因、发病形式、起病速度、意识状态、头痛呕吐症状等方面均有差异，CT 或 MRI 均可鉴别。

三、防治措施

（一）治疗措施

治疗原则：脱水降颅压，减轻脑水肿；调整血压；防止继续出血；保护神经功能，促进恢复；加强护理，防止并发症。

1. 内科治疗

（1）一般治疗　静卧，避免不必要的搬动。观察生命体征、意识障碍水平、瞳孔和神经系统定位征的变化，保持呼吸道通畅，吸氧，保持营养和水电解质平衡。

（2）降低颅内压　ICH 后且有脑水肿者，颅内压 48 ～ 72 小时达高峰。严重高颅压可导致脑疝形成，脑疝是脑出血死亡的主要原因。因此，积极降低颅内压极为重要。

（3）控制血压　收缩压＞ 180mmHg 的 ICH 患者，应在密切监测血压的情况下，使用静脉降压药物进行降压治疗，控制血压在 160/90mmHg 左右。快速降压至 140mmHg 是安全的，有可能改善患者的功能预后。常用静脉降压药物有尼卡地平、乌拉地尔等。收缩压＜ 180mmHg 的患者可口服降压药物，常用口服降压药物有血管紧张素Ⅱ受体阻滞剂、长效钙通道阻滞剂等。

（4）止血治疗　合并严重凝血功能障碍，如抗凝药物（华法林）相关脑出血，可用维生素 K 对抗；普通肝素相关脑出血，可用硫酸鱼精蛋白治疗；溶栓药物相关脑出血，可输注凝血因子和血小板。

（5）防治并发症　保持呼吸道通畅，定时翻身、拍背、吸痰，防止吸入性肺炎或窒息。防止压疮和尿路感染。预防应激性溃疡出血。有癫痫发作者予抗癫痫治疗。中枢性高热多采用物理降温。鼓励尽早活动。避免瘫痪侧肢体输液。

2. 外科治疗　目的在于消除血肿，降低颅压，解除脑组织受压，挽救患者生命。

3. 康复治疗　早期将患肢置于功能位，危险期后及早进行肢体功能、言语障碍及心理的康复治疗。

（二）双向转诊

1. 疑诊脑出血的患者应及时转入上级医院，为患者赢得抢救时机。
2. 突然出现严重的头痛、呕吐伴意识障碍者应及时转入上级医院。
3. 突然出现一侧肢体麻木或无力者应及时转入上级医院。
4. 突然出现表达困难、理解困难或言语含糊不清者应及时转入上级医院。
5. 突然出现眩晕、行走不稳、平衡失调者应及时转入上级医院。
6. 重症患者危及生命时，应紧急给予降颅压、维持生命体征等处理后，再转诊。

四、健康管理

1. 建立与更新健康档案，定期筛查并全面管理脑出血高危人群的危险因素。
2. 社区卫生服务中心的医疗团队为脑出血恢复期或后遗症期患者提供医疗、康复、健康、心理等全方位的指导服务。
3. 健康宣教，鼓励患者家属积极主动地参与到医疗护理和康复训练中。

第九节　癫　痫

一、概述

癫痫是多种原因所致脑部神经元高度同步化异常放电而引起的以中枢神经功能失常为特征的临床综合征，

具有突发性、短暂性、反复发作性和刻板性的特点，表现为运动、感觉、意识、精神、行为和自主神经等不同障碍。根据病因可分为特发性（原发性）癫痫、症状性（继发性）癫痫、隐源性癫痫。原发性癫痫和隐源性癫痫目前原因不明，继发性癫痫由明确的脑部疾病或导致脑组织代谢障碍的一些全身性疾病引发。癫痫是神经系统常见病，患病率约5‰。我国目前约有900万以上的患者，各个年龄组均可发病，青少年和老年人为高发人群。

二、诊断要点

（一）诊断依据

诊断要点包括癫痫发作及癫痫和癫痫综合征的诊断、分类、病因诊断。

1. 病史 详细而准确的癫痫发作表现是诊断的主要依据。需向家属及目睹者了解整个发作起始和终止形式，包括发作的环境、时程，发作时的姿态、面色、声音，有无肢体抽搐及大致顺序，发作后的表现，有无怪异行为和精神失常，既往的发作史，发作年龄、诱因，是否有先兆，发作频率，治疗经过，母亲妊娠期有无异常及用药史，围生期有无异常，有无产伤、头颅外伤、脑膜炎、脑炎、心脏疾病、肝肾疾病、寄生虫感染史及家族史等。

2. 症状与体征 癫痫发作的共性有：①发作性，即突然发作，持续一段时间后迅速恢复，间歇期正常。②短暂性，即发作持续时间短，数秒或数分钟，除癫痫持续状态外，很少超过半小时。③重复性，即反复发作，如只发作1次，不能诊断为癫痫。④刻板性，即每次发作的临床表现几乎一致。

（1）部分性发作 ①单纯部分性发作，发作一般不超过1分钟，发作时无意识障碍，发作后能复述发作的细节。单纯部分性发作可分为部分运动性发作、部分感觉性发作、自主神经性发作、精神性发作。②复杂部分性发作，发作时均有不同程度的意识障碍，患者对外界刺激无反应，发作后不能或部分不能复述发作的细节。其典型发作特征为发作起始（先兆）出现错觉、幻觉、似曾相识感、恐惧、胃气上升感、心悸等精神、特殊感觉症状和自主神经症状，随后出现意识障碍、自动症和遗忘症。③部分性发作继发全面性发作，单纯部分性发作可发展为复杂部分性发作，单纯或复杂部分性发作均可继发全面性发作。

（2）全面性发作 ①全面强直-阵挛发作：以意识丧失和全身对称性强直后阵挛为特征，可分为强直期、阵挛期、发作后期。②强直性发作：表现为身体固定于特殊体位，头眼偏斜，角弓反张，呼吸暂停，瞳孔散大，常伴有自主神经症状，如面色苍白等。发作一般不超过1分钟。③阵挛性发作：表现为肢体呈节律性反复阵挛性抽动，无强直期，伴意识丧失，持续1分钟至数分钟。④肌阵挛发作：表现为全身或某一肌群突发的、短暂的、触电样肌肉收缩。⑤失张力性发作：表现为不能维持原有的姿势，头部和肢体下垂，或跌倒。持续数秒至1分钟，发作后可立即清醒站起。⑥失神发作：表现为突然发生和突然终止的意识丧失，进行中的活动停止，呼之不应，两眼凝视不动，持续5～30秒，无先兆和局部症状，可伴有简单的自动性动作，发作后立即清醒，无明显不适，可继续先前活动，但对发作不能回忆。

3. 辅助检查

（1）脑电图 脑电图是诊断癫痫最重要的辅助诊断依据。结合多种激发方法，阳性率在80%以上。表现为棘波、尖波、棘-慢波或尖-慢波，或暴发节律等。

（2）影像学及实验室检查 CT、MRI、SPECT及血常规、血糖、血钙、大便虫卵、脑脊液等检查，有助于明确症状性癫痫的病因。

（二）鉴别诊断

假性癫痫发作：即分离性抽搐。发作前有明显情绪因素，通常有人在场时发作；抽搐形式多样，富有表演色彩，意识不完全丧失；发作时瞳孔对光反射存在，无摔伤、舌咬伤、尿失禁，病理征阴性，发作时脑电图无痫性放电，抗癫痫治疗无效。

三、防治措施

（一）治疗措施

1. 药物治疗

（1）药物治疗原则 ①确定是否用药：癫痫诊断一经确立，半年内发作2次以上者，均应及时服用抗癫痫药物。②选药与用药个体化：按照癫痫类型选用抗癫痫药物，优选单药治疗。③严密观察药物的不良反应：用药后需及时定期监测血、尿常规，肝肾功能，药物浓度等。④增减药物、停药及换药原则：增药可适当地快，减药须慢，且逐一增减，严禁无故减药或停药。⑤病因治疗：积极进行病因治疗。

（2）常用的抗癫痫药物　最常用的抗癫痫药物是卡马西平和丙戊酸。①卡马西平作为抗癫痫的一线药物，主要应用于部分性发作和全面性强直 - 阵挛发作的治疗。②丙戊酸是一种广谱抗癫痫药，为原发性全面性发作、失神发作和肌阵挛发作的一线药物，且适用于各类癫痫的治疗。③苯妥英钠主要用于强直 - 阵挛发作、部分性发作的治疗及这些类型发作的联合用药。

2. 发作时的治疗

（1）一般处理　防止跌伤和碰伤，解松衣领及裤带，保持呼吸道通畅。防舌咬伤，防窒息。对精神症状发作者，应防止其自伤或伤人。

（2）癫痫持续状态的急救　①迅速控制发作：安定类药物为首选药，起效快，作用时间短。应注意其呼吸抑制的不良反应。②对症治疗：保持呼吸通畅，吸氧。监测心电、血压、呼吸、脑电波，行血气分析、血生化检查。积极防治并发症，控制感染，高热予物理降温，纠正代谢紊乱，予以营养支持。③维持治疗：发作控制后，苯巴比妥肌内注射，同时口服卡马西平或苯妥英钠，2 ～ 3 天后逐渐停用苯巴比妥。

（3）手术治疗　脑部有器质性病变的症状性癫痫、药物难治性癫痫，如不在脑的主要功能区的致病灶，可考虑手术治疗。

（二）双向转诊

癫痫发作频繁或出现癫痫持续状态等，应转入上级医院诊治。

四、健康管理

1. 对有诱发因素的患者，仔细寻找和避免诱发因素，预防癫痫发作。

2. 指导患者建立良好的生活习惯，按时进餐，保障充足的睡眠，适当锻炼。避免喝浓茶和咖啡，避免血糖过低，避免暴饮暴食，避免过劳，避免烟酒毒品。

3. 对癫痫患者进行及时合理的治疗，预防难治性癫痫的发生及社会心理学障碍。

第十节　帕金森病

一、概述

帕金森病（Parkinson disease，PD）是一种中老年人常见的神经系统变性疾病，临床主要特征包括静止性震颤、运动迟缓、肌强直和姿势平衡障碍。主要病理改变为黑质多巴胺能神经元变性死亡，与环境因素、遗传因素、神经系统老化、多因素交互作用相关。我国 65 岁以上人群的患病率约 1700/10 万，并随年龄增长而升高。一般病程无自然缓解，数年内逐渐发展到完全残疾。

二、诊断要点

（一）诊断依据

诊断要点：①中老年发病，病程进展缓慢。②静止性震颤、运动迟缓、肌强直和姿势平衡障碍，其中运动迟缓是必备的。③使用左旋多巴治疗有效。④无眼外肌麻痹、小脑体征、直立性低血压、锥体外系损害、肌萎缩等体征。

1. 病史　发病平均年龄为 55 岁，男性略多于女性，隐匿起病，进展缓慢。

2. 症状与体征

（1）运动症状　常常始于一侧上肢，逐渐累及同侧下肢，再波及对侧上肢、对侧下肢。

① 静止性震颤：常为首发症状，多始于一侧上肢远端，安静时出现或明显，随意运动时减轻或消失，紧张时加重，入睡后消失，典型表现为拇指与示指呈“搓丸样”动作。

② 肌强直：指锥体外系病变引起的肌张力升高，呈“齿轮样强直”或“铅管样强直”，单独出现“齿轮样强直”而不伴“铅管样抵抗”者不属肌强直。

③ 运动迟缓：“小写征”、“面具脸”、步态障碍是最突出的表现，呈“慌张步态”。

④ 姿势平衡障碍：患者站立或行走时不能维持身体平衡，或突然姿势改变时不能做出反应（姿势反射障碍）。姿势平衡障碍常发生在病程的中后期，是帕金森病晚期患者跌倒及限制于轮椅或卧床的主要原因。

（2）非运动症状　可早于或伴随运动症状而发生，包括感觉障碍、自主神经功能障碍、精神和认知障碍。

3. 辅助检查

（1）血液、唾液、脑脊液检查　部分患者可发现血 DNA 基因突变。

（2）嗅棒及经颅超声　嗅棒提示早期患者嗅觉减退，经颅超声提示黑质回声异常增强。

（二）鉴别诊断

特发性震颤：起病早，多有家族史，临床表现为点头或摇晃头部，无肌强直和动作减少，症状在饮酒或服用普萘洛尔后明显减轻。

（三）并发症

1. 坠积性肺炎　PD 患者晚期全身僵硬，活动困难，长期卧床易并发坠积性肺炎。

2. 营养不良　吞咽困难和药物的副作用会导致患者的进食能力减退，从而导致营养不良。

3. 骨折　PD 患者易摔倒、易患骨质疏松，增加骨折风险。

三、防治措施

（一）治疗措施

1. 治疗原则

（1）综合治疗　综合治疗包括药物治疗、手术治疗、运动疗法、心理疏导及照料护理。药物治疗作为首选，贯穿于整个治疗过程。手术治疗则是药物治疗的一种补充手段。

（2）用药原则　提倡“早诊断、早治疗”，坚持“剂量滴定”，实现“尽可能以小剂量达到满意的临床效果”，强调“个体化原则”。

2. 药物治疗

（1）抗胆碱药物　适用于震颤明显的年轻患者。不良反应有口干便秘、视物模糊、排尿困难，严重者有幻觉、妄想。老年患者慎用，闭角型青光眼及前列腺肥大患者禁用。

（2）金刚烷胺　适用于早期患者。不良反应有嗜睡、幻觉、谵妄和焦虑等。肾功能不全、严重胃溃疡、癫痫、肝病患者慎用，哺乳期妇女禁用。

（3）左旋多巴及复方左旋多巴　治疗 PD 最基本、最有效的药物，适用于晨僵、餐后“关闭”状态、吞咽困难者。活动性消化道溃疡慎用，闭角型青光眼及精神病患者禁用。

（4）DR 激动剂　适用于早发型患者。副作用与复方左旋多巴相似。

（5）MAO-B 抑制剂　阻止脑内多巴胺降解，增加多巴胺浓度。胃溃疡慎用，原则上禁止与 5- 羟色胺再摄取抑制剂合用。

3. 外科治疗

（1）立体定向苍白球或丘脑毁损术　苍白球毁损术对肌强直疗效更好，而丘脑毁损术对震颤疗效更好。主要并发症有毁损部位出血，或毁损范围不准确所致的偏瘫、构音障碍、吞咽困难等。

（2）深部脑刺激术　定位准确，损伤范围小，安全性高，疗效持久。

（二）双向转诊

PD 患者症状明显加重或出现严重并发症时，转入上级医院继续治疗。

四、健康管理

1. 进行健康宣教，帮助患者及家属正确认识本病，树立自信心。保持心情舒畅，鼓励轻症患者进行适当的体育锻炼。注意膳食和营养。

2. 指导患者合理用药，如有不适及时就医。

3. 对于晚期卧床患者，指导患者家属进行肢体功能锻炼，预防肺炎、压疮等并发症的发生。

第十一节　阿尔茨海默病

一、概述

阿尔茨海默病（Alzheimer’s disease，AD）是一种中枢神经系统退行性变性疾病，以渐进性记忆障碍及认知功能丧失伴日常生活能力下降和行为改变为特征。阿尔茨海默病可分为家族性 AD 和散发性 AD。家族性

AD 归因于常染色体显性遗传。其发病危险因素有低教育程度、膳食因素、吸烟、女性雌激素水平降低、高血压、糖尿病、血脂异常、高同型半胱氨酸、血管因素等。AD 是老年人最常见的痴呆类型，发病率随年龄增加而增长。

二、诊断要点

（一）诊断依据

AD 的诊断主要为临床诊断，包括：①符合痴呆的诊断标准，存在记忆和其他认知能力减退（排除意识障碍、谵妄等原因）。②痴呆的发生和病情进展符合 AD 的特征，隐匿起病，进行性加重。③表现为遗忘综合征或非遗忘综合征。④排除其他原因引起的痴呆。

1. 症状

（1）轻度痴呆　记忆障碍，先是近期记忆减退，常将日常所做的事和常用的一些物品遗忘，逐渐出现远期记忆减退。视空间障碍，如外出后找不到回家的路，甚至在家找不到自己的房间。人格、行为异常和精神异常。

（2）中度痴呆　学习和记忆新信息的能力下降，对原已掌握的知识和技巧出现明显的衰退。语言功能受损，执行能力下降，逻辑思维、综合分析能力减退，计算力下降。

（3）重度痴呆　情感淡漠、哭笑无常、言语能力丧失、不能完成日常简单的生活事项，甚则终日无语而卧床。

2. 体征　早期无特异性体征，晚期出现四肢强直、屈曲瘫痪、括约肌功能障碍。

3. 辅助检查

（1）实验室检查　血常规、尿常规、生化检查均无异常。脑脊液中的 $A\beta_{42}$ 降低，tau 蛋白、磷酸化 tau 蛋白升高。

（2）脑电图检查　早期主要是波幅降低和 α 节律减慢，晚期表现为弥漫性慢波。

（3）影像学检查　CT 示脑萎缩、脑室增大。MRI 示双侧颞叶、海马萎缩。SPECT 示顶叶、颞叶、额叶血流和代谢降低。

（二）鉴别诊断

血管性痴呆：两者临床症状相似，但血管性痴呆多因缺血性或出血性脑血管病所致，病程波动性进展，局灶性神经系统症状体征，CT 或 MRI 可鉴别。

（三）并发症

AD 患者后期，可并发全身多系统疾病的症状，患者生活不能自理，会导致肺部感染、误吸或窒息、摔伤、压疮等并发症的发生，甚至引起全身性衰竭症状。

三、防治措施

（一）治疗措施

综合治疗和护理可能减轻病情和延缓发展。

1. 生活护理　有效的生活护理能延长患者生命，改善生活质量，防摔倒、防窒息或误吸等意外事件。

2. 非药物治疗　职业训练、音乐治疗等方法。

3. 药物治疗

（1）认知障碍的治疗　①胆碱酯酶抑制剂：治疗轻、中度 AD 的一线药物。②兴奋性氨基酸受体拮抗剂：对中、重度 AD 疗效确切，可有效改善患者的认知功能，还对妄想、激越等精神症状效果明显。

（2）精神行为症状的处理　首先积极寻找精神症状的诱因或加重因素，去除诱因。①抗精神病药：主要为非典型抗精神病药，对幻觉、妄想等症状有效。应小剂量应用，症状控制后尽早减量或停用。②抗抑郁药：选择性 5- 羟色胺再摄取抑制剂。③苯二氮䓬类药物：用于伴焦虑、激惹和睡眠障碍者。

4. 支持治疗　AD 重度患者常合并营养不良、泌尿系感染、肺部感染、误吸或窒息、摔伤、压疮等并发症，应加强支持与对症治疗。

（二）双向转诊

早期诊断不明确者，重度患者合并多项并发症者，建议至综合型医院就诊。

四、健康管理

1. 健康宣教，加强社区居民对AD危害性的认识；有效识别本病的危险因素，调控可控制的危险因素。

2. 对患者护理者进行护理技能与知识的培训，并指导护理者进行执行能力、语言能力、认知能力、生活能力的训练。

3. AD的发展是一个长期的过程，应鼓励患者及家属，具备持之以恒的毅力、耐心，保持良好的心态。

第十二节　神经症性障碍与分离性障碍

神经症性障碍与分离性障碍是一组精神障碍的总称，为神经功能性疾病，包括焦虑症、抑郁症、强迫症、恐惧症、疑病症、神经衰弱、癔症等。其共同特征为：①起病常与心理社会因素、病前性格有关。②病前多有一定的易感素质和人格基础。③多症状，但无器质性病变。④无精神病性症状，对疾病有自知力、痛苦感，有求治要求。⑤社会功能相对完好，行为一般保持在社会规范允许的范围。⑥病程大多持续迁延。

神经衰弱

一、概述

神经衰弱是指由于长期处于压力和紧张之下出现的精神易兴奋和脑力易疲劳现象，常伴有情绪不稳定、易激惹、躯体不适和睡眠障碍等。本病起病较缓，临床表现复杂多样，症状时轻时重，波动多与心理、社会因素有关。病因多与生活遭遇相关，如婚姻与性关系、人际关系、家庭、经济、学业、工作等问题。

二、诊断要点

（一）诊断依据

神经衰弱临床表现的特异性差，几乎可见于所有精神与躯体疾病中。因此，确诊需排除其他精神疾病。

1. 症状　易疲劳，注意力不能集中，记忆力差，工作效率低。烦恼、紧张、苦闷、压抑等不良心境。浮想联翩或回忆增多，兴奋不安，对外界的声、光、味刺激敏感。对呼吸运动、心跳、胃肠蠕动能感知，且有不适。情绪不稳定，易愤怒、伤感、烦恼、委屈。入睡难，多梦易醒，晨起疲劳，夜间症状减轻。头昏胀痛，伴心悸、厌食、腹胀便秘、尿频、早泄、阳痿、遗精或月经失调等自主神经功能紊乱症状。

2. 体征　以临床症状为主，可伴有早搏、血压偏高或低、多汗、肢体发冷等。

（二）鉴别诊断

躯体疾病引起的衰弱症状，如贫血、肺结核、慢性肝炎、高血压、甲亢、脑外伤或肿瘤、鼻窦炎、屈光不正及铅、汞慢性中毒等，均可出现头昏、乏力、失眠等症状，这些疾病在病史、体检和实验室检查方面有各自相应的变化。

三、防治措施

（一）治疗措施

1. 心理治疗

（1）认知疗法　帮助患者查找、分析导致心理冲突的原因，使患者对影响其心情及行为的事件的认知发生转变，减轻在现实中的精神压力，改变其对生活的期望。

（2）放松疗法　太极拳、气功、生物反馈训练等，可使患者放松和缓解紧张的情绪。

（3）森田疗法　针对有疑病素质，但求胜欲望强烈的患者，把注意力从其自身转移到外界，以消除对自身感觉的过分关注，达到消除症状的目的。

2. 药物治疗　主要是对症治疗。一般选择抗焦虑药、抗抑郁药为主，可改善患者的紧张情绪，减轻激惹水平。

3. 其他　体育锻炼、旅游、疗养、调整不合理的生活和工作方式等也可摆脱烦恼的处境，改善紧张状态，缓解精神压力。

（二）双向转诊

心理疏导治疗无效，症状明显加重，严重影响生活者，转专科医院治疗。

四、健康管理

1. 神经衰弱主要由心理、社会因素造成，可通过提高心理素质、培养广泛的兴趣爱好、注意劳逸结合、培养良好的生活作息等来预防本病的发生。

2. 对于神经衰弱患者，应安抚情绪，系统评估心理状况，行心理疏导与鼓励。

3. 实施疾病知识宣教，鼓励家属给予患者鼓励与情感支持，以促进其病情的康复。

分离性障碍

一、概述

分离（转换）性障碍是一类由精神因素，如生活事件、心理冲突、情绪激动、暗示和自我暗示，作用于易患个体引起的精神障碍。其共同特征为部分或完全丧失对过去的记忆、身份意识、即刻感觉及身体运动控制四方面的正常整合。病因主要包括生物学因素、社会心理因素、社会文化因素，而生物学因素又与遗传、素质与人格类型、躯体因素密切相关。35 岁前的女性发病较多，部分地区有儿童、青少年集体发作的情况。

二、诊断要点

（一）诊断依据

确诊必须存在以下几点：①具有分离（转换）性障碍中各种障碍的临床特征。②不存在可以解释症状的躯体障碍的证据。③有心理致病的证据，表现在时间上与应激性事件、问题或紊乱有明确的联系。

本病起病前心理因素突出，患者可通过回忆联想某些创伤性事件或情景发病，有摆脱困境、发泄不满以及获取他人重视、同情、支持的倾向，但患者否认。表现为分离（转换）性遗忘、分离性漫游、分离性木僵、分离性运动和感觉障碍五种形式。

（二）鉴别诊断

癫痫大发作：癫痫大发作时意识完全丧失，瞳孔散大，对光反射消失；发作有强直、痉挛和恢复三个阶段，痉挛时四肢呈有规则的抽搐，常有咬破唇舌，跌伤和大小便失禁，发作后完全不能回忆；脑电图有特征性变化。

三、防治措施

治疗原则：不直接针对症状，不鼓励症状的残留，掌握适当的环境，采取综合治疗方法，如电刺激、物理疗法、催眠和其他暗示性技术、消除症状的行为治疗、家庭治疗、长程的内省式心理治疗。

1. 心理治疗

（1）暗示疗法　为本病经典的治疗方法，尤其适用于急性发作且暗示性较高的患者。包括觉醒时暗示、催眠暗示、诱导疗法等方式。

（2）个别心理治疗　这种疗法适用于所有分离性障碍患者。

（3）系统脱敏疗法　是一种行为疗法，其远期疗效优于暗示疗法。

（4）分析性心理治疗　适用于分离性遗忘、分离性身份识别障碍、分离性感觉障碍和分离性运动障碍。

（5）家庭疗法　当患者的家庭关系受到疾病的影响，或治疗需要家人的配合时，可用此方法。

2. 药物治疗　主要是对症治疗。有抑郁、焦虑症状者，予抗抑郁药和抗焦虑药治疗。有精神症状或兴奋躁动者，予抗精神病药治疗，或予地西泮注射液 10 ～ 20mg 静脉或肌内注射，多数患者入睡转醒后以上症状消失。

四、健康管理

见“神经衰弱”。

第八单元　风湿系统疾病

第一节　痹　证

一、概述

痹证是以肢体筋骨、关节、肌肉等处发生疼痛、酸楚、重着、麻木，或关节屈伸不利、僵硬、肿大、变形及活动障碍为主要表现的病证。因其发病多与风、寒、湿、热之邪相关，故病情呈反复性，病程有黏滞性、渐进性等特点。

本病主要病因有禀赋不足、外邪入侵、饮食不节、年老久病、劳逸不当等。基本病机总属经络痹阻，气血不畅。病位在经脉，累及肢体、关节、肌肉、筋骨，日久耗伤气血，损伤肝肾，还可累及脏腑，出现脏腑痹。病理性质多属本虚标实。初起因风、寒、湿、热之邪相互作用所致，故属实；日久耗伤气血，损及肝肾，为虚实相兼；部分患者肝肾气血大伤，以正虚为主。痹证因感受风、寒、湿、热邪气的不同，而分为行痹、痛痹、着痹、热痹；病久经病及脏，可导致肾、肝、心、脾、肺五脏痹。

二、诊断依据

（一）诊断要点

1. 突然或逐渐肢体关节、肌肉疼痛、酸楚、麻木、重着、屈伸不利及活动障碍为本病的临床特征。

2. 肢体关节疼痛或游走不定，恶风寒；或痛剧，遇寒则甚，得热则缓；或重着而痛，四肢沉重，活动不灵，肌肤麻木不仁；或肢体关节疼痛，痛处焮红灼热，筋脉拘急；或关节剧痛，肿大，僵硬，变形；或绵绵而痛，麻木尤甚，伴心悸、乏力。

本病应与痿证相鉴别。

（二）辨证要点

辨风、寒、湿、热邪气偏盛。辨别虚实。

三、证治概要

（一）治则治法

痹证治疗以祛邪通络、宣痹止痛为基本原则，根据邪气的偏盛，分别予以祛风、散寒、除湿、清热、化痰、行瘀，兼以舒筋通络。久痹正虚者，应重视扶正，以益气养血、培补肝肾为法。虚实夹杂者，宜标本兼顾。

（二）临证方药

1. 风寒湿痹

（1）行痹

症见：肢体关节、肌肉疼痛，屈伸不利，可累及多个关节，疼痛呈游走性，初起可见恶风、发热等表证；舌质淡，苔薄白或薄腻，脉浮或浮缓。

治法：祛风通络，散寒除湿。

方药：防风汤加减。若疼痛以上肢为主，加羌活、白芷、威灵仙、川芎；若疼痛以下肢为主，加独活、牛膝、萆薢、防己；若疼痛以腰背为主，加巴戟天、续断、杜仲、淫羊藿。

中成药可选用疏风定痛丸、川芎茶调散、换骨丹。

（2）痛痹

症见：肢体关节疼痛，疼势较剧，痛有定处，关节屈伸不利，局部皮肤或有寒冷感，遇寒痛甚，得热痛减，口淡不渴，恶风寒；舌质淡，苔薄白，脉弦紧。

治法：温经散寒，祛风除湿。

方药：乌头汤加减。若寒邪甚，加附子、桂枝、细辛、干姜。

（3）着痹

症见：肢体关节、肌肉酸楚、重着、疼痛，关节活动不利，肌肤麻木不仁，或有肿胀，手足困重；舌质淡，苔白腻，脉濡缓。

治法：除湿通络，祛风散寒。

方药：薏苡仁汤加减。若关节肿胀，加萆薢、猪苓；若肌肤不仁，加海桐皮、豨莶草；若小便不利，肢体浮肿，加茯苓、泽泻、车前子。

中成药可选用豨桐丸、舒筋活络丸、冯了性风湿跌打药酒、丁公藤风湿药酒、老鹳草膏。

2. 风湿热痹

症见：肢体关节疼痛，活动不利，局部灼热红肿，得冷则舒，可有皮下结节或红斑，多兼有发热，恶风，汗出，口渴，烦闷不安，尿黄，便干；舌质红，苔黄腻或黄燥，脉滑数或浮数。

治法：清热通络，祛风除湿。

方药：白虎加桂枝汤加减。若皮肤有瘀斑者，加牡丹皮、生地黄、地肤子、白鲜皮；若咽喉肿痛者，加连翘、牛蒡子、薄荷；若热盛伤津，而见口渴心烦者，加天冬、麦冬、生地黄。

3. 痰瘀痹阻

症见：病程日久，肢体关节肿胀刺痛，痛有定处，夜间痛甚；或关节肌肤紫暗、肿胀，按之较硬，肢体顽麻或重着；或关节僵硬变形，屈伸不利，甚则肌肉萎缩，有硬结、瘀斑，面色暗黧，肌肤甲错，眼睑浮肿，或痰多胸闷；舌质暗紫或有瘀点瘀斑，苔白腻，脉弦涩。

治法：化痰祛瘀，蠲痹通络。

方药：双合汤加减。若症状较严重者，加丹参、牛膝、鸡血藤或蜈蚣、地龙、全蝎等虫类药；若痰瘀化热者，加黄芩、黄柏、牡丹皮。

4. 肝肾两虚

症见：痹证日久不愈，关节肿大，僵硬变形，屈伸不利，肌肉瘦削，腰膝酸软；或畏寒肢冷，阳痿遗精；或头晕目眩，骨蒸潮热，面色潮红，心烦口干，失眠；舌质红，少苔，脉细数。

治法：补益肝肾，舒筋活络。

方药：独活寄生汤加减。若肾气虚明显者，加补骨脂、菟丝子、黄精、党参；若肾阳虚明显者，加附子、干姜、巴戟天、狗脊；若阴虚明显者，加龟甲、女贞子、熟地黄；若脾虚湿盛明显者，加白术、薏苡仁、茯苓。

（三）其他疗法

1. 针灸 常用取穴：①肩痛：肩髃、肩髎、肩贞、肩前、肩后、三角肌压痛点。②肘痛：曲池、尺泽、手三里、合谷。③腕痛：阳池、外关、合谷。④髋痛：秩边、环跳、伏兔。⑤膝痛：伏兔、阳陵泉、犊鼻。⑥踝痛：中封、丘墟、昆仑、太溪、解溪。毫针常规刺。一般留针 10 ～ 15 分钟。

2. 外治

（1）艾叶 200g，煎汤热浴，忌风。

（2）海桐皮、桂枝、海风藤、路路通、宽筋藤、两面针各 30g，水煎，趁热熏洗关节，每日 1 ～ 2 次，每次 20 ～ 30 分钟，坚持 1 个月以上。

（3）干姜 10g，桂枝、赤芍、当归各 15g，羌活、葛根、川芎、海桐皮、姜黄各 20g，共为细末，分装于约 25cm×15cm 布袋中缝口，置蒸锅中加热，置蒸汽透出布袋，取出，稍降温至 40 ～ 42℃热敷患处。

四、健康处方

1. 针对痹证的危险因素采取预防干预措施，如避免感受风寒湿热之邪、改变不良饮食习惯、坚持适当运动等，以减少痹证的发生风险。

2. 对于已经罹患痹证的人群，应当积极采取干预措施，以预防痹证的进一步加重和肢体肌肉萎缩、脏腑痹等继发病证的发生。

3. 病后调摄护理方面，更需做好防寒保暖等预防工作。应保护病变肢体，提防跌仆等以免受伤，视病情适当对患处进行药物热熨、冷敷等，亦可配合针灸及外治法。

4. 鼓励和帮助患者对病变肢体进行功能锻炼，有助于痹证康复。

第二节　蝶疮流注

一、概述

蝶疮流注，具体原因不明，可能因素体不耐风热邪毒侵袭，以致蝶斑疮毒流窜结注，深蕴营血，损害多个脏器及皮肤与关节所致。本病是以发热、蝶斑及全身受害脏器症状为主要表现的流注性疾病。蝶疮流注相当于现代医学中的系统性红斑狼疮。

本病主要病因有内外两方面，内因在于脏腑阴阳失调，以肾阴亏损为主，外因在于热毒和湿热。基本病机总属阴阳失衡，毒热为患，瘀血阻络。病位主要在气血、经络，可累及五脏六腑、四肢百骸。病理性质初期以实为主，中期虚实并见，后期则以虚损为主。可分为皮损证和内脏损证。

二、诊断依据

（一）诊断要点

长期发热，关节肌肉酸痛，全身乏力，脱发，颜面两颊皮肤见蝶形或盘形红斑，经常发生口疮，胸水、腹水，或有光过敏等。

本病应与尪痹、肌痹等相鉴别。

（二）辨证要点

辨实证、虚证，实证多见热毒、湿热，虚证分别为阴虚、气虚、阳虚。辨清累及脏腑。

三、证治概要

（一）治则治法

治疗上以调整阴阳治其本，清热解毒、活血祛瘀治其标。扶正与祛邪兼顾，标本兼治。

（二）临证方药

1. 热毒炽盛

症见：高热或高热不退，面部及其他部位可见皮肤红斑、出血斑，日光照射后病情转剧或骤发，红斑色紫红；烦躁口渴喜冷饮，关节酸痛，肌肉疼痛无力，目赤唇红，精神恍惚，严重时神昏谵语，手足抽搐；并可见吐血、衄血、便血等出血症状；可有口舌生疮，大便秘结，小便短赤；舌质红或紫暗，苔黄腻或黄干，脉弦数或洪数。

治法：清热解毒，凉血活血。

方药：清瘟败毒饮加减。高热不退，加牛黄粉、羚羊角粉或紫雪散；关节痛，加忍冬藤、桑枝、防己；如出现衄血等出血症状，可加藕节炭、白茅根、水牛角粉；如有头痛，呕吐，寒战，舌苔黄厚，热毒较甚，可加黄柏、大黄、贯众、板蓝根；神昏谵语，心烦不宁，可同时送服安宫牛黄丸。

中成药可选用紫雪散、安宫牛黄丸。

2. 风湿热痹

症见：关节肿胀疼痛，肌肉酸痛，或伴低热，面部红斑；舌质红，苔黄腻，脉滑数或细数。

治法：清热通络，祛风除湿。

方药：四妙散合白虎加桂枝汤加减。若关节肿痛，加忍冬藤、青风藤等。

中成药可选用昆仙胶囊、雷公藤多苷片。

3. 邪热伤肝

症见：面部或手足红斑、色暗，胁肋胀痛或刺痛，胸膈痞满，腹胀，纳差，或胁下有痞块，黄疸，或伴泛恶，嗳气，头晕失眠，女性月经不调甚至闭经；舌质紫暗、有瘀斑或瘀点，脉弦细或沉细而涩。

治法：滋阴清热，活血化瘀。

方药：一贯煎加减。若便秘，加大黄；腹水，加龙葵、垂盆草。

4. 肝肾阴虚

症见：不发热或偶有低热，两目干涩，局部斑疹暗褐，腰酸腿痛，毛发脱落，月经不调或闭经，或头晕目眩，耳鸣，口干咽燥，大便偏干；舌红少津，脉沉细。

治法：滋补肝肾。

方药：六味地黄汤合二至丸加减。关节痛者，加海风藤、木防己；低热，加青蒿、地骨皮；口干，加石斛、鲜芦根；脱发，加制何首乌。

5. 阴虚内热

症见：持续低热，手足心热，心烦，面颧潮红，面部或四肢斑疹时隐时现，自汗盗汗，口干咽燥，尿黄便干，腰膝酸软，头晕耳鸣，脱发，月经不调或闭经；舌质红、苔少或镜面舌，脉细数。

治法：滋阴降火。

方药：知柏地黄丸加减。

6. 脾肾阳虚

症见：颜面及四肢浮肿，尤以双下肢为甚，腰膝酸软，形寒肢冷，面色萎黄，神疲倦怠，腹胀食少，尿少，严重者可出现悬饮，尿闭，胸憋气促，不能平卧，喘咳痰鸣或腹大如鼓，心悸气促；舌体胖嫩、质淡，苔薄白，脉沉细弱。

治法：温肾健脾，化气行水。

方药：济生肾气丸合附子理中汤加减。若面色不华，加黄芪、女贞子、制何首乌；腰酸膝痛，加杜仲、续断、桑寄生；畏冷，舌淡，脉细弱，加桂枝、附子；胃纳不振，大便溏薄，加山药、芡实、鸡内金、山楂。

7. 毒邪攻心

症见：心悸怔忡，自汗短气，胸闷胸痛，心烦神疲，失眠多梦，面部或躯干、四肢红斑鲜红或暗红，或伴反复发热，面晦唇紫，肢端怕凉、疼痛；病情进一步发展，日久不愈可导致形寒肢冷，面色苍白，喘促不宁，脉细数或细涩结代，甚则大汗淋漓，四肢厥冷，脉微欲绝。

治法：益气养阴，活血解毒。

方药：生脉散合黄连解毒汤合丹参饮加减。若心悸，脉结代，加玉竹、五味子、龙齿养心宁神；气急胸闷，加紫苏子、瓜蒌皮、厚朴；畏冷或白痰多，加桂枝、白芥子。

8. 气阴两虚

症见：全身乏力，纳呆，精神萎靡，心悸，气短，活动后加重，腰脊酸痛，脱发，口干，经常恶风怕冷，自汗盗汗，大便燥结；舌淡或舌质红，苔薄白，脉细弱或细数。

治法：益气养阴。

方药：生脉散合增液汤、补中益气汤加减。

（三）其他疗法

淋浴法：槐树皮、柳树皮、桃树皮、桑树皮各 150g，苍耳叶 100g，水煎后坐浴浸至颈。

四、健康处方

1. 注意观察患者皮损的部位、范围，以及末梢循环情况、面色、舌象、脉象等，有无伴随症状，并且密切观察有无脏器受损表现。若有高热不退、烦躁不安、神昏谵语、抽搐，24 小时尿量少于 500mL 时，及时报告医生。

2. 在保证摄入足够营养的前提下，患者宜食具有清热解毒、健脾益肾、益气养阴、活血通络、温阳利湿之食品。如优质蛋白质，富含维生素、矿物质、易于消化的饮食，避免刺激性饮食（如茶、咖啡等）。绝对禁止吸烟、饮酒。

3. 针对患者个体差异（如生活环境、受教育程度）、从事职业、性格爱好及认知能力的不同，与患者进行沟通性和解释性交谈，进行适当的健康教育，解除患者的情感障碍，使之能正确认识、对待疾病和自身形体变化，主动配合治疗和护理。

4. 病室要安静整洁，空气新鲜，注意避光（居室可用深色窗帘），温湿度适宜，并根据证型调节室温。患者外出活动时应戴遮阳用具，避免皮肤直接暴晒于阳光下。

5. 合理安排活动与休息。急性期与疾病活动期患者需要安静卧床休息，要慎起居、避风寒、节制房事以养肾阴。卧床期间应注意保持关节功能位，病情缓解后应逐步进行体能锻炼，特别注意关节的活动，并要劳逸适度、动静结合。

6. 病情稳定后可将药物治疗与锻炼有机地结合起来，可遵医嘱取足三里、内关、肾俞、神门等穴进行针灸或按摩，以达到健脾益肾、强心安神的护理目的。

第三节　类风湿关节炎

一、概述

类风湿关节炎（RA）是一种以慢性、侵蚀性、对称性多关节炎为主要临床特征的自身免疫病，以四肢小关节受累为主，多呈对称性分布，关节滑膜、软骨及骨组织的侵蚀与破坏可导致关节畸形和功能丧失。该病也可累及周身其他系统，出现相应的关节外表现。我国 RA 的患病率为 0.32% ～ 0.36%。RA 可见于任何年龄，35 ～ 50 岁多见，女性发病率高，约为男性的 3 倍。类风湿关节炎病因尚不明确，可能与感染、遗传、雌激素水平有关，受寒、受潮、劳累、营养不良、外伤、精神刺激可诱发本病。

类风湿关节炎如治疗不当，病情进展，10% ～ 20% 的患者可出现残疾。少数患者可因系统性血管炎等重症 RA 或并发感染导致死亡。因此，应加强对患者的随访及管理，必要时应及时转院综合评估病情治疗。

二、诊断要点

（一）诊断依据

诊断标准：①晨僵至少 1 小时，≥6 周。②3 个或 3 个以上关节肿，≥6 周。③腕、掌指、近端指间关节肿，

≥ 6 周。④对称性关节肿，≥ 6 周。⑤皮下结节。⑥手 X 线改变（至少有骨质疏松及关节腔隙狭窄）。⑦类风湿因子阳性。以上 7 项中有 4 项阳性者可诊断类风湿关节炎。

1. 症状 RA 常缓慢起病，有乏力、纳差、体重减轻及低热等症状。

2. 体征 近端指间关节、掌指关节及腕关节为主的对称性、多关节、小关节肿痛、活动受限，指关节呈梭形肿胀、晚期可畸形；类风湿结节；低热。也可见淋巴结肿大，肝脾大。

其中关节畸形是 RA 的特征性体征。常见的关节畸形有近端指间关节梭形肿胀、“纽扣花”样畸形（近端指间关节屈曲，远端指间关节过伸）、“天鹅颈”样畸形（近端指间关节过伸，远端指间关节屈曲）、掌指关节畸形、半脱位，肘、膝、踝关节强直等。

类风湿结节为RA常见的、特征性的关节外表现。类风湿结节大小不一，圆形或卵圆形，坚韧感，无压痛，易发生在关节隆突部以及经常受压的部位，如跟腱、鹰嘴等，可对称分布。出现该结节提示病情活动。

3. 辅助检查

（1）一般检查 轻、中度贫血，活动期血沉加快，C 反应蛋白增高。

（2）免疫学检查 血清免疫球蛋白增高，10% ～ 20% 的患者抗核抗体阳性，80% 的患者类风湿因子阳性。RA 特异性自身抗体有助于 RA 的早期诊断，如抗环瓜氨酸肽抗体（抗 CCP 抗体）阳性。

（3）特殊检查 ①X线：早期关节周围软组织肿胀、骨质疏松，后期关节软骨破坏、侵蚀，关节间隙狭窄、强直和畸形。② MRI：可发现早期 RA 滑膜炎及骨质破坏，对 RA 早期诊断有重要价值。

（二）鉴别诊断

1. 强直性脊柱炎 多见于青少年男性患者，以骶髂关节、腰椎病变为主，X 线示骶髂关节炎，晚期腰椎呈竹节样变，HLA-B27 阳性而类风湿因子阴性。

2. 风湿性关节炎 发病前常有链球菌感染史，游走性大关节炎，心脏常受累，血清抗链球菌溶血素“O”阳性，而类风湿因子阴性。阿司匹林疗效较好。

3. 系统性红斑狼疮 有系统性病变，如浆膜炎、蛋白尿等；有皮疹，如蝶形红斑、盘状红斑、光过敏等；抗 Sm 抗体、抗 ds-DNA 抗体阳性。

（三）并发症

1. 系统性血管炎 部分患者病情活动时可有胸膜炎、间质性肺炎、心包炎等重症。

2. 感染 可表现为发热或高热持续不退，可能伴浅表淋巴结肿大或肝脾肿大。

三、防治措施

（一）治疗措施

1. 药物治疗 ①非甾体抗炎药（NSAIDs）。②糖皮质激素：NSAIDs 疗效差的患者短期加用泼尼松 5 ～ 10mg，每日 1 次；对重症 RA 患者如有严重血管炎、心包炎、胸膜炎、高热等，可短期使用中至大剂量泼尼松或地塞米松。③慢作用抗风湿药（DMARDs）：包括甲氨蝶呤、雷公藤多苷片、来氟米特、羟氯喹、硫唑嘌呤、环孢素等。④生物制剂：肿瘤坏死因子 α 拮抗剂，可特异性抑制肿瘤坏死因子 α，减轻关节炎症，抑制滑膜细胞增生，缓解关节症状并防止关节破坏。目前常用的药物有英利昔单抗、依那西普和阿达木单抗，应用中可与甲氨蝶呤（MTX）联合应用。RA 治疗多采取联合用药方案。

2. 手术治疗 滑膜切除，可在药物疗效不佳时选用；关节成形术及人工关节置换术，可在晚期关节畸形、强直、功能严重障碍时施行。

3. 特殊治疗 免疫吸附或血浆置换术，用于重症 RA 如有严重血管炎等，药物疗效欠佳时。

4. 对症治疗 急性期休息、关节制动，恢复期关节功能锻炼、药物疗法。

（二）社区预防

1. 一级预防 积极防治各种感染，避免机体出现严重免疫功能紊乱；避免受寒、受潮、过度劳累、营养不良、外伤、强烈精神刺激等可能会诱发类风湿关节炎发病的因素。

2. 二级预防 对于已经确诊的 RA 患者，合理药物治疗，注意急性期休息、关节制动，恢复期进行关节功能康复。

3. 三级预防 对于已有数年病史的 RA 患者，合理药物治疗，定期随诊，监测肝肾功能、血常规，调整药物治疗方案，积极防治各种感染，慎用毒副作用较大或不明确的抗风湿药，积极进行关节功能锻炼，避免致残。

（三）双向转诊

RA 初次就诊需要明确诊断，评估病情，确定治疗方案，需要在上级医院或专科医院诊治。急性期，或合并系统性血管炎、感染等并发症，病情较重时，转至上级医院或专科医院治疗，病情稳定后转回基层卫生服务机构随访。

四、健康管理

1. 积极防治各种感染，避免机体出现严重免疫功能紊乱。

2. 避免受寒、受潮、过度劳累、营养不良、外伤、强烈精神刺激等。

3. 进行关节功能锻炼。

4. 定期随访，评估病情，监测药物的毒副反应，调整治疗方案。对所有 RA 患者都应监测病情的活动性。对早期、急性期或病情持续活动的患者应当密切随访，直至病情控制。处于缓解期的患者可以每半年随访一次，同时，根据治疗药物的要求定期化验相应指标。

第四节　强直性脊柱炎

一、概述

强直性脊柱炎（AS）是一种主要侵犯中轴关节的全身性、慢性、进行性炎性疾病。病变累及骶髂关节、脊柱和外周关节，以及眼、心、肺等多器官。严重者可发生脊柱畸形和关节强直。发病率约为 0.3%，发病年龄多在 15 ～ 30 岁，40 岁以后发病者少，青年男性居多，男女之比约为 5∶1。本病病因尚不明确，可能与遗传、感染、自身免疫、创伤、环境、内分泌等有关。

强直性脊柱炎一般预后良好，但是少数患者可出现残疾，因此，应加强对患者的随访及管理，避免残疾的发生。

二、诊断要点

（一）诊断依据

临床标准：①下腰痛至少 3 个月，活动后可减轻，休息无缓解。②腰椎前屈、后伸、侧弯活动受限。③胸廓活动度较同年龄、同性别的正常人减少。肯定强直性脊柱炎需要 X 线检查，单侧骶髂关节炎Ⅲ～Ⅳ级或双侧骶髂关节炎Ⅱ～Ⅳ级，加上临床标准中至少一项指标。

1. 症状　AS 多数起病缓慢，有乏力、纳差、消瘦、低热等，约 90% 的患者最先出现骶髂关节炎，腰骶部或臀部疼痛，可放射至大腿及腹股沟，伴僵硬感，休息不能缓解，活动可以减轻。脊柱自下而上受累，出现腰背痛、胸痛、颈痛和僵硬，伴活动受限，驼背畸形，最后整个脊柱强直。胸肋关节、肋椎关节受累，出现束带状胸痛，吸气、咳嗽、打喷嚏时加重，胸廓扩张受限。还可出现髂嵴、大转子、足跟等部位的疼痛和压痛。外周关节病变为非对称性关节肿痛、僵硬，以下肢髋、膝、踝大关节多见。关节外病变以眼部最多见，如葡萄膜炎、结膜炎等，晚期病情较重者，可有主动脉瓣关闭不全、心脏传导阻滞、心包炎、肺纤维化、马尾综合征及肾损害等。

2. 体征　AS 的常见体征为骶髂关节压痛、“4”字试验阳性，脊柱前、后及侧屈活动受限，胸廓活动受限，枕墙距＞ 0 等。具体如下。

（1）骶髂关节炎的检查

① 直接按压：直接按压骶髂可引起疼痛。此体征常见于活动期骶髂关节炎患者，后期炎症被纤维化或骨性强直取代，可能阴性。

② 骨盆按压：患者侧卧，从另一侧直接按压患者骨盆，有骶髂关节病变可引起疼痛。

③ Gaenslen 试验：也称为分腿试验、床边试验。患者仰卧于检查台上，一侧髋膝屈曲，另一腿下垂于台沿，此时检查者将下垂腿往下牵拉使髋部过伸，有腰髂病变患者的患侧会发生疼痛。

④“4”字试验：又称 Patrick 试验。患者仰卧，一侧下肢伸直，另一侧下肢以“4”字形状放在伸直下肢近膝关节处，并一手按住膝关节，另一手按压在对侧髂嵴上，两手同时下压。下压时，骶髂关节出现痛者和（或）屈侧膝关节不能触及床面为阳性，提示存在骶髂关节病变。有膝或髋关节病变者也不能完成“4”字试验。

（2）脊柱和胸廓

① Schober 试验：患者直立，在背部正中线髂嵴水平做标记为零，向下 5cm 做标记，向上 10cm 再做标记，

令患者双膝直立弯腰，测量上、下两个标记间的距离。正常移动增加距离在5cm以上，若增加＜4cm，提示腰椎活动度减低。

② 指地距：患者立位，双膝关节伸直位，双足并拢，身体尽量做屈曲（弯腰）的动作，测量指尖到地面的距离。

③ 枕墙距：患者靠墙直立，双足跟、臀部、背部紧贴墙面，测量枕骨结节与墙之间的距离，＞0为阳性。

④ 胸廓活动度：用软皮尺放于第4肋间隙水平（男性大概在正对乳头下，女性在乳房下缘），测深呼气和深吸气间的胸围差，5cm以下为异常。

⑤ 姿势：疾病晚期患者可因为脊柱强直而无法维持正常姿势，包括颈部前倾、腰椎前凸消失、胸椎后凸畸形等。

（3）附着点炎的检查　按压患者韧带、肌腱的附着点，如足跟、坐骨结节、股骨大转子、胸肋软骨等部位，可有压痛。

3. 辅助检查

（1）实验室检查　血常规可有轻度贫血和白细胞升高；血沉和C反应蛋白升高；类风湿因子阴性，血清IgA、IgG、IgM可增加；90%的患者HLA-B27阳性。

（2）X线检查

① 骨盆正位片：双侧骶髂关节炎。按纽约诊断标准分为5级：0级为正常。Ⅰ级为可疑改变。Ⅱ级为轻度异常，可见骶髂关节模糊，微小侵蚀改变。Ⅲ级为中度异常，骶髂关节侵蚀、硬化，关节间隙增宽或狭窄。Ⅳ级严重异常，关节融合或强直。

② 脊柱　椎体骨质疏松，椎小关节模糊，椎体方形变和脊柱竹节样变。

③ 周围关节　髋关节受累可表现为侵蚀性病变、关节间隙狭窄、骨赘形成等，可引起骨性强直。

（3）CT检查　适合早期诊断，发现骶髂关节轻微的变化。

（二）鉴别诊断

1. 结核性脊柱炎　有肺、淋巴结结核的原发灶，伴结核中毒症状，常侵犯第10胸椎至第1腰椎，有背痛、驼背、脊髓压迫症等。X线见椎体边缘模糊，椎间隙变窄，骨质破坏，椎体呈楔形，可有脊柱旁寒性脓肿阴影，骶髂关节常为单侧受累，无韧带骨赘。抗结核治疗有效。

2. 类风湿关节炎　多见于45岁左右的女性，为对称性多关节炎，以掌指关节及近端指间关节为主，多不累及骶髂关节，如脊柱受累侵犯颈椎，有类风湿皮下结节，类风湿因子阳性。

3. 腰椎间盘突出症　常有负重扭伤史，急性腰痛和一侧坐骨神经痛，活动时加重，受累椎体棘突及棘突旁压痛，坐骨神经行径压痛，直腿抬高试验阳性。X线示脊柱侧弯，腰椎生理前凸消失，椎间隙前窄后宽或狭窄，椎体后缘唇样骨质增生等。血沉和C反应蛋白正常。

4. 弥漫性特发性骨肥厚　多见于中老年男性，早期无症状，随病情发展出现脊柱及周围关节疼痛和僵硬。脊柱强直以胸椎段为主，不发生于骶髂关节。

（三）并发症

1. 眼部病变　复发性葡萄膜炎或虹膜炎是AS最常见的关节外表现，见于25%～30%的患者，与关节病变的活动性无明显关联。表现为红眼、疼痛、畏光、流泪，伴视力下降。如未治疗或延误诊治，可发生虹膜后粘连和青光眼。

2. 心脏病变　患者可出现心脏受累，如升主动脉和主动脉瓣病变及心脏传导系统异常等。AS患者心肌梗死的患病率也高于正常人群。

3. 肺纤维化　AS后期少数患者可出现慢性进行性肺上叶纤维化。

4. 马尾综合征　AS患者可因骨折、压迫或炎症导致神经系统症状，如马尾综合征。

5. 肾损害　少数患者可伴有IgA肾病、肾淀粉样变性和肾功能异常。

6. 骨损坏　AS患者早期便可见骨量减少。骨质疏松可加重脊柱畸形，增加骨折发生率。

三、防治措施

（一）治疗措施

1. 药物治疗

（1）改善病情药物　柳氮磺吡啶，适用于早期、轻型患者，用药期间注意监测血象、肝肾功能。甲氨蝶呤，不良反应有胃肠道反应、口腔炎、骨髓抑制等。雷公藤多苷片，可与甲氨蝶呤合用，治疗病情严重、进展快或其他治疗效果不佳的AS患者，有胃肠道反应、白细胞降低、性腺抑制等不良反应。

（2）缓解症状药物　不改变AS的自然病程，包括NSAIDs、糖皮质激素等。糖皮质激素，用于NSAIDs治疗无效，伴急性虹膜炎、肺受累等关节外表现或严重的外周关节炎患者，关节内注射或短期小剂量口服。

（3）生物制剂　目前用于治疗AS的生物制剂主要是抗TNF-α抑制药，可明显改善中轴关节的疼痛与功能，对外周关节炎、附着点炎及关节外表现（如葡萄膜炎、炎性肠病等）都有显著效果。各种TNF抑制药的疗效基本无差异，但是选择药物时应根据药物的安全性及患者的个人情况而定，有肠道疾病的患者首选单抗类TNF抑制药。连续使用一种TNF抑制药12周无效后，可试用另一种TNF抑制药。

2. 手术治疗　晚期脊柱、关节严重畸形者，行矫正术或关节置换术。

3. 其他治疗　日常生活中注意维持正常姿势，防止脊柱弯曲畸形。进行深呼吸，加强脊柱和肢体运动，理疗。

4. 非药物治疗　AS的非药物治疗包括患者教育、规律不间断的锻炼和物理疗法。建议进行游泳、做操、散步等有氧运动，避免过度负重和剧烈运动，患者也要注意立、坐、卧位的姿势，睡硬板床、低枕。良好的患者教育能够改善患者的功能状态及预后。

（二）社区预防

1. 一级预防　积极防治各种感染，避免机体出现严重免疫功能紊乱；避免受寒、受潮、外伤等可能会诱发强直性脊柱炎发病的因素。

2. 二级预防　对于已经确诊的AS患者，合理药物治疗，日常生活中注意维持正确姿势，防止脊柱弯曲畸形。进行深呼吸，加强脊柱和肢体运动，理疗。

3. 三级预防　对于已有数年病史的AS患者，合理药物治疗，定期随诊，监测肝肾功能、血常规，调整药物治疗方案，积极防治各种感染，慎用毒副作用较大或不明确的抗风湿药，积极进行关节功能锻炼，避免致残。

（三）双向转诊

AS初次就诊需要明确诊断，评估病情，确定治疗方案，需要在上级医院或专科医院诊治。合并眼部病变、心脏病变、肺纤维化、马尾综合征、肾损害等并发症，或发热持续不退，病情较重时，转至上级医院或专科医院治疗，病情稳定后转回基层卫生服务机构随访。

四、健康管理

1. 积极防治各种感染，避免机体出现严重免疫功能紊乱。
2. 避免受寒、受潮、外伤等。
3. 合理药物治疗，日常生活中注意维持正确姿势，防止脊柱弯曲畸形。进行深呼吸，加强脊柱和肢体运动，理疗。
4. 定期随访，评估病情，监测药物的毒副反应，调整治疗方案。

第五节　系统性红斑狼疮

一、概述

系统性红斑狼疮（SLE）是一种以多器官、多系统损害，体内有多种自身抗体为特征的自身免疫性疾病。临床有发热、皮疹、关节炎、浆膜炎、肾炎等表现。本病以青年女性多见，好发年龄为15～35岁，男女发病率约1∶9。我国发病率为0.4%～0.8%。SLE起病多数缓慢，缓解与发作常交替出现。本病病因尚不明确，可能与遗传、雌激素水平、病毒感染、环境因素有关。SLE发病有家族聚集倾向及种族差异。环境因素包括紫外线、药物、饮食、感染、手术、妊娠与分娩等。SLE是在多种致病因子作用下，T淋巴细胞和B淋巴细胞协调失衡，自身耐受和自我识别功能紊乱，引起的自身组织损伤。

随着SLE诊断水平的提高，早期合理治疗使预后明显改观，5年及10年生存率分别为90%和80%以上，SLE死因主要为感染、肾功能衰竭和中枢神经系统狼疮。因此，对于SLE患者必须加强随访和管理，评估病情和治疗方案，了解防治药物的毒副作用，及早识别危及生命的严重并发症，尽早精准治疗，挽救生命。

二、诊断要点

（一）诊断依据

目前采用美国风湿病学会（ACR）1997年推荐的SLE分类标准，在该分类标准的11项中，符合4项或4项以上，在排除肿瘤、感染和其他结缔组织病后，可诊断为SLE。该标准诊断SLE的敏感性为95%，特异性为85%。具体如下。①颊部红斑：双颊部扁平或高出皮肤的固定性红斑，常不累及鼻唇沟附近皮肤。②盘状红斑：隆起于皮肤的红斑，覆有角质性鳞屑和毛囊栓，旧病灶可有萎缩性瘢痕。③光过敏：患者自述或医生观察到日光照射引起皮疹。④口腔溃疡：医生观察到口腔或鼻咽部溃疡，通常为无痛性。⑤关节炎：非侵蚀性关节炎，累及2个或2个以上外周关节，有压痛、肿胀或积液。⑥浆膜炎：a. 胸膜炎，有胸痛、胸膜摩擦音或胸膜渗液。b. 心包炎，有心电图异常、心包摩擦音或心包渗液。⑦肾脏病变：a. 尿蛋白＞0.5g/24h或3+。b. 管型，可为红细胞、血红蛋白、颗粒或混合管型。⑧神经病变：a. 癫痫发作，非药物或代谢紊乱（如尿毒症、酮症酸中毒、电解质紊乱等）所致。b. 精神病，非药物或代谢紊乱（如尿毒症、酮症酸中毒、电解质紊乱等）所致。⑨血液学疾病：溶血性贫血；白细胞减少；淋巴细胞减少；血小板减少（非药物所致）。⑩免疫学异常：抗dsDNA抗体阳性；抗Sm抗体阳性；抗磷脂抗体阳性。⑪ 抗核抗体（ANA）：排除了药物性狼疮的情况下，任何时候ANA滴度异常。

1. 症状

（1）发热　90%以上患者出现发热，各种热型均可见。

（2）皮疹　约占80%～85%，以水肿性红斑最常见，初起有斑丘疹、多形性红斑、甲周红斑等。典型的呈蝶形红斑、盘状红斑。多因日晒加重，部分有脱发。

（3）黏膜　口、鼻有溃疡、糜烂、出血、水疱。

（4）关节、肌肉　大小关节肿痛，肌痛，肌无力。

（5）肾脏　血尿、蛋白尿、管型尿，类似肾炎或肾病综合征样表现，重症晚期患者肾功能不全，尿毒症。

（6）心血管　心包炎，其次为心肌炎、心律失常、心脏扩大、赘生物性心内膜炎，部分患者可有动、静脉炎，血栓闭塞性脉管炎等，约44%的患者有雷诺现象。

（7）呼吸系统　常见胸膜炎，少至中等量胸腔积液，也可有肺实质浸润性病变、肺不张、肺间质纤维化、肺功能障碍。

（8）消化系统　纳差、呕吐、腹痛、腹泻，甚至出血、穿孔、梗阻。少数患者有腹膜炎、腹水。

（9）神经系统　头痛，呕吐，昏迷，癫痫样发作，周围神经炎，幻觉等。

（10）血液系统　常见轻、中度贫血，红细胞、白细胞、淋巴细胞及血小板计数减少，少数出现溶血性贫血，约半数有局部或全身浅表淋巴结肿大，或肝大、脾大。

2. 体征　体温升高，皮疹，口腔溃疡，关节肿痛，心脏增大及听诊杂音，胸腔积液、腹水，贫血貌，淋巴结肿大，肝大、脾大等。

约80%的SLE患者有皮肤黏膜损害。包括脱发，光过敏，手和足掌面、甲周红斑，结节性红斑，脂膜炎，网状青斑，雷诺现象等。口、鼻黏膜溃疡常见。

3. 辅助检查

（1）一般检查　血常规、尿常规，可见血液系统和肾脏改变；血沉增快；循环免疫复合物阳性。

（2）自身抗体检查　抗核抗体阳性；抗dsDNA抗体（SLE特异性抗体）阳性；抗Sm抗体（SLE标志性抗体）阳性；抗心磷脂抗体可为阳性。

（3）血清补体测定　血清总补体及C3、C4补体减少，是病情活动的指标。

（4）特殊检查　肾活组织穿刺。

（二）鉴别诊断

1. 类风湿关节炎　SLE有典型皮疹，关节病变非侵蚀性、无畸形，多有肾脏病变，抗Sm抗体、抗dsDNA抗体阳性。

2. 皮肌炎或多发性肌炎　SLE肌肉疼痛、肌无力症状较轻，肌酶谱多正常、肌电图无特异性改变，而肾脏病变多，抗dsDNA、抗Sm抗体阳性，抗Jo-1抗体阴性。

3. 结核性胸膜炎或心包炎　常无皮疹，关节症状不明显，肾脏常不累及，抗核抗体一般阴性，抗Sm抗体、抗dsDNA抗体阴性。

4. 肾小球肾炎、肾病综合征 SLE 患者有皮疹、关节症状，抗核抗体、抗 Sm 抗体、抗 dsDNA 抗体阳性，必要时肾活检可鉴别。

（三）并发症

1. 感染

2. 肾功能衰竭

3. 中枢神经系统狼疮 又称为狼疮脑病。患者可出现神经系统表现和精神异常表现。常见为头痛、癫痫、脱髓鞘病变、脊髓病变等神经系统表现，还可出现认知障碍、焦虑、意识错乱、情感障碍等精神病表现。周围神经受累较少见，可表现为外周感觉和运动神经病变。出现上述临床表现时，需注意排除感染、药物、代谢等继发因素的影响，结合脑脊液、影像学、脑电图等检查可诊断神经精神性狼疮。神经系统受累是重症 SLE 的表现之一，也是死亡的主要原因。

三、防治措施

（一）治疗措施

（1）药物治疗 ①糖皮质激素：轻症可中小剂量口服；重症需要足量或大剂量口服或静脉注射；急危重症狼疮，如狼疮危象、狼疮脑病、急进性肾炎、急性严重自身免疫性溶血性贫血等，需要冲击治疗。②非甾体抗炎药：轻症病例且无肾脏病变者可选用。③免疫抑制剂：用于肾上腺皮质激素疗效欠佳、减量后易复发，有严重不良反应者，包括环磷酰胺、硫唑嘌呤、羟氯喹、雷公藤多苷、环孢素、来氟米特、吗替麦考酚酯、他克莫司等。

（2）特殊治疗 ①静脉注射大剂量丙种球蛋白：适用于某些病情严重而体质极度衰弱者或并发全身性严重感染者。②免疫吸附或血浆置换疗法：在药物疗效欠佳或危重症 SLE 抢救时采用。③洗涤红细胞：严重自身免疫性溶血性贫血时输注。④血液或腹膜透析：SLE 伴肾功能衰竭时选用。⑤肾移植：适用于肾衰竭患者透析无效或有禁忌证者。

（3）对症治疗 急性期卧床休息，慢性期劳逸结合。避免 SLE 诱发因素，如阳光直晒、感染、妊娠和分娩、手术、诱发 SLE 的药物等。积极控制感染。治疗并发症。

（4）几种特殊情况的处理

① SLE 合并无菌性骨坏死：停用泼尼松或减至最小维持量；避免受损关节的负重体位；可适当服用非甾体抗炎药；行髋关节置换术、人工股骨头置换术等。

② SLE 合并妊娠、分娩：SLE 患者病情稳定 1 年或 1 年以上，无重要脏器损伤，有致畸作用的免疫抑制剂停用半年以上，口服泼尼松剂量低于每日 10mg，一般能安全地妊娠和生育。有习惯性流产病史和抗磷脂抗体阳性的孕妇，主张应用阿司匹林和（或）低分子量肝素抗凝治疗，预防流产或死胎。定期随访，密切监测，以决定是否终止或继续妊娠；SLE 活动按活动期处理。

（二）社区预防

1. 一级预防 积极防治各种感染，避免机体出现严重免疫功能紊乱，避免过多照射紫外线、服用可能诱发 SLE 的药物，注意产前体检。

2. 二级预防 强调早期诊断和早期治疗，对于已经确诊的 SLE 患者，合理药物治疗，急性期卧床休息，慢性期劳逸结合。避免 SLE 诱发因素，如阳光直晒、感染、妊娠和分娩、手术、诱发 SLE 的药物等。积极控制感染。治疗并发症。

3. 三级预防 对于已有数年病史的 SLE 患者，合理药物治疗，定期随诊，监测肝肾功能、血常规、股骨头状况等，调整药物治疗方案，积极防治各种感染，慎用毒副作用较大或不明确的抗风湿药，切忌擅自停用药物。

（三）双向转诊

SLE 初次就诊需要明确诊断，评估病情，确定治疗方案，需要在上级医院或专科医院诊治。重型狼疮、狼疮危象（包括急进性肾小球肾炎、神经精神狼疮、重症血小板减少性紫癜、弥漫性出血性肺泡炎和急性重症肺间质病变、严重的肠系膜血管炎）、狼疮合并心血管病变，病情较重时，转至上级医院或专科医院治疗，病情稳定后转回基层卫生服务机构随访。

四、健康管理

1. 积极防治各种感染，避免机体出现严重免疫功能紊乱。

2. 急性期卧床休息，慢性期劳逸结合。避免 SLE 诱发因素，如阳光直晒、感染、妊娠和分娩、手术、诱发 SLE 的药物等。使用防紫外线用品，积极控制感染、高血压等，避免过度疲劳。治疗并发症。注意产前体检。

3. 合理药物治疗，定期随诊，监测肝肾功能、血常规、股骨头状况等，调整药物治疗方案，积极防治各种感染，慎用毒副作用较大或不明确的抗风湿药，切忌擅自停用药物。

4. 正确认识疾病，消除恐惧心理，明白规律用药的意义，学会自我认识疾病活动的征象，配合治疗、遵从医嘱，定期随诊。懂得长期随访的必要性。

第九单元　癌　病

第一节　概　述

癌症也称恶性肿瘤，和它相对的是良性肿瘤。癌症是由于机体细胞失去正常调控，过度增殖而引起的疾病。过度增殖的细胞称癌细胞，癌细胞常可侵犯周围组织，甚至可经体内循环系统或淋巴系统转移到身体其他部分（癌症转移）。

各个年龄层的人群都有罹患癌症的可能，由于去氧核糖核酸的损伤会随着年龄的增长而累积增加，因此人的年龄越大，罹患癌症的概率也随之增加。癌症在发达国家中已成为人们的主要死亡原因之一。2015 年中国恶性肿瘤的发病人数约 392.9 万人，死亡人数约 233.8 万人，即平均每天超过 1 万人，每分钟 7.5 个人被确诊为癌症。近 10 多年来，我国的恶性肿瘤发病率每年保持约 3.9% 的增幅，死亡率每年保持约 2.5% 的增幅。降低恶性肿瘤发病率和病死率的关键措施是早发现、早诊断、早期治疗。因此，提高医务工作者对恶性肿瘤知识的认识和了解，以更全面、更科学的态度做好广大人民群众防病、治病的工作非常重要和迫切。

一、肿瘤的定义和分类

（一）肿瘤定义

肿瘤是一种基因病，但并非是遗传的。它是指细胞在致癌因素的作用下，基因发生了改变，失去对其生长的正常调控，导致单克隆性异常增生而形成的新生物。这种新生物常形成局部肿块，因而得名。

（二）肿瘤的分类

根据肿瘤的生物学特性及其对机体危害性的不同，肿瘤可分为良性肿瘤和恶性肿瘤两大类。前者生长缓慢，与周围组织界限清楚，不发生转移，对人体健康危害不大。后者生长迅速，可转移到身体其他部位，还会产生有害物质，破坏正常器官结构，使机体功能失调，威胁生命。

二、肿瘤的生长和扩散

（一）肿瘤的生长方式

1. 肿瘤的生长速度　各种肿瘤的生长速度有极大的差异，主要取决于肿瘤细胞的分化成熟程度。良性肿瘤生长缓慢，恶性肿瘤生长较快，良性肿瘤恶变时生长速度突然加快。

2. 肿瘤的生长方式　肿瘤可以呈膨胀性生长、外生性生长和浸润性生长。

（二）肿瘤的扩散

肿瘤的扩散是恶性肿瘤的主要特征。具有浸润性生长的恶性肿瘤，不仅可以在原发部位生长、蔓延（直接蔓延），还可以通过各种途径扩散到身体其他部位（转移）。

1. 直接蔓延　瘤细胞沿组织间隙、淋巴管、血管或神经束浸润，破坏邻近正常组织、器官，并继续生长，称为直接蔓延。例如，晚期子宫颈癌可蔓延至直肠和膀胱，晚期乳腺癌可以穿过胸肌和胸腔甚至达肺。

2. 转移　瘤细胞从原发部位侵入淋巴管、血管、体腔，迁移到他处而继续生长，形成与原发瘤同样类型的肿瘤，这个过程称为转移。良性肿瘤不转移，只有恶性肿瘤才转移，常见的转移途径有：

（1）淋巴道转移　上皮组织的恶性肿瘤多经淋巴道转移。

（2）血道转移　各种恶性肿瘤均可发生，尤多见于肉瘤、肾癌、肝癌、甲状腺滤泡性癌及绒毛膜癌。

（3）种植性转移　常见于腹腔器官的癌瘤。

三、肿瘤的病理

肿瘤的分型、分级和分期是目前评价肿瘤生物学行为和诊断的最重要的三项指标，其中分级和分期主要用于恶性肿瘤生物学行为和预后的评估。

肿瘤细胞与其来源组织的相似度或接近于正常组织的程度，是肿瘤病理学分类（分型）的重要诊断依据。不同组织类型的肿瘤，具有不同的生物学行为和侵袭转移能力；从肿瘤细胞分化层面讲，低分化肿瘤较高分化肿瘤具有更强的侵袭转移能力，恶性程度更高。即使相同分型、分级和分期的肿瘤，由于其分子表型的差异，也可显示出完全不同的治疗反应和预后。

（一）肿瘤的分级

肿瘤细胞分化是指肿瘤细胞逐渐演化成熟的过程，异型性是恶性肿瘤的重要组织学特征，其实质是肿瘤分化程度的形态学表现，反映的是肿瘤组织在组织结构和细胞形态上与其来源的正常组织细胞间不同程度的形态差异。这种肿瘤组织异型性的大小可用肿瘤的分级（G）来表示。简明三级方案最为常用。

Ⅰ级（G_1），即分化良好者（称为“高分化”），肿瘤细胞接近相应的正常发源组织，恶性程度低。

Ⅱ级（G_2），组织异型性介于Ⅰ级和Ⅲ级之间，恶性程度居中。

Ⅲ级（G_3），分化较低的细胞（称为“低分化”），肿瘤细胞与相应的正常发源组织区别大、分化差，为高度恶性。

简明三级分级方案多用于分化性恶性肿瘤，如腺癌、鳞癌等的异型性分级。

此外，还有学者将部分未显示分化倾向的恶性肿瘤称为未分化肿瘤，属于Ⅳ级（G_4），为高度恶性。

一般说来，肿瘤分级越高，预后越差，但并非完全一致。

（二）肿瘤的分期

TNM 分期系统是目前国际上最为通用的分期系统。肿瘤的分期是根据原发肿瘤的大小、浸润的深度、范围以及是否累及邻近器官、有无局部和远处淋巴结的转移、有无血源性或其他远处转移等参数来确定的，其实质是反映肿瘤的侵袭转移程度，是评价恶性肿瘤侵袭转移范围、病程进展程度、转归和预后的重要指标。

精确的肿瘤分期，不仅是准确预测恶性肿瘤生物学行为及预后的可靠指标，也能为临床医师提供准确的患者分层管理依据，还是选择辅助治疗方案、提高治疗效果的基本前提。肉眼及显微镜下对原发肿瘤的大小及浸润范围（T），局部淋巴结（N）受累情况及远隔脏器、组织中肿瘤转移情况（M）的判读是进行肿瘤 TNM 分期（表 5-8）的三项直接可评价参数。

表 5-8　TNM 分期

分期符号	临床意义
T_X	原发肿瘤的情况无法评估
T_0	没有证据说明存在原发肿瘤
T_{is}	早期肿瘤没有播散至相邻组织
$T_{1\sim4}$	大小和 / 或原发肿瘤的范围
N_X	区域淋巴结情况无法评估
N_0	没有区域淋巴结受累（淋巴结未发现肿瘤）
M_0	没有远处转移（肿瘤没有播散至体内其他部分）
M_1	有远处转移（肿瘤播散至体内其他部分）

每一种恶性肿瘤的 TNM 分期系统各不相同，因此 TNM 分期中字母和数字的含义在不同肿瘤所代表的意义不同。TNM 分期中，T、N、M 确定后就可以得出相应的总的分期，即Ⅰ期、Ⅱ期、Ⅲ期、Ⅳ期等，有时候也会与字母组合细分为Ⅱ a 或Ⅲ b 等。Ⅰ期的肿瘤通常是相对早期的肿瘤，有着相对较好的预后。分期越高意味着肿瘤进展程度越高。

四、肿瘤的命名和分类

（一）肿瘤的命名

人的任何部位、任何组织、任何器官几乎都可发生肿瘤，因此肿瘤的种类繁多，命名也很复杂。肿瘤的命名一般根据其组织发生，即组织来源（分化方向）和生物学行为来命名。

良性瘤在其来源组织名称后加一“瘤”字，如纤维瘤、腺瘤，含有腺体和纤维两种成分的肿瘤则称为纤维腺瘤。有时还可结合形态特点来命名，如乳头状囊腺瘤。

恶性肿瘤一般亦可根据组织来源命名。来源于上皮组织的统称为“癌”，如鳞状细胞癌、腺癌。来源于间叶组织的称为肉瘤，如平滑肌肉瘤、纤维肉瘤。有少数肿瘤不按上述原则进行命名，如有些来源于幼稚组织和神经组织的恶性肿瘤称为母细胞瘤，如神经母细胞瘤、髓母细胞瘤、肾母细胞瘤等。但少数情况则为良性，如肌母细胞瘤、软骨母细胞瘤和骨母细胞瘤。有些恶性肿瘤由于成分复杂或由于习惯沿袭，在肿瘤的名称前加“恶性”，如恶性畸胎瘤、恶性脑膜瘤、恶性神经鞘瘤等。有些肿瘤冠以人名，如尤文瘤、霍奇金淋巴瘤。或按肿瘤细胞的形态命名，如骨巨细胞瘤、肺燕麦细胞癌。

（二）肿瘤的分类

通常以组织发生为依据，每一类别又按其分化成熟程度及其对机体影响的不同而分为良性和恶性两大类。

（三）癌前病变、非典型性增生及原位癌

1. 癌前病变 癌前病变是指某些具有癌变的潜在可能性的病变，如长期存在不及时治疗就有可能转变为癌。常见的癌前病变如下。

（1）黏膜白斑 常见于口腔、外阴等处黏膜。由于鳞状上皮的过度增生和过度角化并有一定异型性，长期不愈可转变为鳞状细胞癌。

（2）慢性子宫颈炎伴宫颈糜烂 是妇科常见疾患，是在慢性宫颈炎基础上，宫颈阴道部的鳞状上皮被来自子宫颈管内膜的单层柱状上皮取代，可以转变为宫颈鳞状细胞癌。

（3）直肠、结肠的腺瘤性息肉 单发、多发均可发生癌变，有家族史的多发者，更易发生癌变。

（4）乳腺增生性纤维囊性变 常因内分泌失调引起，伴有导管内乳头状增生者易发生癌变。

（5）慢性萎缩性胃炎及胃溃疡 慢性萎缩性胃炎的胃黏膜上皮的肠上皮化生可发生癌变。慢性胃溃疡长期不愈，也可发生癌变，其癌变率大约为1%。

（6）慢性溃疡性结肠炎 在反复溃疡和黏膜增生的基础上可发生结肠腺癌。

（7）皮肤慢性溃疡 经久不愈的皮肤溃疡和瘘管，特别是小腿慢性溃疡可发生鳞状上皮增生，易癌变。

（8）肝硬化 慢性病毒性肝炎可进展为肝硬化，相当一部分可进一步进展为肝细胞性肝癌。

2. 非典型性增生 非典型性增生是上皮细胞异乎常态的增生，形态呈现一定程度的异型性，但不足以诊断为癌，多发生于皮肤或黏膜表面的鳞状上皮，也可发生于腺上皮。这种非典型性增生，如累及2/3以上、尚未达到全层的为重度非典型性增生，很难逆转而发生癌变。癌前病变常通过这种形式转变为癌。

3. 原位癌 原位癌指黏膜鳞状上皮层内或皮肤表皮内的重度非典型增生几乎累及或累及上皮的全层，但尚未侵破基底膜而向下浸润生长者。如子宫颈、食管及皮肤的原位癌。

五、肿瘤的治疗

随着对肿瘤本质认识的不断深入，更由于肿瘤局部治疗方法的停滞不前，恶性肿瘤逐渐地被视为一种全身性疾病。由此而来，肿瘤治疗观念便发生了明显的转向，肿瘤综合治疗观应运而生。

纵观恶性肿瘤治疗方法的历史发展与衍变，不难看出，肿瘤外科学、肿瘤放射治疗学、肿瘤化学治疗学构成了现代肿瘤治疗学的三大支柱。三种手段互有特点，互为补充。

从治疗效应看，外科手术和放射治疗都为局部治疗的方法。因此，肿瘤外科学家和放射肿瘤学家对肿瘤概念结构认识极为相似，两者都认为恶性肿瘤发生在局部，侵犯周围组织，经淋巴管、血管或通过自然腔隙转移他处。这样，治疗的重点自然放在局部上，即控制局部生长和局部扩散，特别是淋巴结的转移上。药物治疗属于全身效应的方法。因此肿瘤化学治疗专家除了重视局部肿瘤外，更多地把着眼点放在恶性肿瘤的扩散和转移上。他们对于肿瘤治疗的观点为细胞指数杀灭的观点，故强调了多疗程、足剂量的用药方法，以期能彻底杀灭绝大部分的肿瘤细胞。

（一）肿瘤的综合治疗

Ⅰ期——以手术治疗为主。

Ⅱ期——以局部治疗为主，原发肿瘤切除或放疗，并须包括转移灶的治疗，辅以有效的全身化疗。

Ⅲ期——综合治疗，术前、术中及术后放疗或化疗。

Ⅳ期——以全身治疗为主，辅以局部对症治疗。

肿瘤治疗历经手术、放疗、化疗及生物治疗，近年，众多学者又提出肿瘤综合治疗的概念。所谓肿瘤综合治疗是指根据患者的机体状况、肿瘤的病理类型、侵犯范围（病期）和发展趋势，有计划地、合理地应用现有的治疗手段，以期大幅度地提高治愈率。可以说，肿瘤治疗学的研究显示出多学科的合作与补充，肿瘤的治疗也已进入综合治疗的时代。在肿瘤综合治疗中的根本思想是系统论中各组分相加的和大于各组分的代数和，手术、化疗、放疗及生物治疗，依照不同病例特点，进行有机组合，以期达到最佳的治疗效果。人们在综合治疗癌瘤时，大多先切除原发病灶，再辅以化疗，这不仅有利于病情分期，同时又可防止那些对化疗不敏感的肿瘤错过手术切除的时机。但对睾丸、肛门、喉咽等部位的肿瘤，人们尝试做过术前化疗，显示出了良好的化疗效果。辅助化疗是指在采取有效的局部治疗后，针对微转移癌灶，为防止复发转移而进行的化疗。

（二）肿瘤的中医治疗

要攻克癌症，我们首先要探查癌症的起因。癌症的起因首先是人体内阴阳失衡，组织细胞在不同的致癌因素长期作用下，发生突变，它主要表现在组织细胞异常和过度的增生。其实癌组织也是人体的一部分，只有在人体阴阳平衡失调，五行生克乘侮发生变化的前提下，人体的免疫监控系统才会对其失去监控，任其发展。久而久之，癌细胞日益增殖，肿瘤组织日益增大，最后侵蚀周围正常组织，消耗大量能量和营养，影响人体的正常生理代谢，造成机体逐渐衰竭，最终导致死亡。

中医治疗肿瘤是以中医整体观念及辨证论治理论为基础，结合针灸理论、癌康诱导理论、免疫抗癌理论、物理医学理论而产生的，它是一种抗癌、保命与治本相结合的治疗方法。以改善肿瘤间质细胞功能而抗癌，使本来对肿瘤实质细胞起支持和营养作用的肿瘤间质细胞转变成对肿瘤实质细胞起拮抗和抑制作用的间质细胞，癌细胞失去生存环境而灭亡；以调理气血、调整阴阳平衡、维持正常生命体征而保命；以培补正气、产生抗体，清理“毒源”而治本。

适合中医治疗的肿瘤患者包括：①早期肿瘤未转移者。②不适于手术、放疗、化疗及患者不愿意西医治疗者。③晚期癌痛西药治疗无效者。④已经接受手术、放疗、化疗的患者需要中医减轻并发症及辅助治疗者。

六、肿瘤的康复和预防

（一）肿瘤的康复

肿瘤患者经过积极的治疗大多数能取得一定的缓解，部分患者可获治愈。康复治疗对这些患者来说十分重要，而且是全科医师的工作重点。肿瘤患者在治疗期间，除不能饮食者外，宜食用富于营养、易于消化吸收的食物，一般不必忌口。当患者不能正常饮食时应关注其热能总量的摄入，必要时由肠外途径给予补充。治疗期间患者宜多休息，但无需终日卧床，可做些轻微的活动；治疗结束后应逐步增加体力活动，鼓励患者自理生活和做一定的体育锻炼。

对肿瘤患者的心理情况必须给予极大的关注。最常遇到的问题是是否应该将病情告诉患者。心理学家的意见是应该婉转地将病情逐步告诉患者，但同时应指出治疗可能获得的效果，以使患者能积极配合治疗争取最好的疗效。对于晚期患者亦应尽可能地给予心理上的支持和积极的减轻症状治疗，使患者减少身心两方面的痛苦。当然对于过度抑郁的患者可能尚需辅以一定的药物治疗。对于手术或放疗、化疗结束后的患者应为他们制订定期复查的计划，并督促和配合执行。

康复治疗还应该包括为肿瘤患者回归社会所做的准备。鼓励肿瘤患者康复后恢复工作，一般地说除过重的体力劳动外，肿瘤患者康复后应能胜任其原有的工作。当然这还包括社会对肿瘤患者康复后回归社会的欢迎的态度。适度的照顾是应该的，过多的同情反而会削弱患者的自信。

（二）肿瘤的预防

肿瘤是一种严重危害人民群众生命健康的疾病，虽说治疗能有一定的效果，部分患者可以治愈，但是应以预防为先。WHO 癌症专家委员会在报告中指出：癌症的 1/3 是可以预防的，1/3 通过早期发现是可以治愈的，要重点做好肿瘤的一级预防和二级预防。

1. 一级预防 一级预防是指预防致癌物质侵入人体。由于目前肿瘤的病因尚未完全阐明，所以从理论上说一级预防尚有一定的困难。但由于近几十年来对肿瘤病因和流行病学的研究，事实上已经掌握了许多肿瘤的发病因素，如果控制这些因素，将有可能大幅度地降低肿瘤的发病率。现已查明许多肿瘤相关的发病因素存在于人们的生活环境中，与人们的不良生活行为有关。所以肿瘤的一级预防在很大程度上有赖于健康教育，纠正人们不健康的生活行为，如控制高脂肪膳食、减少盐的摄入、多吃新鲜蔬菜和水果、增加体育活动、戒烟、少饮酒、注意个人卫生、提倡计划生育等。正如世界卫生组织（WHO）提出通过合理的生活饮食习惯预防癌症的五点建议：①避免动物脂肪。②增加粗纤维的摄入。③增加新鲜水果和蔬菜。④减少肉食。⑤避免肥胖。

此外，推行计划免疫、避免血液制品的滥用，可以预防乙型肝炎、丙型肝炎病毒感染，从而有利于肝癌的预防。其他如控制环境污染，以及改进工农业生产中的工艺流程以减少诸如石棉或有机氯等可能的致癌物侵入人体等，亦皆属于肿瘤一级预防的范畴。

2. 二级预防 二级预防是指肿瘤的早期发现、早期诊断、早期治疗，即肿瘤防治工作中的“三早”。三早之中，早期发现是二级预防的关键，建议定期进行系统的健康检查。疾病都有一个发展过程，如果定期开展适当、必要的检查，不但可以发现早期肿瘤，而且可以发现癌前病变。目前被列为癌前病变的有：乳腺囊性增生，慢性萎缩性胃炎，胃溃疡，家族性多发性大肠息肉，口腔白斑，慢性迁延性肝炎，子宫颈糜烂以及各部位长期不愈合的破溃和瘢痕等。通过普查和教育广大群众认识早期肿瘤的临床表现和提高警惕，再加上每年的检查，很多肿瘤可以早期发现，这就意味着临床治愈率的提高。

肿瘤早期发现的途径主要是筛查。筛查的对象应是易患某种肿瘤的人群，即“高危对象”。如胃息肉症患者、慢性萎缩性胃炎尤其是伴不典型增生及肠上皮化生的患者、经久不愈的胃溃疡患者、胃大部切除术后者均为胃癌的高危对象；40 岁以上的乙型肝炎、丙型肝炎病毒感染者为肝癌的高危对象；吸烟者、石棉厂工人为肺癌的高危对象；家族性结肠息肉症患者、慢性溃疡性结肠炎患者为结肠癌之高危对象；慢性囊性乳腺病患者及有直系亲属乳腺癌史者为乳腺癌的高危对象；等等。应对这些对象登记造册，每 6 ～ 12 个月督促他们到医院去做健康检查，如胸片、超声、肿瘤标志物测定等检查。如有阳性发现应及时转诊到肿瘤专科医师处做进一步确诊。

第二节 肺 癌

一、概述

肺癌，是由于正气内虚，邪毒外侵，气机不畅，宣降失职，痰浊瘀血阻结于肺，临床以咳嗽、胸痛、气急、身热为主要表现的一种恶性疾病。中医学原无肺癌这一病名，属于“肺积”“息贲”等病证范畴，现亦称“肺癌”。

本病发生的基本原因是正气虚损与邪毒入侵相互作用，导致痰瘀毒聚，壅结于肺。病位在肺，晚期可波及他脏组织。病理性质属本虚标实，其发病以正虚为根本，因虚而致实，机体产生痰湿、瘀血、毒聚、气郁等病理改变。

二、诊断依据

（一）诊断要点

临床症见刺激性咳嗽、血痰、胸痛、发热等症状；影像学检查可见肺内软组织团块影，痰或其他脱落细胞检查可见癌细胞，纤维支气管镜见到新生物，活检病理查见癌组织等。

本病应与肺痨、肺痈等相鉴别。

（二）辨证要点

1. 辨证候虚实 本病总属本虚标实。早期多属实证，肺癌局部病变属实为标，实证要分清痰证、瘀证、热（毒）证；晚期多属虚证，全身属虚为本，虚证要分清肺、脾、肾虚。

2. 辨症状 辨咳嗽有痰无痰，有痰者应辨白色泡沫样痰、黏稠痰或者是黄脓痰。若咳嗽痰少或痰中带少许血丝，多为肺阴亏虚；咳白色泡沫样痰多为脾虚痰湿；黏稠痰或黄脓痰为痰热或热毒蕴肺。辨痰中带血或咯血，应察看血之色泽和有无凝血块。若血色鲜红为肺热伤络；若伴有血块提示气机阻滞，瘀血内结，血不循经，溢于脉外；若咳腥臭脓血痰甚则有血块，为痰瘀热毒壅结于肺。

三、证治概要

（一）治则治法

“扶正祛邪、标本兼治”是治疗本病总的原则。临证时，应分清虚实，辨别盛衰（正气与邪气）。肺癌早期多以邪实为主，治当以泻实攻邪为主、兼顾扶正，具体治法有化痰软坚散结、活血化瘀、清热解毒等；中晚期肺癌多以正虚为主，治当扶正为主、祛邪为辅，具体治法有益气养阴、补气养血、健脾补肺、补肾益气填精等。

（二）临证方药

1. 气滞血瘀

症见：咳嗽不畅，胸闷气憋，胸痛固定不移，痛如锥刺，或痰血暗红，便秘口干，口唇紫暗；舌质暗或有瘀点、瘀斑、瘀条等，舌苔薄，脉细弦或细涩。

治法：行气活血，散瘀消结。

方药：血府逐瘀汤。胸痛明显者，可加香附、郁金、香橼；若反复咯血，血色暗红者，可去桃仁、红花，加蒲黄、三七粉、藕节、仙鹤草、茜草根；瘀久化热，耗伤气津，症见口干舌燥者，加北沙参、天花粉、玄参、知母；若气血虚较重，症见食少、乏力、气短者，加人参或党参、白术、黄芪。

中成药可选用参莲胶囊、复方斑蝥胶囊。

2. 痰瘀阻肺

症见：咳嗽咳痰，胸闷气憋或气喘，痰质黏稠，痰白或黄白相兼，胸痛，纳呆便溏；舌质暗红或紫暗，苔白腻或黄腻，脉弦滑或滑数。

治法：健脾燥湿，化痰祛瘀。

方药：涤痰汤合瓜蒌薤白半夏汤。若见胸腔胀闷、喘咳较甚者（伴恶性胸腔积液者），加葶苈大枣泻肺汤；痰郁化热，痰黄稠黏难出者，加海蛤壳、鱼腥草、金荞麦根、黄芩、栀子；若胸痛甚，且瘀象明显者，加莪术、郁金、延胡索；神疲、纳呆者，加党参、白术、鸡内金、焦三仙。

3. 阴虚热毒

症见：咳嗽无痰或痰少而黏，或痰中带血，甚则咯血量多难止，伴气紧胸痛，心烦寐差，低热盗汗，或高热不退，口渴，大便干结，小便黄；舌质红，苔黄而干，脉细数或数大无力。

治法：养阴清热，解毒散结。

方药：沙参麦冬汤合五味消毒饮。若见咯血量多不止，可选加白及、仙鹤草、茜草根、三七粉；低热盗汗，加地骨皮、白薇、五味子；大便干结，加全瓜蒌、火麻仁。

中成药可选用清肺散结丸。

4. 气阴两虚

症见：咳嗽痰少，或痰稀，咳声低弱，气短喘促，神疲乏力，面色㿠白，微恶风寒，自汗或盗汗，或胸背隐痛，口干少饮；舌红或淡，少苔，脉细弱。

治法：益气养阴。

方药：生脉散合百合固金汤。亦可选用大补元煎、生脉散、麦味地黄丸加减。可加川贝母、山慈菇化痰散结；若兼有瘀血者，可加桃仁、红花、郁金、延胡索、丹参、三棱、莪术。

中成药可选用康莱特软胶囊。

（三）其他疗法

1. 针灸

（1）体针

① 改善症状，延长生存期。治法为扶正固本。以强壮保健穴为主。主穴取关元、足三里、三阴交；配穴取肺俞、内关、列缺、尺泽。操作：根据不同病变部位及患者不同的体质类型选用 3 ～ 5 个穴位，每日或隔日治疗 1 次。可根据不同症状，配合艾灸，或用温针灸法，或用艾炷灸法。

② 镇痛。治法为行气活血止痛。以夹脊穴及手阳明、足厥阴经穴为主。主穴取夹脊、合谷、太冲；配穴取孔最、尺泽、列缺。操作：常规针刺，也可加用电针，根据具体情况每日可治疗数次。

③ 减轻放化疗反应。治法为扶正化浊。以督脉、足阳明、足太阴经穴为主。主穴取大椎、足三里、三阴交；配穴随症加减，免疫功能抑制配内关、关元；白细胞减少配膈俞、脾俞、胃俞、肝俞、肾俞；胃肠反应配

内关、中脘、天枢；口腔咽喉反应配照海、列缺、廉泉；直肠反应配天枢、大肠俞、支沟、梁丘。操作：针刺或加温针灸，或采用隔姜灸。

（2）耳针　多选肺、心、肝、内分泌、交感、皮质下、神门等部位。毫针刺，中等或弱刺激，必要时可留针 24 小时。可用埋针法或压丸法。

2. 推拿　取风池、大椎、肩井、命门、曲池、合谷等穴，采用擦、拿、抹、摇、拍击等手法，治以扶正固本，宽胸理气。

四、健康处方

1. 宣传吸烟的危害，劝吸烟者戒烟。戒烟期间出现戒断症状，如无禁忌可大量喝水，有助于尼古丁的排泄，或做深呼吸运动以降低吸烟的强烈欲望。

2. 加强心理调护，保持心情舒畅，避免悲观、失望、烦躁等情绪刺激，增强战胜疾病的信心，积极配合治疗；生活规律，起居有常，不过度劳累。

3. 养成良好的饮食习惯，进食少油腻、高蛋白质、高热量、易消化的食物，以增加机体的抵抗力；多饮水，使呼吸道黏膜湿润利于痰液咳出。

4. 保持室内空气新鲜，每日定时通风，避免接触布满灰尘、烟雾及化学刺激物品的环境，适当户外活动，尽量避免去人员密集的公共场所，以防感冒。

第三节　肝　癌

一、概述

肝癌是以脏腑气血亏虚为本，气血湿热瘀毒互结为标，蕴结于肝，渐成癥积，肝失疏泄，以右胁肿硬疼痛、消瘦、食欲不振、乏力或有黄疸或昏迷等为主要表现的一种恶性疾病。

本病病位在肝，损及脾土。基本病机可归纳为正气亏虚，邪毒凝结于内。其形成与演变过程大致可分为三个阶段：初起多由情志不遂，郁怒不畅而致肝气不疏；继续发展则成肝郁气滞，气机失于宣发，阻于血络，血滞成瘀，痰瘀互结，日渐成积，毒邪内生，病从无形至有形；如果不及时发现而积极治疗，则病情迁延，久则伤阴耗气，肝脾肾互损，气血水互结，出现鼓胀、黄疸之证而终不能治。

二、诊断依据

（一）诊断要点

1. 不明原因的右胁不适或疼痛，原有肝病症状加重伴全身不适、胃纳减退、乏力、体重减轻等均应纳入检查范围。

2. 右胁部肝脏进行性肿大，质地坚硬而拒按，表面有结节隆起，为有诊断价值的体征，但已属中晚期。

3. 结合肝区 B 超、CT 扫描、MRI、肝穿刺、血清学检查（如甲胎蛋白）等，有助于明确诊断。

4. 患者既往有乙型肝炎或丙型肝炎病史以及家族史、酗酒等不良生活习惯是导致该病发生的重要因素。

本病应与肝积、肝痈、肝着等相鉴别。

（二）辨证要点

1. 辨标本虚实　其本虚是正气亏虚、脏腑气血不足，临床症见身软乏力、倦怠、懒言、形体日渐消瘦、面色萎黄等；其标实是气滞、血瘀、痰毒互结于肝，症见胁下积块、坚硬拒按，甚至脘腹胀满、腹大如鼓、水肿。

2. 辨危候　肝癌晚期可见呕血、便血、鼓胀、黄疸、神昏等危重症候。

3. 辨血瘀与出血　血瘀是肝癌的基本病机。齿衄、鼻衄，甚至呕血、便血等出血症候是中晚期肝癌常见之症。某些肝癌患者虽有明确的瘀血之症，临床上亦不宜久用活血化瘀之品，尤其是破血消瘀之品更应谨慎，以免引起出血。

三、证治概要

（一）治则治法

针对肝癌患者以气血亏虚为本，气血湿热瘀毒互结为标的虚实错杂的病机特点，扶正祛邪，标本兼治，以恢复肝主疏泄之功能，则气血运行流畅，湿热瘀毒之邪有出路，从而减轻和缓解病情。治标之法常用疏肝理气、活血化瘀、清热利湿、泻火解毒、消积散结等法，尤其应重视疏肝理气的合理运用；治本之法常用健脾益气、养血柔肝、滋补阴液等法。要注意结合病程、患者的全身状况处理好“正”与“邪”，“攻”与“补”的关系，攻补适宜，治实勿忘其虚，补虚勿忘其实。还当注意攻伐之药不宜太过，否则虽可图一时之快，但耗气伤正，最终易致正虚邪盛，加重病情。此外，在辨证论治的基础上应选加具有一定抗肝癌作用的中草药，以加强治疗的针对性。

（二）临证方药

1. 肝郁脾虚

症见：胁肋胀痛，或右胁下包块，胸闷不舒，善太息，纳呆食少，或有腹泻；舌淡红，苔白微腻，脉弦。

治法：疏肝解郁，健脾理气。

方药：柴胡疏肝散。气滞重，胁肋胀痛明显者，加延胡索、郁金；纳呆食少者，加炒麦芽、山楂。

中成药可选用肝复乐片。

2. 气滞血瘀

症见：右胁下或脘部包块巨大，痛处固定拒按，胀痛或刺痛，痛引肩背，入夜尤甚，脘腹胀满，乏力纳呆，便溏；舌质紫暗，有瘀斑、瘀点，脉涩或弦涩。

治法：活血化瘀，行气止痛，消癥散结。

方药：膈下逐瘀汤。本型肝癌之巨大痞块，由气血痰瘀热毒互结于肝所致，可酌加醋制穿山甲（用代用品）、醋制龟甲、三棱、莪术增强化瘀消癥、软坚散结之功，白花蛇舌草、重楼清热解毒消肿；中气不足，脾虚泄泻者，加用党参、白术、淮山药。

中成药可选用复方斑蝥胶囊。

3. 湿热内蕴

症见：右胁肿块，短时间内增大较快且疼痛较重，或身黄目黄，或潮热，或壮热，口干口苦，心烦易怒，胸腹满闷，便干溲黄；舌红，苔黄腻，脉滑数或弦滑。

治法：清热利湿，疏肝利胆。

方药：茵陈蒿汤。上方因苦寒药较多，若久用易伤肝胃之阴，可加生鳖甲、生龟甲；胁肋刺痛重者，加厚朴、延胡索、水红花子、王不留行。

中成药可选用莲花片。

4. 肝肾阴虚

症见：肝癌晚期，胁肋疼痛，腹大如鼓，青筋暴露，五心烦热，心悸失眠，神倦乏力，纳呆，甚则吐血、黑便等；舌红少苔，脉细数。

治法：滋阴柔肝，清热解毒。

方药：一贯煎合大补阴丸。若气阴两虚，症见神疲乏力、汗多者，加五味子、西洋参；潮热，盗汗，加银柴胡、胡黄连、牡蛎；大便秘结者，加瓜蒌仁、火麻仁；吐血、黑便者，加侧柏叶、血余炭、三七粉或云南白药（冲服）；腹水多、小便少者，加大腹皮、猪苓、泽泻。

（三）其他疗法

1. 针灸治疗

（1）体针　肝癌伴呃逆者。

主穴：足三里、内关。

配穴：肝郁脾虚者，加太冲、脾俞；气滞血瘀者，加膻中、膈俞；夹湿热者，加阴陵泉。

主穴每次必取，配穴依辨证每次选 1 ～ 2 穴，针刺手法按辨证之虚实而补泻，留针 20 ～ 30 分钟，每日治疗 1 次，直至呃逆消失。若患者顽固性持续呃逆，可加耳穴（肝、脾、神门、胃），每次选 1 ～ 2 穴，双侧埋压白芥子，嘱患者或其家属每天按压 4 次，或呃逆时按压。

（2）耳针　多选肝、脾、胃、大肠、内分泌、交感、皮质下、神门等部位。毫针刺，采用中等或弱刺激，必要时可留针 24 小时。可用埋针法或压丸法。

2. 饮食疗法

（1）团鱼山楂汤　团鱼 300g、山楂 60g，水煮熟食，每 3 日 1 剂，可长期服用。

（2）生晒参粥　生晒参末 10g（或党参 30g）、生姜 2 ～ 3 片、粳米 50 ～ 100g，加水适量共煮成粥，空腹食用。适用于肝癌气虚者。

（3）黄芪粥　黄芪末30～50g、陈皮末6g、粳米50～100g，加水适量煮粥，作早餐。适用于中、晚期肝癌气机阻滞兼气虚者。

（4）山药扁豆粥　鲜山药30g、白扁豆15g、粳米50～100g，鲜山药去皮切片，将白扁豆和粳米煮至半熟，加入山药片，共煮成粥，加白糖适量，作早餐。适用于中、晚期肝癌伴有腹泻者。

3. 外治法　药物组成：柴胡100g，生白芍100g，生鳖甲150g，干蟾皮30g，乳香30g，没药30g，麝香5g，白芷20g，川芎30g，三棱20g，莪术30g，青皮50g，山慈菇30g，半枝莲30g，白花蛇舌草30g。用法：将乳香、没药、麝香、白芷共研细末，其他药物用麻油浸泡，慢火将药物炸至焦黄捞出；再将药油过滤加热至300～320℃，熬至滴水成珠，加樟丹搅拌至不粘手、软硬适度，置凉水中去火毒。用时将膏药化开加入乳香、没药、麝香、白芷粉，拌匀后贴敷痛处，7天换药1次。适用于原发性肝癌疼痛者。

四、健康处方

1. 积极防治病毒性肝炎、肝硬化，对降低肝癌发病率有重要意义。加强肝癌的普查工作也是早期发现肝癌的重要方法。

2. 饮食原则以高蛋白质、适当热量、高维生素、低脂肪食物为宜，限制动物油的摄入；饮食多样化，应进食易消化的食物，忌食生冷油腻、硬性及霉变食物，忌用损害肝肾功能及对胃肠道有刺激性的食物和药物。

3. 保持生活规律，注意劳逸结合，保持心情愉快，学会自我心理调节，积极配合治疗，避免情绪波动和劳累，戒除嗜酒、酗酒等不良习惯，建立积极的生活方式，以提高机体抗癌能力。

第四节　噎　膈

一、概述

噎膈是由于食管干涩或食管狭窄导致食物吞咽受阻，或食入即吐的一种疾病。噎与膈有轻重之分。噎是吞咽之时，哽噎不顺，食物哽噎而下；膈是胸膈阻塞，食物下咽即吐。噎可单独出现，是膈的前驱症状，而膈常由噎发展而成，临床常噎膈并称。本病病因主要与七情内伤、酒食不节、久病年老有关。基本病机为肝、脾、肾功能失调，导致气、痰、血互结，食管狭窄，津枯血燥。病位在食管，属胃所主，与肝、脾、肾密切相关。病理性质总属本虚标实，本虚与脾肾亏虚，津液枯槁，不能濡养有关；标实为气滞、痰凝、血瘀阻于食管和胃，致使哽噎不顺，梗塞难下或食而复出，而发为噎膈。

二、诊断依据

（一）诊断要点

1. 咽下饮食梗塞不顺，食物在食管内有停滞感，甚则不能下咽到胃，或食入即吐。

2. 常伴有胃脘不适，胸膈疼痛，甚则形体消瘦，肌肤甲错，精神衰惫等症。

3. 起病缓慢，常表现为由噎至膈的病变过程，常由饮食、情志等因素诱发，多发于中老年男性，有地域性。

4. 食管、胃的X线检查，内镜及病理组织学检查，食管脱落细胞检查以及CT检查等有助于早期诊断。

本病应与反胃、梅核气等相鉴别。

（二）辨证要点

1. 辨病性的虚实　病初多以实证为主，有情志失调和饮食不节之别。久病多为正虚邪实，虚中夹实。正虚者，津液枯槁，脾肾亏虚；邪实者，气滞、痰湿、瘀血互相交结。

2. 辨病邪的偏重　大凡由忧思恼怒等引起，出现吞咽之时哽噎不顺、胸胁胀痛，情志抑郁时加重，属气郁；如吞咽梗阻、胸膈痞满、呕吐痰涎，属痰湿；若饮食梗阻难下、胸膈疼痛、固定不移、面色晦暗、肌肤甲错者，属血瘀。

三、证治概要

（一）治则治法

依据噎膈的病机，其治疗原则为理气开郁、化痰消瘀、滋阴养血润燥，应分清标本虚实而治。初起以标实为主，重在治标，以理气开郁、化痰消瘀为法，可少佐滋阴养血润燥之品；后期以正虚为主，或虚实并重，但治疗重在扶正，以滋阴养血润燥，或益气温阳为法，也可少佐理气开郁、化痰消瘀之品。但治标当顾护津液，不可过用辛散香燥之药；治本应保护胃气，不宜过用甘酸滋腻之品。存得一分津液，留得一分胃气，在噎膈的辨证论治过程中有重要意义。

（二）临证方药

1. 痰气交阻

症见：进食梗阻，脘膈痞满，甚则疼痛，情志舒畅则减轻，精神抑郁则加重，嗳气呃逆，呕吐痰涎，口干咽燥，大便艰涩；舌质红，苔薄腻，脉弦滑。

治法：开郁化痰，润燥降气。

方药：启膈散。若郁久化热，心烦口苦者，可加栀子、黄连、山豆根；若津伤便秘，可加增液汤和白蜜；若胃失和降，泛吐痰涎者，加半夏、陈皮、旋覆花。

2. 津亏热结

症见：进食时梗塞而痛，水饮可下，食物难进，食后复出，胸背灼痛，形体消瘦，肌肤枯燥，五心烦热，口燥咽干，渴欲饮冷，大便干结；舌红而干，或有裂纹，脉弦细数。

治法：养阴生津，泄热散结。

方药：沙参麦冬汤。若肠燥失润，大便干结，可加火麻仁、瓜蒌仁、何首乌；若腹中胀满，大便不通，胃肠热盛，可用大黄甘草汤泄热存阴，但应中病即止，以免重伤津液；若食管干涩，口燥咽干，可饮五汁安中饮以生津养胃。

中成药可选用珍香胶囊。

3. 瘀血内结

症见：进食梗阻，胸膈疼痛，食不得下，甚则滴水难进，食入即吐，面色暗黑，肌肤枯燥，形体消瘦，大便坚如羊屎，或吐下物如赤豆汁，或便血；舌质紫暗，或舌红少津，脉细涩。

治法：破结行瘀，滋阴养血。

方药：通幽汤。若气滞血瘀，胸膈胀痛者，可用血府逐瘀汤；若服药即吐，难于下咽，可先用烟斗盛玉枢丹，点燃吸入，以开膈降逆，其后再服汤剂。

中成药可选用抗癌平丸。

4. 气虚阳微

症见：进食梗阻不断加重，饮食不下，面色苍白，精神衰惫，形寒气短，面浮足肿，泛吐清涎，腹胀便溏；舌淡苔白，脉细弱。

治法：温补脾肾，益气回阳。

方药：温脾用补气运脾汤，温肾用右归丸。若中气下陷，少气懒言，可用补中益气汤；若脾虚血亏，心悸气短，可用十全大补汤加减。

噎膈至脾肾俱败阶段，一般宜先进温脾益气之剂，以救后天生化之源，待能稍进饮食与药物，再以暖脾温肾之方，汤丸并进，或两方交替服用。在此阶段，如因阳竭于上而水谷不入，阴竭于下而二便不通，称为关格，系开合之机已废，为阴阳离决的一种表现，当积极救治。

（三）其他疗法

1. 体针

（1）改善症状，延长生存期　治法为扶正固本。以强壮保健穴为主。

主穴：关元、足三里、三阴交。

配穴：天突、膻中、巨阙、鸠尾。

操作：选用 3 ～ 5 个穴位，每日或隔日治疗 1 次。可根据不同症状，配合艾灸，或用温针灸法，或用艾炷灸法。

（2）减轻放化疗反应　治法为扶正化浊。以督脉、足阳明、足太阴经穴为主。

主穴：大椎、足三里、三阴交。

配穴：免疫功能抑制配内关、关元；白细胞减少配膈俞、脾俞、胃俞、肝俞、肾俞；胃肠反应配内关、中脘、天枢；口腔咽喉反应配照海、列缺、廉泉；直肠反应配天枢、大肠俞、支沟、梁丘。

操作：针刺或加温针灸，或采用隔姜灸。

2. 耳针　多选食道、胸、胃、膈、神门等部位。毫针刺，采用中等或弱刺激，必要时可留针 24 小时，或用埋针法或压丸法。

四、健康处方

1. 积极治疗与食管癌发生相关的疾病，如食管炎、食管白斑、贲门失弛缓症、食管憩室等；积极治疗食管上皮增生，以阻断癌变过程。

2. 养成良好的饮食习惯。如进食不宜过快，不吃过烫、辛辣、变质、发霉食物，忌饮烈性酒；多吃新鲜蔬菜、水果；宜进食营养丰富的食物。疾病后期可进食牛奶、羊奶、肉汁、蜂蜜、藕汁、梨汁等流质饮食。

3. 生活规律，起居有常，戒烟酒，保持愉快的心情，树立战胜疾病的信心。

第五节 肠 蕈

一、概述

肠蕈，是由于正虚感邪、内伤饮食及情志失调引起湿热、瘀毒蕴结肠道，传导失司，导致的以大便带血或排黏液脓血便、大便性状或习惯发生改变、腹痛、腹部包块等为主要表现的一类恶性疾病。本病的发生，是因七情内伤、饮食不节、脾肾亏虚，以致外邪乘虚而入或毒邪聚而内生。外感湿热或脾胃损伤导致水湿内生，郁久化热，是发病的重要原因；湿热久羁，流连肠道，阻滞气机，热渐成毒，热伤脉络，致使气滞、湿热、毒聚、血瘀，在肠道结积成块，是发病的主要病机环节。病位在大肠，与肝、脾、肾密切相关。病性有寒热之分、虚实之别，早期以湿热、瘀毒邪实为主，渐至虚实夹杂，终而邪盛正衰。

二、诊断依据

（一）诊断要点

1. 排便习惯与粪便性状改变，腹痛，肛门坠痛，里急后重，甚至腹内结块是本病的基本临床表现。

2. 根据发病部位不同，临床表现常具有特殊性：①右结肠癌以腹部肿块、贫血、全身中毒症状为主。②左结肠癌以肠梗阻症状为主。③直肠癌以大便习惯改变，黏液血便为其突出症状。

3. 出现上述表现时，应详细询问病史，全面体检，并及时进行直肠指诊、全结肠镜检查、钡灌肠 X 线检查、血清癌胚及肠癌相关抗原测定、直肠内超声扫描及 CT 等检查以明确诊断。

本病应与痢疾、痔疾等相鉴别。

（二）辨证要点

肠蕈总属本虚标实之候，主要应辨别便血、便形及腹痛、腹泻以区别其虚实。

1. 辨便血 血色鲜红，常伴大便不爽，肛门灼热，此为湿热下注、热伤血络所致。

2. 辨大便形状 大便变细、变扁，常夹有黏液或鲜血，症状进行性加重，这是由于肿块不断增大堵塞肠道所致。

3. 辨腹痛 腹痛时作时止，痛无定处，排便排气稍减，为气滞；痛有定处，腹内结块，为血瘀；腹痛隐隐，得温可减，为虚寒；痛则虚汗出或隐痛绵绵，为气血两虚。

4. 辨腹泻 大便干稀不调多为气滞；泻下脓血、腥臭，为湿热瘀毒；久泻久痢，肠鸣而泻，泻后稍安，常为寒湿；泻下稀薄，泻后气短头晕，多为气血两虚。

三、证治概要

（一）治则治法

本病在初期阶段多为湿热蕴结，继则出现气滞血瘀，故早期正气尚存时应以清热利湿、行气活血、化瘀解毒为主。病至后期，可出现脾肾阳虚、肝肾阴虚、气血亏虚的表现，因此应以扶正为主，祛邪为辅，以温补脾肾、滋养肝肾、补益气血为基本法则。

（二）临证方药

1. 湿热内蕴

症见：小腹阵痛，下痢赤白或见脓血，里急后重，肛门灼热，口渴；舌红，苔黄腻，脉滑数。

治法：清热利湿解毒。

方药：白头翁汤合槐角地榆汤。痛引两胁者，加柴胡、郁金；便血多者，加地榆炭、三七粉（冲服）；大便干结者，加生大黄；里急后重明显者，加广木香、白芍；身热、口渴者，加生地黄、牡丹皮；小便短赤，加车前草、金钱草。

2. 瘀毒内结

症见：腹胀、腹痛或腹部包块，便血或大便色紫暗量多，或腹泻与便秘交替出现，里急后重，口渴；舌质紫暗，或有瘀斑、瘀点，脉弦涩或细涩。

治法：化瘀解毒散结。

方药：桃红四物汤合五味消毒饮。大便不通者，加生大黄；若腹胀、腹部窜痛者，加青皮、沉香、枳实。

3. 脾肾阳虚

症见：形寒肢冷，少气无力，腹部胀满，腹痛隐隐，纳差便溏，便血暗淡；舌淡胖，边有齿痕，苔白，脉沉细。

治法：温补脾肾。

方药：四神丸。大便泻下无度者，加诃子肉、罂粟壳、赤石脂、巴戟天；便血暗红量多者，加炒艾叶、地榆炭；形寒甚者，加制附片、肉桂。

4. 气血两亏

症见：面色苍白无华，气短乏力，便溏，便血，脱肛，形瘦，腹胀大，腹部包块疼痛；舌淡苔白，脉细弱。

治法：益气养血。

方药：归脾汤。气虚神疲乏力甚者，加红参；若便血量多者，应重加侧柏叶、炮姜炭、伏龙肝、地榆炭、仙鹤草；便秘者，加肉苁蓉、生大黄。

（三）其他疗法

1. 针灸

（1）改善症状，延长生存期　治法为扶正固本。以强壮保健穴为主。

主穴：关元、足三里、三阴交。

配穴：胃俞、大肠俞、曲池、内关、上巨虚。

操作：选用 3 ～ 5 个穴位，每日或隔日治疗 1 次。可根据不同症状，配合艾灸，或用温针灸法，或用艾炷灸法。

（2）减轻放化疗反应　治法为扶正化浊。以督脉、足阳明、足太阴经穴为主。

主穴：大椎、足三里、三阴交。

配穴：免疫功能抑制配内关、关元；白细胞减少配膈俞、脾俞、胃俞、肝俞、肾俞；胃肠反应配内关、中脘、天枢；口腔咽喉反应配照海、列缺、廉泉；直肠反应配天枢、大肠俞、支沟、梁丘。

操作：针刺或加温针灸，或采用隔姜灸。

2. 灌肠疗法

（1）生大黄 15g、黄柏 15g、紫花地丁 30g、蒲公英 30g、金银花 15g、红花 10g、苦参 20g，将上方药物加水 1000mL，煎至 300mL 左右。待药液温度在 37℃左右时，从肛门插入灌肠导管约 20 ～ 30cm 深，注药后保留药液 2 ～ 3 小时。一日两次。

（2）硼砂 3g、鸦胆子 9g、乌梅肉 15g、冰片 1.5g，加辅剂制成丸，上药为 3 个栓剂量。每次 1 丸从肛门塞入，每日 1 ～ 2 次。适用于直肠癌肿块突出而致肠腔狭窄，大便困难者。操作手法应轻柔，注意避免出血。

3. 饮食疗法

（1）马齿苋绿豆汤　新鲜马齿苋 120g（或干品 60g）、绿豆 60g，将上述原料加水适量，煎煮取汁 500mL，每日 1 ～ 2 次，连服 2 ～ 3 周。适用于湿热蕴结型肠癌患者，脾虚泄泻者不宜。

（2）赤小豆薏米粥　赤小豆 50g、生薏苡仁 50g 浸透，以文火煮烂，加大米共煮成粥，加糖服食，可连服 10 ～ 15 天。适用于湿热蕴结型肠癌患者。

四、健康处方

1. 积极防治大肠癌的前期病变。对结肠腺瘤性息肉，特别是家族性多发性肠息肉，必须及早切除病灶；炎症性肠病及其他原因引起的结肠炎等应及时治疗。

2. 改进食物结构。多吃低脂肪和高纤维素的食物，如瘦肉、粗粮、新鲜蔬菜、水果等。

3. 保持大便通畅。每天或隔天大便一次，尽量缩短大便在肠道的停留时间，减少粪毒的吸收。凡有排便习惯、粪便性状改变，特别是便血时，应及时就医。

4. 患病期间应注意调节情绪，增强战胜疾病的信心，合理饮食，慎起居，劳逸结合。

第六节　乳腺癌

一、概述

乳腺癌，中医称为乳岩，是以乳房肿块、质地坚硬、高低不平、病久肿块溃烂、脓血污秽恶臭、疼痛日增为主要表现的肿瘤性疾病。

本病外因是致病的条件，内因是决定因素。正气不足、阴阳不和、感受外邪、七情内伤、肝脾郁结、冲任失调、气血亏损等最终导致经络阻塞、气血郁滞、痰毒互结于乳房而成本病。病位在乳房，与肝、脾、肾相关。

二、诊断依据

（一）诊断要点

1. 乳腺癌的临床表现有：①乳房肿块，质硬，活动差，表面欠光滑。②乳头溢液，血性或浆液性。③乳头改变，可见扁平、回缩、凹陷、糜烂、湿疹等。④皮肤改变，可见“酒窝征”、橘皮样变。⑤乳房形态改变，双乳不对称，可见外凸、凹陷、抬高等。

2. 结合钼靶 X 线摄片、乳腺 B 超、病理切片可明确诊断。

本病应与乳癖、乳核、乳痨等相鉴别。

（二）辨证要点

1. 辨临床特点　乳腺癌临床以乳房肿块、疼痛，乳头溢液或为血性，乳头皱缩，局部皮肤粘连，以及腋窝或锁骨上淋巴结肿大等为特点。

2. 辨标本虚实及邪正盛衰　乳腺癌患者早、中期多以肝郁气滞、冲任失调、热毒蕴结之实证为主，正气未虚，邪气较盛；病至中、晚期多见脾肾亏虚、气血不足、痰瘀毒内聚之虚实夹杂之证，正气亏虚，邪气亦盛。临床所见患者多经放化疗后，其正虚明显，以脾肾亏损、气血虚衰为主。

3. 辨舌脉　舌质红、苔黄者多为实证，热证；舌质淡、脉沉细者为虚证；舌质紫暗或有瘀斑、瘀点，脉弦涩或弦紧者为内有瘀血之征；苔厚腻者，为内有痰湿。

三、证治概要

（一）治则治法

本病治疗以扶正与祛邪相结合为总原则。明辨正邪盛衰、病变部位及病程阶段而确立不同的治法。一般早期宜祛邪为主，扶正为辅；中期宜扶正祛邪同时兼顾；晚期宜扶正为主，祛邪为辅。扶正不留邪，祛邪不伤正，攻补兼施。

（二）临证方药

1. 肝气郁结

症见：乳房肿块，皮色如常，质地坚硬，心烦易怒或精神忧郁，胸闷胁胀，失眠健忘，阵阵叹息，口苦咽干；舌质暗红，舌苔薄白或薄黄，脉细弦或沉弦。

治法：疏肝解郁，化痰散结。

方药：逍遥散。乳房胀痛明显者，加川芎、木香、青皮；情志不畅，多怒抑郁者，加佛手、木香。

2. 痰瘀互结

症见：乳房肿块，质硬，或胀痛或刺痛，边界不清，表面凹凸不平，固定不移，局部皮肤收缩凹陷如橘皮状，胸胁胀闷，纳少腹胀，倦怠，或兼痰核、瘰疬；舌质暗或有瘀斑，舌苔厚腻，脉细涩或弦滑。

治法：化痰消瘀，软坚散结。

方药：海藻玉壶汤合抵当汤。胸胁胀闷重者，加枳壳、香附、佛手；痰郁化热，舌苔黄腻、脉滑数者，加瓜蒌、黄连、黄芩；乳房肿块疼痛明显者，加王不留行、路路通、全蝎。

3. 热毒蕴结

症见：乳房肿块迅速增大，或伴有发热，间有红肿疼痛，甚者肿块溃烂外翻如菜花样，血水外渗，或疮面恶臭，口干舌燥，大便秘结，小便黄赤，消瘦乏力；舌质红绛，舌苔黄腻或厚，脉弦数。

治法：清热解毒，化瘀散结。

方药：五味消毒饮。大便干结者，加生大黄；热毒盛，肿块疮面流脓不止者，加冬瓜仁、芦根、皂角刺。

4. 脾气虚弱

症见：乳房肿块，或痛或不痛，食欲不振，食后腹胀，面色萎黄，精神萎靡，体倦乏力，神疲懒言，痰多清稀，大便溏薄，浮肿或消瘦；舌质淡，舌苔薄，脉细弱。

治法：益气健脾。

方药：参苓白术散。乳房肿块痛甚者，加青皮、王不留行、莪术；乏力明显者，重用黄芪、党参；便溏不实或大便水样者，加五味子、五倍子；兼脾肾阳虚者，加制附子、吴茱萸、补骨脂。

5. 气血两虚

症见：晚期乳癌，破溃外翻如菜花，渗血不止，疼痛难忍，神疲乏力，少气懒言，心悸气短，面白无华，月经愆期，量少色淡或闭经；唇舌色淡，舌苔薄白，脉细弱无力。

治法：益气补血。

方药：八珍汤。若偏寒者，加细辛；偏热者，加夏枯草、蒲公英。

（三）其他疗法

1. 体针

（1）改善症状，延长生存期　治法为扶正固本。以强壮保健穴为主。

主穴：关元、足三里、三阴交。

配穴：内关、乳根、膺窗。

操作：选用 3 ～ 5 个穴位，每日或隔日治疗 1 次。可根据不同症状，配合艾灸，或用温针灸法，或用艾炷灸法。

（2）镇痛　治法为行气活血止痛。以夹脊穴及手阳明、足厥阴穴为主。

主穴：夹脊、合谷、太冲。

配穴：内关、膻中、乳根。

操作：常规针刺，也可加用电针。根据具体情况每日可治疗数次。

（3）减轻放化疗反应　治法为扶正化浊。以督脉、足阳明、足太阴经穴为主。

主穴：大椎、足三里、三阴交。

配穴：免疫功能抑制配内关、关元；白细胞减少配膈俞、脾俞、胃俞、肝俞、肾俞；胃肠反应配内关、中脘、天枢；口腔咽喉反应配照海、列缺、廉泉；直肠反应配天枢、大肠俞、支沟、梁丘。

操作：针刺或加温针灸，或采用隔姜灸。

2. 耳针　多选乳腺、肝、脾、内分泌、交感、皮质下、神门等部位。毫针刺，采用中等或弱刺激，必要时可留针 24 小时，或用埋针法或压丸法。

四、健康处方

1. 加强防癌知识宣传，推广和普及乳房自我检查方法；乳腺癌患者的姐妹和女儿属于发生乳腺癌的高危人群，应定期检查；积极治疗乳腺良性疾病。

2. 患病后要保持乐观开朗，增强战胜疾病的信心，积极配合治疗，生活规律，起居有常，均衡饮食，适当运动，术后进行患侧上肢功能锻炼，如上肢旋转运动、扩胸运动等，避免从事重体力劳动或较剧烈的体育活动，定期复查。

3. 指导改善自我形象。①鼓励患者佩戴义乳，佩戴义乳可减少因不相称姿势而导致的颈痛及肩臂疼痛，有助于纠正斜肩、保持平衡、预防颈椎倾斜、恢复良好体态，同时具有保护胸部的作用，并能增强自信心。②选择义乳以及如何佩戴须咨询专业人员，应加强自查，定期体检。

4. 指导患者定期复查，坚持服药。治疗完成后 2 ～ 3 年每 3 个月复查 1 次，以后每半年复查 1 次，5 年后可酌情每年复查 1 次。如需服用他莫昔芬片，要遵医嘱持续服用 3 ～ 5 年，并告知患者他莫昔芬可抑制肿瘤细胞生长，不可擅自停药。观察药物治疗的不良反应，若患者出现食欲缺乏、外阴瘙痒、不规则子宫出血等严重不良反应，要及时就诊。

第七节　原发性支气管肺癌

一、概述

原发性支气管肺癌简称肺癌，是起源于支气管黏膜或腺体的最常见的恶性肿瘤。常见的临床表现有咳嗽、咯血或痰中带血、呼吸困难、发热、消瘦等。该病是发病率和死亡率增长最快、对人群健康和生命威胁最大的恶性肿瘤疾病之一。近 50 年来，许多国家肺癌的发病率和死亡率均明显增高，男性肺癌发病率和死亡率均占所有恶性肿瘤的第 1 位，在女性恶性肿瘤的发病率和死亡率中肺癌占第 2 位。

肺癌的病因至今尚不完全明确，大量资料表明，长期大量吸烟与肺癌的发生有非常密切的关系。长期大量吸烟者患肺癌的概率是不吸烟者的 10 ～ 20 倍，开始吸烟的年龄越小，患肺癌的概率越高。此外，吸烟不仅直接影响本人的身体健康，还对周围人群的健康产生不良影响，导致被动吸烟者肺癌患病率明显增加。城市居民肺癌的发病率比农村高，这可能与城市大气污染和烟尘中含有致癌物质有关。因此，应该提倡不吸烟，并加强城市环境卫生工作。

二、诊断要点

（一）诊断依据

原发性支气管肺癌的诊断依据包括：症状、体征、X 线表现、痰癌细胞检查（痰检）以及家族史。

1. 病史

（1）对不明原因的持续性呛咳、反复痰中带血应予警惕，特别是 40 岁以上的男性，但青年也不能排除肺癌的可能性。

（2）慢性咳嗽者，当咳嗽性质发生改变，肺部局限性炎症反复发作时，也应警惕。

（3）对长期吸烟、慢性咳嗽、有家族肿瘤病史以及对某些有害物质有长期接触史者，应列为重点，定期检查。

（4）对诊断为肺结核者，经抗结核治疗无效或治疗后病灶好转而又出现新的病灶者，应进一步检查来排除肺癌。

2. 症状　肺癌的临床表现比较复杂，症状和体征的有无、轻重以及出现的早晚，取决于肿瘤发生部位、病理类型、有无转移、有无并发症以及患者的反应程度和耐受性的差异。肺癌早期症状常较轻微，甚至可无任何不适。中央型肺癌症状出现早且重，周围型肺癌症状出现晚且较轻，甚至无症状，常在体检时被发现。

肺癌的症状大致分为局部症状、全身症状、肺外症状、浸润和转移症状。一般常见的局部症状有阵发性刺激性干咳、痰中带血或咯血、胸痛、胸闷气急、声带麻痹以及声音嘶哑等。声带麻痹亦可引起程度不同的上气道梗阻。全身症状多见发热以及消瘦、恶病质。肺外症状以肺源性骨关节增生症以及与肿瘤有关的异位激素分泌综合征等为主。

3. 体征　注意颈部及腋窝淋巴结肿大、皮下结节、静脉充盈、骨关节体征、神经系统体征等。

4. 辅助检查

（1）X 线检查　该检查对肺癌诊断价值大，其确诊率可达 80% 以上。中央型肺癌常以局限性肺气肿、肺不张、阻塞性肺炎，以及肺门增宽、肺门块影为特征；周围型肺癌常见肺部单发结节、孤立性块影，肺炎型或粟粒型肺浸润。支气管造影可明确支气管的狭窄、梗阻及充盈缺损情况。

（2）细胞学检查　诊断阳性率可达 80% 以上。方法可采用痰液、支气管镜吸出物镜下直接刷片，或从胸腔积液中查找癌细胞。一般连送 3 ～ 6 天为妥。查出率中央型比周围型高。组织类型中以小细胞癌最高，鳞癌次之，腺癌及大细胞未分化癌符合率最低。

（3）纤维支气管镜检查　对中央型肺癌检出率很高。近年来已可以镜下注射药物或导入激光用于治疗。

（4）病理学检查　对肺癌的诊断和分型有决定意义。可采用纤维支气管镜活检、冲洗和细胞学涂片检查，阳性率高。纵隔镜活检、经皮穿刺活检及对锁骨上淋巴结活检等也可帮助诊断。

（5）CT　CT 较 X 线分辨力高，且 CT 的横断面无影像重叠，故能显示隐蔽部位的肿瘤，如胸膜下、肺周围、纵隔旁的病变。

（6）实验室检查　①血常规检测。②肝肾功能等检测及其他必要的生化检查。③如需进行有创检查及手术治疗的患者，还需进行必要的凝血功能检测。④血清学肿瘤标志物检测，如癌胚抗原（CEA）、神经元特异性烯醇化酶（NSE）、细胞角蛋白片段19、胃泌素释放肽前体（ProGRP）以及鳞状上皮细胞癌抗原（SCC）等，以上肿瘤标志物联合使用，可提高其在临床应用中的敏感度和特异度。

（二）鉴别诊断

1. 肺结核瘤（球） 较多见于青年患者，病程较长，少见痰中带血，痰中发现结核分枝杆菌。影像学上多呈圆形，见于上叶尖或后段，体积较小，直径不超过5cm，边界光滑，密度不匀，可见钙化。结核瘤（球）的周围常有散在的结核病灶称为卫星灶。周围型肺癌多见于40岁以上的患者，痰中带血较多见，痰中癌细胞阳性者达40%～50%。X线胸片示肿瘤常呈分叶状，边缘不整齐，有小毛刺影及胸膜皱缩，生长较快。在一些慢性肺结核病例，可在肺结核基础上发生肺癌，必须进一步做痰液细胞学和支气管镜检查，必要时施行剖胸探查术。

2. 肺部感染 如肺炎多次发作在同一部位，则应提高警惕，应高度怀疑肿瘤堵塞所致，应取患者痰液做细胞学检查和进行纤维光导支气管镜检查。在有些病例，肺部炎症部分吸收，剩余炎症被纤维组织包裹形成结节或炎性假瘤时，很难与周围型肺癌鉴别，对可疑病例应施行剖胸探查术。

三、防治措施

（一）治疗措施

1. 手术疗法 手术治疗的目的，是彻底切除肺原发肿瘤和局部的转移淋巴结，并尽可能保留健康肺组织。但中晚期的肿瘤患者已发生多处转移，手术是否能起到预期的疗效还要斟酌。特别需要注意的是盲目手术，忽视了肿瘤的转移及恶化，给患者心理和生理造成了严重的伤害。早期肺癌经手术治疗，约半数患者可获得长期生存。

手术禁忌证：①胸外淋巴结（锁骨上、腋下）转移。②远处转移，如脑、骨、肝等器官转移。③广泛肺门、纵隔淋巴结转移。④胸膜转移，癌肿侵入胸壁和肋骨，虽然可以与病肺一并切除，但疗效不佳，肺切除术应慎重考虑。⑤心、肺、肝、肾功能不全，全身情况差的患者。

2. 放射疗法 放射治疗是局部消除肺癌病灶的一种手段。在各型肺癌中，小细胞肺癌对放射疗法敏感性较高，鳞癌次之，腺癌和细支气管肺癌最低。临床上采用的是术后放疗，对未能切除的肿瘤，手术中在残留的癌灶区放置小的金属环或银夹做标记，便于放疗时准确定位。有的病例可以通过肺癌诊断进行术前放疗。晚期肺癌病例，有阻塞性肺炎、肺不张、上腔静脉阻塞综合征、骨转移引起剧烈疼痛以及癌肿复发的病例，也可进行姑息性放射性治疗，以减轻肺癌症状。

3. 化疗 目前化疗方案多为含铂两药方案，比如小细胞肺癌EP、CE方案，非小细胞肺癌多用TP、NP、GP等方案。

4. 中医药以及其他治疗 包括中医药辨证丸散膏汤等应用以及中成药等，其他治疗用靶向治疗、免疫治疗等。

（二）双向转诊

1. 对可疑肺癌患者随时转送上级医院肿瘤专科进行检查，以明确诊断，做到早发现、早诊断、早治疗。

2. 放化疗后在社区康复期间，若出现白细胞低于3.0×10^9/L，血红蛋白低于80g/L，血小板低于80×10^9/L，需转送上级医院肿瘤内科治疗。

3. 肺部出现中度以上的感染、发热在38.5℃以上，经治疗无好转、食欲明显减退、咯血、恶病质等情况者，需转送上级医院肿瘤专科治疗。

四、健康管理

1. 给予患者良好的心理暗示。正确认识肺癌，保持良好的精神状态，增加治疗信心，提高生命质量。

2. 坚持治疗。遵医嘱化疗、放疗及综合治疗，如呼吸困难、疼痛等症状加重或不缓解时应及时就诊。

3. 合理休息。适当活动，增强抗病能力。

4. 养成良好的生活习惯。改善工作和生活环境，防止空气污染；提倡不吸烟或戒烟，并注意避免被动吸烟；加强营养支持；避免呼吸道感染。

5. 定期体检。肺癌的高危人群应定期进行体检，早期发现肿瘤，早期治疗。

第八节　原发性肝癌

一、概述

原发性肝癌（primary carcinoma of the liver），简称肝癌是指肝细胞或肝内胆管上皮细胞发生的癌肿。原发性肝癌是临床最常见的恶性肿瘤之一。根据最新统计，全世界每年新发肝癌患者约六十万，发病率居恶性肿瘤的第五位。原发性肝癌按细胞分型可分为肝细胞型肝癌、胆管细胞型肝癌及混合型肝癌。按肿瘤的形态可分为块状型肝癌、结节型肝癌、弥漫型肝癌和小癌型肝癌。肝癌是死亡率仅次于胃癌、食管癌的第三大常见恶性肿瘤。肝癌初期症状并不明显，晚期主要表现为肝痛、乏力、消瘦、黄疸、腹水等症状。原发性肝癌的病因尚未完全明确，可能与病毒性肝炎、肝硬化、黄曲霉毒素、饮用水污染以及长期饮酒吸烟等因素相关。

二、诊断要点

（一）诊断依据

1. 病史　①患有乙型肝炎或丙型肝炎病史的患者。②肝硬化患者。③长期酗酒者。

2. 症状

（1）早期肝癌　无症状。

（2）临床期肝癌的症状　①肝区疼痛。②胃肠道症状。③全身表现有体重下降、乏力、消瘦、恶病质、黄疸、发热、腹水等。

（3）转移灶症状　肺、骨骼、颅内等部位的症状。

（4）伴癌综合征　如自发性低血糖等。

3. 体征　①肝区肿块。②皮肤、巩膜黄染。③腹水。④合并肝硬化的有脾大、腹壁静脉曲张。⑤肝区血管杂音及摩擦音。

4. 辅助检查

（1）甲胎蛋白（AFP）　① 70% 以上的肝癌患者，AFP 值高于正常，AFP ≥ 400μg/L 持续 1 个月，由低浓度逐渐升高不降，或在 200μg/L 以上的中等水平持续 2 个月。②妊娠、生殖腺胚胎肿瘤、急慢性肝炎时，AFP 可升高，但影像学检查肝无占位病变。

（2）γ- 谷氨酰转移酶同工酶Ⅱ（γ-GT2）　升高。

（3）α-L- 岩藻糖苷酶（AFU）　可升高。

（4）腹部 B 超　结合 AFP 检查，有助肝癌早期诊断。

（5）CT　是目前诊断小肝癌和微小肝癌的最佳方法。

（6）MRI　对肝癌和良性病变的鉴别价值优于 CT。

（7）肝动脉造影　对小肝癌的定位诊断在各种检查方法中最佳。

（8）肝穿刺活组织检查　在 B 超或 CT 引导下穿刺，对诊断有一定帮助。

（二）鉴别诊断

1. 肝脓肿　有细菌或阿米巴原虫感染史。发热、肝大、有明显压痛相似于肝癌，但肝脓肿表面光滑，质地无肝癌坚硬，B 超可显示液性暗区，肝脏穿刺有脓液，常规检测及培养可找到细菌或阿米巴滋养体，且针对病原体治疗有效。

2. 肝硬化　肝硬化的诊断在原发性肝癌诊断和鉴别诊断中是比较常用的。若肝硬化患者有明显的肝大、质硬的大结节，或肝萎缩变形而 B 超、CT 检查又发现占位性病变，则肝癌的可能性极大，应反复检测 AFP。若 AFP 与谷丙转氨酶（ALT）曲线分离或 AFP 持续升高，应考虑为原发性肝癌。

3. 继发性肝癌　原发于胃肠道、呼吸道、泌尿生殖道、乳房等处的癌瘤，常转移至肝脏。与肝癌相比，继发性肝癌病情发展较慢，肝区疼痛不明显，很少有 HBsAg 阳性及肝硬化，一般 AFP 为阴性，关键在于病理检查和找到肝外原发癌。

三、防治措施

（一）治疗措施

1. 肝炎防治　肝炎是导致肝癌发病的一大因素。因而在预防上，应做好及时的疫苗接种，同时要洁身自好，避免不洁性生活，远离毒品；对于有肝炎疾病的人群，应坚持做好及时的抗病毒治疗，在医师的指导下积极用药治疗，不可私自停药。

2. 饮食防治　饮食上，应避免摄入霉变食物，不喝不干净的饮用水，同时戒烟限酒，少吃熏腊食物，多吃新鲜蔬果，保持健康的饮食习惯。

3. 定期体检　肝癌早期症状并不明显，因而很多肝癌患者在治疗时已经到了中晚期，给治疗增加了相当大的难度。早发现、早治疗对于肝癌的防治显得尤为重要。对于肝炎患者，建议每半年进行一次体检，正常人群建议一年进行一次体检。

4. 治疗原则

（1）Ⅰ期　尽可能手术切除，术后酌情辅助化疗。不能切除时，用非手术疗法与药物、放疗等综合治疗。

（2）Ⅱ期　手术切除或肝动脉结扎、栓塞、药物灌注，或放射、药物等综合治疗，或中医中药加化疗药物治疗。

（3）Ⅲ期　以中医中药、免疫疗法为主，必要时小剂量化疗。

（二）双向转诊

1. 对可疑肝癌患者随时转送上级医院肿瘤专科进行检查，以明确诊断。做到早发现、早诊断、早治疗。

2. 放化疗后在社区康复期间，若出现白细胞低于 $3.0\times10^9/L$，血红蛋白低于 80g/L，血小板低于 $80\times10^9/L$，需转送上级医院肿瘤内科治疗。

3. 出现中度以上的感染、发热达 38.5℃以上，经治疗无好转、食欲明显减退、腹部突发剧烈疼痛、呕血、黑便、黄疸、腹水、恶病质等情况者也需转上级医院进一步治疗。

四、健康管理

1. 落实新生儿乙肝疫苗注射及改水、改厕等预防措施的实施。防止粮食作物中黄曲霉毒素污染、水中蓝绿藻的污染。

2. 积极防治病毒性肝炎、肝硬化。应用病毒性肝炎疫苗（乙型疫苗）预防肝炎，对原发性肝癌的预防也有积极作用。

3. 对 $50\mu g/L \leqslant AFP < 200\mu g/L$，超过 2 月以上者，注意密切观察与随访。

4. 指导患者生活规律，保持乐观情绪，合理进食，避免加重肝脏负担，如有肝性脑病倾向，应减少蛋白质摄入。

第九节　大肠癌

一、概述

大肠癌是指来自大肠黏膜上皮的恶性肿瘤，包括结肠癌和直肠癌，是最常见的消化道恶性肿瘤之一。临床上以排便习惯与粪便性状发生改变，腹痛，腹部包块等为主要表现。根据其发病部位不同，其临床表现常具有其特殊性。大肠癌的发病率从高到低依次为直肠、乙状结肠、盲肠、升结肠、降结肠及横结肠，近年有向近端（右半结肠）发展的趋势。其发病与生活方式、遗传、大肠腺瘤等关系密切。发病年龄趋老年化，男女之比为 1.65∶1。临床上习惯使用 Dukes 大肠癌临床病理分期法：A 期，大肠癌病灶局限于黏膜或黏膜下层。B_1 期，病变侵及固有肌层，无淋巴结转移。B_2 期，病变穿透固有肌层，累及浆膜层，无淋巴结转移。C_1 期，有区域淋巴结转移，但肠系膜血管旁淋巴结尚无转移。C_2 期，肠系膜血管淋巴结有转移。D 期，有远处转移或腹腔转移，或广泛浸润无法切除者。

美国癌症联合委员会（AJCC）结直肠癌 TNM 分期系统见表 5-9。

二、诊断要点

（一）诊断依据

1. 病史　①患者直系亲属中有大肠癌家族病史者。②患过结肠多发性息肉病、溃疡性结肠炎、克罗恩（Crohn）病、慢性血吸虫病者。③接受过盆腔放疗、胆囊切除术者。

2. 症状　大肠癌早期无明显临床症状，或症状不明显，仅感肛门部坠胀不适、消化不良、大便隐血等。随着癌肿发展，症状逐渐出现，表现为大便习惯改变、腹痛、便血、腹部包块、肠梗阻等，伴或不伴贫血、发热和消瘦等全身症状。肿瘤因转移、浸润可引起受累器官的改变。

表 5-9 美国癌症联合委员会（AJCC）结直肠癌 TNM 分期系统（第 8 版，2017 年）

原发肿瘤（T）	
T_x	原发肿瘤无法评估
T_0	无原发肿瘤
T_{is}	原位癌：黏膜内癌（侵犯黏膜固有层）
T_1	肿瘤侵犯黏膜下层
T_2	肿瘤侵犯固有肌层
T_3	肿瘤穿透固有肌层抵达浆膜下，或侵犯无腹膜覆盖的结直肠旁组织
T_{4a}	肿瘤穿透至脏腹膜（包括肿瘤所致肠道严重穿孔或肿瘤经炎症区域持续浸润到达脏层腹膜表面）
T_{4b}	肿瘤与邻近器官或组织结构粘连，或直接侵犯其他器官或组织
区域淋巴结（N）	
N_x	区域淋巴结无法评估
N_0	区域淋巴结无转移
N_1	1～3 枚区域淋巴结转移（淋巴结中的肿瘤直径≥ 0.2mm），或存在癌结节而淋巴结阴性
N_{1a}	1 枚区域淋巴结转移
N_{1b}	2～3 枚区域淋巴结转移
N_{1c}	无区域淋巴结转移，但肿瘤在浆膜下、肠系膜或无腹膜覆盖的结直肠旁或直肠系膜组织中种植
N_2	≥ 4 枚区域淋巴结转移
N_{2a}	4～6 枚区域淋巴结转移
N_{2b}	7 枚或更多的区域淋巴结转移
远处转移（M）	
M_0	无远处转移
M_1	有远处转移
M_{1a}	转移局限在单个器官或部位（如肝脏、肺、卵巢，非区域淋巴结转移），无腹膜转移
M_{1b}	转移＞ 1 个器官或部位，无腹膜转移
M_{1c}	转移至腹膜表面，伴或不伴其他器官或部位转移

分期分组

分期	T	N	M	Dukes 分期	MAC
0	T_{is}	N_0	M_0	—	—
Ⅰ	T_1	N_0	M_0	A	A
	T_2	N_0	M_0	A	B_1
ⅡA	T_3	N_0	M_0	B	B_2
ⅡB	T_{4a}	N_0	M_0	B	B_2
ⅡC	T_{4b}	N_0	M_0	B	B_3
ⅢA	T_1～T_2	N_1/N_{1c}	M_0	C	C_1
	T_1	N_{2a}	M_0	C	C_1
ⅢB	T_3～T_{4a}	N_1/N_{1c}	M_0	C	C_2
	T_2～T_3	N_{2a}	M_0	C	C_1/C_2
	T_1～T_2	N_{2b}	M_0	C	C_1
ⅢC	T_{4a}	N_{2a}	M_0	C	C_2
	T_3～T_{4a}	N_{2b}	M_0	C	C_2
	T_{4b}	N_1～N_2	M_0	C	C_3
ⅣA	任何 T	任何 N	M_{1a}	—	—
ⅣB	任何 T	任何 N	M_{1b}	—	—
ⅣC	任何 T	任何 N	M_{1c}	—	—

组织学分级（G）	
G_x	分化程度不能被评估
G_1	高度分化
G_2	中度分化
G_3	低度分化
G_4	未分化

3. 体征

（1）贫血与消瘦　随病程进展，患者可出现慢性消耗性症状，如贫血、消瘦、乏力及发热，甚至出现恶病质。与便血、摄入不足以及消耗过多有关。

（2）腹部包块　腹部包块是大肠肿瘤的主要表现之一。其发生率为47%～80%，是右半结肠癌的最常见症状，约占就诊患者的80%；左半结肠癌占20%～40%。

（3）出血　直肠肿瘤可在直肠腔内扪及表面不光滑的肿块或溃疡，质脆易出血，指套有暗褐色血染。

4. 辅助检查

（1）癌胚抗原（CEA）　癌胚抗原是具有人类胚胎抗原决定簇的酸性糖蛋白，是最早从结肠腺癌和胎儿消化系统组织中提取的一种肿瘤相关抗原。最初认为CEA是结肠癌、直肠癌的特异标志物，后发现该指标在胰腺癌、肺癌、胃癌、乳腺癌、卵巢癌患者也有升高，部分肝硬化、直肠息肉憩室炎等良性疾病患者亦可超过正常水平。因此，CEA不具有特异性的诊断价值，但对于肿瘤的诊断分期、手术前后疗效观察、监测复发有其重要的临床价值。

① 在结肠癌中阳性率以病理分期不同而异，病期越晚癌胚抗原浓度越高，阳性率越高，病灶局限于黏膜时阳性率为40%，侵入肌层或有远处转移时阳性率达90%～100%。

② 估计预后。术前或治疗前癌胚抗原明显升高者预后差；术前升高，术后降至正常说明肿瘤无残存，提示预后较好；若不降至正常，或从中低值上升到高值说明肿瘤未切除干净，有复发、转移的可能，预后一般不好。

③ 治疗后监测随诊。癌胚抗原浓度常可在肿瘤复发前数周升高，因此可以进行长期随访，用于监测其复发或转移。

④ 在放化疗中，癌胚抗原浓度的检测也能较好地反映疗效，以指导临床治疗方案的选择。治疗后癌胚抗原浓度下降，说明有效；若不变或上升，则必须更换治疗方案。

（2）血清铁蛋白、糖类抗原CA50、CA19-9　在结肠癌的患者中有不同程度的升高。对大肠癌诊断、随访和复发的监测有其一定的临床价值。

（3）肛门指诊　90%～95%的患者可扪及肿块，一般指诊可达8～10cm，腹部加压可达12cm，简便易行。指诊应做全部直肠壁检查，注意有无结节、溃疡、肿块，肠腔有无狭窄，肿块是否固定，前列腺、膀胱有无受累，指套上有无黏液及血液。

（4）乙状结肠镜及纤维结肠镜检查　乙状结肠镜可达肛门上25cm处，纤维结肠镜可达全部结肠直到回盲部，在直视下取病理活检或收集冲洗液、擦刷下来的脱落细胞，有利于早期诊断。

（5）化验检查　血常规检查可以了解患者贫血情况；大便隐血试验可以了解消化道出血情况，一般连查三天，若阳性可进一步做指诊或乙状结肠镜或纤维结肠镜检查确定诊断。

（6）钡灌肠X线检查　是诊断结肠癌的重要方法，确诊率达90%以上。在肿瘤部位可出现黏膜破坏、充盈缺损、肠壁僵硬、肠腔狭窄、龛影等改变，必要时可做气钡双重造影检查以提高诊断的准确率。

（二）鉴别诊断

1. 痢疾　痢疾与大肠癌在腹痛、泄泻、里急后重、排脓血便等临床症状上有相似点，要注意区别。痢疾是以腹痛腹泻、里急后重、排赤白脓血便为主要临床表现的具有传染性的外感疾病。痢疾一般发病较急，常以发热伴呕吐而开始，继则腹痛腹泻、里急后重、排赤白脓血便为突出的临床特征，其腹痛多呈阵发性，常可在腹泻后减轻，腹泻次数可达每日10～20次，粪便呈胶冻状、脓血状。而大肠癌起病较为隐匿，早期症状多较轻或不明显，中晚期伴见明显的全身症状，如神疲倦怠、消瘦等；腹痛常为持续性隐痛，常见腹泻但每日次数不多，泄泻与便秘交替出现是其特点。此外，实验室检查对明确诊断具有重要价值，如血常规检查、大便细菌培养、大便隐血试验、直肠指诊、全结肠镜检查等。

2. 痔疮　痔疮也常见大便带血、肛门坠胀或异物感的临床表现，应注意区别。痔疮属外科疾病，起病缓，病程长，一般不伴有全身症状，其大便下血特点为便时或便后出血，常伴有肛门坠胀或异物感，多因劳累、过食辛辣等而诱发或加重。直肠指诊、直肠镜检查等实验室检查有助于明确诊断。

三、防治措施

（一）治疗措施

大肠癌的治疗原则：Ⅰ期根治性手术切除，术后随访，一般不用化疗。Ⅱ期及Ⅲ期术前或术后放疗，术前放疗（直肠癌多用）4周，休息1～2周后手术。Ⅳ期以化疗及靶向治疗为主，必要时行姑息性手术或放疗。

1. 手术治疗

（1）治疗结肠癌的方案是以手术切除为主的综合治疗方案　Ⅰ、Ⅱ和Ⅲ期患者常采用根治性的切除加区域淋巴结清扫，根据癌肿所在部位确定根治切除范围及其手术方式。Ⅳ期患者若出现肠梗阻、严重肠出血时，暂不做根治手术，可行姑息性切除，缓解症状，改善患者生活质量。

（2）直肠癌根治性治疗的基础是手术　直肠癌手术较结肠癌困难。常见手术方式有经肛门切除术（极早期近肛缘）、直肠全系膜切除手术、低位前切术、经腹会阴联合切除术。对于Ⅱ、Ⅲ期直肠癌，建议术前行放疗、化疗，缩小肿瘤，降低局部肿瘤期别，再行根治性手术治疗。

2. 综合治疗

（1）奥沙利铂联合氟尿嘧啶类药物（氟尿嘧啶）的方案是目前Ⅲ期结、直肠癌和部分具有高危因素结、直肠癌患者的标准治疗方案，治疗时间为6个月。适用于术前未接受新辅助放射治疗的直肠癌患者，术后需要进行辅助放射治疗者。

（2）Ⅳ期结、直肠癌的治疗主要是以化学治疗为主的综合治疗方案，化疗药物包括氟尿嘧啶、卡培他滨、奥沙利铂、伊立替康、亚叶酸钙等多种药物，常用化疗方案有FOLFOX、XELOX、FOLFIRI等，在化疗基础上酌情联合靶向药物治疗（贝伐单抗、西妥昔单抗、帕尼单抗）。

3. 放疗　目前效果较好、研究较多的是外科和放疗的综合治疗，包括术前放疗、术中放疗、术后放疗、“三明治”式放疗等，各有其特点。对晚期直肠癌患者、局部肿瘤浸润者、有外科禁忌证者，应用姑息性放疗，以缓解症状，减轻痛苦。

（二）双向转诊

1. 对可疑大肠癌患者随时转送上级医院肿瘤专科进行检查，以明确诊断，做到早发现、早诊断、早治疗。明确诊断后，其治疗是以手术治疗为主，以放化疗和中医治疗为辅的综合治疗，对于无手术指征或者手术后需要接受辅助化疗的患者转送肿瘤内科化疗。

2. 放化疗后社区康复期间，若出现白细胞低于3.0×10^9/L，血红蛋白低于80g/L，血小板低于80×10^9/L，需转送上级医院肿瘤内科治疗。

3. 出现下列状况者，也需转上级医院进一步治疗：①大量便血、剧烈腹痛可能提示出现穿孔、肠梗阻等急腹症，应尽快转入上级医院救治。②发热、黄疸、腹水、恶病质等情况均提示病情进展，需要转诊。

四、健康管理

1. 普通人群应避免高脂肪饮食，多进食富含纤维的食物，注意保持排便通畅。有家族史的人群，一定要提高警惕，定期到医院进行体检。

2. 应积极防治大肠癌的前期病变。对结肠腺瘤性息肉，特别是家族性多发性肠息肉病，必须及早切除病灶。

3. 患病期间应注意调节情绪，增强战胜疾病的信心，合理饮食，慎起居，劳逸结合。

第六章　外科疾病

第一节　疔　疮

疔是一种发病迅速，易于变化而危险性较大的急性化脓性疾病。其临床特点是疮形虽小，但根脚坚硬，有如钉丁之状，病情变化迅速，容易造成毒邪走散。《素问·生气通天论》中就有“高粱之变，足生大丁”的记载。根据发病部位和性质不同，分颜面部疔疮、手足部疔疮、红丝疔、烂疔、疫疔，其中以颜面和手足等处多发。如果处理不当，发于颜面部的疔疮，很容易走黄而有生命危险；发于手足部的疔疮，则易损筋伤骨而影响功能。

颜面部疔疮

一、概述

颜面部疔疮是指发生于颜面部的急性化脓性疾病，相当于西医的颜面部疖、痈。根据不同部位有眉心疔（印堂疔）、眉棱疔、眼胞疔、颧疔、人中疔、虎须疔、锁口疔、反唇疔、承浆疔等不同名称，其病因、辨证施治基本相同。

本病的主要病因为火热之毒。其毒或从内发，如恣食膏粱厚味、醇酒辛辣炙煿之品，脏腑蕴热内生；或从外受，如感受风热火毒，或皮肤破损染毒。火热之毒蕴蒸肌肤，以致气血凝滞，火毒结聚，热胜肉腐而成。若火毒炽盛，内燔营血，则成走黄重症。

二、诊断依据

（一）诊断要点

颜面部疔疮多发于额前、颧、颊、鼻、口唇、颏等部，分初、中、后三期。

初期：在颜面部某处皮肤上忽起一粟米样脓头，或痒或麻，之后逐渐红肿热痛，肿势范围虽然只有3～6cm，但根深坚硬，如钉丁之状，重者有恶寒发热等全身症状。

中期：第5～7日，肿势逐渐增大，四周浸润明显，疼痛加剧，脓头破溃。伴有发热口渴，便干溲赤，苔薄腻或黄腻，脉象弦滑数等。

后期：第7～10日，肿势局限，顶高根软溃脓，脓栓（疔根）随脓外出，肿消痛止，身热减退。一般10～14天，即可痊愈。

若处理不当，或妄加挤压，或不慎碰伤，或过早切开等，可引起疔疮顶陷，色黑无脓，四周皮肤暗红，肿势扩散，失去护场，以致头面、耳、项俱肿，并伴有壮热烦躁、神昏谵语、舌质红绛、苔黄糙、脉象洪数等，此乃疔毒走散，发为“走黄”之象。

本病应与疖、有头疽相鉴别。

（二）辨证要点

主要根据局部症状结合全身表现及舌脉辨证，并结合血常规、细菌培养加药敏试验（必要时）分析。

三、证治概要

（一）治则治法

以清热解毒为大法，火毒炽盛证宜凉血清热解毒。外治根据初起、成脓、溃后，分别采用箍毒消肿、切开排脓、提脓祛腐、生肌收口法治疗。切忌早期切开引流。

（二）临证方药

1. 热毒蕴结

症见：红肿高突，根脚收束；伴发热，头痛；舌红，苔黄，脉数。

治法：清热解毒。

方药：五味消毒饮、黄连解毒汤加减。毒盛肿甚者，加大青叶，重用黄连；壮热口渴者，加竹叶、石膏、知母。

2. 火毒炽盛

症见：疮形平塌，肿势散漫，皮色紫暗，焮热疼痛；伴高热，头痛，烦渴，呕恶，溲赤；舌红，苔黄腻，脉洪数。

治法：凉血清热解毒。

方药：犀角地黄汤、黄连解毒汤、五味消毒饮加减。痛甚，加乳香、没药；不易出脓者，加皂角刺；便秘者，加生大黄。

（三）外治法

1. 初起宜箍毒消肿，用金黄散、玉露散以金银花露或水调成糊状围敷，或千捶膏盖贴，或六神丸、紫金锭研碎醋调外敷。

2. 脓成宜提脓祛腐，用九一丹、八二丹撒于疮顶部，再用玉露膏或千捶膏敷贴。若脓出不畅，用药线引流；若脓成熟，中央已软有波动感时，可切开排脓。

3. 溃后宜提脓祛腐，生肌收口。疮口掺九一丹，外敷金黄膏；脓尽改用生肌散、太乙膏或红油膏盖贴。

（四）其他疗法

1. 中成药 蟾酥丸，3 ～ 5 粒，吞服，儿童减半；犀黄丸，每次 3g，每日 2 次。

2. 针灸 可针刺身柱、灵台、合谷、委中等穴位，高热配大椎、十宣，神昏配水沟、十二井；病变局部，可将大蒜切成厚 2 ～ 3mm 的蒜片，用针扎数孔后，放置于患部进行隔蒜灸；在背部脊柱两旁寻找丘疹样凸起点 3 ～ 5 个，三棱针挑刺出血 3 ～ 4 滴。

3. 西医治疗 必要时可应用抗生素，并配合支持疗法。

四、健康处方

1. 忌食烟酒及辛辣、鱼腥发物，饮食宜清淡。
2. 忌内服发散药，忌灸法，忌早期切开及针挑，忌挤脓。
3. 有全身症状者宜静卧休息，并减少患部活动。
4. 对皮肤破损的患者，注意保护破损皮肤。

手足部疔疮

一、概述

手足部疔疮是发生在手足部位的急性化脓性疾病。根据不同的发病部位有蛇头疔、蛇眼疔、代指、蛇背疔、螺疔、蛀节疔、泥鳅疔、鱼肚疔（蛇腹疔）、托盘疔、足底疔、涌泉疔等不同称呼，相当于西医的甲沟炎、化脓性指头炎、化脓性腱鞘炎、掌中间隙感染、足底皮下脓肿等病。

本病内因脏腑火毒炽盛，外因手足部因针尖、竹、木、鱼骨等刺伤或修甲时刺破皮肤外伤染毒，或昆虫咬伤等。托盘疔还可由手少阴心经、手厥阴心包经火毒炽盛引起；足底疔多由湿热下注引起。最终可导致火毒之邪阻塞经络，气血凝滞，热胜肉腐，甚则损筋伤骨。

二、诊断依据

（一）诊断要点

手足部疔疮发病部位多有受伤史。不同部位特点各异，结合临床症状、体征及摄片、血常规检查等进行辨证分析可诊断。

1. 蛇眼疔 初起时多局限于指甲一侧边缘的近端处，有轻微的红肿疼痛，2 ～ 3 天成脓，可在指甲背面透现一点黄色或灰白色，或整个甲身内有脓液。待出脓后，即能肿退痛除，迅速愈合；严重者脓出不畅，甲下溃空或有胬肉突出，甚至指（趾）甲脱落。

2. 蛇头疔 初起指端感觉麻痒而痛，继而刺痛，灼热肿胀，色红不明显，随后肿势逐渐扩大。中期肿势更为扩大，手指末节呈蛇头状肿胀。酿脓时有剧烈的跳痛，患肢下垂时疼痛更甚，局部触痛明显，约 10 天成脓，此时多阵发性啄痛，常影响食欲和睡眠，伴有恶寒发热、头痛、全身不适等症状。后期一般脓出肿退痛止，趋向痊愈。若未及时处理，任其自溃，溃后脓水臭秽，经久不愈，余肿不消，或胬肉突出者，多是损筋伤骨的征象。

3. 蛇肚疔 发于指腹部，整个患指红肿疼痛，呈圆柱状，形似小红萝卜，关节轻度屈曲，不能伸展，若强行扳直，即觉剧痛。诸症逐渐加重，7～10天成脓。因指腹皮肤厚韧，不易测出波动感，也难自溃。溃后脓出黄稠，逐渐肿退痛止，约2周痊愈；若损伤筋脉，则愈合缓慢，常影响手指的屈伸。

4. 托盘疔 初起整个手掌肿胀高突，失去正常的掌心凹陷或稍凸出，手背肿势通常更为明显，甚则延及手臂，疼痛剧烈，或伴发红丝疔，伴有恶寒发热、头痛、纳呆、苔薄黄、脉滑数等症状。约2周成脓，因手掌皮肤坚韧，虽内已化脓，不易向外透出，很可能向周围蔓延，损伤筋骨，影响屈伸功能，或并发疔疮走黄。若溃后脓出，肿退痛减，全身症状亦随之消失，再过7～10天愈合。

5. 足底疔 初起足底部疼痛，不能着地，按之坚硬。3～5日后有啄痛，修去老皮后，可见到白色脓点。重者肿势蔓延到足背，痛连小腿，不能行走，伴有恶寒发热、头痛、纳呆、苔黄腻、脉滑数等。溃后流出黄稠脓液，肿消痛止，全身症状也随之消失。

手足部疔疮应与类丹毒相鉴别。

（二）辨证要点

主要根据手足部局部症状结合全身表现及舌脉辨证，并结合血常规、摄片、细菌培养加药敏试验（必要时）分析。

三、证治概要

（一）治则治法

以清热解毒为主，根据发病部位不同及病变发展不同阶段，施治有所侧重。如发于下肢者应注重清热利湿；脓成后应尽早切开排脓；愈后需加强功能锻炼。

（二）临证方药

1. 火毒凝结

症见：局部红肿热痛，麻痒相兼，伴畏寒发热；舌质红，苔黄，脉数。

治法：清热解毒。

方药：五味消毒饮、黄连解毒汤加减。

2. 热胜肉腐

症见：红肿明显，疼痛剧烈，痛如鸡啄，肉腐为脓，溃后脓出肿痛消退；若溃后脓泄不畅，则肿痛不退，胬肉外突，甚者损筋蚀骨；舌红，苔黄，脉数。

治法：清热透脓托毒。

方药：五味消毒饮合透脓散加减。

3. 湿热下注

症见：足底部红肿热痛，伴恶寒、发热、头痛、纳呆；舌红，苔黄腻，脉滑数。

治法：清热解毒利湿。

方药：五神汤合萆薢渗湿汤加减。

（三）外治法

1. 初期 金黄膏或玉露膏外敷。蛇眼疔也可用10%黄柏溶液湿敷。

2. 溃脓期 脓成应及早切开排脓，注意不同部位切口的选择，一般应尽可能循经直开。甲下溃空者需拔甲，拔甲后以红油膏纱布包扎。

3. 收口期 脓尽用生肌散、白玉膏外敷。若胬肉高突，修剪胬肉后，用平胬丹或枯矾粉外敷；若已损骨，久不收口者，可用2%～10%黄柏溶液浸泡患指，每天1～2次，每次10～20分钟。有死骨存在，可用七三丹提脓祛腐，待死骨松动时用血管钳或镊子钳出死骨。筋脉受损导致手指屈伸障碍者，待伤口愈合后，用桂枝、桑枝、红花、丝瓜络、伸筋草等煎汤熏洗，并加强患指屈伸功能锻炼。

（四）其他疗法

参见“颜面部疔疮”。

四、健康处方

1. 注意劳动保护，防止手足部皮肤损伤。

2. 手部疔疮忌持重物或剧烈活动，以三角巾悬吊固定。生于手掌部者，宜手掌向下，使脓液容易流出。足部疔疮宜抬高患肢，尽量少行走。

3. 愈后影响手指屈伸功能者，宜加强功能锻炼。

4. 其他参照“颜面部疔疮”。

第二节　痈

一、概述

痈是指气血被邪毒壅聚而发生的化脓性疾病。在中医文献中痈有“内痈”“外痈”之分。本节只叙述外痈。外痈指发生于体表皮肉之间的急性化脓性疾病，相当于西医的皮肤浅表脓肿、急性化脓性淋巴结炎等。一般的痈发无定处，随处可生，因发病部位不同分为颈痈、腋痈、肘痈、胯腹痈、委中毒、脐痈等。其共性为局部光软无头，红肿疼痛（少数初起皮色不变），结块范围多在 6 ～ 9cm，发病迅速，易肿、易脓、易溃、易敛，或伴有恶寒、发热、口渴等全身症状，一般不会损伤筋骨，也不易造成内陷。

本病多因外感六淫邪毒，或皮肤外伤感染毒邪，或过食膏粱厚味，聚湿生浊，邪毒湿浊留阻肌肤，郁结不散，使营卫不和、气血凝滞、经络壅遏、化火成毒而成痈肿。

二、诊断依据

（一）诊断要点

痈可发生于体表的任何部位。

初起在患处皮肉之间突然肿胀，光软无头，迅速结块，表皮焮红，少数病例初起皮色不变，到酿脓时才转为红色，灼热疼痛。轻者无全身症状，重者可伴恶寒发热、头痛、泛恶、口渴、舌苔黄腻、脉弦滑或洪数等。

成脓在病起后 7 天左右，即使体质较差、气血虚弱不易托毒外出成脓者，亦不超过 2 周。局部肿势逐渐高突，疼痛加剧，痛如鸡啄。若按之中软有波动感者，为脓已成熟，多伴有发热持续不退等全身症状。

溃后脓出多稠厚、色黄白；若为外伤血肿化脓，则可夹杂赤紫色血块；若疮口过小或袋脓，可致脓流不畅，影响愈合；若气血虚者，则脓水稀薄，疮面新肉难生，不易收口。

血常规示白细胞总数及中性粒细胞比例可增高。

本病应与脂瘤染毒、有头疽、发相鉴别。

（二）辨证要点

主要根据典型局部症状结合全身症状辨证。

三、证治概要

（一）治则治法

治疗宜清热解毒、和营消肿，并结合发病部位辨证用药。外治按一般阳证疮疡治疗。

（二）临证方药

1. 火毒凝结

症见：局部突然肿胀，光软无头，迅速结块，皮肤焮红，灼热疼痛，日后逐渐扩大，高肿发硬；重者可有恶寒发热，头痛，泛恶，口渴；舌苔黄腻，脉弦滑或洪数等症状。

治法：清热解毒，行瘀活血。

方药：仙方活命饮加减。发于上部，加牛蒡子、野菊花；发于中部，加龙胆、黄芩、栀子；发于下部，加苍术、黄柏、川牛膝。

2. 热胜肉腐

症见：红热明显，肿势高突，疼痛剧烈，痛如鸡啄，溃后脓出则肿痛消退；舌红，苔黄，脉数。

治法：和营清热，透脓托毒。

方药：仙方活命饮合五味消毒饮加减。

3. 气血两虚

症见：脓水稀薄，疮面新肉不生，色淡红而不鲜或暗红，愈合缓慢，伴面色无华、神疲乏力、纳少；舌质淡胖，苔少，脉沉细无力。

治法：益气养血，托毒生肌。

方药：托里消毒散加减。

（三）外治法

1. 初起 用金黄膏，或用金黄散以冷开水调成糊状外敷。热盛者，可用玉露膏或玉露散外敷，或太乙膏外敷，掺药均可用红灵丹或阳毒内消散。

2. 成脓 宜切开排脓，以得脓为度。

3. 溃后 先用药线蘸八二丹插入疮口，3～5日后改用九一丹，外盖金黄膏或玉露膏。待肿势消退十之八九时，改用红油膏盖贴。脓腐已尽，见出透明浅色黏液者，改用生肌散、太乙膏、生肌白玉膏或生肌玉红膏盖贴。

4. 袋脓 可先用垫棉法加压包扎，如无效可扩创引流。

（四）其他疗法

1. 中成药 蟾酥丸，3～5粒，吞服，儿童减半；犀黄丸，每次3g，每日2次。

2. 西医治疗 必要时可应用抗生素，并配合支持疗法。

四、健康处方

1. 保持局部皮肤清洁。
2. 平素少食辛辣炙煿助火之物及肥甘厚腻之品，患病时忌食烟酒及辛辣、鱼腥发物。
3. 有全身症状者宜静卧休息，并减少患部活动。

第三节 有头疽

一、概述

有头疽是发生于肌肤间的急性化脓性疾病，相当于西医的痈。好发于项后、背部等皮肤厚韧之处，多见于中老年人及消渴病患者，并容易发生内陷。根据发病部位不同有多种病名，如百会疽、鬓疽、额疽、夭疽、锐毒、脑疽、背疽、搭手、蜂窝疽、膻中疽、少腹疽、太阴疽、石榴疽（又名肘疽）、臀疽、腿疽等。根据发病原因不同亦有多种病名，如过饮药酒兼厚味积毒蕴发者，称酒毒发；湿痰郁结而成者，称痰注发。还有以形状命名者，如莲子发、蜂窝发等。然其病因病机、临床表现和治疗方法基本相似，故并作有头疽论述。

本病总由外感风温、湿热，凝聚肌表；内因情志内伤，恼怒伤肝，思虑伤脾，肝脾郁结，气郁化火；或房事不节，恣欲伤肾，劳伤精气，肾水亏损，相火炽盛；或恣食膏粱厚味，脾胃运化失常，湿热火毒内生，均能导致脏腑蕴毒，内外邪毒互相搏结，凝聚肌肤，以致营卫不和，气血凝滞，经络阻隔而成。

素体虚弱时更易发生，如消渴患者常易并发本病。若阴虚之体，因水亏火炽，则热毒蕴结更甚；若气血虚弱之体，因正虚毒滞难化，不能透毒外出，均可使病情加剧，甚至发生疽毒内陷。

二、诊断依据

（一）诊断要点

凡在皮肤坚韧，肌肉丰厚之处均可发生有头疽，以项、背部为多见。好发于成年人，以中老年人居多。其特点是初起皮肤上即有粟粒样脓头，焮热红肿胀痛，迅速向深部及周围扩散，脓头相继增多，溃烂后状如莲蓬、蜂窝，范围常在9～12cm，大者可在30cm以上。

按局部症状可分为四候。

1. 初期 局部红肿结块，肿块上有粟粒状脓头，作痒作痛，逐渐向周围和深部扩散，脓头增多，色红、灼热、疼痛，伴有恶寒发热、头痛、食欲不振、舌苔白腻或黄腻、脉多滑数或洪数等明显的全身症状。此为一候。

2. 溃脓期 疮面腐烂形似蜂窝，肿势范围大小不一，常超过10cm，甚至大逾盈尺，伴高热口渴、便秘溲赤。如脓液畅泄，腐肉逐渐脱落，红肿热痛随之减轻，全身症状也渐减或消失。此为二至三候，病变范围大者往往需 3 ～ 4 周。

3. 收口期 脓腐渐尽，新肉生长，肉色红活，逐渐收口而愈。亦有少数病例腐肉虽脱，但新肉生长迟缓。此为四候，常需 1 ～ 3 周。

若兼见神昏谵语、气息急促、恶心呕吐、腰痛、尿少、尿赤、发斑等严重全身症状者，为合并内陷。体虚或消渴患者容易并发内陷。

本病应与发际疮、脂瘤染毒相鉴别。

（二）辨证要点

主要根据病因、局部症状结合全身症状分候辨证。

三、证治概要

（一）治则治法

应明辨虚实，分证论治，谨防疽毒内陷。积极治疗消渴等病，必要时配合西医西药治疗。

（二）临证方药

1. 火毒凝结

症见：多见于壮年正实邪盛者。局部红肿高突，灼热疼痛，根脚收束，迅速化脓脱腐，脓出黄稠；伴发热，口渴，尿赤；舌苔黄，脉数有力。

治法：清热泻火，和营托毒。

方药：黄连解毒汤合仙方活命饮加减。恶寒发热者，加荆芥、防风；便秘者，加生大黄、枳实；溲赤者，加萆薢、车前子。

2. 湿热壅滞

症见：局部症状与火毒凝结证相同，伴全身壮热、朝轻暮重、胸闷呕恶；舌苔白腻或黄腻，脉濡数。

治法：清热化湿，和营托毒。

方药：仙方活命饮加减。胸闷呕恶者，加藿香、佩兰、厚朴。

3. 阴虚火炽

症见：多见于消渴患者。肿势平塌，根脚散漫，皮色紫滞，脓腐难化，脓水稀少或带血水，疼痛明显；伴发热烦躁，口干唇燥，饮食少思，大便燥结，小便短赤；舌质红，苔黄燥，脉细弦数。

治法：滋阴生津，清热托毒。

方药：竹叶黄芪汤加减。初起加天花粉、金银花、连翘；中期加皂角刺；溃后加西洋参。

4. 气虚毒滞

症见：多见于年迈体虚、气血不足患者。肿势平塌，根脚散漫，皮色灰暗不泽，化脓迟缓，腐肉难脱，脓液稀少，色带灰绿，闷肿胀痛，容易形成空腔；伴高热，或身热不扬，小便频数，口渴喜热饮，精神萎靡，面色少华；舌质淡红，苔白或微黄，脉数无力。

治法：扶正托毒。

方药：八珍汤合仙方活命饮加减。

（三）外治法

1. 初起未溃 患部红肿，脓头尚未溃破，属火毒凝结证或湿热壅滞证，用金黄膏或千捶膏外敷；阴虚火炽证或气虚毒滞证，用冲和膏外敷。

2. 酿脓期 以八二丹掺疮口；如脓水稀薄而带灰绿色者，改用七三丹，外敷金黄膏。待脓腐大部脱落，疮面渐洁，改掺九一丹，外敷红油膏。若脓腐阻塞疮口，脓液蓄积，引流不畅者，可用五五丹药线或八二丹药线多枚分别插入疮口，蚀脓引流；或用棉球蘸五五丹或八二丹，松松填于脓腔以祛腐。若疮肿有明显波动，可采用手术扩创排毒，行十或双十字形切开，务求脓泄畅达。如大块坏死组织一时难脱，可分次祛除，以不出血为度。切开时应注意尽量保留皮肤，以减少愈合后瘢痕形成。

3. 收口期 疮面脓腐已净，新肉渐生，以生肌散掺疮口，外敷白玉膏。若疮口有空腔，皮肤与新肉一时不能黏合者，可用垫棉法加压包扎。

4. 后期 腐肉已脱，但脓水较多，可用垫棉法加压，一则可防止袋脓的发生，二则可使皮肉黏合，促进疮口愈合。但需要注意的是，初起脓栓未松动时，不可强行剥出，以防止毒邪扩散；后期毒邪未尽应慎用垫棉法，勿使毒邪不得外泄反陷入里。

（四）其他疗法

1. 控制消渴病患者的血糖水平，必要时可用胰岛素制剂以达到快速控制血糖的目的。

2. 可根据病情及脓液培养、药敏试验的结果选用广谱抗生素治疗。

四、健康处方

1. 注意个人卫生。保持疮周皮肤清洁，可用 2% ～ 10% 黄柏溶液或生理盐水洗涤拭净，以免脓水浸淫。

2. 切忌挤压，患在项部者可用四头带包扎；若患在背部，睡时宜侧卧；患在上肢者宜用三角巾悬吊；在下肢者宜抬高患肢，减少活动。

3. 饮食宜清淡，忌辛辣炙煿、鱼腥等发物；伴消渴者，予消渴病饮食；高热时应卧床休息，并多饮开水。

4. 严密观察病情，防止内陷发生。

第四节　水火烫伤

一、概述

水火烫伤是由于热力（火焰、灼热的气体、液体或固体）作用于人体而引起的一种急性损伤性疾病，常伤于局部，波及全身，可出现严重的全身性并发症。

本病因火焰、热水（油）、蒸汽等所致的强热侵害人体，导致皮肉腐烂而成。轻者，仅皮肉损伤；重者，除皮肉损伤外，因火毒炽盛，伤津耗液，损伤阳气，致气阴两伤，或因火毒侵入营血，内攻脏腑，导致脏腑失和，阴阳平衡失调，甚者可致死亡。

二、诊断依据

（一）诊断要点

有明确的水火烫伤史，应了解受伤原因及水火烫伤环境，根据水火烫伤面积、深度、部位、年龄、原因、有无复合伤及基础疾病等综合判断伤情。局部主要表现有红斑、水疱、焦痂。

1. 轻度水火烫伤　面积较小，一般无全身表现，仅有局部皮肤潮红、肿胀、剧烈疼痛或有水疱。

2. 重度水火烫伤　面积较大，伴严重的全身症状。病程一般分三期。

（1）早期（休克期）　多发生在水火烫伤后 48 小时之内，主要由体液大量渗出和剧烈疼痛引起。除局部症状外，患者烦躁不安，口渴喜饮，呼吸短促，尿少或恶心呕吐；重者出现面色苍白，身疲肢冷，淡漠嗜睡，呼吸气微，体温不升，血压下降，脉微欲绝或微细而数等津伤气脱、亡阴亡阳的危候。

（2）中期（感染期）　壮热烦渴，寒战，躁动不安，口干唇燥，呼吸浅快，甚则神昏谵语，皮肤发斑，吐血衄血，四肢抽搐，纳呆，腹胀便秘，小便短赤，舌红或红绛而干，苔黄或黄糙，或黑苔，或舌光无苔，脉洪数或弦数等。此时创面出现坏死斑或出血点，脓腐增多，脓液黄稠腥臭或淡黄稀薄，或呈绿色。有焦痂者，焦痂软化潮湿，或痂下积脓。

以上症状多发生在三个时期：一是伤后 3 ～ 7 天体液回流期，随着组织间液返回血管，火毒内陷（细菌进入血液循环）；二是烧伤后 2 ～ 4 周焦痂自溶脱痂期，大量焦痂脱落，出现新鲜创面，创面继发感染；三是烧伤 1 个月后恢复期，患者体质消耗严重，气阴两伤，正气虚损，抵抗力低下，火热余毒乘虚内陷脏腑。

（3）后期（修复期）　邪退正虚，患者形体消瘦，神疲乏力，面白无华，纳谷不香，腹胀便溏，口渴心烦，低热，盗汗，口干少津；舌红或淡红，或舌光无苔，脉细或细弱无力。此期创面基本愈合，深Ⅱ度烧伤愈合后，留有轻度瘢痕。Ⅲ度烧伤愈合后产生大量瘢痕或畸形愈合；若创面较大时，如不经植皮，多难愈合，有时可形成顽固性溃疡。

3. 水火烫伤面积的计算

（1）手掌法　伤员本人五指并拢时，一只手掌的面积占体表面积的 1%。此法常用于小面积或散在烧伤的计算。

（2）中国九分法　将全身体表面积分为 11 个 9 等份。成人头、面、颈部（3%、3%、3%）为 9%；双上肢（手 5%、前臂 6%、上臂 7%）为 2×9%；躯干前后包括外阴部（13%、13%、1%）为 3×9%；双下肢（足

7%、小腿 13%、大腿 21%）包括臀部（5%）为 5×9%+1%=46%。

（3）儿童水火烫伤面积计算法　小儿的躯干和双上肢的体表面积所占百分比与成人相似，特点是头大下肢小，随着年龄的增长，其比例也不同。计算公式如下。

头颈面部面积百分比 =［9+（12− 年龄）］%

双下肢面积百分比 =［46−（12− 年龄）］%

4. 水火烫伤深度的计算　烧伤深度一般采用三度四分法，即Ⅰ度、Ⅱ度（又分浅Ⅱ度、深Ⅱ度）和Ⅲ度烧伤（表 6-1）。

表 6-1　水火烫伤深度的计算

分度		深度	创面表现	创面无感染时的愈合过程
Ⅰ度（红斑）		达表皮角质层	红肿热痛，感觉过敏，表面干燥	2～3 天后脱屑痊愈，无瘢痕
Ⅱ度（水疱）	浅Ⅱ度	达真皮浅层，部分生发层健在	剧痛，感觉过敏，有水疱，基底部呈均匀红色、潮湿，局部肿胀	1～2 周愈合，无瘢痕，有色素沉着
	深Ⅱ度	达真皮深层，有皮肤附件残留	痛觉消失，有水疱，基底苍白、间有红色斑点、潮湿	3～4 周愈合，可有瘢痕
Ⅲ度（焦痂）		达皮肤全层，甚至伤及皮下组织、肌肉和骨骼	痛觉消失，无弹力，坚硬如皮革样，蜡白焦黄或炭化，干燥。 干后皮下静脉阻塞如树枝状	2～4 周焦痂脱落，形成肉芽创面，除小面积外，一般均需植皮才能愈合，可形成瘢痕和瘢痕挛缩

水火烫伤的深度可因时间、条件而继续发展。如在烧伤后 48 小时左右，Ⅰ度烧伤可因组织反应继续进行而转变为Ⅱ度；深Ⅱ度烧伤处理不当可变为Ⅲ度。因此，在烧伤 48 小时后和创面愈合过程中，应分别对损伤深度重新复核。

5. 水火烫伤严重程度分类

（1）轻度烧伤　Ⅱ度烧伤面积在 10%（小儿 5%）以下。

（2）中度烧伤　Ⅱ度烧伤面积在 11%～30%（小儿 6%～15%）；或Ⅲ度烧伤面积在 10%（小儿 5%）以下。

（3）重度烧伤　烧伤总面积在 31%～50%（小儿 16%～25%）；或Ⅲ度烧伤在 11%～20%（小儿 6%～10%）；Ⅱ度、Ⅲ度烧伤面积虽达不到上述百分比，但已发生休克、严重呼吸道烧伤或合并其他严重创伤或化学中毒者。

（4）特重烧伤　烧伤总面积在 50%（小儿 25%）以上；或Ⅲ度烧伤 20%（小儿 10%）以上。

6. 实验室和其他辅助检查　重度烧伤早期，体液丢失，血液浓缩时，血常规检查红细胞计数、血红蛋白量和红细胞压积明显增高，尿比重增高；代谢性酸中毒时，二氧化碳结合力降低，非蛋白氮升高，有条件时可查血气分析，以及进行血清 Na^+、K^+、Cl^- 的测定，以确定有无酸中毒；脓毒败血症时，白细胞总数常达（10～25）×10^9/L，中性粒细胞百分比达 85% 以上，并可见中性核左移及中毒颗粒；血培养阳性时有助于诊断；脓液细菌培养及药敏试验有助于确定致病菌种类，可针对性地选择抗生素。

（二）辨证要点

主要根据病因、局部症状、面积结合全身症状来辨水火烫伤的程度。

三、证治概要

（一）治则治法

小面积轻度烧伤，可单用外治法；大面积重度烧伤，必须内外兼治，中西医结合治疗。内治原则以清热解毒、益气养阴为主。外治在于正确处理烧伤创面，保持创面清洁，预防和控制感染，促进愈合。深Ⅱ度创面要争取和促进痂下愈合，减少瘢痕形成；Ⅲ度创面早期保持焦痂完整干燥，争取早期切痂植皮，缩短疗程。

（二）临证方药

1. 火毒伤津

症见：烧伤后出现壮热烦躁，口干喜饮，便秘尿赤；舌红绛而干，苔黄或黄糙，或舌光无苔，脉洪数或弦细数。

治法：清热解毒，益气养阴。

方药：白虎加人参汤加减。口干甚者，加鲜石斛、天花粉；便秘，加生大黄；尿赤，加白茅根、淡竹叶等。

2. 阴伤阳脱

症见：烧伤后出现神疲倦卧，面色苍白，呼吸气微，表情淡漠，嗜睡，自汗肢冷，体温不高反低，尿少；全身或局部水肿，创面大量液体渗出；舌淡暗，苔灰黑，或舌淡嫩无苔，脉微欲绝或虚大无力等。

治法：回阳救逆，益气护阴。

方药：四逆汤、参附汤合生脉散加味。冷汗淋漓，加煅龙骨、煅牡蛎、黄芪、白芍、炙甘草。

3. 火毒内陷

症见：壮热不退，口干唇燥，躁动不安，大便秘结，小便短赤；舌红绛而干，苔黄或黄糙，或焦干起刺，脉弦数。若火毒传心，可见烦躁不安，神昏谵语；若火毒传肺，可见呼吸气粗，鼻翼扇动，咳嗽痰鸣，痰中带血；若火毒传肝，可见黄疸，双目上视，痉挛抽搐；若火毒传脾，可见腹胀便结，便溏黏臭，恶心呕吐，不思饮食，或有呕血、便血；若火毒传肾，可见浮肿，尿血或尿闭。

治法：清营凉血，清热解毒。

方药：清营汤或犀角地黄汤加减。神昏谵语者，加服安宫牛黄丸或紫雪丹；气粗咳喘，加生石膏、知母、贝母、桔梗、鱼腥草、桑白皮、鲜芦根；抽搐，加羚羊角粉（冲）、钩藤、石决明；腹胀便秘，恶心呕吐，加大黄、玄明粉、枳实、厚朴、大腹皮、木香；呕血，便血，加地榆炭、侧柏炭、槐花炭、白及、三七、藕节炭；尿少或尿闭，加白茅根、车前子、泽泻；血尿，加大蓟、小蓟、黄柏炭、琥珀等。

4. 气血两虚

症见：疾病后期，火毒渐退，低热或不发热，精神疲倦，气短懒言，形体消瘦，面色无华，食欲不振，自汗盗汗；创面肉芽色淡，愈合迟缓；舌淡，苔薄白或薄黄，脉细弱等。

治法：补气养血，兼清余毒。

方药：托里消毒散加减。食欲不振者，加神曲、麦芽、鸡内金、薏苡仁、砂仁。

5. 脾虚阴伤

症见：疾病后期，火毒已退，脾胃虚弱，阴津耗损，面色萎黄，纳呆食少，腹胀便溏，口干少津，或口舌生糜；舌暗红而干，苔花剥或光滑无苔，脉细数。

治法：补气健脾，益胃养阴。

方药：益胃汤合参苓白术散加减。

（三）外治法

烧伤后先进行现场急救、清创，然后根据创面深浅、大小、部位等，选用包扎、暴露等疗法。烧伤发生于四肢或面积较少者，一般采用包扎疗法；发生于头面、会阴，或面积较大，或伴有明显感染者，多采用暴露疗法。

1. 清创术　严格遵守无菌操作，尽量清除创面沾染。重症患者一般在冬眠下进行，并发休克者，待休克纠正后施行。清创前可先注射镇静止痛剂。清创后肌内注射破伤风抗毒素 1500 ～ 3000U，重伤患者 2 周后再注射一次。

2. 初期　根据创面的大小、部位、深浅，选用不同方法。一般肢体部位、中小面积烧伤创面多采用包扎疗法；头面、颈部、会阴部和大面积创面多采用暴露疗法。Ⅲ度烧伤可外涂碘伏，保持焦痂干燥，防止感染。全身情况好者，于 3 ～ 6 天后采取分批多次切痂并植皮，或保痂开窗植皮；伤员情况及条件不允许切痂植皮时，可采用“蚕食脱痂”法，于伤后 2 ～ 3 周左右痂下自溶时，分批分区剪去痂皮并植皮；亦可外用水火烫伤膏、创灼膏等脱痂。

3. 中期　创面感染者，可根据创面大小、感染性质（一般细菌感染、铜绿假单胞菌感染或真菌感染）的不同，采用不同的外用药和方法。

4. 后期　腐脱新生时，用生肌白玉膏、生肌玉红膏或生肌散外敷。

（四）其他疗法

包括现场急救、转送、休克防治、全身性感染的防治、植皮、营养支持、防瘢痕处理及功能锻炼等。

1. 现场急救　迅速消除致伤原因，脱离现场。如邻近有凉水，可先浸泡或冲淋以降低温度。用剪刀将伤处衣服剪开脱下，避免强脱，以免加重皮肤损伤。用消毒或清洁敷料、被单、衣服等简单包扎或覆盖创面，避免污染和再损伤。大面积烧伤患者给予口服云南白药、去痛片或三七粉等止痛药，甚至可使用哌替啶、吗啡等；呼吸道烧伤出现呼吸困难时，应立即行气管切开，氧气吸入；昏迷患者立即输液抢救，并将伤员头部偏向一侧，防止呕吐物、血块阻塞呼吸道；呼吸、心跳停止者，立即进行人工呼吸、心脏按压；合并大出血者，立即止血；有骨折者予以简单固定。争取在短时间内，休克未发生前送医院，如有发生休克可能者，在途中继续静脉输液。

2. 西医治疗原则 轻度烧伤主要是处理创面和防止局部感染；大面积重度烧伤则采取局部治疗和全身治疗并重的原则。烧伤后着重防治低血容量休克，尽快给予输液以恢复血容量，并给予营养支持，纠正酸碱平衡和水、电解质紊乱。合理应用抗生素防治感染，一般首选青霉素和第一代、第二代头孢菌素等，或根据创面脓液细菌培养选用足量敏感的抗生素。对创面处理多采用暴露疗法，局部应用抗菌药物。Ⅲ度烧伤多采用切痂植皮术等治疗。

四、健康处方

1. 加强劳动保护，注意安全操作。开展防火、安全用电等知识的宣传教育。

2. 在家庭或幼儿园，开水、热粥、热汤要放好，以免烫伤小孩；教育小孩不要玩火，不要接触易燃易爆物品。

3. 大面积烧伤患者住院后实施无菌隔离 1 ～ 2 周，病室要定时通风，保持干燥，限制人员进出，接触患者的敷料、被单、物品等注意灭菌。

4. 精心护理，勤翻身，防止创面长期受压，保持痂皮干燥和完整。

5. 鼓励患者进食，可以绿豆汤、西瓜汁、水果露、银花甘草汤等代茶频服；多食新鲜蔬菜、水果、禽蛋、瘦肉之品。忌食辛辣、肥腻、鱼腥之品。

第五节 丹 毒

一、概述

丹毒是患部皮肤突然发红成片、色如涂丹的急性感染性疾病。本病发无定处，有生于躯干部之内发丹毒，发于头面部之抱头火丹，发于小腿、足部之流火，生于新生儿臀部之赤游丹毒。

本病总由血热火毒为患。素体血分有热，或在肌肤破损处（如鼻腔黏膜、耳道皮肤或头皮等皮肤破伤，脚湿气糜烂，毒虫咬伤，臁疮等）有湿热火毒之邪乘隙侵入，郁阻肌肤而发。

二、诊断依据

（一）诊断要点

多发于小腿、颜面部。发病前多有皮肤或黏膜破损史。其特点是病起突然，恶寒发热，局部皮肤忽然变赤，色如丹涂脂染，焮热肿胀，边界清楚，迅速扩大，数日内可逐渐痊愈，但容易复发。本病若出现红肿斑片由四肢或头面向胸腹蔓延者，属逆证。新生儿及年老体弱者，若火毒炽盛易导致毒邪内攻，出现壮热烦躁、神昏谵语、恶心呕吐等全身症状，甚则危及生命。

本病应与发、接触性皮炎、类丹毒相鉴别。

（二）辨证要点

凡发于头面部者，多夹风热；发于胸腹腰胯部者，多夹肝脾郁火；发于下肢者，多夹湿热；发于新生儿者，多由胎热火毒所致。要根据局部症状、全身症状辨证。

三、证治概要

（一）治则治法

本病以凉血清热、解毒化瘀为基本治则。发于头面者，须兼散风清火；发于胸腹腰胯者，须兼清肝泻脾；发于下肢者，须兼利湿清热。在内治同时结合外敷、熏洗、砭镰等外治法，能提高疗效、缩短疗程、减少复发。若出现毒邪内攻之证，须中西医综合救治。积极处理皮肤黏膜破损，有助于预防发病、减少复发。

（二）临证方药

1. 风热毒蕴

症见：发于头面部，皮肤焮红灼热，肿胀疼痛，甚则发生水疱，眼胞肿胀难睁；伴恶寒，发热，头痛；舌质红，苔薄黄，脉浮数。

治法：疏风清热解毒。

方药：普济消毒饮加减。大便干结者，加生大黄、芒硝；咽痛者，加生地黄。

2. 肝脾湿火

症见：发于胸腹腰胯部，皮肤红肿蔓延，摸之灼手，肿胀疼痛；伴口干且苦；舌红，苔黄腻，脉弦滑数。

治法：清肝泻火利湿。

方药：柴胡清肝汤、龙胆泻肝汤或化斑解毒汤加减。

3. 湿热毒蕴

症见：发于下肢，局部红赤肿胀、灼热疼痛，或见水疱、紫斑，甚至结毒化脓或皮肤坏死，或反复发作，可形成大脚风；伴发热，胃纳不香；舌红，苔黄腻，脉滑数。

治法：利湿清热解毒。

方药：五神汤合萆薢渗湿汤加减。肿胀甚者，或形成大脚风者，加防己、赤小豆、丝瓜络、鸡血藤等。

4. 胎火蕴毒

症见：发生于新生儿，多见于臀部，局部红肿灼热，常呈游走性；或伴壮热烦躁，甚则神昏谵语、恶心呕吐。

治法：凉血清热解毒。

方药：犀角地黄汤合黄连解毒汤加减。壮热烦躁，甚则神昏谵语者，加服安宫牛黄丸或紫雪丹；舌绛苔光者，加玄参、麦冬、石斛等。

（三）外治法

1. 外敷法　用玉露散或金黄散，以冷开水或鲜丝瓜叶捣汁或金银花露调敷。或鲜荷花叶、鲜蒲公英、鲜地丁全草、鲜马齿苋、鲜冬青树叶等捣烂湿敷。干后调换，或以冷开水时时湿润。

2. 砭镰法　患处消毒后，用七星针或三棱针叩刺患部皮肤，放血泄毒。此法只适用于下肢复发性丹毒，禁用于赤游丹毒、抱头火丹患者。

此外，若流火结毒成脓者，可在坏死部位做小切口引流，掺九一丹，外敷红油膏。

（四）其他疗法

1. 体针　以督脉及手阳明经穴为主。多选用大椎、曲池、合谷、委中、阿是穴。火毒夹风配百会、风池；火毒夹湿配阴陵泉、血海、内庭；火毒内陷配十宣或十二井。毫针泻法。大椎、委中、十宣、十二井、阿是穴三棱针点刺出血。

2. 耳针法　取耳尖、耳背静脉、皮损对应部位、肾上腺、神门。耳尖、耳背静脉放血，余穴毫针刺，中度刺激。

3. 刺络拔罐法　取患部阿是穴，用皮肤针叩刺或三棱针点刺出血，加拔火罐，使污血邪毒尽出，每日1次。面部慎用。

4. 火针法　取患部阿是穴，选用细火针快速刺，每隔1寸1穴。

四、健康处方

1. 饮食宜清淡，忌辛辣发物。嘱患者卧床休息，充分饮水，床边隔离。
2. 流火患者应抬高患肢30°～40°。
3. 有肌肤破损者，应及时治疗，保护创面，以免感染毒邪而发病。因脚湿气导致下肢复发性丹毒患者，应彻底治愈脚湿气，可减少复发。
4. 多走、多站及劳累后丹毒容易复发，应加以注意。

第六节　乳　痈

一、概述

乳痈是由热毒入侵乳房而引起的急性化脓性疾病。常发生于产后未满月的哺乳妇女，尤以初产妇多见。在哺乳期发生的，名外吹乳痈；在妊娠期发生的，名内吹乳痈；在非哺乳期和非妊娠期发生的，名不乳儿乳痈。临床上以外吹乳痈最为常见。

外吹乳痈总因肝郁胃热，或夹风热毒邪侵袭，引起乳汁淤积，乳络闭阻，气血瘀滞，热盛肉腐而成脓。内吹乳痈多由妊娠期胎气上冲，结于阳明胃络而成，色红者多热，色白者气郁而兼胎旺。

二、诊断依据

（一）诊断要点

乳痈多见于产后妇女，尤其是初产妇。初起乳房局部肿胀疼痛，乳汁排出不畅，或有结块；伴恶寒发热、头痛骨楚，或胸闷不舒、纳少泛恶、大便干结等。成脓期乳房结块逐渐增大，疼痛加重，或焮红灼热，同侧腋窝淋巴结肿大压痛；伴壮热不退，口渴喜饮，便秘溲赤。7 ～ 10 天成脓。

本病应与粉刺性乳痈、炎性乳腺癌相鉴别。

（二）辨证要点

本病是由热毒入侵乳房而引起，根据病因结合局部、全身症状辨证。

三、证治概要

（一）治则治法

本病治疗当以消为贵。郁滞者以通为主，成脓者以彻底排脓为要。对并发脓毒败血症者，及时采用中西医结合综合疗法。

（二）临证方药

1. 肝胃郁热

症见：乳房肿胀疼痛，结块或有或无，皮色不变或微红，排乳不畅；伴恶寒发热，头痛骨楚，胸闷呕恶，纳谷不馨，大便干结等；舌质红，苔薄白或薄黄，脉浮数或弦数。

治法：疏肝清胃，通乳消肿。

方药：瓜蒌牛蒡汤加减。乳汁壅滞者，加鹿角霜、漏芦、王不留行、路路通等通络下乳；恶露未净者，加当归、益母草等养血活血。

2. 热毒炽盛

症见：乳房肿痛加重，结块增大，皮肤焮红灼热，继之结块中软应指，或脓出不畅，红肿热痛不消；伴壮热不退，口渴喜饮，便秘溲赤；舌质红，苔黄腻，脉洪数。

治法：清热解毒，托里透脓。

方药：五味消毒饮合透脓散加减。热甚者，加生石膏、知母清热除烦。

3. 正虚毒滞

症见：溃后乳房肿痛减轻，脓液清稀，淋漓不尽，日久不愈，或乳汁从创口溢出；伴面色少华，神疲乏力，或低热不退，纳谷不馨；舌质淡，苔薄，脉细。

治法：益气和营，托毒生肌。

方药：托里消毒散加减。漏乳者，加山楂、麦芽回乳。

4. 气血凝滞

症见：乳房结块质硬，微痛不热，皮色不变或暗红，日久不消；舌质正常或瘀暗，苔薄白，脉弦涩。

治法：疏肝活血，温阳散结。

方药：四逆散加鹿角片、桃仁、丹参等。

（三）外治法

1. 初起　可热敷加乳房按摩，以疏通乳络；或用金黄散或玉露散外敷；或用鲜菊花叶、鲜蒲公英、仙人掌去刺捣烂外敷；或用六神丸研细末，适量凡士林调敷；亦可用 50% 芒硝溶液湿敷。

2. 成脓　脓肿形成时，应在波动感及压痛最明显处及时切开排脓。注意切口应按乳络方向避免损伤乳络形成乳漏，选择低位，切口大小合适引流通畅，防袋脓形成。若脓肿小而浅者，可用针吸穿刺抽脓或用火针刺脓。

3. 溃后　切开排脓后，用八二丹或九一丹提脓拔毒，并用药线插入切口内引流，切口周围外敷金黄膏。待脓净仅有黄稠滋水时，改用生肌散收口。若有袋脓现象，可用垫棉法加压；若成传囊乳痈者，也可在疮口一侧用垫棉法，若无效可另做一切口以利引流；形成乳房部窦道者，可先用七三丹药捻插入窦道以腐蚀管壁，至脓净改用生肌散、红油膏盖贴直至愈合。

（四）其他疗法

1. 针灸

（1）体针　以足阳明、足厥阴经穴为主。多以足三里、期门、膻中、内关、肩井为主。肝气郁结配太冲；胃热蕴滞配曲池、内庭；火毒凝结配厉兑、大敦点刺放血。乳房痛甚配少泽、梁丘；恶寒发热配合谷、曲池；烦躁口苦配行间。毫针刺，用泻法。膻中可向乳房中心方向平刺。

（2）三棱针法　在背部肩胛区或脊柱两旁寻找米粒大小、指压不退色的数个红色阳性反应点，用三棱针挑刺出血。

（3）灸法　取患部阿是穴。用葱白或大蒜捣烂，铺于乳房患部阿是穴处，用艾条熏灸20分钟左右，每日1～2次。用于乳痈初起未成脓时。

2. 回乳　先减少哺乳次数以减少乳汁分泌，再用麦芽、山楂各60g，或生枇杷叶15g（包）煎汤代茶，外敷皮硝。

四、健康处方

1. 及早纠正乳头内陷。妊娠5个月后，经常用温水或肥皂水或75%酒精擦洗乳头。乳头内陷者，可经常提拉矫正。

2. 乳母宜心情舒畅，情绪稳定，起居宜适。忌食辛辣炙煿之物，不过食肥甘厚腻之品。

3. 保持乳头清洁，不使婴儿含乳而睡，注意乳儿口腔清洁；要定时哺乳，每次哺乳应将乳汁吸空，如有积滞，可按摩或用吸奶器帮助排出乳汁。

4. 若有乳头擦伤、皲裂，可外涂麻油或蛋黄油；身体其他部位有化脓性感染时，应及时治疗。以胸罩或三角巾托起患乳，脓未成者可减少活动牵痛；破溃后可防止袋脓，有助于加速疮口愈合。高热时应卧床休息，若体温超过38℃，或乳汁色黄，应停止哺乳，排空乳汁。

5. 断乳时应先逐步减少哺乳时间和次数，再行断乳。断乳前可用生麦芽60g、生山楂60g，煎汤代茶，并用皮硝60g装入纱布袋中外敷。

第七节　乳　癖

一、概述

乳癖是乳腺组织的既非炎症也非肿瘤的良性增生性疾病。本病好发于25～45岁的妇女。其特点是单侧或双侧乳房疼痛并出现肿块，乳痛和肿块与月经周期及情志变化密切相关。

本病由于情志不遂，久郁伤肝，或受到精神刺激，急躁恼怒，导致肝气郁结，气机阻滞，蕴结于乳房胃络，乳络经脉阻塞不通，不通则痛而引起乳房疼痛；肝气郁久化热，热灼津液为痰，气滞痰凝血瘀即可形成乳房肿块；或因冲任失调，使气血瘀滞，或阳虚痰湿内结，经脉阻塞，而致乳房结块、疼痛、月经不调。

二、诊断依据

（一）诊断要点

本病好发年龄在25～45岁。其特点是单侧或双侧乳房疼痛并出现肿块，乳痛和肿块与月经周期及情志变化密切相关。乳房肿块大小不等，形态不一，边界不清，质地不硬，活动度好。

本病应与乳岩相鉴别。

（二）辨证要点

本病主要通过病史辨证为肝郁痰凝还是冲任失调。

三、证治概要

（一）治则治法

止痛与消块是治疗本病之要点，应根据具体情况进行辨证论治。对于长期服药而肿块不消反而增大且质地较硬、边缘不清，疑有恶变者，应手术切除。

（二）临证方药

1. 肝郁痰凝

症见：多见于青壮年妇女。乳房肿块，质韧不坚，胀痛或刺痛，症状随喜怒消长；伴有胸闷胁胀，善郁易怒，失眠多梦，心烦口苦；苔薄黄，脉弦滑。

治法：疏肝解郁，化痰散结。

方药：逍遥蒌贝散加减。乳房胀痛明显者，加延胡索、川楝子、八月札；心烦易怒者，加栀子、牡丹皮、黄芩等。

2. 冲任失调

症见：多见于中年妇女。乳房肿块月经前加重，经后减缓，乳房疼痛较轻或无疼痛；伴有腰酸乏力，神疲倦怠，月经失调，量少色淡，或闭经；舌淡，苔白，脉沉细。

治法：调摄冲任，和营散结。

方药：二仙汤合四物汤加减。肿块较硬者，加生牡蛎、海藻、莪术等；伴有乳头溢液者，加白花蛇舌草、黄芩、蒲公英等；月经失调、腰膝酸软者，加菟丝子、女贞子、益母草等。

（三）外治法

用阳和解凝膏掺黑退消或桂麝散盖贴；或用大黄粉以醋调敷。过敏者忌用。

（四）其他疗法

1. 针刺

（1）体针　以任脉、足阳明、足厥阴经穴为主。多以膻中、乳根、屋翳、期门、足三里、太冲为主。肝郁气滞配肝俞、内关；痰浊凝结配丰隆、中脘；冲任失调配关元、肝俞、肾俞。毫针泻法。膻中向患侧乳房平刺。

（2）耳针法　内分泌、胸、乳腺、肝、胃、卵巢。毫针中度刺激，或用压丸法。

（3）穴位注射法　取乳根、屋翳、肩井、天宗、足三里。每次选 2 ～ 3 个穴位，用当归或丹参注射液、维生素 B 注射液，按 1∶1 比例混合，每穴注入药液 0.5mL 左右。

2. 按摩疗法　按揉行间达太冲；或自乳头向下直接按推至期门穴 36 次，并压期门穴上轻揉 72 次。

四、健康处方

1. 应保持心情舒畅，情绪稳定，一旦发现乳房肿块应尽早诊治。
2. 应适当控制脂肪类食物的摄入。
3. 及时治疗月经失调等妇科疾患和其他内分泌疾病。
4. 对发病高危人群要重视定期复查，加强宣传教育工作；普及乳腺疾病防治知识。

第八节　精　癃

一、概述

精癃是老年男性的常见疾病之一。临床特点以尿频、夜尿次数增多、排尿困难为主，严重者可发生尿潴留或尿失禁，甚至出现肾功能受损。

二、诊断依据

（一）诊断要点

本病多见于 50 岁以上的老年男性患者。逐渐出现进行性尿频，夜间明显，伴排尿困难，尿线变细。部分患者由于尿液长期不能排尽，致膀胱残余尿增多，而出现假性尿失禁。

本病应与前列腺癌、神经源性膀胱功能障碍相鉴别。

（二）辨证要点

本病是以老年男性肾气虚弱，气化不利，血行不畅，与肾和膀胱功能失调有关。出现进行性尿频，夜间明显，伴排尿困难，尿线变细。

三、证治概要

（一）治则治法

中医治疗应以通为用，补肾益气、活血利尿是其基本的治疗法则。出现并发症时应采用中西医综合疗法。

（二）临证方药

1. 湿热下注

症见：小便频数黄赤，尿道灼热或涩痛，排尿不畅，甚或点滴不通，小腹胀满，或大便干燥，口苦口黏；舌暗红，苔黄腻，脉滑数或弦数。

治法：清热利湿，消癃通闭。

方药：八正散加减。

2. 脾肾气虚

症见：尿频，滴沥不畅，尿线细，甚或夜间遗尿或尿闭不通；神疲乏力，纳谷不香，面色无华，便溏脱肛；舌淡，苔白，脉细无力。

治法：补脾益气，温肾利尿。

方药：补中益气汤加减。

3. 气滞血瘀

症见：小便不畅，尿线变细或点滴而下，或尿道涩痛，闭塞不通，或小腹胀满隐痛，偶有血尿；舌质暗或有瘀点瘀斑，苔白或薄黄，脉弦或涩。

治法：行气活血，通窍利尿。

方药：沉香散加减。伴血尿者，酌加大蓟、小蓟、参三七；瘀甚者，可加蜣螂虫。

4. 肾阴亏虚

症见：小便频数不爽，尿少热赤，或闭塞不通；头晕耳鸣，腰膝酸软，五心烦热，大便秘结；舌红少津，苔少或黄，脉细数。

治法：滋补肾阴，通窍利尿。

方药：知柏地黄丸加减。

5. 肾阳不足

症见：小便频数，夜间尤甚，尿线变细，余沥不尽，尿程缩短，或点滴不爽，甚则尿闭不通；精神萎靡，面色无华，畏寒肢冷；舌质淡润，苔薄白，脉沉细。

治法：温补肾阳，通窍利尿。

方药：济生肾气丸加减。

另外，排尿困难如伴有咳嗽、气喘、胸闷等肺气失宣症状，可用黄芩清肺饮。

（三）外治法

外治多为急则治标之法，必要时可行导尿术。

1. 脐疗法 取独头蒜 1 个、生栀子 3 枚、盐少许，捣烂如泥敷脐部；或以葱白适量捣烂如泥，加少许麝香和匀敷脐部，外用胶布固定；或以食盐 250g 炒热，布包熨脐腹部，冷后再炒再熨。

2. 灌肠法 大黄 15g，泽兰、白芷各 10 g，肉桂 6 g，煎汤 150mL，每日保留灌肠 1 次。

（四）其他疗法

1. 物理疗法 如微波疗法、射频疗法、激光疗法等。

2. 针灸

（1）体针　取任脉和手足太阴经穴为主。多以气海、中极、秩边、水道、三阴交、列缺为主。肾气不足配三焦俞、肾俞；湿热下注配阴陵泉、委阳。毫针虚补实泻法。肾气不足者，加气海、关元、肾俞灸法。秩边穴芒针深刺以针感放散至会阴部为佳。

（2）耳针法　选肺、脾、肾、尿道、膀胱、外生殖器、脑。每次取 3 ～ 5 穴，毫针刺，或压丸法。

（3）电针法　①阴陵泉、阳陵泉、水道、曲泉。②三阴交、膀胱俞、委阳、三焦俞。以上任选一组，交替使用，用高频脉冲电刺激。

（4）皮肤针法　选腰骶部、下腹部、中极、关元、小腿内侧、阳性反应点处，中度或较重度刺激。

（5）艾灸法　取关元或次髎，艾条温和灸，每次30分钟，每日1次。

（6）三棱针法　选委阳或委中，用三棱针点刺出血，每周2次。

四、健康处方

1. 注意不要憋尿，保持大便通畅。
2. 慎起居，避风寒。
3. 忌饮酒，少食辛辣刺激性食物。

第九节　蛇串疮

一、概述

蛇串疮是一种皮肤上出现成簇水疱，呈身体单侧带状分布，痛如火燎的急性疱疹性皮肤病。本病好发于胸胁部，故又名缠腰火丹，亦称为火带疮、蛇丹、蜘蛛疮等，相当于西医学的带状疱疹。

本病由于情志内伤，肝气郁结，久而化火，肝经火毒蕴积，夹风邪上窜头面而发；或夹湿邪下注发于阴部及下肢；火毒炽盛多发于躯干。年老体弱者，常因血虚肝旺，湿热毒蕴，导致气血凝滞，经络阻塞不通，以致疼痛剧烈，病程迁延。

二、诊断依据

（一）诊断要点

本病好发于春秋季节，以成年患者居多，老年人病情尤重。其特点是皮肤上出现红斑、水疱或丘疱疹，累累如串珠，排列成带状，沿一侧周围神经分布区出现，局部刺痛或伴臖核肿大。轻者无皮损，仅有刺痛感，或稍潮红，无典型的水疱。病程2周左右，老年人3～4周。

本病应与热疮、漆疮相鉴别。

（二）辨证要点

本病初期以湿热火毒为主，后期是正虚血瘀，兼夹湿邪为患。

三、证治概要

（一）治则治法

本病治疗以清热利湿、行气止痛为主要治法。初期以清热利湿为主，后期以活血通络止痛为主，体虚者以扶正祛邪与通络止痛并用。

（二）临证方药

1. 肝经郁热

症见：皮损鲜红，灼热刺痛，疱壁紧张；口苦咽干，心烦易怒，大便干燥，小便黄；舌质红，苔薄黄或黄厚，脉弦滑数。

治法：清泄肝火，解毒止痛。

方药：龙胆泻肝汤加减。发于头面者，加牛蒡子、野菊花；有血疱者，加水牛角粉、牡丹皮；疼痛明显者，加制乳香、制没药；大便干结者，加生大黄。

2. 脾虚湿蕴

症见：皮损色淡，疼痛不显，疱壁松弛；口不渴，食少腹胀，大便时溏；舌淡或正常，苔白或白腻，脉沉缓或滑。

治法：健脾利湿，解毒止痛。

方药：除湿胃苓汤加减。发于下肢者，加牛膝、黄柏；水疱大而多者，加土茯苓、萆薢、车前草。

3. 气滞血瘀

症见：皮疹减轻或消退后局部疼痛不止，放射到附近部位，痛不可忍，坐卧不安，重者可持续数月或更长时间；舌暗，苔白，脉弦细。

治法：理气活血，通络止痛。

方药：桃红四物汤加减。心烦眠差者，加栀子、酸枣仁；疼痛剧烈者加制乳香、制没药、蜈蚣；年老体虚者加黄芪、党参等。

（三）外治法

1. 初起用二味拔毒散调浓茶水外涂；或外敷玉露膏；或外搽双柏散、三黄洗剂、清凉乳剂（麻油加饱和石灰水上清液充分搅拌成乳状），每天3次；或鲜马齿苋、野菊花叶、玉簪花叶捣烂外敷。

2. 水疱破后用黄连膏、四黄膏或青黛膏外涂；有坏死者用九一丹或海浮散换药。

3. 若水疱不破或水疱较大者，可用三棱针或消毒空针刺破，吸尽疱液或使疱液流出，以减轻胀痛不适。

（四）其他疗法

1. 围针 沿疱疹或疼痛分布带边缘每隔3cm取一针刺点，捻转得气后，留针30分钟，取针，每日1次，连刺7天。

2. 体针 以局部阿是穴、病变相应节段夹脊穴及手、足少阳经穴为主。多以阿是穴、夹脊穴、支沟、阳陵泉、行间为主。肝经火毒配侠溪、太冲；脾经湿热配阴陵泉、血海；瘀血阻络配合谷、血海。便秘配天枢；心烦配神门。皮损局部围针、浅刺，在疱疹带的头、尾各刺1针，两旁则根据疱疹带的大小选取数点，向疱疹带中央沿皮平刺。或用三棱针点刺疱疹及周围，拔火罐，令每罐出血3～5mL。夹脊穴向脊柱方向斜刺1.5寸，行捻转泻法，可用电针。

3. 火针法 以碘伏消毒，在疱疹起止的两端及中间选定治疗部位，根据疱疹簇的大小确定所刺针数，以簇中疱疹数量的1/3～1/2为宜。进针深度以针尖刺破疱疹，达到其基底部为度。对于较大的脓疱或血疱（直径＞0.5cm）者，用粗火针点刺，刺后加拔火罐。患者就诊前3天每日治疗1次，之后隔日1次。适用于疱疹期。

4. 艾灸法 取疱疹患处阿是穴。用艾条回旋灸，以热引热，外透毒邪。每个部位施灸3～5分钟。或用铺棉灸，将药棉撕成薄薄的一片，面积同疱疹大小，覆盖疱疹，从一边点燃。注意棉花片要足够薄，不要灼伤局部皮肤。

5. 灯火灸 用灯心草蘸麻油，点燃后对准水疱中央点灼，发出清脆“啪”声即可。水疱破处可涂碘伏消毒。

四、健康处方

1. 保持心情舒畅，以免肝郁气滞化火加重病情。
2. 忌食肥甘厚味和鱼腥海味之物，饮食宜清淡，多吃蔬菜、水果。
3. 忌用热水烫洗患处，内衣宜柔软宽松，以减少摩擦。
4. 皮损局部保持干燥、清洁，忌用刺激性强的软膏涂敷，以防皮损范围扩大或加重病情。

第十节 湿 疮

一、概述

湿疮是一种过敏性炎症性皮肤病，因皮损总有湿烂、渗液、结痂而得名。其特点是皮损对称分布，多形损害，剧烈瘙痒，有渗出倾向，反复发作，易成慢性等。湿疮名称较多。有根据皮损形态不同命名的，如浸淫全身，滋水较多者，称为浸淫疮；以丘疹为主者，称为血风疮或粟疮。有根据发病部位的不同命名的，如发于耳部者，称为旋耳疮；发于手足部者，称为瘑疮；发于阴囊部者，称为肾囊风；发于脐部者，称为脐疮；发于肘、膝弯曲部者，称为四弯风；发于乳头者，称为乳头风。本病相当于西医学的湿疹。

本病由于禀赋不耐，饮食失节，或过食辛辣刺激荤腥动风之物，脾胃受损，失其健运，湿热内生，又兼外受风邪，内外两邪相搏，风湿热邪浸淫肌肤所致。本病的发生与心、肺、肝、脾四经的病变有密切的关系。

二、诊断依据

（一）诊断要点

根据病程，湿疮可分为急性湿疮、亚急性湿疮、慢性湿疮三类。急性湿疮以丘疱疹为主，有渗出倾向；慢性湿疮以苔藓样变为主，易反复发作。本病男女老幼皆可发病，但以先天禀赋不耐者为多，无明显季节性，但冬季常复发。

1. 急性湿疮 本病起病较快，皮损常为对称性、原发性和多形性（常有红斑、潮红、丘疹、丘疱疹、水疱、脓疱、流滋、结痂并存)。可发于身体的任何部位，亦可泛发全身，但常发于头面、耳后、手足、阴囊、外阴、肛门等，多呈对称分布。病变常为片状或弥漫性，无明显边界。皮损为多数密集的粟粒大小的丘疹、丘疱疹，基底潮红，由于搔抓，丘疹、丘疱疹或水疱顶端抓破后流滋、糜烂及结痂，皮损中心较重，外周有散在丘疹、红斑、丘疱疹，故边界不清。如不转化为慢性，1～2个月脱去痂皮而愈。自觉瘙痒剧烈，搔抓、肥皂热水烫洗、饮酒、食辛辣发物均可使皮损加重，瘙痒加剧，重者影响睡眠。搔抓染毒多致糜烂、渗液、化脓，并可发疖、臖核等。

2. 亚急性湿疮 常由急性湿疮未能及时治疗，或处理失当，致病程迁延所致；可初发即呈亚急性湿疮。皮损较急性湿疮轻，以丘疹、结痂、鳞屑为主，仅有少量水疱及轻度糜烂。自觉剧烈瘙痒，夜间尤甚。

3. 慢性湿疮 常由急性和亚急性湿疮处理不当，长期不愈，或反复发作而成。部分患者一开始即表现为慢性湿疮的症状。皮损多局限于某一部位，如小腿、手足、肘窝、膝窝、外阴、肛门等处。表现为皮肤肥厚粗糙，触之较硬，色暗红或紫褐色，皮纹显著或呈苔藓样变。皮损表面常附有鳞屑伴抓痕、血痂、色素沉着，部分皮损可出现新的丘疹或水疱，抓破后有少量流滋。发生于手足及关节部位者，常易出现皲裂，自觉疼痛影响活动。患者自觉瘙痒，呈阵发性，夜间或精神紧张，饮酒、食辛辣发物时瘙痒加剧。病程较长，反复发作，时轻时重。

4. 特定部位的湿疮 湿疮由于病因和性质有所不同，好发于某些特定部位，临床表现可有一定的特异性。

(1) 耳部湿疮　又称旋耳疮。多发生在耳后皱襞处，也可见于耳轮上部及外耳道，皮损表现为红斑、流滋、结痂及皲裂，有时带脂溢性，常两侧对称。

(2) 头部湿疮　多由染发、生发、洗发剂等刺激所引起。呈弥漫性，甚至累及整个头皮，可有脓性流滋，覆以或多或少的黄痂，痂多时可将头发黏结成团，或化脓染毒，发生臭味，甚至可使头发脱落。

(3) 面部湿疮　常见于额部、眉部、耳前等处。皮损为淡色或微红的红斑，其上有或多或少的鳞屑，常对称分布，自觉瘙痒。由于面部要经常洗擦，或应用化妆品刺激，病情易反复发作。

(4) 乳房湿疮　主要见于女性。损害局限于乳头，表现为潮湿、糜烂、流滋，上覆以鳞屑，或结黄色痂皮，反复发作，可出现皲裂、疼痛，自觉瘙痒，一般不化脓。

(5) 脐部湿疮　皮损为位于脐窝的鲜红或暗红色斑片，或有糜烂、流滋、结痂，皮损边界清楚，不累及外周正常皮肤，常有臭味，自觉瘙痒，病程较长。

(6) 手部湿疮　由于手是暴露部位，接触致病因素机会较多，故手部湿疮极为常见。好发于手背及指端掌面，可蔓延至手背和手腕部，皮损形态多样，边界不清，表现为潮红、糜烂、流滋、结痂；发展至慢性湿疮时，皮肤肥厚粗糙。因手指经常活动而皲裂，病程较长，顽固难愈。

(7) 阴囊湿疮　为湿疮中常见的一种。局限于阴囊皮肤，有时可延至肛周，甚至阴茎部。有潮湿型和干燥型两种。前者表现为整个阴囊肿胀、潮红、轻度糜烂、流滋、结痂，日久皮肤肥厚，皮色发亮，色素加深；后者潮红、肿胀不如前者，皮肤浸润变厚，呈灰色，上覆鳞屑，且有裂隙，因经常搔抓而有不规则色素小片消失，瘙痒剧烈，夜间更甚，常影响睡眠和工作。

(8) 小腿湿疮　好发于小腿下1/3内侧，常伴有青筋暴露，皮损呈局限性暗红色，弥漫密集丘疹、丘疱疹，糜烂、流滋，日久皮肤变厚，色素沉着。常伴发小腿溃疡。部分患者，皮损中心色素减退，可形成继发性白癜风。

(9) 钱币状湿疮　是湿疮的一种特殊类型，因其皮损似钱币状而得名。常见于冬季，与皮肤干燥同时发生。皮损好发于手足背、四肢伸侧、肩、臀、乳房等处。皮损为红色小丘疹或丘疱疹，密集而呈钱币状，滋水较多。慢性者，皮肤肥厚，表面有结痂及鳞屑，皮损的周围散发丘疹、水疱，常呈“卫星状”。自觉瘙痒剧烈，反复发作，不易治愈。

本病应与接触性皮炎、牛皮癣、鹅掌风、脚湿气相鉴别。

(二) 辨证要点

急性者以湿热为主；亚急性者多与脾虚湿恋有关；慢性者则多病久耗伤阴血，血虚风燥，乃至肌肤甲错。发于小腿者则常由经脉弛缓、青筋暴露，气血运行不畅，湿热蕴阻，肤失濡养所致。

三、证治概要

(一) 治则治法

本病以清热利湿止痒为主要治法。急性者以清热利湿为主；慢性者以养血润肤为主。外治宜用温和的药物，以免加重病情。

（二）临证方药

1. 湿热蕴肤

症见：发病快，病程短，皮损潮红，有丘疱疹，灼热瘙痒无休，抓破渗液流脂水；伴心烦口渴，身热不扬，大便干，小便短赤；舌红，苔薄白或黄，脉滑或数。

治法：清热利湿止痒。

方药：龙胆泻肝汤合萆薢渗湿汤加减。水疱多，破后流滋多者，加土茯苓、鱼腥草；热盛者，加黄连解毒汤；瘙痒重者，加紫荆皮、地肤子。

2. 脾虚湿蕴

症见：发病较缓，皮损潮红，有丘疹，瘙痒，抓后糜烂渗出，可见鳞屑；伴纳少，腹胀便溏，易疲乏；舌淡胖，苔白腻，脉濡缓。

治法：健脾利湿止痒。

方药：除湿胃苓汤或参苓白术散加减。

3. 血虚风燥

症见：病程久，反复发作，皮损色暗或色素沉着，或皮损粗糙肥厚，剧痒难忍，遇热或肥皂水洗后瘙痒加重；伴有口干不欲饮，纳差，腹胀；舌淡，苔白，脉弦细。

治法：养血润肤，祛风止痒。

方药：当归饮子或四物消风饮。瘙痒不能入眠者，加珍珠母（先煎）、徐长卿、首乌藤、酸枣仁。

（三）外治法

1. 急性湿疮 初起仅有潮红、丘疹，或少数水疱而无渗液时，外治宜清热安抚，避免刺激，可选用清热止痒的中药苦参、黄柏、地肤子、荆芥等煎汤温洗，或用三黄洗剂、炉甘石洗剂外搽。若水疱糜烂、渗出明显时，外治宜收敛、消炎，促进表皮恢复，可选用黄柏、生地榆、马齿苋、野菊花等煎汤外洗，或10%黄柏溶液或2%～3%硼酸水冷敷，或用青黛散麻油调搽。急性湿疮后期滋水减少时，外治宜保护皮损，避免刺激，促进角质新生，清除残余炎症，可选黄连膏、青黛膏外搽。

2. 亚急性湿疮 外治原则为消炎、止痒、燥湿、收敛，选用青黛膏、3%黑豆馏油、5%黑豆馏油泥膏外搽。

3. 慢性湿疮 可选用各种软膏剂、乳剂，根据瘙痒及皮肤肥厚程度加入不同浓度的止痒剂、角质促成和溶解剂，一般可外搽5%硫黄软膏、10%～20%黑豆馏油软膏。

（四）其他疗法

1. 体针 以手阳明、足太阴经穴为主。多以曲池、阴陵泉、血海、阿是穴、风市为主。湿热浸淫配合谷、内庭；脾虚湿蕴配足三里、脾俞；血虚风燥配膈俞、三阴交。阴囊湿疹配箕门、曲泉、蠡沟；肛门湿疹配长强；肘、膝窝湿疹配尺泽、委中；面部湿疹配风池、颧髎。患部阿是穴用毫针围刺。

2. 穴位注射法 曲池、肺俞、大椎、血海、足三里，每次选2穴，用苦参注射液或板蓝根注射液、当归注射液穴位注射，每穴注射2mL。

3. 皮肤针法 取大椎、大杼至白环俞。叩刺强度中等，至皮肤潮红为度。

四、健康处方

1. 急性湿疮，忌用热水烫洗，忌用肥皂等刺激物洗患处。
2. 湿疮患者，应避免搔抓，以防感染。
3. 患者应忌食辛辣、鱼虾、鸡、鹅、牛、羊肉等发物，亦应忌食香菜、韭菜、芹菜、姜、葱、蒜等辛香之品。
4. 急性湿疮或慢性湿疮急性发作期间，应暂缓注射各种疫苗。

第十一节 瘾 疹

一、概述

瘾疹是一种以皮肤出现红色或苍白色风团，时隐时现的瘙痒性、过敏性皮肤病。瘾疹相当于西医学的荨麻疹。

本病总因禀赋不足，复感外邪所致。此外，情志内伤，冲任不调，肝肾不足，血虚生风生燥，阻于肌肤也可诱发本病；对食物、生物制品、肠道寄生虫等过敏亦可诱发本病。

二、诊断依据

（一）诊断要点

本病可以发生于任何年龄、季节。其特点是皮肤上出现瘙痒性风团，发无定处，骤起骤退，退后不留痕迹。根据病程长短，可分为急性、慢性和特殊类型。急性者病程小于6周；慢性者，病程超过6周，反复发作，迁延数月，经年不断，常难以找到病因。

1. 急性荨麻疹 发病突然，皮损可发生于任何部位，出现形态不一、大小不等的红色或白色风团，边界清楚，一般迅速消退，不留痕迹，以后不断成批出现，时隐时现。自觉灼热、瘙痒剧烈；部分患者可有怕冷、发热等症状；如侵犯消化道黏膜，可伴有恶心呕吐、腹痛、腹泻等症状；喉头和支气管受累时可导致喉头水肿及呼吸困难，有明显气闷窒息感，甚至发生晕厥。严重者可发生过敏性休克症状。

2. 慢性荨麻疹 全身症状一般较轻，风团时多时少，反复发生，病程较长，大多数患者不能找到病因，约50% 的患者在5年内病情减轻，约20% 的患者病程可长达20年以上。

3. 特殊类型荨麻疹

（1）皮肤划痕症（人工荨麻疹）。

（2）寒冷性荨麻疹（较常见）。

（3）胆碱能性荨麻疹，即小丘疹状荨麻疹。

（4）压迫性荨麻疹。

（5）日光性荨麻疹。光感试验阳性。

（6）水源性荨麻疹。该型发病与水温无关。

（7）自身免疫性荨麻疹。患者具有自身免疫性疾病的病史或家族史，特别是甲状腺炎提示有意义。

本病应与丘疹性荨麻疹、阑尾炎（有腹痛的荨麻疹）相鉴别。

（二）辨证要点

根据病程长短，可分为急性、慢性和特殊类型。急性荨麻疹病程短于6周，多数能治愈，并能找到病因，如感染、药物、食物、接触过敏等；慢性荨麻疹病程超过6周，反复发作，常难以找到病因。

三、证治概要

（一）治则治法

寻找病因并予以去除。中医以辨证论治为主，特殊类型者采用中西医结合治疗。

（二）临证方药

1. 风寒束表

症见：风团色白，遇寒加重，得暖则减；恶寒，口不渴；舌淡红，苔薄白，脉浮紧。

治法：疏风散寒，解表止痒。

方药：桂枝麻黄各半汤加减。畏寒怕冷者，加玉屏风散；恶心欲呕者，加法半夏、陈皮等。

2. 风热犯表

症见：风团鲜红，灼热剧痒，遇热加重，得冷则减；伴有发热，恶寒，咽喉肿痛；舌质红，苔薄白或薄黄，脉浮数。

治法：疏风清热，解表止痒。

方药：消风散加减。风团颜色鲜红者，加牡丹皮、生地黄等；口渴者，加玄参；瘙痒剧烈者，加白鲜皮、徐长卿等。

3. 胃肠湿热

症见：风团片大色红，瘙痒剧烈；发疹的同时伴脘腹疼痛，恶心呕吐，神疲纳呆，大便秘结或泄泻；舌质红，苔黄腻，脉弦滑数。

治法：疏风解表，通腑泄热。

方药：防风通圣散加减。有肠道寄生虫者，加乌梅、使君子、槟榔等；大便稀溏者，加四君子汤；恶心呕吐者，加藿香等。

4. 血虚风燥

症见：反复发作，迁延日久，午后或夜间加剧；伴心烦易怒，口干，手足心热；舌红少津，脉沉细。

治法：养血祛风，润燥止痒。

方药：当归饮子加减。心烦失眠者，加酸枣仁、柏子仁等；手足心热者，加白薇、青蒿等；瘙痒剧烈者，加磁石、钩藤等。

（三）外治法

1. 中药熏洗 瘙痒明显，无胸闷气憋者适用。风团红，瘙痒明显者，选用马齿苋、白鲜皮等解毒止痒中药熏洗；风团色淡白，皮肤干燥者，选用当归、茯苓、白术等健脾养血中药熏洗，每日 1 次。

2. 中药保留灌肠 对于因饮食不慎而诱发者，采取苦参、黄柏等中药保留灌肠以泻浊解毒，每日 1 次。

（四）其他疗法

1. 针灸

（1）体针 以手阳明、足太阴、足太阳经穴为主。多选曲池、合谷、血海、委中、膈俞。风热袭表配大椎、风池；风寒袭表配风门、肺俞；胃肠积热配足三里、天枢；血虚风燥配足三里、三阴交。呼吸困难配天突；恶心呕吐配内关。毫针浅刺。委中、膈俞可点刺出血。急性者每日 1 ～ 2 次，慢性者隔日 1 次。

（2）拔罐法 选神阙穴，拔火罐，留罐 5 分钟后起罐，反复拔 3 次；或用闪罐法，以局部充血为度。适用于急性荨麻疹，见效较快。

（3）穴位注射法 曲池、血海、三阴交，每次交替选用 2 穴，以 9% 当归注射液每穴注入 2mL。

（4）穴位埋线法 大椎、肺俞、膈俞、曲池、血海、三阴交，每次选 2 ～ 3 穴。适用于慢性荨麻疹。

2. 耳穴贴压 用王不留行籽在耳部的内分泌、神门、肾上腺、肺俞等穴位贴压以疏风止痒。2 ～ 3 天更换一次，双耳交替，10 次为 1 个疗程。

3. 放血疗法 用三棱针在背部大椎、肺俞、脾俞点刺 3 ～ 5 针，上罐，出血 5 ～ 10mL 时取罐。对急性荨麻疹患者可泄热止痒，隔日 1 次。

4. 自血疗法 对荨麻疹急性发作的患者可用。抽取患者静脉血约 4mL 注入患者相应穴位中，以达到泄热止痒、调理气血的作用。

四、健康处方

1. 禁用或禁食某些对机体致敏的药物或食物，避免接触致敏物品，积极防治某些肠道寄生虫病。
2. 忌鱼腥虾蟹、辛辣、葱、酒等。
3. 注意气温变化，自我调摄寒温，加强体育锻炼。

第十二节 内 痔

痔是直肠末端黏膜下和肛管皮下的静脉丛扩大、曲张所形成的柔软静脉团，又称痔疮、痔核。临床以便血、脱出、肿痛为特点。根据发病部位的不同，分为内痔、外痔和混合痔。本节主要介绍内痔。

一、概述

内痔是指生于肛门齿状线以上，直肠末端黏膜下的痔内静脉丛扩大、曲张所形成的柔软静脉团。好发于截石位的 3、7、11 点处，又称为母痔区，其余部位发生的内痔，均称为子痔。其特点是便血、痔核脱出及肛门不适感。

本病的发生多因脏腑本虚，兼因久坐久立，负重远行，或长期便秘，或泻痢日久，或临厕久蹲，或饮食不节，过食辛辣醇酒厚味，导致脏腑功能失调，风湿燥热下迫大肠，瘀阻魄门，瘀血浊气结滞不散，筋脉懈纵而成痔。日久气虚，中气下陷，不能摄纳则痔核脱出。

二、诊断依据

（一）诊断要点

初期常以无痛性便血为主要症状，血液与大便不相混合，多在排便时出现手纸带血、滴血或射血。出血呈间歇性，饮酒、过劳、便秘、腹泻等诱因常使症状加重，出血严重者可出现继发性贫血。随着痔核增大，在排便时可脱出，若不及时回纳可形成内痔嵌顿。患者常伴有大便秘结，内痔持续脱出时有分泌物溢出，并可有肛门坠胀感。肛门指诊可触及柔软、表面光滑、无压痛的黏膜突起，肛门镜下见齿线上黏膜呈半球状隆起，色暗紫或深红，表面可有糜烂或出血点。

由于病程的长短不同，可分为四期。

Ⅰ期：痔核较小，不脱出，以便血为主。

Ⅱ期：痔核较大，大便时可脱出肛外，便后自行回纳，便血或多或少。

Ⅲ期：痔核更大，大便时痔核脱出肛外，甚者行走、咳嗽、喷嚏、站立时也会脱出，不能自行回纳，须用手推回，或平卧、热敷后才能回纳，便血不多或不出血。

Ⅳ期：痔核脱出，不能及时回纳，因充血、水肿和血栓形成而发生嵌顿，以致肿痛、糜烂和坏死。

肛门指诊检查可触及柔软、表面光滑、无压痛的黏膜结节，肛门镜下可见齿线上黏膜有结节突起，呈暗紫色或深红色。

本病应与直肠息肉、肛乳头肥大、脱肛、直肠癌、下消化道出血、肛裂、溃疡性结肠炎、克罗恩病、直肠血管瘤、憩室病、家族性息肉病等相鉴别。

（二）辨证要点

本病病性属实或本虚标实，虚以气血不足为主，实以风热、湿热多见。初起常以无痛性便血为主要症状，血液与大便不相混合，多在排便时出现手纸带血、滴血或射血。内痔后期，多为本虚标实，表现为便后出血。发作期多为实证，平时可表现为虚证。

三、证治概要

（一）治则治法

中药内服多适用于Ⅰ、Ⅱ期内痔，或内痔嵌顿伴有继发感染，或年老体弱发病，或内痔兼有其他严重慢性疾病不宜手术治疗者。

（二）临证方药

1. 风伤肠络

症见：大便带血、滴血或喷射状出血，血色鲜红，或有肛门瘙痒等；舌质红，苔薄白或薄黄，脉数。

治法：清热凉血祛风。

方药：凉血地黄汤加减。大便秘结者，加槟榔、大黄等。

2. 湿热下注

症见：便血色鲜，量较多，肛内肿物外脱，可自行回缩，肛门灼热；舌质红，苔黄腻，脉弦数。

治法：清热利湿止血。

方药：脏连丸加减。出血量多者，加地榆炭、仙鹤草等；灼热较甚者，加白头翁、秦艽等。

3. 气滞血瘀

症见：肛内肿物脱出，甚或嵌顿，肛管紧缩，坠胀疼痛，甚则肛缘水肿、血栓形成，触痛明显；舌质红或暗红，苔白或黄，脉弦细涩。

治法：清热利湿，祛风活血。

方药：止痛如神汤加减。肿物紫暗明显者，加红花、牡丹皮；肿物淡红光亮者，加龙胆、木通等。

4. 脾虚气陷

症见：肛门松弛，内痔脱出需手法复位，便血色鲜或淡；面色少华，神疲乏力，少气懒言，纳少便溏；舌质淡边有齿痕，苔薄白，脉弱。

治法：补中益气。

方药：补中益气汤加减。大便稍干者，加肉苁蓉、火麻仁；贫血较甚时合四物汤。

中成药可选用槐角丸、地榆丸、脏连丸、补中益气丸。

（三）外治法

外治法适用于各期内痔及术后等。

1. 熏洗法　以药物加水煮沸，先熏后洗，或用毛巾蘸药液趁热湿敷患处，冷则更换。具有活血止痛、收敛消肿等作用。常用五倍子汤、苦参汤等。

2. 外敷法　将药物敷于患处。具有消肿止痛、收敛止血、祛腐生肌等作用。根据不同病情可选用油膏或散剂，如九华膏、黄连膏、消痔膏（散）、五倍子散等。

3. **塞药法** 将药物制成栓剂，塞入肛内。具有消肿、止痛、止血作用。如痔疮栓等。

4. **挑治法** 适用于内痔出血。其机理是疏通血络，调理气血，促使肿消痛减。常用穴位有肾俞、大肠俞、长强、上髎、中髎、次髎、下髎等，一般挑治1次即可见效，必要时可隔10日再挑一次。

5. **枯痔法** 即以药物如枯痔散、灰皂散敷于Ⅱ、Ⅲ期脱出肛外的内痔痔核的表面，具有强腐蚀作用，能使痔核干枯坏死，达到痔核脱落痊愈的目的。此法目前已少采用。

（四）其他疗法

1. **注射法** 是目前治疗内痔的常用方法之一。根据其药理作用的不同，分为硬化萎缩和坏死枯脱两种方法。由于坏死枯脱疗法术后常有大出血、感染、直肠狭窄等并发症，故目前临床上普遍采用内痔硬化剂注射疗法。

适应证：Ⅰ、Ⅱ、Ⅲ期内痔；内痔兼有贫血者；混合痔的内痔部分。

禁忌证：Ⅳ期内痔；外痔；内痔伴肛门周围急、慢性炎症或腹泻；内痔伴有严重肺结核或高血压、肝肾疾病或血液病者；因腹腔肿瘤引起的内痔；临产期孕妇。

常用药物：消痔灵注射液。

注意事项：注射时必须注意严格消毒，每次注射都须消毒。必须用5号针头进行注射，否则针孔过大，进针处容易出血。进针后应先做回血试验，注射药液宜缓慢进行。进针的针头勿向各方乱刺，以免过多地损伤痔内血管，引起出血，致使痔核肿大，增加局部的液体渗出，延长痔核的枯脱时间。勿将药液注入外痔区，或注射位置过低使药液向肛管扩散，造成肛门周围水肿和疼痛。操作时应先注射小的痔核，再注射大的痔核，以免小痔核被大痔核挤压、遮盖，从而遗漏或增加操作困难。便时内痔脱出后及时托回以免嵌顿肿痛。7天左右为痔核脱落时期，防止便秘努挣撕脱痔核引起大出血。

2. **结扎疗法** 痔结扎疗法是用丝线或药制丝线、纸裹药线缠扎在痔核的根部，阻断痔核的气血流通，使痔核坏死脱落，创面经修复而愈的治疗方法。目前常用的有单纯结扎法、贯穿结扎法和胶圈套扎法。

（1）单纯结扎法

适应证：Ⅰ、Ⅱ期内痔。

禁忌证：肛门周围有急性脓肿或湿疮者；内痔伴有痢疾或腹泻者；因腹腔肿瘤引起的内痔；内痔伴有严重肺结核、高血压、肝脏疾病、肾脏疾病或血液病者；临产期孕妇。

（2）贯穿结扎法

适应证：Ⅱ、Ⅲ期内痔，对纤维型内痔更为适宜。

禁忌证：同单纯结扎法。

注意事项：结扎内痔时，先结扎小的痔核，后结扎大的痔核。缝针贯穿痔核基底时，不可穿入肌层，否则结扎后可引起肌层坏死，或并发肛周脓肿。结扎紧线时，夹住痔的止血钳要随紧线缓慢放松退出，不放松易过多地扎到直肠黏膜；过早松开，线易向外滑，扎住痔的半截。结扎术后当天不宜大便，若便后痔核脱出，应立即将痔核送回肛内，以免发生水肿，加重疼痛反应。痔下端的结扎线要嵌入小切口内，否则扎到肛管皮肤会引起剧痛。在结扎后的7天左右，为痔核脱落阶段，嘱患者减少活动，大便时不宜用力努挣，以避免术后的大出血。

（3）胶圈套扎法 是通过套扎器或双钳将小乳胶圈套扎在痔核基底部，利用胶圈较强的弹力阻止血液循环，致使痔核缺血、坏死、脱落，从而治愈内痔。

适应证：Ⅱ、Ⅲ期内痔及混合痔的内痔部分。

禁忌证：同单纯结扎法。

3. **针刺**

（1）体针 取督脉和足太阳经穴。多以长强、会阳、次髎、承山、二白为主。气滞血瘀配太冲、血海；湿热下注配中极、阴陵泉；脾虚气陷配神阙、百会。肛门肿痛配孔最、飞扬；便秘配支沟、天枢；便后出血配孔最、膈俞。针刺长强穴时沿尾骶骨内壁进针1～1.5寸，要求针感扩散至肛门周围；承山穴向上斜刺，使针感向上传导。脾虚气陷用补法，配合灸神阙、百会。

（2）三棱针法 ①取第7胸椎至腰骶部两侧范围内红色丘疹点，一个或数个不等，每次选一个点挑刺，并挤出黏液，7天左右1次。②在龈交穴处若发现有一米粒大的小疙瘩，用三棱针挑破，放出少量血液。

（3）穴位埋线法 关元俞、大肠俞、承山，埋入羊肠线，20～30天1次。

（4）针刀疗法 选取痔核局部，用1%利多卡因局部麻醉后，采用针刀松解痔核基底部，5～7天1次，一般痔核会自行枯萎、脱落。

四、健康处方

1. 养成每天定时排便的良好习惯，防止便秘，蹲厕时间不宜过长，以免肛门部瘀血。
2. 注意饮食调和，多喝开水，多食蔬菜，少食辛辣食物。
3. 避免久坐久立，进行适当的活动或定时做提肛及缩肛运动。
4. 发生内痔应及时治疗，防止进一步发展。

第十三节　乳腺囊性增生病

一、概述

乳腺囊性增生病亦称乳腺病，系体内女性激素代谢障碍，尤其是雌、孕激素比例失调，使乳腺实质增生过度和复旧不全的一种疾病。本病是妇女的多发病，常见于中年妇女。由于对本病的不同认识，故有多种命名，如乳腺小叶增生症、乳腺结构不良症、纤维囊性病等。

二、诊断要点

（一）诊断依据

本病突出的表现是乳房胀痛和肿块，特点是部分患者有周期性。疼痛与月经周期有关，往往在月经前疼痛加重，经后减轻或消失，有时整个月经周期都有疼痛。本病病程较长，发展缓慢。根据其临床表现诊断并不困难。

1. 症状　一侧或双侧乳房胀痛和肿块，部分患者具有周期性。乳房胀痛一般于月经前明显，月经后减轻，严重者整个月经周期都有疼痛。

2. 体征　体检发现一侧或双侧乳房内可有大小不一，质韧的单个或多个结节，可有触痛，与周围分界不清，亦可表现为弥漫性增厚。少数患者可有乳头溢液，多为浆液性或浆液血性液体。

3. 辅助检查　乳房钼靶 X 线摄片、超声检查及红外线热图像有助于诊断和鉴别诊断。对于肿块较硬或较大者，可考虑做组织病理学检查。

（二）鉴别诊断

乳腺癌：局限性乳腺增生肿块明显时，要与乳腺癌相区别。乳腺癌肿块更明确，质地偏硬，与周围乳腺有较明显区别，有时伴腋窝淋巴结肿大，钼靶和超声检查有助于两者的鉴别。乳腺癌与本病有同时存在的可能，应嘱患者每隔 3 ～ 6 个月复查。

三、防治措施

（一）治疗措施

本病的治疗主要是对症治疗。

1. 中药或中成药　疏肝理气、调理冲任及调整卵巢功能，如口服中成药逍遥丸 3 ～ 9g，每日 3 次。

2. 西药　对症状较重者，可用他莫昔芬治疗，于月经干净后第 5 天开始口服，每天两次，每次 10mg，连用 15 天后停药。该药治疗效果较好，但因对子宫内膜及卵巢有影响而不宜长期服用。

3. 手术　对局部病灶有恶性病变可疑、有高危因素、增生较明显者考虑手术。

（二）双向转诊

对局限性乳腺囊性增生病，应在月经干净后 5 天内复查。如有以下这些情况转至上级医院或专科医院治疗，病情稳定后转回基层卫生服务机构随访：肿块无明显消退，或在观察过程中，对局部病灶有恶性病变可疑时；有不典型上皮增生，同时有对侧乳腺癌或有乳腺癌家族史等高危因素者；年龄大，肿块周围乳腺组织增生也较明显者。

四、健康管理

1. 应保持心情舒畅，情绪稳定。
2. 应适当控制脂肪类食物的摄入。
3. 及时治疗月经失调等妇科疾患和其他内分泌疾病。
4. 对发病高危人群要重视定期检查。

第十四节　急性阑尾炎

一、概述

急性阑尾炎（acute appendicitis）一般认为是由阑尾管腔阻塞和细菌入侵综合造成，前者是急性阑尾炎最常见的病因。急性阑尾炎是外科最多见的急腹症，占外科住院患者的10%～15%。本病可见于任何年龄，多见于青壮年，男性发病率高于女性。

根据急性阑尾炎的临床过程和病理解剖学变化，可分为四种病理类型：①急性单纯性阑尾炎：属轻型阑尾炎或病变早期。病变多只限于黏膜和黏膜下层。临床症状和体征均较轻。②急性化脓性阑尾炎（急性蜂窝织炎性阑尾炎）：常由单纯性阑尾炎发展而来。阑尾周围的腹腔内有稀薄脓液，形成局限性腹膜炎。临床症状和体征较重。③坏疽性及穿孔性阑尾炎：是一种重型阑尾炎。穿孔部位多在阑尾根部和尖端。穿孔如未被包裹，感染继续扩散，则可引起急性弥漫性腹膜炎。④阑尾周围脓肿：化脓或坏疽、穿孔的阑尾，被移至右下腹部的大网膜包裹并形成粘连，形成炎性肿块或阑尾周围脓肿。

以上各型阑尾炎如能得到及时治疗，能在不同阶段得到控制，趋向好转或痊愈。根据炎症的程度和范围不同，其转归有以下几种。①炎症消退：一部分单纯性阑尾炎经及时药物治疗后炎症消退。大部分将转为慢性阑尾炎，易复发。②炎症局限化：化脓、坏疽或穿孔的阑尾被大网膜包裹粘连，炎症局限，形成阑尾周围脓肿。需用大量抗生素、中药，或两者联合治疗，治愈缓慢。③炎症扩散：阑尾炎症重，发展快，未予及时手术切除，又未能被大网膜包裹局限，炎症扩散，可发展为弥漫性腹膜炎、化脓性门静脉炎、感染性休克等。

二、诊断要点

（一）诊断依据

1. 症状

（1）腹痛　70%～80%的患者有典型的转移性腹痛的特点，腹痛发作始于上腹，逐渐移向脐部，数小时（6～8小时）后转移并局限在右下腹。此过程的时间长短取决于病变发展的程度和阑尾的位置。部分病例发病开始即出现右下腹痛。不同类型的阑尾炎其腹痛也有差异，如单纯性阑尾炎表现为轻度隐痛；化脓性阑尾炎呈阵发性胀痛和剧痛；坏疽性阑尾炎呈持续性剧烈腹痛；穿孔性阑尾炎因阑尾腔压力骤减，腹痛可暂时减轻，但出现腹膜炎后，腹痛又会持续加剧。

不同位置的阑尾炎，其腹痛部位也有区别，如盲肠后位阑尾炎疼痛在右侧腰部，盆腔位阑尾炎腹痛在耻骨上区，肝下区阑尾炎可引起右上腹痛，极少数左下腹部阑尾炎呈左下腹痛。

（2）胃肠道症状　发病早期可能有厌食，恶心、呕吐也可发生，但程度较轻，有的病例可能发生腹泻。盆腔位阑尾炎，炎症刺激直肠和膀胱，可引起排便、里急后重的症状。弥漫性腹膜炎时可致麻痹性肠梗阻，腹胀、排气排便减少。

（3）全身症状　早期乏力，炎症重时出现中毒症状，心率增快，发热，达38℃左右。阑尾穿孔时体温会更高，达39℃或40℃。如发生门静脉炎时可出现寒战、高热和轻度黄疸。当阑尾化脓、坏疽、穿孔并腹腔广泛感染时，并发弥漫性腹膜炎，可同时出现血容量不足及败血症表现，甚至合并其他脏器功能障碍。

2. 体征

（1）压痛　右下腹局限性压痛是阑尾炎最重要的体征。阑尾在腹壁上的投影是在右侧髂前上棘与脐部连线的中、外1/3交点处，临床上称之为阑尾点或麦氏（McBurney）点（图6-1），麦氏点通常是压痛点，但可随阑尾位置的变化而改变，但压痛点始终在一个固定的位置上。发病早期腹痛尚未转移至右下腹时，右下腹便可出现固定压痛。压痛的程度与病变的程度相关。老年人对压痛的反应较轻。当炎症加重时，压痛的范围也随之扩大。当阑尾穿孔时，疼痛和压痛的范围可波及全腹，但仍以阑尾所在位置的压痛最明显，用叩诊来检查，更为准确，也可嘱患者左侧卧位体检。

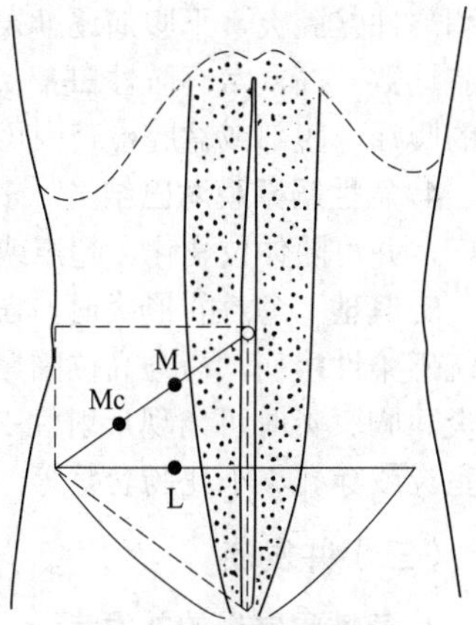

图6-1　阑尾炎压痛点
M：Morris点；Mc：Mc Burney点；L：Lenz点；点线围成的四边形区域为Rapp压痛区

（2）腹膜刺激征　反跳痛（Blumberg征）、腹肌紧张、肠鸣音减弱或消失等，这是壁腹膜受炎症刺激出现的防卫性反应。其程度及范围大小是区别各型阑尾炎的依据，提示阑尾炎症加重，出现化脓、坏疽或穿孔等病理改变。腹膜炎范围扩大，说明局部腹腔内有渗出或阑尾穿孔。但在小儿、老人、孕妇、肥胖者、虚弱者，或盲肠后位阑尾炎时，腹膜刺激征可不明显。

（3）右下腹肿块　如体检发现右下腹饱满，扪及一压痛性肿块，边界不清、固定，应考虑阑尾周围脓肿。

（4）可作为辅助诊断的其他体征

① 结肠充气试验（Rovsing 征）阳性：患者仰卧位，检查者用右手压迫左下腹，再用左手挤压近侧结肠，结肠内气体可传至盲肠和阑尾，引起右下腹疼痛者为阳性。

② 腰大肌试验（Psoas 征）阳性：患者左侧卧，使右大腿后伸，引起右下腹疼痛者为阳性。说明阑尾位于腰大肌前方，盲肠后位或腹膜后位。

③ 闭孔内肌试验（Obturator 征）阳性：患者仰卧位，使右髋和右大腿屈曲，然后被动向内旋转，引起右下腹疼痛者为阳性。提示阑尾靠近闭孔内肌。

④ 经肛门直肠指检阳性：指检可引起炎症阑尾所在位置的压痛。压痛常在直肠右前方。当阑尾穿孔时直肠前壁压痛广泛；当形成阑尾周围脓肿时，有时可触及痛性肿块。

3. 辅助检查

（1）实验室检查　多数患者的白细胞计数和中性粒细胞比例增高。白细胞计数升高到（10 ～ 20）$\times 10^9$/L，可发生核左移。单纯性阑尾炎或老年患者可无明显升高。尿中出现少数红细胞，说明炎性阑尾与输尿管或膀胱相靠近。明显血尿说明存在泌尿系统的原发病变。在生育期有闭经史的女患者，应检查血清 β-HCG，以除外产科情况。血清淀粉酶和脂肪酶检查有助于除外急性胰腺炎。

（2）影像学检查　①腹部平片可见盲肠扩张和液气平面，偶尔可见钙化的粪石和异物影，可帮助诊断。②超声可发现肿大的阑尾或脓肿。③ CT 的敏感性优于超声，尤其有助于阑尾周围脓肿的诊断。以上特殊检查在急性阑尾炎的诊断中不是必需的，无法明确诊断时方选择应用。

（3）腹腔镜检查　可以直观观察阑尾情况，也能分辨与阑尾炎有相似症状的其他脏器疾病，对明确诊断具有决定性作用。明确诊断后，同时可经腹腔镜做阑尾切除术。对于难以鉴别诊断的阑尾炎，采用腹腔镜检查具有明显的优点。

（二）鉴别诊断

1. 胃十二指肠溃疡穿孔　穿孔溢出的胃内容物可沿升结肠旁沟流至右下腹部，容易被误认为是急性阑尾炎的转移性腹痛。患者多有溃疡病史，表现为突然发作的剧烈腹痛。体征除右下腹压痛外，上腹仍具疼痛和压痛，腹壁板状强直等腹膜刺激症状也较明显。胸腹部 X 线检查或 CT 检查发现膈下游离气体，则有助于鉴别诊断。

2. 右侧输尿管结石　多呈突然发生的右下腹阵发性剧烈绞痛，疼痛向会阴部、外生殖器放射。右下腹无明显压痛，或仅有沿右侧输尿管径路的轻度深压痛。尿中查到大量红细胞。超声或 X 线平片在输尿管走行部位可呈现结石阴影。

3. 妇产科疾病　尤应注意育龄妇女。①异位妊娠破裂表现为突然下腹痛，常有急性失血症状和腹腔内出血的体征，有停经史及阴道不规则出血史，检查时可见宫颈举痛、附件肿块、阴道后穹隆穿刺有血等。②卵巢滤泡或黄体囊肿破裂的临床表现与异位妊娠相似，但病情较轻，多发病于排卵期或月经中期以后。③急性输卵管炎和急性盆腔炎，下腹痛逐渐发生，可伴有腰痛；腹部压痛点较低，直肠指诊盆腔有对称性压痛；伴发热及白细胞计数升高，常有脓性白带，阴道后穹隆穿刺可获脓液，涂片检查细菌阳性。④卵巢囊肿蒂扭转有明显而剧烈的腹痛，腹部或盆腔检查中可扪及有压痛性的肿块。超声检查有助于诊断和鉴别诊断。

4. 急性肠系膜淋巴结炎　多见于儿童。往往先有上呼吸道感染史，腹部压痛部位偏内侧，范围不太固定且较广，并可随体位变化。超声或 CT 检查发现腹腔淋巴结肿大，有助于鉴别诊断。

5. 其他　急性胃肠炎时，恶心、呕吐和腹泻等消化道症状较重，无右下腹固定压痛和腹膜刺激体征。胆道系统感染性疾病，易与高位阑尾炎相混淆，但有明显绞痛、高热，甚至出现黄疸，常有反复右上腹痛史。右侧肺炎、胸膜炎时可出现反射性右下腹痛，但有呼吸系统的症状和体征。此外，回盲部肿瘤、Crohn 病、Meckel 憩室炎或穿孔、小儿肠套叠等，亦需进行临床鉴别。

（三）并发症

1. 急性阑尾炎的并发症

（1）腹腔脓肿　是阑尾炎未经及时治疗的后果。在阑尾周围形成的阑尾周围脓肿最常见。临床表现有麻痹性肠梗阻的腹胀症状、压痛性肿块和全身感染中毒症状等。超声和 CT 扫描可协助定位。

（2）内、外瘘形成　阑尾周围脓肿如未及时引流，可形成各种内瘘或外瘘。X 线钡剂检查或者经外瘘置管造影可协助了解瘘管走行，有助于选择相应的治疗方法。

（3）化脓性门静脉炎　急性阑尾炎时阑尾静脉中的感染性血栓，可沿肠系膜上静脉至门静脉，导致化脓性门静脉炎症。临床表现为寒战、高热、肝大、剑突下压痛、轻度黄疸等。病情加重会产生感染性休克和脓毒症，治疗延误可发展为细菌性肝脓肿。行阑尾切除并大剂量抗生素治疗有效。

2. 阑尾切除术后并发症

（1）出血　阑尾系膜的结扎松脱，引起系膜血管出血。表现为腹痛、腹胀和失血性休克等症状。

（2）切口感染　是最常见的术后并发症。在急性化脓性或穿孔性阑尾炎中多见。切口感染的临床表现包括，术后 2 ～ 3 天体温升高，切口胀痛或跳痛，局部红肿、压痛等。处理时，可先行试穿抽出脓液，或于波动处拆除缝线，排出脓液，放置引流，定期换药，短期可治愈。

（3）粘连性肠梗阻　也是阑尾切除术后较常见的并发症，与局部炎症重、手术损伤、切口异物、术后卧床等多种原因有关。粘连性肠梗阻病情重者须手术治疗。

（4）阑尾残株炎　阑尾残端保留过长（超过 1cm），或者粪石残留，术后残株可复发炎症，仍表现为阑尾炎的症状；也偶见术中未能切除病变阑尾，而将其遗留，术后炎症复发，应行钡剂灌肠透视检查以明确诊断。症状较重时应再次手术切除阑尾残株。

（5）粪瘘　少见。术后产生粪瘘的原因有多种，如阑尾残端单纯结扎，其结扎线脱落；盲肠原位结核、癌症；盲肠组织水肿脆弱，术中缝合时裂伤等。粪瘘发生时如已局限化，不致发生弥漫性腹膜炎，可有类似阑尾周围脓肿的临床表现。如为非结核或肿瘤病变等，一般经非手术治疗粪瘘可闭合自愈。

三、防治措施

（一）治疗措施

1. 手术治疗　绝大多数急性阑尾炎一旦确诊，应早期施行阑尾切除术。有条件的医院可正常开展腹腔镜下阑尾切除术，其对减少切口感染等并发症明显优于常规阑尾切除术。不同临床类型急性阑尾炎的手术方法选择亦不相同：①急性单纯性阑尾炎、急性化脓性或坏疽性阑尾炎、穿孔性阑尾炎行阑尾切除术，切口可一期缝合。②阑尾周围脓肿尚未破溃穿孔时应按急性化脓性阑尾炎处理。③如阑尾穿孔已被包裹，形成阑尾周围脓肿，病情较稳定，宜应用抗生素治疗或同时联合中药治疗促进脓肿吸收消退，也可在超声引导下穿刺抽脓或置管引流。④如脓肿扩大，无局限趋势，宜先行超声检查，确定切口部位后行手术切开引流。术后加强支持治疗，合理使用抗生素。

2. 急性阑尾炎的非手术治疗　仅适用于单纯性阑尾炎及急性阑尾炎的早期阶段，适当药物治疗可恢复正常；患者不接受手术治疗，全身情况差或客观条件不允许，或伴存其他严重器质性疾病有手术禁忌证者。主要措施包括选择有效的抗生素和补液治疗。抗生素选择需覆盖肠道需氧和厌氧菌群。

（二）双向转诊

对诊断明确需要手术等进一步处理的患者，建议转至上级医院治疗，病情稳定后转回基层卫生服务机构随访。

四、健康管理

1. 避免饮食不节和食后剧烈运动，养成规律性排便习惯。驱除肠道内寄生虫，预防肠道感染。

2. 初期、酿脓期肠痈（急性单纯性、轻度化脓性阑尾炎和阑尾周围脓肿），可根据食欲情况给予清淡软食或半流食，并发腹膜炎者应根据病情给予流质饮食或禁食。

3. 除初期肠痈（急性单纯性阑尾炎）外，一般应卧床休息，对并发腹膜炎及阑尾周围脓肿的患者，采取有效的半卧位，防止过早下床活动，以免病情反复。

4. 本病复发率很高，为了防止复发，一般主张在临床症状和体征消失后，继续坚持服用中药 7 ～ 14 天，可明显降低复发率。

第十五节　肠梗阻

一、概述

任何原因引起的肠内容物通过障碍统称肠梗阻（intestinal obstruction），肠梗阻为常见的外科急腹症之一。病因有各种原因引起肠腔狭小或不通、神经抑制或毒素刺激以致肠壁肌运动紊乱、肠系膜血管栓塞或血栓形成使得肠管血运障碍。肠梗阻不但引起肠管本身形态和功能的改变，还可导致一系列全身性生理改变，严重时可危及生命。按梗阻原因，可分为机械性肠梗阻、动力性肠梗阻、血运性肠梗阻。按肠壁血运有无障碍，可分为单纯性肠梗阻、绞窄性肠梗阻。按梗阻部位，可分为高位小肠梗阻、低位小肠梗阻和结肠梗阻。按梗阻程度，可分为完全性肠梗阻和不完全性肠梗阻。按病程发展快慢，又分为急性肠梗阻和慢性肠梗阻。

二、诊断要点

（一）诊断依据

不同原因引起肠梗阻的临床表现虽不同，但肠内容物不能顺利通过肠腔则是一致的，其共同表现为腹痛、呕吐、腹胀及肛门停止排气排便。腹部可见肠型、肠蠕动波、肠鸣音亢进、全身脱水等体征，结合腹部X线检查，明确诊断并不困难。

1. 症状

（1）腹痛　机械性肠梗阻有阵发性绞痛，伴有高亢的肠鸣音。麻痹性肠梗阻无阵发性腹痛，只有持续性胀痛或不适，听诊时肠鸣音减弱或消失。

（2）呕吐　高位梗阻的呕吐出现较早，呕吐较频繁，吐出物主要为胃及十二指肠内容物。低位小肠梗阻的呕吐出现较晚，初为胃内容物，后期的呕吐物为积蓄在肠内并经发酵、腐败呈粪样的肠内容物。结肠梗阻到晚期才会出现呕吐，若呕吐物呈棕褐色或血性，是肠管血运障碍的表现。麻痹性肠梗阻时，呕吐多呈溢出性。

（3）腹胀　发生在腹痛之后，其程度与梗阻部位有关。高位肠梗阻腹胀不明显，但有时可见胃型。低位小肠梗阻及麻痹性肠梗阻腹胀显著，遍及全腹。结肠闭袢性梗阻，则腹周膨胀显著。腹部隆起不均匀对称，是肠扭转等闭袢性肠梗阻的特点。

（4）排气排便停止　见于完全性肠梗阻。但在初期，尤其是高位肠梗阻，其梗阻位置之下积存的气体和粪便仍可排出。某些绞窄性肠梗阻或结肠癌梗阻，如肠套叠、肠系膜血管栓塞或血栓形成，可有黏液样血便。

2. 体征

（1）全身情况　单纯性肠梗阻早期全身情况无明显变化。晚期因呕吐、脱水及电解质紊乱可出现唇干舌燥、眼窝内陷、皮肤弹性减退、脉搏细弱等。绞窄性肠梗阻患者可出现全身中毒症状及休克。

（2）腹部体征　①视诊：机械性肠梗阻常可见肠型和蠕动波；肠扭转时腹胀多不对称；麻痹性肠梗阻则呈全腹均匀膨胀。同时应常规检查腹股沟有无包块，排除腹外疝嵌顿引起的肠梗阻。②触诊：单纯性肠梗阻因肠管膨胀，可有轻度压痛，多不能定位，但无腹膜刺激征；绞窄性肠梗阻，可有压痛、反跳痛、肌紧张等腹膜刺激征，压痛的肿块常为有绞窄的肠袢。③叩诊：肠胀气时一般呈鼓音；绞窄性肠梗阻时因腹腔有渗液，移动性浊音可呈阳性。④听诊：肠鸣音亢进，有气过水声或金属音，为机械性肠梗阻表现；麻痹性肠梗阻时，肠鸣音减弱或消失。

3. 辅助检查

（1）实验室检查　单纯性肠梗阻早期变化不明显，严重失水、血液浓缩时，白细胞计数、血红蛋白和血细胞比容都可增高，尿比重增高，查血气分析和血清钠、钾、氯离子浓度，以及尿素氮、肌酐的变化，可了解酸碱失衡、电解质紊乱和肾功能的状况。呕吐物和粪便检查，若有大量红细胞或隐血阳性，应考虑肠管有血运障碍。

（2）X线检查　摄片见气胀肠袢和气液平面是肠梗阻特有的X线表现。一般在肠梗阻发生4～6小时，X线检查即可显示出肠腔内气体。肠梗阻的部位不同，X线表现也各有其特点。空肠黏膜的环状皱襞在肠腔充气时呈鱼骨刺状；回肠扩张的肠袢多，可见阶梯状的气液平面；结肠胀气位于腹部周边，显示结肠袋形。当疑有肠套叠、肠扭转或结肠肿瘤时，可做钡剂灌肠或CT检查以协助诊断。

（二）鉴别诊断

1. 胃十二指肠溃疡穿孔　有溃疡病史，腹痛骤发，上腹部呈剧烈刀割样疼痛，迅速漫及全腹，腹肌紧张，甚则呈板状腹，压痛，肠鸣音消失。腹部X线透视膈下有游离气体。

2. 急性胰腺炎　发病前多有暴饮暴食，上腹部疼痛，频繁呕吐，无肠型，肠鸣音减弱或消失，血、尿淀粉酶升高。

三、防治措施

（一）治疗措施

肠梗阻的治疗原则是纠正因肠梗阻所引起的全身生理紊乱和解除梗阻。治疗方法的选择要根据肠梗阻的原因、性质、部位以及全身情况和病情严重程度而定。

1. 非手术治疗 在治疗期间须严密观察，如体征、症状不见好转或反有加重，应立即转为手术治疗。

（1）胃肠减压 是治疗肠梗阻的主要措施之一，目的是减少胃肠道积留的气体、液体，减轻肠腔膨胀，有利于肠壁血液循环的恢复，减少肠壁水肿；还可以减轻腹内压，改善因膈肌抬高而导致的呼吸与循环障碍。对低位小肠梗阻，可应用较长的小肠减压管。

（2）纠正水、电解质紊乱和酸碱失衡 当血液生化检查结果尚未获得前，要先给予平衡盐液，待有测定结果后再添加电解质与纠正酸碱失衡。在无心、肺、肾功能障碍的情况下，最初输入液体的速度可稍快，但需监测尿量，必要时监测中心静脉压。单纯性肠梗阻的晚期或绞窄性肠梗阻，常有大量血浆和血液渗出至肠腔或腹腔，需要补充血浆和全血。

（3）防治感染 应用抗生素对于防治细菌感染、减少毒素的产生有一定作用。

（4）灌肠疗法 能加强通里攻下作用。空气或钡剂灌肠，对肠套叠患者可用于明确诊断，也可用于判断是否有效复位。

（5）其他治疗 腹胀可影响肺的功能，患者宜吸氧。为减轻胃肠道的膨胀可给予生长抑素以减少胃肠液的分泌量。止痛剂的应用应遵循急腹症治疗的原则。其他如嵌顿疝的手法复位，腹部按摩，中医中药治疗。

2. 手术治疗 手术是治疗肠梗阻的一个重要措施，手术目的是解除梗阻、去除病因，手术的方式可根据患者的全身情况与梗阻的病因、性质、部位等加以选择。如粘连松解术，肠切开取除粪石、蛔虫，肠套叠或肠扭转复位术，肠切除吻合术，肠短路吻合术，肠造口或肠外置术等。

（二）双向转诊

对于绞窄性肠梗阻，伴有弥漫性腹膜炎的各型肠梗阻，肿瘤及先天性肠道畸形等不可逆转的器质性病变引起的肠梗阻，在社区非手术保守治疗无效，体征、症状不见好转或反有加重的肠梗阻等应及时转上级医院进一步治疗。

四、健康管理

1. 平时注意饮食卫生，不暴饮暴食，多食含纤维素高的食物，保持大便通畅。
2. 需手术者做好术前、术后护理，在情况允许的情况下，鼓励患者早期多翻身及下床活动。
3. 梗阻解除后，注意进食，循序渐进。忌食辛辣、燥热、坚硬食品。少吃或不吃易结成团块的食物，如柿子、骨渣等。

第十六节 胆囊结石

胆石症包括发生在胆管和胆囊的结石，是临床常见病和多发病。临床症状、体征因结石的部位及是否合并感染而不同。随着人民生活水平的提高，我国胆囊结石的发病率逐渐增加，而原发性胆管结石的发病率逐渐下降。胆石可发生在胆管系统的任何部位，胆囊内的结石为胆囊结石，左右肝管汇合部以下的肝总管和胆总管内的为肝外胆管结石，汇合部以上的为肝内胆管结石。

一、概述

胆囊结石（cholecystolithiasis）主要为胆固醇结石或以胆固醇为主的混合性结石和黑色素结石。胆囊结石成因非常复杂，与多种因素有关。任何影响胆固醇与胆汁酸磷脂浓度比例和造成胆汁淤积的因素都能导致结石形成。本病主要见于成年人，发病率在 40 岁后随年龄增长而增加，女性多于男性。

二、诊断要点

（一）诊断依据

大多患者可无症状，称为无症状胆囊结石。临床典型的绞痛病史是诊断的重要依据，影像学检查可帮助确诊。

1. 症状

（1）胆绞痛 典型的发作是出现在饱餐、进食油腻食物后或睡眠中体位改变时。疼痛位于右上腹或上腹部，呈阵发性，或持续疼痛阵发性加剧，可向右肩胛部和背部放射，可伴有恶心、呕吐。首次胆绞痛出现后，约 70% 的患者一年内会再发作，随后发作频率会增加。

（2）上腹隐痛　多数患者仅在进食过多、吃肥腻食物、工作紧张或休息不好时感到上腹部或右上腹隐痛，或者有饱胀不适、嗳气、呃逆等，常被误诊为“胃病”。

（3）胆囊积液　积液透明无色，称为白胆汁。

（4）其他　①极少引起黄疸，或较轻的黄疸。②小结石可通过胆囊管进入并停留于胆总管内成为胆总管结石。③进入胆总管的结石通过 Oddi 括约肌可引起损伤或嵌顿于壶腹部导致胰腺炎，称为胆源性胰腺炎。④因结石压迫引起胆囊炎症导致慢性穿孔，可造成胆囊十二指肠瘘或胆囊结肠瘘，大的结石通过瘘管进入肠道偶尔可引起肠梗阻，称为胆石性肠梗阻。⑤结石及炎症的长期刺激可诱发胆囊癌。

（5）Mirizzi 综合征　是特殊类型的胆囊结石。临床特点是胆囊炎及胆管炎反复发作及黄疸。胆道影像检查可见胆囊增大、肝总管扩张、胆总管正常。

2. 体征

（1）压痛　大多处于静息期的患者可无明显腹部压痛。急性发作的患者，右上腹或上腹部压痛，炎症较重者墨菲征阳性，肝区可有叩击痛。

（2）黄疸　极少引起黄疸，即使出现黄疸也较轻；Mirizzi 综合征部分患者可伴黄疸。

3. 辅助检查　首选超声检查，其诊断准确率接近 100%。超声显示胆囊内强回声团、随体位改变而移动、其后有声影即可确诊为胆囊结石。有 10% ～ 15% 的患者结石含钙超过 10%，这时腹部 X 线也可看到，但要与右肾结石区别。CT、MRI 也可显示胆囊结石，但不作为常规检查。

（二）鉴别诊断

1. 上消化道溃疡　胆囊结石女性多于男性，消化道溃疡男性多于女性，胃镜和 B 超检查可提供鉴别诊断。

2. 传染性肝炎　常有肝炎接触史以及食欲不振、疲乏无力等症状，触诊肝大并有触痛，血液检查肝功能及传染病指标多有异常。对淤胆型肝炎可试用激素做实验性治疗。

三、防治措施

（一）治疗措施

1. 非手术治疗

（1）溶石治疗　口服鹅去氧胆酸或熊去氧胆酸或中成药。适用于合并重要脏器疾病不能接受手术者；胆囊收缩功能测定良好者；结石能透过 X 线，无钙影；体积较小但多发的胆固醇结石；肝功能正常者。

（2）抗感染　结石合并感染，暂不能或不接受手术者。

（3）对症治疗　使用解痉止痛药物。

（4）中医中药治疗。

2. 手术治疗　对于有症状和（或）并发症的胆囊结石，首选胆囊切除术治疗。腹腔镜胆囊切除已是常规手术。对于病情复杂或没有腹腔镜设备的医院，也可做开腹胆囊切除。儿童胆囊结石以及无症状的成人胆囊结石，一般不做预防性胆囊切除术，可观察和随诊。下列情况应考虑手术治疗：①结石数量多及结石直径≥ 3cm。②胆囊壁钙化或瓷性胆囊。③伴有胆囊息肉≥ 1cm。④胆囊壁增厚（＞ 3mm），伴有慢性胆囊炎。

（二）双向转诊

对于在社区保守治疗效果不明显，以及结石较大、结石伴有＞ 1cm 的息肉、胆囊壁增厚、胆囊壁钙化或瓷性胆囊、胆囊结石反复发作影响生活质量等患者应转上级医院进一步治疗。

四、健康管理

1. 规律饮食，吃清淡易消化的食物，忌暴饮暴食、生冷、油腻、辛辣、醇酒等。

2. 保持心情舒畅，消除恐惧，积极配合治疗。

第十七节　前列腺增生症

一、概述

良性前列腺增生（benign prostatic hyperplasia，BPH），也称前列腺增生症，是引起老年男性排尿障碍原因中最为常见的一种良性疾病。至今病因仍不完全清楚。目前一致公认老龄和有功能的睾丸是前列腺增生发病的两个重要因素，二者缺一不可。其发病随年龄增长而逐渐增加，大多发病年龄为50～70岁，有资料表明，男性35岁以后前列腺可有不同程度的增生，50岁以后开始出现临床症状，80岁以上95%的人都有前列腺增生，另有部分患者出现尿潴留。

前列腺增生可引起一系列的病理改变。增生可形成膀胱出口梗阻，引起膀胱高压，出现膀胱逼尿肌代偿性肥厚，膀胱壁出现小梁小室或假性憩室（图6-2）；梗阻长期未能解除，可逐渐导致后尿道延长、受压变形、狭窄和尿道阻力增加、残余尿；输尿管尿液排出阻力增大，引起上尿路扩张积水及肾功能损害。由于梗阻引起膀胱尿潴留，易继发感染和结石。

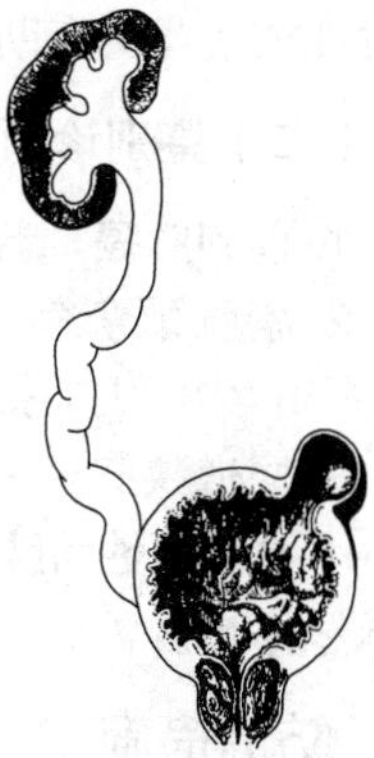

图6-2　前列腺增生引起的病理改变

肾积水：肾实质萎缩，肾盂扩大；输尿管积水：输尿管扩张、伸长、曲折；膀胱壁肥厚，肌肉形成小梁，出现膀胱憩室

二、诊断要点

（一）诊断标准

50岁以上男性出现尿频、排尿不畅，甚至慢性尿潴留及充溢性尿失禁等临床表现，前列腺超声检查提示前列腺体积增大等改变，可诊断为前列腺增生症。

1.症状　症状与前列腺体积大小之间并不一致，而取决于引起梗阻的程度、病变发展的速度以及是否合并感染等，症状可时轻时重。

（1）尿频是前列腺增生最常见的早期症状，夜间更为明显。

（2）排尿困难是前列腺增生最重要的症状，病情发展缓慢。典型表现是排尿迟缓、排尿断续、尿流细而无力、射程短、终末滴沥、排尿时间延长。

（3）当梗阻加重达一定程度时，可发生慢性尿潴留及充溢性尿失禁。

（4）合并感染或结石时，可出现明显尿频、尿急、尿痛症状。增生腺体表面黏膜较大的血管破裂时，亦可发生不同程度的无痛性肉眼血尿，应与泌尿系肿瘤引起的血尿鉴别。梗阻引起严重肾积水、肾功能损害时，可出现慢性肾功能不全，如食欲缺乏、恶心、呕吐、贫血、乏力等症状。长期排尿困难导致腹压增高，还可引起腹股沟疝、内痔与脱肛等。

国际前列腺症状评分（International Prostate Symptom Score，IPSS）是量化BPH下尿路症状的方法，是目前国际公认的判断BPH患者症状严重程度的最佳手段（表6-2）。

表6-2　国际前列腺症状评分（IPSS）表

在最近的一个月，您是否有以下症状？	无	在五次中					症状评分
		少于1次	少于半数	大约半数	多于半数	几乎每次	
1.是否经常有尿不尽感？	0	1	2	3	4	5	
2.两次排尿间隔是否经常小于两小时？	0	1	2	3	4	5	
3.是否曾经有间断性排尿？	0	1	2	3	4	5	
4.是否有排尿不能等待现象？	0	1	2	3	4	5	
5.是否有尿线变细现象？	0	1	2	3	4	5	
6.是否需要用力及使劲才能开始排尿？	0	1	2	3	4	5	
7.从入睡到早起一般需要起来排尿几次？	0	1	2	3	4	5	
症状评分＝							

注：总分0～35分。轻度症状0～7分；中度症状8～19分；重度症状20～35分。

2.体征　直肠指检是重要的检查方法。多数患者可触到增大的前列腺，表面光滑，质韧，有弹性，边缘清楚，中间沟变浅或消失。

3.辅助检查

（1）超声　采用经腹壁或直肠途径进行。经腹壁超声检查时膀胱需要充盈，可清晰显示前列腺体积大小，增生腺体是否突入膀胱，了解有无膀胱结石以及上尿路继发积水等病变。嘱患者排尿后检查，还可以测定膀胱残余尿量。经直肠超声检查对前列腺内部结构显示更为清晰。

（2）尿流率检查　一般认为排尿量在150～400mL时，如最大尿流率＜15mL/s表明排尿不畅，如最大尿流率＜10mL/s则表明梗阻较为严重。

（3）血清前列腺特异性抗原（PSA）测定　对排除腺癌，尤其前列腺有结节时十分必要。

此外，静脉尿路造影（IVU）、CT、MRI和膀胱镜检查等，可以除外合并有泌尿系统结石、肿瘤等病变。

放射性核素肾图有助于了解上尿路有无梗阻及肾功能损害。

（二）鉴别诊断

1. 前列腺癌 若前列腺有结节，质地硬，或血清 PSA 升高，应行 MRI 和前列腺穿刺活检等检查。

2. 膀胱颈挛缩 亦称膀胱颈纤维化。多为慢性炎症、结核或手术后瘢痕形成所致，发病年龄较轻，多在 40 ～ 50 岁出现排尿不畅症状，但前列腺体积不增大，膀胱镜检查可以确诊。

3. 尿道狭窄 多有尿道损伤及感染病史，行尿道膀胱造影与尿道镜检查，不难确诊。

4. 神经源性膀胱功能障碍 前列腺不增大，为动力性梗阻。患者常有中枢或周围神经系统损害的病史和体征。静脉尿路造影常显示上尿路有扩张积水，膀胱常呈“圣诞树”形。尿流动力学检查可以明确诊断。

三、防治措施

（一）治疗措施

应根据患者的症状、梗阻程度及并发症情况选择治疗方案。

1. 非手术治疗

（1）观察等待 适于症状较轻，不影响生活与睡眠的患者，但需密切随访，一旦症状加重，应开始治疗。

（2）药物治疗 常用的药物有 α 肾上腺素受体阻滞剂（α 受体阻滞剂）、5α 还原酶抑制剂和植物类药等。

① α 受体阻滞剂：如特拉唑嗪、阿夫唑嗪、多沙唑嗪及坦索罗辛等，对症状较轻、前列腺增生体积较小的患者有良好的疗效。副作用多较轻微。

② 5α 还原酶抑制剂：如非那雄胺和度他雄胺。一般服药 3 个月左右见效，停药后症状易复发，需长期服药，对体积较大的前列腺增生症效果较明显，与 α 受体阻滞剂联合治疗效果更佳。

（3）中医中药治疗。

2. 手术治疗 对症状严重、存在明显梗阻或有并发症者应选择手术治疗。经尿道前列腺切除术适用于大多数良性前列腺增生患者，是目前最常用的手术方式。近年以来，经尿道前列腺切除手术和经尿道前列腺激光手术也得到越来越多的应用。开放手术仅在巨大的前列腺或合并有巨大膀胱结石时选用。手术治疗效果肯定，但有一定痛苦与并发症。

3. 其他疗法 经尿道微波热疗、经尿道针刺消融术、经尿道球囊扩张术、前列腺尿道支架以及经直肠高强度聚焦超声等对缓解前列腺增生引起的梗阻症状均有一定疗效，适用于不能耐受手术的患者。

（二）双向转诊

前列腺增生患者合并感染或结石、尿失禁、尿潴留，社区无法处理或需手术时转上级医院进一步治疗。

四、健康管理

1. 注意不要憋尿，保持大便通畅。
2. 慎起居，避风寒，忌饮酒及少食辛辣刺激性食物。
3. 注意营养和休息，消除紧张和顾虑情绪，长期配合治疗，节制性生活。
4. 本病多发于老年患者，对合并有心血管及呼吸系统疾病，或长期慢性梗阻伴尿毒症者，要格外慎重处理。

第十八节 动脉硬化性闭塞症

一、概述

动脉硬化性闭塞症（arteriosclerosis obliterans，ASO）是一种全身性疾患，发生在大、中动脉，涉及腹主动脉及其远侧主干动脉时，引起下肢慢性缺血的临床表现。病因尚不完全清楚，高脂血症、高血压、吸烟、糖尿病、肥胖等是本病发生的高危因素。男性多见，发病年龄多在 45 岁以上，女性发病年龄较男性要迟 5 ～ 10 年，男女比例约为 8∶1，发生率有增高趋势。往往同时伴有其他部位的动脉硬化性病变。

二、诊断要点

（一）诊断标准

年龄＞45 岁，出现肢体慢性缺血的临床表现，均应考虑本病。结合血脂测定，心、脑、肾、肺等脏器的功能和血管的检查及眼底检查，尤其是大、中动脉为主的狭窄或闭塞，诊断即可确立。

1. 症状 症状的轻重与病程进展、动脉狭窄及侧支代偿的程度相关。早期症状为病肢冷感、苍白，进而出现间歇性跛行。后期病肢皮温明显降低、色泽苍白或发绀，出现静息痛，肢体远端缺血性坏疽或溃疡。早期慢性缺血引起皮肤及其附件的营养性改变、感觉异常及肌萎缩。

2. 体征

（1）皮肤温度下降 根据病变闭塞部位的不同，其皮肤温度由大腿股部至足部均可降低，但通常在远端足趾处皮温明显下降。

（2）皮肤颜色变化 可有皮肤苍白、潮红、青紫、发绀等改变。初期一般呈苍白，如时间较久可出现潮红、青紫等。

（3）肢体失养 肌萎缩、皮肤萎缩变薄、汗毛脱落、趾甲增厚变形、坏疽或溃疡。

（4）动脉搏动减弱或消失 可扪及胫后动脉、足背动脉及腘动脉、股动脉搏动减弱或消失。

3. 辅助检查

（1）一般检查 包括四肢和颈部动脉触诊及听诊，记录间歇性跛行的时间与距离，对比测定双侧肢体对应部位皮温差异，肢体抬高试验；还包括心电图、心功能、眼底、血糖、血脂等检查。

（2）多普勒超声 为首选的无创检查。可判断血流强弱，还可显示管壁厚度、狭窄程度、有无附壁血栓及测定流速。

（3）X 线平片与动脉造影 平片可见病变段动脉有不规则钙化影，而动脉造影、经股动脉插管全脑血管造影、磁共振血管成像（MRA）与脑血管造影等能显示动脉狭窄或闭塞的部位、范围、侧支及阻塞远侧动脉主干的情况，以确定诊断，指导治疗。

4. 分期 病情严重程度，可按 Fontaine 法分为四期。

Ⅰ期：病肢无明显临床症状，或仅有麻木、发凉等自觉症状。检查发现病肢皮肤温度较低，色泽较苍白，足背和（或）胫后动脉搏动减弱；踝 / 肱指数＜ 0.9，但是，病肢已有局限性动脉狭窄病变。

Ⅱ期：以间歇性跛行为主要症状。根据最大间歇性跛行距离分为：Ⅱa，＞ 200m；Ⅱb，＜ 200m。病肢皮温降低、苍白更明显，可伴有皮肤干燥、脱屑、趾（指）甲变形、小腿肌萎缩。足背和（或）胫后动脉搏动消失。下肢动脉狭窄的程度与范围较Ⅰ期严重，肢体依靠侧支代偿而保持存活。

Ⅲ期：以静息痛为主要症状。疼痛剧烈且持续，夜间更甚，迫使患者辗转或屈膝护足而坐，或借助肢体下垂以求减轻疼痛。除Ⅱ期所有症状加重外，趾（指）腹色泽暗红，可伴有肢体远侧水肿。动脉狭窄广泛、严重，侧支循环已不能代偿静息时的血供，组织濒临坏死。

Ⅳ期：症状继续加重，病肢除静息痛外，出现趾（指）端发黑、干瘪、坏疽或缺血性溃疡。如果继发感染，干性坏疽转为湿性坏疽，出现发热、烦躁等全身毒血症状。病变动脉完全闭塞，踝 / 肱指数＜ 0.4。侧支循环所提供的血流，已不能维持组织存活。

（二）鉴别诊断

1. 非血管疾病 如腰椎管狭窄，椎间盘脱出，坐骨神经痛，多发性神经炎及下肢骨关节疾病等引起的下肢疼痛或跛行。

2. 动脉疾病 ①血栓闭塞性脉管炎：多见于青壮年，主要为肢体中、小动脉的节段性闭塞，往往有游走性浅静脉炎病史。②多发性大动脉炎：多见于青年女性，主要累及主动脉及其分支起始部位，活动期常见红细胞沉降率增高及免疫检测异常。③糖尿病足：以糖尿病及其多脏器血管并发症同时存在为特点。

三、防治措施

（一）治疗措施

1. 非手术治疗 降血脂，稳定动脉斑块，改善高凝状态，扩张血管与促进侧支循环。

（1）降血脂 阿托伐他汀、辛伐他汀、脂必泰等，控制血脂，调节代谢。

（2）扩张血管 丁咯地尔、前列地尔注射液等，扩张血管，改善微循环。

（3）使用抗凝剂 阿司匹林、双嘧达莫、注射剂肝素等。

（4）降纤溶栓 降纤酶、尿激酶等，降纤、溶栓以改善肢体供血。

（5）高压氧舱治疗 提高血氧量和肢体的血氧弥散，改善组织缺氧状况。

（6）其他 使用抗生素、体液补充、外用药物等。

（7）中医中药治疗。

2. 手术治疗 通过手术或血管腔内治疗方法，重建动脉通路。

（1）经皮腔内血管成形术 可经皮穿刺插入球囊导管至动脉狭窄段，以适当压力使球囊膨胀，扩大病变管腔，恢复血流。结合支架的应用，可以提高远期通畅率。应用腔内治疗处理髂动脉的狭窄、闭塞性病变，疗效肯定。目前也用于治疗股动脉及其远侧动脉单个甚至多个狭窄或闭塞，大部分病例可取得挽救肢体的近期效果，远期疗效尚待观察、验证。

（2）内膜剥脱术 剥除病变段动脉增厚的内膜、粥样斑块及继发血栓，主要适用于短段的髂 - 股动脉闭塞病变者。

（3）旁路转流术 采用自体静脉或人工血管，于闭塞段近、远端之间做搭桥转流。主 - 髂动脉闭塞，可采用主 - 髂或股动脉旁路术。对全身情况不良者，则可采用较为安全的解剖外旁路术，如腋 - 股动脉旁路术。如果病侧髂动脉闭塞，对侧髂动脉通畅时，可做双侧股动脉旁路术。股 - 腘动脉闭塞者，可用自体大隐静脉或人工血管做股 - 腘（胫）动脉旁路术，远端吻合口可以在膝上腘动脉、膝下腘动脉或胫、腓动脉，或在踝部胫前、后动脉，应根据动脉造影提供的依据做选择。施行旁路转流术时，应具备通畅的动脉流入道和流出道，吻合口应足够大，尽可能远离动脉粥样硬化病灶。局限的粥样硬化斑块，可先行内膜剥脱术，为完成吻合创造条件。

（4）腰交感神经节切除术 先施行腰交感神经阻滞试验，如阻滞后皮肤温度升高超过 1 ～ 2℃者，提示痉挛因素超过闭塞因素，可考虑施行同侧 2、3、4 腰交感神经节和神经链切除术，解除血管痉挛和促进侧支循环形成。近期效果满意，适用于早期病例，或作为旁路转流术的辅助手术。

（5）大网膜移植术 动脉广泛性闭塞，不适宜做旁路转流术时，可试用带血管蒂的大网膜，或整片取下大网膜后裁剪延长，将胃网膜右动、静脉分别与股动脉和大隐静脉作吻合，经皮下隧道拉至小腿与深筋膜固定，建立侧支循环为缺血组织提供血运。

3. 创面处理 干性坏疽创面，应予消毒包扎，预防继发感染。感染创面可作湿敷处理。组织坏死界限明确者，或严重感染引起毒血症的，需做截肢（趾、指）术。合理选用抗生素。

（二）双向转诊

本病是慢性疾病，可在社区进行相关的对症治疗，当需要造影及手术处理时转上级医院进一步治疗。

四、健康管理

1. 禁止吸烟，少食辛辣炙煿之品，少饮酒，忌浓茶。

2. 冬季户外工作时，注意保暖，鞋袜宜宽大舒适，每天用温水泡洗双足。

3. 避免外伤。

4. 进行适当的体育活动和体力劳动。加强患侧肢体运动锻炼，可促进患肢侧支循环形成。方法是：患者仰卧，抬高下肢 45°～ 60°坚持 20 ～ 30 分钟，然后两足下垂床沿 4 ～ 5 分钟，同时两足及足趾向下、上、内、外等方向运动 10 次，再将下肢平放 4 ～ 5 分钟，每日运动 3 次。坏疽感染时禁用。

5. 及时发现和治疗糖尿病。

第七章　妇科疾病

第一节　妊娠恶阻

一、概述

妊娠早期，出现严重的恶心呕吐，头晕厌食，甚则食入即吐，称为“妊娠恶阻”，又称“妊娠呕吐”“子病”“病儿”“阻病”等。本病是妊娠早期常见的病证之一，以恶心呕吐，头重眩晕，厌食为特点。本病最早见于《金匮要略·妇人妊娠病脉证并治》：“妇人得平脉，阴脉小弱，其人渴，不能食，无寒热，名妊娠，桂枝汤主之。”《诸病源候论·妊娠恶阻候》首次提出恶阻病名。

本病的主要发病机制是冲气上逆，胃失和降。

二、诊断依据

（一）诊断要点

1. 病史　有停经史、早期妊娠反应，多发生在孕3个月内。

2. 症状　频繁呕吐，厌食，甚至全身乏力，精神萎靡，全身皮肤和黏膜干燥，眼球凹陷，体重下降，严重者可出现血压下降，体温升高，黄疸，嗜睡和昏迷。

3. 检查

（1）妇科检查　妊娠子宫。

（2）辅助检查　尿妊娠试验阳性，尿酮体阳性。为识别病情轻重，可进一步测定外周血红细胞计数、红细胞压积、血红蛋白、血酮体和血钾、钠、氯等电解质，必要时做血尿素氮、肌酐及胆红素测定，记录24小时尿量等。

本病应与葡萄胎、妊娠合并急性胃肠炎、孕痈等相鉴别。

（二）辨证要点

本病辨证着重从呕吐物的性状及患者的口感，结合舌脉综合分析，辨其寒热、虚实。呕吐清水清涎，口淡者，多属虚证；呕吐酸水或苦水，口苦者，多属实证、热证；呕吐痰涎，口淡黏腻者，为痰湿阻滞；吐出物呈咖啡色黏涎或带血样物，则属气阴两亏之重症。

三、证治概要

（一）治则治法

本病的治疗原则，以调气和中，降逆止呕为主。并应注意饮食和情志的调节，忌用升散之品。

（二）临证方药

1. 胃虚证

症见：妊娠早期，恶心呕吐，甚则食入即吐；脘腹胀闷，不思饮食，头晕体倦，怠惰思睡；舌淡，苔白，脉缓滑无力。

治法：健胃和中，降逆止呕。

方药：香砂六君子汤（《古今名医方论》）。若脾胃虚寒者，酌加丁香、豆蔻以增强温中降逆之力；若吐甚伤阴，症见口干便秘者，宜去木香、砂仁、茯苓等温燥或淡渗之品，酌加玉竹、麦冬、石斛、胡麻仁等养阴和胃；若孕妇唾液异常增多，时时流涎者，古称“脾冷流涎”，原方可加益智仁、豆蔻温脾化饮，摄涎止唾。

2. 肝热证

症见：妊娠早期，呕吐酸水或苦水；胸胁满闷，嗳气叹息，头晕目眩，口苦咽干，渴喜冷饮，便秘溲赤；舌红，苔黄燥，脉弦滑数。

治法：清肝和胃，降逆止呕。

方药：加味温胆汤（《医宗金鉴》）。若呕甚伤津，五心烦热，舌红口干者，酌加石斛、玉竹以养阴清热；便秘者，酌加胡麻仁润肠通便。

3. 痰滞证

症见：妊娠早期，呕吐痰涎；胸膈满闷，不思饮食，口中淡腻，头晕目眩，心悸气短；舌淡胖，苔白腻，脉滑。

治法：化痰除湿，降逆止呕。

方药：青竹茹汤（《济阴纲目》）。若脾胃虚弱，痰湿内盛者，酌加苍术、白术健脾燥湿；兼寒者，症见呕吐清水，形寒肢冷，面色苍白，宜加丁香、豆蔻以温中化痰，降逆止呕；若夹热者，症见呕吐黄水，头晕心烦，喜食酸冷，酌加黄芩、知母、前胡。

上述三型均可因呕吐不止，不能进食，而导致阴液亏损，精气耗散，出现精神萎靡，形体消瘦，眼眶下陷，双目无神，四肢无力；严重者，出现呕吐带血样物，发热口渴，尿少便秘，唇舌干燥，舌红，苔薄黄或光剥，脉细滑数无力等气阴两亏的严重证候（查尿酮体常呈强阳性反应）。治宜益气养阴，和胃止呕。方用生脉散（《内外伤辨惑论》：人参、麦冬、五味子）合增液汤（《湿病条辨》：玄参、麦冬、生地黄）加乌梅、竹茹、芦根。呕吐带血样物者，加藕节、乌贼骨、乌梅炭养阴清热，凉血止血。必要时，采用中西医结合治疗，给予输液、纠正酸中毒及电解质紊乱。若经治疗无好转，或体温超过 38℃以上，心率超过 120 次 / 分，或出现黄疸时，应考虑终止妊娠。

4. 其他疗法

（1）中成药治疗

① 香砂养胃丸每次 9g，每日 2 次，适用于胃虚证。

② 左金丸每次 1.5g，每日 3 次，适用于肝热证。

③ 生脉饮口服液每次 10mL，每日 3 次，适用于气阴两亏证。

（2）针灸治疗

① 穴位封闭：用维生素 B_6 100mg 于足三里穴位行封闭治疗。

② 耳穴封闭：用维生素 B_1 0.1mL 于肾、内分泌、交感穴行封闭治疗。

（3）拔火罐　取中脘穴拔火罐，适用于胃虚证。

（4）敷脐　丁香、半夏加生姜汁熬成膏敷脐，适用于各证。

四、健康处方

1. 本病发生与精神因素密切相关，患者应保持乐观的情绪，避免精神刺激。

2. 饮食宜清淡、易消化，少量多餐，忌肥甘厚味及辛辣之品，餐前可进食少量生姜汁。

第二节　崩　漏

一、概述

崩漏是指经血非时暴下不止或淋漓不尽。前者称为崩中，后者称漏下，由于崩与漏二者常相互转化，故概称为崩漏。崩漏是月经周期、经期、经量严重紊乱的月经病。崩漏的主要病因是虚、热、瘀，三者可单独或复合成因，又互为因果。崩漏的病机主要是冲任不固，不能制约经血，导致经血非时而下。崩漏病本在肾，病位在冲任，变化在气血，表现为子宫藏泻无度。崩漏之为病，常是因果相干，气血同病，多脏受累，反复难愈，属妇科之疑难重症。

二、诊断依据

（一）诊断要点

1. 病史

（1）既往多有月经先期、月经先后无定期、经期延长、月经过多等病史。

（2）年龄、月经史、产育史、避孕方法、激素类药物使用史；有无慢性病史，如肝病、血液病、高血压、代谢性疾病等；有无精神紧张、情绪激动、环境变迁等影响正常月经的因素。

2. 症状　主症是阴道出血，表现为月经来潮无周期性规律而妄行，出血量多如山崩之状，或量少淋漓不止。出血情况可有多种表现形式，如停经数月而后骤然暴下，继而淋漓不断；或淋漓量少累月不止，突然又暴下量多如注；或出血时断时续，血量时多时少。常常继发贫血，甚至发生失血性休克。

3. 检查

（1）妇科检查　出血来自子宫腔。生殖器官无器质性病变。

（2）辅助检查　①B超检查：了解子宫大小及内膜厚度，排除妊娠、生殖器肿瘤或赘生物等。②血液检查：如血常规、凝血功能检查等，以了解贫血程度并排除血液病。③卵巢功能及激素测定：基础体温呈单相型；血清雌激素、孕激素及垂体激素测定等。有性生活史者，应做妊娠试验。④诊断性刮宫：可止血并明确诊断。对育龄期和绝经过渡期患者可在出血前数天或出血6小时之内诊刮；对大出血，或淋漓不净，或不规则出血者，可随时诊刮，取子宫内膜病理检查，以明确有无排卵及排除子宫内膜恶性病变。

本病应与胎漏、异位妊娠、产后出血、赤带、癥瘕、外伤、全身出血性疾病等相鉴别。

（二）辨证要点

辨寒、热、虚、实。崩漏以无周期性的阴道出血为辨证要点，临证时根据出血的量、色、质和全身证候等辨证。一般而言，虚证多而实证少，热证多而寒证少。

三、证治概要

（一）治则治法

崩漏治疗，首分出血期与血止后，按标本缓急灵活运用塞流、澄源、复旧三法。出血期塞流、澄源，辨证论治多兼益气养阴、化瘀止血；血止后复旧固本，仍须辨证论治。又须按年龄不同论治，青春期、育龄期的崩漏，调经治本多须补肾宁心，疏肝健脾，调整月经周期；绝经前后期的崩漏，应注意排除恶变，重在补益心脾，养血以善其后。

（二）临证方药

1. 血热证

（1）实热证

症见：经血非时暴下，或淋漓不净又时而增多，血色深红或鲜红，质稠，或有血块；唇红目赤，烦热口渴，或大便干结，小便黄；舌红苔黄，脉滑数。

治法：清热凉血，止血调经。

方药：清热固经汤。因外感热邪或过服辛燥助阳之品酿成实热崩漏，症见暴崩、发热、口渴、苔黄、脉洪大有力者，加贯众炭、蒲公英、马齿苋；实热耗气伤阴，出现气阴两虚证者，合生脉散加沙参益气养阴；若实热已除，血减少而未止者，当根据证候变化塞流佐以澄源，随证遣方中，酌加仙鹤草、茜草、益母草。

中成药可选用宫血宁胶囊。

（2）虚热证

症见：经血非时而下，量少淋漓，血色鲜红而质稠；心烦潮热，小便黄少，或大便干燥；舌质红，苔薄黄，脉细数。

治法：养阴清热，止血调经。

方药：上下相资汤。暴崩下血者，加仙鹤草、海螵蛸；淋漓不断者，加茜草、三七；心烦少寐者，加炒酸枣仁、柏子仁；烘热汗出、眩晕耳鸣者，加龟甲、龙骨；血久不止、面色苍白、心悸气短、血色淡而质清者，加黄芪、枸杞子、当归。

中成药可选用葆宫止血颗粒。

2. 肾虚证

（1）肾阴虚证

症见：月经紊乱无期，出血淋漓不净或量多，色鲜红，质稠；头晕耳鸣，腰膝酸软，或心烦；舌质偏红，苔少，脉细数。

治法：滋肾益阴，止血调经。

方药：左归丸去牛膝合二至丸。如胁胀痛者，加柴胡、香附、白芍；咽干、眩晕者，加玄参、牡蛎、夏枯草；心烦、寐差者，加五味子、柏子仁、首乌藤；阴虚生热而热象明显者，参照崩漏虚热证治疗。

中成药可选用左归丸。

（2）肾阳虚证

症见：月经紊乱无期，出血量多或淋漓不尽，色淡质清；畏寒肢冷，面色晦暗，腰腿酸软，小便清长；舌质淡，苔薄白，脉沉细。

治法：温肾固冲，止血调经。

方药：右归丸。若腰腿酸软，周身乏力，加川续断；久崩不止，出血色淡，量多，宜加党参、黑荆芥、生炙黄芪等。

中成药可选用右归丸。

3. 脾虚证

症见：经血非时而至，崩中暴下继而淋漓，血色淡而质薄；气短神疲，面色㿠白，或面浮肢肿，四肢不温；舌质淡，苔薄白，脉弱或沉细。

治法：补气升阳，止血调经。

方药：举元煎合安冲汤。久崩不止，症见头昏、乏力、心悸失眠者，酌加制何首乌、桑寄生、五味子；脘腹胀闷者，加黑荆芥、煨木香、枳壳；崩中量多者，加侧柏叶、仙鹤草、血余炭。

中成药可选用归脾丸。

4. 血瘀证

症见：经血非时而下，时下时止，或淋漓不净，色紫黑有块；或有小腹不适；舌质紫暗，苔薄白，脉涩或细弦。

治法：活血化瘀，止血调经。

方药：四草汤加三七、蒲黄。若崩漏患者月经久闭不行，B超提示子宫内膜较厚者，加花蕊石、马齿苋；少腹冷痛，经色暗黑夹块，为寒凝血瘀，加艾叶炭、炮姜炭；血多者，加海螵蛸、仙鹤草、血余炭；口干苦，血色红而量多，苔薄黄者，为瘀久化热，加炒地榆、贯众炭、侧柏叶；气血虚兼有瘀滞者，改用八珍汤加益母草、鸡血藤、香附。

中成药可选用云南白药胶囊。

（三）其他疗法

1. 体针 取关元、三阴交、隐白、肾俞、足三里，根据不同病情采用补法或泻法，每天1～2次，每次留针20～30分钟。10次为1个疗程。

2. 耳针 取内分泌、卵巢、子宫、皮质下等穴，可用耳穴埋针、埋豆，每次选用4～5穴。每周2～3次。

3. 头针 取额旁3线，头针常规刺法。

4. 三棱针 取腰骶部督脉或足太阳经上反应点，每次选用2～4个点，挑断皮下白色纤维数根。每月1次，连续挑刺3次。

5. 皮肤针 取腰骶部督脉、足太阳经，下腹部任脉、足少阴经、足阳明经、足太阴经，下肢部足三阴经，由上向下反复叩刺3遍至局部微出血。

6. 艾灸 取百会、大敦（双侧）、隐白（双侧）等穴，每次取2～3穴，每穴灸5～7壮。7次为1个疗程。

7. 拔罐 取脾俞、肾俞、十七椎、气海俞，常规拔罐治疗。

8. 穴位注射法 取气海、关元、中极、膈俞、血海，用维生素B_1或黄芪、当归等注射液，每穴可注射药液2mL，每日1次。

四、健康处方

1. 积极消除导致崩漏的病因，避免精神刺激，如暴怒、恐惧、忧伤、紧张等。宜避暑防寒，忌服辛辣刺激或生冷寒凉之品，以防动血凝血。

2. 患有月经先期、月经先后不定期、月经过多、经期延长等病证者，应积极治疗，以防发展至崩漏。

3. 阴道出血未净者，应注意阴部卫生，严禁房事，以防感染。出血期要避免过度疲劳和剧烈运动，出血多时宜卧床休息或住院治疗。

第三节　月经失调

月经先期

一、概述

月经周期提前7天以上，甚至10余天一行，连续3个周期以上者，称为“月经先期”，亦称“经期超前”“经行先期”“经早”“经水不及期”等。月经先期属于以周期异常为主的月经病，常与月经过多并见，严重者可发展为崩漏，应及时进行治疗。

本病的病因病机主要是气虚和血热。气虚则统摄无权，冲任不固；血热则热扰冲任，伤及胞宫，血海不宁，均可使月经先期而至。

二、诊断依据

（一）诊断要点

1. 病史　有血热病史或平素嗜食辛辣，或有情志内伤等病史。

2. 症状　月经提前来潮，周期不足21天，且连续出现3个月经周期及以上，经期基本正常，可伴有月经过多。

3. 检查

（1）妇科检查　一般无明显盆腔器质性病变。

（2）辅助检查　基础体温（BBT）监测呈双相型，但黄体期少于11天，或排卵后体温上升缓慢，上升幅度＜0.3℃；月经来潮12小时内诊断性刮宫，子宫内膜呈分泌反应不良。

本病若提前至10余天一行者，应注意与经间期出血相鉴别。

（二）辨证要点

月经先期的辨证重在观察月经量、色、质的变化，并结合全身证候及舌脉，辨其虚、实、热。一般而言，月经先期，伴见量多、色淡、质稀者属气虚，其中兼有神疲肢倦、气短懒言等为脾气虚，兼有腰膝酸软、头晕耳鸣等为肾气虚；伴见量多或少、色红、质稠者属血热，其中兼有面红口干、尿黄便结等为阳盛血热，兼有两颧潮红、手足心热者为阴虚血热，兼有烦躁易怒、口苦咽干等为肝郁血热。

三、证治概要

（一）治则治法

本病的治疗原则重在益气固冲，清热调经。

（二）临证方药

1. 气虚证

（1）脾气虚证

症见：月经周期提前，或经量多，色淡红，质清稀；神疲肢倦，气短懒言，小腹空坠，纳少便溏；舌淡红，苔薄白，脉细弱。

治法：补脾益气，摄血调经。

方药：补中益气汤（《脾胃论》）。若经血量多者，经期去当归之辛温行血，酌加煅龙骨、煅牡蛎、棕榈炭以固涩止血；若心脾两虚，症见月经提前，心悸怔忡，失眠多梦，舌淡，苔白，脉细弱，治宜补益心脾，固冲调经，方选归脾汤（《济生方》）。

（2）肾气虚证

症见：周期提前，经量或多或少，色淡暗，质清稀；腰膝酸软，头晕耳鸣，面色晦暗或有暗斑；舌淡暗，苔白润，脉沉细。

治法：补益肾气，固冲调经。

方药：固阴煎（《景岳全书》）。若经血量多者，加仙鹤草、血余炭收涩止血；量多色淡者，加艾叶炭、杜仲温经止血；腰腹冷痛，小便频数者，加益智仁、补骨脂以温肾固涩。

2. 血热证

（1）阳盛血热证

症见：经来先期，量多，色深红或紫红，质黏稠；或伴心烦，面红口干，小便短黄，大便燥结；舌质红，苔黄，脉数或滑数。

治法：清热凉血调经。

方药：清经散（《傅青主女科》）。若兼见倦怠乏力，气短懒言等症，为失血伤气，血热兼气虚，酌加党参、黄芪以健脾益气；若经行腹痛，经血夹瘀块者，为血热而兼有瘀滞，酌加益母草、蒲黄、三七以化瘀止血。

（2）阴虚血热证

症见：经来先期，量少或量多，色红，质稠；或伴两颧潮红，手足心热，咽干口燥；舌质红，苔少，脉细数。

治法：养阴清热调经。

方药：两地汤（《傅青主女科》）。若正值经期经血量多色红者，加地榆炭、仙鹤草凉血止血；热灼血瘀，经血有块者，加茜草祛瘀止血。

（3）肝郁血热证

症见：月经提前，量或多或少，经色深红或紫红，质稠，经行不畅，或有块；或少腹胀痛，或胸闷胁胀，或乳房胀痛，或烦躁易怒，口苦咽干；舌红，苔薄黄，脉弦数。

治法：疏肝清热，凉血调经。

方药：丹栀逍遥散（《内科摘要》）。若肝火犯胃，口干舌燥者，加知母、生地黄以养阴生津；若胸胁、乳房胀痛严重者，加郁金、橘核以疏肝通络。

四、健康处方

1. 注意加强营养，饮食物宜丰富。

2. 合理安排生活、工作、学习。消除紧张焦虑等不良情绪，保持健康心态。

月经后期

一、概述

月经周期延长7天以上，甚至3～5个月一行，连续出现3个周期以上，称为“月经后期”，亦称“经行后期”“月经延后”“经迟”等。月经后期如伴经量过少，常可发展为闭经。青春期月经初潮后1年内，或围绝经期，周期时有延后，而无其他证候者，不作病论。

本病主要发病机制是精血不足，或邪气阻滞，致冲任不充，血海不能按时满溢，遂致月经后期。

二、诊断依据

（一）诊断要点

1. 病史 禀赋不足，或有感寒饮冷、情志不遂史。

2. 症状 月经周期延后7天以上，甚至3～5个月一行，可伴有经量及经期的异常，连续出现3个月经周期以上。

3. 检查

（1）妇科检查 子宫大小正常或略小。

（2）辅助检查 ①尿妊娠试验阴性。②B超检查了解子宫及卵巢的情况。③BBT低温相超过21天。④生殖激素测定提示卵泡发育不良或高催乳素、高雄激素、FSH/LH比值异常等。

本病应与早孕、胎漏、异位妊娠等相鉴别。

（二）辨证要点

月经后期的辨证重在观察月经量、色、质的变化，并结合全身证候及舌脉，辨其虚、实、寒、热。一般而言，月经后期，伴见量少、色暗淡、质清稀，或兼有腰膝酸软、头晕耳鸣等属肾虚；伴见量少、色淡红、质清稀，或兼有头晕眼花、心悸少寐等属血虚；伴见量少、色淡红、质清稀，或兼有小腹隐痛、喜暖喜按等属虚寒；伴见量少、色暗有块，或兼有小腹冷痛拒按、得热痛减等属实寒；伴见量少、色暗红或有血块，或兼有小腹胀痛、精神抑郁等属气滞；伴见量少，经血夹杂黏液，或兼有形体肥胖、腹满便溏等属痰湿。

三、证治概要

（一）治则治法

本病的治疗原则重在调理冲任、疏通胞脉以调经，虚者补之，实者泻之，寒者温之，滞者行之，痰者化之。

（二）临证方药

1. 肾虚证

症见：周期延后，量少，色暗淡，质清稀；腰膝酸软，头晕耳鸣，面色晦暗，或面部暗斑；舌淡，苔薄白，脉沉细。

治法：补肾助阳，养血调经。

方药：当归地黄饮（《景岳全书》）。若肾气不足，日久伤阳，症见腰膝酸冷者，可酌加菟丝子、巴戟天、淫羊藿等以温肾阳，强腰膝；带下量多清稀者，酌加鹿角霜、金樱子温肾固涩止带。

2. 血虚证

症见：周期延长，量少，色淡红，质清稀，或小腹绵绵作痛；或头晕眼花，心悸少寐，面色苍白或萎黄；舌质淡红，苔薄，脉细弱。

治法：补血填精，益气调经。

方药：大补元煎（《景岳全书》）。若伴月经量少，可加丹参、鸡血藤养血活血；若经行小腹隐痛，可加白芍、阿胶养血和血。

3. 血寒证

（1）虚寒证

症见：月经延后，量少色淡红，质清稀，小腹隐痛，喜暖喜按；腰酸无力，小便清长，大便稀溏；舌淡，苔白，脉沉迟或细弱。

治法：温阳散寒，养血调经。

方药：温经汤（《金匮要略》）。若经行小腹痛者，可酌加巴戟天、淫羊藿、小茴香温肾散寒。

（2）实寒证

症见：月经周期延后，量少，色暗有块，小腹冷痛拒按，得热痛减；畏寒肢冷，或面色青白；舌质淡暗，苔白，脉沉紧。

治法：温经散寒，活血调经。

方药：温经汤（《妇人大全良方》）。若经行腹痛者，可加小茴香、延胡索、香附散寒行气止痛；月经量少者，酌加丹参、益母草活血调经。

4. 气滞证

症见：月经周期延后，量少，色暗红或有血块，小腹胀痛；精神抑郁，经前胸胁、乳房胀痛；舌质正常或红，苔薄白或微黄，脉弦或弦数。

治法：理气行滞，和血调经。

方药：乌药汤（《兰室秘藏》）。若经量过少、有块者，加川芎、丹参、桃仁以活血调经；小腹胀痛甚者，加莪术、延胡索以理气行滞止痛；胸胁、乳房胀痛明显者，加柴胡、郁金、川楝子、王不留行以疏肝解郁，理气通络止痛。

5. 痰湿证

症见：月经后期，量少，经血夹杂黏液；形体肥胖，脘闷呕恶，腹满便溏，带下量多；舌淡胖，苔白腻，脉滑。

治法：燥湿化痰，理气调经。

方药：苍附导痰丸（《叶氏女科证治》）。若脾虚食少，神倦乏力者，加人参、白术以益气健脾；脘闷呕恶者，加砂仁、木香以醒脾理气和胃；白带量多者，加虎杖、车前子以除湿止带；月经久不至者，可加当归、川芎、川牛膝、王不留行以活血行经。

四、健康处方

1. 注意加强营养，饮食物宜丰富。
2. 合理安排生活、工作、学习。消除紧张焦虑等不良情绪，保持健康心态。
3. 积极治疗全身性疾病。

月经先后无定期

一、概述

月经周期时或提前、时或延后7天以上，交替不定且连续3个周期以上者，称为“月经先后无定期”，又称“经水先后无定期”“月经愆期”“经乱”等。月经先后无定期若伴有经量增多及经期延长，常可因经乱之甚发展为崩漏。

本病的发病机制主要是肝肾功能失常，冲任失调，血海蓄溢无常。

二、诊断依据

（一）诊断要点

1. **病史** 有七情内伤或慢性疾病等病史。

2. **症状** 月经不按周期来潮，提前或延后7天以上，并连续出现3个周期以上。

3. **检查**

（1）妇科检查 子宫大小正常或偏小。

（2）辅助检查 生殖激素测定有助于诊断，常可表现为黄体不健或伴催乳素升高。

本病应与崩漏相鉴别。

（二）辨证要点

月经先后无定期的辨证需着重观察月经量、色、质的变化，并结合全身证候及舌脉，辨其虚、实及脏腑。一般而言，月经先后无定期，伴见经量或多或少、色暗红、有血块，或经行不畅，或兼有胸胁、乳房、少腹胀痛，精神郁闷等属肝郁；伴见量少、色淡暗、质稀，或兼有头晕耳鸣、腰酸腿软等属肾虚。

三、证治概要

（一）治则治法

本病的治疗原则重在疏肝补肾，调和冲任。

（二）临证方药

1. 肝郁证

症见：经行或先或后，经量或多或少，色暗红，有血块；或经行不畅，胸胁、乳房、少腹胀痛，精神郁闷，时欲太息，嗳气食少；舌苔薄白或薄黄，脉弦。

治法：疏肝解郁，和血调经。

方药：逍遥散（《太平惠民和剂局方》）。若经来腹痛者，加香附、延胡索理气止痛；夹有血块者，加鸡血藤、益母草活血化瘀；肝郁日久化热者，加牡丹皮、栀子清热凉血；脘闷纳呆者，加枳壳、陈皮理气健脾；兼肾虚者，加桑寄生、熟地黄、续断补肾养血。

2. 肾虚证

症见：经行或先或后，量少，色淡暗，质稀；头晕耳鸣，腰酸腿软，小便频数；舌淡，苔薄，脉沉细。

治法：补肾益气，养血调经。

方药：固阴煎（《景岳全书》）。若腰骶酸痛者，酌加杜仲、巴戟天；带下量多者，加鹿角霜、沙苑子、金樱子；若肝郁肾虚者，症见月经先后无定期，经量或多或少，平时腰膝酸软，经前乳房胀痛，心烦易怒，舌暗红，苔白，脉弦细，治宜补肾疏肝，方用定经汤（《傅青主女科》）。

四、健康处方

1. 本病发生与精神因素密切相关，患者应保持乐观的情绪，避免精神刺激。
2. 饮食宜清淡、易消化，少量多餐，忌肥甘厚味及辛辣之品。

月经过多

一、概述

月经量较正常明显增多，或每次经行总量超过80mL，而周期、经期基本正常者，称为“月经过多”，亦称为“经水过多”或“月水过多”。

月经过多的主要病机是冲任不固，经血失于制约。

二、诊断依据

（一）诊断要点

1. 病史 可有大病久病、精神刺激、饮食失宜、经期感邪、产后感邪或房事不禁史。

2. 症状 月经量较平时明显增多，或超过 80mL，月经周期、经期一般正常，也可伴见月经提前或延后，或行经时间延长。

3. 检查

（1）妇科检查 盆腔器官无明显器质性病变。

（2）辅助检查 卵巢功能测定及子宫内膜活检，有助于诊断；B 超检查了解子宫附件情况；宫腔镜检查排除子宫内膜息肉、子宫肌瘤等相应器质性病变；血液学检查有助于排除血小板减少症、再生障碍性贫血等血液疾病。

本病应与崩漏、癥瘕及血小板减少症、再生障碍性贫血等血液疾病引起的月经过多相鉴别。

（二）辨证要点

月经过多的辨证重在观察月经色、质的变化，并结合全身证候及舌脉，辨其虚、热、瘀。一般而言，月经过多，伴色淡红、质清稀，或兼有神疲体倦、气短懒言等属气虚；伴见色鲜红或深红、质黏稠，或兼有口渴心烦、尿黄便结等属血热；伴见色紫暗、有血块，或兼有经行腹痛、舌紫暗或有瘀点等属血瘀。

三、证治概要

（一）治则治法

本病的治疗原则：经期重在固冲调经，平时重在调理气血，气虚者宜益气摄血，血热者宜清热凉血，血瘀者宜化瘀止血。

（二）临证方药

1. 气虚证

症见：经行量多，色淡红，质清稀；神疲体倦，气短懒言，小腹空坠，面色白；舌淡，苔薄，脉细弱。

治法：补气摄血固冲。

方药：举元煎（《景岳全书》）。若正值经期，血量多者，酌加棕榈炭、茜草炭、藕节炭以固涩止血；经行有块或伴下腹痛者，酌加泽兰、益母草、五灵脂以化瘀止血止痛；兼见腰骶冷痛，大便溏薄者，为脾肾双亏，酌加鹿角霜、补骨脂、续断、杜仲炭以温补脾肾，固冲止血。

2. 血热证

症见：经行量多，色鲜红或深红，质黏稠，或有小血块；伴口渴心烦，尿黄便结；舌红，苔黄，脉滑数。

治法：清热凉血，固冲止血。

方药：保阴煎（《景岳全书》）加地榆、茜草、马齿苋。若热盛津伤，口干而渴者，加天冬、麦冬、南沙参、北沙参等以生津止渴；若兼气短懒言，倦怠乏力，或心悸少寐者，乃失血伤气，气虚血热之象，酌加黄芪、党参、白术以健脾益气；经行有块者，加蒲黄、五灵脂、三七祛瘀止血。

3. 血瘀证

症见：经行量多，色紫暗，有血块；经行腹痛，或平时小腹胀痛；舌紫暗或有瘀点，脉涩。

治法：活血化瘀止血。

方药：失笑散（《太平惠民和剂局方》）加益母草、三七、茜草。若经行腹痛甚者，酌加制没药、延胡索、香附以理气止痛；血瘀夹热，经色鲜红或深红者，加藕节、仙鹤草凉血止血。

四、健康处方

1. 保持乐观的情绪，避免精神刺激。
2. 饮食宜清淡、易消化，少量多餐，忌肥甘厚味及辛辣之品。
3. 针对病因，积极治疗。

月经过少

一、概述

月经周期正常，经量明显少于平时正常经量的1/2，或少于20mL，或行经时间不足2天，甚或点滴即净者，称为“月经过少”，又称“经水涩少”“经水少”“经量过少”。

本病的主要发病机制有实有虚，虚者精亏血少，冲任气血不足，经血乏源；实者寒凝痰瘀阻滞，冲任气血不畅。

二、诊断依据

（一）诊断要点

1. 病史 可有失血史、长期口服避孕药史、反复流产或刮宫等病史。

2. 症状 经量明显减少，甚或点滴即净，月经周期可正常，也可伴周期异常（与月经后期并见）。

3. 检查

（1）妇科检查 盆腔器官基本正常或子宫体偏小。

（2）辅助检查 妇科内分泌激素测定对高催乳素血症、高雄激素血症、卵巢功能衰退等的诊断有参考意义；B超检查、宫腔镜检查可了解子宫大小、内膜厚度、形态有无异常；宫腔镜检查对子宫内膜结核、子宫内膜炎或宫腔粘连等有诊断意义。

本病应与经间期出血、激经、胎漏、异位妊娠等相鉴别。

（二）辨证要点

月经过少的辨证重在观察月经色、质的变化，并结合全身证候及舌脉，辨其虚、实、瘀。一般而言，月经过少，伴色暗淡、质稀，或兼有腰膝酸软、头晕耳鸣等属肾虚；伴见色淡、质稀，或兼有头晕眼花、心悸怔忡等属血虚；伴见色紫暗、有血块，或兼有经行腹痛、舌紫暗或有瘀点等属血瘀；伴见色淡红、质黏腻如痰，或兼有形体肥胖、胸闷呕恶等属痰湿。

三、证治概要

（一）治则治法

本病的治疗原则重在补肾养血，活血调经，虚者补之，实者泻之。

（二）临证方药

1. 肾虚证

症见：经量素少或渐少，色暗淡，质稀；腰膝酸软，头晕耳鸣，足跟痛，或小腹冷，或夜尿多；舌淡，脉沉弱或沉迟。

治法：补肾益精，养血调经。

方药：归肾丸（《景岳全书》）。如小腹凉，夜尿多，手足不温，加益智仁、巴戟天、淫羊藿温补肾阳；若五心烦热，颧红，加女贞子、白芍、龟甲等滋补阴血。

2. 血虚证

症见：经来血量渐少，或点滴即净，色淡，质稀；或伴小腹隐痛，头晕眼花，心悸怔忡，面色萎黄；舌淡红，脉细。

治法：养血益气调经。

方药：滋血汤（《女科证治准绳》）。若面色苍白，重用黄芪、加鸡血藤以益气生血；经来点滴即止，属经血亏少，乃闭经之先兆，宜加枸杞子、山茱萸、丹参、香附，以滋养肝肾，填精益血，活血调经。

3. 血瘀证

症见：经行涩少，色紫暗，有血块；小腹胀痛，血块排出后胀痛减轻；舌紫暗，或有瘀斑、瘀点，脉沉弦或沉涩。

治法：活血化瘀调经。

方药：桃红四物汤（《医宗金鉴·妇科心法要诀》）。若小腹胀痛，加路路通、大血藤、忍冬藤活血通络；小腹冷痛，加肉桂、小茴香以温经止痛；神疲乏力，加党参、白术、黄芪健脾益气。

4. 痰湿证

症见：经行量少，色淡红，质黏腻如痰；形体肥胖，胸闷呕恶，或带多黏腻；舌淡，苔白腻，脉滑。

治法：化痰燥湿调经。

方药：苍附导痰丸（《叶氏女科证治》）。若带下量多，加车前子、虎杖利湿止带；痰多黏腻，加胆南星、竹茹清热化痰；腰膝酸软者，加桑寄生、续断补肾调经。

四、健康处方

1. 注意加强营养，饮食物宜丰富。
2. 合理安排生活、工作、学习。消除紧张焦虑等不良情绪，保持健康心态。
3. 要警惕卵巢功能早衰，临证应予以重视，及早诊治。

经间期出血

一、概述

两次月经中间，即氤氲之时，出现周期性少量阴道出血者，称为“经间期出血”，经间期出血大多出现在月经周期的第 10 ～ 16 天，即月经干净后 5 ～ 7 天。

本病的发生与月经周期中的气血阴阳消长转化密切相关。

二、诊断依据

（一）诊断要点

1. 病史　青春期月经不调史，手术流产史。

2. 症状　两次月经中间出现规律性的少量阴道出血，常出现在周期的 10 ～ 16 天，出血一般在 3 ～ 7 天。可伴有腰酸、少腹一侧或两侧胀痛，乳胀，白带增多，如蛋清样，或赤白带下。

3. 检查

（1）妇科检查　宫颈黏液透明呈拉丝状，夹有血丝。宫颈无赘生物或重度炎症，无接触性出血。

（2）辅助检查　基础体温多低、于高温相交替时出血；B 超监测可见成熟卵泡或接近成熟的优势卵泡；月经中期测定血清雌、孕激素水平偏低；诊断性刮宫示子宫内膜呈早期分泌期改变，可能有部分晚期增生。

本病需与月经先期、月经过少、赤带相鉴别。

（二）辨证要点

经间期出血的辨证，主要根据出血的量、色、质及全身症状进行。若出血量少，色鲜红，质黏属肾阴虚；若出血量稍多或少，赤白相兼，质地黏稠属湿热；若出血量少，血色暗红或夹小血块属血瘀。

三、证治概要

（一）治则治法

治疗经间期出血重在滋阴养血，保障阴阳转化的顺利。

（二）临证方药

1. 肾阴虚证

症见：经间期出血，量少或稍多，色鲜红，质黏；头晕耳鸣，腰膝酸软，五心烦热，便坚尿黄；舌红，苔少，脉细数。

治法：滋肾养阴，固冲止血。

方药：两地汤（《傅青主女科》）合二至丸（《医便》）。若阴虚及阳或阴阳两虚，症见经间期出血量稍多，色淡红，无血块，头晕腰酸，神疲乏力，大便溏薄，尿频，舌质淡红，苔白，脉细；宜益肾助阳，固摄止血；方用大补元煎（《景岳全书》）加减。

2. 湿热证

症见：经间期出现少量阴道流血，色深红，质稠，可见白带中夹血，或赤白带下，腰骶酸楚；或下腹时痛，神疲乏力，胸胁满闷，口苦纳呆，小便短赤；舌红，苔黄腻，脉濡或滑数。

治法：清利湿热，固冲止血。

方药：清肝止淋汤（《傅青主女科》）去阿胶、大枣，加小蓟、茯苓。若出血多，去牛膝，加侧柏叶、荆芥炭凉血止血；湿盛者，加薏苡仁、苍术健脾燥湿。

3. 血瘀证

症见：经间期出血量少或稍多，色暗红，或紫黑或有血块，少腹一侧或两侧胀痛或刺痛，拒按，胸闷烦躁；舌质紫或有瘀斑，脉细弦。

治法：化瘀止血。

方药：逐瘀止血汤（《傅青主女科》）。若出血偏多时，宜去赤芍、当归，加失笑散；若带下黄稠，夹有湿热者，上方加大血藤、败酱草、薏苡仁以清热利湿；若大便溏者，去生地黄、大黄，加煨木香、炒白术、焦神曲以健脾和胃。

四、健康处方

1. 注意加强营养，饮食物宜丰富。
2. 合理安排生活、工作、学习。消除紧张焦虑等不良情绪，保持健康心态。
3. 积极治疗全身性疾病。

第四节　闭　经

一、概述

原发性闭经是指女性年逾 16 岁，虽有第二性征发育但无月经来潮，或年逾 14 岁，尚无第二性征发育及月经。继发性闭经是指月经来潮后停止 6 个月或按自身原有月经周期计算停止 3 个周期以上。闭经古称“经闭”“不月”“月事不来”“经水不通”等。妊娠期、哺乳期、绝经期停经，属生理性停经，不属闭经范畴。初潮后 1 年内月经停闭，且无其他不适，暂不作病论。因先天性发育异常，或后天器质性损伤等所致的闭经，非药物治疗所能奏效，不属本节讨论范围。

本病的病因病机首分虚实两类。虚者多因精血匮乏，冲任不充，血海空虚，无血可下；实者多为邪气阻隔，冲任瘀滞，脉道不通，经不得下。闭经常责之于肝、脾、肾、心，最终导致肾 - 天癸 - 冲任 - 胞宫轴功能失调，而以肾虚为主。肾在月经产生中起主导作用。

二、诊断依据

（一）诊断要点

1. 病史　有月经初潮延迟及月经后期病史；或反复刮宫史、产后出血史、结核病史；或过度紧张劳累、过度精神刺激史；或有不当节食减肥史；或有环境改变、疾病影响、使用药物（避孕药、镇静药、抗抑郁药、激素药）、放化疗及妇科手术史等。

2. 症状　女性年逾 16 岁，虽有第二性征发育但无月经来潮，或年逾 14 岁，尚无第二性征发育及月经；或月经来潮后停止 6 个月或 3 个周期以上。应注意体格发育和营养状况，有无厌食、恶心，有无肥胖或消瘦，有无周期性下腹疼痛，有无婚久不孕、多毛、痤疮、头痛、复视、溢乳、烘热汗出、烦躁、失眠、阴道干涩、毛发脱落、畏寒肢冷、性欲减退等症状。

3. 检查

（1）全身检查　注意观察患者体质形态、营养状况、精神状态，全身毛发分布和身高、体重，女性第二性征发育情况等。

（2）妇科检查　了解内外生殖器发育情况，有无缺失、畸形、肿块或萎缩。先天发育不良、原发性闭经者，尤需注意外阴发育情况，有无处女膜闭锁及阴道、卵巢病变，可查及子宫偏小、畸形等。子宫过早萎缩，多见于下丘脑、垂体病变或卵巢功能早衰。

（3）辅助检查　①血清激素，如促性腺激素（FSH、LH）、卵巢激素（E_2、P、T）、催乳素（PRL）以及甲状腺、肾上腺功能测定，对于诊断下丘脑 - 垂体 - 卵巢性腺轴功能失调性闭经具有意义。②基础体温（BBT）测定、阴道脱落细胞检查、宫颈黏液结晶检查，有助于诊断卵巢性闭经。③超声及影像学检查。B 超检查，可了解子宫、卵巢大小及卵泡发育、内膜厚薄等情况，子宫输卵管碘油造影可间接了解内生殖器情况及其病变；必要时可行 CT、MRI 检查。④诊断性刮宫手术、宫腔镜检查、腹腔镜检查等，均可协助判断闭经的原因。

本病应与生理性闭经（妊娠期、哺乳期、绝经期闭经）、多囊卵巢综合征、卵巢功能早衰、闭经泌乳综合征、席汉综合征等相鉴别。

（二）辨证要点

辨虚实：依据病因病机、诊断要点，结合鉴别诊断与四诊信息等鉴别。年逾16岁尚未行经，或月经稀发、量少，渐至停闭，伴有腰膝酸软、头晕眼花、面色萎黄、五心烦热，或性欲淡漠、畏寒肢冷，舌淡脉弱等症，多为虚证；月经既往基本正常，骤然停闭，伴胸胁胀满、小腹疼痛、痰多脘闷、形体肥胖，脉象有力等症，多属实证。

三、证治概要

（一）治则治法

闭经的治疗原则：虚者补而通之，实者泻而通之。虚证，或补肾滋肾，或补益脾气，或填精益阴、大补气血，以滋养精血之源。实证，或理气活血，或温通经脉，或祛痰行滞，以疏通冲任经脉。虚实夹杂者当补中有通，攻中有养，皆以恢复月经周期为要。切不可一味滥用攻破或峻补之法，以犯虚虚实实之戒。因他病而致经闭者，又当先治他病，或他病、调经并治。

（二）临证方药

1. 肾虚证

（1）肾气虚证

症见：月经初潮来迟，或月经后期量少，渐至闭经；头晕耳鸣，腰膝酸软，小便频数，性欲降低；舌淡红，苔薄白，脉沉细。

治法：补益肾气，养血调经。

方药：大补元煎加丹参、牛膝。若闭经日久，畏寒肢冷甚者，酌加菟丝子、肉桂、紫河车；夜尿多者，酌加覆盆子、金樱子。

（2）肾阴虚证

症见：月经初潮来迟，或月经后期量少，渐至闭经；头晕耳鸣，腰膝酸软，或足跟痛，手足心热，甚则潮热盗汗，心烦少寐，颧红唇赤；舌红，苔少或无苔，脉细数。

治法：滋肾益阴，养血调经。

方药：左归丸。若潮热盗汗者，酌加青蒿、鳖甲、地骨皮；心烦不寐者，酌加柏子仁、丹参、珍珠母；阴虚肺燥，咳嗽咯血者，酌加沙参、白及、仙鹤草。

中成药可选用坤泰胶囊。

（3）肾阳虚证

症见：月经初潮来迟，或月经后期量少，渐至闭经；头晕耳鸣，腰痛如折，畏寒肢冷，小便清长，夜尿多，大便溏薄，面色晦暗，或目眶暗黑；舌淡，苔白，脉沉弱。

治法：温肾助阳，养血调经。

方药：十补丸加佛手、川芎。若腰痛如折、畏寒肢冷、性欲淡漠者，酌加淫羊藿、菟丝子；若大便溏薄、面肢浮肿者，酌加黄芪、桂枝；面色晦暗兼有色斑、少腹冷痛者，酌加香附、蒲黄。

2. 脾虚证

症见：月经停闭数月；神疲肢倦，食少纳呆，脘腹胀满，大便溏薄，面色淡黄；舌淡胖有齿痕，苔白腻，脉缓弱。

治法：健脾益气，养血调经。

方药：参苓白术散加泽兰、怀牛膝。若兼见腰膝酸软、五更泻、小便频数者，乃脾肾阳虚，酌加肉豆蔻、巴戟天；若腹痛而泄泻，伴胸胁、乳房胀痛者，为脾虚而肝气乘之，酌加柴胡、白芍、防风。

中成药可选用参苓白术丸。

3. 精血亏虚

症见：月经停闭数月；头晕目花，心悸少寐，面色萎黄，阴道干涩，皮肤干枯，毛发脱落，生殖器官萎缩；舌淡，苔少，脉沉细弱。

治法：填精益气，养血调经。

方药：归肾丸加北沙参、鸡血藤。若精血亏虚日久，渐至阴虚血枯经闭，兼见形体羸瘦、骨蒸潮热，或咳嗽唾血、两颧潮红，舌绛苔少或无苔，脉细数，治宜滋肾养血，壮水制火，可选用补肾地黄汤。若精血亏虚日久，渐至阳虚血枯经闭，兼见神疲倦怠、面色苍白、畏寒肢冷、性欲淡漠，舌淡，脉沉缓，治宜温肾养血，益火之源，可选用四二五合方。

4. 气滞血瘀

症见：月经停闭数月，小腹胀痛拒按；精神抑郁，烦躁易怒，胸胁胀满，嗳气叹息；舌紫暗或有瘀点，脉沉弦或涩而有力。

治法：行气活血，祛瘀通经。

方药：膈下逐瘀汤。若烦急、胸胁或乳房胀痛、舌尖边红者，酌加柴胡、郁金、栀子；口干渴、大便结、脉数者，酌加大黄、黄芩、知母；若肝郁气逆，水不涵木，闭经而兼见溢乳、心烦易怒、头痛、腰膝酸软，舌红苔薄，脉弦而尺弱者，治宜疏肝回乳、益阴通经，方用逍遥散酌加川楝子、炒麦芽、川牛膝、生地黄。

中成药可选用桂枝茯苓丸。

5. 寒凝血瘀

症见：月经停闭数月，小腹冷痛拒按，得热则痛缓；形寒肢冷，面色青白；舌紫暗，苔白，脉沉紧。

治法：温经散寒，活血通经。

方药：温经汤。若小腹冷痛重者，酌加艾叶、小茴香、香附；四肢不温、畏寒者，酌加制附子、吴茱萸、肉桂。

中成药可选用少腹逐瘀胶囊。

6. 痰湿阻滞

症见：月经停闭数月，带下量多，色白质稠；形体肥胖，胸脘满闷，神疲肢倦，头晕目眩；舌淡胖，苔白腻，脉滑。

治法：豁痰除湿，活血通经。

方药：丹溪治湿痰方。若胸脘满闷重者，酌加瓜蒌、枳壳、郁金；面目肢体浮肿者，酌加益母草、泽兰、泽泻；腰膝酸软者，酌加川续断、菟丝子、杜仲。

（三）其他疗法

1. 针灸

（1）体针　取任脉及足太阴、阳明经穴为主。主穴取关元、中极、三阴交、归来。配穴：气血虚弱配足三里、血海；肾气亏虚配肾俞、太溪；气滞血瘀配合谷、太冲；痰湿阻滞配中脘、丰隆。毫针常规刺。气血虚弱、肾气亏虚可在背部穴或腹部穴加灸；气滞血瘀可配合刺络拔罐。

（2）耳针法　取内分泌、内生殖器、皮质下、肝、肾、脾。每次选 2 ～ 4 穴，毫针刺，用中等刺激，也可用压丸或埋针法。

（3）皮肤针法　取腰骶部相应背俞穴及夹脊穴，下腹部任脉、肾经、胃经、脾经、带脉等。用皮肤针从上而下，用轻刺激或中等刺激，循经每隔 1cm 叩刺一处，反复叩刺 3 遍，隔日 1 次。

（4）穴位注射法　取关元、归来、足三里、三阴交、血海、肾俞，每次选 2 ～ 3 穴，用黄芪、当归、红花等注射液，或用维生素 B_1 注射液，每穴每次注入药液 1 ～ 2mL，隔日 1 次。

2. 推拿　依据经络学说，循经取穴进行推拿。可分别运用揉法、一指禅推法、点法、按法、擦法等，主要用于局部推拿，亦可配合全身推拿。

3. 月经周期疗法　药物撤退性出血引导月经来潮后，可按月经周期阴阳消长转化规律重建周期，即模拟月经周期的经后期、经间（排卵）期、经前期、行经期施以中药调理周期治疗。

四、健康处方

1. 患者应积极治疗，切勿忌讳就医，积极消除闭经的病因，调摄情志，保持心情舒畅，生活规律，饮食有节，房事有度，适当锻炼，避寒保暖。

2. 采取避孕措施，避免意外妊娠，减少人工流产。

第五节　痛　经

一、概述

痛经是指妇女正值经期或行经前后，出现周期性小腹疼痛，或痛引腰骶，甚至剧痛昏厥，影响正常工作及生活的疾病，亦称“经行腹痛”。

痛经的病因有生活所伤、情志不和、六淫为害，痛经的病位在冲任与胞宫，其发生与冲任、胞宫的周期性生理变化密切相关。病因病机可概括为“不荣则痛”或“不通则痛”，其证重在辨虚实寒热。若素体肝肾亏损，气血虚弱，经期前后，血海满而溢泄，气血骤虚，冲任、胞宫失养，故“不荣则痛”；若肝郁气滞、寒邪凝滞、湿热郁结等因素导致的瘀血阻络，客于胞宫，损伤冲任，气血运行不畅，故“不通则痛”。

二、诊断依据

（一）诊断要点

1. 病史　既往有经行腹痛史；精神过于紧张，经期产后冒雨涉水，过食寒凉，或有不洁房事等情况；子宫内膜异位症、子宫腺肌病、盆腔炎性疾病、宫颈狭窄等病史或妇科手术史。

2. 症状　以经期或经期前后出现周期性小腹疼痛为特征，疼痛多呈阵发性、痉挛性，或呈胀痛或伴下坠感。疼痛可引及腰骶部或外阴、肛门、大腿内侧，一般多发生在经前期 1 ～ 2 天，行经第 1 天达高峰，剧烈疼痛者可伴面色苍白、恶心呕吐、冷汗淋漓、手足发凉，甚至昏厥。少数患者经血将净或经净后 1 ～ 2 天始觉腹痛或腰腹痛。

3. 检查

（1）妇科检查　功能性痛经者，检查多无明显异常，部分患者可见子宫体极度屈曲或宫颈口狭窄。子宫内膜异位症者多有痛性结节，或有卵巢囊肿；子宫腺肌病者子宫多均匀性增大，或伴有压痛；盆腔炎性疾病有子宫或附件压痛等征象；有妇科手术史者，多有子宫粘连、活动受限等。

（2）辅助检查　①盆腔 B 超检查有助于诊断子宫内膜异位症、子宫腺肌病、盆腔炎性疾病，排除妊娠、生殖器肿瘤等。②血常规白细胞计数是否增高，有助于诊断盆腔炎性疾病。另外，盆腔磁共振、腹腔镜、子宫输卵管碘油造影、宫腔镜等检查有助于明确痛经原因。

本病应与异位妊娠、宫内妊娠流产、盆腔炎性疾病、卵巢囊肿蒂扭转、黄体破裂、急性阑尾炎等鉴别。

（二）辨证要点

辨寒热、虚实、在气、在血：依据疼痛发生的时间、部位、性质及疼痛程度，结合月经期、量、色、质，伴随症状，舌、脉等鉴别。经前或经行初期疼痛，多属实；月经将净或经后疼痛，多属虚。痛在小腹正中，多为胞宫瘀滞；痛在少腹一侧或双侧，多在肝；痛连腰骶，多在肾；痛满下腹，多在脾。掣痛、绞痛、灼痛、刺痛、拒按，多属实；隐痛、空痛、喜揉喜按，多属虚；坠痛虚实兼有。绞痛、冷痛，得热痛减，多属寒；灼痛，得热反剧，多属热。胀甚于痛，时痛时止，多属于气滞；痛甚于胀，持续作痛，多属于血瘀。

一般而言，痛经实证居多，虚证较少，亦有虚实夹杂。

三、证治概要

（一）治则治法

痛经的治疗，应根据证候在气、在血，寒热、虚实的不同，以止痛为核心，以调理胞宫、冲任气血为主，或补气，或活血，或散寒，或清热，或补虚，或泻实。具体治法分两步：经期重在调血止痛以治标，及时缓解、控制疼痛；平素辨证求因以治本。标本缓急，主次有序，分阶段治疗。

（二）临证方药

1. 寒凝血瘀

症见：经前或经期，小腹冷痛拒按，得热痛减；或周期后延，经血量少，色暗有块；畏寒肢冷，面色青白；舌暗，苔白，脉沉紧。

治法：温经散寒，化瘀止痛。

方药：少腹逐瘀汤。若小腹冷痛较甚，加艾叶、吴茱萸；若寒凝气闭，痛甚而厥，四肢冰凉，冷汗淋漓，加附子、细辛、巴戟天；若伴肢体酸重不适，苔白腻，或有冒雨、涉水、久居阴湿之地史，乃寒湿为患，应酌加苍术、茯苓、羌活、薏苡仁。

中成药可选用少腹逐瘀胶囊。

2. 气滞血瘀

症见：经前或经期，小腹胀痛拒按；月经量少，经行不畅，色紫暗有块，块下则痛减；胸胁、乳房胀痛；舌紫暗，或有瘀点，脉弦涩。

治法：行气活血，化瘀止痛。

方药：膈下逐瘀汤。若肝气犯胃，痛而恶心呕吐者，加吴茱萸、法半夏、陈皮；小腹坠胀不适或前后阴坠胀不适，加柴胡、升麻；郁而化热，心烦口苦，舌红苔黄，脉数者，加栀子、郁金。

中成药可选用元胡止痛片。

3. 湿热蕴结

症见：经前或经期，小腹疼痛或胀痛不适，有灼热感，或痛连腰骶，或平时小腹痛，经前加剧；月经量多或经期长，色暗红，质稠或有血块；平素带下量多，色黄稠臭秽，或伴低热，小便黄赤；舌红，苔黄腻，脉滑数或濡数。

治法：清热除湿，化瘀止痛。

方药：清热调血汤加车前子、败酱草、薏苡仁。若月经过多或经期延长者，酌加槐花、地榆、马齿苋；带下量多者，酌加黄柏、樗白皮。

4. 气血虚弱

症见：经期或经后，小腹隐痛喜按，月经量少，色淡质稀；神疲乏力，头晕心悸，面色苍白，失眠多梦；舌质淡，苔薄，脉细弱。

治法：益气养血，调经止痛。

方药：圣愈汤。若月经夹有血块者，酌加蒲黄、五灵脂；若伴有经行便溏，腹痛严重者，可去当归，加茯苓、炒白术；失眠多梦，心脾虚者，酌加远志、合欢皮、首乌藤；若伴畏寒肢冷、腰腹冷痛者，加肉桂、小茴香、艾叶。

中成药可选用八珍益母丸。

5. 肝肾亏损

症见：经期或经后，小腹绵绵作痛，喜按，伴腰骶酸痛，月经量少，色淡暗，质稀，头晕耳鸣，面色晦暗，失眠健忘，或伴潮热；舌质淡红，苔薄白，脉沉细。

治法：补养肝肾，调经止痛。

方药：益肾调经汤。

（三）其他疗法

1. 针灸

（1）体针　①实证采用毫针泻法，寒邪甚者可用艾灸。主穴取三阴交、中极。配穴：寒凝者加归来、地机；气滞者加太冲；腹胀者加天枢、气海；胸闷者加内关；胁痛者加光明、阳陵泉。②虚证采用毫针补法，可加用灸法。主穴取三阴交、足三里、气海。配穴：气血亏虚者加脾俞、胃俞；肝肾不足者加肝俞、肾俞、太溪；头晕耳鸣者加悬钟。

（2）耳针　取内分泌、内生殖器、肝、肾、皮质下、神门。每次选用 3 ～ 5 穴，毫针刺法，埋针法或压丸法。

（3）皮肤针　取背、腰、骶部的督脉、膀胱经，下腹部的任脉、带脉以及足三阴经循行线。循经叩刺，中等刺激，重点叩刺腰骶部、下腹部穴。隔日 1 次，于月经前 3 ～ 5 日开始治疗。

（4）穴位注射　取归来、足三里、三阴交、地机。每次选用 1 ～ 2 穴，用黄芪注射液，或当归注射液、丹参注射液，常规穴位注射。

（5）穴位敷贴　取神阙穴。用吴茱萸、白芍、延胡索各 30g，艾叶、乳香、没药各 15g，冰片 6g，研细末，每用 5 ～ 10g，用白酒调成膏状敷贴。

（6）拔罐　取十七椎、次髎、肾俞、中极、关元。常规拔罐治疗。

2. 推拿　依据经络学说，循经取穴进行推拿。可选用摩法、一指禅推法、按法、揉法、点法、拿法、擦法、擦法等，主要用于局部推拿，亦可配合全身推拿。

四、健康处方

1. 积极消除病因，经期注意保暖，避免受寒，忌涉水、游泳。注意饮食，少食寒凉食物。保持心情愉快，注意经期、产后卫生。

2. 本病病情较重者，应及时就医。

3. 行经期间避免剧烈运动和过重体力劳动。

4. 注意调摄，免为外邪所伤；不可过用寒凉或滋腻的药物及生冷之品。

第六节 带下病

带下病是指带下量明显增多或减少，色、质、气味发生异常，或伴全身、局部症状者。带下量明显增多者，称为带下过多。带下量明显减少者，称为带下过少。在某些生理情况下也可出现带下增多或带下减少，如月经期前后、排卵期、妊娠期带下量增多而无其他不适者，此为生理性带下；绝经前后带下量减少而无不适，亦为生理现象，不作病论。

带下过多

一、概述

带下量明显增多，色、质、气味异常，或伴有局部及全身症状者，称为“带下过多”，又称“下白物”“流秽物”等。

带下过多主要与湿邪有关，而脾肾功能失常是发生本病的内在条件，感受湿热、湿毒之邪是重要的外在病因。核心病机是任脉不固，带脉失约。

二、诊断依据

（一）诊断要点

1. 病史 妇科手术后感染史，盆腔炎性疾病史，急、慢性宫颈炎病史，各类阴道炎病史，房事不节（洁）史。

2. 症状 带下量多，色白或黄，或赤白相兼，或黄绿如脓，或混浊如米泔；质或清稀如水，或稠黏如脓，或如豆渣凝乳，或如泡沫状；气味无臭，或有臭气；可伴外阴、阴道灼热瘙痒，坠胀或疼痛，或伴尿频、尿痛等症状。

3. 检查

（1）妇科检查 可见各类阴道炎、宫颈炎、盆腔炎性疾病的体征，也可发现肿瘤。

（2）辅助检查 ①实验室检查：急性或亚急性盆腔炎性疾病，血常规检查白细胞计数增高。阴道炎患者阴道分泌物检查清洁度Ⅲ度或以上，或可查到滴虫、假丝酵母菌及其他病原体。必要时行宫颈分泌物病原体培养、病变局部组织活检等。② B 超检查：对盆腔炎性疾病及盆腔肿瘤有诊断意义。

本病应与经间期出血、漏下、生殖道瘤积、癌病、白浊等相鉴别。

（二）辨证要点

辨寒热、虚实：依据带下的色、质、气味异常及伴随症状、舌脉等鉴别。

三、证治概要

（一）治则治法

带下俱是湿证，治疗以祛湿止带为基本原则。临证治法有清热解毒或清热利湿止带；健脾除湿止带；温肾固涩止带；滋阴益肾，除湿止带。因此，必须在辨证论治的基础上灵活应用。另外，还需要配合中成药口服、中药制剂外洗、栓剂阴道纳药、中医特色疗法等，同时还可选用食疗进行预防调护，以增强疗效，预防复发。

（二）临证方药

1. 脾虚证

症见：带下量多，色白，质地稀薄，如涕如唾，无臭味；伴面色萎黄或㿠白，神疲乏力，少气懒言，倦怠嗜睡，纳少便溏；舌体胖质淡，边有齿痕，苔薄白或白腻，脉细缓。

治法：健脾益气，升阳除湿。

方药：完带汤。若脾虚及肾，兼腰痛者，酌加续断、杜仲、菟丝子；若寒湿凝滞腹痛者，酌加香附、艾叶；若带下日久，滑脱不止者，酌加芡实、龙骨、牡蛎、乌贼骨、金樱子；若脾虚湿蕴化热，带下色黄黏稠，有臭味者，宜健脾除湿，清热止带，方选易黄汤。

中成药可选用参苓白术散。

2. 肾阳虚证

症见：带下量多，色淡，质清稀如水，绵绵不断；面色晦暗，畏寒肢冷，小腹冷感，夜尿频，小便清长，大便溏薄；舌质淡，苔白润，脉沉迟。

治法：温肾助阳，涩精止带。

方药：内补丸。若腹泻便溏者，去肉苁蓉，酌加补骨脂、肉豆蔻；若精关不固，精液下滑，带下如崩，谓之“白崩”，治宜补脾肾，固奇经，佐以涩精止带之品，方选固精丸。

3. 阴虚夹湿热

症见：带下量较多，质稍稠，色黄或赤白相兼，有臭味，阴部灼热或瘙痒；伴五心烦热，失眠多梦，咽干口燥，头晕耳鸣，腰膝酸软；舌质红，苔薄黄或黄腻，脉细数。

治法：滋阴益肾，清热祛湿。

方药：知柏地黄丸加芡实、金樱子。若失眠多梦甚者，加柏子仁、酸枣仁；咽干口燥甚者，加麦冬、沙参；五心烦热甚者，加地骨皮、银柴胡。

4. 湿热下注

症见：带下量多，色黄或呈脓性，气味臭秽，外阴瘙痒或阴中灼热；伴全身困重乏力，胸闷纳呆，小腹作痛，口苦口腻，小便黄少，大便黏滞难解；舌质红，舌苔黄腻，脉滑数。

治法：清热利湿止带。

方药：止带方。若湿浊偏甚者，症见带下量多，色白，如豆渣状或凝乳状，阴部瘙痒，脘闷纳差，舌红，苔黄腻，脉滑数，治宜清热利湿，化浊止带，方用萆薢渗湿汤，酌加苍术、藿香。

中成药可选用康妇炎胶囊、妇科千金胶囊、抗妇炎胶囊。

5. 湿毒蕴结

症见：带下量多，色黄绿如脓，或五色杂下，质黏稠，臭秽难闻；伴小腹或腰骶胀痛，烦热头昏，口苦咽干，小便短赤或色黄，大便干结；舌质红，苔黄腻，脉滑数。

治法：清热解毒，利湿止带。

方药：五味消毒饮加土茯苓、薏苡仁、黄柏、茵陈。若腹骶酸痛，带下臭秽难闻者，酌加贯众、马齿苋、鱼腥草；若小便淋痛，兼有白浊者，酌加萆薢、萹蓄、虎杖、甘草梢。

中成药可选用康妇炎胶囊。

（三）其他疗法

1. 针灸

（1）体针　取任脉及足太阴经穴为主。主穴取中极、三阴交、带脉、白环俞。配穴：湿热下注配阴陵泉、行间；脾虚湿盛配脾俞、足三里；肾虚不固配肾俞、关元。中极针尖向下斜刺，使针感传至耻骨联合下为佳；带脉向前斜刺，不宜深刺；白环俞直刺，使骶部酸胀为佳；三阴交常规针刺。带脉、三阴交可加电针。

（2）耳针　取内生殖器、脾、肾、三焦。毫针刺法，或埋针法、压丸法。

（3）穴位注射　取双侧三阴交。辨证选用黄芪注射液或胎盘注射液、双黄连注射液，常规穴位注射。

（4）拔罐　取十七椎、腰眼、八髎周围之络脉。三棱针点刺出血后拔罐，每 3 ～ 5 日治疗 1 次。用于湿热下注所致带下。

（5）艾灸　主穴：阴陵泉、丰隆、带脉。湿热下注加行间、丘墟；肾阳虚证加肾俞、关元、命门、太溪；脾虚证加脾俞、足三里、隐白、太白。

2. 推拿　依据经络学说，循经取穴进行推拿。可分别运用一指禅推法、摩法、按揉法、推法、擦法等，主要于局部推拿，亦可配合全身推拿。

四、健康处方

1. 积极消除病因，平素注意外阴清洁，注意经期、产后卫生。勿久居湿地，不宜过食辛辣油腻，以免滋生湿热。

2. 具有交叉感染的带下病，性伴侣应同时治疗。治疗期间禁止性生活。月经期停止使用阴道冲洗及坐浴塞药治疗，以防上行感染。

带下过少

一、概述

带下过少是指带下量明显减少，甚或全无，阴道干涩，伴有全身或局部症状者。带下过少较多见于绝经后或各种原因导致的雌激素水平低落等。

本病主要病因有肝肾亏损，阴精津液亏少，或瘀血阻滞冲任，阴液不能运达阴窍。主要病机是阴精不足，不能润泽阴户。

二、诊断依据

（一）诊断要点

1. 病史 有卵巢功能早衰、双侧卵巢切除手术史、盆腔放射治疗史、盆腔炎性疾病、反复人工流产术后、产后大出血，或长期服用抑制卵巢功能的药物等病史。

2. 症状 带下过少，阴道干涩，甚至阴部萎缩；或伴性欲低下，性交疼痛，烘热汗出，心烦失眠；经量偏少，经期错后，甚至闭经。

3. 检查

（1）妇科检查 阴道黏膜皱褶明显减少，或阴道壁薄充血，分泌物极少，宫颈、宫体或有萎缩。

（2）辅助检查 ①实验室检查：性激素测定，可见卵泡刺激素（FSH）、黄体生成素（LH）升高，雌二醇（E_2）明显下降。② B 超检查：可见双侧卵巢缺如或卵巢体积变小，或子宫萎缩，子宫内膜变薄。

本病应与卵巢功能早衰、席汉综合征、绝经后等相鉴别。

（二）辨证要点

辨虚实：依据症状、舌脉等鉴别。虚者，肝肾亏损，常兼见头晕耳鸣，腰膝酸软，手足心热，烘热汗出；实者，血瘀津亏，常见少腹疼痛拒按，胸胁满闷，乳房胀痛，心烦易怒。

三、证治概要

（一）治则治法

带下过少治疗重在补益肝肾，佐以养血化瘀等。用药不可肆意攻伐，过用辛燥苦寒之品，以免耗精伤阴，犯虚虚之戒。

（二）临证方药

1. 肝肾亏损

症见：带下过少，甚至全无，无臭味，阴部干涩或瘙痒，甚则阴部萎缩，性交涩痛；头晕耳鸣，腰膝酸软，烘热汗出，夜寐不安，小便黄，大便干结；舌红少津，少苔，脉沉细。

治法：滋补肝肾，益精养血。

方药：左归丸。若阴虚阳亢，头痛甚者，加天麻、钩藤、石决明；心火偏盛者，加黄连、炒酸枣仁、龙骨；皮肤瘙痒者，加蝉蜕、防风、白蒺藜；大便干结者，加生地黄、玄参、何首乌。

2. 血瘀津亏

症见：带下量少，阴道干涩，性交疼痛；精神抑郁，烦躁易怒，小腹或少腹疼痛拒按，胸胁、乳房胀痛，经量少或闭经；舌质紫暗，或舌边有瘀斑，脉弦涩。

治法：补血益精，活血化瘀。

方药：小营煎加丹参、桃仁、川牛膝。若下腹有包块，加三棱、莪术；若大便干结者，加火麻仁、冬瓜仁。

四、健康处方

1. 积极治疗，及早诊断和治疗可能导致卵巢功能下降的原发病。妇科盆腔良性肿瘤手术时，尽可能保留全部或大部分卵巢组织。盆腔放疗时，尽量避免过多照射卵巢部位。

2. 调节情志，保持良好的心理状态，尤其是绝经期前后的妇女。

第七节　产后病

产妇在产褥期所发生的与分娩或产褥有关的疾病，称为产后病。产褥期是指产妇全身各器官（除乳腺外），从胎盘娩出至恢复至正常未孕状态所需的时间，一般需 6 ～ 8 周。

产后病的病因病机，一是亡血伤津，二是元气受损，三是瘀血内阻，四是外感六淫或饮食房劳所伤。产后病诊断，应注意三审：先审小腹痛与不痛，以辨有无恶露瘀滞；次审大便通与不通，以验津液之盛衰；再审乳汁、饮食多少，以察胃气之强弱。产后病治疗应根据产后亡血伤津、瘀血内阻、多虚多瘀的特点，本着“勿拘于产后，亦勿忘于产后”的原则论治。

产后发热

一、概述

产褥期内，出现发热持续不退，或低热持续，或突发寒战高热，并伴有其他症状者，称为产后发热。

本病主要病因病机有感染邪毒，正邪交争；外邪袭表，营卫不和；阴血骤虚，阳气外散；败血停滞，营卫不通。本病虚实夹杂证多见，纯实证较少，临床各证型可相互转化，或相兼出现。

二、诊断依据

（一）诊断要点

1. 病史　素体虚弱，营养不良；孕期贫血、子痫、阴道炎，妊娠晚期不禁房事；胎膜早破，产程不顺（滞产、难产），产后失血，剖宫产、助产手术及产道损伤或胎盘、胎膜残留，消毒不严，产褥不洁等；产后感受风寒或冒暑受热史，或情志不畅。

2. 症状　产褥期内，尤其是新产后出现发热，表现为持续发热，或突发寒战高热，或发热恶寒，或乍寒乍热，或低热缠绵。

3. 检查

（1）妇科检查　如外阴、阴道、宫颈创面或伤口感染，可见局部红肿、化脓或伤口裂开、压痛，脓血性恶露，气臭；若出现子宫内膜炎或子宫肌炎，则子宫复旧不良，压痛，活动受限；若炎症蔓延至附件及宫旁组织，检查时可触及附件增厚、压痛或盆腔肿物，表现出盆腔炎性疾病和腹膜炎的体征。

（2）辅助检查　①血液检查：血常规检查可见白细胞总数及中性粒细胞升高；血培养可发现致病菌，并做药敏试验。检测血清 C 反应蛋白＞ 8mg/L（速率散射浊度法），有助于早期诊断产褥感染。②宫颈分泌物检查：分泌物检查或培养并做药敏试验，可发现致病菌。③ B 超检查：有助于盆腔炎性肿物、脓肿的诊断。

本病应与蒸乳发热、乳痈发热、产后小便淋痛等相鉴别。

（二）辨证要点

辨虚实、轻重：依据发热的特点、恶露、小腹痛等情况及伴随症状等辨证。若产后高热寒战持续不退，恶露秽臭，小腹疼痛，心烦口渴，尿赤便秘，舌红苔黄，脉数有力，属感染邪毒证；产后恶寒发热，头痛身痛，舌苔白，脉浮，属外感发热；产后发热恶寒，汗出恶风，头痛咽痛，咳痰黄稠，舌红苔薄黄，脉浮数为外感风热；若高热多汗，口渴心烦，体倦乏力，为外感暑热；产后寒热时作，伴恶露不下，或所下甚少，色暗夹块，腹痛拒按，块出痛减，舌紫暗或有瘀点瘀斑，脉弦涩，属血瘀发热；若产后低热，恶露量少色淡，伴面色苍白，头晕心悸，舌淡苔白，脉细数无力，属血虚发热。

三、证治概要

（一）治则治法

本病的治疗以扶正祛邪、调气血、和营卫为主，治疗时要时时顾护正气，以扶正为主，但不可片面强调补虚，而忽视外感和里实之证，致犯虚虚实实之戒，时时遵循“勿拘于产后，勿忘于产后”的原则。

（二）临证方药

1. 感染邪毒

症见：产后发热恶寒，或高热寒战，小腹疼痛拒按，恶露初时量多，继则量少，色紫暗，质如败酱，其气臭秽；心烦不宁，口渴喜饮，小便短赤，大便燥结；舌红，苔黄而干，脉数有力。

治法：清热解毒，凉血化瘀。

方药：解毒活血汤加金银花、黄芩。若高热不退，烦渴汗多，尿少色黄，脉虚大而数，为热入气分，耗气伤津之候，应于上方加入石膏、北沙参、石斛或配合白虎加人参汤。若症见壮热不退，下腹胀痛，痛而拒按，恶露不扬，秽臭如脓，大便燥结，苔黄而燥，脉弦数，方用大黄牡丹皮汤加败酱草、蒲公英、连翘。若正不胜邪，热入营血，高热不退，心烦汗出，斑疹隐隐，舌红绛，苔黄燥，脉弦细数，方用清营汤加蒲公英、败酱草、紫花地丁。若热入心包，持续高热，神昏谵语，甚则昏迷，面色苍白，四肢厥冷，脉微欲绝，热深厥深，方用清营汤送服紫雪丹或安宫牛黄丸。若冷汗淋漓，四肢厥冷，脉微欲绝，为阴竭阳亡，生命垂危，方用生脉散、参附汤。

2. 外感证

（1）外感风寒

症见：产后恶寒发热；头痛身疼，鼻塞流涕，咳嗽，无汗；舌淡，苔薄白，脉浮紧。

治法：养血祛风，散寒解表。

方药：荆防四物汤加苏叶。

（2）外感风热

症见：产后发热，微汗或汗出恶风；头痛，咳嗽或有黄痰，咽痛口干，口渴，恶露正常，无下腹痛；舌红，苔薄黄，脉浮数。

治法：辛凉解表，疏风清热。

方药：银翘散。若外邪客于少阳之半表半里，症见往来寒热、胸胁痞满、口苦、咽干作呕、舌苔薄白、脉弦，治宜和解表里，方用小柴胡汤；若外感暑热，症见身热多汗、口渴心烦、倦怠乏力、舌红少津、脉虚数，治宜清暑益气，养阴生津，方用清暑益气汤，并迅速改善居处环境，降温通风。

3. 血瘀证

症见：产后乍寒乍热，恶露不下，或下亦甚少，色紫暗有块，小腹疼痛拒按；舌紫暗，或有瘀点、瘀斑，苔薄，脉弦涩有力。

治法：活血祛瘀，和营除热。

方药：生化汤加牡丹皮、丹参、益母草。

4. 血虚证

症见：产时、产后失血过多，身有微热，头晕眼花，心悸少寐，恶露或多或少，色淡质稀，小腹绵绵作痛，喜揉；舌淡红，苔薄白，脉细弱。

治法：养血益气，和营退热。

方药：八珍汤加枸杞子、黄芪。若血虚阴亏，症见午后热甚、两颧红赤、口渴喜饮、小便短黄、大便秘结、舌嫩红、脉细数，方用加减一阴煎加白薇。

四、健康处方

1. 充分做好预防和产后调护工作，以避免本病的发生。加强孕期保健，注意均衡营养，增强体质，孕晚期应禁房事。产褥期应避风寒，慎起居，保持外阴清洁，严禁房事，以防外邪入侵。

2. 正确处理分娩，产程中严格无菌操作，尽量避免产道损伤和产后出血。产后取半卧位，有利于恶露排出。

产后恶露不绝

一、概述

产后血性恶露超过 10 天以上，仍淋漓不尽者，称为“产后恶露不绝”，亦称“产后恶露不尽”“产后恶露不止”。恶露出于胞中，乃血所化，而血源于脏腑，注于冲任。

本病发病机制主要为胞宫藏泻失度，冲任不固，气血运行失常。

二、诊断依据

（一）诊断要点

1. 病史 体质素弱；或产时感邪、操作不洁；或有产程过长，胎盘、胎膜残留，产后子宫复旧不良等病史。

2. 症状 产后血性恶露持续 10 天以上，量多或淋漓不断，或有恶臭味，可伴神疲懒言，气短乏力，小腹空坠，或伴小腹疼痛拒按。出血多时可合并贫血，严重者可致昏厥。

3. 检查

（1）妇科检查　子宫复旧不全者，子宫较同期正常产褥子宫大而软，或有压痛；胎盘残留者，有时可见胎盘组织堵塞于子宫颈口处。

（2）辅助检查　血常规示贫血或炎性改变，B 超可提示宫腔内有组织残留物。

本病应与子宫黏膜下肌瘤、凝血障碍性疾病、胎盘部位滋养细胞肿瘤等鉴别。

（二）辨证要点

辨寒热、虚实：依据恶露的量、色、质、气味并结合全身症状等辨证。若恶露量多，色淡质稀，无臭，属气虚；若量多，色鲜红或紫红，质稠，味臭，属血热；量少淋漓或时多时少，色暗黑夹块，小腹疼痛，多属血瘀。

三、证治概要

（一）治则治法

本病治疗遵循虚者补之，热者清之，瘀者攻之的原则分别施治，并随证选加相应止血药以达标本同治。

（二）临证方药

1. 气虚证

症见：产后恶露过期不止，量多，色淡红，质稀，无臭味；面色白，精神倦怠，四肢无力，气短懒言，小腹空坠；舌淡，苔薄白，脉缓弱。

治法：益气摄血固冲。

方药：补中益气汤加阿胶、艾叶、乌贼骨。若症见恶露过期不止，腰膝酸软，头晕耳鸣者，此乃肝肾不足，酌加菟丝子、金樱子、续断、巴戟天。

2. 血热证

症见：产后恶露过期不止，量较多，色鲜红，质稠黏；口燥咽干，面色潮红；舌红少苔，脉细数无力。

治法：养阴清热，凉血止血。

方药：保阴煎加煅牡蛎、地榆。若兼乳房、少腹胀痛，心烦易怒，恶露夹血块，口苦咽干，脉弦数者，方用丹栀逍遥散加生地黄、墨旱莲、茜草。

中成药可选用葆宫止血颗粒。

3. 血瘀证

症见：产后恶露过期不止，淋漓量少，或突然量多，色暗有块，或伴小腹疼痛拒按，块下痛减；舌紫暗，或有瘀点，苔薄白，脉弦涩。

治法：活血化瘀，理血归经。

方药：生化汤加益母草、茜草、三七、蒲黄。若兼口干咽燥、舌红、脉弦数者，酌加地榆、黄柏；若气虚明显，伴小腹空坠者，加党参、黄芪；若瘀久化热，恶露臭秽，兼口干咽燥者，加紫草、马齿苋、蒲公英；若为胞衣残留者，视具体情况，可行清宫术，并配合中西药物治疗。

中成药可选用加味生化颗粒。

（三）其他疗法

1. 体针　气虚型取关元、三阴交、足三里等穴。血瘀者取中极、石门、地机等穴。

2. 耳针　取子宫、神门、交感、内分泌、脾、肝、肾、皮质下等穴。用于虚证。

3. 电针　取关元、气海、血海、三阴交。疏密波，强度以患者耐受为度，每次 20 ～ 30 分钟。

4. 灸法　取脾俞、神阙、气海、足三里（双侧）、血海（双侧）、三阴交（双侧）等穴。

四、健康处方

1. 积极治疗本病。产褥期禁止性生活，禁止盆浴。保持外阴清洁。
2. 避风寒，注意腹部保暖。勿过食辛辣，忌寒凉生冷食物。

产后缺乳

一、概述

哺乳期内，产妇乳汁甚少，或无乳可下，称为“缺乳”，亦称“乳汁不行”“乳汁不足”。缺乳的主要病机为乳汁化源不足，无乳可下；或乳汁运行受阻，乳不得下。精神紧张、劳逸失常、营养不良或哺乳方法不当等，均可造成乳汁分泌不足。缺乳分虚实两端。虚者，气血虚弱，乳汁化源不足，无乳可下；实者，肝气郁滞，乳汁排出不畅。

二、诊断依据

（一）诊断要点

1. 病史 素体气血不足，或脾胃虚弱，或素性抑郁，或产后情志不遂，或产时、产后失血过多等。

2. 症状 哺乳期内，乳汁全无或甚少，不能满足婴儿需要。

3. 检查 乳房发育正常，乳房柔软，不胀不痛，挤压时乳汁点滴而出，质清稀；或乳房胀满而痛，挤压时乳汁质稠难出。此外，还应检查有无乳头凹陷，乳头皲裂造成哺乳困难，乳汁壅积不通；有无先天性乳腺发育不良。

本病应与乳痈相鉴别。

（二）辨证要点

辨虚实：依据乳房有无胀痛及乳汁稀稠程度，结合全身症状与舌脉辨证。

三、证治概要

（一）治则治法

本病治疗以调理气血，通络下乳为基本原则。虚者补益气血，实者疏肝解郁，均宜佐以通乳之品。

（二）临证方药

1. 气血虚弱

症见：产后乳少，甚或全无，乳汁清稀，乳房柔软，无胀感；面色少华，倦怠乏力，神疲食少；舌质淡，苔薄白，脉细弱。

治法：补气养血，佐以通乳。

方药：通乳丹。若头晕心悸，加阿胶、白芍、制何首乌；若食少便溏者，加炒白术、茯苓、炒白扁豆。

中成药可选用补血生乳颗粒。

2. 肝郁气滞

症见：产后乳少，甚或全无，乳汁浓稠，乳房胀硬、疼痛；胸胁胀满，情志抑郁，食欲不振；舌质正常，苔薄黄，脉弦或弦数。

治法：疏肝解郁，通络下乳。

方药：下乳涌泉散。若乳房胀甚者，酌加橘络、丝瓜络、香附；乳房胀硬疼痛，局部有热感，触之有块者，加蒲公英、夏枯草、赤芍、路路通；若乳房红肿掣痛，伴高热恶寒，或乳房结块有波动感者，应按“乳痈”诊治。

中成药可选用下乳涌泉散。

（三）其他疗法

1. 针灸

（1）体针 主穴选膻中、乳根；配穴选少泽、天宗、合谷。

（2）耳针 取胸、内分泌、交感、皮质下、肝、脾、胃。每次选用 3 ～ 5 穴，毫针刺法，或压丸法。

（3）皮肤针 取背部（从肺俞至三焦俞）及乳房周围区域。背部从上而下每隔 2cm 叩刺一处，并可沿肋间向左右两侧斜行叩刺，乳房周围做放射状叩刺，乳晕部做环形叩刺，以局部潮红为度。

（4）穴位注射 取乳根、膻中、肝俞、脾俞。每次选用 2 穴，选黄芪注射液或当归注射液等，常规穴位注射。

2. 推拿 依据经络学说，循经取穴进行推拿。可选用摩法、一指禅推法、拿法、按揉法、推法、擦法等，主要用于局部治疗。

3. 局部熏洗 局部用陈皮煎水外敷乳房，或用热水、葱汤熏洗乳房，以宣通气血。

四、健康处方

1. 妊娠期间应加强营养，纠正孕期贫血。乳头凹陷者，可经常牵拉乳头。

2. 产后饮食应富于营养，勿过于滋腻。不宜过劳，保证充足睡眠，定时哺乳，穿着宽松。

产后腹痛

一、概述

产后腹痛是指产妇在产褥期，发生与分娩或产褥有关的小腹疼痛，又称“儿枕痛”“儿枕腹痛”“产后腹中痛”等。孕妇分娩后，由于子宫的缩复作用，小腹呈阵阵作痛，于产后1～2日出现，持续2～3日自然消失，属生理现象，一般不需治疗。若腹痛阵阵加剧，难以忍受，或腹痛绵绵，疼痛不已，影响产妇的康复，则为病态。

本病主要病机是气血运行不畅，不荣则痛或不通则痛。

二、诊断依据

（一）诊断要点

1. 病史 好发于经产妇，可有难产、胎膜早破、产后出血（如顺产后、剖宫产后及引产后出血）等病史。

2. 症状 表现为分娩1周以上，小腹疼痛仍不消失，或产后不足1周，但小腹阵发性疼痛加剧，或伴有恶露异常。

3. 检查

（1）体格检查 可有子宫复旧不全。

（2）妇科检查 注意恶露的量、色、质、气味有无异常；有无伤口感染；宫颈口有无组织物嵌顿；盆腔有无触痛包块。

（3）辅助检查 ①血液检查：必要时行血常规检查、分泌物培养，排除产褥感染的可能。②B超检查：了解子宫复旧情况。

本病应与产褥感染腹痛、伤食腹痛等鉴别。

（二）辨证要点

根据腹痛性质和程度、恶露性状及伴随症状以辨虚实。一般实痛拒按，虚痛喜按。

三、证治概要

（一）治则治法

本病的治疗原则为补血化瘀，调畅气血。

（二）临证方药

1. 气血两虚证

症见：产后小腹隐隐作痛，数日不止，喜按喜揉，恶露量少，色淡红，质稀无块；面色苍白，头晕眼花，心悸怔忡，大便干结；舌质淡，苔薄白，脉细弱。

治法：补血益气，缓急止痛。

方药：肠宁汤（《傅青主女科》）。若血虚津亏便秘较重者，去肉桂，加肉苁蓉、火麻仁润肠滋液通便；若腹痛兼有下坠感，为血虚兼气不足，加黄芪、白术益气升提；若腹痛喜热熨者，加吴茱萸、艾叶、小茴香、炮姜温阳行气，暖宫止痛。

2. 瘀滞子宫证

症见：产后小腹疼痛，拒按，得热痛缓；恶露量少，涩滞不畅，色紫暗有块，块下痛减；面色青白，或伴胸胁胀痛；舌质紫暗，苔薄，脉沉紧或弦涩。

治法：活血化瘀，温经止痛。

方药：生化汤加乌药、延胡索、川楝子。若小腹冷痛、绞痛较甚者，酌加小茴香、吴茱萸以增温经散寒之功；若瘀滞较甚，恶露血块多，块出痛减，加五灵脂、炒蒲黄、延胡索增强化瘀止痛之效；若小腹胀痛，加香附、乌药、枳壳理气行滞；伴胸胁胀痛者，加郁金、柴胡疏肝理气止痛；伴气短乏力，神疲肢倦者，加黄芪、党参益气补虚。对于瘀阻子宫所致产后腹痛，可借助B超观察是否有胎盘、胎衣残留，若有胎盘、胎衣残留，伴血性恶露延长，或出血量多，或量少而腹痛剧烈，服上方未效者，可行清宫术，刮出物做病理检查，以明确诊断。术后给予生化汤加减补虚化瘀，预防感染。

3. 寒凝血瘀证

症见：产后小腹冷痛，得热痛减，不喜揉按；恶露量少，色紫暗有块，面色青白，四肢不温；舌质暗淡，苔白，脉沉紧。

治法：温经散寒，化瘀止痛。

方药：少腹逐瘀汤。

（三）其他疗法

中成药治疗。

（1）产泰口服液每次 20mL，每日 3 次，温开水送服。适用于血虚者。

（2）补血益母颗粒每次 12g，每日 2 次，开水冲服。适用于血虚夹瘀者。

（3）生化丸每次 9g，每日 3 次，温开水送服。适用于气滞血瘀者。

四、健康处方

1. 充分做好预防和产后调护工作，以避免本病的发生。产褥期禁止性生活，禁止盆浴。保持外阴清洁。

2. 正确处理分娩，产程中严格无菌操作。

3. 避风寒，注意腹部保暖。勿过食辛辣，忌寒凉生冷食物。

第八节　不孕症

一、概述

女子未避孕，有正常性生活，与配偶同居 1 年而未受孕者，称为不孕症。从未妊娠者称为原发性不孕症，古称“全不产”；曾有过妊娠继而未避孕 1 年以上未孕者，称继发性不孕，古称“断绪”。

本病病因可概括为肾虚、肝气郁结、痰湿内阻、瘀滞胞宫，主要病机为肾气不足，冲任气血失调。不孕症是一种生育障碍状态，可由多种原因导致。通过夫妇双方全面检查，寻找病因，是诊断不孕症的关键。

二、诊断依据

（一）诊断要点

1. 病史　询问年龄、婚史、同居时间、配偶健康状况、性生活、月经史、产育史，有无盆腔结核、盆腔炎性疾病、甲状腺疾病、糖尿病、盆腹腔手术史。

2. 症状　性生活正常，同居 1 年以上，未避孕而未孕或未再孕。

3. 检查

（1）体格检查　观察身高、体重、第二性征发育、体毛分布、有无溢乳等。

（2）妇科检查　注意内外生殖器有无发育畸形、炎症、包块等。

（3）辅助检查　①卵巢功能检查：了解排卵及黄体功能情况，包括 B 超监测卵泡发育、血清生殖内分泌激素测定、基础体温测定，阴道脱落细胞涂片检查、宫颈黏液结晶检查、子宫内膜活组织检查。②输卵管通畅试验：子宫输卵管碘液造影术、子宫输卵管超声造影术及核磁共振子宫输卵管造影术。③免疫因素检查：包括生殖相关抗体，如抗精子抗体、抗子宫内膜抗体等检测。④宫腔镜检查：了解宫腔情况，有无宫腔粘连、黏膜下肌瘤、子宫内膜息肉、子宫畸形等。⑤腹腔镜检查：直接观察子宫、输卵管、卵巢、盆腔有无病变或粘连，直视下可行输卵管亚甲蓝通液，了解输卵管通畅度，且检查与治疗可同时进行。⑥核磁共振检查：有助于诊断垂体病变引起的不孕。

（二）辨证要点

主要依据月经、带下、全身症状及舌脉进行综合分析，审病位之在脏腑、冲任、胞宫，辨气血、寒热、虚实之变化。

三、证治概要

（一）治则治法

治疗原则以温养肾气，调理气血为主，调畅情志。择“的候”而合阴阳，以利于受孕。

（二）临证方药

1. 肾虚证

（1）肾气虚证

症见：婚久不孕，月经不调或停闭，量多或少，色淡暗质稀；腰酸膝软，头晕耳鸣，精神疲倦，小便清长；舌淡，苔薄白，脉沉细，两尺尤甚。

治法：补益肾气，调补冲任。

方药：毓麟珠。若经来量多者，加阿胶、炒艾叶；若经来量少不畅者，加丹参、鸡血藤；若腰酸腿软甚者，加续断、桑寄生；若心烦少寐者，加柏子仁、首乌藤。

（2）肾阳虚证

症见：婚久不孕，初潮延迟，月经后期，量少，色淡质稀，甚至停闭，带下量多，清稀如水，腰膝酸冷，性欲淡漠，面部晦暗，大便溏薄，小便清长；舌淡，苔白，脉沉迟。

治法：温肾助阳，调补冲任。

方药：温胞饮。若小便清长、夜尿多者，加益智仁、桑螵蛸；性欲淡漠者，加紫石英、肉苁蓉。

（3）肾阴虚证

症见：婚久不孕，月经先期，量少，色红质稠，甚或闭经，或带下量少，阴中干涩；形体消瘦，头晕耳鸣，腰酸膝软，五心烦热，失眠多梦；舌淡或舌红，少苔，脉细或细数。

治法：滋肾养血，调补冲任。

方药：养精种玉汤。若胁肋隐痛、两目干涩者，加女贞子、墨旱莲；面色萎黄、头晕眼花者，加龟甲、紫河车；五心烦热、午后潮热者，加地骨皮、牡丹皮、知母。

中成药可选用坤泰胶囊。

2. 肝气郁结

症见：婚久不孕，月经周期先后不定，量或多或少，色暗，有血块，经行腹痛，或经前胸胁、乳房胀痛；烦躁易怒，或情志抑郁；舌淡红，苔薄白，脉弦。

治法：疏肝解郁，理血调经。

方药：开郁种玉汤。若痛经较重者，加延胡索、生蒲黄、山楂；心烦口苦者，加栀子、夏枯草；胸闷纳少者，加陈皮、砂仁；经前乳房胀痛明显者，加橘核、青皮、玫瑰花。

中成药可选用逍遥丸。

3. 痰湿内阻

症见：婚久不孕，月经后期，甚或闭经，带下量多，色白质黏；形体肥胖，胸闷呕恶，心悸头晕；舌淡胖，苔白腻，脉滑。

治法：燥湿化痰，理气调经。

方药：苍附导痰丸。若带下量多者，加芡实、金樱子；胸闷气短者，加瓜蒌、石菖蒲；心悸者，加远志；月经后期，或闭经者，加丹参、泽兰。

4. 瘀滞胞宫

症见：婚久不孕，月经后期，量或多或少，色紫黑，有血块，可伴痛经；平素小腹或少腹疼痛，或肛门坠胀不适；舌质紫暗，边有瘀点，脉弦涩。

治法：活血化瘀，止痛调经。

方药：少腹逐瘀汤。若小腹冷痛者，加吴茱萸、乌药；经血淋漓不止者，加茜草、三七粉；下腹结块者，加鳖甲、炮山甲。

中成药可选用少腹逐瘀丸、血府逐瘀胶囊。

（三）其他疗法

1. 针灸

（1）体针　适用于排卵障碍所致的不孕症。取关元、中极、三阴交、子宫、气海、足三里等穴，随证加减；艾灸取穴以神阙、关元为主。

（2）耳针　取内生殖器、皮质下、内分泌、肾、肝、脾，每次 3 ～ 5 穴。毫针刺法或压丸法。

（3）穴位埋线　取双侧三阴交。按埋线法常规操作，植入羊肠线，每月 1 次。

（4）灸法　取神阙。选用熟附子、肉桂、白芷、川椒、乳香、没药、五灵脂、大青盐、冰片等温肾助阳、化瘀行气类中药，共研细末，用黄酒调和制成药饼，置于神阙穴，上置大艾炷灸之，每次 8 ～ 10 壮，每周 1 ～ 2 次。

2. 其他　中药外敷热熨、穴位离子导入、肛门导入及导管导入等疗法。

四、健康处方

1. 本病应早诊断、早治疗。

2. 调畅情志，劳逸适度。孕后调治防流产。重视产后调护，以防继发性不孕。

第九节　癥　瘕

一、概述

癥瘕是指妇女小腹内的结块，伴有或胀，或痛，或满，并常致月经或带下异常，甚至影响生育的疾病。西医学内生殖器官良性肿瘤、盆腔炎性疾病后遗症、子宫内膜异位症、陈旧性异位妊娠等可参照本病辨证治疗。本病的发生主要是机体正气不足，风寒湿热之邪内侵或七情、房事、饮食所伤，脏腑功能失调，致体内气滞、瘀血、痰湿、湿热等病理产物聚结于冲任、胞宫、胞脉，久而聚以成癥瘕。

二、诊断依据

（一）诊断要点

1. 病史　有情志抑郁，经行产后感受外邪，月经不调，带下异常等病史。亦有部分患者无明显病史。

2. 症状　妇人可有异常子宫出血，如月经量多或经期延长等；或有异常带下；或有小腹胀满，或疼痛，或经期小腹疼痛等。亦有部分患者无明显症状。

3. 检查

（1）妇科检查　盆腔内可触及异常包块，或子宫附件大小、质地、活动度异常改变。

（2）辅助检查　①影像学检查：对子宫肌瘤、子宫腺肌病、子宫内膜异位症、子宫恶性肿瘤、卵巢肿瘤、输卵管肿瘤、异位妊娠等，行B超、CT、MRI等影像学检查有助于诊断。②腹腔镜检查：对盆腔内包块有助于诊断，通过病理检查可明确诊断。③宫腔镜检查：对宫腔内肿块有助于诊断，通过活检有助于确定肿块性质。

首先应通过血或尿HCG，以及B超检查，与妊娠子宫鉴别。然后需进一步识别妇科良性癥瘕的主要病种，如卵巢良性肿瘤、子宫肌瘤、盆腔炎性包块、陈旧性异位妊娠等。

（二）辨证要点

辨善恶：即辨癥瘕之良恶性。良性癥瘕一般生长缓慢，质地较软，边界清楚，活动良好；恶性癥瘕一般生长较快，质地坚硬，边界不清，并伴消瘦、腹水等。

辨虚实：即辨虚实的属性，实邪多属瘀、痰、寒、湿、热等。一般包块固定、质硬，痛有定处，舌质暗或有瘀点者属瘀；包块质地软，舌淡苔腻者属痰；小腹冷痛，喜温者属寒；带下色黄，舌苔黄腻者属湿热。虚者以气虚、肾虚多见，一般小腹空坠，气短懒言属气虚；腰膝酸软，夜尿频多属肾虚。一般而言，癥瘕发病初期以实邪为主，中期以邪实正虚为主，后期则以正虚为主；在疾病发展中，邪可以伤正，虚可以致实。

三、证治概要

（一）治则治法

本病的治疗原则为活血化瘀，软坚散结。

（二）临证方药

1. 气滞血瘀证

症见：下腹包块质硬，下腹或胀或痛，经期延长，或经量多，经色暗夹血块，经行小腹疼痛；精神抑郁，善太息，胸胁胀闷，乳房胀痛，面色晦暗，肌肤不润；舌质暗，边见瘀点或瘀斑，苔薄白，脉弦涩。

治法：行气活血，化瘀消癥。

方药：香棱丸（《严氏济生方》）。若经行量多或经漏淋漓不止者，加炒蒲黄、五灵脂、三七；月经后期量少者，加丹参、香附；经行腹痛甚者，加乌药、延胡索。

2. 寒凝血瘀证

症见：下腹包块质硬，小腹冷痛，喜温，月经后期，量少，经行腹痛，色暗淡，有血块；面色晦暗，形寒肢冷，手足不温；舌质淡暗，边见瘀点或瘀斑，苔白，脉弦紧。

治法：温经散寒，祛瘀消癥。

方药：少腹逐瘀汤。若积块坚牢者加鳖甲；月经量多者加血余炭、花蕊石；漏下不止者加三七；月经过少或闭经者加泽兰、牛膝；经行腹部冷痛者加艾叶、吴茱萸等。

3. 痰湿瘀结证

症见：下腹包块按之不坚，小腹或胀或满，月经后期或闭经，经质黏稠、夹血块；体形肥胖，胸脘痞闷，肢体困倦，带下量多，色白质黏稠；舌暗淡，边见瘀点或瘀斑，苔白腻，脉弦滑或沉滑。

治法：化痰除湿，活血消癥。

方药：苍附导痰丸合桂枝茯苓丸。若积块不坚，病程已久，可加鸡内金、浙贝母、三棱、莪术；若带下量多者，可加芡实、乌贼骨；若脾虚气弱者，加党参、白术、黄芪。

4. 气虚血瘀证

症见：下腹部结块，下腹空坠，月经量多，或经期延长，经色淡红，有血块，经行或经后下腹痛；面色无华，气短懒言，语声低微，倦怠嗜卧，纳少便溏；舌质暗淡，舌边有瘀点或瘀斑，苔薄白，脉细涩。

治法：补气活血，化瘀消癥。

方药：四君子汤合桂枝茯苓丸。若经量多，经期酌加阿胶、炮姜；若经漏不止，经期酌加三七、炒蒲黄；若积块较坚，可酌加鸡内金、荔枝核、浙贝母、橘核、川芎等。

5. 肾虚血瘀证

症见：下腹部积块，下腹或胀或痛，月经后期，量或多或少，经色紫暗，有血块，面色晦暗，婚久不孕，腰膝酸软，小便清长，夜尿多；舌质淡暗，边见瘀点或瘀斑，苔白润，脉沉涩。

治法：补肾活血，消癥散结。

方药：肾气丸（《金匮要略》）合桂枝茯苓丸。若积块较坚，加三棱、莪术、血竭；若积块不坚，可加浙贝母、鸡内金；若经行腹痛明显，经期可加艾叶、吴茱萸、延胡索；若经量多，经期可加三七、炒蒲黄、五灵脂。

6. 湿热瘀阻证

症见：下腹积块，小腹或胀或痛，带下量多色黄，月经量多，经期延长，经色暗，有血块，质黏稠，经行小腹疼痛；身热口渴，心烦不宁，大便秘结，小便黄赤；舌暗红，边见瘀点或瘀斑，苔黄腻，脉弦滑数。

治法：清利湿热，化瘀消癥。

方药：大黄牡丹汤（《金匮要略》）。若经血淋漓不尽，经期加三七、炒蒲黄、地榆炭；若经行腹痛，可加延胡索、莪术、五灵脂、蒲黄。

（三）中成药治疗

1. 桂枝茯苓胶囊每次 3 粒，每日 3 次，温开水送服。适用于血瘀证兼有痰湿者。
2. 宫瘤消胶囊每次 3 ～ 4 粒，每日 3 次，温开水送服。适用于血瘀证。
3. 大黄䗪虫丸每次 1 粒，每日 3 次，温开水送服。适用于血瘀证。
4. 丹鳖胶囊每次 5 粒，每日 3 次，温开水送服。适用于气滞血瘀证。

四、健康处方

1. 注意加强营养，饮食物宜丰富。
2. 合理安排生活、工作、学习。消除紧张焦虑等不良情绪，保持健康心态。
3. 积极治疗全身性疾病。

第十节　月经病

闭　经

一、概述

闭经为常见的妇科症状，根据月经有无来潮可分为原发性闭经和继发性闭经。原发性闭经是指年龄超过 14 岁，第二性征未发育；或者年龄超过 16 岁，第二性征已发育，但月经还未来潮。继发性闭经是指正常月经已建立，月经停止 6 个月，或者按照自身月经周期计算停经 3 个月经周期以上者。

按照病变部位的不同，闭经可分为下丘脑性闭经、垂体性闭经、卵巢性闭经、子宫性闭经及下生殖道发育异常所致的闭经。

二、诊断要点

（一）诊断依据

闭经是症状，确定闭经为原发性或继发性，并结合病史、查体、辅助检查及家族史，查找病因，确定病变环节。

1. 病史 询问患者发育史、家族史，有无慢性疾病史、精神刺激、环境改变、节食减肥、剧烈运动、服用药物等。

2. 症状 月经未来潮；或者正常月经建立后超过6个月未行经，或超过原本的3个月经周期未行经。

3. 体征 检查全身发育情况，体重、身高、四肢与躯干比例失调，营养不良，肥胖；第二性征未出现，或第二性征发育异常，皮肤色泽改变，毛发分布异常，乳房分泌乳汁；智力低下；嗅觉缺失；甲状腺肿大、腹股沟区肿块；外生殖器发育畸形，阴道闭锁。

4. 辅助检查

（1）功能试验 药物撤退试验、孕激素试验、雌孕激素序贯试验、垂体兴奋试验。

（2）激素测定 包括雌二醇、孕酮、睾酮、FSH、LH、PRL、TSH等激素。

（3）影像学检查 盆腔超声、子宫输卵管造影、CT或核磁共振、静脉肾盂造影。

（4）其他 宫腔镜检查、腹腔镜检查、染色体核型分析、基础体温测定、子宫内膜取样等。

（二）鉴别诊断

1. 多囊卵巢综合征 是育龄期女性常见的内分泌及代谢异常所致疾病，以慢性无排卵和高雄激素血症为特征，临床主要表现为月经周期紊乱甚则闭经、不孕、多毛、肥胖、卵巢增大。

2. 卵巢功能早衰 是卵巢功能衰竭所导致的女性40岁前即闭经的现象，以促性腺激素升高及雌激素水平降低为特征，临床除有闭经、不孕表现外，还伴有一系列雌激素低下症状，如潮热多汗、面部潮红、性欲低下。

3. 避孕药引起的闭经 由于长期使用避孕药，避孕药中的雌激素与孕激素对下丘脑-垂体-卵巢的调节功能产生抑制作用，致使子宫内膜萎缩或对激素失去反应。一般服用避孕药导致的闭经，在停用避孕药后半年可自行恢复。

（三）并发症

闭经可导致不孕、子宫内膜病变。

三、防治措施

（一）治疗措施

1. 激素治疗 根据不同的病因，补充机体激素的不足或拮抗过多的激素。

2. 手术治疗 针对器质性病因，采取相应的手术治疗方案。如生殖道畸形者可行阴道成形术，宫腔粘连者行宫腔镜粘连分离术，肿瘤者行手术切除术等。

（二）双向转诊

由垂体肿瘤、卵巢肿瘤等器质性疾病导致者，需至专科医院行手术治疗；若由甲状腺、肾上腺等内分泌异常的内科疾病引起者，需结合内科或转至上级医院治疗。

四、健康管理

1. 注意加强营养，饮食物宜丰富。
2. 合理安排生活、工作、学习。消除紧张焦虑等不良情绪，保持健康心态。
3. 育龄期女性，未避孕而月经推后，应排除早孕。
4. 积极治疗全身性疾病。子宫内膜结核致闭经者，需积极抗结核治疗。

痛 经

一、概述

痛经为最常见的妇科症状之一，指行经前后或月经期出现下腹部疼痛、坠胀，伴腰酸等不适，严重时可影响工作和生活。痛经分为原发性痛经和继发性痛经。原发性痛经是指月经初潮后即发生痛经，且生殖器无器质性病变；继发性痛经是指月经初潮时无痛经，由于盆腔器质性疾病引起的痛经。本节仅介绍原发性痛经。

二、诊断要点

（一）诊断依据

行经前后及经期出现小腹疼痛，即可诊断为痛经。

1. 症状 痛经多发生于月经来潮后，多以行经第一天最剧烈，持续至二三天疼痛缓解，最早可出现在经前 12 小时；疼痛常呈痉挛性，位于下腹部耻骨上，可放射至大腿或者腰骶部；可伴有恶心呕吐、头晕、腹泻、乏力等不适；严重时面色苍白，出冷汗，甚至休克。

2. 体征 妇科检查无异常。

3. 辅助检查 盆腔超声检查排除盆腔器质性病变。

（二）鉴别诊断

1. 子宫内膜异位症 生育期是子宫内膜异位症的高发期，典型症状为继发性痛经、进行性加重，或伴性交不适、月经异常。妇科检查可发现子宫后倾固定，直肠子宫陷凹、宫底韧带等出现痛性结节，附件区触及囊实性包块。

2. 子宫腺肌病 多发生于经产妇，主要症状为经量过多、经期延长、痛经进行性加重，疼痛常于行经前一周开始，持续至经期结束。妇科检查子宫呈现均匀性增大，或者有局限性结节隆起，且质硬有压痛。

3. 异位妊娠 多有停经史，少数无明显停经，阴道流血，伴一侧下腹撕裂样疼痛。尿、血 HCG 阳性。B 超检查一侧附件区可见低回声或混合性包块。

三、防治措施

（一）治疗措施

1. 前列腺素合成酶抑制剂 常用药物有布洛芬、酮洛芬、双氯芬酸等。月经来潮开始服用，连服 2～3 天。

2. 避孕药或左炔诺孕酮宫内节育系统（曼月乐） 适用于要求避孕的痛经妇女，由妇科专业医师指导使用。

（二）双向转诊

腹痛难忍，经常规治疗 3 天仍不能缓解者；若疼痛剧烈甚至晕厥，疑有异位妊娠情况者；疼痛伴有恶心纳差，疑有妊娠或有先兆流产者；不能排除卵巢蒂扭转、急性阑尾炎、膀胱炎等所致腹痛者。出现以上情况需进一步检查或至上级医院治疗。

四、健康管理

1. 正确认识月经生理，消除紧张和顾虑情绪。
2. 经期避免剧烈运动、劳累，忌食冷饮。
3. 经期禁止性生活，并注意经期卫生。

第十一节 围绝经期综合征

一、概述

1994 年，WHO 提出废除“更年期”术语，推荐采用“围绝经期”。围绝经期指围绕绝经的一段时间，即从接近绝经出现与绝经有关的内分泌、生物学和临床特征起至最后一次月经后一年。这一时期，最早的变化是卵巢功能减退，然后逐渐表现为下丘脑和垂体功能退化。围绝经期综合征是指妇女绝经前后因性激素波动或减少所致的一系列躯体及精神心理症状。围绝经期妇女约 1/3 无自觉症状，2/3 的妇女可出现相关症状。

二、诊断要点

（一）诊断依据

年龄在 40 岁以上的妇女，或有手术、药物及放射线破坏卵巢病史者，表现为月经紊乱及一系列雌激素下降引起的相关症状，结合辅助检查可做出诊断。

1. 症状

（1）月经紊乱　月经周期不规则，经期延长，经量时多时少。

（2）低雌激素相关症状

① 血管舒缩症状：主要表现为潮热，特点为反复出现面部、颈部及胸部皮肤阵阵发红，伴烘热，继之汗出。反复发作，一般持续 1 ～ 3 分钟。严重时可影响患者工作、生活和睡眠。

② 精神神经症状：激动易怒、焦虑、抑郁以及记忆、认知功能障碍。

③ 泌尿生殖道症状：表现为泌尿生殖道萎缩症状，出现阴道干燥、烧灼感，性交痛，性欲改变，尿频，尿急，压力性尿失禁及反复泌尿道感染等。

④ 心血管疾病：血脂异常，绝经后易发生动脉粥样硬化、心肌缺血、高血压等。

⑤ 骨质疏松：骨质吸收速度快于生成速度，故骨矿物质含量减少，易于发生骨折。

2. 辅助检查

（1）血清卵泡刺激素（FSH）、雌二醇（E_2）　FSH ＞ 10U/L，提示卵巢储备功能下降；闭经、FSH ＞ 40U/L 且 E_2 ＜ 10 ～ 20pg/mL，提示卵巢功能衰竭。

（2）抗米勒管激素（AMH）　AMH 值下降，AMH ≤ 1.1ng/mL 提示卵巢储备功能下降，AMH ＜ 0.2ng/mL 提示即将绝经。

（3）盆腔超声　卵巢缩小，绝经后子宫逐渐萎缩。

（二）鉴别诊断

1. 甲状腺功能亢进症　可发生于任何年龄，而年龄较大时症状不典型。主要表现为易激动、烦躁、心动过速、怕热、多汗、乏力、食欲亢进、月经稀发等症状。实验室检查表现为促甲状腺激素低于正常、T_4 升高、T_3 在正常高限甚至正常。

2. 高血压病或嗜铬细胞瘤　出现头痛、血压波动幅度大或血压持续较高。可通过反复测量血压、行嗜铬细胞瘤的相关检查予以鉴别。

3. 冠状动脉粥样硬化性心脏病　主要表现为心悸、心律失常、胸闷，通过心电图、心电图负荷试验、超声心动图、冠状动脉 CT 等可鉴别。

4. 神经衰弱　出现失眠、精神状态改变，且发生与月经无相关。

5. 抑郁症　主要表现为情绪低落、思维迟缓、意志活动减退、认知功能损害，有睡眠障碍、乏力、食欲减退、闭经、恶心、汗出等躯体症状。国内主要采用 ICD-10 作为诊断标准。

三、防治措施

（一）治疗措施

1. 一般治疗　予以心理疏导、精神安慰，普及卫生知识。鼓励健康生活方式。

2. 激素补充治疗

（1）适应证　对于有血管舒缩症状、泌尿生殖道萎缩相关症状、低骨量及骨质疏松症的患者，可改善相关症状，提高生活质量。

（2）禁忌证　雌激素依赖性肿瘤，如乳腺癌、子宫内膜癌等；原因不明的阴道流血；严重肝肾疾病；近 6 个月内有血栓栓塞性疾病；红斑狼疮、耳硬化症、卟啉病，及孕激素禁忌证如脑膜瘤。

（3）慎用情况　子宫肌瘤、子宫内膜异位症、高血压、糖尿病、血栓栓塞倾向、偏头痛、胆囊疾病、癫痫、哮喘、垂体 PRL 瘤等；乳腺良性疾病、乳腺癌家族史等。

（4）激素应用方法　对于无子宫的妇女可单用雌激素；有子宫的妇女为防止子宫内膜增生应加用孕激素。常用方案有雌孕激素周期序贯疗法、连续联合方案。对于有明显乏力、性欲低及骨密度降低严重者可加用雄激素。剂量选择原则为最小有效剂量和个体化。需注意其副作用及危险性，副作用如子宫出血、乳房胀、白带多、头痛、水肿、体重增加、痤疮等，增加子宫内膜癌、卵巢癌、乳腺癌、心血管疾病及血栓性疾病等的发生风险。

3. 非激素类药物　对于精神情绪症状明显者，可选用谷维素、抗焦虑药物。骨质丢失严重者，适当补充钙质。

（二）双向转诊

如出现月经过多或经断复来，或有腹痛、五色带下、身体明显消瘦者，应首先考虑子宫内膜不典型增生、子宫内膜癌等，应转至上级医院或专科医院治疗。明确病情后转回基层卫生服务机构继续治疗。

四、健康管理

1. 健康饮食，避免饮食过于辛辣刺激或生冷寒凉。

2. 正确对待围绝经期所出现的症状，提高自我调节和控制能力，建立良好的心理状态。

3. 如症状较重，或出血较多，应及时进行检查，及早排除器质性病变及恶性肿瘤。

4. 重视患者心理问题，指导患者正确服药。

第十二节 女性不孕症

一、概述

凡夫妻双方性生活正常，未避孕，同居一年未孕者，称为不孕症。不孕症分为原发性不孕症和继发性不孕症。既往从未有过妊娠史，未避孕未孕者，称原发性不孕；有过妊娠史，而后未避孕连续12个月未孕者，为继发性不孕。我国不孕症发病率为7%～10%。根据不孕的原因分为女性因素、男性因素、原因不明三大类。

二、诊断要点

符合不孕（育）症定义的夫妇，应男女双方共同检查以明确诊断。

（一）男方检查

1. 病史 询问男方有无腮腺炎病史、结核病史；了解性生活情况，有无同房困难或射精障碍；有无输精管结扎等手术史，有无特殊环境接触史，有无吸烟、饮酒等不良嗜好。

2. 体格检查 包括全身和生殖系统检查。

3. 辅助检查 需行2～3次精液常规；可进行性激素检测与生殖系统超声进一步检查，必要时可进行遗传筛查。

（二）女方检查

1. 病史 询问不孕年限、既往妊娠情况、月经情况、白带情况、有无盆腔炎病史，有无自身免疫性疾病及其他慢性疾病，有无泌乳、多毛、痤疮及体重改变，有无盆、腹腔手术史，家族有无不孕不育和出生缺陷史。

2. 症状 部分患者伴有月经紊乱、月经周期改变、闭经；或伴有痛经；或伴有下腹疼痛、白带异常；或伴有泌乳、头痛；部分患者可无明显症状。

3. 体征 不孕症患者可伴有多毛、痤疮、黑棘皮病、第二性征发育异常。部分患者妇科检查可有宫体举痛、附件区增厚压痛或可扪及包块、子宫不规则增大、表面触及球状或结节状隆起。亦可无明显异常体征。

4. 辅助检查

（1）激素测定 于月经第2～4天测定卵泡刺激素（FSH）、黄体生成素（LH）、催乳素（PRL）、睾酮（T）、雌二醇（E_2）可评估患者基础内分泌情况，对排卵障碍性不孕诊断具有一定价值。黄体期测孕酮（P）可以评估黄体功能以及排卵情况。甲状腺功能测定可排除因甲状腺功能异常导致的不孕。

（2）超声检查 可通过超声，评估子宫以及卵巢大小、位置、形态、有无异常结节或包块；也可评估卵巢储备功能，监测卵泡发育及排卵情况；评估子宫内膜厚度与分型，以及是否有内膜息肉及宫腔粘连。

（3）输卵管造影 输卵管造影可客观地了解宫腔形态以及输卵管通畅程度。

（4）宫腔镜、腹腔镜检查 对盆腔以及宫腔情况进行较为全面直观的了解，有利于更好评估患者情况。

（5）其他检查 基础体温测定可以提示排卵状况，但无法作为独立诊断依据；性交后精子穿透力试验及宫颈黏液精液相合试验可评估精子活力及宫颈黏液性状。测定抗心磷脂抗体、抗精子抗体、抗卵巢抗体、抗透明带抗体等可初步判断不孕是否由免疫性因素导致。

三、防治措施

1. 一般治疗 改善全身基础情况，改变不良生活方式；帮助患者了解排卵规律，指导患者调节性生活频率及时机，提高妊娠机会。

2. 治疗器质性病变 输卵管周围粘连、远端梗阻及轻度积水患者，可行输卵管造口术、周围粘连松解术、输卵管吻合术，若情况严重者建议行输卵管结扎或切除。存在子宫肌瘤、子宫内膜息肉、宫腔粘连或纵隔子宫等子宫病变者，可行手术治疗。子宫内膜异位症以及子宫腺肌病患者可予腹腔镜及促性腺激素释放激素激动剂

（GnRH-a）治疗。生殖器结核患者先行抗结核治疗。

3. 诱导排卵 对排卵障碍性不孕患者可行诱导排卵治疗，常用药物有氯米芬、来曲唑、绝经期促性腺激素、人绒毛膜促性腺激素，同时应用B超监测卵泡发育情况。若因高催乳素血症、甲状腺功能异常导致排卵障碍的不孕症患者，应积极行内分泌治疗。

4. 改善黄体功能 对于黄体功能不全的患者改善黄体分泌功能。

5. 免疫性不孕治疗 抗精子抗体阳性者可使用避孕套避孕6～12个月后再次试孕；对于抗心磷脂抗体阳性患者可酌情予阿司匹林抗凝治疗；可根据病情行免疫治疗。

6. 辅助生殖技术 可采用辅助生殖技术实现妊娠。

四、健康管理

1. 改善生活方式，增强体质。
2. 了解排卵规律，调整性生活频率及时机。
3. 寻找不孕原因并积极治疗。
4. 积极治疗内科疾病。

第八章 儿科疾病

第一节 胎 黄

一、概述

胎黄以婴儿出生后皮肤面目出现黄疸为主要特征，因产生原因与胎禀有关，故称“胎黄”或“胎疸”。

胎黄的病因有内因和外因两大类。内因为胎儿禀受孕母内蕴湿热之毒或阳虚寒湿之邪；外因主要为婴儿在胎产之时或出生之后，感受湿热或寒湿之邪，以湿热之邪较为多见。其病变脏腑在肝胆、脾胃。病机关键为胎禀湿蕴。

二、诊断依据

（一）诊断要点

1. 病史 孕母可有内蕴湿热之毒或阳虚寒湿，或滥用药物病史，或患儿胎产之时有感受湿热或寒湿病史。

2. 临床表现 黄疸出现早（出生24小时内），发展快，黄色明显，也可消退后再次出现，或黄疸出现迟，持续不退，日渐加重。肝脾可见肿大，精神倦怠，不欲吮乳，大便或呈灰白色。

本病主要区别生理性黄疸和病理性黄疸。

（二）辨证要点

本病辨证应首分生理与病理，继辨阴阳、识轻重。

三、证治概要

（一）治则治法

以利湿退黄为基本治疗法则。初生儿脾胃薄弱，治疗过程中尚须顾护后天脾胃之气，不可过用苦寒之剂，以防苦寒败胃，克伐正气。

（二）临证方药

1. 常证

（1）湿热郁蒸

主症：面目皮肤发黄，色泽鲜明如橘，哭声响亮，不欲吮乳，口渴唇干，或有发热，大便秘结，小便深黄，舌质红，舌苔黄腻，指纹滞。

治法：清热利湿退黄。

方药：茵陈蒿汤加减。热重者，加虎杖、龙胆；湿重者，加猪苓、茯苓、滑石；呕吐者，加姜半夏、竹茹；腹胀者，加厚朴、枳实。

中成药可选用茵栀黄口服液。

（2）寒湿阻滞

主症：面目皮肤发黄，色泽晦暗，持久不退，精神萎靡，四肢欠温，纳呆，大便溏薄色灰白，小便短少，舌质淡，舌苔白腻，指纹淡红。

治法：温中化湿退黄。

方药：茵陈理中汤加减。寒重者，加附片；肝脾肿大，络脉瘀阻者，加三棱、莪术；食少纳呆者，加焦六神曲、砂仁。

（3）气滞血瘀

主症：面目皮肤发黄，颜色逐渐加深，晦暗无华，右胁下痞块质硬，肚腹膨胀，青筋显露，或见瘀斑、衄血，唇色暗红，舌见瘀点，舌苔黄，指纹紫滞。

治法：行气化瘀消积。

方药：血府逐瘀汤加减。大便干结者，加大黄；皮肤瘀斑、便血者，加牡丹皮、仙鹤草；腹胀者，加木香、香橼皮；胁下癥块质硬者，加穿山甲（用代用品）、水蛭。

2. 变证

（1）胎黄动风

主症：黄疸迅速加重，嗜睡，神昏，抽搐，舌质红，舌苔黄腻，指纹淡紫。

治法：平肝熄风退黄。

方药：茵陈蒿汤合羚角钩藤汤加减。

中成药可选用紫雪散。

（2）胎黄虚脱

主症：黄疸迅速加重，伴面色苍黄、浮肿、气促、神昏、四肢厥冷、胸腹欠温，舌淡苔白，指纹淡。

治法：温阳益气固脱。

方药：参附汤合生脉散加减。

（三）其他疗法

1. 针灸疗法　胆红素脑病后遗症患儿可配合针刺疗法，1 日 1 次，以补法为主，捻转提插后不留针。3 个月为 1 个疗程。取穴如下：百会、风池、四神聪、通里，用于智力低下。哑门、廉泉、涌泉、神门，用于语言障碍。手三里、支正，用于肘关节拘急。合谷透后溪，用于指关节屈伸不利。大椎、间使、手三里、阳陵泉，用于手足抽动。

2. 推拿疗法　胆红素脑病后遗症见肢体瘫痪，肌肉萎缩者，可用推拿疗法，每日或隔日 1 次。方法：在瘫痪肢体上以滚法来回滚 5 ～ 10 分钟，按揉松弛关节 3 ～ 5 分钟，局部可用搓法搓热，并在相应的脊柱部位搓滚 5 ～ 10 分钟。

3. 光照疗法　用蓝光、绿光或白光照射，可分解皮肤中的未结合胆红素，是治疗黄疸的简单而有效的方法。指征：一般足月儿血清总胆红素 >205μmol/L（12mg/dL），均可给予光疗；光照时，婴儿双眼用黑色眼罩保护，以免损伤视网膜，会阴、肛门部用尿布遮盖，其余均裸露，可以连续照射，也可以间隔 12 小时进行，总照射时间以不超过 72 小时为宜。

四、健康处方

1. 妊娠期注意饮食卫生，忌酒和辛热之品。不可滥用药物。
2. 有肝炎病史的妇女应在治愈后再妊娠。以往所生新生儿有重度黄疸和贫血或有死胎史的孕妇及其丈夫均应作 ABO 和 Rh 血型检查。
3. 避免新生儿口腔黏膜、脐部、臀部和皮肤损伤，防止感染。
4. 新生儿应注意保暖，尽早开奶，促进胎粪排出。
5. 婴儿出生后密切观察皮肤颜色的变化，及时了解黄疸的出现时间及消退时间。

第二节　感　冒

一、概述

感冒是以发热、恶寒、鼻塞、流涕、喷嚏、咳嗽、头痛、全身酸痛等肺卫表证为主要临床表现的肺系外感疾病。

小儿感冒发生的病因，以感受风邪为主，风为百病之长，常夹寒、热、暑、湿、燥邪及时邪疫毒等致病。感冒的病位主要在肺卫，病机关键为肺卫失宣。由于小儿肺脏娇嫩，感邪之后，失于宣肃，气机不畅，津液输布不利而内生痰液，痰壅气道，则咳嗽加剧，喉间痰鸣，为感冒夹痰；小儿脾常不足，乳食不知自节，感邪之后，肺病及脾，脾运失司，乳食停滞，积于中焦，气机不利，则脘腹胀满，不思乳食，甚或呕吐、大便稀薄，为感冒夹滞；小儿神气怯弱，肝气未充，筋脉未盛，感邪之后，热扰心肝，易致心神不宁，睡卧不安，甚至引动肝风致抽搐，为感冒夹惊。

二、诊断依据

（一）诊断要点

1. 病史　气候骤变，冷暖失调，或与感冒患者接触，有感受外邪病史。

2. 临床表现

（1）临床以发热、恶寒、鼻塞流涕、喷嚏、微咳、头痛、全身酸痛为主症。

（2）感冒伴兼夹证者，可见咳嗽加剧，喉间痰鸣；或脘腹胀满，不思饮食，呕吐酸腐，大便失调；或睡卧不宁，惊惕抽搐。

本病应与咳嗽、肺炎喘嗽、急喉喑及小儿传染病的早期相鉴别。

（二）辨证要点

本病辨证，重在辨风寒、风热、暑湿、表里、虚实与兼证。

三、证治概要

（一）治则治法

感冒的治疗，以疏风解表为基本原则。根据辨证，分别采用辛温解表、辛凉解表、清暑解表、清瘟解毒等治法。需兼顾兼夹证的治疗，应在解表基础上，分别佐以化痰、消积、镇惊之法。本病除内服汤药外，还常使用中成药、针灸、刮痧等方法治疗。

（二）临证方药

1. 风寒感冒

症见：恶寒，发热，无汗，头痛，身痛，鼻流清涕，喷嚏，咳嗽，口不渴，咽无红肿及疼痛；舌淡红，苔薄白，脉浮紧，指纹浮红。

治法：辛温解表。

方药：荆防败毒散加减。头痛明显者，加葛根、白芷；恶寒无汗者，加桂枝、麻黄；咳声重浊者，加白前、紫菀；痰多者，加清半夏、陈皮；呕吐者，加姜半夏、旋覆花；纳呆、舌苔白腻者，去甘草，加藿香、厚朴；外寒里热者，加黄芩、石膏。

中成药可选风寒感冒颗粒、荆防颗粒、正柴胡饮冲剂、感冒清热颗粒。

2. 风热感冒

症见：发热重，恶风，有汗或少汗，头痛，鼻塞流浊涕，喷嚏，咳嗽，痰稠色白或黄，咽红肿痛，口干渴；舌质红，苔薄黄，脉浮数，指纹浮紫。

治法：辛凉解表。

方药：银翘散加减。高热者，加重楼、贯众；咳嗽重，痰稠色黄者，加桑叶、瓜蒌、浙贝母；咽红肿痛者，加虎杖、蒲公英、玄参；大便秘结者，加大黄、枳实。

中成药可选用小儿解表口服液、小儿感冒颗粒、小儿豉翘清热颗粒。

3. 暑邪感冒

症见：发热，无汗或汗出热不解，头晕头痛，鼻塞，身重困倦，胸闷，呕恶，口渴心烦，食欲不振，或有呕吐、泄泻，小便短黄；舌质红，苔黄腻，脉滑数，指纹紫滞。

治法：清暑解表。

方药：新加香薷饮加减。偏热重者，加黄连、栀子；偏湿重者，加佩兰、藿香；呕吐者，加竹茹、姜半夏；泄泻者，加黄连、苍术。

中成药可选藿香正气液。

4. 时疫感冒

症见：起病急骤，高热，恶寒，无汗或汗出热不解，头痛，心烦，目赤咽红，肌肉酸痛，腹痛，或有恶心、呕吐、大便稀薄；舌质红，舌苔黄，脉数，指纹紫。

治法：清瘟解毒。

方药：银翘散合普济消毒饮加减。高热者，加柴胡、重楼；肌肉酸痛者，加白芷、葛根；恶心、呕吐者，加竹茹、姜半夏；泄泻者，加葛根、黄连、地锦草；腹痛者，加延胡索、白芍。

中成药可选连花清瘟颗粒、四季抗病毒合剂。

5. **兼证**

（1）夹痰

症见：感冒兼见咳嗽较剧，痰多，喉间痰鸣。

治法：辛温解表，宣肺化痰；辛凉解表，清肺化痰。

方药：在疏风解表的基础上，风寒夹痰证加用三拗汤、二陈汤，风热夹痰证合桑菊饮加减。

（2）夹滞

症见：感冒兼见脘腹胀满，不思饮食，呕吐酸腐，口气秽浊，大便酸臭，或腹痛泄泻，或大便秘结，小便短黄；舌苔厚腻，脉滑，指纹紫滞。

治法：解表兼以消食导滞。

方药：在疏风解表的基础上，合保和丸加减。若大便秘结、小便短黄者，加大黄、枳实。

（3）夹惊

症见：感冒兼见惊惕，哭闹不安，睡卧不宁，甚至骤然抽搐；舌质红，脉浮弦，指纹青滞。

治法：解表兼以清热镇惊。

方药：在疏风解表的基础上，合用镇惊丸加减。

中成药可选用小儿回春丹、琥珀抱龙丸、小儿金丹片。

（三）其他疗法

1. **针灸**

（1）针法　取大椎、曲池、外关、合谷。头痛加太阳，咽喉痛加少商。用泻法，1 日 1 ～ 2 次。用于风热感冒证。

（2）灸法　取大椎、风门、肺俞。用艾炷 1 ～ 2 壮，依次灸治，每穴 5 ～ 10 分钟，以表面皮肤潮热为宜，1 日 1 ～ 2 次。用于风寒感冒证。

2. **刮痧疗法**　取前颈、胸部、背部，首先涂抹刮痧油，刮拭 5 ～ 10 分钟，均以操作部位发红出痧为宜。适用于 3 岁以上体质壮实儿童。用于暑邪感冒证、风热感冒证。患皮肤疾病者忌用。

四、健康处方

1. 经常户外活动，呼吸新鲜空气，多晒太阳，加强锻炼。
2. 随气候变化，及时增减衣服。
3. 避免与感冒患者接触，感冒流行期间少去公共场所。
4. 居室保持空气流通、新鲜。
5. 饮食宜清淡、易消化，忌食辛辣、冷饮、肥甘厚味。
6. 注意观察病情变化。

第三节　咳　嗽

一、概述

咳嗽可分为外感咳嗽与内伤咳嗽，由于小儿肺常不足，卫外不固，很容易感受外邪引起发病，故临床上以外感咳嗽为多见。本病相当于西医学的气管炎、支气管炎。

咳嗽的常见病因有外邪犯肺、痰浊内生、脏腑亏虚等。本病病位在肺，常涉及脾，病机为肺脏受邪，失于宣降，肺气上逆。

二、诊断依据

（一）诊断要点

1. **病史**　好发于冬春二季，常因气候变化而发病，病前多有感冒病史。

2. **临床表现**　以咳嗽、咳痰为主症。肺部听诊两肺呼吸音粗糙，可闻及干啰音或痰鸣音。

3. **辅助检查**

（1）X 线检查　胸片显示肺纹理增粗模糊，肺门阴影增深。

（2）血常规　病毒感染者血白细胞总数正常或偏低；细菌感染者血白细胞总数及中性粒细胞增高。

（3）病原学检查　取鼻咽拭子做病毒核酸检测，有助于病毒学的诊断。肺炎支原体 IgG、IgM 抗体检测用于肺炎支原体感染诊断；痰细菌培养，可作为细菌学诊断依据。

本病应与百日咳、肺炎喘嗽、肺痨、支气管异物相鉴别。

（二）辨证要点

本病辨证，根据病程的长短和表证的有无辨外感、内伤；并结合咳嗽的声音、咳痰性状辨寒热、虚实。

三、证治概要

（一）治则治法

本病以宣肃肺气为基本治则。外感咳嗽者，佐以疏风解表；内伤咳嗽者，佐以燥湿化痰，或清热化湿，或益气健脾，或养阴润肺等法随证施治。本病除内服汤药外，还可应用中成药、针灸、推拿等疗法。

（二）临证方药

1. 外感咳嗽

（1）风寒咳嗽

症见：咳嗽频作，咽痒声重，痰白清稀，鼻塞，流清涕，恶寒无汗，发热头痛，全身酸痛；舌质淡红，舌苔薄白，脉浮紧，指纹浮红。

治法：疏风散寒，宣肃肺气。

方药：杏苏散加减。外寒重者，加荆芥、防风、麻黄；痰多清稀者，加金沸草、紫苏子；若咽喉肿痛，声音嘶哑，舌质红，风寒化热者，加鱼腥草、黄芩、枇杷叶。

中成药可选杏苏止咳冲剂、通宣理肺颗粒。

（2）风热咳嗽

症见：咳嗽不爽，咳声高亢或声浊，痰黄黏稠，不易咳出，口渴咽痛，鼻流浊涕，或伴发热恶风，头痛，微汗出；舌质红，苔薄黄，脉浮数，指纹浮紫。

治法：疏风清热，宣肃肺气。

方药：桑菊饮加减。咳嗽重者，合麻杏石甘汤；发热甚者，加生石膏、鱼腥草、黄芩；咳甚痰多者，加瓜蒌皮、天竺黄、葶苈子；喉核赤肿甚者，加射干、青果。

中成药可选清宣止咳颗粒、急支糖浆、小儿宝泰康颗粒。

2. 内伤咳嗽

（1）痰热咳嗽

症见：咳嗽痰多，色黄黏稠，咳吐不爽，咳剧气促，喉间痰鸣，发热口渴，烦躁不宁，尿少色黄，大便干结；舌质红，苔黄腻，脉滑数，指纹紫滞。

治法：清热泻肺，宣肃肺气。

方药：清金化痰汤加减。高热者，加生石膏、知母；咳痰多者，加鱼腥草、葶苈子、鲜竹沥；痰中带血、烦躁易怒者，加黛蛤散、夏枯草；口渴甚者，加芦根、天花粉；大便干结者，加瓜蒌、大黄或一捻金。

中成药可选金振口服液、小儿肺热咳喘口服液。

（2）痰湿咳嗽

症见：咳嗽重浊，痰多壅盛，色白而稀，喉间痰声辘辘，胸闷纳呆，神乏困倦，形体虚胖；舌淡红，苔白腻，脉滑，指纹沉滞。

治法：燥湿化痰，宣肃肺气。

方药：二陈汤加减。寒湿较重，痰白清稀，舌苔白滑者，加干姜、细辛；纳呆困倦者，加藿香、薏苡仁。

中成药可选橘红痰咳颗粒。

（3）气虚咳嗽

症见：咳嗽无力，痰白清稀，面白乏力，胃纳不振，自汗畏寒；舌淡嫩，边有齿痕，脉细无力，指纹淡。

治法：益气健脾，化痰止咳。

方药：六君子汤加减。气虚重者，加黄芪、太子参；咳重痰多者，加苦杏仁、紫菀、款冬花；自汗者，加麻黄根、煅牡蛎。

中成药可选小儿肺咳颗粒。

（4）阴虚咳嗽

症见：干咳无痰，或痰少而黏，或痰中带血，不易咳出，口渴咽干，喉痒声嘶，午后潮热或手足心热；舌质红，舌苔少，脉细数，指纹紫。

治法：养阴润肺，化痰止咳。

方药：沙参麦冬汤加减。低热不退者，加青蒿、地骨皮、胡黄连；久咳痰黏者，重用麦冬，合泻白散；兼胃阴不足，食少纳差者，加山楂、谷芽、石斛；咳痰带血丝者，加白茅根、生地黄。

中成药可选养阴清肺糖浆。

（三）其他疗法

1. 针灸 取穴：①天突、内关、曲池、丰隆。②肺俞、尺泽、太白、太冲。每日取1组，两组交替使用，1日1次，10次为1个疗程，中等刺激，或针后加灸。

2. 推拿疗法 揉小天心，补肾水，揉二马，揉板门，逆运内八卦，清肺经，推四横纹，揉小横纹，清天河水。咳喘轻者，1日2次；咳喘严重者，1日4～6次。咳喘以夜间为重者，停推四横纹，分推肩胛各50次，以平喘止咳。高热者，揉小天心后加揉一窝风。

四、健康处方

1. 适当到户外活动，加强锻炼，增加小儿抗病能力。
2. 注意休息，保持环境安静，保持室内空气新鲜、流通，室温以20～24℃为宜，相对湿度约60%。
3. 饮食宜清淡、易消化、富含营养；忌辛辣刺激、过甜过咸饮食。
4. 咳嗽时防止食物呛入气管引起窒息。
5. 经常变换体位及轻拍背部，有助于排出痰液。

第四节 肺炎喘嗽

一、概述

肺炎喘嗽是儿科常见肺系疾病，以发热、咳嗽、气促、痰鸣为主要临床特征。西医学的小儿肺炎以上述症状为主要临床表现者可参考本病论治。

肺炎喘嗽的病因包括外因和内因两方面。外因责之于感受风邪，或由其他疾病传变而来；内因责之于小儿形气未充，肺脏娇嫩，卫外不固。病位在肺，常累及于脾，重者可内窜心肝，病机关键为肺气郁闭。肺为邪闭，气机不利，气滞血瘀，血行不畅，心失所养，心气不足，心阳不能运行敷布全身，则出现心阳虚衰之变证。风温之邪，易化热化火，出现内陷厥阴之变证。

二、诊断依据

（一）诊断要点

1. 病史 常有感冒、咳嗽或麻疹等病史。

2. 临床表现

（1）起病较急，常见发热、咳嗽、气急、鼻扇、痰鸣等症。

（2）新生儿常以不乳、精神萎靡、口吐白沫等症状为主，而无上述典型表现。

（3）病情严重时，可见高热不退、喘促不安、烦躁不宁、面色苍白、四肢不温。

（4）肺部听诊可闻及较固定的中细湿啰音，常伴干啰音。

本病应与咳嗽、哮喘、百日咳等相鉴别。

（二）辨证要点

本病辨证，病初多有表证，应分清风热还是风寒；入里化热后，应辨热重还是痰重。若出现心阳虚衰或邪陷厥阴，见肢厥脉微或神昏抽搐，为邪毒炽盛，正气不支的危重变证。

三、证治概要

（一）治则治法

肺炎喘嗽的治疗应分标本虚实，实证治标为主，以宣肺开闭、化痰平喘为基本法则。出现变证者，宜中西医结合治疗，或温补心阳，或平肝息风，随证施治。疾病后期，正虚或邪恋，治疗以扶正为主，兼清解余热、活血化瘀。

（二）临证方药

1. 常证

（1）风寒闭肺

症见：恶寒发热，无汗，呛咳气急，痰白而稀，口不渴，咽不红；舌质不红，舌苔薄白或白腻，脉浮紧，指纹浮红。

治法：辛温宣肺，化痰降逆。

方药：华盖散加减。痰多，苔白腻者，加清半夏、莱菔子；恶寒身痛重者，加桂枝、白芷；内有郁热，症见发热口渴、面赤心烦、苔白、脉数者，用大青龙汤。

中成药可选用通宣理肺口服液。

（2）风热闭肺

症见：发热恶风，微有汗出，咳嗽气急，痰多，痰黏稠或黄，口渴咽红；舌红，苔薄白或黄，脉浮数，指纹浮紫或紫滞。

治法：辛凉宣肺，降逆化痰。

方药：银翘散合麻杏石甘汤加减。咳剧痰多者，加川贝母、瓜蒌皮；热重者，加黄芩、炒栀子、鱼腥草；热重便秘者，加虎杖、制大黄；热甚伤阴者，加沙参、石斛、生地黄；夹有积滞者，加莱菔子、枳实。

中成药可选用小儿咳喘灵颗粒。

（3）痰热闭肺

症见：发热，烦躁，咳嗽喘促，气急鼻扇，喉间痰鸣，口唇青紫，面赤口渴，胸闷胀满，泛吐痰涎；舌质红，舌苔黄腻，脉滑数，指纹紫滞。

治法：清热涤痰，开肺定喘。

方药：五虎汤合葶苈大枣泻肺汤。痰盛者，加浙贝母、天竺黄、鲜竹沥；热甚者，加黄芩、连翘；热盛便秘，痰壅喘急，加生大黄，或用牛黄夺命散涤痰泻火；面唇青紫者，加丹参、赤芍。

中成药可选用小儿清肺化痰颗粒、小儿肺热咳喘口服液、金振口服液。

（4）毒热闭肺

症见：高热持续，咳嗽剧烈，气急鼻扇，喘憋，涕泪俱无，鼻孔干燥，面赤唇红，烦躁口渴，小便短黄，大便秘结；舌红而干，舌苔黄燥，脉洪数，指纹紫滞。

治法：清热解毒，泻肺开闭。

方药：黄连解毒汤合麻杏甘石汤加减。热重者，加虎杖、蒲公英；腹胀、大便秘结者，加生大黄、玄明粉；口干鼻燥、涕泪俱无者，加生地黄、玄参、麦冬；咳嗽重者，加前胡、款冬花；烦躁不宁者，加白芍、灯心草、钩藤。

（5）阴虚肺热

症见：病程较长，干咳少痰，低热盗汗，面色潮红，五心烦热；舌质红乏津，舌苔花剥、少苔或无苔，脉细数，指纹淡红。

治法：养阴清肺，润肺止咳。

方药：沙参麦冬汤加减。余邪留恋，低热起伏者，加地骨皮、鳖甲、青蒿；久咳者，加炙百部、枇杷叶、诃子；汗多者，加龙骨、牡蛎、五味子。

中成药可选养阴清肺口服液。

（6）肺脾气虚

症见：咳嗽无力，喉中痰鸣，低热起伏不定，面白少华，动辄汗出，食欲不振，大便溏；舌质偏淡，舌苔薄白，脉细无力，指纹淡。

治法：补肺健脾，益气化痰。

方药：人参五味子汤加减。咳嗽痰多者，去五味子，加半夏、陈皮、苦杏仁；咳嗽重者，加紫菀、款冬花；动则汗出重者，加黄芪、龙骨、牡蛎；汗出不温者，加桂枝、白芍；食欲不振者，加山楂、神曲、麦芽。

中成药可选用小儿肺咳颗粒、玉屏风颗粒。

2. 变证

（1）心阳虚衰

症见：突然面色苍白，口唇青紫，呼吸困难，或呼吸浅促，额汗不温，四肢厥冷，烦躁不安，或神萎淡漠，肝脏迅速增大；舌质略紫，苔薄白，脉细弱而数，指纹青紫，可达命关。

治法：温补心阳，救逆固脱。

方药：参附龙牡救逆汤加减。也可用独参汤或参附汤少量频服以救急；气阴两竭者，加麦冬、西洋参；肝脏增大者，可酌加红花、丹参。

（2）邪陷厥阴

症见：壮热烦躁，神昏谵语，四肢抽搐，口噤项强，两目窜视；舌质红绛，指纹青紫，可达命关，或透关射甲。

治法：平肝息风，清心开窍。

方药：羚角钩藤汤合牛黄清心丸加减。若昏迷痰多者，加石菖蒲、胆南星、竹沥；高热神昏抽搐者，可选加紫雪丹、安宫牛黄丸或至宝丹。

（三）其他疗法

1. 药物外治 主要采用敷贴疗法，用于肺炎后期迁延不愈，或痰多、两肺湿啰音经久不消失者。

（1）白芥子末、面粉各 30g，加水调和，用纱布包后，敷贴背部，每日 1 次，每次约 15 分钟，出现皮肤发红为止，连敷 3 日。

（2）大黄、芒硝、大蒜各 15 ～ 30g，调成膏状，纱布包，敷贴背部，如皮肤未出现刺激反应，可连用 3 ～ 5 日。

2. 拔罐疗法 取双侧肩胛下部，拔火罐每次 5 ～ 10 分钟，每日 1 次，5 日为 1 个疗程。适用于 3 岁以上儿童肺炎湿啰音久不消退者。

四、健康处方

1. 积极锻炼身体，预防急性呼吸道感染。
2. 加强营养，防止佝偻病及营养不良是预防重症肺炎的关键。
3. 保持室内空气流通，室温以 18 ～ 20℃为宜，相对湿度 60%。
4. 呼吸急促时，应保持气道通畅，随时吸痰。
5. 咳嗽剧烈时，可抱起小儿轻拍其背部；伴呕吐时，应防止呕吐物吸入气管。
6. 重症肺炎患儿要加强巡视，监测呼吸、心率等，密切观察病情变化。

第五节 反复呼吸道感染

一、概述

反复呼吸道感染是指一年内发生呼吸道感染次数过于频繁，超过一定范围的疾病。根据部位可分为反复上呼吸道感染（鼻炎、咽炎、扁桃体炎）和反复下呼吸道感染（支气管炎、毛细支气管炎及肺炎等）。古代医籍中所述的“自汗易感”与本病接近，此类患儿亦被称为“易感儿”或“复感儿”。本病多见于 6 个月至 6 岁的小儿，其中 1～3 岁的幼儿发病率最高，学龄期前后发病次数明显减少。冬春季节气温变化剧烈时易反复不已，夏季有自然缓解趋势。反复呼吸道感染迁延不愈，常并发咳喘、心悸、水肿、痹证等病证，甚则影响小儿生长发育与身心健康。

本病病因包括禀赋不足、喂养不当、顾护失宜、素禀体热等。病机责之于虚实两端：虚者正气不足，卫外不固；实者邪热内伏，遇感乃发。①禀赋不足，体质柔弱。父母体弱多病或妊娠时患病，或早产、多胎、胎气孱弱，生后肌肤薄弱，腠理疏松，不耐四时邪气，感邪即病。②喂养不当，脾胃受损。母乳不足或人工喂养，换乳不慎，辅食添加不当，或偏食、挑食，饮食精微摄取不足，脾胃虚弱，母病及子，土不生金，易遭外邪侵袭；或恣食生冷寒凉、肥甘厚腻之品，损伤脾胃，致外邪易侵。③顾护失宜，不耐寒热。户外活动缺乏，日照不足，肌肤柔弱，卫外不固，加之小儿寒热不知自调，若气候突变，冷热失常，而增减衣被不及时，极易致外感。④素禀体热，遇感乃发。平素嗜食肥甘厚腻、辛辣炙煿之品致肺胃蕴热或胃肠积热，或热病后余邪未清，亦有久居湿地，湿热内蕴者。患儿素体热盛，一旦外邪侵袭，新感易受，留邪内发。若反复呼吸道感染久病不愈，正气愈损，患儿抵抗力更加下降，则易变生他病。

二、诊断依据

（一）诊断要点

根据2007年中华医学会儿科学分会呼吸学组对反复呼吸道感染的临床概念及判断条件的修订结果，反复呼吸道感染判断条件为：①两次感染间隔时间至少7天以上。②若上呼吸道感染次数不够，可以将上、下呼吸道感染次数相加，反之则不能。但若反复感染是以下呼吸道为主，则应定义为反复下呼吸道感染。③确定次数需连续观察1年。④反复肺炎是指1年内反复患肺炎2次，肺炎需由肺部体征和影像学证实，两次肺炎诊断期间肺炎体征和影像学改变应完全消失。

（二）鉴别诊断

过敏性鼻炎，中医称“鼻鼽”。临床以突然和反复发作的鼻痒、喷嚏频频、流清涕、鼻塞为主要特征，与感冒相似，可伴眼痒等眼部过敏现象；与接触蒿草及花粉等有关；患儿常有过敏体质及变应性鼻炎家族史。鼻黏膜苍白水肿，鼻分泌物涂片可见嗜酸性粒细胞。

三、证治概要

（一）辨证思路

本病辨证，应首辨虚实，继辨脏腑。

1. 辨虚实 患儿形体瘦弱，常见多汗、气短、倦怠乏力、纳差、生长发育迟缓等症者，多属虚证。其中面色苍白，气短懒言，语声低微，舌淡嫩，边有齿痕，脉细无力者属气虚；手足心热或低热，盗汗，咽干，舌红，少苔，脉细数者属阴虚。体质壮实，平素嗜食肥甘厚腻，常见咽微红、口臭或口舌易生疮、大便偏干者，多属实证。

2. 辨脏腑 自汗、气弱、气短懒言者多为肺虚；面黄少华、厌食少食、倦怠乏力者多属脾虚；咽微红，口臭或口舌易生疮，大便干者属肺胃实热；口臭、便干、腹胀、苔厚者为胃肠积热。

（二）治则治法

本病以虚证为主，故治疗以补虚为要，关键要抓住用药的时机，或健脾补肺，或益气养阴，使“正气存内，邪不可干”。若属实证者，宜清泻肺胃为主。

（三）临证方药

1. 肺脾气虚

症见：反复外感，少气懒言，动则多汗，面黄少华，唇口色淡，食少纳呆，大便不调，舌质淡红，脉细无力，指纹淡。

治法：健脾补肺。

方药：玉屏风散加味。汗多者，加五味子、浮小麦；纳呆者，加鸡内金、焦麦芽、焦山楂；大便溏薄者，加薏苡仁、茯苓。

2. 气阴两虚

症见：反复外感，手足心热，或低热，盗汗，口干，神疲乏力，纳呆食少，大便偏干，舌质红，苔少或花剥，脉细无力，指纹淡红。

治法：益气养阴。

方药：生脉散加味。偏气虚者，加黄芪；纳呆者，加焦山楂、焦麦芽；汗多者，加浮小麦、糯稻根；口干者，加天花粉、石斛；手足心热或低热者，加地骨皮、牡丹皮；大便偏干者，加柏子仁、火麻仁。

3. 肺胃实热

症见：反复外感，咽微红，口臭，口舌易生疮，汗多而黏，夜寐欠安，大便干，舌质红，苔黄，脉滑数。

治法：清泻肺胃。

方药：凉膈散加减。咽易红者，加胖大海、金果榄；扁桃体易肿大者，加僵蚕、玄参；口舌易生疮者，加栀子、通草；舌苔厚者，加焦山楂、鸡内金。

（四）其他疗法

1. 中成药

（1）童康片　用于肺脾气虚证。

（2）槐杞黄颗粒　用于气阴两虚证。

（3）清降片　用于肺胃实热证。

2. 捏脊疗法　捏脊疗法具有调阴阳、理气血、和脏腑、通经络的作用，可提高患儿免疫力，增强体质，防治反复呼吸道感染。每天 1 次，每周治疗 5 天，4 周为 1 个疗程。

3. 中药敷贴疗法　每年三伏、三九期间，采用甘遂、细辛、白芥子、延胡索、生姜等药研末，用姜汁（或凡士林）调膏，以无菌敷料贴敷于肺俞、膏肓、膻中、天突等穴，每次贴敷 2 ～ 4 小时。

四、健康处方

1. 注意环境卫生，保持室内空气新鲜流通。感冒流行期间不去公共场所。
2. 经常进行户外活动或体育锻炼，多晒太阳，增强体质；避免雾霾天气外出运动，必要时佩戴口罩。
3. 根据气温变化及时增减衣服，避免过冷过热；出汗较多时，用干毛巾擦干，勿吹风着凉，洗澡时尤应注意。
4. 养成良好的生活习惯，保证充足的睡眠。
5. 保证膳食营养均衡，不贪凉，不偏食辛辣油腻，不过食。
6. 积极防治各种慢性病，如维生素 D 缺乏性佝偻病、营养不良、贫血等。

第六节　哮　喘

一、概述

哮喘是小儿时期常见的一种反复发作的哮鸣气喘性肺系疾病。哮指声响言，喘指气息言，哮必兼喘，故通称哮喘。临床以反复发作性喘促气急，喉间哮鸣，呼气延长，严重者不能平卧，张口抬肩，摇身撷肚，唇口青紫为特征。常在清晨或夜间发作或加剧。本病包括了西医学所称的喘息性支气管炎、支气管哮喘。

哮喘的发病，责之于肺脾肾不足，痰饮内伏及先天禀赋遗传因素成为哮喘之夙根；感受外邪、接触异物、饮食不慎、情志失调以及劳倦过度等，是哮喘的诱发因素。

二、诊断依据

（一）诊断要点

1. 病史　多有婴儿期湿疹等过敏性疾病史，家族哮喘史。有反复发作的病史。发作多与某些诱发因素有关，如气候骤变、受凉受热、接触或进食某些过敏物质等。

2. 临床表现　常突然发作，发作之前，多有喷嚏、咳嗽等先兆症状。发作时喘促、气急、哮鸣、咳嗽，甚者不能平卧、烦躁不安、口唇青紫。查体可见桶状胸、三凹征，发作时两肺闻及哮鸣音，以呼气时显著，呼气相延长。支气管哮喘如有继发感染，可闻及中细湿啰音。

3. 辅助检查

（1）血常规　白细胞总数正常，嗜酸性粒细胞可增高；伴肺部细菌感染时，白细胞总数及中性粒细胞均可增高。

（2）肺功能检查　主要用于 5 岁以上儿童。气管激发试验及支气管舒张试验阳性均有助于确诊哮喘。呼气峰流速（PEF）的日间变异率是诊断哮喘和反映其严重程度的重要指标。如日间变异率＞ 20%，使用支气管扩张剂后其值增加 20% 可以诊断为哮喘。

（3）胸部 X 线检查　急性期胸部 X 线正常或呈间质性改变，可有肺气肿或肺不张。

（4）过敏原测试　目前常用皮肤点刺试验法、皮内试验法或血清过敏原测试。

（5）抗体测定　血清特异性 IgE 测定也很有价值，血清总 IgE 测定只能反映是否存在特应质。

本病应与咳嗽、肺炎喘嗽、百日咳等相鉴别。

（二）辨证要点

本病发作期辨寒热虚实，辨轻重险逆；缓解期辨脏腑，重点辨在肺、在脾、在肾。

三、证治概要

（一）治则治法

发作期当攻邪以治其标，分辨寒热虚实而随证施治，如寒邪应温、热邪应清、痰浊宜涤、表邪宜散、气逆宜降等。若虚实兼见、寒热并存者，治疗时又应兼顾。缓解期当扶正以治其本，以补肺固表，补脾益肾为主，调整脏腑功能，去除生痰之因。

（二）临证方药

1. 发作期

（1）寒性哮喘

症见：气喘咳嗽，喉间哮鸣，痰稀色白，多泡沫，形寒肢冷，鼻塞，流清涕，面色淡白，唇青，恶寒无汗；舌质淡红，舌苔白滑或薄白，脉浮紧，指纹红。

治法：温肺散寒，涤痰定喘。

方药：小青龙汤合三子养亲汤加减。咳嗽甚者，加紫菀、款冬花、旋覆花；哮吼甚者，加射干、地龙、僵蚕。若外寒不甚，寒饮阻肺者，可用射干麻黄汤加减。

中成药可选用三拗片、小青龙口服液。

（2）热性哮喘

症见：咳嗽喘息，声高息涌，喉间哮吼痰鸣，痰稠黄难咳，胸膈满闷，身热，面赤，鼻塞，流黄稠涕，口干，咽红，尿黄，便秘；舌质红，舌苔黄，脉滑数，指纹紫。

治法：清肺涤痰，止咳平喘。

方药：麻杏石甘汤合苏葶丸加减。喘急者，加地龙；痰多者，加胆南星、竹沥；咳甚者，加炙百部、炙款冬花；热重者，加栀子、虎杖、鱼腥草；咽喉红肿者，加重楼、板蓝根；便秘者，加瓜蒌、枳实、大黄。若表证不著，喘息咳嗽、痰鸣、痰色微黄者，可选定喘汤加减。

中成药可选用哮喘宁颗粒。

（3）外寒里热

症见：喘促气急，咳嗽痰鸣，咳痰黏稠色黄，胸闷，鼻塞喷嚏，流清涕，或恶寒无汗，发热，面赤口渴，夜卧不安，大便干结，小便黄赤；舌质红，舌苔薄白或黄，脉滑数或浮紧，指纹浮红或沉紫。

治法：散寒清热，降气平喘。

方药：大青龙汤加减。热重者，加栀子；咳喘哮吼甚者，加射干、桑白皮、葶苈子；痰热明显者，加地龙、黛蛤散、竹沥。

中成药可选小儿宣肺止咳颗粒。

（4）虚实夹杂

症见：病程较长，哮喘持续，喘促胸闷，咳嗽痰多，喉中痰吼，动则喘甚，面色少华，畏寒肢冷，神疲纳呆，小便清长；舌质淡，苔薄白或白腻，脉细弱，指纹淡滞。

治法：泻肺平喘，补肾纳气。

方药：偏于上盛者苏子降气汤加减；偏于下虚者射干麻黄汤合都气丸加减。动则气喘者，加紫石英、诃子；畏寒肢冷者，加附子、淫羊藿；畏寒腹满者，加椒目、厚朴；痰多色白、屡吐不绝者，加白果、芡实；发热咳痰黄稠者，加黄芩、冬瓜子、金荞麦。

中成药可选小儿肺咳颗粒。

2. 缓解期

（1）肺脾气虚

症见：咳嗽无力，反复感冒，气短自汗，神疲懒言，形瘦纳差，面白少华或萎黄，便溏；舌质淡胖，舌苔薄白，脉细软，指纹淡。

治法：健脾益气，补肺固表。

方药：人参五味子汤合玉屏风散加减。汗出甚者，加煅龙骨、煅牡蛎；常有喷嚏流涕者，加辛夷、乌梅、白芍；咽痒者，加蝉蜕、僵蚕；痰多者，加浙贝母；纳谷不香者，加焦六神曲、炒谷芽、焦山楂；腹胀者，加莱菔子、枳壳、槟榔；便溏者，加怀山药、炒白扁豆。

中成药可选玉屏风颗粒。

（2）脾肾阳虚

症见：动则喘促，咳嗽无力，气短心悸，面色苍白，形寒肢冷，脚软无力，腹胀纳差，大便溏泄，夜尿多，发育迟缓；舌质淡，舌苔薄白，脉细弱，指纹淡。

治法：健脾温肾，固摄纳气。

方药：金匮肾气丸加减。虚喘明显者，加蛤蚧、冬虫夏草；咳嗽者，加款冬花、紫菀；夜尿多者，加益智仁、菟丝子、补骨脂。

中成药可选金匮肾气丸。

（3）肺肾阴虚

症见：喘促乏力，咳嗽时作，干咳或咳痰不爽，面色潮红，形体消瘦，潮热盗汗，口咽干燥，手足心热，便秘；舌红少津，舌苔花剥，脉细数，指纹淡红。

治法：补肾敛肺，养阴纳气。

方药：麦味地黄丸加减。盗汗甚者，加知母、黄柏；呛咳不爽者，加百部、南沙参、款冬花；潮热者，加鳖甲、地骨皮。

中成药可选七味都气丸。

（三）其他疗法

1. 药物外治 白芥子21g、延胡索21g、甘遂12g、细辛12g，共研细末，分成3份，每隔10天使用1份。用时取药末1份，加生姜汁调稠如1分硬币大药饼7枚，分别贴在肺俞、心俞、膈俞、膻中穴，2～4小时揭去。若贴后皮肤发红，局部出现小疱疹，可提前揭去。有红肿的，外用紫草膏；刺痛刺痒的，外用氧化锌软膏；疱已破的，用碘伏外敷。贴药时间为每年夏天的三伏及冬季的三九，连用3年。

2. 针灸疗法

（1）发作期 取定喘、天突、内关。咳嗽痰多者，加膻中、丰隆。针刺，1日1次。

（2）缓解期 取大椎、肺俞、足三里、肾俞、关元、脾俞。每次取3～4穴，轻刺加灸，隔日1次。在好发季节前作预防性治疗。

3. 拔罐疗法 发作期选取天突、膻中、肺俞、膈俞。

四、健康处方

1. 积极治疗和清除感染病灶，避免各种诱发因素，如海鲜发物、冰冷饮料、咸甜等食物、尘螨、花粉及刺激性气味等。

2. 注意气候变化，做好防寒保暖工作，冬季外出防止受寒。尤其气候转变、换季时或流感流行时，要预防外感诱发哮喘。

3. 发病季节避免活动过度和情绪激动，以防诱发哮喘。

4. 普及防治知识，加强管理教育，调动患儿及家长的抗病积极性，鼓励病儿参加日常活动和体育锻炼以增强体质。

5. 居室宜空气流通，阳光充足。冬季要保暖，夏季要凉爽通风。

6. 食宜清淡而富有营养，忌进生冷油腻、辛辣酸甜以及海鲜鱼虾等可能引起过敏的食物。

7. 哮喘发作期注意呼吸、心率等变化，及时发现病情变化，给予相应处置。

第七节 口 疮

一、概述

口疮是小儿常见疾病，是以口腔黏膜、舌体及齿龈等处出现大小不等、淡黄色或灰白色溃疡，局部灼热疼痛，或伴发热、流涎为特征的口腔疾病。若溃疡面积较大，甚至满口糜烂者，称为口糜；若溃疡发生在口唇两侧，称为燕口疮。

本病内因责之于素体积热或阴虚火旺。外因主要是感受外邪，风热乘脾；或调护不当，秽毒内侵，心脾积热。病位主要在心、脾、肾。病机关键为心脾肾三经素蕴积热，或阴虚火旺，复感邪毒熏蒸口舌。

二、诊断依据

（一）诊断要点

1. 病史 有护养过温或喂养不当，过食炙煿厚味，或外感发热病史。

2. 临床表现 常见齿龈、舌体、两颊、上腭等黏膜处出现黄白色溃疡，大小不等，甚则满口糜腐，疼痛流涎，进食困难，可伴发热或常有颌下臖核肿大、疼痛。疱疹性口炎先见散在或成丛的小疱疹，周围有红晕，继而疱疹破溃形成溃疡。口疮病程为7～10天。

3. 辅助检查 血常规可见白细胞总数及中性粒细胞偏高或正常。

本病应与鹅口疮、手足口病鉴别。

（二）辨证要点

本病辨证，以八纲辨证结合脏腑辨证，应首辨虚实，再分脏腑。

1. 辨虚实 起病急，病程短，口腔溃烂多处，疼痛较重，局部黏膜红赤，口臭流涎，或伴发热烦躁，多为实证；起病缓，病程长，口腔周围黏膜淡红，溃烂及疼痛较轻，多为虚证。

2. 分脏腑 实证病位多在心脾，虚证病位多在肝肾。若口疮见于舌尖、舌边，并伴烦躁夜啼，多属心；口腔溃烂为主，伴口臭流涎、大便秘结，多在脾胃。

三、证治概要

（一）治则治法

实证治以清热解毒，清心泻脾；虚证治以滋阴降火，引火归原。

（二）临证方药

1. 风热乘脾

症见：唇、舌、口颊、上腭、齿龈溃烂，也可先见疱疹，继则破溃形成溃烂，周围焮红，灼热疼痛，流涎拒食，伴发热，咽喉肿痛，小便短赤，大便秘结；舌质红，苔薄黄，脉浮数，指纹浮紫。

治法：疏风散火，清热解毒。

方药：银翘散加减。发热不退者，加柴胡、石膏；大便秘结者，加生大黄、玄明粉；疮面色黄糜烂者，加黄连、薏苡仁；纳少、呕吐者，加竹茹、陈皮；发热、恶寒者，加白芷、紫苏叶。

中成药可选小儿豉翘清热颗粒。

2. 心火上炎

症见：溃疡以舌面、舌边尖为多，红肿灼热，疼痛明显，进食困难，面赤唇红，心烦尿赤；舌边尖红，苔薄黄，脉细数，指纹紫滞。

治法：清心凉血，泻火解毒。

方药：泻心导赤散加减。尿少者，加车前子、滑石；口渴甚者，加芦根、天花粉；大便秘结者，加大黄；热重者，加栀子。

中成药可选小儿导赤片。

3. 脾胃积热

症见：唇、口颊、上腭、齿龈溃疡糜烂，色白或黄，溃疡较深，大小不一，有的融合成片，甚则满口糜烂，边缘鲜红，疼痛拒食，口臭流涎，或伴发热，面赤口渴，大便秘结，小便短赤；舌红，苔黄，脉数，指纹紫滞。

治法：清热解毒，通腑泻火。

方药：凉膈散加减。溃疡渗出物色黄者，加金银花、蒲公英；尿少者，加车前子、滑石；口渴甚者，加芦根、天花粉；疼痛较甚，加生地黄、牡丹皮；烦躁者，加石膏、郁金。

中成药可选小儿清降片。

4. 虚火上浮

症见：口腔溃烂点少，表面黄白色，周围色不红或微红，疼痛不甚，反复发作或迁延不愈，神疲颧红，手足心热，口干不渴；舌红少苔或花剥，脉细数，指纹淡紫。

治法：滋阴降火，引火归原。

方药：六味地黄丸加肉桂。颧红手足心热者，加知母、黄柏、地骨皮；口干者，加石斛、麦冬、乌梅；大便秘结者，加蜂蜜、火麻仁。

中成药可选知柏地黄丸。

若久病吐泻，或过服寒凉，脾阳亏虚之后患口疮，治宜气阴双补，可用七味白术散，重用葛根，加乌梅、儿茶。若脾肾大虚，无根之火上浮而见口舌生疮、神疲面白、大便溏薄、舌淡苔白者，可用理中汤加肉桂。

（三）其他疗法

1. 药物外治

（1）冰硼散、青黛散、西瓜霜、珠黄散取适量涂敷患处。用于实证。

（2）开喉剑气雾剂儿童型，每次适量，喷敷患处。用于心火上炎、脾胃积热证。

（3）锡类散取适量涂敷患处。用于虚火上浮证。

（4）吴茱萸粉适量，陈醋调，外敷涌泉穴。用于虚火上浮证。

2. 推拿疗法

（1）推天柱骨，揉天突，清胃，清板门。发热加退六腑、水底捞月、揉二扇门。用于风热乘脾证。

（2）清心平肝，清天河水，清小肠，捣小天心。用于心火上炎证。

（3）清胃，清板门，退六腑，清大肠，清天河水。用于脾胃积热证。

（4）补肾，揉二马，分手阴阳，清天河水，推涌泉穴。用于虚火上浮证。

四、健康处方

1. 保持口腔清洁，注意饮食卫生，避免不必要的口腔擦拭，以免损伤口腔黏膜。
2. 保证充足的营养，平素多食新鲜蔬菜和水果，保持大便通畅，不宜过食肥甘厚腻之品。
3. 保持口腔外周皮肤干燥卫生。
4. 加强身体锻炼，增强体质，避免感染。

第八节　呕　吐

一、概述

呕吐是因胃失和降，气逆于上，胃中乳食上逆经口而出的一种病证。古人将有声有物谓之呕，有物无声谓之吐，有声无物谓之哕。因呕与吐常同时出现，故多称呕吐。本证发病无年龄及季节限制，但临床以婴幼儿多见，好发于夏秋季节。本病经积极治疗，一般预后良好；但若呕吐严重则可致津液耗伤，日久可致脾胃虚损，气血化源不足而影响生长发育。呕吐可见于西医学多种疾病过程中，如消化功能紊乱、急慢性胃肠炎、胰腺炎、肠梗阻、先天性肥厚性幽门狭窄及肠套叠等。本节所述者，主要是消化功能紊乱所致呕吐，由其他原因所致者，应详查病因，明确诊断，积极治疗原发病，以免贻误病情。

二、病因病机

小儿呕吐的病因有寒邪犯胃、乳食积滞、胃中积热、脾胃虚寒、肝气犯胃等，病变部位主要在胃，亦与肝脾相关。基本病机为胃失和降，气逆于上。

1. 寒邪犯胃　小儿脏腑娇嫩，肌肤薄弱，若调护失宜，寒邪乘虚而入，客于胃肠，扰动气机，胃失和降，胃气上逆则作呕。

2. 乳食积滞　小儿乳食不知自节，若喂养不当，乳食过多，或进食过急，或恣食肥甘厚味、生冷难化食物，使乳食停留，蓄积中焦，脾胃失健，气机升降失调，胃气上逆则生呕吐。

3. 胃中积热　胃为阳土，性喜清凉，如乳母喜食辛辣炙煿之品，乳汁蕴热，儿食母乳，致热积于胃；或小儿过食辛热、膏粱厚味，或乳食积滞化热，热积胃中；或感受暑热、湿热之邪，邪热蕴结，热积胃中，胃热气逆而呕吐。

4. 脾胃虚寒　先天禀赋不足，脾胃素虚，中阳不振；或乳母平时喜食寒凉生冷之品，乳汁寒薄，儿食其乳，脾胃受寒；或小儿恣食生冷瓜果，寒积于胃；或患病后寒凉克伐太过，损伤脾胃，皆可致脾胃虚寒，中阳不运，胃气失于和降而呕吐。

5. 肝气犯胃　较大儿童情志失和，如环境不适、所欲不遂，或被打骂，均可致情志怫郁，肝气不舒，横逆犯胃，气机上逆而呕吐。

三、诊断依据

（一）诊断要点

1. 病史 患儿有乳食不节、饮食不洁、情志不畅、外邪犯胃等病史。

2. 临床表现 ①乳食等从胃中上涌，经口而出。②有嗳腐食臭、恶心纳呆、胃脘胀闷等症。③重症呕吐者，有阴伤液竭之象，如饮食难进，形体消瘦，神萎烦渴，皮肤干瘪，囟门及目眶下陷，啼哭无泪，口唇干红，呼吸深长，甚至尿少或无尿，神昏抽搐，脉微细欲绝等。

（二）鉴别诊断

1. 溢乳 又称漾乳。为小婴儿哺乳后，乳汁自口角溢出，但别无所苦，纳食如常。这是由于小婴儿胃小且发育不健全，贲门括约肌松弛，如哺乳过量、过急，吞咽过多空气所致，并非病态。如改进哺乳方法，或随着小儿年龄的增长，可逐渐自愈。

2. 其他疾病 小儿呕吐，可见于多种疾病，如各种急腹症、颅脑疾病、感染性疾病、药物与食物中毒等，需结合病史、临床症状、腹部体征、实验室检查等进行鉴别。

四、证治概要

（一）辨证思路

本病辨证，以八纲辨证为主，结合脏腑辨证，根据病史、病程、呕吐特点及伴随症状，以分清虚、实、寒、热、食积、气郁、外感、内伤等。

1. 辨病因 感受外邪，多有寒热表证；食伤则有饮食不节、不洁及暴饮暴食的病史，同时可有呕吐酸馊、胃脘作痛的症状；肝气犯胃则常有情志不畅史，多伴胁痛、嗳气等症状。

2. 辨寒热 寒吐多朝食暮吐，暮食朝吐，吐物清冷淡白，伴不消化食物残渣，同时兼有里寒证；热吐则食入即吐，吐物酸馊腐败，兼有里热证。

3. 辨虚实 实证呕吐，多因外邪、饮食、情志因素所致，起病急，病程较短，呕吐量较多，脉实有力；虚证呕吐，常为体质虚弱、脾胃虚寒所致，起病缓慢，病程较长，呕而无力，时作时止，常伴精神不振，脉弱无力。

（二）治则治法

呕吐治疗以和胃降逆为主要法则，同时，应辨明病因，审因论治以治本。诊断不明者，及时请外科会诊。

（三）临证方药

1. 寒邪犯胃

症见：起病急，突发呕吐，吐物清冷，胃脘不适或疼痛，伴发热恶寒，鼻塞流涕，全身不适，舌淡红，苔白，脉浮紧，指纹红。

治法：疏风散寒，化湿和中。

方药：藿香正气散加减。风寒偏重者，加荆芥、防风、羌活；夹有食滞，腹胀嗳腐者，加焦山楂、木香、枳壳；发热口苦咽干者，加柴胡、黄芩。

2. 乳食积滞

症见：呕吐酸臭乳块或不消化食物，不思乳食，口气臭秽，脘腹胀满，吐后觉舒，大便秘结或泻下酸臭，舌质红，苔厚腻，脉滑数有力，指纹紫滞。

治法：消乳化食，和胃降逆。

方药：伤乳用消乳丸加减；伤食用保和丸加减。呕吐较频者，可加少许生姜汁；大便秘结者，加大黄、枳实；兼胃寒者，去连翘，加丁香、藿香、白豆蔻；食滞化热者，加竹茹、黄连。若浊气犯胃呕吐而见胸闷恶心，苔浊垢腻者，加玉枢丹；因食鱼、蟹而吐者，加紫苏梗；因食肉而吐者，重用焦山楂。

3. 胃热气逆

症见：食入即吐，呕吐频繁，呕秽声宏，吐物酸臭，口渴多饮，面赤唇红，烦躁少寐，舌红苔黄，脉滑数，指纹紫滞。

治法：清热泻火，和胃降逆。

方药：黄连温胆汤加减。兼食积者，加焦六神曲、焦山楂、炒麦芽；大便不通者，加大黄；口渴者，加天花粉、麦冬；吐甚者，加代赭石。虚热上犯，气逆不降而呕吐者，可选橘皮竹茹汤或竹叶石膏汤。

4. 脾胃虚寒

症见：食后良久方吐，或朝食暮吐，暮食朝吐，吐物多为清稀痰水或不消化乳食残渣，伴面色苍白，精神疲倦，四肢欠温，食少不化，腹痛便溏，舌淡苔白，脉迟缓无力，指纹淡。

治法：温中散寒，和胃降逆。

方药：丁萸理中汤加减。若呕吐清水，大便稀溏，四肢欠温者，加制附子、高良姜、肉桂；腹痛绵绵者，加香附、陈皮、柿蒂。

5. 肝气犯胃

症见：呕吐酸苦，或嗳气频频，每因情志刺激加重，胸胁胀痛，精神郁闷，易怒易哭，舌边红，苔薄腻，脉弦，指纹紫。

治法：疏肝理气，和胃降逆。

方药：解肝煎加减。肝火内亢，烦躁面赤者，加栀子、黄连；呕吐频急者，加旋覆花、代赭石；呕吐黄苦水者，加柴胡、黄芩；火郁伤阴，口舌干燥者，加北沙参、石斛。

（四）其他疗法

1. 中成药

（1）玉枢丹　用于外感呕吐。

（2）藿香正气水　用于暑湿呕吐。

（3）香砂养胃丸　用于脾胃虚寒证。

2. 药物外治

（1）鲜地龙数条，捣烂敷双足心，用布包扎，1 日 1 次。用于胃热气逆证。

（2）大蒜 5 个，吴茱萸（研末）10g。外敷双足心。1 日 1 次。用于脾胃虚寒证。

（3）鲜生姜，切成厚 0.1 ～ 0.3cm，直径 1cm 的姜片。以胶布固定于双侧太渊穴上，压于桡动脉处。5 分钟后让患者口服用药。可预防服药呕吐及晕车晕船呕吐。

3. 推拿疗法

（1）掐合谷，泻大肠，分阴阳，清补脾经，清胃，揉板门，清天河水，运内八卦，平肝，按揉足三里。用于乳食积滞证。

（2）清脾胃，清大肠，掐合谷，退六腑，运内八卦，清天河水，平肝，分阴阳。用于胃热气逆证。

（3）补脾经，揉外劳宫，推三关，揉中脘，分阴阳，运内八卦。用于脾胃虚寒证。

4. 针灸疗法

（1）体针　取中脘、足三里、内关。热盛加合谷；寒盛加上脘、大椎；食积加下脘；肝郁加阳陵泉、太冲。实证用泻法，虚证用补法。1 日 1 次。

（2）耳针　取胃、肝、交感、皮质下、神门。每次 2 ～ 3 穴，强刺激，留针 15 分钟。1 日 1 次。

（3）艾灸　取天枢、关元、气海。用于脾胃虚寒证。

5. 火丁疗法　医师用右手戴消毒手套，示指指头上蘸少量冰硼散，伸入患儿口腔内，快速地按压在患儿舌根部的“火丁”（悬雍垂对面的会厌软骨）上，按后取出。1 小时后方可进食。尤适用于婴儿吐乳。

6. 西医治疗　寻找病因，治疗原发病。有脱水者，按小儿液体疗法补液。

五、健康处方

1. 哺乳时不宜过急，以防空气吞入；哺乳后，将小儿竖抱，轻拍背部，使吸入的空气排出，然后再让其平卧。

2. 喂养小儿时，食物宜清淡而富有营养，不进辛辣、炙煿和有腥膻臊臭异味的食物、饮料等。

3. 饮食清洁卫生，不吃腐败变质食品，不恣食生冷。防止食物及药物中毒。

4. 专人护理，安静休息，消除恐惧心理，抱患儿取坐位，头向前倾，用手托扶前额，使呕吐物吐出畅通，不呛入气管。

5. 呕吐较轻者，可进少量易消化流质或半流质食物；较重者应暂禁食，用生姜汁少许滴入口中，再用米汁送服。必要时补液。

6. 服用中药时要少量多次频服。药液宜冷热适中。热性呕吐者药液宜冷服；寒性呕吐者药液宜热服，避免病邪与药物格拒加重呕吐。

第九节 厌 食

一、概述

厌食是以较长时期厌恶进食、食量减少为特征的一种小儿常见病证。中医古代文献所载“不思食”“不嗜食”“不饥不纳”“恶食”等病证表现与本病相似。

厌食病因有先天因素及后天因素。病变脏腑主要在脾胃。病机关键为脾胃失健，纳化失和。小儿生机蓬勃，发育迅速，但脏腑娇嫩，脾常不足，若先天禀赋不足，或后天调护失宜，都可影响脾胃的正常纳化功能，致脾胃不和，纳化失健，而成厌食。

二、诊断依据

（一）诊断要点

1. 病史 有喂养不当、病后失调、先天不足或情志失调史。

2. 临床表现

（1）长期食欲不振，厌恶进食，食量明显少于同龄正常儿童。

（2）面色少华，形体偏瘦，但精神尚好，活动如常。

（3）除外其他外感、内伤慢性疾病。

本病应与疰夏、积滞相鉴别。

（二）辨证要点

本病以脏腑辨证为纲，主要从脾胃辨证，区别在于以脾主运化功能失健为主，还是以脾胃气阴亏虚为主。

三、证治概要

（一）治则治法

本病治疗以运脾开胃为基本法则。脾运失健者，当以运脾和胃为主；脾胃气虚者，治以健脾益气为先；脾胃阴虚者，施以养胃育阴之法；若属肝脾不和，则当疏肝理气助运。

（二）临证方药

1. 脾失健运

症见：食欲不振，厌恶进食，食而乏味，食量减少，或伴胸脘痞闷、嗳气泛恶，大便不调，偶尔多食后则脘腹饱胀，形体尚可，精神正常；舌淡红，苔薄白或薄腻，脉尚有力。

治法：调和脾胃，运脾开胃。

方药：不换金正气散加减。脘腹胀满者，加木香、莱菔子；暑湿困阻者，加荷叶、白扁豆；大便偏干者，加枳实、莱菔子；大便偏稀者，加山药、薏苡仁。

中成药可选用保和片（丸）、山麦健脾口服液。

2. 脾胃气虚

症见：不思进食，食而不化，大便偏稀夹不消化食物，面色少华，形体偏瘦，肢倦乏力；舌质淡，苔薄白，脉缓无力。

治法：健脾益气，佐以助运。

方药：异功散加味。苔腻便稀者，加苍术、薏苡仁；便溏、面白肢冷者，加炮姜、肉豆蔻；汗多易感者，加炙黄芪、防风。

中成药可选用健胃消食口服液、醒脾养儿颗粒。

3. 脾胃阴虚

症见：不思进食，食少饮多，皮肤失润，大便偏干，小便短黄，甚或烦躁少寐，手足心热；舌红少津，苔少或花剥，脉细数。

治法：滋脾养胃，佐以助运。

方药：养胃增液汤加减。口渴烦躁者，加天花粉、芦根、胡黄连；大便干结者，加火麻仁、郁李仁、瓜蒌仁；夜寐不宁、手足心热者，加牡丹皮、莲子心、酸枣仁。

4. 肝脾不和

症见：厌恶进食，嗳气频繁，胸胁痞满，性情急躁，面色少华，神疲肢倦，大便不调；舌质淡，苔薄白，脉弦细。

治法：疏肝健脾，理气助运。

方药：逍遥散加减。烦躁不宁者，加连翘、钩藤；夜寐不安者，加莲子心、栀子；口苦泛酸者，加黄连、吴茱萸；嗳气呃逆者，加旋覆花、代赭石。

中成药可选用逍遥颗粒。

（三）其他疗法

1. 针灸

（1）取脾俞、足三里、阴陵泉、三阴交，用平补平泻法。用于脾失健运证。

（2）取脾俞、胃俞、足三里、三阴交，用补法。用于脾胃气虚证。

（3）取足三里、三阴交、阴陵泉、中脘、内关，用补法。用于脾胃阴虚证。

（4）取肝俞，用泻法；脾俞、胃俞、足三里，用补法。用于肝脾不和证。

以上各证均用中等刺激，不留针，1 日 1 次。10 次为 1 个疗程。

2. 推拿疗法

（1）补脾土，运内八卦，清胃经，掐揉掌横纹，摩腹，揉足三里。用于脾失健运证。

（2）补脾土，运内八卦，揉足三里，摩腹，捏脊。用于脾胃气虚证。

（3）揉板门，补胃经，运八卦，分手阴阳，揉二马，揉中脘。用于脾胃阴虚证。

（4）清肝经，运内八卦，补脾土，揉中脘，揉脾俞，摩腹。用于肝脾不和证。

3. 耳针耳穴 取脾、胃、肾、神门、皮质下。用胶布粘王不留行籽贴按于穴位上，隔日 1 次，双耳轮换，10 次为 1 个疗程。每日按压 3 ～ 5 次，每次 3 ～ 5 分钟，以稍感疼痛为度。用于各证。

四、健康处方

1. 母乳喂养的婴儿 4 ～ 6 个月后应逐步添加辅食。

2. 纠正不良饮食习惯，做到“乳贵有时，食贵有节”，不偏食、挑食，不强迫进食，饮食定时、适量，荤素搭配，少食肥甘厚味、生冷坚硬等不易消化食物，鼓励多食蔬菜及粗粮，勿随便服用补品补药。

第十节　泄　泻

一、概述

泄泻是以大便次数增多，粪质稀薄或如水样为特征的小儿常见病。本病轻症治疗得当预后良好；重症则预后较差，可出现气阴两伤，甚至阴竭阳脱；久泻迁延不愈，则易转为慢惊风或疳证。

小儿泄泻的病因，以感受外邪、伤于饮食、脾胃虚弱多见，病位主要在脾胃。病机关键为脾困湿盛，升降失司，水反为湿，谷反为滞，清浊合而下降，形成泄泻。小儿为稚阴稚阳之体，发生泄泻后易于伤阴伤阳。重症泄泻由于泻下过度，伤阴耗气，出现气阴两伤，甚则阴伤及阳，导致阴竭阳脱的危重变证。

二、诊断依据

（一）诊断要点

1. 病史 有乳食不节、饮食不洁，或感受外邪病史。

2. 临床表现

（1）大便次数明显增多，严重者达每日 10 次以上。大便呈淡黄色或清水样；或夹奶块、不消化物，如蛋花汤状；或黄绿稀溏；或色褐而臭，夹少量黏液。同时可伴有恶心、呕吐、纳减、腹痛、发热、口渴等症。

（2）重症泄泻，可见小便短少，精神烦躁或萎靡，皮肤干瘪，眼窝、囟门凹陷，啼哭无泪等脱水症状，以及口唇樱红，呼吸深长，腹部胀满，四肢逆冷等症。

本病应与痢疾相鉴别。

（二）辨证要点

本病以八纲辨证为主，先辨寒热、虚实、阴阳，次辨常证、变证。

三、证治概要

（一）治则治法

本病以运脾化湿为基本法则。实证以祛邪为主；虚证以扶正为主；泄泻变证，属正气大伤，分别治以益气养阴、酸甘化阴、回阳救逆、护阴固脱。

（二）临证方药

1. 常证

（1）湿热泻

症见：大便水样，或如蛋花汤样，泻下急迫，量多次频，气味秽臭，或见少许黏液，腹痛时作，恶心呕吐，或发热烦躁，口渴尿黄；舌质红，苔黄腻，脉滑数，指纹紫。

治法：清热利湿。

方药：葛根黄芩黄连汤加减。发热口渴者，加生石膏、芦根；热重泻频者，加白头翁、马齿苋；湿重水泻者，加藿香、车前子、苍术；泛恶苔腻者，加佩兰；呕吐者，加竹茹、姜半夏；腹痛者，加木香。

中成药可选用葛根芩连片、小儿肠胃康颗粒。

（2）风寒泻

症见：大便清稀，夹有泡沫，臭味不甚，肠鸣腹痛，或伴恶寒发热，鼻流清涕，咳嗽；舌质淡，苔薄白，脉浮紧，指纹淡红。

治法：疏风散寒。

方药：藿香正气散加减。大便质稀色淡，泡沫多者，加防风炭；腹痛甚，里寒重者，加干姜、木香；夹有食滞者，去甘草、大枣，加焦山楂、鸡内金；恶寒，鼻塞声重者，加荆芥、防风。

中成药可选用藿香正气口服液。

（3）伤食泻

症见：大便稀溏，夹有乳凝块或食物残渣，气味酸臭，或如败卵，脘腹胀满，嗳气酸馊，或有呕吐，不思乳食，腹痛拒按，泻后痛减，夜卧不安；舌苔厚腻，或微黄，脉滑实，指纹紫滞。

治法：消食化滞。

方药：保和丸加减。腹痛者，加木香、槟榔；腹胀者，加厚朴、枳壳；呕吐者，加藿香、生姜。

中成药可选用保和丸。

（4）脾虚泻

症见：大便稀溏，色淡不臭，多见食后作泻，时轻时重，面色萎黄，神疲倦怠，食欲不振，形体消瘦；舌淡苔白，脉缓弱，指纹淡。

治法：健脾益气。

方药：七味白术散加减。胃纳呆滞、舌苔腻者，加苍术、陈皮、焦山楂；肢冷倦怠、大便清稀不化者，加炮姜、煨益智仁；久泻不止者，加肉豆蔻、石榴皮。

（5）脾肾阳虚泻

症见：久泻不止，食入即泻，澄澈清冷，或见脱肛，形寒肢冷，面色白，精神萎靡，寐时露睛；舌淡苔白，脉细弱，指纹色淡。

治法：温补脾肾。

方药：附子理中汤合四神丸加减。脱肛者，加炙黄芪、升麻；久泻滑脱不禁者，加诃子、石榴皮、赤石脂。

中成药可选用附子理中丸。

2. 变证

（1）气阴两伤

症见：泻下无度，质稀如水，精神萎弱或心烦不安，眼窝及囟门凹陷，皮肤干燥，啼哭无泪，口渴引饮，小便短少，甚至无尿，唇红而干；舌红少津，苔少或无苔，脉细数。

治法：益气敛阴。

方药：人参乌梅汤加减。泻下无度者，加山楂炭、诃子、赤石脂；口渴引饮者，加石斛、玉竹、麦冬。

（2）阴竭阳脱

症见：泻下不止，次频量多，精神萎靡，表情淡漠，面色青灰或苍白，冷汗自出，哭声微弱，啼哭无泪，尿少或无，四肢厥冷；舌淡无津，脉沉细欲绝。

治法：温阳固脱。

方药：生脉散合参附龙牡救逆汤加减。泄泻不止者，加诃子、石榴皮、罂粟壳。

（三）其他疗法

1. 针灸

（1）针法　取足三里、中脘、天枢、脾俞。发热加曲池；呕吐加内关、上脘；腹胀加下脘。实证用泻法，虚证用补法，1日1次。

（2）灸法　取足三里、中脘、神阙。隔姜灸或艾条温和灸，1日1次。用于脾虚泻、脾肾阳虚泻。

2. 推拿疗法

（1）补脾土，清大肠，清小肠，退六腑，揉小天心。用于湿热泻。

（2）揉外劳宫，推三关，摩腹，揉脐，揉龟尾。用于风寒泻。

（3）推板门，清大肠，补脾土，摩腹，运内八卦，揉中脘。用于伤食泻。

（4）推三关，补脾土，补大肠，摩腹，推上七节骨，捏脊。用于脾虚泻。

3. 外治法

（1）五倍子、干姜各10g，吴茱萸、丁香各5g，共研细末，白酒调和，敷贴肚脐，纱布覆盖固定，隔日换药1次。用于虚寒泄泻。

（2）丁香1份、肉桂2份，共研细末，每次1～2g，姜汁调和成糊状，敷贴肚脐，外用胶布固定，每日1次。用于风寒泻、脾虚泻、脾肾阳虚泻。

四、健康处方

1. 注意饮食卫生，保持饮食、食品清洁，饭前、便后要洗手。
2. 提倡母乳喂养，避免在夏季时断奶，遵守添加辅食的原则，注意科学喂养。
3. 对感染性腹泻患儿应隔离治疗，避免与未患病儿童接触。
4. 注意气候变化，防止感受外邪，避免腹部受凉。
5. 适当控制饮食，减轻脾胃负担，对吐泻严重及伤食泄泻患儿可暂时禁食，随着病情好转，逐渐增加饮食量。忌食油腻、生冷及不易消化的食物。

第十一节　汗　证

一、概述

汗证是指小儿由于阴阳失调、腠理不固，而致汗液外泄异常的一种病证。多发生于5岁以内的小儿。汗是人体五液之一，由阳气蒸发津液从汗孔排出。正常汗出有调节体温，排泄机体代谢产物，润泽皮肤，维持阴阳平衡、气血通达、营卫和谐的作用，为正常的生理现象。小儿由于形气未充、腠理疏薄，加之生机旺盛、清阳发越，在日常生活中，较成人容易出汗，不属病态。小儿汗证按出汗时间分有自汗、盗汗；按汗势分有无汗、少汗、微汗、缓汗、急汗、战汗；按性质分有热汗、冷汗、黏汗；按颜色分有黄汗、红汗。本节主要讨论自汗、盗汗。睡中出汗，醒时汗止者，称盗汗；不分寤寐，无故汗出者，称自汗。至于因温热病引起的出汗，或属危重症阴竭阳脱、亡阳大汗者，均不属本病。小儿汗证，多属西医学甲状腺功能亢进症、自主神经功能紊乱、反复呼吸道感染等。若是维生素D缺乏性佝偻病、结核病、风湿病等患儿有多汗症状者，应以原发病治疗为主，临证当注意鉴别，以免延误治疗。

本病的发病原因，责之于先天禀赋不足、后天调护失宜、病后失养、用药发散太过等导致肌表疏松、腠理开泄，或汗液不能自藏而外泄，或热迫津外泄。小儿汗证有虚实之分，临床常虚实夹杂。《素问·阴阳别论》云："阳加于阴谓之汗。"汗发于阴而出于阳，其根本为阴中之营气，而启闭则赖阳中之卫气，所以汗证之因，总由阴阳失衡所致。小儿气血未充，腠理未固，更易患此证。虚证中常见表虚不固、营卫不和、气阴两虚；实证为心脾积热、脾胃湿热；而且虚实之间每可兼见或相互转化。

二、诊断依据

（一）诊断要点

1. 病史 先天禀赋不足，后天调护失宜，患儿素体虚弱；或在热性病后，或有久病病史，或长期使用易致汗的药物。

2. 临床表现

（1）小儿在正常环境和安静状态下，以全身或局部汗出异常为主要表现。寐则汗出，醒时汗止者为盗汗；不分寐寤而时时汗出者为自汗。多汗常湿衣或湿枕。

（2）排除护理不当、气候变化等客观因素及其他疾病因素所引起的出汗。

3. 辅助检查 应进行血常规、血沉、抗链球菌溶血素O、血清钙磷测定、结核菌素试验、X线胸片及腕骨片等，以除外其他疾病。

（二）鉴别诊断

1. 脱汗 发生于病情危笃之时，出现大汗淋漓，或汗出如油；伴有肢冷、脉微、呼吸微弱，甚至神志不清等。

2. 战汗 在恶寒发热时全身战栗，随之汗出淋漓，或但热不寒，或汗出身凉，常出现在热病病程中。

3. 黄汗 汗色发黄，染衣着色如黄柏色，多见于黄疸及湿热内盛者。此外，还应与药物和中毒因素、急性感染性疾病、佝偻病活动期、营养不良，或因风湿热、结核病等传染病引起的出汗相鉴别。

三、证治概要

（一）辨证思路

汗证多属虚证，一般自汗以气虚、阳虚为主，盗汗以阴虚、血虚为主。但小儿饮食不节、食滞化火，或湿热内蕴，或心脾积热，亦可致实汗。小儿自汗、盗汗常同时并存，故本病辨证主要从汗出时间、性质、部位、颜色，以及伴随症状等方面辨别其虚实。

1. 辨汗出时间 白天汗出较多，为自汗，以表气虚为主，临床表现以头颈部汗出明显，动则尤甚为主；亦有营卫不和者，临床表现以遍身汗出或局部汗出为主；尚有实热、积热内蒸，迫津外泄者，临床表现以头汗或四肢汗多为主，汗出染衣，溲黄便干。夜寐汗多为盗汗，多属阴虚，伴手足心热、潮热、舌苔花剥。自汗久则可以伤阴，盗汗久则伤阳，甚至出现阴阳两虚。

2. 辨汗出性质 微汗，多因表虚不固、卫阳不能固摄阴津所致，兼见平素易感、面色淡、舌淡苔白等症；营卫不和者亦可有遍身微微汗出。大汗，兼见面赤、口渴饮冷者，属实热证。热汗，兼见汗出黏腻、面赤烘热、烦躁、小便色黄、舌苔薄黄者，多因脾胃湿热或心脾积热所致；兼见两颧红赤、五心烦热、舌红少苔等，多因阴虚内热、迫津外泄所致。

3. 辨汗出部位 头汗，既可因表虚不固、津液不藏所致，亦可因中焦湿热蕴结、迫津上越所致，兼见面赤、心烦、口渴、舌尖红、苔薄黄。遍身汗出或半身汗出，多系营卫不和所致。手足心汗出量多，其病位多责之于脾，兼见胸闷、便溏、肢倦乏力、尿短赤、苔黄腻者，是脾胃湿热、津液郁蒸、旁达外泄所致。

（二）治法治则

小儿汗证从虚实论治，虚则补之，实则泻之。补法用于虚证，应视气血阴阳虚损的不同而补之；实证当予疏利。小儿汗证表虚不固者，治宜益气固表；气阴亏虚者，治宜益气养阴；营卫不和者，治宜调和营卫；阴虚火旺者，治宜滋阴降火；在补益的同时，结合收敛止汗。脾胃积热者，治宜疏利脏腑，清利湿热，使邪去正安，注意不可见汗止汗，或过早收敛，或一味收敛，以免邪滞留恋。

（三）临证方药

1. 表虚不固

症见：以自汗为主，或伴盗汗，头部、肩背汗出明显，动则益甚，神疲乏力，面色少华，平素易患伤风感冒，舌质淡，苔薄白，脉虚无力，指纹淡。

治法：益气固表敛汗。

方药：玉屏风散合牡蛎散加减。气短乏力、便溏者，加山药、炒白扁豆；纳呆者，加焦山楂、麦芽、炒莱菔子。

2. 营卫不和

症见：以自汗为主或伴盗汗，汗出遍身，微微汗出，持续性汗出，或半身或局部出汗，轻微怕风，舌质淡红，苔薄白，脉缓。

治法：调和营卫。

方药：黄芪桂枝五物汤加减。汗出较多者，加龙骨、麻黄根；卫强者，加荆芥；精神倦怠，胃纳不振，面色少华者，加党参、怀山药。

3. 气阴亏虚

症见：以盗汗为主，也常伴自汗，汗出遍身，汗出较多，神疲乏力，手足心热，舌质淡红，苔少或见剥苔，脉细弱或细数。

治法：益气养阴。

方药：生脉散加减。面色少华、乏力者，去麦冬，加黄芪、白术；低热，心烦，少寐者，加知母、酸枣仁、柏子仁；汗多不止者，加麻黄根、煅龙骨；低热口干，手足心灼热者，加白芍、地骨皮、牡丹皮。

4. 脾胃积热

症见：自汗或盗汗，以头部或四肢为多，汗出肤热，汗液黏稠或色黄染衣，口臭或口舌生疮，口渴不欲饮，面赤唇红，小便色黄，舌质红，苔黄或腻，脉滑数，指纹紫滞。

治法：清心泻脾，清利湿热。

方药：导赤散合泻黄散加减。口臭、舌苔黄腻者，加槟榔、枳实、胡黄连；小便短赤者，加滑石、车前草；汗渍色黄酸臭者，加茵陈蒿、佩兰、龙胆，或合用龙胆泻肝汤；烦躁少寐者，加首乌藤、酸枣仁；自汗、盗汗较甚者，加知母、地骨皮、浮小麦、糯稻根。

（四）其他疗法

1. 中成药

（1）玉屏风口服液　用于表虚不固证。

（2）生脉饮口服液　用于气阴亏虚证。

（3）虚汗停颗粒　用于气阴亏虚证。

2. 单方验方

（1）糯稻根 30g，浮小麦、碧桃干各 10g。水煎服。用于自汗。

（2）浮小麦 30g，麻黄根 10g。水煎代茶饮。用于自汗。

3. 药物外治

（1）五倍子方　五倍子粉、煅牡蛎、丁香各适量，温水或醋调成糊状，敷于脐部神阙穴，或足底涌泉穴，用胶布固定，晚敷晨取。用于盗汗。

（2）五倍子散敷脐方　五倍子、郁金各等份，研末，温开水调敷脐部。可用于各种汗证。

（3）药浴疗法　五倍子、乌梅、艾叶，水煎浴足。用于自汗、盗汗。

4. 推拿处方

自汗者，虚证，补脾经、揉肾顶、推补肾经、揉二人上马；实证，推补肾经、揉二人上马、清板门、清天河水、退六腑。盗汗者，补肾经、揉肾顶、补脾经、补肺经、推三关、分阴阳、揉小天心。

四、健康处方

1. 进行适当的户外活动，加强锻炼，增强小儿体质。

2. 汗出过多应补充水分，进食易于消化、营养丰富的食物。

3. 积极治疗各种急、慢性疾病，注意病后调护。

4. 汗出衣湿后，应及时用柔软干毛巾拭干皮肤，或扑以滑石粉、龙骨粉、牡蛎粉等。更换干净内衣，避免直接吹风受凉。

第十二节　手足口病

一、概述

手足口病是由感受手足口病时邪引起的急性发疹性传染病，以手掌、足跖、口腔及臀等部位斑丘疹、疱疹，或伴发热为特征。

本病为感受手足口病时邪，病位在肺脾两经。病机为时邪蕴郁肺脾，外透肌表。若邪毒随疹发外透肌表，则疱疹结痂向愈。有少数体弱患儿，邪盛正虚，邪毒枭张，内陷厥阴，出现神昏、抽搐等变证，危及生命。

二、诊断依据

（一）诊断要点

1. 病史 流行季节发病，常在发病前 1 ～ 2 周有与手足口病患儿接触史。潜伏期一般为 3 ～ 7 天，没有明显前驱症状。

2. 临床表现

（1）普通病例 发热伴手掌、足跖、口腔、臀部疱疹。起病急，发热多在 38℃左右，伴头痛、咳嗽、流涕、口痛、纳差、恶心、呕吐等症。发热同时口腔黏膜出现疱疹，继而手足、臀部出现斑丘疹、疱疹。疱疹手足部多见，一般 7 ～ 10 天消退，疹退后无瘢痕及色素沉着。

（2）重症病例 可见高热不退、头痛烦躁、嗜睡易惊、肢体抖动，甚至喘憋发绀、昏迷抽搐、汗出肢冷、脉微欲绝等症。

本病应与水痘、口疮、鹅口疮相鉴别。

（二）辨证要点

本病辨证主要辨轻重。轻症为风热邪毒外侵肺脾；重症为湿热蒸盛，蕴郁肺脾。

体弱而邪毒炽盛者，极易发生邪毒内陷心肝或邪毒犯心之变证。

三、证治概要

（一）治则治法

以清热祛湿解毒为原则。风热外侵证，治以宣肺解表，清热化湿；湿热蒸盛证，若偏湿盛者，治以利湿化湿为主；偏热重者，治以清热解毒为主。有变证者，治以息风开窍，或温阳扶正，或泻肺逐水。

（二）临证方药

1. 常证

（1）风热外侵

症见：发热轻微，或无发热，或流涕咳嗽、纳差恶心、呕吐泄泻，口腔、手掌、足跖部疱疹，分布稀疏，疹色红润，根盘红晕不著，疱液清亮；舌质红，苔薄黄腻，脉浮数。

治法：宣肺解表，清热化湿。

方药：甘露消毒丹加减。恶心呕吐者，加紫苏梗、竹茹；泄泻者，加泽泻、薏苡仁；高热者，加葛根、柴胡；肌肤痒甚者，加紫蝉蜕、白鲜皮。

中成药可选用清热解毒口服液。

（2）湿热蒸盛

症见：身热持续，烦躁口渴，小便黄赤，大便秘结，手掌、足跖、口腔黏膜及四肢、臀部疱疹，痛痒剧烈，甚或拒食，疱疹色泽紫暗，分布稠密，或成簇出现，根盘红晕显著，疱液混浊；舌质红绛，苔黄厚腻或黄燥，脉滑数。严重者伴嗜睡易惊、肢体抖动、昏迷抽搐，或喘憋发绀、汗出肢冷、脉微欲绝等危证。

治法：清热凉营，解毒祛湿。

方药：清瘟败毒饮加减。大便秘结者，加大黄、玄明粉；口渴喜饮者，加天花粉、麦冬、芦根；烦躁不安者，加淡豆豉、莲子心；疱疹溃烂不愈者，加儿茶、五倍子；高热者，加柴胡、葛根；湿重者，去知母、地黄，加藿香、滑石、竹叶。

中成药可选用清胃黄连丸。

2. 变证 湿热蒸盛阶段，患儿体弱，邪毒枭张，邪盛正虚，邪毒极易内陷，易发生变证。若出现壮热、神昏、抽搐者，为邪毒内陷厥阴心肝，治以解毒清热、息风开窍，宜送服安宫牛黄丸或紫雪丹；若见心悸、胸闷、气短者，治以益气回阳、救逆固脱，选用参附龙牡救逆汤加减；若见胸闷心悸、咳频气急、口唇发绀、咳吐粉红色泡沫样痰者，当泻肺逐水、温阳扶正，可予己椒苈黄丸合参附汤加减。变证须配合西医抢救治疗。

（三）其他疗法

1. 冰硼散、珠黄散任选 1 种，涂搽口腔患处，1 日 2 次。

2. 金黄散、青黛散任选 1 种，麻油调，敷于手足疱疹患处，1 日 2 次。

四、健康处方

1. 本病流行期间，勿带孩子去公共场所。发现疑似患者，应及时进行隔离，对密切接触者应隔离观察 7 ～ 10 天。

2. 注意搞好个人卫生，养成饭前便后洗手的习惯。

3. 处理好感染患儿的粪便及其他排泄物，对被其污染的日常用品、食具等应及时消毒处理。

4. 注意保持皮肤清洁，对疱疹切勿挠抓，以防破溃感染。对已有破溃感染者，可用金黄散或青黛散麻油调后敷患处，以收敛燥湿，助其痊愈。

第十三节　紫　癜

一、概述

紫癜亦称紫斑，是小儿时期常见的出血性疾病之一，临床以血液溢于皮肤、黏膜之下，出现瘀点瘀斑、压之不退色为特征，常伴有鼻衄、齿衄、尿血、呕血、便血等症状，属中医学血证范畴，其临床表现与西医学的过敏性紫癜和免疫性血小板减少症有相似之处。

小儿素体正气亏虚是发病之内因，外感风热时邪及其他异气是发病之外因。病位在心、肝、脾、肾。病机为外感风热邪毒及异气之邪，蕴阻肌表血分，迫血妄行，外溢肌肤；或素体心脾气血不足，气阴亏损，虚火上炎，血不归经，外溢肌肤，发为本病，表现以虚证为主。

1. 感受外邪　小儿为稚阴稚阳之体，气血未充，卫外不固，外感六淫之邪，六气皆易从火化，蕴郁皮毛肌肉之间；或者冒触异气，引动伏热；或饮食失节蕴生内热。风热、湿热或异气与气血相搏，热伤血络，迫血妄行，溢于脉外，渗于皮下，发为紫癜。邪重者，可伤及阴络，出现便血、尿血等。若血热损伤肠络，血溢络外，碍滞气机，可致剧烈腹痛；夹湿留注关节，则可见局部肿痛，屈伸不利。

2. 气阴不足　血生于脾，藏于肝，源于肾而主在心，血之运行赖心之推动、脾之统摄、肝之储藏。若心、肝、脾功能受损，血行不循常道，轻则外溢肌肤，重则吐衄便血。若小儿先天禀赋不足，或疾病迁延日久，耗气伤阴，病情由实转虚，或虚实夹杂。气虚则统摄无权，气不摄血，血液不循常道而溢于脉外；阴虚火旺，血随火动，渗于脉外，可致紫癜反复发作。

二、诊断依据

（一）诊断要点

1. 病史　部分患儿发病前可有上呼吸道感染或服食某些食物、药物等病史。

2. 临床表现　本病起病多较急，以皮肤、黏膜出现瘀点瘀斑为主症，可伴鼻衄、齿衄、呕血、便血、尿血等；严重者可见面色苍白等血虚气耗症状，甚则发生气随血脱之危症；部分患儿可有腹痛、呕吐、关节疼痛等临床表现。

3. 辅助检查　可行血小板计数，出血、凝血时间，血块收缩时间等检查以明确诊断。

（二）鉴别诊断

应注意鉴别本病是过敏性紫癜还是免疫性血小板减少症。

1. 过敏性紫癜　发病前可有上呼吸道感染或服食某些食物、药物等诱因。紫癜多见于下肢伸侧及臀部、关节周围。为高出皮肤的鲜红色至深红色丘疹、红斑或荨麻疹，大小不一，多呈对称性，分批出现，压之不退色。可伴有腹痛、呕吐、血便等消化道症状，游走性大关节肿痛及血尿、蛋白尿等。血小板计数，出血、凝血时间，血块收缩时间均正常。肾脏受累者尿常规可有镜下血尿、蛋白尿等肾脏损伤表现。肾组织活检可确定肾脏病变性质。有消化道症状者大便隐血试验多为阳性。

2. 免疫性血小板减少症　皮肤黏膜见瘀点、瘀斑。瘀点多为针尖样大小，一般不高出皮面，多不对称，可遍及全身，但以四肢及头面部多见。可伴有鼻衄、齿衄、尿血、便血等，严重者可并发颅内出血。血小板计数显著减少，出血时间延长，骨髓中成熟巨核细胞减少，血块收缩不良，束臂试验阳性。

三、证治概要

（一）辨证思路

本病辨证以八纲辨证为纲，辨病与辨证相结合。

1. 辨虚实 根据起病、病程、紫癜颜色等辨虚实。起病急，病程短，紫癜颜色鲜明者多属实；起病缓，病情反复，病程延绵，紫癜颜色较淡者多属虚。

2. 辨轻重 以出血量的多少及是否伴有肾脏损害或颅内出血等作为依据。凡出血量少者为轻症；出血严重伴大量便血、血尿、明显蛋白尿者为重症；头痛、昏迷、抽搐等则为危症。

3. 辨病与辨证相结合 过敏性紫癜早期多为风热伤络，血热妄行，常兼见湿热痹阻或热伤胃络，后期多见阴虚火旺或气不摄血；免疫性血小板减少症急性型多为血热妄行，慢性型多为气不摄血或阴虚火旺。

（二）治法治则

本病的治疗，实证以清热凉血为主，随证配用祛风通络、缓急和中之品；虚证以益气摄血、滋阴降火为主。紫癜为离经之血，皆属瘀血，常在辨证的基础上加用活血化瘀之品。临证须注意证型之间的相互转化或同时并见，治疗时要分清主次，统筹兼顾。

（三）临证方药

1. 风热伤络证

症见：起病较急，全身皮肤紫癜散发，尤以下肢及臀部居多，呈对称分布，色泽鲜红，大小不一，或伴痒感，可有发热、腹痛、关节肿痛、尿血等，舌质红，苔薄黄，脉浮数。

治法：祛风清热，凉血安络。

方药：银翘散（《温病条辨》）加减。皮肤瘙痒者，加白鲜皮、地肤子、蝉蜕；咳嗽者，加桑叶、菊花、前胡；便血者，加苦参、槐花炭；腹痛者，加木香、赤芍；尿血者，加藕节炭、白茅根、大蓟、小蓟；关节肿痛者，加秦艽、防己、牛膝。

2. 血热妄行证

症见：起病较急，皮肤出现瘀点瘀斑，色泽鲜红，或伴鼻衄、齿衄、便血、尿血，血色鲜红或紫红，同时见心烦、口渴、便秘，或伴腹痛，或有发热，舌质红绛，脉数有力。

治法：清热解毒，凉血止血。

方药：犀角地黄汤（《备急千金要方》）加味。皮肤紫斑多者，加丹参、荆芥、忍冬藤；便血者，加地榆、血余炭、槐花炭；腹痛者，加木香、白芍；尿血者，加大蓟、小蓟、白茅根；关节肿痛者，加忍冬藤、海风藤、牛膝；便秘者，加大黄；目赤者，加青黛、菊花。若出血过多，突然出现面色苍白，四肢厥冷，汗出脉微者，为气阳欲脱，急用独参汤或参附汤回阳固脱；若气阴两衰者，则用生脉散以救阴生津，益气复脉。

3. 气不摄血证

症见：起病缓慢，病程迁延，紫癜反复出现，瘀斑、瘀点颜色淡紫，常有鼻衄、齿衄，面色苍黄，神疲乏力，食欲不振，头晕心慌，舌淡苔薄，脉细无力。

治法：健脾养心，益气摄血。

方药：归脾汤（《济生方》）加减。腹痛便血者，加乌梅、白芍、地榆；出血不止者，加鸡血藤、血余炭、阿胶；兼有风邪表证者，可酌加荆芥、防风、牛蒡子；神疲肢冷，腰膝酸软，面色苍白者，为肾阳亏虚，加鹿茸、肉苁蓉、巴戟天。

4. 阴虚火旺证

症见：紫癜时发时止，鼻衄、齿衄或尿血，血色鲜红，手足心热，低热盗汗，心烦少寐，大便干燥，小便黄赤，舌光红，苔少，脉细数。

治法：滋阴清热，凉血化瘀。

方药：大补阴丸（《丹溪心法》）加减。若腰膝酸软甚者，加山茱萸、枸杞子、女贞子；鼻衄、齿衄者加白茅根、焦栀子；尿血色红者，可另冲服琥珀粉、三七粉；低热者，加银柴胡、地骨皮；盗汗者，加煅牡蛎、煅龙骨、五味子。

（四）其他疗法

1. 中成药

（1）银黄颗粒（口服液） 用于风热伤络证。

（2）血康口服液　用于血热妄行证。

（3）知柏地黄丸　用于阴虚火旺证。

（4）归脾丸　用于气不摄血证。

2. 针灸疗法

（1）灸法　取穴八髎、腰阳关。艾炷隔姜灸。每穴灸45分钟，1日1次，半个月为1疗程。用于气不摄血证、阴虚火旺证。

（2）体针　主穴取曲池、足三里。备穴取合谷、血海。先刺主穴，必要时加刺备穴。有腹痛加刺三阴交、太冲、内关。用于过敏性紫癜。

3. 西医治疗

（1）过敏性紫癜　积极寻找和去除致病因素，如控制感染，补充维生素。有荨麻疹或血管神经性水肿时，应用抗组胺药物和钙剂。腹痛时应用解痉剂，消化道出血时应禁食，可静脉滴注西咪替丁，必要时输血。急性期对腹痛和关节痛者可应用肾上腺皮质激素，症状缓解后即可停用。重症过敏性紫癜肾炎若并发肾炎且经激素治疗无效者，可考虑联合用免疫抑制剂如硫唑嘌呤、环磷酰胺（冲击或口服）以抑制严重免疫损伤，有利于保护残存肾功能。

（2）免疫性血小板减少症　急性型可用大剂量丙种球蛋白、短疗程肾上腺皮质激素等，病情重者可考虑大剂量甲泼尼龙、血小板输注、血浆置换等。慢性型必要时行脾切除术。

四、健康处方

1. 积极参加体育活动，增强体质，提高抗病能力，避免感冒。

2. 对于过敏性紫癜要尽可能找出引发的各种原因。积极防治上呼吸道感染，控制扁桃体炎、鼻窦炎、龋齿等慢性感染性病灶。驱除体内各种寄生虫，根据个人体质，避免进食引起过敏的食物及药物。

3. 对于免疫性血小板减少症患者，要注意预防急性呼吸道感染、麻疹、水痘、风疹及肝炎等疾病，以防诱发或加重病情。

4. 急性期或出血量多时，要卧床休息，限制患儿活动，消除其恐惧紧张心理。

5. 避免跌倒碰撞，以免引起出血。

6. 血小板计数低于$20 \times 10^9/L$时，要密切观察病情变化，防治各种创伤与颅内出血。

7. 饮食宜清淡，富于营养，易于消化。呕血、便血者应进半流质饮食，忌硬食及粗纤维食物，忌辛辣刺激食物。免疫性血小板减少症患儿平素可多吃带衣花生、红枣等食物。

第十四节　水　痘

一、概述

水痘是由水痘-带状疱疹病毒引起的以皮肤出疹为主的急性呼吸道传染病，临床以发热，皮肤黏膜分批出现红色斑丘疹、疱疹、结痂，且同时存在为主要特征。因其疱疹内含水液，形态椭圆，状如豆粒，故称为水痘。

本病为感受水痘时邪，主要病机为时邪蕴郁肺脾，湿热蕴蒸，透于肌表。病位在肺脾。轻症时邪仅犯肺脾两经，感邪重，邪毒炽盛，内犯气营，则见壮热烦躁，水痘密集等邪炽气营证。邪炽气营阶段，正不胜邪，易内陷转为变证，出现昏迷、抽搐等邪毒内陷厥阴心肝之证；或高热，咳嗽，气喘，口唇青紫等邪毒闭肺之证。并发变证者，严重者可危及生命。

二、诊断依据

（一）诊断要点

1. 病史　常在发病前2～3周有水痘患者接触史。

2. 临床表现　典型的水痘分为疹前期和出疹期。

（1）疹前期　起病急，初起发热，体温大多不高，有咳嗽、清涕、食少等症。

（2）出疹期　全身皮疹常在1～2天内出现，始见于头皮、面部，为红色斑丘疹，很快变成疱疹，疱疹呈椭圆形，大小不一，内含水液，疱浆清亮，周围红晕，常伴有瘙痒，继而结痂，痂盖脱离后不留瘢痕。皮疹以躯干部较多，四肢较少，分批出现，此起彼落，在同一时期，斑丘疹、疱疹、干痂并见。病情严重者，出现壮热烦躁，神志模糊，咳嗽气喘，鼻扇痰鸣，口唇紫绀，或昏迷、抽搐等症。全身水痘稠密，甚至累及口咽、阴部出现溃疡性损害，或皮疹出之不畅，疹色暗紫，疱浆混浊，周围红晕显露，肤痒难忍。

本病当与水疥（丘疹样荨麻疹）、脓疱疮、缠腰火丹（带状疱疹）相鉴别。

（二）辨证要点

本病辨证主要辨轻重。轻症多邪在卫分、气分，全身症状轻；重症多邪在气营、营血分，全身症状重。

三、证治概要

（一）治则治法

本病以清热化湿解毒为基本治则。根据不同证型，分别治以疏风清热、利湿解毒、清气凉营、解毒渗湿。对邪陷心肝、邪毒闭肺之变证，治以清热解毒、镇惊开窍、开肺化痰。

（二）临证方药

1. 常证

（1）邪伤肺卫

症见：发热恶寒，或无发热，鼻塞流涕，喷嚏，咳嗽，1～2天后分批出现皮疹，初为斑疹、丘疹，继而疱疹、结痂，疹色红润，疱疹呈椭圆形，疱浆清亮，根盘红晕，分布稀疏，此起彼伏，以躯干为中心，呈向心性分布，伴有痒感，舌苔薄白，脉浮数，或指纹紫。

治法：疏风清热，利湿解毒。

方药：银翘散加减。发热、咽痛者，加桑叶、射干、玄参；咳嗽有痰者，加苦杏仁、浙贝母；皮肤瘙痒者，加防风、蝉蜕、地肤子；疱疹密集色红者，加蒲公英、车前子。

中成药可选双黄连口服液。

（2）邪炽气营

症见：壮热不退，烦躁不安，口渴欲饮，面红目赤，大便干结，小便短黄，皮疹疹色紫暗，疱浆混浊，根盘红晕明显，分布密集，甚至可见出血性皮疹、紫癜，皮疹呈离心性分布，舌红或绛，苔黄糙而干，脉数有力，或指纹紫滞。

治法：清气凉营，解毒化湿。

方药：清胃解毒汤加减。皮肤瘙痒，疱疹密集者，加蝉蜕、地肤子、白鲜皮；疱疹密集色红者，加蒲公英；口舌生疮、大便干结者，加大黄、全瓜蒌；津液耗伤，口唇干燥者，加麦冬、芦根。

中成药可选清瘟解毒丸。

2. 变证 邪炽气营阶段，因体虚邪毒化火，正不胜邪，易内陷转为变证，若出现高热咳嗽气喘、鼻扇、口唇青紫等症，为邪毒闭肺之变证，治以清热解毒，开肺化痰，予麻杏石甘汤加减。若突然出现高热，神志模糊，甚至昏迷、抽搐等症，为邪毒内陷心肝之变证，治以清热解毒，镇惊开窍，给予清瘟败毒饮加减，加用安宫牛黄丸清热涤痰开窍。

（三）其他疗法

药物外治

（1）苦参30g，芒硝30g，浮萍15g。煎水外洗。1日2次。用于水痘皮疹较密，瘙痒明显者。

（2）青黛30g，煅石膏50g，滑石50g，黄柏15g，冰片10g，黄连10g。共研细末，和匀，拌油适量，调搽患处。1日2次。用于水痘疱浆混浊或疱疹破溃者。

四、健康处方

1. 妊娠早期孕妇接触水痘后，应给予水痘-带状疱疹免疫球蛋白肌内注射，如患水痘应终止妊娠，避免发生先天性水痘综合征。

2. 控制传染源，水痘患儿应隔离至疱疹结痂为止。已接触水痘者应检疫3周，并立即给予水痘减毒活疫苗肌内注射。被水痘患儿污染的被服及用具，应进行消毒。

3. 对使用大剂量肾上腺皮质激素、免疫抑制剂患儿，及免疫功能受损、恶性肿瘤患儿，在接触水痘72小时内可肌内注射水痘-带状疱疹免疫球蛋白，以预防本病；已发生水痘者应立即减量或停用。

4. 对水痘伴发热的患儿，应避免使用水杨酸制剂，以免发生瑞氏综合征。

5. 保持室内空气新鲜及皮肤清洁。

6. 对重症水痘患儿应密切观察病情变化，及早发现变证。

第十五节 痄 腮

一、概述

痄腮是由腮腺炎时邪（流行性腮腺炎病毒）引起的一种时行疾病，以发热，耳下腮部肿胀、疼痛为主要临床特征。亦称“时行腮肿”“温毒”“蛤蟆瘟”“鸬鹚瘟”等。

外感腮腺炎时邪为本病病因。邪毒壅阻少阳经脉，凝滞腮部为本病的主要病机。由于邪之轻重、病之深浅不同，又有温毒在表、热毒蕴结的区别。邪传他经，有窜睾入腹、内陷心肝之变。

二、诊断依据

（一）诊断要点

1. 病史 好发于冬春季，发病前 2 ～ 3 周有流行性腮腺炎患儿接触史。

2. 临床表现 病初可有发热、头痛、呕吐等症状。腮腺肿胀常先起于一侧，2 ～ 3 天后对侧亦肿大，其肿胀范围以耳垂为中心，向前、后、下扩展，边缘不清。表皮不红，触之有弹性及压痛。腮腺管口可见红肿，可有颌下腺、舌下腺肿大。可并发脑膜脑炎、睾丸炎、卵巢炎、胰腺炎等。

本病当与发颐相鉴别。

（二）辨证要点

本病辨证当以经络辨证为主，辨其病变部位，同时需辨常证、变证之轻重。

三、证治概要

（一）治则治法

本病以清热解毒，消肿散结为基本治则。温毒在表者，配以疏风散邪；热毒入里者，重用清热解毒。邪毒传变，窜睾入腹者，佐以清肝泻火；内陷心肝者，佐以息风开窍。

（二）临证方药

1. 常证

（1）温毒外袭

症见：轻微发热、恶寒，一侧或两侧耳下腮部漫肿疼痛，咀嚼不便，或有头痛、咽红、纳少，舌质红，苔薄白或薄黄，脉浮数。

治法：疏风清热，消肿散结。

方药：柴胡葛根汤加减。热甚者，加生石膏；咽喉肿痛者，加马勃、玄参、甘草；纳少、呕吐者，加竹茹、陈皮；发热、恶寒者，加白芷、紫苏叶。

中成药可选蒲地蓝消炎口服液、腮腺炎片。

（2）热毒蕴结

症见：高热，一侧或两侧耳下腮部肿胀疼痛，坚硬拒按，张口咀嚼困难，或有烦躁不安，口渴欲饮，头痛，咽红肿痛，颌下肿块胀痛，纳少，大便秘结，尿少而黄，舌红苔黄，脉滑数。

治法：清热解毒，散结软坚。

方药：普济消毒饮加减。热甚者，加生石膏、知母；腮部肿甚者，加蒲公英、海藻、昆布；呕吐者，加竹茹；便秘者，加大黄、玄明粉。

中成药可选连花清瘟颗粒。

2. 变证

（1）邪陷心肝

症见：在腮肿的同时，出现高热不退，烦躁不安，头痛项强，呕吐，嗜睡神昏，四肢抽搐，舌质红，苔黄，脉弦数。

治法：清热解毒，息风开窍。

方药：清瘟败毒饮加减。头痛剧烈，恶心呕吐者，加龙胆、天竺黄、车前子；神志昏迷者，加至宝丹；抽搐频作者，加紫雪散。

中成药可选安宫牛黄丸、安脑丸。

（2）毒窜睾腹

症见：腮部肿胀消退后，一侧或双侧睾丸肿胀疼痛，或脘腹、少腹疼痛，痛时拒按，或有恶心呕吐，腹胀泄泻，舌红苔黄，脉数。

治法：清肝泻火，活血止痛。

方药：龙胆泻肝汤加减。睾丸肿大明显者，加青皮、莪术；脘腹痛甚伴呕吐者，加郁金、竹茹；少腹痛甚伴腹胀、便秘者，加大黄、枳壳、木香。

（三）其他疗法

1. 针灸

取穴：翳风、颊车、合谷、外关、关冲。

加减：温毒外袭者，加风池、少商；热毒蕴结者，加商阳、曲池、大椎；睾丸肿痛者，加太冲、曲泉；惊厥神昏者，加水沟、十宣；脘腹疼痛者，加中脘、足三里、阳陵泉。

用泻法，强刺激，1 日 1 次，每次留针 30 分钟，或点刺放血。

2. 灯火燋法 取角孙、阳溪，剪去头发，常规消毒。取一段灯心草或一根火柴棒，蘸麻油适量，点燃，对准穴位迅速灼灸。1 日 1 次，连用 3 ～ 4 日。

3. 外治法

（1）如意金黄散适量，以醋或茶水调，外敷患处，每日 1 ～ 2 次。

（2）玉枢丹每次 0.5 ～ 1.5g，以醋或水调匀，外敷患处，每日 1 ～ 2 次。

（3）新鲜仙人掌，每次取一块，去刺，洗净后捣泥或切成薄片，贴敷患处，每日 1 ～ 2 次。

四、健康处方

1. 流行期间，易感儿勿去公共场所。有接触史的可疑患儿，要及时隔离观察检疫 3 周。
2. 发病期间应隔离治疗，直至腮部肿胀完全消退。患儿的衣被、用具等物品均应煮沸清毒。
3. 患儿应卧床休息直至热退，并发睾丸炎者适当延长卧床休息时间。
4. 宜给易消化、清淡流质饮食或软食，忌吃酸、硬、辣等刺激性食物。
5. 对于高热、头痛、嗜睡、呕吐者密切观察病情，及时给予必要的处置。睾丸肿大痛甚者，局部可给予冷湿敷，并用纱布做成吊带，将肿胀的阴囊托起。

第十六节 新生儿黄疸

一、概述

新生儿黄疸（neonatal jaundice）是因胆红素在体内积聚而引起的皮肤黏膜或其他器官黄染。新生儿血中胆红素超过 85μmoL/L（5mg/dL）可出现肉眼可见的黄疸。当血中非结合胆红素过高时，可引起胆红素脑病（核黄疸），造成神经系统的永久性损害，常留有后遗症，表现为智力低下、脑瘫及核黄疸四联症（包括手足徐动症、眼球向上转动障碍、听觉障碍及牙釉质发育不良），严重者可导致死亡。

新生儿黄疸分为生理性黄疸与病理性黄疸。

二、诊断要点

（一）诊断依据

1. 生理性黄疸 ①一般情况良好；②足月儿生后 2 ～ 3 天出现黄疸，4 ～ 5 天达高峰，5 ～ 7 天消退，最迟不超过 2 周；早产儿黄疸多于生后 3 ～ 5 天出现，5 ～ 7 天达高峰，7 ～ 9 天消退，最长可延迟到 3 ～ 4 周；③血清胆红素足月儿＜ 221μmol/L（12.9mg/dL），早产儿＜ 257μmol/L（15mg/dL）。符合以上 3 项，并排除病理性黄疸后方可确定为生理性黄疸。

2. 病理性黄疸 ①生后 24 小时内出现黄疸；②血清胆红素，足月儿＞ 221μmol/L（12.9mg/dL），早产儿＞ 257μmol/L（15mg/dL），或每日上升超过 85μmol/L（5mg/dL）；③黄疸持续时间，足月儿＞ 2 周，早产儿＞ 4 周；

④黄疸退而复现；⑤血清结合胆红素＞34μmol/L（2mg/dL）。具备上述任何一项者均可诊断为病理性黄疸。

（1）症状　黄疸出现早（出生24小时内），发展快，黄色明显，也可消退后再次出现，或黄疸出现迟，持续不退，日渐加重。不欲吮乳，大便或呈灰白色。

（2）体征　反应一般，精神倦怠，肝脾可见肿大。合并脑损伤可见肌张力改变。

（3）辅助检查

① 血清胆红素、黄疸指数显著增高。

② 尿胆红素阳性，尿胆原试验阳性或阴性。

③ 母子血型测定，可检测因ABO或Rh血型不合引起的溶血性黄疸。

④ 肝功能可正常。

⑤ 肝炎综合征应做肝炎相关抗原抗体系统检查。

（二）鉴别诊断

病理性黄疸应结合其伴随症状及相关检查进一步明确病因：

1. 黄疸伴贫血，网织红细胞增高，为溶血性黄疸。

2. 黄疸伴有中毒症状，如精神萎靡、不哭、体温不升或有波动，多为败血症。

3. 黄疸伴消化道症状，血清胆红素有波动，多考虑新生儿肝炎。

4. 母乳性黄疸多在生后3～8天出现，1～3周达高峰，6～12周消退，停喂母乳3～5天，黄疸明显减轻或消退有助于诊断。

5. 黄疸伴肝脏进行性肿大，大便灰白，黄疸逐渐加深，多为胆道闭锁。

由于新生儿黄疸产生原因较多且发病机制复杂，需详细询问病史、全面体格检查和必要的影像学、实验室检查以明确病因。

（三）并发症

胆红素脑病：因血液中非结合胆红素增高，通过血脑屏障进入中枢神经系统导致神经细胞的中毒性病变，是最严重的并发症。初期表现为嗜睡，吸吮减弱，肌张力减低；痉挛期表现为凝视，高热，哭声高尖，抽搐，角弓反张，呼吸衰竭，脑出血，甚至死亡；恢复期痉挛减轻，吸吮、反应、肌张力等逐渐恢复，约持续2周。多遗留后遗症。

三、防治措施

（一）病因治疗

1. 新生儿肝炎　以保肝治疗为主，供给充分的热量及维生素。禁用对肝脏有毒的药物。

2. 先天性胆道闭锁　强调早期诊断，早期手术治疗。

3. 新生儿败血症　一般应联合应用抗生素静脉给药治疗，要早用药、足疗程，同时注意药物的副作用。

4. 其他　注意防止低血糖、低体温，纠正缺氧、贫血、水肿和心力衰竭等。

（二）对症治疗

1. 光照疗法　简称光疗，是降低血清非结合胆红素简单而有效的方法。

指征：一般足月儿血清总胆红素＞205μmol/L（12mg/dL），均可给予光疗；由于早产儿的血脑屏障尚未发育成熟，胆红素更易引起神经系统损害，因此对于高危新生儿可放宽指标，对超低、极低出生体重儿可预防性光疗。

2. 药物治疗　①供给白蛋白：输血浆每次10～20mL/kg或白蛋白1g/kg，以增加其与非结合胆红素的结合，减少胆红素脑病的发生。②纠正代谢性酸中毒：利于非结合胆红素与白蛋白的结合。③肝酶诱导剂：能增加葡萄糖醛酸转移酶（UDPGT）的生成和肝脏摄取非结合胆红素的能力。常用苯巴比妥每日5mg/kg，分2～3次口服，共4～5日。

3. 换血疗法　主要是换出部分血中游离抗体和致敏红细胞，减轻溶血；换出血中大量胆红素，防止发生胆红素脑病；纠正贫血，改善携氧，防止心力衰竭。

（三）社区预防

1. 妊娠期及哺乳期母亲，饮食应清淡，营养丰富，忌饮酒及过食辛热、油腻、生冷食物。如孕母有肝炎病史，或曾产育病理性黄疸婴儿者，采取相应预防性用药措施。

2. 新生儿生后应注意保暖，尽早频繁有效地吸吮，促进胎便顺利排出，减少高胆红素血症的发生。

3. 保持新生儿皮肤、脐部、臀部清洁，避免损伤，防止感染。

4. 双向转诊。新生儿黄疸经治疗后无好转，出现嗜睡，双目凝视，高热，哭声高尖，抽搐，角弓反张等症状，转至上级医院或专科医院治疗，病情稳定后转回基层卫生服务机构随访。

四、健康管理

1. 注意观察黄疸患儿的全身情况，有无吮乳困难、嗜睡、精神萎靡、两目斜视、四肢强直或抽搐等症，以便早期诊治。

2. 加强新生儿抚触，背部抚触可刺激背部皮神经，反射性引起脊髓排便中枢兴奋，从而加快胎粪尽早排泄。

第十七节　支气管肺炎

一、概述

肺炎是由不同病原体或其他因素所致的肺部炎症，主要临床表现为发热、咳嗽、气促、呼吸困难和肺部固定性中、细湿啰音。肺炎是儿科常见病，也是我国住院小儿死亡的第一位原因。重症患儿可累及循环、神经及消化系统等而出现相应的临床症状，如心力衰竭、缺氧中毒性脑病及缺氧中毒性肠麻痹。

小儿肺炎按病因分类：病毒性肺炎，细菌性肺炎，支原体肺炎，衣原体肺炎，真菌性肺炎等。

按病理分类：大叶性肺炎，小叶性肺炎（支气管肺炎），间质性肺炎。

按病情分类：呼吸系统症状为主，无全身中毒症状，为轻症。除呼吸系统受累外，其他系统亦受累，且全身中毒症状明显，为重症。

按病程分类：病程＜1个月，为急性肺炎；1～3个月为迁延性肺炎；大于3个月为慢性肺炎。

按肺炎发生地点分类：社区获得性肺炎，指原本健康的儿童在医院外获得的感染性肺炎，包括了感染了既有明确潜伏期的病原体而在入院后潜伏期发病的肺炎。医院获得性肺炎，又称医院内肺炎，患儿入院时不存在，也不处于潜伏期而在入院≥48小时发生的感染性肺炎，包括在医院感染而于出院48小时内发生的肺炎。

支气管肺炎是累及支气管壁和肺泡的炎症，为儿童时期最常见的肺炎，2岁以内多发。北方多发于冬春寒冷季节或气候骤变时，室内居住拥挤、通风不良、空气污浊、致病性微生物增多，易导致肺炎。营养不良、维生素D缺乏性佝偻病、先天性心脏病、低出生体重儿、免疫缺陷者易患肺炎。

二、诊断要点

（一）诊断依据

依据发热、咳嗽、急促或呼吸困难的症状，肺部听诊闻及中细湿啰音和（或）胸片有斑片影或有肺炎改变可以诊断为支气管肺炎。

确诊支气管肺炎后应进一步了解引起肺炎的可能病原体和病情的轻重。若反复发作，还应尽可能明确反复感染的原发疾病或诱因。

1. 症状

（1）发热　热型不定，多为不规则热，或弛张热或稽留热。新生儿、重度营养不良患儿体温不升或低于正常。

（2）咳嗽　较频繁，早期为刺激性干咳，恢复期咳嗽有痰。

（3）气促　多在发热咳嗽后出现。两个月以下婴儿呼吸频率≥60次/分、2～12个月婴儿呼吸频率≥50次/分、1～5岁小儿呼吸频率≥40次/分。

（4）全身症状　精神不振、食欲减退、烦躁不安、轻度腹泻或呕吐。

2. 体征

（1）呼吸增快，并可见鼻翼扇动或吸气性凹陷。

（2）发绀　口周、鼻唇沟和指（趾）甲发绀。

（3）肺部啰音　早期不明显，以后可闻及固定的中细湿啰音。

3. 重症肺炎的表现

（1）心血管系统　心肌炎、心包炎、心力衰竭。

（2）神经系统　缺氧中毒性脑病。

（3）消化系统　缺氧中毒性肠麻痹。

（二）辅助检查

1. 血常规检查　细菌性肺炎白细胞计数升高，中性粒细胞增多。病毒性肺炎白细胞计数大多正常或偏低，可有淋巴细胞绝对值增高或降低。细菌感染或支原体感染时C反应蛋白多上升，病毒感染时上升不明显。

2. 病原学检查　相关抗原抗体检查可明确诊断，常见混合感染。

3. 胸部X线检查　两肺下野、中内带出现大小不等的点状或小斑片状影，或融合成大片状阴影，甚至波及节段。可有肺气肿、肺不张。

（三）鉴别诊断

1. 支气管哮喘　儿童哮喘可无明显喘息发作，主要表现为持续性咳嗽，X线示肺纹理增多、排列紊乱和肺气肿。过敏体质，肺功能检测及支气管激发试验或舒张试验有助于鉴别。

2. 支气管异物　有异物吸入史，突然出现呛咳，可有肺不张和肺气肿。若病程迁延，有继发感染则类似肺炎或合并肺炎，需注意鉴别。支气管纤维镜检查可确定诊断。

三、防治措施

采用综合治疗，原则为改善通气，控制炎症，对症治疗、防止和治疗并发症。

（一）一般治疗及护理

室内空气要流通，饮食宜营养丰富，注意隔离，防止交叉感染。注意水、电解质的补充，纠正酸中毒和电解质紊乱。

（二）抗感染治疗

1. 抗菌治疗　明确为细菌感染或病毒感染继发细菌感染者应使用抗生素。根据不同病原体选择抗菌药物。用药时间一般应持续至体温正常后5～7天。支原体肺炎至少使用抗生素药物2～3周。抗生素使用原则：①有效和安全是首要原则；②根据病原菌选择敏感药物；③选择的药物在肺组织中应有较高的浓度；④适宜剂量，合适疗程；⑤轻症患儿口服抗菌药物有效且安全；⑥重症患儿宜静脉联合用药。

2. 抗病毒治疗　可选用喜炎平注射液、热毒宁注射液。流感病毒感染，可用磷酸奥司他韦口服。α干扰素注射或雾化吸入。

（三）糖皮质激素

可减少炎症渗出，解除支气管痉挛，改善血管通透性和微循环，降低颅内压。疗程3～5天。

（四）并发症及并存症治疗

1. 肺炎合并心力衰竭的治疗　镇静吸氧，强心利尿。

2. 肺炎合并缺氧中毒性脑病的治疗　脱水疗法，改善通气，扩血管、止痉、应用糖皮质激素、促进脑细胞恢复。

3. 并存佝偻病、贫血、营养不良者　给予相应治疗。

（五）生物制剂

重症患儿可酌情给予血浆和静脉用丙种球蛋白，3～5天为一个疗程。

（六）双向转诊

小儿肺炎出现心力衰竭、缺氧中毒性脑病等并发症，转至上级医院或专科医院，病情稳定后转回基层卫生服务机构治疗。

四、健康管理

1. 增强体质，减少被动吸烟，室内通风，积极防治营养不良、贫血及佝偻病等，注意手卫生，避免交叉感染。

2. 针对某些常见细菌和病毒病原，疫苗接种可有效降低儿童肺炎患病率。

第十八节　急性肾小球肾炎

一、概述

急性肾小球肾炎简称急性肾炎，广义上是指一组病因不一的肾小球疾患，临床表现为急性起病，多有前期感染，以血尿为主，伴有不同程度的蛋白尿、水肿、高血压或肾功能不全。小儿时期以急性链球菌感染后肾小球肾炎占绝大多数。以 5 ～ 14 岁为多见，2 岁以下少见。男女比例是 2:1，预后一般良好，多数在半年内恢复正常。少数可因反复感染病情迁延，表现为尿常规有少量红细胞或轻微蛋白，可持续 1 ～ 3 年，其中多数仍能恢复。

最常见的是 A 组乙型溶血性链球菌的某些致肾炎菌株，细菌型随感染部位而不同：咽部感染多为 12 型；皮肤感染多为 49 型。某些病毒（如流感病毒、腮腺炎病毒、柯萨奇病毒 B4 和埃可病毒等）、真菌、钩端螺旋体、立克次体和疟原虫等感染也可并发急性肾炎。细菌感染多数通过抗原 - 抗体免疫反应引起肾小球毛细血管炎症病变；而病毒和其他病原体则直接侵袭肾组织而致肾炎，在尿中常能分离到致病源。

二、诊断要点

（一）诊断依据

根据急性起病，1 ～ 3 周前有链球菌感染史（上呼吸道或皮肤感染），典型表现为浮肿，高血压和血尿，不同程度蛋白尿，急性期血清抗链球菌溶血素 O（ASO）滴度升高，总补体及 C3 暂时性下降，可临床诊断为急性肾炎。

1. 症状　急性期常有全身不适、乏力、食欲不振、发热、头痛、头晕、咳嗽、气急、恶心、呕吐、腹痛及鼻出血等症状。水肿时尿量减少，肉眼血尿严重者可伴有排尿困难。

2. 体征　70% 的病例有水肿，一般仅累及眼睑及颜面部，重者 2 ～ 3 天遍及全身，呈非凹陷性。1 周后常随着尿量的增多而水肿消退。30% ～ 80% 病例早期可有血压增高，1 ～ 2 周后随尿量增多血压可逐渐下降，少数可迁延 1 ～ 2 个月。

3. 辅助检查

（1）尿常规　血尿，尿镜检除见多少不等的红细胞外，可见白细胞、颗粒管型、细胞管型等。尿蛋白多在（+）～（+++）之间，且与血尿的程度相平行。

（2）血常规　白细胞计数可增高或正常；血沉加快。

（3）功能检查　血尿素氮和肌酐可增高，肌酐清除率降低，随利尿消肿多数迅速恢复正常。

（4）血清补体　急性期绝大多数患儿总补体溶血活性（CH50）及 C3、C5 ～ C9 下降，90% 以上于病后 8 周前恢复。

（5）抗链球菌抗体检查　上呼吸道链球菌感染者，其 ASO 60% ～ 80% 滴度升高，一般于 10 ～ 14 天后开始上升，3 ～ 5 周达高峰，半数患儿半年后恢复正常。皮肤感染者 ASO 升高不明显，抗脱氧核糖核酸和抗透明质酸酶滴度升高。

（二）鉴别诊断

1. 原发性肾病综合征　具有肾病综合征表现的急性肾炎需与原发性肾病综合征鉴别。若患儿呈急性起病，有明确的链球菌感染的证据，血清 C3 降低，肾组织活体检查病理为毛细血管内增生性肾炎者有助于急性肾炎的诊断。

2. 急性泌尿系感染　少数可有肉眼血尿，但多无浮肿及血压增高，多有膀胱刺激征、发热及全身感染症状，尿检有大量的白细胞或 / 和脓细胞，尿细菌培养阳性可明确诊断。

（三）严重表现

少数患儿在疾病早期（2 周之内）可出现下列严重症状。

1. 严重循环充血　常发生在起病 1 周内，由于水、钠潴留，血浆容量增加而出现循环充血。当肾炎患儿出现呼吸急促和肺部有湿啰音时，应警惕循环充血的可能性，严重者可出现呼吸困难、端坐呼吸、颈静脉怒张、频咳、咳粉红色泡沫样痰、两肺满布湿啰音、心脏扩大，甚至出现奔马律、肝大而硬、水肿加剧。

2. 高血压脑病 脑血管痉挛，导致缺血、缺氧、血管渗透性增高而发生脑水肿。也有人认为是由脑血管扩张所致。常发生在疾病早期，血压升高，往往在（150 ～ 160）/（100 ～ 110）mmHg 以上。年长儿会主诉剧烈头痛、呕吐、复视或一过性失明，严重者突然出现惊厥、昏迷。

3. 急性肾功能不全 常发生于疾病初期，由于尿少、尿闭，引起暂时性氮质血症、电解质紊乱和代谢性酸中毒，一般持续 3 ～ 5 天。

三、防治措施

（一）急性发作期的治疗

1. 休息 急性期必须卧床休息 2 ～ 3 周，待肉眼血尿消失，水肿减退，血压正常后方可下床轻微活动。血沉正常后可上学，3 个月内宜避免剧烈的体力活动。当尿沉渣细胞绝对计数正常后恢复正常活动。

2. 饮食 有水肿、高血压者应限盐及限水；有氮质血症者应限制蛋白质摄入；尿少尿闭时，应限制高钾食物。

3. 抗感染 有链球菌感染灶者应用青霉素 10 ～ 14 天，以彻底清除体内病灶中残余细菌，减轻抗原 - 抗体反应。

4. 利尿 水肿、尿少、高血压时可口服氢氯噻嗪，每日 1 ～ 2mg/kg，分 2 次口服；明显循环充血患儿可用呋塞米，每次 1mg/kg 静脉注射，每日 1 ～ 2 次。

5. 降压 凡经休息、限水、限盐、利尿而血压仍高者，或血压迅速升高至 140mmHg/90mmHg(18.5/12kPa)，且有明显自觉症状时，应给予降压。①卡托普利，为血管紧张素转换酶抑制剂，剂量自每日 0.3 ～ 0.5mg/kg 起，最大剂量每日 5 ～ 6mg/kg，分 3 次口服，作用较快，15 分钟即见效，与硝苯地平交替使用降压效果更佳。②硝苯地平（心痛定），开始剂量为每日 0.25mg/kg，最大剂量为每日 1mg/kg，分 3 次口服或舌下含服。

（二）社区预防

注意预防化脓性扁桃体炎、保持皮肤清洁是预防急性肾炎的有效措施。如已发生感染，应尽早使用抗生素治疗，并于 3 周内密切观察尿常规变化。

（三）双向转诊

急性肾小球肾炎出现高血压脑病（血压急剧增高伴视力障碍、惊厥、昏迷）、严重循环充血（咳嗽气急、胸闷、肺底部湿啰音、肝大压痛、心率快）、急性肾功能衰竭（严重少尿或无尿）时转至上级医院或专科医院治疗，待病情稳定后转回基层卫生服务机构随访。

四、健康管理

1. 注意休息。急性期必须卧床休息，3 个月内宜避免剧烈的体力活动。重症患儿必须住院治疗。
2. 水肿期应每日记录出入量，急性期高血压者每日测血压。
3. 水肿期保持皮肤，尤其褶皱处的干燥清洁。

第十九节 猩红热

一、概述

猩红热（scarlet fever）是由 A 组乙型溶血性链球菌感染后引起的急性发疹性呼吸道传染病，临床以发热、咽峡炎、全身弥漫性猩红色皮疹和疹退后皮肤脱屑为特征。本病以冬、春季多见。传染源为患者和带菌者，主要通过呼吸道飞沫传播。经皮肤伤口或产道侵入而致感染者，为外科猩红热或产科猩红热。儿童尤其是 3 ～ 7 岁儿童是主要的易感人群，一般预后良好，但仍有少数病例在病后 2 ～ 3 周可发生风湿热、急性肾小球肾炎等并发症。

本病感染后可获得较长久的抗菌和抗红疹毒素的能力。由于红疹毒素有型特异性，型间没有交叉免疫，故可见到再次罹患本病的患儿。

二、诊断要点

（一）诊断依据

依据流行病史、发热、咽炎、杨梅舌及典型皮疹特征，结合外周血常规白细胞总数和中性粒细胞升高，即可诊断；病原学检查阳性者更可确诊。

1. 症状

典型病例的临床表现可分为3期。

（1）疹前期 一般不超过24小时，少数可达2天。起病急骤，高热，畏寒，咽痛（吞咽时加剧）。伴头痛，恶心，呕吐，厌食，烦躁不安等症。咽及扁桃体有脓性渗出物。软腭充血，有细小红疹或出血点，称为黏膜内疹，每先于皮疹出现。舌苔白，舌尖和边缘红肿，突出的舌乳头也呈白色，称为“白草莓舌”。

（2）出疹期 多在发热24小时内出疹，皮疹最早见于耳后、颈部、上胸部、腋下，然后迅速由上而下波及全身。皮疹特点是全身皮肤弥漫性发红，其上有红色细小丘疹，呈鸡皮样，抚摸时似砂纸感，压之褪色。皮疹密集，疹间皮肤红晕，偶可见正常皮肤，用手指按压皮疹，皮疹色褪，暂呈苍白，10余秒后恢复原状，称“贫血性皮肤划痕”。皮肤皱褶处如腋窝、肘窝、腹股沟等，可见皮疹密集呈线状排列，可夹有出血点，形成明显的横纹线，称为“帕氏线”。起病4～5天时，白苔脱落，舌面光滑鲜红，舌乳头红肿突起，称“杨梅舌”。面部潮红，无皮疹分布，口唇周围苍白，形成“口周苍白圈”。颈及颌下淋巴结肿大压痛。

（3）恢复期 皮疹于3～5天后颜色转暗，逐渐消退，体温逐渐下降，一般情况好转。皮疹消退后1周，开始按出疹先后脱皮，先从面部糠屑样脱皮，渐及躯干，最后四肢，重症可见大片状脱皮，以指趾间最明显。约2周脱尽，脱皮后无色素沉着。

2. 体征 咽峡炎，杨梅舌，帕氏线，贫血性皮肤划痕，口周苍白圈。

3. 辅助检查

（1）血常规 白细胞总数升高，可达（10～20）$\times 10^9$/L或更高，中性粒细胞百分比大于80%，有时可见到中毒颗粒。

（2）病原学检查 咽拭子或伤口细菌培养可有A组乙型溶血性链球菌生长。

（3）血清学检查 绝大多数患儿于感染后1～3周ASO＞500U，并发风湿热的患儿血清滴度明显增高。

（二）鉴别诊断

四种出疹性疾病的鉴别诊断（表8-1）。

表8-1 四种出疹性疾病鉴别诊断

病名	麻疹	风疹	幼儿急疹	猩红热
病原	麻疹病毒	风疹病毒	人疱疹病毒6、7型	乙型溶血性链球菌
前驱期	通常3天	0.5～1天	3～4天	约1天
常见症状及特征	呼吸道卡他症状严重，发热2～3天后见口腔麻疹黏膜斑	卡他症状轻，耳后、颈部、枕后淋巴结肿大并触痛	一般情况好，高热时可有惊厥	高热，咽峡炎，杨梅舌，帕氏线，贫血性皮肤划痕，口周苍白圈
发热与皮疹关系	发热3～4天出疹，出疹期热更高	发热后0.5～1天出疹	高热3～5天出疹，热退疹出	发热1～2天出疹，出疹时高热
皮疹特点	暗红色斑丘疹，疹后有色素沉着及糠麸状脱屑	淡红色斑丘疹，较麻疹小，分散或融合，无脱屑	玫瑰红色斑丘疹，无色素沉着及脱屑	皮肤猩红，上有红色弥漫细小斑丘疹，高出皮面，疹退后大片脱皮

（三）并发症

1. 急性肾小球肾炎 多发生在感染链球菌后2～3周，咽峡炎及脓疱疮均能引起肾炎，且发病与链球菌某些血清型有关，如12型所致咽部感染及49型所致脓疱疮易引起肾炎。典型症状为血尿、蛋白尿、高血压、水肿。

2. 风湿热 一般在A组链球菌感染引起咽、扁桃体炎，或猩红热后3周左右起病，脓疱疮后一般不引起风湿热。临床表现为心肌炎、环形红斑、关节炎、舞蹈症和皮下结节。

三、防治措施

治疗目的是控制感染，消除症状，预防并发症。

（一）一般治疗

需呼吸道隔离，患儿卧床，给予足够的水分和热量。

（二）病原治疗

A组乙型溶血性链球菌为革兰阳性球菌，故青霉素是治疗猩红热的首选药物。早期应用可缩短病程，减少并发症。使用剂量：每日 5 万 U/kg，分 2 次肌内注射。病情严重者可增加剂量到 10 万～ 20 万 U/kg，并予静脉注射；对青霉素过敏者可用红霉素，剂量 20 ～ 40mg/（kg · d），分 3 次或 4 次口服或静脉滴注。疗程 7 ～ 10 天。

（三）对症治疗

若发生感染性休克，应积极补充血容量，纠正酸中毒，给血管活性药物等。并发风湿病的患儿，可给抗风湿治疗。阿司匹林剂量，成人 3 ～ 5g/d，小儿 0.1g/（kg · d），分 3 次或 4 次口服，症状控制后，药量可减半。积极的抗风湿治疗，可预防心脏瓣膜病变的发生。发生肾小球肾炎的患儿，可按治疗肾炎的方法处理。

（四）社区预防

1. 隔离传染源 猩红热患儿应隔离至咽拭子培养阴性时。密切接触的带菌者，也应隔离，并同时用青霉素治疗。

2. 切断传播途径 流行期间，禁止小儿去公共场所，接触患者要戴口罩，对患者的污染物、分泌物及时消毒处理。

（五）双向转诊

猩红热除典型症状外，出现全身中毒症状，并可有不同程度的嗜睡、烦躁和意识障碍，或出现急性肾小球肾炎、风湿热等并发症，转至定点医院或上级医院治疗。

四、健康管理

1. 居室安静，空气流通，但要避免直接吹风，注意定时消毒。

2. 保证患儿充分休息，高热期间，需卧床休息，热退时也不宜过多活动，以防并发症的发生。多饮开水，饮食以流质或半流质、清淡饮食为宜。

3. 注意皮肤与口腔清洁，用淡盐水含漱，每日 2 ～ 3 次；皮肤保持清洁，可予炉甘石洗剂以减少瘙痒。

第九章　骨伤科疾病

第一节　颈椎病

一、概述

颈椎病是指颈椎骨质增生、颈项韧带钙化、颈椎间盘退行性改变等，刺激或压迫颈部神经、脊髓、血管而产生的一系列症状和体征的综合征。颈椎病多因慢性劳损或急性外伤引起，常见的基本类型有神经根型、脊髓型、椎动脉型和交感神经型，若同时合并两种或两种以上类型者为混合型。

二、诊断要点

（一）神经根型颈椎病

1. 诊断依据　亦称痹痛型颈椎病，是各型中发病率最高、临床最为多见的一种，其主要表现为与脊神经根分布区相一致的感觉、运动障碍及反射变化。神经根症状的产生是由于颈部韧带肥厚钙化、颈椎间盘退变、骨质增生等病变，使椎间孔变窄、脊神经根受到压迫或刺激，即逐渐出现各种症状。第 5 ～ 6 颈椎及第 6 ～ 7 颈椎之间关节活动度较大，因而发病率相对于其余颈椎关节较高。

（1）症状　多数无明显外伤史。大多患者逐渐感到颈部单侧局限性疼痛，颈根部呈电击样向肩、上臂、前臂乃至手指放射的疼痛，且有麻木感，或以疼痛为主，或以麻木为主。疼痛呈酸痛、灼痛或电击样痛，颈部后伸、咳嗽，甚至增加腹压时疼痛可加重。上肢沉重，酸软无力，持物易坠落。部分患者可有头晕、耳鸣、耳痛、握力减弱及肌肉萎缩，此类患者的颈部常无疼痛感觉。

（2）体征　颈部活动受限、僵硬，颈椎横突尖前侧有放射性压痛，患侧肩胛骨内上部也常有压痛点，部分患者可摸到条索状硬结，受压神经根皮肤节段分布区感觉减退，腱反射异常，肌力减弱。颈 5 ～ 6 椎间病变时，刺激颈 6 神经根引起患侧拇指或拇、示指感觉减退；颈 6 ～ 7 椎间病变时，则刺激颈 7 神经根而引起示、中指感觉减退。臂丛神经牵拉试验阳性，颈椎间孔挤压试验阳性。

（3）辅助检查　颈椎正侧位、双侧斜位或侧位过伸、过屈位 X 线摄片检查，可显示椎体增生，钩椎关节增生，椎间隙变窄，颈椎生理曲度减小、消失或反弓，轻度滑脱，项韧带钙化和椎间孔变小等改变。

2. 鉴别诊断　神经根型颈椎病应与尺神经炎、胸廓出口综合征、腕管综合征等疾病相鉴别。

（二）脊髓型颈椎病

1. 诊断依据　亦称瘫痪型颈椎病。此型比较多见，且症状严重，以慢性进行性四肢瘫痪为其特征。一旦延误诊治，常发展成为不可逆性神经损害。由于主要是损害脊髓，且病程多呈慢性进展，遇诱因后加重，临床上表现为损害平面以下的感觉减退及上运动神经元损害症状。损害平面以下多表现为麻木、肌力下降、肌张力增加等症状。脊髓型颈椎病患者多有根管狭窄，加之前后方的压迫因素而发病。突出的椎间盘、骨赘、后纵韧带钙化及黄韧带肥厚可造成椎管的继发性狭窄，若合并椎节不稳，更增加了对脊髓的刺激或压迫。

（1）症状　缓慢进行性双下肢麻木、发冷、疼痛，走路欠灵、无力，打软腿、易绊倒，不能跨越障碍物。休息时症状缓解，紧张、劳累时加重，时缓时剧，逐步加重。晚期下肢或四肢瘫痪，二便失禁或尿潴留。

（2）体征　颈部活动受限不明显，上肢活动欠灵活，双侧脊髓传导束的感觉与运动障碍，即受压脊髓节段以下感觉障碍，肌张力增高，腱反射亢进，椎体束征阳性。

（3）辅助检查

① X 线摄片检查：显示颈椎生理曲度改变，病变椎间隙狭窄，椎体后缘唇样骨赘，椎间孔变小。

② CT 检查：可见颈椎间盘变性，颈椎增生，椎管前后径缩小，脊髓受压等改变。

③ MRI 检查：可显示受压节段脊髓有信号改变，脊髓受压呈波浪样压迹。

2. 鉴别诊断　脊髓型颈椎病应与脊髓肿瘤、脊髓空洞症等疾病相鉴别。

（三）椎动脉型颈椎病

1. 诊断依据 亦称眩晕型颈椎病。椎动脉第 2 段通过颈椎横突孔，在椎体旁走行。当钩椎关节增生时，可对椎动脉造成挤压和刺激，引起脑供血不足，产生头晕、头痛等症状。当颈椎退变、椎节不稳时，横突孔之间的相对位移加大，穿行其间的椎动脉受刺激机会较多，椎动脉本身可以发生扭曲，以引起脑部不同程度的供血障碍。

（1）症状 主要症见单侧颈枕部或枕顶部发作性头痛，视力减弱，耳鸣、听力下降，眩晕，可见猝倒发作。

（2）体征 常因头部活动到某一位置时诱发或加重，头颈旋转时引起眩晕发作是本病的最大特点。

（3）辅助检查

① 椎动脉血流检测及椎动脉造影检查：可协助诊断，辨别椎动脉是否正常，有无压迫、迂曲、变细或阻滞。

② X 线摄片检查：可显示椎节不稳及钩椎关节侧方增生。

2. 鉴别诊断 椎动脉型颈椎病应除外眼源性、耳源性眩晕及脑部肿瘤等疾病。

（四）交感神经型颈椎病

1. 诊断依据 颈椎间盘退变本身及其继发性改变，刺激交感神经而引起相关症候群者，被称为交感神经型颈椎病。

（1）症状 主要症见头痛或偏头痛，有时伴有恶心、呕吐，颈肩部酸困疼痛，上肢发凉，眼部视物模糊，眼窝胀痛，眼睑无力，瞳孔扩大或缩小，常有耳鸣、听力减退或消失。心前区持续性压迫痛或钻痛，心律失常，心跳过速。

（2）体征 头颈部转动时症状可明显加重，压迫不稳定椎体的棘突可诱发或加重交感神经症状。

（3）辅助检查 目前缺乏客观的诊断指标。

2. 鉴别诊断 单纯交感神经型颈椎病诊断较为困难，应注意与冠状动脉供血不全、神经症等疾病相鉴别。

三、防治措施

（一）治疗措施

1. 急性发作期的治疗

（1）药物治疗 口服或外用非甾体抗炎镇痛药，可配合扩张血管、利尿脱水、营养神经等药物。

（2）牵引治疗 通常用枕颌布带牵引法。患者可取坐位或仰卧位牵引，牵引姿势以头部略向前倾为宜，牵引重量可逐渐增大到 6 ～ 8kg，隔日或每日 1 次，每次 30 分钟。枕颌牵引可以缓解肌肉痉挛，扩大椎间隙，流畅气血，减轻压迫刺激症状。

（3）手术治疗 手术治疗主要是解除由于椎间盘突出、骨赘形成或韧带钙化所致的对脊髓或血管的严重压迫，以及重建颈椎的稳定性。脊髓型颈椎病一旦确诊，经非手术治疗无效且病情日益加重者应积极手术治疗；神经根型颈椎病患者症状重、影响生活和工作，或者出现了肌肉运动障碍者，应手术治疗；保守治疗无效或疗效不巩固、反复发作的其他各型颈椎病，应考虑手术治疗。根据患者具体情况选择髓核溶解术、经皮切吸术、经皮激光椎间盘汽化减压术（PLDD）、射频消融术等。

2. 稳定期的治疗

（1）物理疗法 可采用超短波疗法、微波疗法、低频电疗、磁疗、蜡疗、光疗、冲击波疗法等，以减轻疼痛、促进恢复。

（2）运动疗法 做颈项前屈后伸、左右侧屈、左右旋转及前伸后缩等活动锻炼。此外，还可以做体操、太极拳、健美操等运动锻炼。

（二）社区预防

1. 一级预防 嘱咐患者合理用枕，避免长时间低头位，避免受凉受寒。

2. 二级预防 急性发作期应注意休息，以静为主，以动为辅，也可用颈围或颈托固定 1 ～ 2 周。

3. 三级预防 慢性期以活动锻炼为主。颈椎病病程较长，非手术治疗症状易反复，患者往往有悲观心理和急躁情绪。因此要注意心理调护，以科学的态度向患者做宣传和解释工作，帮助患者树立信心，配合治疗，早日康复。

（三）双向转诊

颈椎病急性发作治疗后无好转，需要进一步明确诊断甚至手术治疗者，转至上级医院或专科医院治疗，病情稳定后转回基层卫生服务机构随访。

四、健康管理

1. 合理用枕，选择合适的高度与硬度，保持良好睡眠体位。

2. 长期伏案工作者，应注意经常做颈项部的功能活动，以避免颈项部长时间处于某一低头姿势而发生慢性劳损。

3. 常做颈项前屈后伸、左右侧屈、左右旋转及前伸后缩等活动锻炼。

第二节　骨关节炎

一、概述

骨关节炎是一种慢性关节疾病，又称增生性关节炎、肥大性关节炎、老年性关节炎、骨关节病、软骨软化性关节病等。它的主要病变是关节软骨的退行性变和继发性骨质增生，如创伤性关节炎、畸形性关节炎。本病多在中年以后发生，好发于负重大、活动多的关节，如脊柱、膝、髋等处。

原发性骨关节炎是随着人的年龄增长，关节软骨变得脆弱，软骨因承受不均匀压力而出现破坏，加上关节过多的活动所导致的疾病，以下肢关节和脊柱的腰椎多见。继发性骨关节炎，可因创伤、畸形和疾病造成软骨的损害，日久导致本病。关节软骨由于年龄增长、创伤、畸形等，软骨磨损，软骨下骨显露，呈象牙样骨，在关节缘形成厚的软骨圈，通过软骨内成骨，形成骨赘；关节囊产生纤维变性和增厚，限制关节的活动，关节周围的肌肉因疼痛而产生保护性痉挛，使关节活动进一步受到限制，增加了退行性变进程，关节发生纤维性强直。

二、诊断要点

（一）诊断依据

多有长期慢性劳损、关节畸形或者创伤后引起患者膝关节、髋关节、颈椎、腰椎疼痛病史，结合体征、X线表现做出临床诊断。

1. 症状　主要症状为关节疼痛，早期为钝性，以后逐渐加重，可出现典型的“休息痛”与“晨僵”，患者会感到静止时疼痛，即关节处于一定的位置过久，或在清晨起床时，感到关节疼痛与僵硬，稍活动后疼痛减轻；如活动过多，因关节摩擦又产生疼痛。颈椎发生本病时，可有颈项疼痛不适，或上肢放射性疼痛；腰椎发生本病时，腰部疼痛不适，常伴有下肢放射性疼痛。

2. 体征　检查时可见患病关节肿胀，肌肉萎缩，关节主动或被动活动时可有软骨摩擦音，有不同程度的关节活动受限和其周围的肌肉痉挛。

3. 辅助检查　X线检查：关节边缘有骨赘形成，关节间隙变窄，软骨下骨有硬化和囊腔形成。晚期关节面凹凸不平，骨端变形，边缘有骨质增生，关节内可有游离体。脊椎发生骨关节炎时，椎间隙变窄，椎体边缘变尖，可见唇形骨质增生。

（二）鉴别诊断

1. 骨关节结核　早期出现低热、盗汗的症状，患部可见脓肿，X线检查可显示骨关节破坏。

2. 风湿性关节炎　典型表现为游走性的多关节炎，常呈对称性，关节局部可出现红、肿、热、痛，但不化脓，炎症消退，关节功能恢复，不遗留关节强直畸形，皮肤可有环形红斑和皮下结节。风湿性心脏病是最严重的并发症。

3. 类风湿关节炎　常为多关节发病，而且累及手足小关节，逐渐出现关节僵硬、肿胀、畸形。血清类风湿因子多为阳性。

三、防治措施

（一）治疗措施

1. 急性发作期的治疗

（1）药物治疗　口服及外用非甾抗炎药以消炎镇痛，常配合营养软骨类的药物以促进软骨功能恢复。

（2）封闭疗法　疼痛明显者，可在局限性压痛部位进行封闭治疗。

（3）关节腔注射　可在肩、膝、踝等关节进行注射，有效缓解疼痛，改善关节功能。①糖皮质激素：起效迅速，短期缓解疼痛效果显著，但反复多次应用激素会对关节软骨产生不良影响，建议每年应用 2 ～ 3 次，注射间隔时间为 3 ～ 6 个月。②玻璃酸钠：可改善关节功能，缓解疼痛，安全性较高，可减少镇痛药物用量，对早、中期骨关节炎患者效果更为明显。

（4）手术治疗　如患者有持续性疼痛、进行性畸形，可考虑手术疗法，可根据病情、职业、年龄，选择关节成形术、截骨术、人工关节置换术等。

2. 稳定期的治疗

（1）物理疗法　可采用超短波疗法、微波疗法、低频电疗、磁疗、蜡疗、光疗、冲击波疗法等，以促进局部血液循环、减轻炎症反应，减轻关节疼痛。

（2）运动疗法　可达到减轻疼痛，改善和维持关节功能，保持关节活动度，延缓疾病进程的目的。包括：①低强度有氧运动。②关节周围肌肉力量训练，常用方法有股四头肌等长收缩训练、直腿抬高加强股四头肌训练、臀部肌肉训练、静蹲训练、抗阻力训练。③关节功能训练。

（二）社区预防

1. 一级预防　加强关于骨关节炎发生发展的学习教育，对社区居民的预防锻炼等做出指导。

2. 二级预防　对患病的关节应妥善保护，防止再度损伤，严重时应注意休息。可采用热敷和理疗以促进血液循环，减轻疼痛、缓解症状。

（三）双向转诊

经常规长期治疗病情无明显改善甚至加重、出现活动功能明显障碍者，以及需要手术治疗者，转至上级医院或专科医院治疗，病情稳定后转回基层卫生服务机构随访。

四、健康管理

1. 控制体重，缓解关节负重，增强体质，延缓衰老，适当进行体育锻炼，增强体能，改善关节的稳定性。
2. 防止过度劳累，避免超强度劳动和运动造成损伤。
3. 保持良好的生活习惯，防寒保暖，健康饮食，少食多餐，多吃蔬菜水果及豆类、高钙类食品。

第三节　肩关节周围炎

一、概述

肩关节周围炎简称“肩周炎”，以肩痛、肩关节活动障碍为主要临床表现。其病名较多，因睡眠时肩部受凉引起的称“漏肩风”或“露肩风”；因肩部活动明显受限，形同冻结而称“冻结肩”；因该病多发于 50 岁左右患者又称“五十肩”；还有称“肩凝风”“肩凝症”；其病理表现主要是肩关节囊及其周围韧带、肌腱的慢性非特异性炎症，关节囊与周围组织发生粘连，又称“粘连性关节囊炎”。女性发病率高于男性，多为慢性发病。

二、诊断要点

（一）诊断依据

主要依据呈慢性发病，隐袭进行，少数有外伤史，多见于中老年人，结合临床症状、体征及 X 线检查结果等综合分析诊断。肩关节各方向运动受限，但以外展、外旋、后伸障碍为著，可伴有局部明显压痛。肩关节外展试验阳性是肩周炎诊断的必备条件。

1. 症状　病症初发时轻微，以后逐渐加重，疼痛一般以肩关节的前、外侧部为重，多为酸痛、钝痛或呈刀割样痛，夜间尤甚影响睡眠；疼痛可牵涉至同侧的颈背部、肘部或手部，症状可因肩臂运动加重；肩关节活动受限明显，重者出现典型的“扛肩”现象。

2. 体征　检查肩部无明显肿胀，肩周肌肉痉挛，病程长者可见肩臂肌肉萎缩，尤以三角肌为明显；压痛部位多在肩峰下滑囊、结节间沟、喙突、大结节等处，亦常见广泛性压痛而无局限性压痛点；肩关节外展试验阳性。

3. 辅助检查　X 线检查多无阳性发现，但对鉴别诊断有意义，有时可见骨质疏松、冈上肌腱钙化或大结节处有密度增高的阴影。

（二）鉴别诊断

肩周炎需与神经根型颈椎病、风湿性关节炎、冈上肌肌腱炎、肩袖损伤等疾病相鉴别。

1. 神经根型颈椎病 是颈椎的退行性改变造成神经根的压迫而出现颈、肩、臂疼痛并传布到前臂及手的疾病。

2. 风湿性关节炎 其典型症状为游走性、多发性大关节炎，常见由一个关节转移至另一个关节，病变局部呈现红、肿、灼热、剧痛，部分患者也有几个关节同时发病。

3. 冈上肌肌腱炎 又称外展综合征，是指劳损和轻微外伤或受寒后逐渐引起的肌腱退行性改变，以疼痛、功能障碍为主要临床表现，疼痛弧试验为阳性的疾患。

4. 肩袖损伤 多由间接暴力引起，可分为部分和完全撕裂。部分撕裂可无明显疼痛，外展肩关节 70°～120°范围时，肩袖撕裂部分与肩峰下接触而产生疼痛，主动外展时不能对抗阻力，影响肩关节活动功能。

三、防治措施

（一）治疗措施

1. 急性疼痛期的治疗

（1）封闭治疗 疼痛明显者，进行肩关节关节腔注射治疗。

（2）NSAID 类药物治疗 口服及外用镇痛消炎类药物治疗。

2. 粘连僵硬期的治疗

（1）肩关节松解治疗 对广泛粘连者，在臂丛神经麻醉下行肩关节松解术。

（2）手术治疗 经长期保守治疗无效者可考虑手术治疗，手术方法主要有两种：①肱二头肌长头肌腱固定或移位术。②喙肱韧带切除术。

（3）NSAID 类药物治疗 口服及外用镇痛消炎类药物治疗。

（4）物理疗法 可采用超短波疗法、微波疗法、低频电疗、磁疗、蜡疗、光疗、冲击波疗法等，以减轻疼痛、促进恢复。

（5）按摩疗法 患者端坐位、侧卧位或仰卧位，术者首先运用擦法、揉法、拿捏法作用于肩前、肩后和肩外侧，用右手的拇、示、中三指对握三角肌束，做垂直于肌纤维走行方向的拨法，再拨动痛点附近的冈上肌、胸肌等以充分放松肌肉；然后术者左手扶住肩部，右手握患手，做牵拉、抖动和旋转活动；最后帮助患肢做外展、内收、前屈、后伸等动作，解除肌腱粘连，帮助肩部功能活动恢复。隔日治疗 1 次，10 次为 1 个疗程。

3. 稳定恢复期的治疗

（1）物理疗法 可采用超短波疗法、微波疗法、低频电疗、磁疗、蜡疗、光疗、冲击波疗法等，以减轻疼痛、促进恢复。

（2）运动疗法 做上肢外展、上举、内旋、外旋、前屈、后伸、环转等运动，做“内外运旋”“叉手托上”“手拉滑车”“手指爬墙”“体后拉手”等动作。锻炼要酌情而行，循序渐进，持之以恒，久之可见效果。否则操之过急，有损无益。

（二）社区预防

1. 一级预防 平时要注意肩部保暖，避免受凉受寒，坚持合理的运动，以增强肩关节周围肌肉和肌腱的强度。

2. 二级预防 急性疼痛期应减少肩关节活动，减轻持重，必要时采取一些固定和镇痛的措施。

3. 三级预防 恢复期以积极进行肩关节功能锻炼为主。

（三）双向转诊

1. 已确诊患者进入粘连僵硬期，且经常规长期治疗病情无明显改善，肩关节广泛粘连，活动功能明显障碍者，转至上级医院或专科医院治疗。

2. 合并有肩关节半脱位或严重骨质疏松症的患者，需转至上级医院或专科医院治疗。

3. 待患者经上级医院或专科医院治疗后，病情稳定转回基层卫生服务机构，进行康复治疗，并对其随访。

四、健康管理

1. 平时注意肩部保暖，坚持合理运动。
2. 避免过量活动，造成肩部损伤。
3. 要鼓励患者树立信心，配合治疗。

第四节　腰椎间盘突出症

一、概述

腰椎间盘突出症，又称腰椎间盘纤维环破裂髓核突出症，是指因腰椎间盘发生退变，在外力作用下，纤维环破裂、髓核突出，刺激或压迫神经根，而引起以腰痛及下肢坐骨神经放射痛为特征的疾病。本病好发于20～40岁青壮年，男性多于女性，是临床最常见的腰腿痛疾患之一，其中以腰4、5椎间盘发病率最高，腰5骶1椎间盘次之。

本病发病因素包括腰椎间盘退行性改变、外力作用、椎间盘自身解剖因素的弱点及各种诱发因素。椎间盘退变是发病的重要内在因素，少数患者可无明显外伤史，只有受凉史而发病，多为纤维环过于薄弱，腰部着凉后，引起腰肌痉挛，促使已有退行性变的椎间盘突出。多数髓核向后单侧突出或者向后两侧突出，为侧突型。髓核向后中部突出，为中央型。

二、诊断要点

（一）诊断依据

多有不同程度的腰部劳伤史。

1. 症状　腰痛和下肢坐骨神经放射痛。腰腿疼痛可在咳嗽、打喷嚏、用力排便等腹腔内压升高时加剧，步行、弯腰、伸膝起坐等牵拉神经根的动作也使疼痛加剧，腰前屈活动受限，屈髋屈膝、卧床休息可使疼痛减轻。重者卧床不起，翻身极其困难。病程较长者，其下肢放射痛部位感觉麻木、冷感、无力。中央型突出造成马尾神经压迫症状为会阴部麻木、刺痛，二便功能障碍，阳痿或双下肢不全瘫痪。少数病例的起始症状是腿痛，而腰痛不甚明显或仅有腰痛。

2. 体征　腰部畸形，腰肌紧张、痉挛，腰椎生理前凸减少、消失，或后凸畸形，不同程度的脊柱侧弯，脊柱向患侧弯曲（腋下型）和向健侧弯曲（肩上型）；腰部压痛和叩痛，突出的椎间隙棘突旁有压痛和叩击痛，并沿患侧的大腿后侧向下放射至小腿外侧、足跟部或足背外侧；皮肤感觉障碍，受累神经根所支配区域的皮肤感觉异常，早期多为皮肤过敏，渐而出现麻木、刺痛及感觉减退；中央型突出则表现为马鞍区麻木，膀胱、肛门括约肌功能障碍。肌力减退或肌萎缩，受压神经根所支配的肌肉可出现肌力减退、肌萎缩。

3. 特殊检查　直腿抬高试验阳性，加强试验阳性；屈颈试验阳性（头颈部被动前屈，使硬脊膜囊向头侧移动，牵张作用使神经根受压加剧，而引起受累的神经痛）；仰卧挺腹试验与颈静脉压迫试验阳性（压迫患者的颈内静脉，使其脑脊液回流暂时受阻，硬脊膜膨胀，神经根与突出的椎间盘产生挤压，而引起腰腿痛）；股神经牵拉试验阳性（为上腰椎间盘突出的体征）。

4. 辅助检查

（1）X线检查　正位片可显示腰椎侧凸，椎间隙变窄或左右不等，患侧间隙较宽。侧位片显示腰椎前凸消失，甚至反张后凸，椎间隙前后等宽或前窄后宽，椎体可见许莫氏结节，或有椎体缘唇样增生等退行性改变。X线平片的显示必须与临床的体征定位相符合才有意义，以排除骨病（如骨结核、骨肿瘤等）引起的腰腿神经痛。

（2）脊髓造影检查　椎间盘造影能显示椎间盘突出的具体情况；蛛网膜下腔造影可观察蛛网膜下腔充盈情况，能较准确地反映硬脊膜受压程度和受压部位，以及椎间盘突出部位和程度；硬膜外造影可描绘硬脊膜外腔轮廓和神经根的走向，反映神经根受压的状况。

（3）CT、MRI检查　可清晰地显示出椎管形态、髓核突出的解剖位置和硬膜囊、神经根受压的情况，必要时可加以造影。CT、MRI检查可明确临床诊断。

（4）肌电图检查　根据异常肌电图的分布范围可判定受损的神经根及其对肌肉的影响程度，但一般神经根受累后3周肌电图才出现异常，其仅是一种非特异性辅助检查。

（二）鉴别诊断

1. 腰椎椎管狭窄症　腰腿痛并有典型间歇性跛行，卧床休息后症状可明显减轻或消失，腰部后伸受限，并引起小腿疼痛，其症状和体征往往不相一致。X线摄片及CT检查显示椎体、小关节突增生肥大，椎间隙狭窄，椎板增厚，椎管前后径变小。

2. 腰椎结核　腰部疼痛，有时夜间痛醒，活动时加重。乏力、消瘦、低热、盗汗，腰肌痉挛，脊柱活动受限，可有后凸畸形和寒性脓肿。X线片显示椎间隙变窄，椎体边缘模糊不清，有骨质破坏，发生寒性脓肿时，可见腰肌阴影增宽。

3. 腰椎骨关节炎 腰部钝痛，劳累或阴雨天时加重，晨起时腰部僵硬，脊柱伸屈受限，稍活动后疼痛减轻，活动过多或劳累后疼痛加重。X 线片显示椎间隙变窄，椎体边缘唇状增生。

4. 强直性脊柱炎 腰背部疼痛，不因休息而减轻，脊柱僵硬不灵活，脊柱各方向活动均受限，直至强直，可出现驼背畸形。X 线片显示脊柱可呈竹节状改变。

5. 脊柱转移肿瘤 疼痛剧烈，夜间尤甚，有时可出现放射性疼痛，消瘦、贫血，血沉加快。X 线片显示椎体破坏变扁，椎间隙尚完整。

三、防治措施

（一）治疗措施

1. 急性发作期的治疗

（1）药物治疗 西药给予非甾体抗炎镇痛药；如无禁忌可以使用糖皮质激素来缓解炎症反应性疼痛等。

（2）牵引治疗 主要采用骨盆牵引法，适用于初次发作或反复发作的急性期患者。每侧各用 10 ～ 15kg 重量做牵引，每天牵引 1 次，每次约 30 分钟，10 次为 1 个疗程。

（3）手术治疗 经保守治疗，患者症状可缓解或完全消失，但可屡次复发，每次复发症状可加重，并持续时间较久，发作的间隔期可逐渐缩短。病程时间长、反复发作、症状严重者，中央型突出压迫马尾神经者，合并椎管狭窄、神经根管狭窄且经保守治疗无效者，可手术治疗，如行椎板切除及髓核摘除术、经皮穿刺髓核抽吸术及激光汽化术、经皮椎间孔镜髓核摘除术等。手术方式的选择，应根据患者的病情程度、术者的技术经验，以及医疗设备等因素综合而定。

2. 稳定期的治疗 运动疗法：腰腿痛症状减轻后，应积极进行腰背肌的功能锻炼，可采用飞燕点水、五点支撑练功，经常做后伸、旋转腰部，直腿抬高或压腿等动作，以增强腰腿部肌力，有利于腰椎的平衡稳定。

（二）社区预防

1. 一级预防 对社区居民加强有关腰椎间盘突出症的知识宣教，并对预防锻炼等进行指导。

2. 二级预防 对病情不严重者嘱减少活动，严格卧床休息 3 ～ 4 周，腰围保护下适当下床活动。

（三）双向转诊

对于基层医院治疗无缓解者建议转至上级医院或专科医院治疗。急性期在上级医院或专科医院治疗病情缓解后，回到基层医院进行理疗及康复锻炼。

四、健康管理

1. 保持良好的生活习惯，防寒保暖，防止过度劳累。

2. 健康饮食，少食多餐，多吃蔬菜水果及豆类、高钙类食品。

3. 坐姿和站姿要规范，应该“站如松，坐如钟”，保持一个姿势太久要活动一下背部肌肉。加强背部肌肉锻炼，增加脊柱内在稳定性。

4. 在压腿弯腰、锻炼时切记不要幅度太大，在捡东西时尽量先蹲下再捡起，减少弯腰运动。

第五节 股骨头缺血性坏死

一、概述

股骨头缺血性坏死属中医学“骨痹”“骨蚀”范畴。发病年龄以儿童和青壮年多见，男性多于女性。本节指成人股骨头缺血性坏死中继发于内、外科疾病者，有些机制还不十分清楚的股骨头血供障碍，可造成部分或全部股骨头缺血性坏死。

二、诊断要点

（一）诊断依据

主要症状为患侧髋部疼痛，呈隐性钝痛，急性发作可出现剧痛，疼痛部位在腹股沟区，站立或行走久时疼痛明显，出现轻度跛行。晚期可因劳累而疼痛加重，跛行，髋关节屈曲、外旋功能明显障碍。

检查时，早期髋关节活动正常或轻度受限，患髋“4”字试验阳性，髋关节屈曲挛缩试验阳性。晚期髋关节屈曲、外展、旋转活动明显受限，患肢短缩畸形，并出现半脱位，髋关节承重功能试验（Trendelenburg 征）阳性。

（二）鉴别诊断

1. 髋关节结核 早期出现低热、盗汗等阴虚内热症状，髋部可见脓肿，X 线可显示骨与关节面破坏。

2. 类风湿关节炎 关节出现晨僵；至少一个关节活动时疼痛或压痛；从一个关节肿胀到另一个关节肿胀应不超过 3 个月。关节往往呈对称性肿胀。在骨隆起部位或关节伸侧常有皮下结节。实验室检查血沉加快，多数患者类风湿因子、抗环瓜氨酸肽抗体（抗 CCP 抗体）阳性。X 线片显示关节间隙病变早期因滑膜充血、水肿而变宽，以后变狭窄，骨质疏松，关节周围韧带可出现钙化。

3. 风湿性关节炎 关节出现红、肿、热、痛，疼痛呈游走性。实验室检查血清抗链球菌溶血素 O 可为阳性。X 线片骨结构改变不明显。

三、防治措施

（一）治疗措施

1. 药物治疗

（1）肝肾亏损　治以滋补肝肾，方用左归丸。

（2）正虚邪侵　治以双补气血，方选八珍汤、十全大补汤；若酒湿痰饮，可选用苓桂术甘汤、宣痹汤。

（3）气滞血瘀　治以行气止痛、活血祛瘀，方用桃红四物汤加枳壳、香附、延胡索。

外用药可将消肿止痛膏敷贴于患处。

2. 非手术治疗 适用于Ⅰ、Ⅱ期患者，限制负重，或用牵引疗法以缓解髋关节周围软组织痉挛，减低关节内压力，若放在下肢外展、内旋位牵引，还可以增加髋臼对股骨头的包容量。此外，还可运用推拿按摩手法，改善髋关节周围软组织血运、缓解肌肉痉挛、增加关节活动度。

3. 手术治疗

（1）股骨头钻孔减压术　适用于Ⅰ、Ⅱ期患者，目的为减低骨内压，改善股骨头血供，以期股骨头恢复血运。

（2）带肌蒂或血管蒂植骨术　适用于Ⅱ、Ⅲ期患者，根据病情，可选择缝匠肌蒂骨块植骨术或旋髂深血管蒂骨块植骨术，既减低股骨头骨内压，又通过植骨块对股骨头血管渗透以改善血供。

（3）血管移植术　适用于Ⅱ、Ⅲ期患者，先从股骨颈到股骨头钻 1 条或 2 条骨性隧道，再把游离出来的旋股外侧动、静脉血管支植入。

（4）人工髋关节置换术　适用于Ⅳ期患者，年龄最好选择在 50 岁以上，对年轻患者必须慎用。在股骨头置换和全髋置换术的选择上，最好选择全髋置换术，以避免或减轻术后疼痛，避免术后因髋臼被磨损而发生人工股骨头中心性脱位。

（二）社区预防

1. 一级预防 加强关于股骨头缺血性坏死发生发展的学习教育，对社区居民的预防锻炼等做出指导。

2. 二级预防 患病后减轻负重，少站、少走，以减轻股骨头受压。

（三）双向转诊

经常规长期治疗病情无明显改善甚至加重、出现活动功能明显障碍者，以及需要手术治疗者，转至上级医院或专科医院治疗，病情稳定后转回基层卫生服务机构随访。

四、健康管理

生活中要注意少饮酒，最好不饮酒；髋关节部因创伤骨折后，要及时、正确地治疗，避免发生创伤性股骨头缺血性坏死。因病使用激素治疗，要在医嘱下进行，医务人员也不能滥用激素；接触放射线要注意防护。一旦发生本病，要早诊断，早治疗，不要延误病情。早期患者可于患髋处应用活血化瘀中药湿热敷，并推拿按摩，以促进局部血液循环，缓解关节周围肌肉痉挛，防止肌肉萎缩。

第十章　耳鼻喉科、眼科疾病

第一节　耳　胀

一、概述

耳胀是以耳内胀闷堵塞感为主要特征的疾病。本病在临床上极为常见，可发生于各种年龄。西医学的分泌性中耳炎、气压损伤性中耳炎、粘连性中耳炎等疾病及各种原因不明的耳堵塞感均可参考本病进行辨证治疗。

耳为清窍，若浊气上逆，阻塞清窍，易致耳胀，如《素问·阴阳应象大论》："浊气在上，则生䐜胀。"病因病机主要有风邪外袭、肝胆湿热、脾虚湿困、气血瘀阻。

二、诊断依据

（一）诊断要点

本病主要表现为单侧或双侧耳内胀闷堵塞感，患者常描述为耳胀、耳闷、耳堵或耳闭塞感等不适，病程可长可短，常伴有不同程度的听力下降、自听增强或耳鸣，亦可听力正常。检查外耳道正常，鼓膜正常。或见到以下异常：鼓膜呈微红或橘红色、内陷，有时透过鼓膜可见到液平面或液气泡；病程久者，可见鼓膜极度内陷、粘连，或见灰白色钙化斑。听力检查多呈传导性聋，亦可正常，声阻抗检查鼓室导抗图多呈C型或B型，亦可为A型。

（二）鉴别诊断

本病应与外耳道阻塞及鼻咽肿物所导致的耳堵塞感相鉴别。外耳道阻塞所致耳堵塞感，检查外耳道可见到耵聍或异物；鼻咽肿物所致耳堵塞感，检查鼻咽部可见肿物。

（三）辨证要点

辨表里，辨急缓。

三、证治概要

（一）治则治法

急性发作者，解六经，通络开窍；慢性者，调脏腑虚实，祛痰浊瘀血。

（二）临证方药

1. 风邪外袭

症见：耳内堵塞感，多伴有听力减退及自听增强，鼓膜微红、内陷或有液平面，鼓膜穿刺可抽出清稀积液，鼻黏膜肿胀。全身可伴有鼻塞、流涕、头痛、发热恶寒等症；舌质淡红，苔白，脉浮。

治法：疏风散邪，宣肺通窍。

方药：荆防败毒散加减。鼻塞甚者，可加白芷、辛夷等以助通窍；耳堵塞甚者，可加石菖蒲以加强散邪通窍之功。若风热外袭，可用银翘散加减。

中成药可选用维C银翘片、感冒清热颗粒等。

2. 肝胆湿热

症见：耳内胀闷堵塞感，耳内微痛，或有听力减退及自听增强，或耳鸣，鼓膜色红或橘红、内陷或见液平面，鼓膜穿刺可抽出黄色较黏稠的积液。多兼见烦躁易怒，口苦口干，胸胁苦满；舌红，苔黄腻，脉弦数。

治法：清泻肝胆，利湿通窍。

方药：龙胆泻肝汤加减。本方药物多苦寒，宜中病即止，不宜久服。耳堵塞胀闷甚者，可酌加石菖蒲、川芎以化浊通窍。

中成药可选用龙胆泻肝丸。

3. 脾虚湿困

症见：耳内胀闷堵塞感，日久不愈，鼓膜正常，或见内陷、混浊、液平。可伴有胸闷，纳呆，腹胀，便溏，肢倦乏力，面色不华；舌质淡红，或舌体胖，边有齿印，脉细滑或细缓。

治法：健脾利湿，化浊通窍。

方药：参苓白术散加减。若耳窍有积液且黏稠量多者，可加藿香、佩兰以芳香化浊；积液清稀而量多者，宜加泽泻、桂枝以温化水湿；肝气不舒，心烦胸闷者，选加柴胡、香附，以疏肝理气通耳窍；脾虚甚者，加黄芪以补气健脾。

中成药可选用参苓白术丸。

4. 气血瘀阻

症见：耳内胀闷堵塞感，日久不愈，甚则如物阻隔，听力逐渐减退，鼓膜明显内陷，甚则粘连，或鼓膜混浊、增厚，有灰白色钙化斑。舌质淡暗，或边有瘀点，脉细涩。

治法：行气活血，通窍开闭。

方药：通窍活血汤加减。临床应用时可加柴胡、香附以助疏肝理气；若瘀滞兼脾虚明显，表现为少气纳呆、舌质淡、脉细缓，可用益气聪明汤或补中益气汤配合通气散以健脾益气、活血行气通窍。

中成药可选用血府逐瘀口服液等。

（三）其他疗法

1. 外治法

（1）滴鼻　本病伴有鼻塞者，可用具有疏风通窍作用的药液滴鼻，使鼻窍及耳窍通畅，减轻耳堵塞感，并有助于耳窍积液的排出。

（2）鼓膜按摩　可用鼓气耳镜放入耳道内，反复挤压、放松橡皮球使外耳道交替产生正、负压，引起鼓膜的运动而起到鼓膜按摩的作用。

（3）咽鼓管吹张　可酌情选用捏鼻鼓气法、波氏球法或咽鼓管导管吹张法进行咽鼓管吹张，以改善耳内通气。若鼻塞涕多者，不宜进行咽鼓管吹张。

（4）鼓膜穿刺抽液　若见有鼓室积液，可在严格无菌操作下，行鼓膜穿刺抽液。

（5）其他　超短波理疗、激光照射等均有助于消除中耳积液，改善耳部症状。

2. 针灸疗法

（1）体针　可采用局部取穴与远端取穴相结合的方法。耳周取听宫、听会、耳门、翳风；远端可取合谷、内关，用泻法。脾虚表现明显者，配足三里、脾俞等穴，用补法或加灸。

（2）耳针　取内耳、神门、肺、肝、胆、脾等穴位针刺，也可用王不留行籽或磁珠贴压以上耳穴，经常用手指轻按贴穴，以维持刺激。

四、健康处方

1. 加强生活调养，增强体质，积极防治感冒及鼻腔、鼻咽慢性疾病。
2. 患伤风鼻塞及其他鼻病出现严重鼻塞时，应避免乘坐飞机或潜水，以防耳胀的发生。
3. 掌握正确的擤鼻方法，以免邪毒窜入耳窍。
4. 儿童患本病常不易觉察，应重视宣传教育，提高家长及教师对本病的认识，以便早期发现，早期治疗。

第二节　脓　耳

一、概述

脓耳是以鼓膜穿孔、耳内流脓、听力下降为主要特征的疾病。本病是耳科常见病、多发病之一，可发生于任何季节。古代医家对脓耳有“聤耳”“耳疳”“耳底子”“耳湿”等名称。西医学的急慢性化脓性中耳炎及乳突炎等疾病可参考本病进行辨证治疗。

脓耳发病外因多为风热湿邪侵袭，内因多属肝、胆、脾、肾等脏腑功能失调。病机主要表现为风热外侵、肝胆湿热、脾虚湿困、肾元亏损。

二、诊断依据

（一）诊断要点

早期的主要症状为耳痛，可伴有发热、听力下降，鼓膜红赤、未见穿孔；随后鼓膜穿孔，有脓液自穿孔处流出，耳痛逐渐缓解。久病者，主要症状为耳内反复流脓或持续流脓，听力下降，鼓膜紧张部或松弛部可见大小不等的穿孔，通过穿孔有时可见到鼓室的肉芽或灰白色胆脂瘤。听力检查多为传导性聋，必要时可行颞骨CT检查以了解骨质破坏情况。

（二）鉴别诊断

耳疖、耳疮：耳疖、耳疮在牵拉耳郭或按压耳屏时耳痛加重，耳内分泌物较少且无黏性；检查可见外耳道肿胀而鼓膜正常。脓耳无耳郭牵拉痛，耳内分泌物较多且有黏性；检查可见鼓膜色红或穿孔，而外耳道皮肤无肿胀。

（三）辨证要点

辨表里先后，辨脏腑虚实，辨脓。

三、证治概要

（一）治则治法

急性期治以清热解毒排脓，慢性期扶正祛邪。

（二）临证方药

1. 风热外侵

症见：耳痛，听力下降，或有耳内流脓，鼓膜红赤，或鼓膜穿孔及溢脓。兼见发热，恶风寒，头痛，周身不适，鼻塞流涕，咳嗽；舌质偏红，苔薄白或薄黄，脉浮数。

治法：疏风清热，解毒消肿。

方药：蔓荆子散加减。风热外犯初起时，可减去生地黄、麦冬等滋阴之品，以免滋腻留邪；发热者，可加柴胡以助退热；鼻塞者，可加白芷、辛夷以通鼻窍；咳嗽者，可加桔梗以宣肺止咳。

中成药可选用犀羚解毒片、板蓝根冲剂。

2. 肝胆湿热

症见：耳痛甚剧，痛引腮脑，鼓膜红赤，或鼓膜穿孔，耳脓多而黄稠或带红色，耳聋。全身可见发热，口苦咽干，小便黄赤，大便秘结；小儿可见高热、啼哭、拒食、烦躁不安、惊厥等症状；舌质红，苔黄腻，脉弦数有力。

治法：清肝泄热，祛湿排脓。

方药：龙胆泻肝汤加减。若火热炽盛，流脓不畅者，重在清热解毒、消肿排脓，可选用仙方活命饮加减。小儿脓耳，热毒内陷，高热烦躁者，可酌加钩藤、蝉蜕之属。若出现神昏、惊厥、呕吐，应参考“黄耳伤寒”处理。小儿脏腑娇嫩，用中药切忌过于苦寒以防损伤正气。

中成药可选用龙胆泻肝丸、当归芦荟丸。

3. 脾虚湿困

症见：耳内流脓缠绵日久，脓液清稀，量较多，无臭味，多呈间歇性发作，听力下降或有耳鸣，鼓膜穿孔，穿孔周边鼓膜混浊或增厚、有白斑，通过穿孔可窥及鼓室黏膜肿胀，或见肉芽、息肉。全身可兼见头晕，头重，纳呆便溏，倦怠乏力，面色不华；舌质淡，苔白腻，脉缓弱。

治法：健脾渗湿，补托排脓。

方药：托里消毒散加减。若周身倦怠乏力，头晕而沉重，为清阳之气不能上达清窍，可选用补中益气汤加减；若脓液清稀量多、纳差、便溏，为脾虚失于健运，可选用参苓白术散加减。若脓液多可加车前子、泽泻、薏苡仁等渗利水湿之品；若脓稠或黄白相兼，鼓膜红赤，为湿郁化热，可酌加野菊花、蒲公英、鱼腥草等清热解毒排脓之药。

中成药可选用参苓白术丸。

4. 肾元亏损

症见：耳内流脓不畅，量不多，耳脓秽浊或呈豆腐渣样，有恶臭气味，日久不愈，听力明显减退，鼓膜边缘或松弛部穿孔，有灰白色或豆腐渣样臭秽物。全身可见头晕，神疲，腰膝酸软；舌质淡红，苔薄白或少苔，脉细弱。

治法：补肾培元，祛腐化湿。

方药：肾阴虚者，用知柏地黄丸加减，常配伍祛湿化浊之药，如鱼腥草、金银花、木通、夏枯草、桔梗等。若肾阳虚者，用肾气丸加减。若湿热久困，腐蚀骨质，脓液秽浊，有臭味者，宜配合活血祛腐之法，可在前方基础上选用桃仁、红花、乳香、没药、泽兰、穿山甲（用代用品）、皂角刺、马勃、鱼腥草、板蓝根、金银花等。

中成药可选用知柏地黄丸。

（三）其他疗法

1. 清除脓液 一般可用3%过氧化氢洗涤耳道，也可用负压吸引的方法清除脓液。

2. 滴耳 可用具有清热解毒、消肿止痛作用的药液滴耳。

3. 吹药 此法可用于鼓膜穿孔较大者，一般用可溶性药粉吹布患处。吹药前应先清除耳道积脓及残留的药粉。吹药时用喷粉器将药粉轻轻吹入，均匀散布于患处，每日1～2次，严禁吹入过多造成药粉堆积，妨碍引流。鼓膜穿孔较小或引流不畅时，不宜用药粉吹耳。

4. 滴鼻 兼有鼻塞者，可用芳香通窍的滴鼻液滴鼻。

四、健康处方

1. 预防感冒。
2. 注意擤鼻涕方法，防止擤鼻用力过度，使邪毒窜入耳窍诱发脓耳。
3. 给婴幼儿哺乳时，要注意保持正确体位，防止哺乳姿势和方法不当，使乳汁误入耳窍诱发脓耳。
4. 戒除不良挖耳习惯，防止刺伤鼓膜导致脓耳。
5. 注意饮食有节，少食肥甘厚腻之品以免助湿。
6. 避免游泳，以防污水入耳。

第三节 耳聋

一、概述

耳聋是以听力减退为主要特征的病证。它既是多种耳病的常见症状之一，也是一种独立的疾病。耳聋程度较轻者，也称“重听”。根据耳聋发病的时间长短及病因、病机等不同，在中医古籍中有暴聋、猝聋、厥聋、久聋、渐聋、劳聋、虚聋、风聋、火聋、毒聋、气聋、湿聋、干聋、聩聋、阴聋、阳聋等不同的名称。

耳聋有虚实之分，实者多因外邪、肝火、痰饮、瘀血等实邪蒙蔽清窍；虚者多为脾、肾等脏腑虚损、清窍失养所致。

二、诊断依据

（一）诊断要点

患者自觉一侧或两侧听力减退，轻者听音不清，重者完全失听。暴聋者耳聋突然发生，以单侧为多见，常伴有耳鸣、眩晕等症状；渐聋者听力逐渐减退，可出现在单侧或双侧；部分耳聋可呈波动性听力减退。外耳道及鼓膜检查一般正常。

（二）鉴别诊断

本病应与耵耳、耳异物、耳胀、脓耳等病出现的耳聋相鉴别。

1. 耵耳、耳异物 检查外耳道可见耵聍或异物。

2. 耳胀、脓耳 耳胀以耳闷为主要表现，声阻抗检查呈B型或C型图。脓耳以耳内流脓为主要表现，检查可见鼓膜穿孔。

（三）辨证要点

辨发病急缓，暴聋多实证，渐聋多虚证；辨外感内伤，外感多邪气闭窍，内伤多脏腑失调、痰浊风火闭窍。

三、证治概要

（一）治则治法

急则治其标，缓则治其本。暴聋多泻实火、通耳窍；久聋多调补脏腑，祛痰瘀通窍。

（二）临证方药

1. 外邪侵袭

症见：听力骤然下降，或伴有耳胀闷感及耳鸣。全身可伴有鼻塞、流涕、咳嗽、头痛、发热恶寒等症；舌质淡红，苔薄，脉浮。

治法：疏风散邪，宣肺通窍。

方药：银翘散加减。临床应用时可加入蝉蜕、石菖蒲以疏风通窍；若无咽痛、口渴，可去牛蒡子、淡竹叶、芦根；伴鼻塞、流涕者，可加辛夷、白芷；头痛者，可加蔓荆子。若风寒侵袭，可用荆防败毒散加减。

中成药可选用防风通圣丸。

2. 肝火上扰

症见：耳聋时轻时重，或伴耳鸣，多在情志抑郁或恼怒之后加重。口苦，咽干，面红或目赤，尿黄，便秘，夜寐不宁，胸胁胀痛，头痛或眩晕；舌红苔黄，脉弦数。

治法：清肝泄热，开郁通窍。

方药：龙胆泻肝汤加减。临床应用时可加石菖蒲以通窍。本方药物多苦寒，宜中病即止。若肝气郁结之象较明显而火热之象尚轻者，可选用丹栀逍遥散加减。方用牡丹皮、栀子清肝泄热；柴胡、薄荷疏肝解郁；白芍、当归柔肝养肝；茯苓、白术、甘草健脾和中。

中成药可选用龙胆泻肝丸。

3. 痰火郁结

症见：听力减退，耳中胀闷，或伴耳鸣。头重头昏，或见头晕目眩，胸脘满闷，咳嗽痰多，口苦或淡而无味，二便不畅；舌红，苔黄腻，脉滑数。

治法：化痰清热，散结通窍。

方药：清气化痰丸加减。临床应用时，可加石菖蒲以开郁通窍。

中成药可选用逍遥丸。

4. 气滞血瘀

症见：听力减退，病程可长可短。全身可无明显其他症状，或有爆震史；舌质暗红或有瘀点，脉细涩。

治法：活血化瘀，行气通窍。

方药：通窍活血汤加减。临床应用时，可加丹参、香附等以加强行气活血之功。

中成药可选用血府逐瘀口服液。

5. 肾精亏损

症见：听力逐渐下降。头昏眼花，腰膝酸软，虚烦失眠，夜尿频多，发脱齿摇；舌红少苔，脉细弱或细数。

治法：补肾填精，滋阴潜阳。

方药：耳聋左慈丸加减。亦可选用杞菊地黄丸或左归丸等加减。若偏于肾阳虚，治宜温补肾阳，可选用右归丸或肾气丸加减。

中成药可选用杞菊地黄丸。

6. 气血亏虚

症见：听力减退，每遇疲劳之后加重，或见倦怠乏力，声低气怯，面色无华，食欲不振，脘腹胀满，大便溏薄，心悸失眠；舌质淡红，苔薄白，脉细弱。

治法：健脾益气，养血通窍。

方药：归脾汤加减。若手足不温，可加干姜、桂枝以温中通阳。

中成药可选用归脾丸。

（三）其他疗法

1. 针灸疗法

（1）体针　局部取穴与远端辨证取穴相结合。局部以耳门、听宫、听会、翳风为主，每次选取 2 穴。①外邪侵袭可加外关、合谷、曲池、大椎。②肝火上扰可加太冲、丘墟、中渚。③痰火郁结可加丰隆、大椎。④气滞血瘀可加膈俞、血海。⑤肾精亏损可加肾俞、关元。⑥气血亏虚可加足三里、气海、脾俞。实证用泻法，虚证用补法，或不论虚实，一律用平补平泻法，每日针刺 1 次。

（2）耳穴贴压　取内耳、脾、肾、肝、神门、皮质下、内分泌等耳穴，用王不留行籽贴压以上穴位，不时按压以保持穴位刺激。

（3）穴位注射　可选用听宫、翳风、完骨、耳门等穴，药物可选用当归注射液、丹参注射液、维生素 B_{12} 注射液等，针刺得气后注入药液，每次每穴注入 0.5 ～ 1mL。

（4）穴位敷贴　用吴茱萸、乌头尖、大黄三味为末，温水调和，敷贴于涌泉穴；或单用吴茱萸末，用醋调和，敷贴于足底涌泉穴。

2. 导引法

（1）鸣天鼓法　调整好呼吸，用两手掌心紧贴两外耳道口，两手示指、中指、无名指、小指对称地横按在后枕部，再将两示指翘起放在中指上，然后将示指从中指上用力滑下，重重地叩击脑后枕部，此时可闻洪亮清晰之声，响如击鼓。先左手 24 次，再右手 24 次，最后双手同时叩击 48 次。

（2）营治城郭法　以两手按耳轮，一上一下摩擦之，每次做 15 分钟左右。

（3）鼓膜按摩法　用示指或中指插入外耳道口，使其塞紧外耳道，轻轻按压 1 ～ 2 秒，再放开，一按一放，如此重复多次。也可用示指或中指按压耳屏，使其掩盖住外耳道口，持续 1 ～ 2 秒后再放开，一按一放，有节奏地重复多次。按摩以后，耳堵塞感可暂时减轻或缓解。

四、健康处方

1. 避免使用耳毒性药物，如氨基糖苷类抗生素、袢利尿剂（如呋塞米、依他尼酸等）等，若因病情需要必须使用，应严密监测听力变化。

2. 避免噪声刺激，有助于减少耳聋的发生。

3. 饮食有节，避免熬夜，积极治疗失眠，有助于防治耳聋。

4. 及时发现婴幼儿耳聋，并采取适当的干预措施，可防止聋哑的产生。

第四节　耳　鸣

一、概述

耳鸣是以自觉耳内或头颅鸣响而无相应的声源为主要特征的病证。它既是多种疾病的常见症状之一，也是一种独立的疾病。临床上耳鸣极为常见，在头颅鸣响者也称“颅鸣”或“脑鸣”。

耳鸣的病因主要为饮食不节、睡眠不足、压力过大等导致脏腑功能失调。病机有虚有实，实者多因风邪侵袭、痰湿困结或肝气郁结，虚者多因脾胃虚弱、心血不足或肾元亏损所致。《素问・脉解》说：“阳气万物盛上而跃，故耳鸣也。”

二、诊断依据

（一）诊断要点

确立耳鸣必须符合两个条件：一是有声感，二是没有相应的声源。具体表现为患者自觉一侧或两侧耳内或头颅内外有鸣响的声音感觉，如蝉鸣声、吹风声、流水声、电流声、沙沙声、嗞嗞声、嗡嗡声、唧唧声等，这种声感可出现一种或数种，呈持续性或间歇性，鸣响的部位甚至可出现在身体周围。患者常因听到这种鸣响声而出现烦躁、焦虑、抑郁、失眠、注意力不集中等症状，影响正常生活、学习和工作。

听力学检查可正常或有不同程度的感音神经性听力减退，利用听力检测设备进行耳鸣音调、响度匹配及残余抑制试验等可了解耳鸣的心理声学特征。

（二）鉴别诊断

本病应与幻听、体声及作为症状之一的耳鸣相鉴别。

1. 幻听　幻听与耳鸣均为无声源的声音感觉。但前者为有意义的声感，如言语声、音乐声等；后者为无意义的单调鸣响声。

2. 体声　体声与耳鸣的区别在于，体声存在客观的声源，如耳周围的血管搏动声、肌肉颤动声、呼吸气流声、头部关节活动声等，一般表现为有节奏的响声；耳鸣则为无声源的响声，一般表现为无节奏的持续鸣响。

很多疾病也会出现耳鸣，如耳胀、脓耳、耵耳等，此时耳鸣仅作为该疾病的症状，不宜单独以耳鸣作为疾病诊断。

（三）辨证要点

耳鸣多责于风、火、痰、虚。

三、证治概要

（一）治则治法

耳鸣实证则治在疏泻肝胆，祛邪通窍；虚证治在补益心脾，滋养肝肾。

（二）临证方药

1. 风邪侵袭

症见：耳鸣骤起，病程较短，可伴耳内堵塞感或听力下降。或伴有鼻塞、流涕、头痛、咳嗽等；舌质淡红，苔薄白，脉浮。

治法：疏风散邪，宣肺通窍。

方药：芎芷散加减。本方适用于风邪夹寒湿侵袭所致的耳鸣，若湿邪不明显，可去半夏、苍术、厚朴、木通。

中成药可选用川芎茶调散。

2. 痰湿困结

症见：耳鸣，耳中胀闷。头重如裹，胸脘满闷，咳嗽痰多，口淡无味，大便不爽；舌质淡红，苔腻，脉弦滑。

治法：祛湿化痰，升清降浊。

方药：涤痰汤加减。若口淡、纳呆明显，可加砂仁以醒脾开胃兼芳香化湿；若失眠，可加远志、合欢皮以安神；若痰湿郁而化热，苔黄腻，可加黄芩。

中成药可选用礞石滚痰丸。

3. 肝气郁结

症见：耳鸣的起病或加重与情志抑郁或恼怒有关。胸胁胀痛，夜寐不宁，头痛或眩晕，口苦咽干；舌红，苔白或黄，脉弦。

治法：疏肝解郁，行气通窍。

方药：逍遥散加减。若肝郁化火，可加牡丹皮、栀子清肝降火；失眠严重者，可加酸枣仁、远志以安神；大便秘结者，可加大黄以泄热。

中成药可选用逍遥丸。

4. 脾胃虚弱

症见：耳鸣的起病或加重与劳累或思虑过度有关，或在下蹲站起时加重。倦怠乏力，少气懒言，面色无华，纳呆，腹胀，便溏；舌质淡红，苔薄白，脉弱。

治法：健脾益气，升阳通窍。

方药：益气聪明汤加减。若兼湿浊而苔腻者，可加茯苓、白术、砂仁以健脾祛湿；若手足不温者，可加干姜、桂枝以温中通阳；若夜不能寐者，可加酸枣仁以安神。

中成药可选用十全大补丸。

5. 心血不足

症见：耳鸣的起病或加重与精神紧张或压力过大有关。心烦失眠，惊悸不安，注意力不能集中，面色无华；舌质淡，苔薄白，脉细弱。

治法：益气养血，宁心通窍。

方药：归脾汤加减。若心烦失眠、惊悸不安较重者，可加龙齿以镇静安神；若阴血不足，虚阳上扰，心肾不交者，可配合交泰丸。

中成药可选用归脾丸。

6. 肾元亏损

症见：耳鸣日久。腰膝酸软，头晕眼花，发脱或齿摇，夜尿频多，性功能减退，畏寒肢冷；舌质淡胖，苔白，脉沉细弱。

治法：补肾填精，温阳化气。

方药：肾气丸加减。夜尿频多者，可加益智仁、桑螵蛸以固肾气；虚阳上浮而致口苦、咽干者，可加磁石、五味子以潜阳、纳气归肾。

中成药可选用耳聋左慈丸。

（三）其他疗法

1. 针灸疗法

（1）体针　局部取穴与远端辨证取穴相结合。局部以耳门、听宫、听会、翳风为主，每次选取2穴。①风邪侵袭者，可加外关、合谷、风池、大椎。②痰湿困结者，可加丰隆、足三里。③肝气郁结者，可加太冲、丘墟、中渚。④脾胃虚弱者，可加足三里、气海、脾俞。⑤心血不足者，可加通里、神门。⑥肾元亏损者，可加肾俞、关元。实证用泻法，虚证用补法，或不论虚实，一律用平补平泻法，每日针刺1次。

（2）耳穴贴压　取内耳、脾、肾、肝、神门、皮质下、肾上腺、内分泌等耳穴，用王不留行籽贴压以上穴位，不时按压以保持穴位刺激。

（3）穴位注射　可选用听宫、翳风、完骨、耳门等穴，药物可选用当归注射液、丹参注射液、维生素B_{12}注射液、利多卡因注射液等，针刺得气后注入药液，每次每穴注入0.5～1mL。

（4）穴位敷贴　用吴茱萸、乌头尖、大黄三味为末，温水调和，敷贴于涌泉穴；或单用吴茱萸末，用醋调和，敷贴于足底涌泉穴。

2. 导引法　鸣天鼓法、营治城郭法、鼓膜按摩法（操作方法见“耳聋”）。

四、健康处方

1. 怡情养性，保持心情舒畅，消除来自工作或生活上的各种压力，解除对耳鸣不必要的紧张和误解，可防止耳鸣的发生及加重。

2. 起居有常，顺应天时，保持良好的睡眠，有助于防治耳鸣。

3. 注意饮食有节，养成健康的饮食习惯，有助于预防及治疗耳鸣。

4. 避免处于过分安静的环境下，适度的环境声有助于减轻耳鸣的困扰。

第五节　鼻　窒

一、概述

鼻窒是以经常性鼻塞为主要特征的疾病。本病为临床常见病，各种年龄均可发生。《素问玄机原病式·六气为病》曰“鼻窒，窒，塞也”，又曰“侧卧则上窍通利而下窍闭塞”，指出了鼻窒的主要症状特点。西医学的慢性鼻炎等疾病可参考本病进行辨证治疗。

本病多因伤风鼻塞反复发作，余邪未清而致。吸入不洁空气、过用血管收缩剂滴鼻等亦可致本病。其病机与肺、脾二脏功能失调及气滞血瘀有关。

二、诊断依据

（一）诊断要点

本病以经常性鼻塞为突出症状，多呈间歇性或交替性鼻塞，甚者呈持续性鼻塞，鼻涕较少，久病者可有嗅觉减退。检查可见早期鼻黏膜色红或暗红，下鼻甲肿胀，表面光滑，触之柔软，弹性好。久病者见下鼻甲肥大，呈桑葚状或结节状，触之有硬实感，弹性差，部分患者可见严重的鼻中隔偏曲。

（二）鉴别诊断

本病应与伤风鼻塞、鼻渊等多种鼻病相鉴别。

1. 伤风鼻塞　鼻窒与伤风鼻塞均以鼻塞为主要症状，且均可伴有流涕、嗅觉减退等。但鼻窒病程长，常表现为间歇性、交替性鼻塞，流涕较少，无明显全身症状；伤风鼻塞病程短，早期流清涕且打喷嚏，1～2天后渐转为黏涕及黄涕，鼻黏膜多鲜红，可伴有恶寒发热、头痛等全身症状。

2. 鼻渊　鼻窒与鼻渊等疾病的鉴别要点参见“鼻渊”等疾病中。

（三）辨证要点

辨外感内伤，辨脏腑虚实。

三、证治概要

（一）治则治法

鼻为肺窍，邪气闭阻肺窍，当宣肺通窍；脏腑亏虚，气机失调，当补益调和。

（二）临证方药

1. 肺经蕴热

症见：鼻塞时轻时重，或交替性鼻塞，鼻涕色黄量少，鼻气灼热，下鼻甲红肿，表面光滑、柔软有弹性。常有口干，咳嗽痰黄；舌尖红，苔薄黄，脉数。

治法：清热散邪，宣肺通窍。

方药：黄芩汤加减。本方偏于清热泻肺、疏风清热，应用时可酌加白芷、辛夷等以助宣通鼻窍。

中成药可选用鼻渊通窍颗粒、苍耳子鼻炎滴丸。

2. 肺脾气虚

症见：鼻塞时轻时重，或呈交替性，涕白而黏，遇寒冷时症状加重，鼻黏膜及鼻甲淡红肿胀。倦怠乏力，少气懒言，恶风自汗，咳嗽痰稀，易患感冒，纳差便溏，头重头昏；舌质淡，苔白，脉缓弱。

治法：补益肺脾，散邪通窍。

方药：肺气虚为主者，可选用温肺止流丹加味，临床应用时可加黄芪、白术以补益肺脾。若脾气虚为主者，可用补中益气汤加减，以健脾益气、升阳通窍。易患感冒或遇风冷则鼻塞加重者，可合用玉屏风散以益气固表。

中成药可选用玉屏风颗粒、辛芩颗粒。

3. 气滞血瘀

症见：鼻塞较甚或持续不减，语声重浊，嗅觉减退，鼻甲肥大质硬，表面呈桑葚状凹凸不平。头胀头痛，耳闭重听；舌质暗红或有瘀点，脉弦或弦涩。

治法：行气活血，化瘀通窍。

方药：通窍活血汤加减。鼻塞甚、嗅觉迟钝者，可选加辛夷、白芷、石菖蒲、丝瓜络；头胀痛、耳闭重听者，加柴胡、蔓荆子、菊花以清利头目。

中成药可选用血府逐瘀口服液。

（三）其他疗法

1. 外治法

（1）滴鼻　可用芳香通窍的中药滴鼻剂滴鼻。

（2）蒸汽吸入　可用中药煎煮液如苍耳子散等雾化经鼻吸入。

2. 针灸疗法

（1）体针　主穴取迎香、鼻通、印堂。配穴取百会、风池、太阳、合谷、足三里。每次取主穴 2 ～ 3 穴，配穴 2 ～ 3 穴，针刺，辨证施用补泻手法。

（2）耳穴贴压　取鼻、内鼻、肺、脾、内分泌、皮质下等穴，用王不留行籽贴压。

（3）艾灸　对于肺脾气虚、气滞血瘀证，取迎香、人中、印堂、百会、肺俞、脾俞、足三里等穴，温灸。

四、健康处方

1. 养成良好的饮食起居习惯，戒除烟酒，增强体质。
2. 避免受凉及粉尘长期刺激，积极防治伤风鼻塞。
3. 避免长期局部使用血管收缩剂滴鼻。
4. 鼻塞重时，不可强行擤鼻，以免邪毒入耳。

第六节　鼻　鼽

一、概述

鼻鼽是以阵发性和反复发作的鼻痒、打喷嚏、流清涕为主要特征的疾病。本病为临床常见病和多发病，可常年发病，亦可呈季节性发作，以儿童、青壮年居多。西医学的变应性鼻炎、血管运动性鼻炎、嗜酸性粒细胞增多性非变应性鼻炎等疾病可参考本病进行辨证治疗。

本病多由肺、脾、肾虚损，正气不足，腠理疏松，卫表不固，使机体对外界环境的适应性降低所致。

二、诊断依据

（一）诊断要点

本病具有阵发性发作和反复发作的特点。发作时以鼻痒、打喷嚏、流清涕为主要症状，常伴有鼻塞，部分患者伴有嗅觉减退、耳痒、眼痒、咽痒、哮喘等症状。检查可见鼻黏膜肿胀，颜色淡白或苍白，部分患者鼻黏膜亦可充血色红，鼻腔有较多清水样分泌物。在间歇期以上特征不明显。

（二）鉴别诊断

本病应与伤风鼻塞相鉴别。

伤风鼻塞：鼻鼽与伤风鼻塞均有打喷嚏、流清涕、鼻塞等症状。伤风鼻塞常在受凉后起病，初起时打喷嚏、流清涕，后鼻涕渐转为黄稠且喷嚏停止，鼻黏膜充血肿胀，多伴有恶寒、发热、头痛等表证，病程一般在1周左右，痊愈后短期内不易再发；而鼻鼽的特点是症状突然发作，每次发作时均为打喷嚏、流清涕，或有鼻塞，鼻黏膜大多为苍白水肿，无恶寒、发热等表证，症状可迅速消失，但容易反复发作。

（三）辨证要点

辨虚实、寒热、脏腑。

三、证治概要

（一）治则治法

标本兼顾，扶正祛邪。

（二）临证方药

1. 肺气虚寒

症见：鼻痒，喷嚏频频，清涕如水，鼻塞，嗅觉减退，鼻黏膜淡白或灰白，下鼻甲肿大光滑。畏风怕冷，自汗，气短懒言，语声低怯，面色苍白，或咳嗽痰稀；舌质淡，舌苔薄白，脉虚弱。

治法：温肺散寒，益气固表。

方药：温肺止流丹加减。本方气味温和，功能暖肺，而性带散，又能祛邪。鼻痒甚，可酌加僵蚕、蝉蜕；若畏风怕冷、清涕如水者，可酌加桂枝、干姜、大枣等。临床上亦可用玉屏风散合桂枝汤加减。

中成药可选用玉屏风颗粒。

2. 脾气虚弱

症见：鼻痒，喷嚏突发，清涕连连，鼻塞，鼻黏膜淡白，下鼻甲肿胀。面色萎黄无华，消瘦，食少纳呆，腹胀便溏，倦怠乏力，少气懒言；舌淡胖，边有齿痕，苔薄白，脉弱。

治法：益气健脾，升阳通窍。

方药：补中益气汤加减。若腹胀便溏，清涕如水、点滴而下者，可酌加山药、干姜、砂仁等；若畏风怕冷，遇寒则喷嚏频频者，可酌加防风、桂枝等。

中成药可选用薯蓣丸。

3. 肾阳不足

症见：清涕长流，鼻痒，喷嚏频频，鼻塞，鼻黏膜苍白、肿胀。面色苍白，形寒肢冷，腰膝酸软，小便清长，或见遗精早泄；舌质淡，苔白，脉沉细。

治法：温补肾阳，化气行水。

方药：真武汤加减。若喷嚏多、清涕长流不止者，可酌加乌梅、五味子；若遇风冷即打喷嚏、流清涕者，可加黄芪、防风、白术；兼腹胀、便溏者，可酌加黄芪、人参、砂仁。

中成药可选用金匮肾气丸。

4. 肺经伏热

症见：鼻痒，喷嚏，流清涕，鼻塞，常在闷热天气发作，鼻黏膜色红或暗红，鼻甲肿胀。或见咳嗽，咽痒，口干烦热；舌质红，苔白或黄，脉数。

治法：清宣肺气，通利鼻窍。

方药：辛夷清肺饮加减。

中成药可选用辛芩颗粒。

（三）其他疗法

1. 外治法

（1）滴鼻法　可选用芳香通窍的中药滴鼻剂滴鼻。

（2）嗅法　可用白芷、川芎、细辛、辛夷共研细末，置瓶内，时时嗅之。

（3）吹鼻法　可用碧云散吹鼻，亦可用皂角研极细末吹鼻。

（4）塞鼻法　可用细辛膏棉裹塞鼻。

2. 针灸疗法

（1）体针　选迎香、印堂、风池、风府、合谷等为主穴，以上星、足三里、禾髎、肺俞、脾俞、肾俞、三阴交等为配穴。每次主穴、配穴各选 1 ～ 2 穴，用补法，留针 20 分钟。

（2）灸法　选足三里、命门、百会、气海、三阴交、涌泉、神阙、上星等穴，悬灸或隔姜灸，每次 2 ～ 3 穴，每穴 20 分钟。

（3）耳穴贴压　选神门、内分泌、内鼻、肺、脾、肾等穴，以王不留行籽贴压以上穴位，两耳交替。

（4）穴位敷贴　可用中药打粉，取少许撒于胶布，敷贴于内关或印堂穴，12 ～ 24 小时后取下（亦可视皮肤反应程度而定）。

3. 按摩疗法　通过按摩以疏通经络，使气血流通，祛邪外出，宣通鼻窍。方法：患者先自行将双手大鱼际摩擦至发热，再贴于鼻梁两侧，自鼻根至迎香穴往返摩擦，至局部有热感为度；或以两手中指于鼻梁两边按摩 20 ～ 30 次，令表里俱热，早晚各 1 次；再由攒竹向太阳穴推按至热，每日 2 ～ 3 次，患者亦可用手掌心按摩面部及颈后、枕部皮肤，每次 10 ～ 15 分钟；或可于每晚睡觉前，自行按摩足底涌泉穴至发热，并辅以按摩两侧足三里、三阴交等。

四、健康处方

1. 养成良好的起居习惯，增强体质，以提高机体对环境变化的适应能力。
2. 注意饮食有节，避免过食生冷寒凉及高蛋白质食物。
3. 保持环境清洁，避免或减少粉尘、花粉、羽毛、兽毛、蚕丝等刺激。

第七节　鼻　渊

一、概述

鼻渊是以鼻流浊涕、量多不止为主要特征的疾病，是鼻科的常见病、多发病，可发生于各种年龄。鼻渊病名首见于《黄帝内经》，《素问·气厥论》明确记载了鼻渊的定义和病机：“胆移热于脑，则辛頞鼻渊。鼻渊者，浊涕下不止也。”继《黄帝内经》后，历代医家对本病的论述也较多，并根据《黄帝内经》对其病机、病位、症状特点的论述，又有“脑漏”“脑渗”“脑崩”“脑泻”等病名。西医学的急慢性鼻窦炎及鼻后滴漏综合征等疾病可参考本病进行辨证治疗。

鼻渊的发生，实证多因外邪侵袭，引起肺、脾胃、胆之病变而发病，虚证多因肺、脾脏气虚损，邪气久羁，滞留鼻窍，致病情缠绵难愈。

二、诊断依据

（一）诊断要点

鼻渊的主要表现为单侧或双侧鼻流浊涕，且量较多，可流向鼻前孔，也可向后流入咽部，常伴有鼻塞及嗅觉减退，部分患者可伴有明显的头痛，头痛的部位常局限于前额、鼻根部或颌面部、头顶部等，并有一定的规律性。病程可长可短。

检查可见鼻黏膜红肿，尤以中鼻甲及中鼻道为甚；或为淡红色，中鼻甲肥大或呈息肉样变，中鼻道、嗅沟、下鼻道或后鼻孔可见脓涕。

（二）鉴别诊断

本病应与鼻窒及鼻鼽相鉴别。

1. 鼻窒 鼻窒与鼻渊均可有鼻塞、流涕，但二者的侧重点不同。鼻窒的必备症状是经常性鼻塞，不一定有流涕，即使伴有流涕，量也不多，鼻甲肿胀以下鼻甲为主，中鼻道及嗅沟无脓涕；而鼻渊的必备症状是流大量浊涕，不一定有鼻塞，鼻甲肿胀以中鼻甲为主，且中鼻道及嗅沟常有脓涕。

2. 鼻鼽 鼻鼽与鼻渊的特征均为大量流涕，但鼻鼽为大量流清涕，常伴有喷嚏连连；鼻渊为大量流浊涕，多无喷嚏。

（三）辨证要点

辨表里虚实，新病久病。

三、证治概要

（一）治则治法

急性者，以清肺胃胆湿热，通鼻窍为主；慢性者，多有肺脾虚，湿热留恋，当扶正祛邪。

（二）临证方药

1. 肺经风热

症见：鼻塞，鼻涕量多而白黏或黄稠，嗅觉减退，头痛；鼻黏膜红肿，尤以中鼻甲为甚，中鼻道或嗅沟可见黏性或脓性分泌物。可兼有发热恶寒，咳嗽；舌质红，舌苔薄白，脉浮。

治法：疏风清热，宣肺通窍。

方药：银翘散加减。方中金银花、连翘辛凉透邪，解毒清热；荆芥、薄荷、牛蒡子、淡豆豉辛凉宣散，解表祛邪；桔梗、甘草宣肺气，祛痰排脓。若鼻涕量多者，可酌加蒲公英、鱼腥草、瓜蒌等；若鼻塞甚者，可酌加苍耳子、辛夷等；若头痛者，可酌加柴胡、藁本、菊花等。若表证不明显而以肺热为主者，可用泻白散加减。

中成药可选用苍耳子鼻炎滴丸。

2. 胆腑郁热

症见：脓涕量多，色黄或黄绿，或有腥臭味，鼻塞，嗅觉减退，头痛剧烈，鼻黏膜发红肿胀，中鼻道、嗅沟或鼻底可见有黏性或脓性分泌物潴留，头额、眉棱骨或颌面部可有叩痛或压痛。可兼有烦躁易怒、口苦、咽干、目赤、寐少梦多、小便黄赤等全身症状；舌质红，苔黄或腻，脉弦数。

治法：清泄胆热，利湿通窍。

方药：龙胆泻肝汤加减。方中柴胡、龙胆、黄芩、栀子清肝泻火；泽泻、车前子、木通清热利湿；生地黄、当归滋阴养血，以防过用苦寒伤正；甘草健脾和中。若鼻塞甚者，可酌加苍耳子、辛夷、薄荷等；若头痛甚者，可酌加菊花、蔓荆子。

中成药可选用藿胆丸。

3. 脾胃湿热

症见：鼻涕黄浊而量多，鼻塞重而持续，嗅觉减退，鼻黏膜肿胀，中鼻道、嗅沟或鼻底见有黏性或脓性分泌物，头昏闷或重胀。倦怠乏力，胸脘痞闷，纳呆食少，小便黄赤；舌质红，苔黄腻，脉滑数。

治法：清热利湿，化浊通窍。

方药：甘露消毒丹加减。方中藿香、石菖蒲、白豆蔻、薄荷芳香化浊，行气醒脾；滑石、茵陈、黄芩、连翘、木通清热利湿；辅以贝母、射干祛痰利咽。若鼻塞甚者，可酌加苍耳子、辛夷等；若头痛者，可酌加白芷、川芎、菊花等。

中成药可选用鼻渊通窍颗粒。

4. 肺气虚寒

症见：鼻涕黏白量多，稍遇风冷则鼻塞，嗅觉减退，鼻黏膜淡红肿胀，中鼻甲肥大或息肉样变，中鼻道可见有黏性分泌物。头昏头胀，气短乏力，语声低微，面色苍白，自汗畏风，咳嗽痰多；舌质淡，苔薄白，脉缓弱。

治法：温补肺脏，益气通窍。

方药：温肺止流丹加减。临床应用时可加辛夷、苍耳子、白芷以芳香通窍。若头额冷痛，可酌加羌活、白芷、川芎等；若畏寒肢冷、遇寒加重者，可酌加防风、桂枝等；若鼻涕多者，可酌加半夏、陈皮、薏苡仁等；若自汗恶风者，可酌加黄芪、白术、防风等。

中成药可选用玉屏风颗粒。

5. 脾虚湿困

症见：鼻涕白黏而量多，嗅觉减退，鼻塞较重，鼻黏膜淡红，中鼻甲肥大或息肉样变，中鼻道、嗅沟或鼻底见有黏性或脓性分泌物潴留。食少纳呆，腹胀便溏，脘腹胀满，肢困乏力，面色萎黄，头昏重，或头闷胀；舌淡胖，苔薄白，脉细弱。

治法：健脾利湿，益气通窍。

方药：参苓白术散加减。方中人参、白术、茯苓、甘草共为四君子汤，以补脾益气；山药、白扁豆、薏苡仁、砂仁健脾渗湿，芳香醒脾；桔梗开宣肺气，祛痰排脓。若鼻涕浓稠量多者，可酌加陈皮、半夏、枳壳、瓜蒌等；若鼻塞甚者，可酌加苍耳子、辛夷。

中成药可选用参苓白术丸。

（三）其他疗法

1. 外治法

（1）滴鼻法　用芳香通窍的中药滴鼻剂滴鼻，以疏通鼻窍。

（2）熏鼻法　用芳香通窍、行气活血的药物，如苍耳子散、川芎茶调散等，放砂锅中，加水 2000mL，煎至 1000mL，倒入合适的容器中，先令患者用鼻吸入热气，从口中吐出，反复多次，待药液温度降至不烫手时，用纱布浸药热敷印堂、阳白等穴位。

（3）鼻窦穿刺冲洗法　多用于上颌窦。穿刺冲洗后，可选用适宜药液注入。

（4）负压置换法　用负压吸引法将鼻窦内的脓液吸引出来，再将适宜的药物置换进入鼻窦，以达到治疗目的。

（5）理疗　可配合局部超短波或红外线疗法等物理治疗。

2. 针灸疗法

（1）针刺　主穴取迎香、攒竹、上星、禾髎、印堂、阳白等。配穴取合谷、列缺、足三里、丰隆、三阴交等。每次选主穴和配穴各 1 ～ 2 穴，每日针刺 1 次。

（2）艾灸　主穴取百会、前顶、迎香、四白、上星等。配穴取足三里、三阴交、肺俞、脾俞、肾俞、命门等。每次选取主穴及配穴各 1 ～ 2 穴，悬灸至局部有焮热感、皮肤潮红为度。此法一般用于虚寒证。

（3）穴位按摩　选取迎香、合谷，自我按摩，每次 5 ～ 10 分钟，每日 1 ～ 2 次，或用两手大鱼际，沿两侧迎香穴上下按摩至发热，每日数次。

四、健康处方

1. 及时彻底治疗伤风鼻塞及邻近器官的疾病（如牙病）。
2. 保持鼻腔通畅，以利鼻涕排出。
3. 注意正确的擤鼻方法，以免邪毒窜入耳窍致病。
4. 注意饮食有节，少食肥甘厚腻食物，戒除烟酒。

第八节　鼻　衄

一、概述

鼻衄是以鼻出血为主要特征的病证。它可由鼻部损伤而引起，亦可因脏腑功能失调而致，本节重点讨论后者所引起的鼻衄。鼻衄一证最早见于《黄帝内经》，始称“衄血”，如《灵枢・百病始生》：“阳络伤则血外溢，血外溢则衄血。”古人根据病因和症状不同尚有不同的命名，如伤寒鼻衄、时气鼻衄、温病鼻衄、虚劳鼻衄、经行鼻衄、鼻洪、鼻大衄等。

鼻衄可分为虚证和实证两大类。实证者，多因火热气逆、迫血妄行而致；虚证者，多因阴虚火旺或气不摄血而致。

二、诊断依据

（一）诊断要点

本病主要表现为单侧或双侧鼻出血，可为间歇反复出血，亦可持续出血。出血量多少不一，轻者仅鼻涕中带血；较重者，渗渗而出或点滴而下；严重者，血如泉涌，鼻口俱出，甚则昏厥。鼻腔检查多可找到出血部位，以鼻中隔前下方及下鼻道后部的出血较为多见。

（二）鉴别诊断

鼻衄量多者可向后流经咽部从口吐出，应注意与咯血、吐血相鉴别。

咯血、吐血：咯血者为咳嗽时出血，多兼有咳痰；吐血者为呕吐时出血，血色多暗红，且混有胃内容物；鼻衄流经咽部者，为鲜红色的血液，无痰液或胃内容物混杂，也无咳嗽及呕吐。

（三）辨证要点

辨病位、辨虚实、辨寒热。

三、证治概要

（一）治则治法

鼻衄属于急症，临床治疗时要遵照“急则治其标”“缓则治其本”之原则，同时应稳定病者的情绪，以利于配合治疗和检查。有虚脱者，应及时抢救处理。

鼻衄实证多见肺经风热、胃热炽盛、肝火上炎、心火亢盛等证；虚证则多属阴虚火旺或气不摄血。治疗应在辨证用药的基础上，注意止血法的运用。

（二）临证方药

1. 肺经风热

症见：鼻中出血，点滴而下，色鲜红，量不甚多，鼻腔干燥、灼热感。多伴有鼻塞涕黄，咳嗽痰少，口干；舌质红，苔薄白而干，脉数或浮数。

治法：疏风清热，凉血止血。

方药：桑菊饮加味。本方为疏风清热之剂，应用时可加牡丹皮、白茅根、栀子炭、侧柏叶等清热止血。

中成药可选用夏枯草胶囊。

2. 胃热炽盛

症见：鼻中出血，量多，色鲜红或深红，鼻黏膜色深红而干。多伴有口渴引饮，口臭，或齿龈红肿、糜烂出血，大便秘结，小便短赤；舌质红，苔黄厚而干，脉洪数或滑数。

治法：清胃泻火，凉血止血。

方药：凉膈散加味。若大便通利，可去芒硝。热甚伤津耗液，可加麦冬、玄参、白茅根之类以助养阴清热生津。

中成药可选用蒲地蓝消炎口服液。

3. 肝火上炎

症见：鼻衄暴发，量多，血色深红，鼻黏膜色深红。常伴有头痛头晕，口苦咽干，胸胁苦满，面红目赤，烦躁易怒；舌质红，苔黄，脉弦数。

治法：清肝泻火，凉血止血。

方药：龙胆泻肝汤加味。龙胆泻肝汤清肝泻火，可加牡丹皮、仙鹤草、茜草根等加强凉血止血之功，加石膏、黄连、竹茹、青蒿等以清泻上炎之火。若口干甚者，加麦冬、玄参、知母、葛根等以清热养阴生津；若大便秘结者加大黄、芦荟；若暴怒伤肝，或肝火灼阴，致肝阳上亢而见头晕目眩、面红目赤、鼻衄、舌质干红少苔者，可用豢龙汤加减。

中成药可选用龙胆泻肝丸。

4. 心火亢盛

症见：鼻血外涌，血色鲜红，鼻黏膜红赤。伴有面赤，心烦失眠，身热口渴，口舌生疮，大便秘结，小便黄赤，甚则神昏谵语；舌尖红，苔黄，脉数。

治法：清心泻火，凉血止血。

方药：泻心汤加减。本方用大黄、黄芩、黄连苦寒直折，清心泻火，可加白茅根、侧柏叶、茜草根等加强凉血止血之效。心烦不寐、口舌生疮者，加生地黄、木通、莲子心以清热养阴，引热下行。

中成药可选用牛黄上清丸。

5. 阴虚火旺

症见：鼻衄色红，量不多，时作时止，鼻黏膜色淡红而干嫩。伴口干少津，头晕眼花，五心烦热，健忘失眠，腰膝酸软，或颧红盗汗；舌红少苔，脉细数。

治法：滋补肝肾，养血止血。

方药：知柏地黄汤加减。本方能滋阴补肾、清虚火，可加墨旱莲、阿胶等滋补肝肾，养血；加藕节、仙鹤草、白及等收敛止血。若肺肾阴虚者，可用百合固金汤以滋养肺肾。

中成药可选用知柏地黄丸。

6. 气不摄血

症见：鼻衄常发，渗渗而出，色淡红，量或多或少，鼻黏膜色淡。面色无华，少气懒言，神疲倦怠，纳呆便溏；舌淡苔白，脉缓弱。

治法：健脾益气，摄血止血。

方药：归脾汤加减。本方可气血双补，兼养心脾，令脾气健旺，生化有源，统摄之权自复，可加阿胶以补血养血，加白及、仙鹤草以收敛止血。纳呆者加神曲、麦芽等。

中成药可选用归脾丸。

此外，不论属何种原因引起的鼻衄，总因鼻中出血而使营血耗伤，故出血多者，每见血虚之象，如面色苍白、心悸、神疲、脉细等，除按以上辨证用药外，还可配合和营养血之法，适当加入黄精、制何首乌、桑椹、生地黄等养血之品。若因鼻衄势猛不止，阴血大耗，以致气随血亡，阳随阴脱，症见汗多肢凉、面色苍白、四肢厥逆，或神昏、脉微欲绝者，宜急用回阳益气、固脱摄血之法，以救逆扶危，可选用独参汤或参附汤。

（三）其他疗法

1. 外治法　对于正在鼻出血的患者，要遵照“急则治其标”的原则，立即采用外治法止血。常用的止血方法如下。

（1）冷敷法　取坐位，以冷水浸湿的毛巾或冰袋敷于患者的前额或颈部，以达凉血止血的目的。

（2）压迫法　用手指捏紧双侧鼻翼 10 ～ 15 分钟，或用手指掐压患者入前发际正中线 1 ～ 2 寸处，以达止血目的。

（3）导引法　令患者双足浸于温水中，或以大蒜捣烂，或用吴茱萸粉调成糊状敷于同侧足底涌泉穴上，有引火下行的作用，以协助止血。

（4）滴鼻法　药墨浓研，滴入鼻中，也可用血管收缩剂滴鼻。

（5）吹鼻法　选用云南白药、蒲黄、血余炭、马勃粉、三七粉等具有收涩止血作用的药粉吹入鼻腔，黏附于出血处，而达到止血目的。亦可将上述药物放在棉片上，贴于出血处或填塞鼻腔。

（6）烧灼法　适用于反复小量出血且能找到固定出血点者。用 30% ～ 50% 硝酸银或 30% 三氯醋酸烧灼出血点，应避免烧灼过深，烧灼后局部涂以软膏。此外，还可用电灼法或 YAG 激光、射频烧灼出血点。

（7）鼻腔填塞法　用上述方法未能止血者，可用此法，以持续加压达到止血目的。

上述方法治疗无效者，可行手术结扎颈外动脉、上颌动脉或血管栓塞等方法止血。

2. 针灸疗法

（1）体针　肺经风热者，取少商、迎香、尺泽、合谷、天府等穴；胃热炽盛者，取内庭、二间、大椎等穴；心火亢盛者，取阴郄、少冲、少泽、迎香等穴；肝火上炎者，取巨髎、太冲、风池、阳陵泉、阴郄等穴，伴高血压者，加人迎或曲池；阴虚火旺者，取太溪、太冲、三阴交、素髎、通天等穴；气不摄血者，取脾俞、肺俞、足三里、迎香等穴。实证用泻法，并可点刺少冲、少泽、少商等穴出血；虚证用补法，或平补平泻法。

（2）耳穴贴压　取内鼻、肺、胃、肾上腺、额、肝、肾等耳穴，用王不留行籽贴压。

四、健康处方

1. 鼻衄时患者多较紧张，因此，先要安定患者情绪，消除其恐惧心理。

2. 对鼻衄的患者，一般采用坐位或半卧位，有休克者，应取平卧低头位。嘱患者尽量勿将血液咽下，以免刺激胃部引起呕吐。

3. 检查操作时，动作要轻巧，以免损伤鼻黏膜。

4. 患者宜少活动，多休息，保持大便通畅，忌食辛燥刺激之物，以免资助火热，加重病情。

5. 注意情志调养，保持心情舒畅，忌忧郁暴怒。

6. 戒除挖鼻等不良习惯。

第九节 喉痹

一、概述

喉痹是以咽部红肿疼痛或异物梗阻不适感、喉底或有颗粒状突起为主要特征的疾病。本病为临床常见多发病，可发生于各种年龄，病程可长可短，亦可反复发作。喉痹一词，首见于长沙马王堆帛书《阴阳十一脉灸经》,《黄帝内经》多次论述了喉痹，如《素问·阴阳别论》:“一阴一阳结，谓之喉痹。”历代医家对喉痹的认识不尽一致，其包括范围甚广，与本节所论喉痹的含义不尽相同。西医学的急慢性咽炎及某些全身性疾病在咽部的表现等可参考本病进行辨证治疗。

咽喉是十二经脉循行交汇之要冲，宜空宜通。诸脉失和，咽喉痹阻，其症不一，究其病由，或外邪侵袭，或火毒上攻，或痰瘀交阻，或阴阳气虚。

二、诊断依据

（一）诊断要点

喉痹主要表现为咽部痹阻不通，具体表现为两种类型：一是以咽部疼痛为主，吞咽时尤甚，检查见咽部黏膜红肿，咽后壁或见脓点，患者多有外感病史，病程较短。二是以咽部异物感、哽哽不利为主，或出现咽干、咽痒、咽部微痛及灼热感等各种不适，可反复发作，病程一般较长，检查见咽黏膜肥厚增生，咽后壁颗粒状突起，或见咽黏膜干燥。

（二）鉴别诊断

本病须与乳蛾相鉴别，鉴别要点参见“乳蛾”。

（三）辨证要点

辨脏腑、辨经络、辨表里、辨疼痛、辨异物感。

三、证治概要

（一）治则治法

喉痹实证治以解表清热化痰利咽；虚证治以补气养阴温阳利咽。

（二）临证方药

1. 外邪侵袭

症见：咽部疼痛，吞咽不利。偏于风热者，咽痛较重，吞咽时痛增，咽部黏膜鲜红、肿胀，或颌下有臖核；伴发热，恶寒，头痛，咳痰黄稠；舌红，苔薄黄，脉浮数。偏于风寒者，咽痛较轻，咽部黏膜淡红；伴恶寒发热，身痛，咳嗽痰稀；舌质淡红，苔薄白，脉浮紧。

治法：疏风散邪，宣肺利咽。

方药：风热外袭者，宜疏风清热、消肿利咽，用疏风清热汤。风寒外袭者，宜疏风散寒、宣肺利咽，可选用六味汤加味。若咳嗽痰多者，可加紫苏叶、苦杏仁、前胡；若鼻塞、流涕者，可加苍耳子、辛夷、白芷。

中成药可选用维C银翘片。

2. 肺胃热盛

症见：咽部红肿疼痛较剧，吞咽困难，喉底颗粒红肿或有脓点，颌下有臖核。发热，口渴喜饮，口气臭秽，大便燥结，小便短赤；舌质红，苔黄，脉洪数。

治法：清热解毒，消肿利咽。

方药：清咽利膈汤加减。若咳嗽痰黄、颌下臖核痛甚，可加射干、瓜蒌仁、夏枯草；高热者，可加水牛角、大青叶；如有白腐或伪膜，可加蒲公英、马勃等。

中成药可选用六神丸。

3. 肺肾阴虚

症见：咽部干燥，灼热疼痛不适，午后较重，或咽部哽哽不利，黏膜暗红而干燥。干咳痰少而稠，或痰中带血，手足心热，或见潮热盗汗，颧红，失眠多梦；舌红少苔，脉细数。

治法：滋养阴液，降火利咽。

方药：肺阴虚为主者，宜养阴清肺，可选用养阴清肺汤加减。若喉底颗粒增多者，可酌加桔梗、香附、郁金、合欢花等以行气活血、解郁散结。肾阴虚为主者，宜滋阴降火，可选用知柏地黄汤加减。

中成药可选用养阴清肺丸。

4. 脾气虚弱

症见：咽喉哽哽不利或痰黏着感，咽燥微痛，咽黏膜淡红或微肿，喉底颗粒较多，或有分泌物附着。口干而不欲饮或喜热饮，易恶心，时有呃逆反酸，若受凉、疲倦、多言则症状加重；平素倦怠乏力，少气懒言，胃纳欠佳，或腹胀，大便溏薄；舌质淡红，边有齿印，苔白，脉细弱。

治法：益气健脾，升清降浊。

方药：补中益气汤加减。若咽部脉络充血，咽黏膜肥厚者，可加丹参、川芎、郁金以活血行气；痰黏者可加法半夏、香附、枳壳以理气化痰、散结利咽；易恶心、呃逆反酸者，可加法半夏、厚朴、佛手、陈皮等以和胃降逆；若纳差、腹胀便溏、苔腻者，可加砂仁、藿香、茯苓、薏苡仁等，以健脾化湿。

中成药可选用参苓白术丸。

5. 脾肾阳虚

症见：咽部异物感，微干微痛，哽哽不利，咽部黏膜淡红。痰涎稀白，面色苍白，形寒肢冷，腰膝冷痛，夜尿频而清长，腹胀纳呆，下利清谷；舌淡胖，苔白，脉沉细弱。

治法：补益脾肾，温阳利咽。

方药：附子理中丸加减。若腰膝酸软冷痛者，可酌加补骨脂、杜仲、牛膝等；若咽部不适、痰涎清稀量多者，可酌加半夏、陈皮、茯苓等；若腹胀纳呆者，可加砂仁、木香等。

中成药可选用附子理中丸。

6. 痰凝血瘀

症见：咽部异物感，痰黏着感，焮热感，或咽微痛，咽干不欲饮，咽黏膜暗红，喉底颗粒增多或融合成片，咽侧索肥厚，易恶心呕吐，胸闷不适；舌质暗红，或有瘀斑、瘀点，苔白或微黄，脉弦滑。

治法：祛痰化瘀，散结利咽。

方药：贝母瓜蒌散加减。可加赤芍、牡丹皮、桃仁活血祛瘀散结。若咽部不适，咳嗽痰黏者，可酌加苦杏仁、紫菀、款冬花、半夏等；若咽部刺痛、异物感、胸胁胀闷者，可加香附、枳壳、郁金、合欢皮疏肝解郁、行气宽胸。

中成药可选用血府逐瘀口服液。

（三）其他疗法

1. 外治法

（1）吹喉法　将中药制成粉剂，直接吹喷于咽喉患部，以清热止痛利咽，如冰硼散等。

（2）含漱法　中药煎水含漱，如：①银花、连翘、薄荷、甘草煎汤。②桔梗、甘草、菊花煎汤。

（3）含噙法　将中药制成丸或片剂含服，使药物直接作用于咽喉，以达到治疗目的。

（4）蒸汽吸入　可用内服之中药煎水装入保温杯中，趁热吸入药物蒸汽，熏蒸咽喉，亦可将中药液置入蒸汽吸入器中进行蒸汽吸入。

（5）烙治法　喉底颗粒较多，可配合烙治法。

2. 针灸疗法

（1）体针　可选用合谷、内庭、曲池、足三里、肺俞、太溪、照海等为主穴，以尺泽、内关、复溜、列缺等为配穴。每次主穴、配穴可各选 2 ～ 3 穴，根据病情可用补法或泻法，每日 1 次。

（2）灸法　主要用于体质虚寒者，可选合谷、足三里、肺俞等穴，悬灸或隔姜灸，每次 2 ～ 3 穴，每穴 20 分钟。

（3）耳针　可选咽喉、肺、心、肾上腺、神门等埋针，亦可用王不留行籽贴压以上耳穴，两耳交替。

（4）穴位注射　可选人迎、扶突、水突等穴，每次 1 穴（双侧），药物可用丹参注射液、川芎注射液，或维生素 B_1 注射液等，每穴 0.5 ～ 1mL。

（5）刺血法　咽喉痛较甚、发热者，可配合耳尖、少商、商阳穴点刺放血，以助泄热。

3. 按摩导引

（1）按摩　于喉结旁开 1 ～ 2 寸，亦可沿颈部第 1 ～ 7 颈椎棘突旁开 1 ～ 3 寸，用示指、中指、无名指沿纵向平行线上下反复轻轻揉按，或可用一指禅推法，每次 10 ～ 20 分钟。

（2）导引　可用叩齿咽津法。

四、健康处方

1. 饮食有节，忌过食肥甘厚腻及生冷寒凉，戒除烟酒；咽部红肿疼痛者，忌辛燥食物。

2. 起居有常，避免熬夜，早睡早起，增强体质。注意保暖防寒，改善环境，减少空气污染。

3. 动静适宜，劳逸结合，避免过度疲劳。

4. 保持心情舒畅，减轻压力。

第十节　乳　蛾

一、概述

乳蛾是以咽痛或咽部不适感，喉核红肿、表面有黄白脓点为主要特征的疾病。本病是临床常见多发病，以儿童及青壮年为多见。乳蛾一名首见于宋代，如《仁斋直指方论·卷二十一》："吹喉散，治咽喉肿痛、急慢喉痹、悬痈、乳蛾，咽物不下。"历代医著有关乳蛾的名目繁多，如乳鹅、单蛾、双蛾、连珠乳蛾、烂乳蛾、活乳蛾、死乳蛾、阳蛾、阴蛾等。西医学的急慢性扁桃体炎等病可参考本病进行辨证治疗。

起病急骤者，多为风热之邪乘虚外袭，火热邪毒搏结喉核而致。若病久体弱，脏腑失调，邪毒久滞喉核，易致病程迁延，反复发作。

二、诊断依据

（一）诊断要点

本病有两种表现形式：急骤发作者，常有受凉、疲劳、外感病史，咽痛剧烈，吞咽困难，痛连耳窍，可伴有畏寒、高热、头痛、纳差、乏力、周身不适等症状，小儿可有高热、抽搐、呕吐、昏睡等症状。检查见喉核红肿，喉核上有黄白色脓点，重者喉核表面腐脓成片，但不超出喉核范围，且易拭去，颌下多有臖核。慢性发作者，常见咽干痒不适，哽哽不利，或咽痛、发热反复发作。检查见喉关暗红，喉核肥大或干瘪、表面凹凸不平，色暗红，上有白星点，挤压喉核，有白色腐物自喉核溢出。

（二）鉴别诊断

本病应与喉痹、白喉相鉴别。

1. 喉痹　乳蛾与喉痹的症状非常相似，但乳蛾的病位在喉核，故见喉核红肿，表面有脓点；喉痹的病位在咽部，可见喉底有颗粒状突起，喉核一般无明显红肿及脓点。《喉科心法·单蛾双蛾》一语道出了乳蛾与喉痹的鉴别要点："凡红肿无形为痹，有形是蛾。"

2. 白喉　乳蛾若喉核表面腐脓成片时应与白喉相鉴别。白喉病喉核上可见灰白色假膜，假膜可超越腭弓，覆盖软腭、悬雍垂或咽后壁，假膜与组织紧密粘连，不易剥离，如强行剥离则易出血；乳蛾的白色分泌物一般不超出喉核范围，且易于拭去。

（三）辨证要点

辨表里缓急，本病发病急骤者，多为实证、热证，如风热外袭或肺胃热盛；病程迁延或反复发作者，多为虚证或虚实夹杂证，如肺肾阴虚、脾胃虚弱、痰瘀互结等。

三、证治概要

（一）治则治法

急则治其标，缓则治其本。急性发作期解表清热解毒，缓解期扶正祛邪。

（二）临证方药

1. 风热外袭

症见：咽部灼热、疼痛，吞咽时痛甚，喉核红肿，表面有少量黄白色腐物。发热，微恶寒，头痛，咳嗽；舌质红，苔薄黄，脉浮数。

治法：疏风清热，利咽消肿。

方药：疏风清热汤加减。

中成药可选用犀羚解毒片。

2. 肺胃热盛

症见：咽部疼痛剧烈，连及耳根，吞咽困难，痰涎较多，喉核红肿，有黄白色脓点，甚者喉核表面腐脓成片，颌下有臖核。高热，口渴引饮，咳嗽痰黄稠，口臭，腹胀，便秘，溲黄；舌质红，苔黄厚，脉洪大而数。

治法：泄热解毒，利咽消肿。

方药：清咽利膈汤加减。若咳嗽痰黄稠，颌下有臖核，可加射干、瓜蒌、贝母以清化热痰而散结；持续高热，加石膏、天竺黄以清热泻火、除痰利咽；若喉核腐脓成片，加入马勃、蒲公英等以祛腐解毒；肿痛甚者可含服六神丸，以清热解毒、消肿止痛。

中成药可选用六神丸。

3. 肺肾阴虚

症见：咽部干焮，微痒微痛，哽哽不利，午后症状加重，喉核肿大或干瘪，表面不平，色潮红，或有细白星点，喉核被挤压时，有黄白色腐物溢出。午后颧红，手足心热，失眠多梦，或干咳痰少而黏，腰膝酸软，大便干；舌红少苔，脉细数。

治法：滋养肺肾，清利咽喉。

方药：百合固金汤加减。咽痛者，可加牛蒡子、蝉蜕以利咽；失眠者可加酸枣仁以安神。

中成药可选用百合固金丸。

4. 脾胃虚弱

症见：咽干痒不适，异物梗阻感，喉核淡红或淡暗肥大，溢脓白黏。易恶心呕吐，口淡不渴，纳呆便溏，神疲乏力；舌质淡，苔白，脉缓弱。

治法：健脾和胃，祛湿利咽。

方药：六君子汤加减。本方健脾胃，除痰湿。若痰湿重者，加厚朴、石菖蒲宣畅气机、祛湿利咽；若喉核肿大不消，加浙贝母、牡蛎。

中成药可选用参苓白术丸。

5. 痰瘀互结

症见：咽干涩不利，或刺痛胀痛，痰黏难咳，迁延不愈，喉关暗红，喉核肥大质韧，表面凹凸不平。咳嗽痰白，胸脘痞闷；舌质暗有瘀点，苔白腻，脉细涩。

治法：活血化瘀，祛痰利咽。

方药：会厌逐瘀汤合二陈汤加减。喉核暗红，质硬不消，加昆布、莪术；复感热邪，溢脓黄稠，加黄芩、蒲公英、车前子等。

中成药可选用血府逐瘀口服液。

（三）其他疗法

1. 外治法

（1）刺割法　应用毫针或针刀，刺割喉核表面；或用三棱针点刺耳尖、少商、商阳穴放血，有泄热消肿的功效。

（2）吹药法　可选用清热解毒、利咽消肿的中药粉剂吹入喉核患处，每日数次。

（3）含漱法　用金银花、甘草、桔梗适量，或荆芥、菊花适量煎水含漱，每日数次。

（4）含噙法　可用清热解毒利咽的中药含片或丸剂含服。

（5）蒸汽吸入　用清热解毒利咽的中草药煎水，蒸汽吸入，每日 1 ～ 2 次。

（6）烙治法　适用于久病乳蛾、喉核肥大者，经多次烙治后可使喉核逐渐缩小，并消除咽喉不适的症状，从而免于手术。

（7）啄治法　适用于久病乳蛾、喉核肥大者，多次啄治后可达到与烙治类似的效果。

2. 针灸疗法

（1）体针　实热证，选合谷、内庭、曲池，配天突、少泽、鱼际，每次 2 ～ 4 穴，针刺，用泻法。虚证，选太溪、鱼际、三阴交、足三里，平补平泻，留针 20 ～ 30 分钟。

（2）耳针　实热证，取扁桃体、咽喉、肺、胃、肾上腺，强刺激，留针 10 ～ 20 分钟；或取扁桃体穴埋针，每日按压数次以加强刺激。虚证，取咽喉、肾上腺、皮质下、脾、肾等穴，用王不留行籽贴压，每日以中强度按压 2 ～ 3 次，以加强刺激。

（3）穴位注射 选脾俞、肩井、曲池、天突、孔最等，每次取一侧的 1 ～ 3 穴，每穴注射柴胡注射液或鱼腥草注射液 1mL。

四、健康处方

1. 乳蛾急发者应彻底治愈，以免迁延日久，缠绵难愈。

2. 注意饮食有节，患病期间饮食宜清淡，避免肥甘厚腻的食物，实热证者忌辛燥食物。戒烟酒。

3. 注意起居有常，增强体质，避免感冒诱发乳蛾。

第十一节 喉喑

一、概述

喉喑是以声音嘶哑为主要特征的疾病。本病是临床常见多发病，可发生于任何年龄，教师、歌唱演员等职业用声者尤为多见。西医学的急性喉炎、慢性喉炎、声带小结、声带息肉、喉肌无力、声带麻痹等疾病均可参考本病进行辨证治疗。

喉喑有虚实之分。实证多由外邪犯肺，或肺热壅盛，或血瘀痰凝，致声门开合不利，即所谓“金实不鸣”；虚证多因脏腑虚损，咽喉失养，致声门开合不利，即所谓“金破不鸣”。

二、诊断依据

（一）诊断要点

本病主要表现为声音嘶哑，轻者仅声音发毛、变调或声音不扬；重者，则有明显声嘶，甚至完全失音。病程可长可短。检查可见：喉黏膜及声带充血、肿胀；或声带淡红肥厚，边缘有小结或息肉，声门闭合不全；或喉黏膜及声带干燥、变薄；或声带活动受限、固定；或声带松弛无力。

（二）鉴别诊断

本病当与白喉、喉癣、喉瘤、喉菌等相鉴别。

1. 白喉 喉喑与白喉均有声嘶，但白喉多见于小儿，声嘶显著，咳嗽呈犬吠样，神情萎靡，脸色苍白，全身中毒症状明显，易发生喉梗阻，咽喉部检查可见有不易剥落的白膜，白膜处分泌物涂片或培养可查出白喉杆菌。

2. 喉癣 喉癣除声嘶外，咽喉干燥疼痛如芒刺，检查见喉部溃疡，多有劳瘵病史。

3. 喉瘤、喉菌 喉瘤、喉菌检查喉腔可见新生物，或触之易出血，取病变组织行病理检查有助于鉴别。

（三）辨证要点

辨虚实，辨脏腑。

三、证治概要

（一）治则治法

本病初期多为实证，临床辨证多属风寒、风热或肺热壅盛；病久则多为虚证或虚实夹杂证，临床辨证多属肺肾阴虚、肺脾气虚或血瘀痰凝。治疗方面，在辨证用药的基础上应注意配合开音法的运用，并配合相应的外治及针灸、按摩疗法。

（二）临证方药

1. 风寒袭肺

症见：猝然声音不扬，甚则嘶哑，喉黏膜淡红肿胀，声门闭合不全。鼻塞，流清涕，咳嗽，口不渴，或恶寒发热，头身痛；舌淡红，苔薄白，脉浮紧。

治法：疏风散寒，宣肺开音。

方药：三拗汤加减。可加木蝴蝶、石菖蒲通窍开音；加紫苏叶、生姜以助散寒；鼻塞者，可加白芷、辛夷以通窍。

中成药可选用三拗片。

2. 风热犯肺

症见：声音不扬，甚则嘶哑，喉黏膜及声带红肿，声门闭合不全。咽喉疼痛，干痒而咳，或发热微恶寒，头痛；舌质红，苔薄黄，脉浮数。

治法：疏风清热，利喉开音。

方药：疏风清热汤加减。本方疏散风热，清利咽喉，可加蝉蜕、木蝴蝶、胖大海以利喉开音。若痰黏难出者，可加瓜蒌皮、苦杏仁以化痰。

中成药可选用金嗓清音丸。

3. 肺热壅盛

症见：声音嘶哑，甚则失音，喉黏膜及室带、声带深红肿胀，声带上有黄白色分泌物附着，闭合不全。咽喉疼痛，咳嗽痰黄，口渴，大便秘结；舌质红，苔黄厚，脉滑数。

治法：清热泻肺，利喉开音。

方药：泻白散加减。本方为清热泻肺之主方，可加黄芩、苦杏仁以加强本方清肺热、宣肺利气之功；加瓜蒌仁、浙贝母、天竺黄、竹茹以清化痰热；加蝉蜕、木蝴蝶以利喉开音；大便秘结者，可加大黄。

中成药可选用清热咳喘口服液。

4. 肺肾阴虚

症见：声音嘶哑日久，喉黏膜及室带、声带微红肿，声带边缘肥厚，或喉黏膜及声带干燥、变薄，声门闭合不全。咽喉干涩微痛，干咳，痰少而黏，时时清嗓，或兼颧红唇赤、头晕、虚烦少寐、腰膝酸软、手足心热等症状；舌红少津，脉细数。

治法：滋阴降火，润喉开音。

方药：百合固金汤加减。可加木蝴蝶、诃子、藏青果利喉开音。若阴虚火旺者，加黄柏、知母以降火坚阴；若以声嘶、咽喉干痒、咳嗽、焮热感为主的阴虚肺燥之证，宜甘露饮以生津润燥。

中成药可选用养阴清肺丸。

5. 肺脾气虚

症见：声嘶日久，语音低沉，高音费力，不能持久，劳则加重，喉黏膜色淡，声门闭合不全。少气懒言，倦怠乏力，纳呆便溏，面色萎黄；舌淡胖，边有齿痕，苔白，脉细弱。

治法：补益肺脾，益气开音。

方药：补中益气汤加减。本方补益肺脾之气，养喉洪声；可加生诃子收敛肺气、利喉开音，加石菖蒲芳香通窍。若声带肿胀，湿重痰多者，可加半夏、茯苓、白扁豆健脾化痰。

中成药可选用补中益气丸。

6. 血瘀痰凝

症见：声嘶日久，讲话费力，喉黏膜及室带、声带暗红肥厚，或声带边缘有小结、息肉。喉内异物感或有痰黏着感，常需清嗓，胸闷不舒；舌质暗红或有瘀点，苔腻，脉细涩。

治法：行气活血，化痰开音。

方药：会厌逐瘀汤加减。若痰多者，可加贝母、瓜蒌仁、海浮石以化痰散结。若兼肺肾阴虚，可配合百合固金汤加减；若兼肺脾气虚，可配合补中益气汤加减。

中成药可选用血府逐瘀口服液。

（三）其他疗法

1. 外治法

（1）含噙法　选用具有清利咽喉作用的中药制剂含服，有助于消肿止痛开音。

（2）蒸汽吸入　根据不同证型选用不同的中药水煎，取过滤药液进行蒸汽吸入。

2. 针灸疗法

（1）体针　可采用局部与远端取穴相结合的方法。局部取穴：人迎、水突、廉泉、天鼎、扶突，每次取2～3穴。远端取穴：病初起者，可取合谷、少商、商阳、尺泽，每次取1～2穴，用泻法；病久者，若肺脾气虚可取足三里，若肺肾阴虚可取三阴交，用平补平泻法或补法。

（2）刺血法　用三棱针刺两手少商、商阳、耳轮1～6等穴，每穴放血1～2滴，每日1次，有泄热开窍、利喉开音的作用，适用于喉喑实热证。

（3）耳针　取咽喉、声带、肺、大肠、神门、内分泌、皮质下、平喘等穴，脾虚者加取脾、胃，肾虚者加取肾，每次 3 ～ 4 穴，针刺 20 分钟。病初起，每日 1 次，久病隔日 1 次，也可用王不留行籽或磁珠贴压，每次选 3 ～ 4 穴。

（4）穴位注射　取喉周穴位，如人迎、水突、廉泉，每次选 2 ～ 3 穴行穴位注射，药物可选用复方丹参注射液、当归注射液等，每次注射 0.5 ～ 1mL 药液。

四、健康处方

1. 患病期间宜少讲话，注意声带休息。
2. 职业用声者应注意发声方法，避免用声过度。
3. 注意起居有常，增强体质，预防感冒。
4. 避免粉尘及有害化学气体的刺激。
5. 注意饮食有节，节制肥甘厚腻及生冷寒凉之品，戒烟酒。

第十二节　圆翳内障

一、概述

圆翳内障是指随年龄增长而晶珠逐渐混浊，视力缓慢下降，终致失明的眼病。本病的最早记载见于《外台秘要·出眼疾候》，书中描述了本病的发生和漫长的发展过程及后果，说："眼无所因起，忽然膜膜，不痛不痒，渐渐不明，久历年岁，遂致失明。令观容状，眼形不异，唯正当眼中央小珠子里，乃有其障，作青白色，虽不辨物，犹知明暗三光，知昼知夜。"在《证治准绳·杂病·七窍门》中，对晶珠完全混浊的圆翳内障记载尤为准确，说："瞳神中白色如银也……重则瞳神皆雪白而圆亮。"古人还根据晶珠混浊的部位、形态、程度及颜色等不同，分别命名为浮翳、沉翳、冰翳、横翳、散翳、枣花翳、偃月翳、白翳黄心、黑水凝翳等。本病多见于 50 岁以上的老年人，随着年龄增长患病率增高且晶珠混浊加重。可一眼或两眼先后或同时发病，病程一般较长。圆翳内障多相当于西医学的年龄相关性白内障，其发生与环境、营养、代谢和遗传等多种因素有关。

本病的发生与肝肾俱虚、肝风上冲、肝气冲上等因素有关。

二、诊断依据

（一）诊断要点

1. 年龄在 50 岁以上，视力渐进性下降。
2. 晶珠有不同部位、不同形态及不同程度的混浊。
3. 排除引起晶珠混浊的其他眼病和全身性疾病。

（二）鉴别诊断

本病须与其他原因所致的晶珠混浊引起的内障眼病相鉴别。

若晶珠混浊为与生俱来，称为胎患内障；外伤致晶珠混浊，称为惊震内障；还有因其他眼病引起的晶珠混浊，如金花内障等。

（三）辨证要点

辨病位、辨虚实。

三、证治概要

（一）治则治法

初患圆翳内障者可用药物治疗，控制或减缓晶珠混浊的发展。晶珠混浊程度较甚或完全混浊者，或患者感觉到晶珠混浊已影响生活或工作时，应行手术治疗。

（二）临证方药

1. 肝肾不足

症见：视物昏花，视力缓降，晶珠混浊。或头昏耳鸣，少寐健忘，腰酸腿软，口干；舌红苔少，脉细。或见耳鸣耳聋，潮热盗汗，虚烦不寐，口咽干痛，小便短黄，大便秘结；舌红少津，苔薄黄，脉细弦数。

治法：补益肝肾，清热明目。

方药：杞菊地黄丸加减。若肝血不滋，阴精不荣于上，少寐口干者，宜加女贞子、墨旱莲；若阴亏虚火上炎，潮热虚烦，口咽干燥者，可用知柏地黄丸加地骨皮、石斛。

中成药可选用杞菊地黄丸。

2. 脾气虚弱

症见：视物模糊，视力缓降，或视近尚明而视远模糊，晶珠混浊。伴面色萎黄，少气懒言，肢体倦怠；舌淡苔白，脉缓弱。

治法：益气健脾，利水渗湿。

方药：四君子汤加减。若大便稀溏者，宜加薏苡仁、白扁豆、车前子以利水渗湿；纳差食少者，加山药、神曲、鸡内金、薏苡仁等以补脾和胃渗湿。

中成药可选用归脾丸。

3. 肝热上扰

症见：视物不清，视力缓降，晶珠混浊，或有眵泪，目涩胀。时有头昏痛，口苦咽干，便结；舌红苔薄黄，脉弦或弦数。

治法：清热平肝，明目退障。

方药：石决明散加减。因邪热为患而口苦便结者，去方中性味辛温的羌活；肝热不甚，无口苦便结者，可去方中栀子、大黄；肝热夹风而头昏痛者，可酌加黄芩、桑叶、菊花、蔓荆子、钩藤、刺蒺藜，以助清热平肝、明目退障之功；若口苦咽干甚者，加生地黄、玄参以清热生津。

中成药可选用龙胆泻肝丸。

（三）其他疗法

1. 滴眼法 用于滴眼的药物如麝珠明目滴眼液、法可林、卡他灵、吡诺克辛滴眼液等，选用其中之一即可。

2. 手术治疗 ①中医眼科传统的手术方法是在翳定障老，瞳神不欹不侧，阴看则大、阳看则小、唯见三光时行白内障针拨术。②白内障囊内摘除术。③白内障囊外摘除联合人工晶状体植入术、白内障超声乳化吸出联合人工晶状体植入术等为目前临床常用的主要手术方法。

3. 后发性白内障手术治疗 圆翳内障术后晶状体后囊混浊，在影响视力时，可用 YAG 激光将瞳孔区的晶状体后囊膜切开，若后囊膜太厚可行手术切开治疗。

4. 针灸治疗 本病初、中期可行针刺治疗。主穴：太阳、攒竹、百会、四白、完骨、风池、足三里。配穴：肝热上扰选蠡沟、太冲；肝肾不足选肝俞；脾气虚弱选脾俞、三阴交。

四、健康处方

1. 发现本病应积极治疗，以控制或减缓晶珠混浊的发展。

2. 若患有糖尿病、高血压等全身疾病者，应积极治疗全身病，对控制或减缓晶珠混浊有一定意义，同时也有利于以后手术治疗。

3. 注意饮食调养，忌食辛燥煎炸食品。

第十三节　针　眼

一、概述

针眼是指胞睑边缘生疖，形如麦粒，红肿痒痛，易成脓溃破的眼病，又名土疳、土疡、偷针。《诸病源候论·目病诸候》对其症状做了简明的载述，书中谓："人有眼内眦头忽结成皰，三五日间便生脓汁，世呼为偷针。"本病与季节、气候等无关，可单眼或双眼发病。针眼相当于西医学的睑腺炎，又称麦粒肿。睫毛毛囊或附属的皮脂腺感染称外麦粒肿，睑板腺感染称内麦粒肿，主要由金黄色葡萄球菌感染所致。《诸病源候论·目病诸候·针眼候》中曰："此由热气客在眦间，热搏于津液所成。"而《证治准绳·杂病·七窍门》中进一步指出："犯触辛热燥腻风沙火"或"窍未实，因风乘虚而入"。

二、诊断依据

（一）诊断要点

1. 胞睑局部红肿疼痛。

2. 胞睑边缘扪及麦粒样硬结，疼痛拒按。

（二）鉴别诊断

针眼应与眼丹相鉴别。两者虽然皆为风热邪毒客于胞睑所致，但针眼病位在皮脂腺和睑板腺，病灶相对局限；眼丹病位在眼睑结缔组织，病灶弥散于整个胞睑，病势笃重，若失治误治，病易传变而危及生命。

（三）辨证要点

辨脓、辨虚实、辨病程。

三、证治概要

（一）治则治法

未成脓者内外兼治，促其消散；已成脓者切开排脓，清热散邪排脓；后期托里排脓。

（二）临证方药

1. 风热客睑

症见：初起胞睑局限性肿胀，痒甚，微红，可扪及硬结，疼痛拒按；舌苔薄黄，脉浮数。

治法：疏风清热，消肿散结。

方药：银翘散加味。若痒甚者，加桑叶、菊花以助祛风止痒；若红肿较甚，加赤芍、牡丹皮、当归以凉血活血、消肿散结。

中成药可选用维C银翘片。

2. 热毒壅盛

症见：胞睑局部红肿灼热，硬结渐大，疼痛拒按，或白睛红赤肿胀突出于睑裂。或伴口渴喜饮、便秘溲赤；舌红苔黄，脉数。

治法：清热解毒，消肿止痛。

方药：仙方活命饮加减。可去方中攻破药物穿山甲（用代用品）、皂角刺，与五味消毒饮合用以消散硬结，增强清热解毒之功。大便秘结者，加大黄以泻火通腑；若发热、恶寒、头痛者，为热重毒深或热入营血，可与犀角地黄汤配合应用，以助清热解毒，并凉血散瘀滞。

中成药可选用牛黄上清丸。

3. 脾虚夹邪

症见：针眼屡发，或针眼红肿不甚，经久难消；或见面色无华，神倦乏力，小儿偏食，纳呆便结；舌淡，苔薄白，脉细数。

治法：健脾益气，散结消滞。

方药：托里消毒散加减。若纳呆便结，加麦芽、山楂、莱菔子等以健脾消食行滞；若硬结小且将溃者，加薏苡仁、桔梗、漏芦、紫花地丁以清热排脓。在针眼未发之间歇期，可选用六君子汤或参苓白术散以调理脾胃，防止复发。

中成药可选用补中益气丸。

（三）其他疗法

1. 外治

（1）滴用滴眼液　患眼滴鱼腥草滴眼液或抗生素滴眼液，每日4～6次。

（2）涂眼药膏　晚上睡前可涂抗生素眼膏。

（3）湿热敷　适用于本病初期，局部湿热敷可促进血液循环，以助炎症消散。

（4）药物敷　如意金黄散外敷，每日1次。

（5）手术　脓已成者应行麦粒肿切开引流排脓术。外麦粒肿在眼睑皮肤面切开，切口与睑缘平行，必要时可放置引流条，每日换药至愈；内麦粒肿则在睑结膜面切开，切口与睑缘垂直。

2. 其他治法

（1）针刺治疗　针刺以泻法为主。选取太阳、风池、合谷、丝竹空以疏风清热、消肿止痛。脾虚者可加足三里、脾俞、胃俞。每日1次。

（2）放血疗法　耳尖或合谷、太阳穴三棱针点刺放血，有较好的泄热止痛消肿效果。每日1次。

（3）针挑疗法　适用于针眼反复发作者。在背部肺俞、膏肓俞及肩胛区附近寻找皮肤上的红点或粟粒样小点1个或数个，皮肤常规消毒后以三棱针挑破，挤出少许血水或黏液。隔日1次，10次为1个疗程。

四、健康处方

1. 注意眼睑局部卫生，不用脏手或不洁手帕揉眼。
2. 不要偏嗜辛辣、焦燥、肥甘之品，注意调节饮食。
3. 切忌挤压排脓，否则可造成脓毒扩散而出现危重症。

第十四节　胞生痰核

一、概述

胞生痰核是指胞睑内生硬核，触之不痛，皮色如常的眼病。又名疣病、睥生痰核。本病名首见于《眼科易知》，但对其症记载甚为详尽的是《目经大成·痰核》，曰："艮廓内生一核，大如芡实，按之坚而不痛，只外观不雅，间亦有生于下睑者……翻转眼胞，必有形迹，一圆一点，色紫或黄。"本病为眼科常见病，上胞、下睑均可发生，其病程长、发展缓慢，儿童与成人均可患病，但以青少年较为多见。胞生痰核相当于西医学的睑板腺囊肿，也称霰粒肿，是睑板腺特发性无菌性慢性肉芽肿性炎症。《审视瑶函·睥生痰核症》曰："凡是睥生痰核，痰火结滞所成。"临床多由恣食炙煿厚味，脾失健运，湿痰内聚，上阻胞睑脉络，与气血混结而成本病。

二、诊断依据

（一）诊断要点

1. 胞睑皮内可触及圆形硬核，压之不痛，与皮肤无粘连。
2. 睑内可见紫红色或黄白色局限性隆起。

（二）鉴别诊断

本病应与针眼相鉴别（表10-1）。

表10-1　针眼与胞生痰核鉴别表

鉴别点	针眼	胞生痰核
发病部位	在睑弦	远离睑弦
主症	胞睑红肿焮痛，拒按，与睑皮肤粘连，或化脓，溃后可自愈	睑皮肤正常，硬核突起，压之不痛，不与睑皮肤粘连，睑内局限性黄白色或紫红色隆起，或见肉芽
病势	急	缓
病程	短，一般3～5日	长，数周或数月
对白睛影响	或可见白睛赤肿	一般无影响

三、证治概要

（一）治则治法

硬核小者，经治疗可消散；较大或有溃破趋势者，宜用手术治疗；如已溃破生肉芽肿，则应及时手术切除。

（二）临证方药

痰湿阻结

症见：胞睑内生硬核，皮色如常，按之不痛，与胞睑皮肤无粘连，若大者硬核凸起，胞睑有重坠感，睑内呈黄白色隆起；舌苔薄白，脉缓。

治法：化痰散结。

方药：化坚二陈丸加味。酌加炒白术、焦山楂、鸡内金以助健脾消食、化痰散结。

（三）其他疗法

1. 外治

（1）滴用滴眼液　若睑内紫红或有肉芽时，可滴抗生素滴眼液，每日4～6次。

（2）局部按摩或湿热敷　适用于本病初起，可促其消散。

2. 手术　硬核大或已溃破形成肉芽肿者，宜在局部麻醉下行霰粒肿刮除术。即用霰粒肿夹夹住硬核部位，翻转眼睑，在睑内面做与睑缘相垂直的切口，切开睑结膜及囊肿内壁，刮出囊肿内容物，并向两侧分离囊肿壁，将囊壁摘出。若已在睑内面自溃生肉芽者，先剪除肉芽肿后再摘出囊壁。

四、健康处方

1. 若系老年人，术后复发且迅速增大者，须做病理检查以排除肿瘤。
2. 注意饮食调护，食辛辣煎炸不宜太过。

第十五节　睑弦赤烂

一、概述

睑弦赤烂是以睑弦红赤、溃烂、刺痒为临床特征的眼病。又名风弦赤眼、沿眶赤烂、风沿烂眼、迎风赤烂等。病变发生在眦部者，称眦帷赤烂，又名眦赤烂；婴幼儿患此病者，称胎风赤烂。该病名最早见于《银海精微·胎风赤烂》。本病常为双眼发病，病程长，病情顽固，时轻时重，缠绵难愈。睑弦赤烂相当于西医学的睑缘炎，包括鳞屑性睑缘炎、溃疡性睑缘炎和眦部睑缘炎。鳞屑性睑缘炎是由睑缘的皮脂溢出所造成的慢性炎症；溃疡性睑缘炎是睫毛毛囊及其附属腺体的慢性或亚急性化脓性炎症；眦部睑缘炎主要由感染莫-阿（Morax-Axenfeld）双杆菌引起，还与机体抵抗力低下及B族维生素缺乏有关。

《诸病源候论·目病诸候·目赤烂眦候》曰："此由冒触风日，风热之气伤于目。"结合临床归纳其病因病机如下：①脾胃蕴热，复受风邪，风热合邪触染睑缘，伤津化燥。②脾胃湿热，外感风邪，风、湿、热邪相搏，循经上攻睑缘而发病。③心火内盛，风邪犯眦，引动心火，风火上炎，灼伤睑眦。

二、诊断依据

（一）诊断要点

1. 患眼睑弦刺痒灼痛。
2. 眦部、睑弦红赤，睫毛根部有鳞屑或溃疡。

（二）鉴别诊断

本病应与风赤疮痍相鉴别。二者皆有红赤湿烂等症，但病位不同：睑弦赤烂病变部位仅限于睑缘或眦部睑缘，一般不波及眼睑皮肤；风赤疮痍病变部位则以眼睑及前额部皮肤为主，多不累及睑弦，并可出现黑睛生翳。

三、证治概要

（一）治则治法

其病势缠绵，须坚持治疗数月才能痊愈，且宜内外合治。

（二）临证方药

1. 风热偏盛

症见：睑弦赤痒，灼热疼痛，睫毛根部有糠皮样鳞屑；舌红苔薄，脉浮数。

治法：祛风止痒，清热凉血。

方药：银翘散加味。可加赤芍以增清热凉血之功；加蝉蜕、乌梢蛇以祛风止痒；加天花粉以生津润燥。

2. 湿热偏盛

症见：患眼痒痛并作，睑弦红赤溃烂，出脓出血，秽浊结痂，眵泪胶黏，睫毛稀疏，或倒睫，或秃睫；舌质红，苔黄腻，脉濡数。

治法：清热除湿，祛风止痒。

方药：除湿汤加味。加金银花、蒲公英、黄柏、栀子以助清热除湿之力。

3. 心火上炎

症见：眦部睑弦红赤，灼热刺痒，甚或睑弦赤烂、出脓出血；舌尖红，苔薄，脉数。

治法：清心泻火。

方药：导赤散合黄连解毒汤加味。若患处红赤较甚者，可加赤芍、牡丹皮以凉血退赤；痒极难忍者，酌加地肤子、白鲜皮、菊花、防风、川芎以祛风止痒。

（三）其他疗法

（1）中药熏洗　熏洗前应清洗患处，拭去鳞屑、脓痂、已松脱的睫毛，清除毛囊中的脓液，充分暴露病损处，才能药达病所。①可用内服药渣煎液，或选用千里光、白鲜皮、苦参、野菊花、蒲公英、蛇床子等药煎水熏洗，每日 2 ～ 3 次。②用 0.9% 氯化钠注射液或 3% 硼酸溶液清洗睑缘，每日 2 ～ 3 次。③二圣散煎水外洗。

（2）滴用滴眼液　可选用 0.5% 熊胆滴眼液、0.5% 硫酸锌滴眼液或抗生素滴眼液（如 0.5% 新霉素滴眼液、10% 磺胺醋酰钠滴眼液）滴眼。

（3）涂眼药膏　涂抗生素眼药膏，如红霉素眼药膏等。

四、健康处方

1. 保持眼部清洁，避免风沙烟尘刺激。

2. 注意饮食调节，勿过食辛辣炙煿之品。

3. 凡屈光不正、视疲劳者应及时矫治，注意用眼卫生及劳逸结合。

第十六节　流泪症

一、概述

流泪症是指泪液不循常道而溢出睑弦的眼病。流泪症病名繁多，有针对流泪病因命名的，如迎风流泪；有根据流泪的程度不同而命名的，如目泪不止；亦有根据流泪冷热性质不同而分别命名为冷泪、热泪者。临床中热泪多为某些外障眼病的一个症状，不属本节所述范围；本节仅讨论流冷泪及所流之泪无明显冷热感的流泪症。本病多见于冬季和春季，可单眼或双眼患病，常见于病后体弱的妇女、老年人。流泪症类似于西医学的溢泪，多因泪点位置异常、泪道狭窄或阻塞及泪道排泄功能不全等引起。

该病在《诸病源候论・目病诸候》中谓：“若脏气不足，则不能收制其液，故目自然泪出。”而《银海精微・迎风洒泪症》中说：“为肝虚风动则泪流，故迎风泪出。”结合临床归纳其病因病机如下：①肝血不足，泪窍不密，风邪外袭而致泪出。②脾气亏虚，生化乏源，气血不足，不能收摄泪液而致泪出。③泪为肝之液，肝肾同源，肝肾两虚，不能约束其液而流泪。

二、诊断依据

1. 异常流泪。

2. 冲洗泪道时泪道通畅，或通而不畅，或不通，但均无黏液从泪窍溢出。

三、证治概要

（一）治则治法

流泪，但泪道通畅，或通而不畅者，可药物配合针灸等治疗；若泪道不通者，可行手术治疗。

（二）临证方药

1. 血虚夹风

症见：流泪，迎风更甚，隐涩不适，患眼无红赤肿痛；兼头晕目眩，面色少华；舌淡苔薄，脉细。

治法：补养肝血，祛风散邪。

方药：止泪补肝散加减。若流泪迎风更甚者，可加白薇、菊花、石榴皮等以祛风止泪。

2. 气血不足

症见：无时泪下，泪液清冷稀薄，不耐久视；面色无华，神疲乏力，心悸健忘；舌淡，苔薄，脉细弱。

治法：益气养血，收摄止泪。

方药：八珍汤加减。如迎风泪多者，加防风、白芷、菊花以祛风止泪；若遇寒泪多，畏寒肢冷者，酌加细辛、桂枝、巴戟天以温阳散寒摄泪。

3. 肝肾两虚

症见：眼泪常流，拭之又生，或泪液清冷稀薄；兼头昏耳鸣，腰膝酸软；脉细弱。

治法：补益肝肾，固摄止泪。

方药：左归饮加减。若流泪较甚者，加五味子、防风以收敛祛风止泪；若感泪液清冷者，加巴戟天、肉苁蓉、桑螵蛸，以加强温补肾阳之力而助固摄止泪之功。

中成药可选用杞菊地黄丸等口服。

（三）其他疗法

1. 外治

（1）滴用滴眼液　选用含硫酸锌的滴眼液。

（2）手术治疗　如泪道阻塞者，可试行激光治疗或泪道硅管留置治疗。

2. 其他治法　针灸治疗：肝血不足、复感风邪证以补法为主，可选肝俞、太冲、合谷、风池；肝肾两虚、约束无权证以补法为主，针灸并用，可选肝俞、肾俞、涌泉、太冲；若流泪清冷者，可加神阙艾灸及同侧睛明穴温针治疗。

四、健康处方

1. 户外工作者可戴防护眼镜，减少风沙对眼部的刺激。

2. 增强体质，或经常进行睛明穴按摩，有助于改善流泪症状。

第十七节　天行赤眼

一、概述

天行赤眼是指外感疫疠之气，白睛暴发红赤、点片状溢血，常累及双眼，能迅速传染并引起广泛流行的眼病。又名天行赤目、天行赤热、天行气运等。本病名见于《银海精微·卷之上》，该书强调其传染性，指出：“天行赤眼者……一人害眼传于一家，不论大小皆传一遍。”本病多发于夏秋季，常见于成年人，婴幼儿较少见；传染性极强，潜伏期短，多于 24 小时内双眼同时或先后而发，起病急剧，刺激症状重，常呈暴发流行，但预后良好。本病类似于西医学的流行性出血性结膜炎，属病毒性结膜炎。

《银海精微·卷之上》指出：“天行赤眼者，谓天地流行毒气，能传染于人。”强调疫疠之气为其外因。本病多因猝感疫疠之气，疫热伤络；或肺胃积热，肺金凌木，侵犯肝经，上攻于目而发病。

二、诊断依据

（一）诊断要点

1. 白睛红赤，或见白睛溢血呈点片状，耳前或颌下可扪及肿核。

2. 正处流行季节，或有接触史，起病急，多双眼同时或先后发病。

（二）鉴别诊断

本病应与风热赤眼及天行赤眼暴翳相鉴别（表 10-2）。

表 10-2　天行赤眼与风热赤眼及天行赤眼暴翳相鉴别

鉴别点	天行赤眼	风热赤眼	天行赤眼暴翳
病因	猝感疫疠之气	感受风热之邪	猝感疫疠之气，内兼肺火亢盛，内外合邪，肝肺同病
眵泪	泪多眵稀	眵多黏稠	泪多眵稀
白睛红赤	白睛红赤浮肿，点状或片状，白睛溢血	白睛红赤浮肿	白睛红赤浮肿，或抱轮红赤
黑睛星翳	少有，在发病初出现，其星翳易消退	多无黑睛生翳	多有，以发病后 1～2 周更多见，其星翳多位于中央，日久难消
分泌物涂片	单核细胞增多	多形核白细胞增多	单核细胞增多
预后	一般较好	一般较好	重者黑睛可留点状翳障，渐可消退
传染性	传染性强，易引起广泛流行	有传染性，但不引起流行	传染性强，易引起广泛流行

三、证治概要

（一）临证方药

1. 疠气犯目

症见：患眼碜涩灼热，羞明流泪，眼眵稀薄，胞睑微红，白睛红赤、点片状溢血；发热头痛，鼻塞，流清涕，耳前、颌下可扪及肿核；舌质红，苔薄黄，脉浮数。

治法：疏风清热，兼以解毒。

方药：驱风散热饮子加减。宜去方中之羌活、当归尾、川芎，酌加金银花、黄芩、蒲公英、大青叶等，以增强清热解毒之力；若无便秘，可去方中大黄；若白睛红赤甚、溢血广泛者，加牡丹皮、紫草以清热凉血退赤。

2. 热毒炽盛

症见：患眼灼热疼痛，热泪如汤，胞睑红肿，白睛红赤壅肿、弥漫溢血，黑睛星翳；口渴心烦，便秘溲赤；舌红，苔黄，脉数。

治法：泻火解毒。

方药：泻肺饮加减。若白睛溢血广泛者，酌加紫草、牡丹皮、生地黄以凉血止血；黑睛生星翳者，酌加石决明、木贼、蝉蜕以散邪退翳；若便秘溲赤明显者，酌加生大黄、淡竹叶以清热通腑、利水渗湿。

中成药可选用银翘解毒丸、防风通圣丸等口服。

（二）其他疗法

1. 外治

（1）滴用滴眼液　鱼腥草滴眼液，每日 6 次，症状严重者可每小时 2 次；亦可选抗病毒滴眼液，配合抗生素滴眼液滴眼。

（2）洗眼法　选用大青叶、金银花、蒲公英、菊花等清热解毒之品，煎汤洗患眼，每日 2 ～ 3 次。

2. 其他治法

（1）针刺　以泻法为主，可取合谷、曲池、攒竹、丝竹空、睛明、瞳子髎、风池、太阳、外关、少商，每次选 3 ～ 4 穴，每日针 1 次。

（2）放血疗法　点刺眉弓、眉尖、太阳穴、耳尖，放血 2 ～ 3 滴以泄热消肿，每日 1 次。

（3）耳针　选眼、肝、目 2、肺穴，留针 20 ～ 30 分钟，可间歇捻转，每日 1 次。

四、健康处方

1. 注意个人卫生，不用脏手、脏毛巾揉擦眼部。

2. 急性期的患者所用手帕、毛巾、脸盆及其他生活用品应注意消毒，防止传染。如一眼患病，另一眼更须防护，以防患眼分泌物及滴眼液流入健眼。

3. 禁止包扎患眼。

第十八节　风热赤眼

一、概述

风热赤眼是指外感风热而猝然发病，以白睛红赤、眵多黏稠、痒痛交作为主要特征的眼病。广州中医学院主编的《全国高等医药院校试用教材·中医眼科学》称本病为“风热眼”。又名暴风客热、暴风客热外障，俗称暴发火眼。《秘传眼科龙木论·暴风客热外障》说：“此眼初患之时，忽然白睛胀起，都覆乌睛和瞳人，或痒或痛，泪出难开。”本病多发于春、夏、秋季，常以手帕、毛巾、水、手为传染媒介，易在公共场所蔓延，散发于学校等集体生活场所。本病多为双眼患病，突然发生，一般在发病后 3 ～ 4 天症状达到高峰，以后逐渐减轻，1 ～ 2 周痊愈，预后良好。若失于调治，则病情迁延，可演变成慢性。该病类似于西医学的急性卡他性结膜炎，属急性细菌性结膜炎。

《证治准绳·杂病·七窍门》指出，本病“乃素养不清，躁急劳苦，客感风热，卒然而发也。”结合临床归纳其病因病机为：骤感风热之邪，风热相搏，客留肺经，上犯白睛而发；若素有肺经蕴热，则病症更甚。

二、诊断依据

1. 起病急，双眼同时或先后发病。或有与本病患者的接触史。

2. 患眼碜涩痒痛，灼热流泪，眵多黏稠，白睛及睑内面红赤。

3. 结膜刮片见多形核白细胞增多有助于诊断。

三、证治概要

（一）治则治法

内治以祛风清热为基本治则，外治则应滴用清热解毒滴眼液或抗生素滴眼液。

（二）临证方药

1. 风重于热

症见：痒涩刺痛，羞明流泪，眵多黏稠，白睛红赤，胞睑微肿；可兼见头痛，鼻塞，恶风；舌质红，苔薄白或微黄，脉浮数。

治法：疏风清热。

方药：银翘散加减。若白睛红赤明显，可加野菊花、蒲公英、紫草、牡丹皮以清热解毒、凉血退赤。

2. 热重于风

症见：目痛较甚，怕热畏光，眵多黄稠，热泪如汤，胞睑红肿，白睛红赤浮肿；可兼见口渴，尿黄，便秘；舌红，苔黄，脉数。

治法：清热疏风。

方药：泻肺饮加减。白睛赤肿浮壅者，重用桑白皮，酌加桔梗、葶苈子以泻肺利水消肿；可加生地黄、牡丹皮以清热解毒、凉血退赤；便秘者可加生大黄以通腑泄热。

3. 风热并重

症见：患眼焮热疼痛，刺痒交作，怕热畏光，泪热眵结，白睛赤肿；兼见头痛鼻塞，恶寒发热，口渴思饮，便秘溲赤；舌红，苔黄，脉数。

治法：疏风清热，表里双解。

方药：防风通圣散加减。若热毒偏盛，去麻黄、川芎、当归辛温之品，宜加蒲公英、金银花、野菊花以清热解毒；若刺痒较重者，加蔓荆子、蝉蜕以祛风止痒。

中成药可选用黄连上清丸等口服。

（三）其他疗法

1. 外治

（1）滴用滴眼液　鱼腥草滴眼液，每日 6 次，症状严重者可每小时 2 次；亦可选抗生素滴眼液，如 0.1% 利福平滴眼液、0.25% 氯霉素滴眼液或 0.3% 妥布霉素滴眼液、0.3% 氧氟沙星滴眼液等。

（2）洗眼法　可选用蒲公英、野菊花、黄连、玄明粉等清热解毒之品，煎水洗患眼，每日 2 ～ 3 次。

2. 其他治法

（1）针刺　以泻法为主，可取合谷、曲池、攒竹、丝竹空、睛明、瞳子髎、风池、太阳、外关、少商，每次选 3 ～ 4 穴，每日针 1 次。

（2）放血疗法　点刺眉弓、眉尖、太阳穴、耳尖，放血 2 ～ 3 滴以泄热消肿，每日 1 次。

（3）耳针　选眼、肝、目 2、肺穴，留针 20 ～ 30 分钟，可间歇捻转，每日 1 次。

四、健康处方

1. 注意个人卫生，不用脏手、脏毛巾揉擦眼部。

2. 急性期的患者所用手帕、毛巾、脸盆及其他生活用品应注意消毒，防止传染。如一眼患病，另一眼更须防护，以防患眼分泌物及滴眼液流入健眼。

3. 禁止包扎患眼。

第十九节　胬肉攀睛

一、概述

胬肉攀睛是指眼眦部长赤膜如肉，其状如昆虫之翼，横贯白睛，攀侵黑睛，甚至遮盖瞳神的眼病。又名胬肉侵睛外障、蚂蟥积证、肺瘀证、目中胬肉等。本病名首见于《银海精微·卷之上》，而《张氏医通·七窍门》中对其症状及治法的记载简单明了，谓："胬肉攀睛证，多起于大眦，如膜如肉，渐侵风轮，甚则掩过瞳神，初起可点而退，久则坚韧难消，必用钩割。"胬肉多起于大眦，也有起于小眦或两眦同时发生者。常见于中老年人及户外工作者，男性多于女性。若遮盖瞳神则影响视力。按病变进展情况可分为进行期和静止期。本病相当于西医学之翼状胬肉，属结膜变性疾病。

《银海精微·卷之上》对胬肉攀睛发病之因记载甚详，云："此症者，脾胃热毒，脾受肝邪，多是七情郁结之人，或夜思寻，家筵无歇，或饮酒乐欲，使三焦壅热；或肥壮之人，血滞于大眦。胬肉发端之时多痒，因乎擦摩，胬肉渐渐生侵黑睛。"结合临床归纳其病因病机如下：①心肺蕴热，风热外袭，内外合邪，热郁血滞，脉络瘀滞，渐生胬肉。②劳欲过度，心阴暗耗，肾精亏虚，水不制火，虚火上炎，脉络瘀滞，致生胬肉。

二、诊断依据

1. 眦部白睛上生赤膜如肉，略呈三角形，其尖端渐向黑睛攀侵。

2. 胬肉上有丝脉相伴，或粗或细。

三、证治概要

（一）治则治法

若胬肉淡红菲薄，头平体小者，以点眼药为主；胬肉头尖高起，体厚而宽大，红赤明显者，应内外同治；如药物治疗无效，发展较速者，宜手术治疗。

（二）临证方药

1. 心肺风热

症见：患眼眵泪较多，眦痒羞明，胬肉初生，渐渐长出，攀向黑睛，赤脉密布；舌苔薄黄，脉浮数。

治法：祛风清热。

方药：栀子胜奇散加减。若赤脉密布，可加赤芍、牡丹皮、郁金以散瘀退赤；便秘者去方中羌活、荆芥穗，酌加大黄以通腑泄热。

2. 阴虚火旺

症见：患眼涩痒间作，胬肉淡红菲薄，时轻时重；心中烦热，口舌干燥；舌红少苔，脉细。

治法：滋阴降火。

方药：知柏地黄丸加减。若心烦失眠显著者，可加麦冬、五味子、酸枣仁以养心安神。

（三）其他治法

1. 外治 滴用滴眼液：可用清热解毒之滴眼液或抗生素滴眼液，并同时选用非甾体类或糖皮质激素类滴眼液，每日各3～4次。

2. 手术 胬肉发展迅速，侵入黑睛，有掩及瞳神趋势者，须行手术治疗。手术方式包括胬肉切除术、胬肉切除合并结膜瓣转移修补术、胬肉切除合并自体游离结膜瓣移植术等术式。手术原则为角膜创面干净光滑，胬肉结膜下组织切除要彻底。

四、健康处方

1. 注意眼部卫生，避免风沙与强光刺激；忌烟酒及刺激性食物；勿过劳和入夜久视。

2. 对胬肉手术后复发的患者，不宜立即再行手术，应在其静止6个月后再考虑手术。

第二十节　青风内障

一、概述

青风内障是指起病隐伏，自觉症状不明显，或时有轻度眼胀及视物昏蒙，视野渐窄，终致失明的慢性内障眼病。又名青风、青风障症等。本病在《太平圣惠方·治眼内障诸方》中即有记载，曰："青风内障，瞳人虽在，昏暗渐不见物，状如青盲。"《证治准绳·杂病·七窍门》则进一步对本病的症状做了较详细的描述："青风内障证，视瞳神内有气色，昏蒙如晴山笼淡烟也。然自视尚见，但比平时光华则昏蒙日进。"同时强调"急宜治之……不知其危而不急救者，盲在旦夕耳"。可见本病初起时病情轻，病势缓，视力下降不明显，极易被患者忽略，当发展至行走碰物撞人，视野缩窄，已损害目系，邪坚病固，治疗就极为困难。一般多为双眼受累，亦可双眼同时或先后发病。青风内障类似于西医学之原发性开角型青光眼（急性闭角型青光眼临床前期不在此讨论），正常眼压性青光眼可参考本病治疗。

《秘传眼科龙木论·青风内障》中认为本病多因虚所致，书中谓："因五脏虚劳所作。"《审视瑶函·内障》则认为病因虚、实皆有，说："阴虚血少之人，及竭劳心思，忧郁忿恚，用意太过者，每有此患。然无头风痰气火攻者，则无此患。"结合临床归纳其病因病机如下：①先天禀赋不足，命门火衰，不能温运脾阳，水谷不化精微，生湿生痰，痰湿流窜目中脉络，阻滞目中玄府，玄府受损，神水运行不畅而滞留于目。②肝郁气滞，气郁化火，致目中脉络不利，玄府郁闭，神水瘀滞。③久病肝肾亏虚，目窍失养，神水滞涩。

二、诊断依据

1. 眼压 >21mmHg。

2. 高眼压时前房角开放。

3. 青光眼性视盘改变和（或）有视网膜神经纤维层缺损。

4. 青光眼性视野缺损。

三、证治概要

（一）治则治法

本病初发症状轻，病势缓，极易被忽视。在防治过程中应加强各项检查，随访追踪，尽早确诊，以便进行中西医结合治疗。本病初中期为实证，治疗以行气疏肝、化痰利湿为主；后期为虚实夹杂证，治宜补益肝肾，兼以活血明目为法。注意在本病的整个过程中，多兼有血瘀水停的病机，治疗时应加用活血利水药。眼压高者，配合降眼压药物。

（二）临证方药

1. 肝郁气滞

症见：时有视物昏蒙，目珠微胀，轻度抱轮红赤，或瞳神稍大，眼底视盘杯盘比大于 0.6，或两眼视盘杯盘比差值大于 0.2；可见视野缺损，眼压偏高；或兼情志不舒，心烦口苦；舌红苔黄，脉弦细。

治法：疏肝解郁，活血利水。

方药：逍遥散加减。可加香附行气以助解气郁；加川芎、丹参活血祛瘀以理血郁；加车前子利水明目。若头眼时有胀痛，视力渐降，可加菊花、白芷以清肝明目止痛。

2. 痰湿泛目

症见：早期偶有视物昏蒙，或瞳神稍大，眼底视盘杯盘比增大，或两眼视盘杯盘比差值大于 0.2；严重时视盘苍白，可见视野缺损，甚或呈管状，眼压偏高；可伴头昏眩晕，恶心欲呕；舌淡苔白腻，脉滑。

治法：温阳化痰，利水渗湿。

方药：温胆汤合五苓散加减。若痰湿上泛，头眼胀痛者，可加川芎、车前草、通草以活血利水渗湿。

3. 肝肾亏虚

症见：患病日久，视物不清，瞳神稍大，视野缺损或呈管状，视盘苍白；可伴头晕失眠，腰膝无力，舌淡苔薄，脉细沉无力；或面白肢冷，精神倦怠，舌淡苔白，脉细沉。

治法：补益肝肾，活血明目。

方药：加减驻景丸加减。视力日减，视野渐窄者，加党参、白芍、川芎等以益气养血；若见面白肢冷，精神倦怠，偏肾阳虚者，可用肾气丸加减。

中成药选用五苓散、逍遥散、六味地黄丸、益脉康、川芎嗪等。

（三）其他疗法

1. 外治　滴用滴眼液。

（1）缩瞳剂　用 1% ～ 2% 毛果芸香碱滴眼液，急性发作时每 3 ～ 5 分钟滴 1 次，共 3 次；然后每 30 分钟滴 1 次，共 4 次；以后改为每小时滴 1 次，待眼压下降至正常后改为每日 3 ～ 4 次。

（2）β 受体阻滞剂　可以抑制房水生成，但患有心传导阻滞、窦房结病变、支气管哮喘者忌用。如 0.25% ～ 0.5% 马来酸噻吗洛尔或盐酸倍他洛尔，每日 2 次。

（3）碳酸酐酶抑制剂　如 1% 布林佐胺滴眼液，每日 2 ～ 3 次，全身副作用较少。

（4）糖皮质激素类滴眼液　可用1%醋酸泼尼松龙滴眼液滴眼，每日3次，急性发作时每小时1次。

（5）前列腺素制剂　如拉坦前列素或曲伏前列素滴眼液滴眼，增加房水排出以降低眼压。

2. 其他治法

（1）针刺治疗　主穴取睛明、上睛明、风池、太阳、四白、合谷、神门、百会。配穴：痰湿泛目证选脾俞、肺俞、三阴交、丰隆；肝郁气滞证选三阴交、丰隆、内关、太冲；肝肾亏虚证选肝俞、肾俞、太溪、三阴交。根据虚实选用补泻手法，每日1次，留针30分钟，10日为1个疗程。

（2）视神经保护剂治疗　如钙通道阻滞剂、谷氨酸拮抗剂、神经营养因子、抗氧化剂、活血化瘀中药注射液灯盏细辛注射液等，可从不同的环节起到一定的视神经保护作用。

（3）手术治疗　若药物及针刺不能控制眼压者，或无法长期忍受药物或针刺治疗者，可考虑手术治疗，根据病情选择小梁切除术、复合式小梁切除术、非穿透小梁手术或氩激光小梁成形术、选择性小梁成形术等。

四、健康处方

1. 积极参加青光眼普查，一旦发现眼压偏高、视野有改变及眼底视盘杯盘比值较正常为大时，尽量做相关检查，以明确诊断或排除此病。

2. 若已确诊为本病应积极治疗，定期观察和检查视力、眼压、眼底、视野等情况。

3. 注意休息，避免情绪激动。不宜熬夜。

4. 饮食宜清淡易消化，多吃蔬菜、水果，忌烟酒、浓茶、咖啡、辛辣等刺激性食品。

5. 保持大便通畅。控制饮水，每次饮水不宜超过250mL，间隔1～2小时再次饮用。

附：青光眼的分类及治疗

一、分类

一般将青光眼分为原发性青光眼、继发性青光眼及先天性或发育性青光眼三大类。

1. 原发性青光眼　包括闭角型青光眼和开角型青光眼。

（1）原发性闭角型青光眼　分为：①急性闭角型青光眼（分为前驱期、临床前期、急性发作期、缓解期、慢性期和绝对期）；②慢性闭角型青光眼。

（2）原发性开角型青光眼　分为：①慢性单纯性青光眼；②正常眼压性青光眼。

2. 继发性青光眼　是指因其他眼病或全身疾病破坏或者干扰了房水生成及正常循环，引起眼压升高的青光眼。常见的继发性青光眼有：

（1）常见眼病继发性青光眼　包括：①新生血管性青光眼；②青光眼睫状体炎综合征；③与虹膜、睫状体疾病相关的青光眼；④继发于前葡萄膜炎的青光眼；⑤晶体源性青光眼；⑥眼外伤性青光眼。

（2）糖皮质激素性青光眼。

（3）眼部手术后青光眼　包括：①睫状环阻塞性青光眼；②视网膜玻璃体手术相关的继发性青光眼。

3. 先天性或发育性青光眼　包括婴幼儿型青光眼、青少年型青光眼，以及合并其他眼部或全身发育异常的先天性青光眼。

二、治疗

1. 原发性闭角型青光眼

（1）缩瞳。

（2）降眼压。

（3）滴用滴眼液　配合滴糖皮质激素滴眼液，可减轻充血和虹膜反应。

（4）手术治疗　经药物治疗后，根据眼压恢复情况及房角粘连的范围来决定和选择手术方法。若眼压恢复在正常范围，房角开放或粘连不超过1/3者，可行周边虹膜切除术或激光虹膜切开术；眼压不能恢复至正常范围，房角广泛粘连者，可行小梁滤过性手术。

2. 原发性开角型青光眼

（1）局部用药　局部用缩瞳、降眼压药。

（2）口服药　如眼压偏高，可口服小剂量乙酰唑胺，每次0.125g，每日2～3次，并同时服用碳酸氢钠。

（3）手术治疗　若药物及针刺不能控制眼压者，或无法长期忍受药物或针刺治疗者，可考虑手术治疗。根据病情可选择氩激光小梁成形术、小梁切除术或非穿透小梁手术。

3. 继发性青光眼 以治疗原发病为主，配合降眼压药治疗。

（1）新生血管性青光眼 查找原因，针对病因进行治疗。

（2）青光眼睫状体炎综合征 局部使用降眼压药及糖皮质激素药，以控制眼压和炎症反应，必要时可配合口服降压药。

（3）与虹膜、睫状体疾病相关的青光眼 根据眼压情况给予降压药或手术治疗。

（4）继发于前葡萄膜炎的青光眼 多因瞳孔闭锁或膜闭引起，可做小梁切除术；如合并晶珠混浊，可行青光眼白内障联合手术。

（5）晶状体源性青光眼 药物治疗同原发性闭角型青光眼，手术可行小梁滤过术或青白联合术。

（6）眼外伤性青光眼 降眼压治疗同原发性闭角型青光眼，房角退缩者忌用缩瞳剂，前房积血者可冲洗前房。

（7）糖皮质激素性青光眼 立即停用激素类药物，一般眼压可逐渐恢复，必要时配合降眼压药使用。

（8）眼部手术后青光眼 睫状环阻塞性青光眼的药物治疗同原发性闭角型青光眼，必要时可摘除晶体或行前部玻璃体切除术。视网膜玻璃体手术相关的继发性青光眼，如为环扎带太紧或巩膜垫压块压迫涡静脉引起，应及时调整；若为玻璃体注入气体或硅油引起，可行激光虹膜切开术。

4. 先天性青光眼 受诸多因素影响，一般治疗效果不佳。

（1）婴幼儿型青光眼 早期行房角或小梁切开术，晚期行小梁切除术。

（2）青少年型青光眼 行小梁切开或切除术。

（3）合并其他眼部或全身发育异常的先天性青光眼 可行小梁切除术。

第十一章　常见急症与急救

第一节　心搏骤停

一、概述

心搏骤停是指心脏突然停止射血，造成循环停止而产生的一系列症状、体征，包括意识丧失、晕厥和大动脉搏动消失。若无法得到及时的救治，短时间内（一般 10 分钟）即可导致死亡。

心搏骤停的病因：成人以心源性病因常见，如急性心肌梗死、恶性心律失常等；非心源性病因有气道异物梗阻、创伤、淹溺、药物过量、窒息、脑卒中等。小儿以非心源性病因常见，如气道异物梗阻、淹溺、感染、烟雾吸入等。

二、诊断要点

（一）诊断依据

1. 诊断标准

（1）突然意识丧失，或抽搐。

（2）呼吸停止或仅有叹息。

（3）无法触及大动脉搏动。

2. 心电图表现

（1）心室颤动。

（2）无脉性电活动。

（3）心室停搏。

（二）鉴别诊断

癫痫发作：患者表现为突然昏仆倒地，意识丧失，多伴双眼上翻，四肢抽搐，口吐白沫，当患者肢体抽动幅度较小时，容易被误以为心搏骤停，但听诊可闻及心音，也可触及大动脉搏动。

三、处理要点

（一）心肺复苏术（CPR）

1. 黄金 4 分钟　心搏骤停后 4 分钟为抢救的最佳时机。此时，若能给患者实施高质量 CPR，尽早电除颤，就有可能挽救患者生命。

2. 规范操作

（1）意识判断　施救者位于患者一侧，轻拍其双肩（婴儿轻拍其双足底），同时在其双耳呼唤，若无反应，立即呼叫旁人（若无旁人，则手机免提）拨打“120”急救电话。

（2）判断呼吸及脉搏　观察胸廓有无起伏以判断有无呼吸；成人及儿童触摸颈动脉、婴幼儿触摸肱动脉以判断有无大动脉搏动，必须在 10 秒内完成。若无自主呼吸或呼吸不正常（仅有叹息），未触及大动脉搏动或脉搏明显缓慢（婴儿小于 60 次 / 分），应立即行心肺复苏。

（3）胸外按压（C）　复苏体位：将患者平卧于硬平面上，或在其背部放置按压板。按压位置：两乳头连线与胸骨中下段交点（婴幼儿为胸骨下 1/2 与两乳头连线交点下方）。按压姿势：一只手的掌根放在按压位置，另一只手叠放在第一只手上，手指锁住，以掌跟按压（儿童依据体型可用单手或双手按压法；婴幼儿单人 CPR 时使用双指按压法，示指和中指垂直胸骨；婴幼儿双人 CPR 时使用双手环抱法，双拇指置于胸骨下 1/2 处），按压时要保持肘关节绷紧，双臂伸直与患者胸骨成 90°角，以髋关节为支点垂直向下压。按压深度：5 ～ 6cm（儿童及婴幼儿至少为胸廓前后径的 1/3，儿童约 5cm，婴幼儿约 4cm）。按压频率：100 ～ 120 次 / 分，并保证每次按压后胸廓充分回弹，按压时间与放松时间各占 50%，以 30∶2（30 次按压∶2 次通气）为一个周期（婴幼儿单人 CPR 时为 30∶2，双人 CPR 时为 15∶2），连续进行 5 个周期 CPR 后进行评估并更换按压者，间隔时间不超过 5 秒。

（4）开放气道（A） 开放气道前必须先检查并清理口腔异物（如义齿）；单人 CPR 可采用仰头抬颏法，施救者位于患者一侧，一手手掌小鱼际放在患者前额部向下压，另一手示指和中指放在患者下颌骨颏部，向上抬起颏部，帮助头后仰，使下颌角耳垂连线与地面垂直，开放气道（成人头后仰 90°，儿童 60°，婴儿 30°）；双人 CPR 可采用仰头托颈法（合并颈椎损伤时应采用推举双下颌法），施救者位于患者头后方，一手托起患者颈部，另一手以小鱼际侧下压患者前额，使其头后仰，开放气道。

（5）人工呼吸（B） 徒手 CPR 时可实施口对口人工呼吸，院内多使用简易呼吸器（呼吸球囊）进行人工呼吸。使用简易呼吸器时，施救者应位于患者头后方，一手以 E-C 手法保持气道开放和固定面罩（中指、无名指、小指托起一侧下颌骨，呈 E 形状；大拇指、示指自上往下压紧面罩，呈 C 形状），另一手挤压球囊通气（依据年龄选用成人球囊、儿童球囊、婴儿球囊），连续两次，每次持续 1 秒，每次通气间隔 1 ～ 2 秒。有效通气标准：胸廓可见起伏（通常成人潮气量约 500 ～ 600mL，小儿 6 ～ 8mL/kg），注意避免过度通气；若有氧源，应连接氧气，接上储氧袋。

（6）心脏电除颤（D） 院外有目击者且自动体外除颤器（AED）可立即获得时，应以最快速度电除颤。院内电除颤方法：打开除颤器，直接调至除颤位，将两个电极板分别置于患者右锁骨下及左腋中线第五肋间，当发现为可除颤心律，立即予单次最大能量进行电除颤（一般双相波 200J，单相波 360J，小儿 2 ～ 4J/kg），电除颤后立即进行 5 个周期 CPR 后再评估。

（二）药物抢救

1. 肾上腺素 当发现为不可除颤心律时，或第 2 次除颤仍不成功时，在 CPR 的同时尽早静脉注射肾上腺素 1mg（小儿 0.01mg/kg），之后可间隔 3 ～ 5 分钟重复使用。

2. 胺碘酮 当多次电除颤及应用肾上腺素后仍反复室颤时，可静脉注射胺碘酮 300mg，以提高再次电复律的成功率，必要时可重复使用，第 2 剂 150mg 静脉注射，一般总量不超过 2g。

3. 阿托品 不建议在心肺复苏过程中应用于无脉性电活动及心室停搏的患者。

4. 呼吸兴奋剂 对呼吸心搏骤停者无益，只有在自主呼吸恢复后，为提高呼吸中枢的兴奋性才考虑使用。

（三）气管插管

在 CPR 过程中，若无法保证气道通畅，但人员充足，并经过专业培训，可进行气管插管。当建立高级气道后，在持续胸外按压同时，每 6 秒通气 1 次（即每分钟通气 10 次）。

四、转诊事项

（一）心肺复苏有效的指标

1. 可触及大动脉搏动。
2. 面色转红润。
3. 瞳孔回缩。

当急救现场无法提供高级生命支持时，在持续 CPR 同时拨打急救电话，转送上级医院进一步抢救。

（二）心肺复苏终止的指标

1. 连续 CPR 大于 30 分钟，患者呼吸、心跳未恢复。
2. 瞳孔散大固定，无回缩。
3. 心电图呈一直线。

经过现场积极抢救 30 分钟以上，患者仍无任何生命迹象时，向家属充分交代病情，并获得理解后（若无家属在场应及时报警，警察到场后应记录警号），可停止 CPR，检查心电图呈一直线，宣告临床死亡，完善抢救记录。

第二节 现场急救基本技术

一、概述

现场急救基本技术通常指院前急救技术，它是医护人员利用院前有限的医疗条件和设备，对急危重症患者进行现场抢救的基本技术，是急诊医学的重要组成部分。包括基础生命支持、创伤的院前急救处置、常见急症和意外伤害的处理。

现场急救仅为初步急救，其目的和意义在于挽救患者生命，为医院内进一步抢救赢得时间。总的抢救原则为先抢后救，先重后轻，先急后缓；先止血后包扎，先固定后搬运；先救命后治伤。

二、处理要点

（一）基础生命支持

除已明确有不可逆的死亡体征和预测不能获得生理益处外，其他原因导致的心跳、呼吸骤停，均应立即给予基础生命支持（详见“心搏骤停”章节）。

（二）创伤的院前急救处置

各种原因导致的创伤出血、骨折、脏器外露等，应该进行初步的院前急救处置，再进行转院。

1. 院前创伤急救的基本原则

（1）环境安全是首位，必须保证自身安全。

（2）检伤分类很重要，做好红、黄、绿、黑（危重伤、重伤、轻伤、死亡）标识。

（3）先救命后治伤，先重伤后轻伤。

（4）因地制宜，合理救治（以快速、有效、稳妥、无继发损伤为前提）。

（5）边检查，边处理（先止血、再固定、后搬运）。

（6）适当治疗，控制出血，快速转送（反复检查，持续监测生命体征）。

2. ABCDE 的处理流程

（1）Airway——气道维持及颈髓保护　包括呼吸通畅（发音正常）、呼吸道部分梗阻（喘鸣音、打鼾）、呼吸道完全梗阻（呼吸用力但无呼吸音）三种。

处理：先清理口腔分泌物，再开放气道，注意保护颈椎；如果存在气管异物梗阻，意识清楚者立即行海姆立克急救法处理，意识丧失者马上开始心肺复苏。

（2）Breathing——呼吸和血气的维持　根据呼吸频率、胸廓运动、颈静脉是否怒张、口唇皮肤是否发绀和听诊、叩诊等进行评估。

处理：如果存在缺氧表现，给予吸氧、辅助呼吸等处理；如果存在张力性气胸，立即在患侧锁骨中线第 2 肋间隙用粗针头或气胸穿刺针行紧急穿刺。

（3）Circulation——循环维持及出血控制　根据毛细血管充盈时间（CRT）、脉搏、皮肤颜色、出汗情况、意识水平进行评估。

处理：有条件应测量血压、心电监护等；判断循环不足时应尽快建立静脉通道，补充电解质液体进行扩容；让患者采取仰卧位，抬高下肢；发现活动性出血，立即止血。

（4）Disability——残疾及神经系统状况评估　意识可以分为清醒、声音唤醒、疼痛唤醒及不能唤醒四级，即 AVPU 法。

处理：观察患者瞳孔对光反射。如果存在意识水平改变，首先给予上面的 ABC 处理；如果存在低血糖，给予口服或者静脉注射葡萄糖。

（5）Exposure——暴露以查明病因　暴露患者全身皮肤，仔细观察有无出血、创伤、皮疹、烧伤及针刺伤等，以便查明病因。

3. 院前创伤急救的基本技术　院前创伤主要以多发伤、复合伤为主，重点在于适当治疗，控制出血，快速转送。创伤急救基本技术包括止血、包扎、固定、搬运等。

（1）止血术　凡伤口出血，均应立即止血。可依据不同性质（动脉、静脉、毛细血管）出血，选择直接止血法（直接压迫止血、加压包扎止血、填塞止血）和间接止血法（指压止血、止血带止血）。

① 直接压迫止血法：将无菌敷料（避免棉絮直接接触伤口）直接盖在出血的伤口上，用力按压，持续 5 分钟以上，直至出血停止。

② 加压包扎止血法：若用直接压迫止血效果不满意时，可以用弹力绷带进行加压包扎止血。主要用于小血管和毛细血管出血或广泛渗血，难以找到出血部位的患者。

③ 填塞止血法：当伤口深而大，难以压迫止血时，可用无菌敷料或洁净的三角巾等填充伤口，再用绷带或三角巾加压包扎，压力以达到控制出血为宜。鼻出血通过压迫患侧鼻翼 5 分钟仍无法止血时，可用无菌纱条

或棉球填塞止血。

④ 指压止血法：用手指压在出血部位的近心端，把动脉压迫闭合在骨面上，阻断血流，达到暂时止血的目的。主要用于动脉出血。常见方法有：①指压颞浅动脉，控制头皮、额部出血，通常需要同时按压两侧。方法：在耳屏前凹陷处按压，将颞浅动脉压向颞骨。②指压肱动脉，控制前臂出血。方法：抬高患肢，在上臂中段肱二头肌内侧动脉搏动处施压，将肱动脉压向肱骨。③指压桡尺动脉，控制手掌出血。方法：在腕横纹近段两侧搏动处同时压迫，将桡尺动脉压向桡尺骨。④指压指动脉，控制手指出血。方法：在手指根部桡尺侧同时压迫，将指动脉压向指骨。⑤指压股动脉，控制下肢出血。方法：在腹股沟韧带中点稍下方股动脉搏动处压迫，将股动脉压向股骨。

⑤ 止血带止血法：当指压止血效果不满意时，可以改用止血带止血。常用止血带有橡胶止血带、充气止血带、旋压式止血带。注意事项如下：①上止血带的部位：上肢大出血应绑扎在上臂上 1/3 处，即三角肌下缘；下肢大出血应绑扎在大腿中上 1/3 处。绑扎位置应放置衬垫，避免勒伤皮肤。②止血带的松紧度：以远端伤口出血停止，远端摸不到脉搏为度。气压止血带压力上肢为 200 ～ 300mmHg，下肢为 300 ～ 400mmHg。③放松止血带时间：每隔 1 小时放松一次，每次 1 ～ 2 分钟，放松期间仍有大出血时，应用其他方法止血；需要重新上止血带时，不能在同一部位绑扎，持续使用不应超过 4 小时。④做好标记：应在上止血带部位留有标记，注明伤者姓名、上止血带时间（具体到分钟）、部位、压力（充气止血带）。

（2）包扎术　包扎伤口可以达到压迫止血，防止再次污染、保护伤口、减少感染，制动减轻疼痛，固定敷料和夹板，便于转运等作用。常用方法如下。

① 三角巾包扎法。a. 头部帽式包扎：先将三角巾基底折叠放于前额眉上，两边沿两耳上方拉紧至脑后交叉，然后绕至前额打结固定，顶角向后拉紧，塞进交叉处。b. 胸部包扎：如右胸受伤，将三角巾顶角放在右肩上，将底边拉至背后在右边打结，然后再将右角拉至右肩与顶角打结固定。c. 背部包扎：方法同胸部包扎，位置相反，底边在胸部打结。d. 手足包扎：将受伤手、足放在三角巾上，顶角向前，拉至手、足背上，底边左右缠绕打结固定。

② 绷带包扎法。a. 绷带环形法：绷带包扎法中最常用的方法，多用于粗细相等部位小伤口清洁后包扎。方法：第一圈斜状环绕，露出一斜角，第二、三圈环形环绕，将第一圈露出的斜角压在环形圈内，环绕包扎至覆盖敷料后，用胶布固定尾部，亦可将尾剪开成两头，打结固定。b. 绷带螺旋（反折）法：多用于夹板固定和较大伤口的包扎。方法：从远心端用绷带环形法缠绕三圈固定起头，然后以螺旋形（反折）向近心端包扎，每一圈压盖前一圈的 1/2 或 1/3。从肢体内侧起头，粗细不一的肢体采用螺旋反折包扎，向远端反折。c.“8”字包扎法：先在关节上做环形包扎两圈，然后将绷带一圈向近心端、一圈向远心端作“8”字形环绕，每一圈压盖前一圈的 1/2 或 1/3。d. 肠管溢出包扎法：先用大块无菌的生理盐水纱块覆盖溢出的肠管，再用三角巾或纱布做成保护圈围在肠管周围，然后用碗状器皿盖在保护圈上，最后用三角巾宽带包扎。切勿对肠管施压和回纳肠管。e. 脑膨出包扎法：同肠管溢出包扎法。f. 异物刺入体内的包扎：做到“三勿”，勿取出异物、勿晃动异物、勿施压异物，若异物过长，在“三勿”基础上切除部分，然后用相应的包扎法包扎。

（3）固定术　骨折固定可以限制受伤部位活动度，减少疼痛和出血，避免周围组织、血管、神经的损伤，便于转运，同时减轻转运时的痛苦。

① 固定原则：以原位固定为主，骨折畸形时不必复位，开放性骨折时不应将外露骨折端送回伤口；空虚部位要填塞衬垫；夹板固定需过上下关节；关节骨隆起处需加衬垫；肢体维持中立位；先固定骨折近远端，再固定上下关节端；若无夹板时，可用自体固定（利用健侧固定患侧）。

② 三角巾悬吊固定：上肢骨折，夹板固定后，为减少上肢活动度，可用三角巾悬吊固定。

方法：患肢屈肘约 85°放在三角巾上，顶角对准肘关节，底边一角朝健侧，绕过颈部至患侧锁骨上窝，底边另一角折起覆盖上臂，与另一角在锁骨上窝与另一角打结即成悬臂状，顶角在肘关节鹰嘴上方扭曲绞紧折入三角巾内将肘关节包住，手指末端要露出三角巾外，以便观察血运。

（4）搬运术　科学的搬运对伤员的抢救、治疗、预后至关重要，规范应用楼梯担架、铲式担架、脊柱固定板等，可有效减少伤残，挽救生命。

① 搬运原则：所有搬运方法均应避免加重受伤部位的二次损伤，尽可能以伤员最舒适的体位进行搬运。胸部损伤（肋骨骨折）、骨盆骨折、脊柱损伤等禁止背驮式搬运；除脊柱损伤外，可选用普通担架、楼梯担架、轮椅、床单、木板等协助搬运。

② 脊柱损伤的搬运：需多人配合完成，搬运全过程始终保持脊柱在同一水平线上，禁止直接抬手抬脚，更不能让伤员坐起，以免造成脊髓损伤；若为颈椎损伤，在做任何检查时，都必须先固定头部，再进行整体

搬运。

4. 其他现场急救技术

（1）海姆立克急救法　也叫“海姆立克腹部冲击法”，主要用于气道异物梗阻的急救（详见“异物卡喉窒息”章节）。

（2）环甲膜穿刺术　主要用于急性上呼吸道梗阻、喉源性呼吸困难（喉头严重水肿）、有气管插管禁忌（急性会厌炎）而需快速开放气道时的急救处理，为气管切开赢得时间。

① 定位：环甲膜位于甲状软骨和环状软骨之间，沿喉结最突出处向下轻轻寻摸，约在下方 2 ～ 3cm 处可触及一小凹陷，此处即为环甲膜所在。

② 方法：患者取仰卧位，头后仰，常规消毒后，固定环状软骨两侧，以环甲膜穿刺针（若无，可用 10 号以上粗针头）垂直刺入环甲膜，当穿刺后有落空感，并有气体喷出，则表明穿刺成功；若气流不明显，可用注射器吸 5mL 生理盐水连接针头，回抽可见气泡，亦表明穿刺成功。

③ 注意事项：环甲膜穿刺针内径较小，容易堵塞，当发生分泌物堵塞时，不能用注射器单纯回抽，而是往针管注射少许生理盐水（1 ～ 2mL）。

（3）紧急胸腔穿刺术　主要用于张力性气胸引起循环衰竭时的急救处理。

① 定位：患侧锁骨中线第 2 肋间隙或腋前线第 4 或第 5 肋间。

② 方法：用气胸穿刺针（若无，可用大号留置针或 10 号以上粗针头）在患侧锁骨中线外侧第 2 肋间（或腋前线第 4 或第 5 肋间）垂直刺入，当有落空感，并有气体喷出，表明穿刺成功。因前胸壁和后胸壁的血管、神经走行有所差异，在前胸壁穿刺时应在上、下肋之间进针，而在侧胸壁和背部穿刺时则在下一肋骨上缘进针。

③ 注意事项：当患者症状缓解，生命体征平稳后，尽快拔除穿刺针，并用无菌纱块和防水薄膜封堵穿刺口，尽快转院行进一步处理。

第三节　休　克

一、概述

休克是急性循环衰竭的临床表现，常导致多脏器功能衰竭，具有较高的死亡率。由此可知，休克的最佳定义即为急性循环衰竭。

急性循环衰竭（ACF）的根基是微循环的功能障碍，是指由失血、感染等多种原因引起的急性循环系统功能障碍，以致氧输送不能保证机体代谢需要，从而引起细胞缺氧的病理生理状态。急性循环衰竭（休克）中，分布性休克占 66%（其中脓毒性休克占 62%）、心源性休克占 17%、低血容量性休克占 16%、梗阻性休克占 2%。

二、诊断要点

休克的诊断基于临床表现、血流动力学与生化指标，可归纳为“两低一高”：低血压、低灌注与高乳酸。休克时低血压的定义为收缩压（SBP）＜ 90mmHg，或平均动脉压（MBP）＜ 65mmHg，或较基线下降≥ 40mmHg。

急性循环衰竭（休克）典型的组织灌注不足表现包括意识改变（烦躁、淡漠、谵妄、昏迷），充分补液后尿量仍＜ 0.5mL/（kg · h），皮肤湿冷、发绀、花斑、毛细血管充盈时间＞ 2 秒。血压不是诊断急性循环衰竭（休克）的必要条件，血压正常不能排除急性循环衰竭（休克）。血乳酸水平反映组织灌注情况，是诊断急性循环衰竭（休克）的重要依据，通常休克时血乳酸＞ 2mmol/L。

1. 分布性休克　表现为血管收缩舒张调节功能异常，容量血管扩张，循环血容量相对不足导致的组织低灌注。包括感染性（脓毒性）、神经源性、过敏性休克等。

2. 心源性休克　主要指心脏泵血功能减弱或衰竭引起的心排出量减少。常见病因有急性心肌梗死、急性心力衰竭、严重心律失常、心肌病等。

3. 低血容量性休克　表现为循环容量丢失，各种原因引起的显性或不显性容量丢失而导致的有效循环血量减少，组织灌溉不足、细胞代谢紊乱和功能受损。常见病因有创伤、烧伤、出血、炎症、腹泻、脱水引起的水电解质丢失等。

4. 梗阻性休克　主要指心脏内外流出道梗阻。包括腔静脉梗阻、肺动脉栓塞、张力性气胸、心脏压塞、心脏瓣膜狭窄、主动脉夹层动脉瘤等。

三、临床表现

根据休克不同时期微循环的变化特点，分为以下三个阶段：微循环缺血期、微循环淤血期、微循环衰竭期。

（一）微循环缺血期

微循环缺血期又称休克早期、休克代偿期、缺血性缺氧期。主要表现为脸色苍白、四肢湿冷、出冷汗、脉搏加快、脉压减少、尿量减少、烦躁不安。一般神志清楚，血压可骤降（如大失血），也可略降，甚至因代偿作用可正常或轻度升高，但脉压明显缩小。

（二）微循环淤血期

微循环淤血期又称可逆性休克失代偿期、休克进展期、淤血性缺氧期。主要表现为血压和脉压进行性下降，脉搏细速，静脉塌陷；中枢神经系统功能障碍，神志淡漠，甚至昏迷；肾血流严重不足，少尿甚至无尿；微循环淤血，脱氧血红蛋白增多，造成皮肤黏膜发绀或花斑。

（三）微循环衰竭期

微循环衰竭期又称休克难治期、DIC 期、休克不可逆期。微循环衰竭期的主要表现如下。

1. 循环衰竭 顽固性低血压，甚至测不出，使用升压药难以恢复；心音低弱，脉搏细弱而速，甚至摸不到；中心静脉压下降；浅表静脉塌陷，输液困难。

2. 并发 DIC 出现贫血、皮下瘀斑、点状出血。

3. 重要器官功能衰竭 心、脑、肺、肝、肾等重要器官功能障碍加重，出现呼吸困难、少尿或无尿、意识模糊甚至昏迷等。

四、处理要点

休克治疗原则包括消除病因（失血、感染、过敏、心肌梗死等）、液体复苏、纠正酸中毒、维护重要脏器功能。

（一）一般处理

1. 保暖，维持正常体温。

2. 休克体位。常用“中凹位”，取仰卧位，头部抬高 10°～ 20°，下肢抬高 20°～ 30°，有利于静脉回流，改善呼吸功能。

（二）消除病因

许多病因均可引起休克，首先尽快识别休克类型。若为失血性休克，应根据失血类型立即予止血、扩容、输血等治疗；若为外伤性出血，应立即多途径止血、积极处理创面、缝合伤口，必要时紧急手术治疗；若为过敏性休克，应立即给予肾上腺素治疗，同时可应用糖皮质激素；若为感染性休克，应积极抗感染治疗，及时处理原发感染灶和迁徙性病灶。

（三）液体复苏

有效循环不足是休克的突出矛盾，故液体复苏是抗休克的基本手段。

1. 液体的选择 晶体液包括生理盐水、平衡液、复方氯化钠等，胶体液包括白蛋白及人工胶体。原则上先晶体，后胶体，但应用人工胶体时应注意其安全性，尚无足够证据表明晶体液与胶体液在复苏时疗效与安全有明显差异。

2. 液体的输注 尽快建立有效静脉通道（中心静脉，多条外周静脉）。补液量和速度：原则上先快后慢，输入量按 25 ～ 50mL/kg，脓毒性休克前 3 小时输注至少 30mL/kg 的晶体溶液进行初始复苏，其他类型休克输液速度为 500mL/h，头 1 ～ 2 小时 750 ～ 1000mL，12 小时内 2000mL，成人 3000mL/d，注意监测心功能。

3. 输血治疗 血红蛋白≤ 70g/L（可输注浓缩红细胞），血小板≤ 10×10^9/L（可输注机采血小板）、凝血因子缺失时可输注新鲜血浆，注意有无输血反应。

失血性休克者，应限制性液体复苏，若收缩压可维持在 80 ～ 90mmHg，待出血控制再积极液体复苏。

（四）纠正酸中毒

补钾原则：依据血气分析，慎补、晚补、少补，过度碱化不利于氧供。首选缓冲碱为 5% 碳酸氢钠，其次为 11.2% 乳酸钠（肝损害者慎用）。

（五）血管活性药物的应用

1. 扩血管药物 适用于低排高阻型休克，必须在充分扩容基础上使用。常用硝普钠、酚妥拉明、异丙肾上腺素、山莨菪碱等。

2. 缩血管药物 在持续低血压或血压骤降，而血容量难以及时补足时，可短时间、小剂量应用，以提高血压、加强心肌收缩、保证心脑血供。首选去甲肾上腺素，其次为肾上腺素、多巴胺、间羟胺等。

（六）维护重要脏器的功能

维持呼吸功能、防治急性呼吸窘迫综合征（ARDS），保护心肾功能，防治脑水肿等。

五、转诊事项

所有休克患者，均应立即转上级医院于密切监测下治疗，同时进一步查明病因。在转送前，必须经过上述处理，以免错过最佳抢救时机。转诊过程中应注意保暖、持续监测生命体征及血氧饱和度、吸氧、维持静脉通道及休克体位。

第四节　异物卡喉窒息

一、概述

异物卡喉窒息是指食物或异物不慎落入喉部，嵌顿于声门或落入喉管，从而造成严重呼吸困难或窒息，表现为突然呛咳、呼吸急促、喘鸣，随即不能呼吸、不能咳嗽、不能言语、面唇发绀，严重者迅速出现意识丧失，甚至呼吸、心跳停止。

异物卡喉窒息常于进食或口含异物时嬉笑、打闹或啼哭而发生，尤其多见于会厌软骨发育不完善、喉的保护功能不健全的婴幼儿和伴有吞咽功能障碍的老年人。

二、诊断要点

异物卡喉窒息的诊断主要依靠病史和临床表现。若异物卡喉未造成气道完全堵塞，而表现为咳嗽和呼吸困难时，可以借助X线、CT、电子喉镜或气管镜辅助诊断。

1. 病史 所有异物卡喉均在进食、口含食物或异物时发生，常在哭笑、打闹或跌倒时突然吸气，在声门开放时，食物或异物落入喉部以致卡喉；也可因进一步用力吸气或不正确拍背导致食物或异物被吸入气管、支气管内，形成气管、支气管异物。

2. 临床表现 成人异物卡喉窒息的典型表现为表情惊恐、手抓喉头（俗称“掐脖子”状）、不能言语、不能咳嗽、不能呼吸、面唇发绀；婴幼儿发生异物卡喉时，首先表现为进食中突然呛咳，剧烈阵咳后出现气喘、声嘶，随后由于憋气出现颜面通红，发生窒息时表现为面唇发绀，极度烦躁，随即陷入昏迷，最后出现心搏骤停。

3. 常见卡喉食物和异物 常见食物有各种肉丸、豆类、整粒坚果（花生、瓜子、腰果、杏仁、豌豆等）、枣类（青枣、红枣、蜜枣等）、小颗粒水果（整颗葡萄、桂圆、荔枝、圣女果、樱桃等）、黏性食物（汤圆、年糕、粽子、果冻、硬糖等）；常见异物有小玩具零件、塑料笔帽、各类珠子等。

三、处理要点

异物卡喉窒息是临床危急症，必须现场立即实施海姆立克急救法进行抢救处理。成人、儿童和3岁以上的幼儿可使用海姆立克腹部冲击法；婴幼儿可使用海姆立克背部拍击法和胸部冲击法；特殊人群（孕妇和极度肥胖者）可使用海姆立克胸部冲击法。

1. 海姆立克急救法的物理学原理 当食物或异物卡喉以致气道堵塞或部分堵塞时，肺内的气体出不来，导致呼吸困难或窒息，此时用手挤压冲击上腹部，产生向上的压力，压迫两肺下部，从而驱使肺内残留气体形成一股有冲击性、方向性的长驱直入气管的气流，将堵塞喉部的食物或异物冲出，使人获救。

由于婴幼儿肝脏尚有一部分在肋下、孕妇因腹中胎儿，均不能直接冲击腹部；而极度肥胖者因腹围太大，难以通过冲击腹部产生对肺的压迫；因此，上述情况可改用胸部冲击法和背部拍击法（婴幼儿）。

2. 海姆立克急救法的实施 成年或儿童异物卡喉窒息时，多呈“掐脖子”状，表情惊恐、不能说话、不能咳嗽、不能呼吸，此时，施救者应先询问：“你被东西卡喉了吗？”如果对方只能点头表示“是的”，即应立刻实施海姆立克腹部冲击法进行抢救；婴幼儿由于气道较短，且相对狭窄，一旦发生异物卡喉窒息，便很快出现颜面、口唇发绀，烦躁不安，此时，应立刻实施海姆立克背部拍击法和胸部冲击法进行抢救。具体做法如下：

（1）成年人、儿童和3岁以上的幼儿　施救者呈弓步站在患者背后，前脚立于患者胯下（针对儿童和幼儿可改用跪姿），两手臂环绕患者腰部，一手握拳，拳眼放在患者剑突下、脐上两横指的腹部，另一手抓住拳头，施救者胸部紧贴患者背部，嘱其放松，然后快速向上冲击腹部，连续冲击5次后观察有无异物排出，若无异物排出，其仍不能呼吸，再重复5次后观察，直至异物排出。

（2）婴幼儿　施救者抱起婴幼儿呈弓步半蹲或坐位，一只手抓紧其颧骨两侧（不遮挡嘴巴），手臂紧贴其前胸，并固定于自身大腿上，使其呈头低臀高位，脸部朝下，然后用另一手掌根拍击其背部两肩胛骨之间，连续5次后观察有无异物排出，若无异物排出，其仍无法啼哭，此时，施救者一只手抓紧其枕部，同时托住颈部，手臂紧贴其后背，将婴幼儿翻过来，并固定于自身大腿上，使其呈头低臀高位，脸部朝上，然后用另一手的示指和中指在其两乳头连线与胸骨交界下方垂直按压，连续5次后观察有无异物排出，若无异物排出，其仍无法啼哭，循环重复背部拍击和胸部冲击，直至异物排出。

（3）自救　若发生异物卡喉窒息，但无法寻求救助时，可以效仿海姆立克腹部冲击法进行自救，先找到高度适中的可支撑物体（如桌子边缘、椅背、栏杆等），一手握拳，拳眼放在自身剑突下、脐上两横指的腹部，另一手扶紧支撑物，手背作为拳头的支撑点，身体快速向前、向下冲击腹部，同时尝试用力咳嗽，持续冲击上腹部，直至异物排出。

3. 患者意识丧失后的抢救　当持续腹部或胸部冲击、背部拍击后，异物仍无法排出，患者意识丧失，此时，应立即将患者放置于硬板平面上，马上进行心肺复苏术，若现场人员充足，并可取得简易呼吸器，尽早给患者实施人工通气。

4. 并发症　海姆立克急救法虽然有一定效果，但也有可能带来一定危害，尤其针对老年人，因其胸腹部组织弹性及顺应性差，容易导致腹部或胸腔内脏损伤、出血和肋骨骨折等，所以，当患者异物卡喉，气道部分梗阻时，气体交换良好，应鼓励患者尽量放松、用力咳嗽；若患者出现不能呼吸、不能咳嗽、不能言语时，表明气道完全梗阻，则立刻使用此法抢救；同时，在抢救成功后检查患者有无并发症发生。

四、转诊事项

海姆立克急救法是抢救异物卡喉窒息的有效方法，但由于卡喉的食物和异物性质不同，此法并非100%成功，所以，当发现有人异物卡喉窒息时，尽可能在抢救的同时，让其他人拨打120救助，以便抢救不成功时，患者能及时得到高级生命支持，或抢救成功后转上级医院进一步排查有无并发症发生。

第五节　急性呼吸困难

一、概述

呼吸困难是指患者某种不同强度、不同性质的空气不足、呼吸不畅、呼吸费力及窒息等呼吸不适感的主观体验，伴或不伴呼吸费力表现，如张口呼吸、鼻翼扇动、呼吸肌辅助参与呼吸运动等，也可伴有呼吸频率、深度与节律的改变。呼吸困难既可以是患者表述的一种症状，又可以作为医生判断病情的依据。

患者的精神状况、生活环境、文化水平、心理因素及疾病性质等对其呼吸困难的描述具有一定的影响。对呼吸困难性质的分类有多种，按病程分为急性呼吸困难与慢性呼吸困难；急性呼吸困难是指病程3周以内的呼吸困难，慢性呼吸困难是指持续3周以上的呼吸困难。

二、诊断要点

按病因可分为肺源性呼吸困难、心源性呼吸困难、中毒性呼吸困难、血液和内分泌性呼吸困难和神经精神性与肌病性呼吸困难，其中肺源性呼吸困难又分为吸气性、呼气性和混合性呼吸困难。

1. 肺源性呼吸困难　由呼吸器官病变所致，主要表现为下面三种形式。

（1）吸气性呼吸困难　由于大气道（喉、气管）通畅受限，表现为喘鸣、吸气时胸骨、锁骨上窝及肋间隙凹陷（常称“三凹征”）。常见于喉、气管狭窄，如炎症、水肿、异物和肿瘤等。

（2）呼气性呼吸困难　由于段以下支气管通畅受限，表现为呼气相延长，伴有哮鸣音，常见于支气管哮喘和慢性阻塞性肺疾病。

（3）混合性呼吸困难　同时出现上述两种情况，常见于肺炎、肺纤维化、大量胸腔积液、气胸等。

2. 心源性呼吸困难　急性左心衰竭、心脏瓣膜病变、急性冠脉综合征、缩窄性心包炎、心肌炎、心肌病、严重心律失常、先天性心脏病均会导致心源性呼吸困难，最常见于左心功能不全所致的心源性肺水肿，其临床特点如下。

（1）患者有严重的心脏病史。

（2）呈混合性呼吸困难，卧位及夜间明显。

（3）肺底部可出现中、小湿啰音，并随体位而变化。

（4）X线检查心影有异常改变；肺门及其附近充血或兼有肺水肿征。

（5）心脏彩超常可发现严重瓣膜病变，或可见室壁运动局部或普遍减弱，或见心包积液等，射血分数（EF值）大多数不同程度降低。

3. 中毒性呼吸困难 一氧化碳中毒、毒蛇咬伤和有机磷农药中毒均可引起呼吸困难，前两者多为呼吸抑制，表现为慢而深的呼吸困难，后者多表现为气促；各种原因引起的代谢性酸中毒则表现为深而大的呼吸困难；而吗啡、巴比妥类药物中毒时，会抑制呼吸中枢，表现为浅而慢的呼吸困难。

4. 血液和内分泌性呼吸困难 重症贫血导致红细胞携氧减少，血氧不足而出现气促，以活动后为甚；甲亢危象和糖尿病酮症酸中毒同样可出现气促。

5. 神经精神性与肌病性呼吸困难 重症脑部疾病如脑炎、脑血管意外、脑肿瘤等直接累及延髓呼吸中枢，出现异常的呼吸节律，导致呼吸困难；重症肌无力危象引起呼吸肌无力，导致严重的呼吸困难；另外，癔症也可有呼吸困难发作，其特点是呼吸显著频速、表浅，因呼吸性碱中毒常伴有手足搐搦症。

三、处理要点

由于引起呼吸困难的病因不同，故很难有适用于所有呼吸困难的共同处理模式，最根本的处理措施为针对患者原发病的治疗，即病因治疗。总的治疗原则是保持呼吸道通畅，纠正缺氧，病因治疗，支持治疗。

1. 保持呼吸道通畅 通常以徒手开放气道为主，必要时应用口/鼻咽通气管，严重时需行气管插管；及时清除气道分泌物，必要时经口/鼻吸痰；气道异物梗阻时，立即行海姆立克急救法清除气道异物。

2. 纠正缺氧 吸氧对缓解呼吸困难尚有争议，对静息时或轻微活动即有呼吸困难者给予吸氧治疗或许有益。当指尖血氧 $SpO_2 < 94\%$ 时，应该给予吸氧（无 CO_2 潴留风险的患者，SpO_2 推荐目标为 94% ～ 98%；有 CO_2 潴留风险的患者，SpO_2 推荐目标为 88% ～ 93%），依据可能的病因选用鼻导管（适用于绝大多数轻度缺氧患者）或面罩（适用于过度通气患者）或文丘里面罩（适用于 CO_2 潴留患者）或高流量氧疗（适用于重度缺氧患者）给氧。

3. 病因治疗 依据临床症状快速判断可能病因，如患者喉间可闻及哮鸣音，张口抬肩，考虑支气管哮喘，应立即予短效β受体激动剂（沙丁胺醇、异丙托溴铵、特布他林）氧气雾化吸入；若患者端坐呼吸，大汗淋漓，咳粉红色泡沫样痰，则为典型的急性左心衰竭表现，立即给予静推利尿剂（呋塞米、托拉塞米）、静脉泵入扩血管药物（硝普钠、硝酸甘油），排除急性冠脉综合征后，必要时可给予强心剂（毛花苷C、米力农）治疗；若患者突发气促、胸痛，吸气时加重，听诊一侧肺呼吸音减弱，考虑气胸，除可适当给予镇痛、吸氧等，必要时行胸腔穿刺抽气术或胸腔闭式引流术。

4. 支持治疗 维持水电解质酸碱平衡，加强心、肾等重要器官的功能支持。

四、转诊事项

通过上述处理，患者呼吸困难无法缓解，应立即转上级医院抢救治疗；若经处理后，患者呼吸困难稍缓解，但病因仍不明确，不进一步查明病因存在一定风险时，建议转上级医院进一步诊治。下列情况必须转上一级医院。

1. 急性呼吸困难伴胸痛者，须排除急性冠脉综合征、急性肺栓塞、气胸等急危重症。

2. 急性呼吸困难伴发热者，须排除感染性疾病，如肺炎、急性胸膜炎、急性心包炎等。

3. 慢性心肺疾病加重，发作急性呼吸困难者，如慢性心力衰竭急性发作，慢性阻塞性肺疾病急性加重等，均需系统治疗。

第六节 自发性气胸

一、概述

气胸是指各种原因导致气体进入胸膜腔造成的积气状态。依据不同病因可分为自发性气胸、外伤性气胸和医源性气胸三类。自发性气胸是常见的胸部疾病，根据是否存在肺部基础病变分为原发性气胸和继发性气胸两种。根据胸膜裂口又可分为闭合性气胸（裂口小，且自行闭合，胸腔内压不再增高）、开放性气胸（裂口开放，空气自由出入，胸腔内压不稳定）和张力性气胸（吸气时裂口开放，呼气时裂口闭合，胸腔内压持续增高）。

二、诊断要点

1. 诱因 剧烈运动、用力屏气、剧烈咳嗽、抬举重物、从高压环境突然进入低压环境等。

2. 症状 典型症状是突然发病，患侧剧烈胸痛，深吸气时加重，继而出现呼吸困难和刺激性干咳；少数患者发病缓慢，静息下无明显症状，仅活动时自觉气短；若为张力性气胸，患者呼吸困难显著，口唇发绀，大汗淋漓，烦躁不安，很快即可出现休克、昏迷，以致死亡。

3. 体征 少量气胸时体征不明显。当气胸量达 30% 以上时，患侧胸廓饱满，肋间隙增宽，呼吸运动减弱，叩诊呈鼓音，心、肝浊音区消失，呼吸音和语颤减弱或消失；左侧少量气胸时，在左心缘可闻及与心跳一致的气泡破裂音，称为“Hamman 征”，患者左侧卧位吸气时最清楚；大量气胸可使心脏、气管向健侧移位。

4. 辅助检查 胸片可快速诊断气胸，气胸部分透亮度增加，无肺纹理，肺叶被压向肺门区；胸部 CT 除可了解肺压缩情况，还能了解病因；胸腔镜检查可明确 95% 自发性气胸的病因。

5. 鉴别诊断 典型的胸痛和呼吸困难，应与急性心肌梗死、急性肺栓塞、支气管哮喘急性发作、慢性阻塞性肺疾病急性加重等疾病鉴别。

三、处理要点

自发性气胸的处理根据不同病因，具体处理有所不同，但治疗目的都是促进患侧肺复张、消除病因、减少复发；治疗原则是卧床休息、减少活动、适当氧疗。

1. 内科保守治疗 少量闭合性气胸（气胸量＜ 20%），一般 7 ～ 10 天可自行吸收，但前 24 ～ 48 小时有可能加重，故要密切观察病情变化，以对症处理为主，紧张焦虑者可适当镇静；胸痛者给予镇痛，呼吸困难者给予氧疗（氧流量＜ 5L/min，或氧浓度＜ 40%）。

2. 胸腔穿刺抽气术 闭合性气胸，当气胸量＞ 20%，症状比较明显时，可行胸腔穿刺抽气；气体量较多时，可每日或隔日抽气 1 次，每次抽气量＜ 1000mL，直至大部分肺复张即可，余积气自行吸收。

3. 胸腔闭式引流术 继发性气胸、张力性气胸及反复气胸患者，为了减少复发、查明病因，应予胸腔闭式引流术。

4. 紧急排气治疗 当患者病情危重，发病即出现循环衰竭，考虑张力性气胸时，应立即予紧急排气。方法：用气胸穿刺针（若无，可用大号留置针或 10 号以上粗针头）在患侧锁骨中线外侧第 2 肋间或腋前线 4 ～ 5 肋间垂直刺入，当有落空感，并有气体喷出，表明穿刺成功，当患者症状缓解，生命体征平稳后，尽快拔除穿刺针，并用无菌纱块和防水薄膜封堵穿刺口，尽快转院行进一步处理。

四、转诊事项

继发性气胸患者，尽管就诊时症状轻微，但 24 ～ 48 小时内有加重可能，均应建议其转上级医院住院或急诊留观治疗以查明病因，减少复发；张力性气胸患者紧急排气后，立即转上级医院抢救治疗；针对无症状少量闭合性气胸者，应指导其卧床休息，减少诱因，定期复查。

第七节　大咯血

一、概述

咯血指喉以下呼吸道任何部位出血经口腔排出，常表现为咯鲜血或痰中带血。大咯血通常指 24 小时内咯血大于 500mL（或 1 次咯血量 100mL 以上）。但临床上，疾病的严重程度与咯血量有时并不完全一致，因此，大咯血也被定义为任何危及生命的咯血量以及可能导致气道阻塞和窒息的任何咯血量。

大咯血是一种临床症状而非独立性疾病，引起大咯血的原发病很多，常见病因有：支气管扩张症、结核病（肺结核、支气管结核）、支气管肺癌、肺部感染（肺脓肿、大叶性肺炎）、风湿性心脏病二尖瓣狭窄等。

二、诊断要点

1. 首先要明确是咯血而不是口腔、鼻腔出血，也不是上消化道出血（呕血）。

2. 确定咯血量及生命体征（心率、血压）。警惕外观无明显咯血，肺内却持续出血且蓄积于肺泡内（弥漫性肺泡出血），危害极大。

3. 进一步明确是肺源性出血还是肺外病因引起的咯血。

4. 肺源性出血中应特别注意支气管扩张、空洞型肺结核、癌性空洞内血管破裂。

5. 肺外病因中应特别注意风湿性心脏病二尖瓣狭窄引起的大咯血；血液疾病中应特别注意白血病、血小板减少性紫癜引起的咯血；药（毒）物相关疾病中应警惕抗凝药物（肝素、华法林）及灭鼠药物引起的咯血。

6. 危重咯血的表现 咯血突然增多，连续咳嗽后咯出血液，如满口血痰，甚至满口鲜血，若伴胸闷难忍、烦躁、大汗淋漓、端坐呼吸等则提示大咯血，若出现血压下降，心率增快，警惕失血性休克。

7. 识别窒息症状 突然两眼凝视、表情呆滞，甚至神志不清；咯血突然停止，或咯出暗红色血块，或仅从鼻、口流出少量暗红色血液，随即张口瞪目；咯血时突然呼吸加快，出现三凹征、一侧肺呼吸音减弱或消失等，均提示发生窒息。

8. 完善相关检查 血常规、凝血功能检测有助于血液系统疾病和出血性疾病的诊断；红细胞沉降率、结核抗体检测有助于结核病的诊断；肺部肿瘤标志物检测有助于肺癌的诊断；D- 二聚体检测有助于肺栓塞的诊断等。病情允许时，常规行胸部正侧位 X 线片，以了解肺内出血可能的原因；必要时可行胸部 CT、心脏彩超及支气管镜等检查。

三、处理要点

根据病情严重程度和病因确定相应的治疗措施，总的治疗原则是：保持气道通畅、止血、预防咯血引起的窒息和失血性休克。

1. 紧急处理 当表现为危重咯血，则应争分夺秒，综合处理，严防窒息发生，立即予体位引流：患者取侧卧位，头低脚高，拍背，迅速排出积血，同时取出假牙，清理口腔内积血，保持呼吸道通畅，有效给氧。

2. 一般处理

（1）绝对卧床，避免不必要的搬动，以免加重出血；保持呼吸道通畅，出血部位明确者应采取患侧卧位，呼吸困难者可取半卧位；保持大便通畅，避免用力排便加重出血，饮食以流质或半流质饮食为主，大咯血期间应禁食；持续监测生命体征、尿量及咯血量，适当氧疗。

（2）镇静情绪紧张焦虑者，可予小剂量镇静剂，如地西泮 5 ～ 10mg 肌内注射，但心肺功能不全或咳嗽无力者禁用。

（3）镇咳原则上咯血患者不用镇咳药，鼓励患者将血痰咳出；频繁剧烈咳嗽后发生咯血者，考虑咳嗽引起咯血时，可予可待因 15 ～ 30mg 或右美沙芬 15 ～ 30mL，每日 2 ～ 3 次，禁用吗啡等中枢性镇咳药，以免抑制咳嗽反射而致血块堵塞气道造成窒息。

3. 止血

（1）垂体后叶素 大咯血的首选药物，通常以 5 ～ 10U 加入生理盐水或 5% 葡萄糖溶液 20 ～ 40mL 中缓慢静脉注射，若咯血不止，则以 12U+40mL 生理盐水 30 ～ 60 分钟内恒速泵入（即 0.2 ～ 0.4U/min，此为抢救时最大剂量），出血减少后以 12 ～ 24U 加入 500mL 或 50mL 溶液中维持 24 小时恒速滴注或泵入，直至咯血停止后 1 ～ 2 天后停用；伴有冠心病、高血压、心力衰竭者及孕妇应慎用或禁用。

（2）催产素 非孕妇以 10 ～ 20U 加入 5% 葡萄糖溶液 250 ～ 500mL 中缓慢静脉滴注，每日 2 次，起效后改为每日 1 次，维持 3 天，可明显减少心血管不良反应。

（3）酚妥拉明 常与垂体后叶素联合应用以减少副作用，或垂体后叶素存在禁忌时单独应用，以 10 ～ 20mg 加入 5% 葡萄糖溶液 250 ～ 500mL 缓慢静脉滴注，每天 1 次，连用 5 ～ 7 天，其间必须卧床休息，注意血压变化。

（4）其他止血药 氨基己酸（4 ～ 6g 静脉注射或静脉滴注后，维持 1g/h 至 12 ～ 24 小时）、氨甲苯酸（100 ～ 300mg 静脉滴注）、酚磺乙胺（0.25 ～ 0.75g 静脉滴注）、血凝酶（1 ～ 2U 肌内注射或静脉注射）、卡络磺钠（80mg 静脉滴注）、肾上腺色腙（10 ～ 30mg 肌内注射）均可依据病情选用。

（5）特殊药物拮抗剂 维生素 K_1（10mg 稀释后静脉滴注）用于香豆素类药物（华法林）过量引起的出血；鱼精蛋白（0.5mg 对抗 100U 肝素，单次用量不超过 50mg）用于肝素过量引起的出血。

4. 其他止血措施及治疗

（1）支气管动脉栓塞治疗 用于常规治疗疗效差或心肺功能差不能手术者。

（2）经支气管镜治疗 必要时可直视下对出血部位局部喷洒药物进行治疗，也可以清除气道内积血，防止窒息、肺不张和吸入性肺炎等并发症，但具有一定风险。

（3）手术治疗　反复大咯血积极保守治疗无效，24 小时咯血量超过 1500mL（或一次咯血量达到 500mL），有窒息先兆而出血部位明确，没有手术禁忌证者，可考虑急诊手术止血。

（4）其他　输血（适用于血流动力学不稳定或血红蛋白明显降低或凝血因子缺乏或血小板显著减少者）、原发病治疗（抗感染、抗结核、停止药物或毒药）、并发症（窒息、失血性休克、吸入性肺炎和肺不张）防治。

四、转诊事项

通过上述处理，患者仍大咯血不止，伴发窒息或休克者，应立即转上级医院抢救治疗；若经处理后，患者大咯血缓解，但病因仍不明确，不进一步查明病因存在一定风险时，建议转上级医院进一步诊治。转诊过程中应注意以下几点。

1. 保持呼吸道通畅。
2. 持续生命体征及血氧饱和度监测、吸氧。
3. 维持应用止血药物治疗。
4. 安抚患者，尽量使其安静平卧休息，必要时予镇咳、镇静等。
5. 休克患者应先抗休克治疗。

第八节　急性消化道出血

一、概述

消化道出血是临床上常见的症状，主要表现为呕血、便血和黑便。一般将新近发生的显性出血称为急性消化道出血；反复发生的黑便或隐性出血称为慢性消化道出血。一次出血量超过 800 ～ 1000mL 称为消化道大出血。

消化道是指从食管到肛门的管道，包括食管、胃、十二指肠、空肠、回肠、盲肠、结肠及直肠。上消化道出血是指十二指肠悬韧带（屈氏韧带）以上的食管、胃、十二指肠、上段空肠以及胰管和胆道病变引起的出血，其以呕血和黑便为主要表现。下消化道出血是指十二指肠悬韧带以下的肠段，包括空肠、回肠、结肠以及直肠病变引起的出血（通常不包括痔、肛裂引起的出血），其以便血为主要表现，绝大多数的患者（85%）呈急性的、自限性的出血，而无明显血流动力学改变，约 15% 的患者可出现严重的持续性便血，并有血流动力学的明显变化。急性消化道出血中以急性上消化道出血为多见。

随着内镜技术的发展，出现了“中消化道”的概念。新定义以十二指肠乳头、回盲瓣为标志，将消化道分为“上消化道”（十二指肠乳头以上）、“中消化道”（十二指肠乳头至回盲瓣）和“下消化道”（盲肠、结肠、直肠）。

二、诊断要点

1. 常见临床表现

（1）呕血　呕吐红色或暗红色血液或咖啡样物。

（2）黑便　黑色柏油样便。

（3）便血　直肠排出鲜红色或暗红色血液。

（4）血液丢失或贫血症状　头晕、心慌、乏力等。

上述表现可单独或合并存在。上消化道出血后均可见黑便，急性上消化道大出血可见呕血或暗红色血便；下消化道出血，出血部位在高位肠管时可见柏油样便，在乙状结肠及直肠为鲜红色血便。

2. 周围循环衰竭表现　头昏、晕厥、乏力、心悸、肢体冰凉、面色苍白；失血性休克前可伴有烦躁不安、精神萎靡、四肢湿冷、呼吸急促、意识障碍、少尿或无尿等。

3. 发热　部分患者可在 24 小时内出现低热，持续数日。

4. 肠源性氮质血症　大量血液蛋白质的消化产物在肠道吸收和肾血流量暂时减少导致氮质潴留。

5. 实验室及特殊检查　隐血试验（强阳性）、血常规（出血早期可正常，一般 3 ～ 4 小时后才出现贫血，24 ～ 72 小时血液稀释达到最大程度）、血尿素氮（数小时后上升，24 ～ 48 小时达到高峰，3 ～ 4 日后降至正常）、内镜（可明确出血部位及内镜下治疗）。

三、处理要点

1. 处理原则　出血部位未明时应暂禁食，同时予足量的静脉营养支持，评估心功能后，积极补充血容量

（晶体液、血浆、成分血），应用足量PPI治疗（急性上消化道出血），及时止血（急性下消化道出血或血液病），尽早病因治疗，防止再出血。

2. 一般处理 急性消化道大出血均应书面病重告知，卧床休息，建立双静脉通道或中心静脉置管，做好输血前准备，记24小时出入量，活动性出血期间暂禁食，急性非静脉曲张性上消化道出血者必要时可留置胃管以助引流及评估活动性出血情况，同时可以注药治疗；动态观察呕血、黑便或便血的变化，监测意识状态、脉搏、血压、体温、皮肤和甲床色泽、尿量、中心静脉压；定期复查血常规、生化等。

3. 药物治疗

（1）补充血容量　根据失血量，尽快补足有效血容量。常用液体包括生理盐水、平衡液、复方氯化钠、新鲜血浆、红细胞悬液等；急性消化道出血建议限制性输血，输血指征为血红蛋白（HGB）< 70g/L或HCT < 0.22。

（2）控制活动性出血　急性上消化道大出血，应尽早给予足量PPI治疗，可采用艾司奥美拉唑“808”方案（即先予80mg静脉注射，再以8mg/h维持静脉泵入，持续72小时），病情稳定后再予40mg静脉注射，每日2次，3～5天后过渡为口服维持。若为食管胃底静脉曲张破裂出血，可予奥曲肽25～50μg/h持续泵入，维持5天；必要时，应用垂体后叶素，通常以6～12U加入生理盐水或5%葡萄糖溶液20～40mL中缓慢静脉注射，继而0.2～0.4U/min恒速滴注或泵入，直至出血停止（通常食管胃底静脉曲张破裂出血药物治疗效果欠佳，常需手术治疗）；急性下消化道出血，可依据病情联合应用2～3种不同作用机制的止血药物，如氨基己酸（4～6g静脉注射或静脉滴注，维持1g/h至12～24小时）、氨甲苯酸（100～300mg静脉滴注）、酚磺乙胺（0.25～0.75g静脉滴注）、血凝酶（1～2U肌内注射或静脉注射）、卡络磺钠（80mg静脉滴注）、卡巴克洛（10～30mg肌内注射）；此外，还可予冰盐水灌洗或冰正肾盐水（去甲肾上腺素8mg加冰生理盐水100mL，浓度为8mg/dL）、云南白药、凝血酶（10～100U/mL）分次口服或胃管注入。

4. 非药物治疗

（1）内镜下止血　可作为首选治疗，起效迅速、疗效确切。根据病变性质选用药物（去甲肾上腺素等）喷洒和注射、电凝、激光和止血夹等介入治疗；食管胃底静脉曲张出血者，可采用经内镜食管静脉曲张套扎术（EVL）和（或）硬化术（EIS），既控制急性出血，又可治疗食管静脉曲张。

（2）气囊压迫止血　针对食管胃底静脉曲张出血者，作为临时止血措施，可选用“三腔二囊管”压迫止血，持续压迫时间不超过24小时，期间可放气解除压迫观察，必要时可重复充气压迫止血。缺点是气囊放气后再出血率高，且可能并发窒息、食管壁坏死、吸入性肺炎等。

（3）介入及手术治疗　经上述措施仍无法控制出血时，应考虑介入或手术治疗。

四、转诊事项

若通过上述处理，患者出血无法缓解，应尽快转上级医院抢救治疗；若经处理后出血不明显，生命体征平稳，但病因不明，仍有再次出血风险，建议转上级医院进一步诊治。

第九节　癫痫持续状态

一、概述

癫痫是指多种病因引起的大脑神经元异常放电导致脑功能障碍的综合征。临床以突发、短暂意识障碍，运动和感觉、行为异常为主要表现，最常见为抽搐发作。癫痫持续状态是指癫痫连续发作，意识未完全恢复又频繁再发，或连续发作30分钟以上不能自行停止。癫痫发作持续时间越长，对抗癫痫药物的耐药率越高，发作越难控制，故应该更早开始进行干预及治疗。

癫痫持续状态按发作类型分为惊厥性癫痫持续状态及非惊厥性癫痫持续状态；按发作持续时间和治疗效果分为早期癫痫持续状态、确定的癫痫持续状态、难治性癫痫持续状态、超难治性癫痫持续状态。

二、诊断要点

1. 曾有癫痫样发作，或已明确诊断癫痫，或存在脑部原发病，如脑血管病、脑外伤、颅内占位病变等。

2. 癫痫发作持续30分钟以上，或频繁发作癫痫30分钟以上，发作间隙意识未完全恢复。

（1）惊厥性癫痫持续状态　以肌肉抽搐为主，伴有意识丧失。

① 大发作持续状态：又称“全身强直-阵挛性发作的癫痫持续状态”，发作时间长、间隔短、常有二便失

禁或唇舌咬伤。

② 半身发作持续状态：小儿多见，先出现双眼同向偏视，继而一侧眼睑和面肌抽搐，同侧上肢阵挛性抽动，可伴不同程度意识障碍，发作时间长。

③ 局限性运动性发作持续状态：常表现为面部如眼睑、口角抽动，或拇指、前臂及其他肌群持续性阵挛。

④ 小运动性癫痫持续状态：频发的肌阵挛和无动性发作。

（2）非惊厥性癫痫持续状态　以精神、意识或行为异常为主，多无肌肉抽搐，分为颞叶癫痫持续状态和小发作持续状态（失神持续状态）。

3. 脑电图显示癫痫脑波形。

三、处理要点

癫痫持续状态的治疗原则是防止二次伤害，尽快终止癫痫发作，尽早实施心肺脑保护，防治并发症，积极病因治疗（控制癫痫持续状态的根本手段）。

1. 一般处理

（1）患者已昏倒，应清理现场，防止二次伤害；若患者未昏倒，立即将其平卧，解开衣领、腰带，头偏向一侧，以保证呼吸道通畅。

（2）患者无牙关紧闭时，可将开口器或干净纱布缠绕压舌板置于患者上下牙间防止舌咬伤；若患者牙关紧闭，切勿强行掰开，也不能过度用力按压肢体，以防止造成骨折或脱臼。

（3）常规吸氧，当出现呼吸停止时，立即予呼吸支持。

2. 抗惊厥药物的应用

（1）地西泮（安定）　治疗全面性癫痫持续状态的首选药物。优点是起效快，一般 1 ～ 3 分钟起效，数分钟可控制痫性发作，但半衰期短，停药后半小时可能再发，因此，通常需要重复用药，一般可用 2 ～ 3 次。用法：成人 10 ～ 20mg 加入 20mL 5% 葡萄糖溶液缓慢静脉注射（速度 2mg/min），儿童 0.25 ～ 0.5mg/kg，1mg/min 静脉注射（总量小于 10mg）；如果 10 分钟无效，可重复一次，剂量相同。若有效，续用地西泮 60mg 加入 5% 葡萄糖溶液 50mL 中静脉泵入（初始剂量 5mL/h，维持 12 小时）。常见副作用为呼吸抑制、心动过缓和低血压，故应注意保持呼吸道通畅，监测生命体征变化。

（2）丙戊酸钠（德巴金）　全面性癫痫持续状态使用地西泮不能有效终止发作，进而发展为难治性癫痫持续状态，使用丙戊酸钠注射液可较快恢复患者意识。优点是广谱、耐受性好、无呼吸抑制及低血压等不良反应。用法：首剂可按 15mg/kg 加入生理盐水缓慢静脉注射（＞ 5 分钟），然后以 0.5 ～ 1.0mg/（kg•h）持续滴注，停药后立即用口服剂型维持治疗。

（3）苯妥英钠　二线维持治疗用药。用法：成人 150 ～ 250mg 加入生理盐水缓慢静脉注射（＜ 50mg/min），30 分钟后无效可加药 100 ～ 150mg；儿童 5mg/kg 缓慢静脉注射。常见副作用为低血压、心律失常，故应予心电及血压监测。

（4）苯巴比妥（鲁米那）　为二线维持治疗用药，多在地西泮控制全面性癫痫持续状态后作为长效抗惊厥药使用，或上述药物无效时使用。优点是对脑缺氧、脑水肿等有保护作用。用法：成人 0.1 ～ 0.2g 肌内注射，儿童 5 ～ 10mg/kg 肌内注射，20 ～ 30 分钟起效，每隔 4 ～ 6 小时可重复一次，每天总量不超过 0.2 ～ 0.4g。常见副作用为呼吸抑制和低血压。

（5）其他药物　如丙泊酚静脉注射，水合氯醛保留灌肠，吸入性麻醉剂，院前急救首选咪达唑仑静脉注射或肌内注射。

3. 病因治疗　针对潜在病因的治疗应尽早进行。如怀疑为突然停药导致，应重新给药；考虑细菌性脑炎或脑膜炎者，应及时足量抗生素治疗和糖皮质激素治疗。

4. 防治并发症　癫痫持续状态超过 1 小时，即有可能发生脑缺氧、脑水肿，可酌情使用脱水剂（甘露醇，必要时可联合应用利尿剂、地塞米松）；伴高热者，首选物理降温，必要时药物退热，同时注意维持水、电解质及酸碱平衡。癫痫发作终止后，为防止复发，首选同类抗癫痫药物，从静脉注射向肌内注射再向口服过渡。

四、转诊事项

1. 所有癫痫持续状态发作停止后，均建议立即转至上一级医院行专科检查（尤其是脑电图、头颅 MRI 等）以查明病因，对因治疗。

2. 若上述处理仍无法控制癫痫发作，立即转上级医院抢救治疗。

第十节 急性中毒总论

一、概述

急性中毒是指人体在短时间内接触毒物或超过中毒量的药物后，机体产生的一系列病理生理变化及其临床表现。急性中毒病情复杂、变化急骤；严重者可出现多器官功能障碍或衰竭，甚至危及患者生命。

急性中毒的毒种主要有药物、乙醇、一氧化碳、食物、农药、鼠药 6 大类。乙醇作为单项毒种在中毒物质中占第一位；药物中毒以治疗性用药为主，最常见的是苯二氮䓬类镇静催眠药中毒。中毒严重程度评分标准分五级。

无症状（0 分）：没有中毒的症状或体征。

轻度（1 分）：一过性、自限性症状或体征。

中度（2 分）：明显、持续性症状或体征，出现器官功能障碍。

重度（3 分）：严重威胁生命的症状或体征，出现器官功能严重障碍。

死亡（4 分）：死亡。

毒物的吸收方式可以分为呼吸道、消化道、皮肤和黏膜吸收，以及注射等。毒物吸收后主要在肝内进行氧化、还原、水解或合成代谢，大多数毒物代谢后毒性降低，但也有少量毒物反而增加。大部分毒物由肾脏和肠道排出，气体和易挥发的部分可以原形从呼吸道排出，少量经皮肤排出还可以引起皮炎。

二、诊断要点

急性中毒的诊断主要根据毒物接触史、临床表现、实验室及辅助检查结果；因毒物吸收途径多样，毒物累及脏器范围广，故急性中毒的诊断还应包括中毒途径、毒物通用名和中毒程度及并发症。同时，需注意急性中毒迟发性功能障碍，如百草枯中毒迟发性的肝、肾功能障碍，一些毒蕈中毒的迟发性肝、肾功能障碍等。

1. 中毒病史 对于生产性中毒者应询问职业史、工种、生产过程、接触毒物的种类和数量、中毒途径及发病情况。对于非生产性中毒者要了解生活、精神状态、中毒者本人和家人平时服药情况，注意集中调查中毒环境，收集患者身边可能盛放毒物的容器和剩余毒物。

2. 临床表现 急性中毒具有不可预测性和突发性，除少数有临床特征外，多数临床表现不具备特异性，缺乏特异性的临床诊断指标，相关中毒特征见表 11-1。以下情况要考虑急性中毒。

（1）不明原因突发恶心呕吐，头昏，随后出现惊厥、抽搐、呼吸困难、发绀、昏迷、休克甚至呼吸、心搏骤停等一项或多项表现者。

（2）不明原因的多部位出血。

（3）难以解释的精神、意识改变，尤其是精神、心理疾病患者，突然出现意识障碍。

（4）在同一区域、同一时段突现临床表现类似的多例患者。

（5）不明原因的代谢性酸中毒。

（6）突然发病即出现急性脏器功能不全，难以用常见疾病解释。

（7）原因不明的贫血、白细胞减少、血小板减少、周围神经麻痹。

（8）原因不明的皮肤黏膜、呼出气体及其他排泄物出现特殊改变（如颜色、气味改变）。

3. 毒物检测 毒物检测分析是急性中毒的客观诊断方法，也可以帮助评估病情和判断预后。当诊断急性中毒或疑为急性中毒时，应常规留取残余物或可能含毒的标本，如剩余食物、呕吐物、胃内容物及洗胃液、血、尿、粪等。在合适的条件下保存，在需要时送往具备条件的实验室进行检测。

三、处理要点

救治原则：①迅速脱离中毒环境并清除未被吸收的毒物。②立即监测患者生命体征，及时处理威胁生命的情况。③促进吸收入血的毒物清除。④尽快应用相关解毒药物。⑤对症支持治疗与并发症的处理。⑥脏器功能支持与重症管理。

1. 院前急救

（1）切断毒源，使中毒者迅速脱离染毒环境是到达中毒现场的首要救护措施。如现场中毒为有毒气体，应迅速将患者移至上风向的通风场所。

（2）脱离染毒环境后，迅速监测患者的生命体征，心跳停止者，立即心肺复苏；呼吸道梗阻者，立即清理呼吸道，开放气道，必要时建立人工气道。

表 11-1 特殊中毒特征

特殊中毒表现		常见毒物
阵挛性惊厥、癫痫发作		农药：毒鼠强、有机氯杀虫剂、有机氟农药等 医用药物：异烟肼、中枢兴奋剂、氨茶碱等 植物毒物：马钱子、白果、马桑等
呕吐物或洗胃液颜色异常	紫红色	高锰酸钾
	黄色	硝酸盐、苦味酸
	咖啡色	硝酸、硫酸及草酸
	棕褐色	盐酸
	暗处发光	黄磷
	无色或白色	碱类
呼吸、呕吐物和体表气味	蒜臭味	有机磷农药、砷化物等
	酒味	酒精及醇类化合物
	酚味	甲酚
	氨味	氨水、硝酸铵
	臭鸡蛋味	硫化氢、硫醇
皮肤黏膜改变	化学性发绀	高铁血红蛋白血症、胺碘酮
	樱红色	一氧化碳
	多汗	有机磷、吗啡
	黄染	损肝毒物及溶血毒物引起的黄疸
	紫癜	抗凝血灭鼠剂、氯吡格雷、华法林、肝素等
眼	瞳孔缩小	有机磷、巴比妥、阿片类
	瞳孔散大	抗胆碱药、抗组胺药
	眼球震颤	苯妥英钠、巴比妥类
口腔	流涎	有机磷、砷、汞化合物
	口干	抗胆碱药、抗组胺药
神经系统	嗜睡，昏迷	镇静安眠药、阿片类、有机磷、醇类
	肌肉颤动	有机磷
	抽搐惊厥	有机磷、呼吸兴奋剂、鼠毒强
	瘫痪	肉毒
消化系统	呕吐	有机磷、腐蚀性毒物
	腹绞痛	有机磷、腐蚀性毒物
	腹泻	有机磷、巴豆、蓖麻子、砷
循环系统	心动过速	抗胆碱药、拟肾上腺药
	心动过缓	有机磷、可溶钡盐、β 受体阻滞剂
	血压升高	拟肾上腺药、有机磷
	血压下降	亚硝酸盐类、氯丙嗪、各种降压药
呼吸系统	呼吸加快	呼吸兴奋剂、抗胆碱药
	呼吸减慢	镇静安眠药、阿片类、有机磷
	哮喘	刺激性气体
	肺水肿	有机磷、窒息性气体
尿色改变	蓝色	亚甲蓝
	棕褐、黑色	苯胺染料、萘、苯酚、亚硝酸盐
	樱桃红、棕红色	安替匹林、可以引起血尿及溶血的毒物
	黄色	引起黄疸的毒物、呋喃类
	血尿	磺胺、酚

2. 院内救治 清除未被吸收的毒物，根据毒物进入途径不同，采用相应的清除方法。

（1）催吐 对于清醒的、中毒时间小于 2 ～ 4 小时的患者，可考虑催吐。方法：①直接刺激腭咽弓和咽后壁催吐。②大量饮水后抠喉，或口服催吐药物。催吐禁忌证：①昏迷（有吸入气管风险）。②惊厥（有加重病情风险）。③食入腐蚀性毒物（有消化道穿孔、出血风险）。④休克、严重心脏病、肺水肿、主动脉瘤。⑤最近有上消化道出血或食管胃底静脉曲张病史。⑥孕妇。

（2）洗胃 服毒后 1 小时内建议立即洗胃，对于某些毒物或胃排空障碍的中毒者，可延长至 4 ～ 6 小时；

对于无特效解毒治疗的急性重度中毒者，虽就诊时已超过6小时，也可以酌情考虑洗胃；对于农药中毒者，如有机磷、百草枯等，应积极洗胃；对于仅仅为药物过量，洗胃则趋向保守。洗胃禁忌证：①口服强酸、强碱及其他腐蚀剂者。②食管或胃出血、穿孔者。

（3）吸附剂　活性炭是一种安全有效、能够减少毒物从胃肠道吸收入血的清除剂，短时间吞服有潜在毒性、过量的药物或毒物者，建议催吐或洗胃后立即口服活性炭（成人50g，儿童1g/kg）。活性炭治疗禁忌证：肠梗阻。

（4）导泻　对于服毒超过6小时，为减少肠道吸收，可考虑导泻，但不推荐单独使用导泻药物清除急性中毒患者肠道内的毒物。常用导泻药有甘露醇、山梨醇、硫酸镁、复方聚乙二醇电解质散等。

（5）全肠灌洗　相对较新的胃肠道毒物清除方法，多用于口服重金属、缓释药物、肠溶药物中毒以及消化道藏毒品者。方法：经口或胃管快速注入大量聚乙二醇溶液，使之产生液性粪便，多次注入直至大便流出物变清为止。

（6）灌肠　经导泻或全肠灌洗仍无排便，可予灌肠。视病情及是否排便，可予多次灌肠。

（7）抗毒剂或拮抗剂　早期应用对某些急性中毒者的治疗和预后极其重要。

（8）其他治疗手段　对于毒物吸收入血者，可采取强化利尿、改变尿液酸碱度、血液净化、血液灌流等方法促进毒物排泄。

3. 并发症的处理

（1）中毒性脑病　主要由亲神经性毒物（一氧化碳、麻醉药、镇静药）中毒引起。表现为惊厥、抽搐、谵妄、不同程度的意识障碍及颅内压增高症状。救治重点：早发现、早期防治脑水肿、保护脑细胞。惊厥、抽搐可应用巴比妥类、地西泮等镇静；谵妄、意识障碍和颅内压增高症状，可给予甘露醇、呋塞米和糖皮质激素等脱水；同时可予三磷酸腺苷（ATP）、辅酶A、胞磷胆碱等脑保护治疗；高压氧治疗也是重要的救治手段。

（2）低血压与休克　多见于镇静药、催吐药、抗精神病及抗抑郁药物中毒，在充分扩容后仍低血压，尽早应用血管活性药物。

（3）吸入性肺炎　多见于昏迷、洗胃患者和吸入有毒气体者，综合分析，合理选用抗生素治疗，不主张预防性抗生素治疗。

（4）中毒性肺损伤　毒物抑制呼吸中枢或呼吸肌麻痹或肺水肿引起急性呼吸衰竭。此时，应积极氧疗，必要时使用机械通气及糖皮质激素治疗。

（5）中毒性肝损伤　多种毒物及其代谢物均会对肝细胞造成损伤，可使用乙酰半胱氨酸等药物治疗。

（6）中毒性肾损伤　维持有效血液循环，纠正休克与缺氧，避免使用对肾脏有损害的药物，合理使用利尿剂。

（7）中毒性心肌损伤与心律失常　有些毒物直接影响心肌纤维的电生理作用或造成心肌细胞缺氧、代谢紊乱导致心律失常。早期可应用含镁极化液稳定心肌细胞膜，必要时选择相应的抗心律失常药。

（8）水、电解质与酸碱失衡　毒物本身或患者呕吐、腹泻、出汗、洗胃、利尿等均可造成内环境紊乱。因此，救治过程必须密切监测并维持水、电解质与酸碱平衡。

四、转诊事项

所有中毒患者均应转上级医院进一步住院观察治疗，重症中毒患者需要入住ICU治疗。以下情况需立即转上级医院抢救治疗：①呼吸衰竭或需要气管插管。②意识改变，如昏迷、反应迟钝或谵妄或癫痫发作。③急性心功能不全。④休克。⑤严重心律失常。⑥急性肝肾功不全。⑦中毒严重程度评分（PSS）为重度中毒。⑧其他危及或潜在危及生命的情况。

第十一节　急性一氧化碳中毒

一、概述

急性一氧化碳中毒是指患者吸入过量不完全燃烧的含碳物质导致的中毒。一氧化碳与血红蛋白结合产生碳氧血红蛋白，以致血红蛋白丧失携氧能力，引起细胞和组织缺氧，导致器官功能障碍，严重者会出现脑水肿、中毒性脑病，最终形成脑疝，甚至死亡。

一氧化碳中毒是工业和生活常见的中毒，如浴室内使用非强排热水器、煤气管道漏气、煤矿瓦斯爆炸、室内煤炉取暖等。中毒程度与血液中碳氧血红蛋白浓度和患者基础疾病相关。

二、诊断要点

1. 诊断 根据吸入较高浓度一氧化碳的接触史和急性发生的中枢神经损害的症状和体征，结合血中碳氧血红蛋白浓度测定，排除其他病因，即可诊断。

2. 临床表现 接触反应表现为头痛、头昏、心悸、恶心等，可出现各系统症状，如神经系统症状（意识障碍、烦躁、焦虑、癫痫）、呼吸系统症状（气促、发绀）、循环系统症状（心律失常）等。

3. 分类 根据中毒程度，可分为轻度中毒、中度中毒、重度中毒及急性一氧化碳中毒迟发性脑病。

（1）轻度中毒 患者有不同程度的头痛头晕、恶心呕吐、心悸和四肢无力等。脱离中毒环境吸入新鲜空气或氧疗，症状很快消失。血液碳氧血红蛋白浓度明显高于 10%。

（2）中度中毒 患者出现胸闷气短、呼吸困难、幻觉、视物不清等症状，嗜睡、意识模糊或浅昏迷，呼吸、血压明显变化，瞳孔对光反射迟钝，口唇黏膜可呈樱桃红色，腱反射减弱。氧疗后患者可恢复正常且无明显并发症。血液碳氧血红蛋白浓度明显高于 30%。

（3）重度中毒 患者迅速出现昏迷、脑组织严重损害、脑水肿伴惊厥、肺水肿、呼吸抑制、严重心肌损害、心律失常或心力衰竭、上消化道出血等，出现明显的锥体系统损害体征，表皮皮肤已出现明显的水疱、红肿现象，眼底检查示视盘水肿，瞳孔对光反射、腱反射均消失。血液碳氧血红蛋白浓度明显高于 50%。极少数病情较重者可呈休克状态。

（4）急性一氧化碳中毒迟发性脑病 部分患者于昏迷苏醒后，经 2 ～ 30 天的假愈期，再度昏迷，并出现痴呆、精神症状、肌张力增高和震颤麻痹为主的典型临床表现，影像学（头颅 CT/MRI）可见半卵圆中心、侧脑室旁和苍白球对称性病变。

三、处理要点

治疗原则：立即终止一氧化碳吸入、氧疗（高流量、高浓度、高压氧）、防治脑水肿及对症治疗。

1. 终止一氧化碳吸入 迅速将患者转移到空气新鲜处，保暖，卧床休息，保持呼吸道畅通。

2. 氧疗 现场氧疗原则是高流量、高浓度；到达医院后，尽早予高压氧治疗，以缩短昏迷时间和病程，预防急性一氧化碳中毒迟发性脑病。存在高压氧舱治疗禁忌或无高压氧舱治疗指征者，推荐面罩给氧，无二氧化碳潴留者可用普通面罩（氧流量 5 ～ 6L/min），二氧化碳潴留者可用文丘里面罩（氧浓度 24% ～ 40%），直至症状消失及碳氧血红蛋白（COHb）浓度降至 10%（有心肺基础疾病者 2%）以下。

3. 防治脑水肿 重度中毒时，脑水肿可在 24 ～ 48 小时到达高峰，故应在积极纠正缺氧同时给予脱水治疗。依据患者脏器功能，可选用甘露醇（125mL 加压静脉滴注，每 6 ～ 8 小时一次）或高渗盐水（3% 高渗盐水，1 ～ 4mL/kg，缓慢静脉注射），2 ～ 3 天后视脑水肿表现逐步减量；必要时可结合利尿剂（呋塞米 20mg 静脉注射）或糖皮质激素（不能作为常规治疗手段）缓解脑水肿；早期应用依达拉奉对减轻脑水肿、改善神经功能有一定疗效。

4. 对症治疗 高热者首选物理降温；频繁抽搐者，首选地西泮 5 ～ 10mg 肌内注射或静脉注射，必要时可重复；急性期可选用吡咯烷酮类（奥拉西坦、吡拉西坦），能保护或促进神经细胞的功能恢复，对器质性脑病综合征有效；不推荐纳洛酮作为一氧化碳中毒急性期促醒常规用药。

四、转诊事项

急性一氧化碳中毒发生后，应立即现场急救；轻度中毒者予吸氧和对症处理。中、重度中毒患者，现场急救后应直接转诊至有高压氧设施的医院，尽快行高压氧治疗；转诊途中应保持呼吸道通畅，继续高流量吸氧，并密切监测生命体征。

第十二节　有机磷农药中毒

一、概述

急性有机磷农药中毒（AOPP）是最常见的农药中毒。有机磷农药（OPs）主要经胃肠道（误服、故意吞服，或饮用、食入被 OPs 污染的水源、食品）、呼吸道（在 OPs 精制、出料、包装过程中因生产设备密闭不严造成化学物泄漏或在事故抢修过程中防护不到位吸入空气中的 OPs）、皮肤、黏膜（滥用 OPs 治疗皮肤病、驱虫等或使用过程中，施药人员因药液污染皮肤或湿透衣服由皮肤吸收）吸收，迅速分布于全身各脏器，抑制胆碱酯酶，使胆碱酯酶分解乙酰胆碱的能力丧失，导致体内乙酰胆碱大量蓄积，胆碱能神经持续冲动，产生先兴奋后抑制的一系列毒蕈碱样症状（M 样症状）、烟碱样症状（N 样症状）以及中枢神经系统症状，严重者常死于呼吸衰竭。

常见的有机磷杀虫剂的毒性按大鼠急性经口进入体内的半数致死量（LD_{50}）分为四类。

剧毒类：LD_{50} < 10mg/kg，如甲拌磷、内吸磷、对硫磷等。

高毒类：LD_{50} 10 ～ 100mg/kg，如甲基对硫磷、甲胺磷、氧乐果、敌敌畏等。

中毒类：LD_{50} 100 ～ 1000mg/kg，如乐果、乙硫磷、敌百虫、二嗪农、毒死蜱等。

低毒类：LD_{50} 1000 ～ 5000mg/kg，如马拉硫磷、辛硫磷、氯硫磷等。

二、诊断要点

1. 明确的中毒史 临床以误服、故意吞服和施药人员因药液污染皮肤或湿透衣服由皮肤吸收中毒为多见。

2. 临床表现 与毒物种类、剂量、侵入途径及机体状态（如空腹或餐后）密切相关。口服中毒多在 10 分钟至 2 小时发病，吸入者多在数分钟至半小时发病，皮肤吸收者多在 2 ～ 6 小时发病。典型中毒症状包括：呼出气大蒜味、流涎、大汗、气道分泌物增多、肌纤维颤动、瞳孔缩小（针尖样瞳孔）及意识障碍等。

（1）胆碱能危象 ①毒蕈碱样症状是中毒后最早出现的症状，由副交感神经末梢过度兴奋导致，表现为平滑肌痉挛、括约肌松弛、腺体分泌增加和气道分泌物增多。平滑肌痉挛表现：恶心呕吐、腹痛腹泻，胸闷、气短，瞳孔缩小。括约肌松弛表现：二便失禁。腺体分泌增加表现：流涎、大汗、流泪。气道分泌物明显增多表现：咳嗽、气促。②烟碱样症状，由乙酰胆碱在横纹肌神经肌肉接头处蓄积过多导致，表现为肌纤维颤动（眼睑、面、舌、四肢和全身骨骼肌肌束震颤），甚至全身肌肉强直性痉挛，也可出现肌力减退或瘫痪，严重者出现呼吸肌麻痹导致呼吸衰竭；也有表现为血压增高和心律失常。

（2）中枢神经系统症状 早期表现为头晕、头痛、疲乏、无力等，继而烦躁不安、谵妄、惊厥、抽搐、言语不清、运动失调，严重者可出现昏迷、中枢性呼吸循环功能衰竭。

（3）中间综合征 又称“中间期肌无力综合征”，可能与 OPs 排出延迟、再吸收或解毒剂用量不足有关。表现为抬头、转颈、耸肩、咀嚼无力，张口、睁眼、四肢抬举困难，腱反射减弱或消失，无感觉障碍；严重者出现呼吸肌麻痹，表现为胸闷、气短，迅速出现呼吸衰竭，若无呼吸支持很快死亡。

（4）有机磷迟发性神经病 急性中毒症状消失后 1 个月左右，少数患者可出现进行性肢体麻木无力，呈迟缓性麻痹，表现为肢体末端烧灼疼痛、麻木及下肢无力，严重者腕下垂和足下垂、四肢肌肉萎缩。

（5）反跳 部分患者经积极抢救治疗，症状好转 1 周内，突然急剧恶化，再次出现中毒症状。可能与皮肤、毛发、胃肠道或误吸入气道内残留毒物继续被吸收或解毒剂减量、停用过早有关。

（6）多脏器损害 ①心脏损害：心电图多表现为 ST 段压低，T 波低平、倒置或双向，也可出现窦性心动过速、房室传导阻滞、Q-T 间期延长等，多有心肌酶学改变。②肺损害：大量分泌物在肺泡内积聚可导致肺水肿。③肝、肾损害：表现为肝功能异常，有发生急性暴发性肝功能衰竭可能；肾损害大多较轻，以血尿、蛋白尿为主，少数可有一过性肾功能损害；多数肝肾功能损害均可逆。

3. 实验室检查 血中活性胆碱酯酶减低为典型表现，血、尿、粪便或胃内容物中检测出 OPs 或其代谢产物为特异性表现（一般无须毒物检测即可诊断）。

4. 病情分级

（1）轻度中毒 以毒蕈碱症状为主，胆碱酯酶活力在正常值的 50% ～ 70%。

（2）中度中毒 上述症状加重，出现烟碱样症状，胆碱酯酶活力在正常值的 30% ～ 50%。

（3）重度中毒 除毒蕈碱样症状及烟碱样症状外，还出现肺水肿、呼吸衰竭、昏迷、脑水肿等，胆碱酯酶活力在正常值的 30% 以下。

三、处理要点

治疗原则：立即切断与毒物接触、尽快清除毒物、尽早应用解毒剂、密切监测生命体征。

1. 切断与毒物接触 现场救治时，立即将患者脱离中毒环境，衣物、皮肤被 OPs 污染者，立即脱去污染衣物，用肥皂水清洗污染的皮肤、毛发；眼部接触者应立即用清水或生理盐水冲洗。

2. 尽快清除毒物 早期、彻底洗胃是抢救成功的关键，催吐仅在不具备洗胃条件时进行，不主张药物催吐。对明确有机磷农药中毒者，可用温清水、2% 碳酸氢钠（敌百虫中毒禁用）或 1∶5000 高锰酸钾溶液（对硫磷中毒禁用）洗胃；无法立刻明确中毒药物种类时，临床多用清水洗胃；必要时可予导泻（甘露醇 250mL、硫酸镁 20 ～ 30g、复方聚乙二醇电解质散 1000 ～ 2000mL）和应用活性炭（50 ～ 100g）等吸附剂清除毒物。

3. 尽早应用解毒剂 包括复能剂和抗胆碱药。依据病情分级，选择首次剂量，见表 11-2。

（1）复能剂 可复活被抑制的胆碱酯酶，也具有较弱的抗胆碱作用，对横纹肌神经肌肉接头阻断有直接对抗作用。常用药有：氯解磷定（推荐首选）、碘解磷定、双复磷、双解磷和甲磺磷定等。氯解磷定一般肌内注射，也可缓慢静脉注射，随后以 0.5 ～ 1.0g 每 2 小时 1 次肌内注射，依据病情逐渐延长用药间隔时间，疗程一般为 3 ～ 5 天。

表 11-2 常用复能剂首次推荐剂量

药物名称	轻度中毒 /g	中度中毒 /g	重度中毒 /g
氯解磷定	0.5 ～ 1.0	1.0 ～ 2.0	1.5 ～ 3.0
碘解磷定	0.4	0.8 ～ 1.2	1.0 ～ 1.6

（2）抗胆碱药 最常用的是阿托品。尽早给予足量阿托品，使其达到“阿托品化”(指标：口干、皮肤干燥、颜面潮红、肺部啰音显著减少或消失、瞳孔较前扩大、心率 90 ～ 100 次 / 分等）。一般阿托品静脉注射 1 ～ 4 分钟即起效，8 分钟达峰值，全身性作用可维持 2 ～ 3 天，首次给药 10 分钟症状无缓解即可重复给药，严重者每 5 分钟重复一次。重复剂量多采用中度、轻度的首次剂量，达到“阿托品化”后，予维持量（轻度，0.5mg 每 4 ～ 6 小时 1 次；中度，0.5 ～ 1.0mg 每 2 ～ 4 小时 1 次；重度，0.5 ～ 1.0mg 每 1 ～ 2 小时 1 次）；中毒情况好转后逐步减量至停用。

另外，可选用戊乙奎醚（又叫“长托宁”，选择性抗胆碱药），对心率影响小。首剂肌内注射后观察 45 分钟，必要时可重复 1 ～ 2mg，达“长托宁化”(指标：口干、皮肤干燥、肺部啰音减少或消失；心率和瞳孔不作为判断标准）后，予维持量（1 ～ 2mg 每 8 ～ 12 小时 1 次）。

常用抗胆碱药治疗 AOPP 首次剂量推荐见表 11-3。

表 11-3 常用抗胆碱药治疗 AOPP 首次剂量推荐

药物	轻度中毒 /mg	中度中毒 /mg	重度中毒 /mg
阿托品	2 ～ 4	4 ～ 10	10 ～ 20
戊乙奎醚	1 ～ 2	2 ～ 4	4 ～ 6

四、转诊事项

有机磷农药中毒，无论病情分级如何，均应尽快将患者转至有救治条件的医院抢救治疗，但转运前必须进行初步处理，减少毒物吸收，尽量应用首剂解毒剂和抗胆碱药；转诊时应取平卧位，吸氧并保持呼吸道通畅，严密监测生命体征。

第十三节 镇静催眠药中毒

一、概述

镇静催眠药中毒按病程可分为急性和慢性：一次性大剂量服用镇静催眠药可引起急性中毒；长期滥用镇静催眠药可引起耐药性和依赖性而导致慢性中毒。

镇静催眠药是指具有镇静、催眠作用的中枢神经系统抑制药，常用药物可分为四类：①苯二氮䓬类，如地西泮、阿普唑仑、艾司唑仑等。②巴比妥类，如苯巴比妥、戊巴比妥等。③非巴比妥非苯二氮䓬类，如唑吡坦、佐匹克隆等。④吩噻嗪类（抗精神病药），如氯丙嗪、奋乃静等。

二、临床表现

（一）急性中毒

1. 苯二氮䓬类中毒 中枢神经系统抑制较轻，主要症状是嗜睡、头晕、言语含糊、意识模糊、共济失调，很少出现长时间深度昏迷、休克及呼吸抑制等严重症状。如果出现，应考虑同时服用其他镇静催眠药或酒等因素。

2. 巴比妥类中毒 中毒表现与服药剂量有关，依病情轻重分为以下几类。

（1）轻度中毒　服药量为催眠剂量 2 ～ 5 倍，表现为嗜睡、记忆力减退、言语不清、判断及定向障碍。

（2）中度中毒　服药量为催眠剂量 5 ～ 10 倍，患者昏睡或浅昏迷，呼吸减慢，眼球震颤。

（3）重度中毒　服药量为催眠剂量 10 ～ 20 倍，患者呈深昏迷，呼吸浅慢甚至停止，血压下降，体温不升，可并发脑水肿、肺水肿及急性肾衰竭等。

3. 非巴比妥非苯二氮䓬类中毒　临床表现与巴比妥类中毒相似。

4. 吩噻嗪类中毒　最常见表现为锥体外系反应：①震颤麻痹综合征。②静坐不能。③急性肌张力障碍反应，如斜颈、吞咽困难、牙关紧闭等。还可引起血管扩张、血压下降、心动过速、肠蠕动减慢；病情严重可发生昏迷、呼吸抑制，全身抽搐少见。

（二）慢性中毒

长期滥用大量催眠药的患者可发生慢性中毒，除有轻度中毒症状外，常伴有精神症状，主要有以下三点。

1. 意识障碍和轻度躁狂状态　出现一时性躁动不安或意识模糊状态；言语兴奋、易疲乏，伴有震颤、咬字不清和步态不稳等。

2. 智能障碍　记忆力、计算力和理解力均有明显下降，工作及学习能力减退。

3. 人格变化　患者丧失进取心，对家庭和社会失去责任感。

（三）诊断要点

1. 急性中毒

（1）有明确或可疑服用大量镇静催眠药物史。

（2）出现意识障碍、呼吸抑制、血压下降等临床表现。

（3）胃液、尿液或血液中检出镇静催眠药物或其代谢产物。

2. 慢性中毒　长期滥用大量催眠药，出现轻度共济失调和精神症状。

（四）鉴别诊断

应与颅脑疾病、代谢性疾病及其他药物中毒所致昏迷相鉴别。

三、处理要点

（一）急性中毒治疗

1. 维持重要器官功能　①保持气道通畅，氧疗，必要时行气管插管。②维持血压：充分补液后仍低血压，可应用血管活性药物，如多巴胺。③心电监护：若出现心律失常，及时了解电解质状况，必要时予抗心律失常药物。④促进意识恢复：未明确中毒药物时，可应用纳洛酮、醒脑静等药物。

2. 清除毒物　①洗胃：越早越彻底效果越好。②活性炭：对吸附各种镇静催眠药物有效。巴比妥类中毒可应用多剂活性炭作为吸附剂。③碱化尿液与利尿：应用碳酸氢钠碱化尿液和呋塞米治疗，只对长效巴比妥类中毒有效。④血液净化：适用于危重患者，尤其合并心力衰竭、酸碱失衡和电解质异常、病情进行性恶化者；血液透析、血液灌流可促进苯巴比妥和吩噻嗪类药物清除；苯巴比妥类药物蛋白结合率高，推荐选择血液灌流；注意血液净化治疗对苯二氮䓬类中毒作用有限。

3. 特效解毒疗法　氟马西尼是苯二氮䓬类特异性拮抗剂，能竞争抑制苯二氮䓬受体，阻断该类药物对中枢神经系统的作用。用法：氟马西尼 0.2mg 缓慢静脉注射（> 30 秒），若患者无反应，再静脉注射 0.3mg，如仍无反应，则每隔 1 分钟给予 0.5mg，直至患者清醒，最大剂量 3mg。此药禁用于已合用可致癫痫发作的药物，特别是三环类抗抑郁药的患者；不用于对苯二氮䓬类已有躯体性依赖和为控制癫痫而用苯二氮䓬类药物的患者，亦不用于颅内压升高的患者。巴比妥类及吩噻嗪类中毒目前尚无特效解毒药。

4. 对症治疗　多数镇静催眠药中毒以对症支持治疗为主，特别是吩噻嗪类药物，其治疗措施包括：①中枢抑制较重时应用苯丙胺、苯甲酸钠咖啡因（安钠咖）等。②如有震颤麻痹综合征可选用盐酸苯海索、氢溴酸东莨菪碱。③肌肉痉挛及肌张力障碍者应用苯海拉明。④提升血压以扩充血容量为主，必要时使用间羟胺、盐酸去氧肾上腺素等 α 受体激动剂，慎用 β 受体激动剂，如肾上腺素、异丙肾上腺素及多巴胺。

（二）慢性中毒治疗

1. 逐步缓慢减少药量，最终停用镇静催眠药。

2. 请精神科专科医师会诊，进行心理治疗。

四、转诊事项

中、重度镇静催眠药物中毒者，经上述处理仍昏迷不醒，或出现呼吸衰竭，应立即转上级医院抢救治疗。转运过程中，应密切关注生命体征变化，尤其是呼吸与神志；同时，保持呼吸通畅，时刻注意呕吐误吸风险；若现场发现明确或可疑的镇静催眠药物，应妥善保存，以便检测中毒药物。

第十四节　急性酒精中毒

一、概述

急性酒精中毒是指短时间大量摄入酒精或含酒精饮料后出现的中枢神经系统功能紊乱状态，多表现为行为和意识异常，严重者损伤脏器功能，导致呼吸衰竭，进而危及生命，也称急性乙醇中毒。

酒精的吸收率和清除率有个体差异并取决于很多因素，如年龄、性别、体重、体质、营养状况、吸烟、饮食、胃中现存食物、胃动力、是否存在腹水、肝硬化以及长期酗酒等。乙醇成人致死剂量在 250 ～ 500g，小儿的耐受性较低，致死量婴儿为 6 ～ 10g，儿童约 25g。

二、诊断要点

1. 临床诊断标准　具有以下两点可以临床诊断急性酒精中毒。

（1）明确的过量酒精或酒精饮料摄入史。

（2）呼出气体或呕吐物有酒精气味并有以下之一者。①表现易激惹、多语或沉默、语无伦次、情绪不稳、行为粗鲁或攻击行为、恶心呕吐等。②感觉迟钝、肌肉运动不协调、躁动、步态不稳、明显共济失调、眼球震颤、复视。③出现较深的意识障碍（如昏睡、浅昏迷、深昏迷）、神经反射减弱、颜面苍白、皮肤湿冷、体温降低、血压升高或降低、呼吸节律或频率异常、心搏加快或减慢，二便失禁等。

2. 临床确诊急性酒精中毒　在临床诊断的基础上，血液或呼出气体酒精检测乙醇浓度≥ 11mmol/L（50mg/dL）。

3. 分类　按临床表现，急性酒精中毒可分为轻度酒精中毒、中度酒精中毒、重度酒精中毒。

（1）轻度酒精中毒（单纯性醉酒）　仅有情绪、语言兴奋状态的神经系统表现，如语无伦次，但不具备攻击行为，能行走，但有轻度运动不协调，嗜睡能被唤醒，简单对答基本正确，神经反射正常存在。

（2）中度酒精中毒　具备下列之一为中度酒精中毒：①处于昏睡或昏迷状态或格斯拉哥昏迷评分大于 5 分，小于 8 分。②具有经语言或心理疏导不能缓解的躁狂或攻击行为。③意识不清伴神经反射减弱的严重共济失调状态。④具有错幻觉或惊厥发作。⑤血液生化检测有以下代谢紊乱的表现之一者，如酸中毒、低血钾、低血糖。⑥在轻度中毒的基础上并发脏器功能明显受损表现，如与酒精中毒有关的心律失常（频发早搏、心房颤动或心房扑动等），心脏损伤表现（ST-T 异常、心肌酶 2 倍以上升高），或消化道出血、胰腺炎等。

（3）重度酒精中毒　具备下列之一者为重度酒精中毒：①处于昏迷状态，格斯拉哥评分≤ 5 分。②出现微循环灌注不足表现，如脸色苍白，皮肤湿冷，口唇微紫，心率加快，脉搏细弱或不能触及，血压代偿性升高或下降（低于 90/60mmHg 或收缩压较基础血压下降 30mmHg 以上），昏迷伴有失代偿期临床表现的休克时也称为极重度酒精中毒。③出现代谢紊乱的严重表现，如酸中毒（pH ≤ 7.2）、低血钾（血清钾≤ 2.5mmol/L）、低血糖（血糖≤ 2.8mmol/L）之一者。④出现重要脏器，如心、肝、肾、肺等急性功能不全表现。

三、处理要点

对于轻度急性酒精中毒患者可不必治疗，予多饮水、注意保暖、防止呕吐物窒息等并发症即可。以下主要为中、重度酒精中毒的急救诊治。

1. 一般处理　监测心率、呼吸、血压及瞳孔变化，保暖，防跌仆，完善检查，如血常规、肝肾功能、血糖、电解质、血气分析、血液或呼出气体乙醇浓度测定、心电图等；观察呕吐物的量和性状；有基础疾病或出现并发症者应针对性进行检查。一般以下情况应行头颅 CT 检查：①有头部外伤史但不能详述具体情节的昏迷患者。②饮酒后出现神经定位体征者。③饮酒量或酒精浓度与意识障碍不相符者。④经纳洛酮促醒等常规治疗 2 小时后意识状态无好转反而恶化者。

急性酒精中毒意识不清或不能准确叙述病史者应常规查心电图，特别是既往有心脏病史或高危因素者，必要时复查。

2. 气道保护　平卧时保持头偏向一侧，对于呕吐患者要及时清理口腔内呕吐物，防止呕吐物阻塞呼吸道，必要时气管插管或安置口咽通气管保持呼吸道通畅。

3. 促醒护脑　纳洛酮能解除酒精中毒的中枢抑制，缩短昏迷时间。中度中毒首剂用 0.4 ～ 0.8mg 加 0.9% 生理盐水 10 ～ 20mL 静脉注射，必要时加量重复；重度中毒首剂用 0.8 ～ 1.2mg 加 0.9% 生理盐水 20mL 静脉注射，用药后 30 分钟神志未恢复可重复 1 次，或 2mg 加入 10% 葡萄糖或 0.9% 生理盐水 500mL 内，以 0.4mg/h 恒速静脉滴注或泵入，直至神志清醒为止。

4. 促进酒精代谢

（1）美他多辛可改善饮酒导致的肝功能损害及改善因酒精中毒而引起的心理行为异常，每次 0.9g 加 0.9% 生理盐水 500mL 静脉滴注，哺乳期、支气管哮喘患者禁用；维生素 B_6 100 ～ 300mg 加入 5% 葡萄糖 250mL 静脉滴注，可加速酒精在体内氧化代谢。

（2）催吐适用于轻度中毒无贲门撕裂伤、胃出血的患者，早期可减少酒精吸收。

（3）洗胃。由于酒精在体内吸收速度快，一般不主张洗胃。对于重度酒精中毒患者，到达医院时距饮酒超过 1 小时以上，洗胃易造成胃内容物反流误吸，且洗胃为侵入性操作，故洗胃应评估病情，权衡利弊，与家属患者做好沟通，仅建议限于以下情况之一：①饮酒后 2 小时内无呕吐，病情可能恶化的昏迷患者。②同时存在或高度怀疑其他药物或毒物中毒。③已留置胃管特别是昏迷伴休克患者，胃管可用于人工洗胃。洗胃液一般为 2% 碳酸氢钠液或温开水，洗胃液不可过多，每次入量不超过 200mL，总量多为 2000 ～ 4000mL，胃内容物吸出干净即可，洗胃时注意气道保护，防止呕吐误吸。

5. 并发症处理　①消化道症状明显者，予以 H_2 受体阻滞剂，如法莫替丁 20mg 加入 0.9% 生理盐水或 5% 葡萄糖 20mL 静脉注射，或质子泵抑制剂如奥美拉唑 40mg 加入 0.9% 生理盐水或 5% 葡萄糖 100mL 静脉滴注保护胃黏膜。②呕吐明显者，予以甲氧氯普胺 10 ～ 20mg 肌内注射。③明显躁动不安或过度兴奋，特别是有攻击行为者，可予小剂量地西泮 5 ～ 10mg 肌内注射适当镇静，必要时可重复，24 小时总量以 40 ～ 50mg 为限，注意呼吸和血压。④单纯急性酒精中毒无应用抗生素的指征，除非有明确合并感染的证据，如呕吐误吸导致肺部感染。应用抗生素时注意可诱发类双硫仑反应，其中以 β- 内酰胺类中头孢菌素多见，又以头孢哌酮最常见，其他尚有甲硝唑、呋喃唑酮等，应避免应用上述药物，用药期间宜留院观察。

四、转诊事项

中、重度急性酒精中毒患者经急救处理后应立即转运至上级医院治疗；转运过程中应严密观察生命体征，保持呼吸道通畅，维持呼吸循环功能。

第十五节　食物中毒

一、概述

食物中毒是进食被污染的食物而引起的急性中毒性疾病。可依病原物质对食物中毒进行分类，细菌性食物中毒病原主要包括沙门菌属、变形杆菌属、葡萄球菌肠毒素、副溶血性弧菌、肉毒梭状芽孢杆菌、致腹泻性大肠埃希菌、嗜盐杆菌；真菌性食物中毒病原主要包括黄曲霉、麦角菌、黄绿青霉、玉米赤霉等，其中以黄曲霉产生的黄曲霉毒素对人类的危害最大；化学类食物中毒主要指一些有毒的金属、非金属及其化合物，农药和亚硝酸盐等化学物质污染食物而引起的食物中毒；此外还包括植物类食物中毒和动物类食物中毒，前者如桐油、大麻油、木薯、苦杏仁、发芽马铃薯等，后者如河豚、鱼胆等。

二、诊断要点

1. 进食可疑被污染食物史，或有集体发病情况。

2. 有相应食物中毒的临床表现，并排除有相似临床表现的其他疾病。

3. 缺乏进食食物中毒史，但在胃肠道或血液或尿液或其他体液或相关组织中检测到相关毒物或特异性代谢成分。

按临床表现，食物中毒可分为胃肠型食物中毒和神经型食物中毒两大类。食物中毒大多数以消化道症状为主，如厌食、腹痛、腹泻、呕吐等；一些毒素具有嗜神经性，患者可出现神经系统表现，如昏迷、谵妄、肌纤维震颤、肢体麻痹、惊厥等。

三、处理要点

虽然引起食物中毒的病原物质不同，但最根本的处理措施都是针对特定毒素进行治疗，即病因治疗。总的治疗原则是清除体内毒物、一般和对症支持治疗、应用解毒药。

1. 清除体内毒物 对清醒、合作的中毒者可考虑用手指、压舌板等刺激咽后壁或舌根诱发呕吐；食物中毒1小时内可洗胃，对某些毒物或有胃排空障碍的中毒患者可延长至4～6小时，对无特效解毒药的急性重度中毒，如就诊时已超过6小时，仍可考虑洗胃；对于腐蚀性毒物及部分重金属毒物，可口服吸附剂（如活性炭）；洗胃或口服吸附剂后，可导泻或灌肠治疗；对于已吸收入血液的毒物，可考虑强化利尿、血液净化促进毒物排泄。

2. 一般和对症支持治疗 卧床休息，给予易消化的流质或半流质饮食，补充足够的热量和维生素。脱水者，积极补充生理盐水、葡萄糖盐水或口服补液盐，以纠正脱水和酸中毒；恶心呕吐者，可予胃肠动力药，如甲氧氯普胺10mg肌内注射，多潘立酮10mg口服；腹痛、腹泻者，可予解痉药物，如间苯三酚40～80mg肌内注射或静脉滴注，山莨菪碱（654-2）10mg肌内注射；昏迷者，保持呼吸道通畅、维持呼吸和循环功能，观察神志、体温、脉搏、呼吸、血压等情况；严重者可出现水电解质和酸碱平衡紊乱、多器官功能衰竭、休克，应立即采取有效积极的抢救措施。

3. 应用解毒药 细菌性食物中毒短期内随吐泻将毒物排出体外，病程较短，一般不必用抗菌药物；病重者可予广谱抗生素治疗，如氟喹诺酮类等抗菌药物。亚硝酸盐中毒可静脉注射亚甲蓝；氰化物中毒可立即吸入亚硝酸异戊酯，再予3%亚硝酸钠溶液10mL缓慢静脉注射，继而用50%硫代硫酸钠50mL缓慢静脉注射等。

四、转诊事项

食物中毒多属集体发病，同时发现3人以上中毒时，立即报告当地防疫部门以查明病源。轻症患者就地治疗，危重患者经现场急救后，立即转上级医院抢救治疗。转送过程注意保持呼吸道通畅，监测生命体征，若有收集患者的可疑食物或呕吐物等标本，应同时移交接诊医生，以便进行相关检测，查明病因。

第十六节　电击伤

一、概述

电击伤是指人体接触电源后电流进入人体，引起电生理变化从而造成不同程度的组织损伤或器官功能障碍，严重者可导致心搏、呼吸骤停。

电击伤包括低压电（＜380V）、高压电（＞10kV）和超高压电（＞330kV，或雷击或电流30万A）电击三种类型。

成人电击多数发生于工作环境中，而儿童电击伤则多发生在家中，常见情况如儿童用嘴咬电线、往插线孔中塞小东西、接触裸露的低压电线或带电电器以及触摸户外高压电线等。

二、诊断要点

1. 触电史 意外触电、带电作业、雷电电击等。

2. 临床表现 轻者出现头晕、心悸、皮肤脸色苍白、口唇发绀，惊恐和四肢无力；部分患者有抽搐、肌肉疼痛；心搏骤停是电击损伤导致即刻死亡的主要原因；高压电击时电流进出部位常见严重烧伤，烧伤处组织炭化或坏死成洞，烧伤处常继发细菌感染；直接的肾损伤、大量肌组织坏死产生肌红蛋白尿、溶血后血红蛋白尿损伤肾小管常导致急性肾衰竭，早期表现为少尿、无尿或棕红色尿。高压电击常波及多个器官系统。许多表面看起来并不严重的电击伤患者，住院期间症状可更为明显。所以对于电击伤患者，应进行详细的病史询问及检查。

三、处理要点

首先保证环境安全，及时使伤者脱离电源，评估伤者意识、脉搏、呼吸，若呼吸、心跳停止，立即行心肺复苏。

1. 确认现场环境安全 对于高压电线电击现场，会存在跨步电压，虽然未直接接触电击伤患者，也会成为电击伤受害者。

2. 立即脱离电源 立即切断电源，使用绝缘物品（如木棍、橡皮手套、绝缘工具等）帮助患者挑开电线，决不可直接碰触电源，避免引起自身伤害。

3. 一般急救护理 快速评估患者意识、脉搏、呼吸；松解上衣领口和腰带，选择合适体位，避免压迫被电击部位，做好保暖工作；清除口腔异物，保持呼吸道通畅；建立静脉通道，视具体情况及时补液。

4. 心肺复苏术 对于属于"假死状态"呼吸、心跳停止的患者，应立即行心肺复苏术，对于电击伤导致的心搏骤停，应适当延长心肺复苏时间。

四、转诊事项

所有电击伤患者，经现场初步急救后，均应及时转上级医院进一步诊治。转送过程中应始终保持呼吸道顺畅，有条件尽量予心电监护以便及时发现心律失常，适当给氧；对于较大烧伤的患者，要做好创面保护；合并休克者，必须开通双静脉通道，及时予常规抗休克治疗。

第十七节　中　暑

一、概述

中暑（heat illness，热病）是指暴露在高温（高湿）环境和（或）剧烈运动一定时间后，吸热 - 产热 - 散热构成的热平衡被破坏，机体局部或全身热蓄积超过体温调节的代偿限度时发生的一组疾病，可表现为从轻到重的连续过程。

二、诊断要点

（一）分类

根据发病机制和临床表现不同，中暑可分为先兆中暑、轻症中暑、重症中暑，统称为热致疾病。其中重症中暑又分为热痉挛、热衰竭和热射病（最严重的热致疾病类型，分为经典型热射病和劳力型热射病）。

1. 先兆中暑 在高温环境下，出现头痛、头晕、口渴、多汗、四肢无力发酸、注意力不集中、动作不协调等，体温正常或略有升高。如及时转移到阴凉通风处，降温，补充水和盐分，短时间内即可恢复。

2. 轻症中暑 除上述症状外，体温往往在38℃以上，伴有面色潮红、大量出汗、皮肤灼热，或出现四肢湿冷、面色苍白、血压下降、脉搏增快等表现。如及时转移到阴凉通风处，平躺解衣，降温，补充水和盐分，可于数小时内恢复。

3. 重症中暑

（1）热痉挛　是一种短暂、间歇发作的肌肉痉挛，表现为高温环境下或剧烈活动后，大量出汗和饮用低张液体后出现头痛、头晕和肢体、腹壁肌群痛性痉挛，肢体活动受限。热痉挛也可为热射病的早期表现。

（2）热衰竭　严重热应激情况下，体液、体钠丢失过多，水电解质紊乱，表现为多汗、疲劳、乏力、眩晕、头痛、判断力下降、恶心和呕吐，有时可表现出肌肉痉挛、体位性眩晕和晕厥。核心温度（直肠温度）升高不超过40℃，无明显神经系统损伤表现。热衰竭如得不到及时诊治，可发展为热射病。

（3）热射病　是以核心温度升高＞40℃和中枢神经系统异常为特征，如精神状态改变、抽搐或昏迷，并伴有多器官损害的危及生命的临床综合征。根据发病原因和易感人群的不同，分为经典型热射病（CHS）和劳力型热射病（EHS）。

① 经典型热射病：致热原主要来自外部环境（如热浪），见于年老、年幼、体弱和有慢性疾病的患者，一般为逐渐起病。前驱症状不易被发现，1～2天症状加重，出现意识模糊、谵妄、昏迷等，体温升高达40～42℃，常伴有大小便失禁、心力衰竭、肾衰竭等表现。

② 劳力型热射病：见于健康年轻人（如部队官兵、运动员、消防队员、建筑工人等），在高温高湿环境下进行高强度训练或从事重体力劳动一段时间后突感全身不适，如极度疲劳、持续头痛、运动不协调、行为不当、判断力受损、面色潮红或苍白、恶心、呕吐、晕厥等，可伴有大量出汗或无汗，继而体温迅速升高达40℃以上，出现谵妄、癫痫发作、意识水平下降和昏迷等中枢神经系统严重受损表现。也有患者缺乏先兆表现而在运动中突然晕倒或意识丧失而发病。

患者从轻症中暑发展至热射病是一个逐渐加重的连续过程，应在轻症中暑即启动干预治疗。体温是评价热射病最重要的指标之一，在条件允许前提下，应尽快测量患者核心温度，建议以直肠温度为标准，急救现场可用鼓膜温度（耳温）代替；如果从病史到临床表现均符合热射病，不能仅因为体温未超过40℃而排除热射病。

（二）实验室检查

实验室检查异常多见于重症中暑。

1. 血常规 早期因脱水致血液浓缩，可出现血红蛋白（Hb）升高、红细胞压积（HCT）增加。

2. 生化指标 电解质（高钾、低钠、低氯、低钙、高磷）、肾功能（肌酐、尿素氮、尿酸不同程度升高）、肝功能（谷丙转氨酶、谷草转氨酶早期即显著升高，最高可达5000U/L以上，总胆红素在24～72小时后开始升高，最高可达300μmol/L以上，可伴有低蛋白血症）、横纹肌溶解（肌酸激酶＞1000U/L，最高达300000～400000U/L，肌酸激酶＞5000U/L表明肌肉损伤严重，肌酸激酶＞16000U/L提示与急性肾衰竭相关）。

3. 凝血功能 凝血功能障碍可在发病第1天出现，但更常见于第2天和第3天，表现为：① PLT＜100×10^9/L或进行性下降。②纤维蛋白原（FIB）＜1.5g/L或进行性下降。③ D-二聚体升高，纤维蛋白原降解产物（FDP）＞20mg/L。④凝血酶原时间（PT）延长3秒以上，活化部分凝血活酶时间（APTT）延长10秒以上。上述检查有3项异常者，即可诊断DIC，故发病早期应每4～6小时复查凝血功能。

4. 动脉血气分析 常见代谢性酸中毒和呼吸性碱中毒、高乳酸血症、低氧血症等。

三、处理要点

1. 先兆中暑及轻症中暑 迅速脱离高温现场，转至通风阴凉处休息，补充清凉含盐饮料；有循环衰竭早期症状者，予葡萄糖氯化钠注射液或生理盐水静脉滴注。

2. 热痉挛 迅速转移到阴凉通风处平卧，补充盐水或饮用电解质溶液可迅速缓解热痉挛症状。轻症者可口服补液盐，脱水者应静脉输注生理盐水，并做好积极转运准备。

3. 热衰竭 迅速降温；当血容量严重减少、电解质紊乱时需静脉输液；如果血压随体位波动，应继续补充生理盐水直到血流动力学稳定；其余失液量可在48小时内缓慢补充，过快纠正高钠血症可引起脑水肿，导致意识障碍或癫痫发作。

4. 热射病（现场急救）

（1）快速、有效、持续降温 ①迅速脱离高温高湿环境，转移至通风阴凉处，将患者平卧并去除全身衣物。②用凉水喷洒或用湿毛巾擦拭全身或冷水浸泡或冰敷降温。③扇风，加快蒸发、对流散热。④持续监测体温，在现场应快速测量核心温度而非体表温度，因为二者在重症患者中常常存在分离现象；建议使用可弯曲式直肠温度计，插入深度至少为15cm，如果现场不具备测量核心温度（直肠温度）的条件，也可测量体表温度（腋温或耳温）以做参考，腋温或耳温不高，不能排除热射病，应每10分钟测量一次体温。

（2）快速液体复苏 现场快速建立静脉通道，首选含钠液体（如生理盐水或林格液），在现场第1小时输液量为30mL/kg或总量为1500～2000mL（如已启动冷盐水降温，其量应纳入总量管理），之后根据患者反应（如血压、脉搏和尿量等）调整输液速度，维持非肾衰竭患者尿量为100～200mL/h，同时避免液体过负荷；应避免早期大量输注葡萄糖注射液，以免导致血钠在短时间内快速下降，加重神经损伤。

（3）气道保护与氧疗 应将昏迷患者头偏向一侧，保持其呼吸道通畅，及时清除气道内分泌物，防止呕吐误吸；对于意识不清的患者，禁止喂水，如已发生呕吐，应尽快清理口腔分泌物；首选鼻导管吸氧，维持$SpO_2 \geq 90\%$。

（4）控制抽搐 躁动不安的患者，可用地西泮5～10mg肌内注射或静脉注射，必要时可重复，24小时总量不超过50mg。抽搐控制不理想时，可在地西泮的基础上加用苯巴比妥0.1～0.2g肌内注射。

四、转诊事项

重症中暑患者，现场处理后应尽快转至上级医院进一步抢救治疗。转运前需评估患者的意识、心率、血压、血氧饱和度、有无呼吸道梗阻、心律失常等情况是否适合转运，否则应处理纠正后再实施转运。转运过程中应做到：①密切监测体温，每0.5～1小时测量1次，如有条件应测量直肠温度，同时做好生命体征的监测记录。②持续有效降温，不能因转运而延误降温治疗。

第十八节 淹 溺

一、概述

国际复苏联盟将淹溺定义为一种于液态介质中而导致呼吸障碍的过程，在这一过程之后，无论患者存活或死亡都属于淹溺，分为淹没和浸泡。

淹没指面部位于水平面以下或受到水的覆盖，此时数分钟后即可出现窒息与心搏骤停；浸泡指头部露出于水平面之上，大多数是借助救生衣时的表现，尽管水花溅在脸上或者在失去意识时脸部下垂沉入水中会造成水的误吸，但大多数情况气道是开放的。两类患者都经常会出现低体温。

如果淹溺者被救，淹溺过程中断，称为“非致命性淹溺”。如果因为淹溺而在任何时候死亡，称为“致命性淹溺”。不再使用湿性或干性淹溺、主动或被动或静默性淹溺、二次淹溺、濒临淹溺等名词。

淹没时，淹溺者起初会屏气，这一过程中会反复吞水，随着屏气的进行，会出现缺氧和高碳酸血症；喉痉挛反射会暂时防止水进入到肺内，但最终会逐渐减弱，水被吸入肺内，无论肺内水量多少，吸入海水还是淡水，临床上均无实质区别，均引起缺氧，导致各种并发症，如脑水肿、肺水肿、肺部感染，进而出现急性呼吸窘迫综合征（ARDS）、DIC 和急性肾衰竭，最终导致心跳、呼吸停止。

二、诊断要点

1. 病史 淹溺史和打捞过程。

2. 临床常见表现

（1）淹溺者被救上岸时往往已处于昏迷状态、呼吸停止，仅有微弱心跳或已停搏，面色青紫或灰白，四肢冰冷、发绀，口鼻充满泡沫液体或污泥杂草。

（2）轻者呼吸加快、咳嗽，重者伴肺水肿，部分发生 ARDS。

（3）部分患者可见上腹膨胀、胃扩张、双眼结膜充血等表现。

（4）部分患者可有癫痫发作、精神症状、烦躁不安、言语和视力障碍。

三、处理要点

医护人员主要针对已被救上岸的淹溺者进行救治。处理原则：迅速判断淹溺者生命体征，立即清除口鼻异物，开放气道，尽快人工通气，随即胸外按压（若心搏骤停）。

1. 对意识清醒患者的救援 除炎热的夏季，任何淹溺者被救上岸后均应保暖。测量生命体征同时询问有无异常症状（尤其注意呕吐、呛水、面色苍白、血压异常、脉搏异常等情况），然后送往医院。

2. 对意识丧失但有呼吸心跳患者的现场急救 除保暖外，立即供氧。首先及时清理口鼻异物，开放气道，再将淹溺者置于稳定的侧卧位（恢复体位），口部朝下，以免发生窒息，然后给氧（尽量高流量给氧，并使用无重复吸入面罩）；对于呼吸微弱伴发绀者应及时予呼吸支持（使用简易呼吸器或采取口对口人工呼吸）。

3. 有心跳无呼吸患者的现场急救 此阶段表明患者已经处在死亡的边缘，最重要的是人工通气。立即清理口鼻异物，开放气道，给予口对口（口鼻）人工呼吸 2 ～ 5 次，每次吹气 1 秒，确保看到胸廓起伏；若淹溺者呼吸未恢复，应持续人工通气，最佳方法是气管插管（若现场有条件）；除用吸引外，不应实施任何方法的控水措施（包括倒置躯体或海姆立克法）。

4. 无心跳呼吸患者的现场急救 淹溺者被救上岸后已无心跳呼吸或经人工通气呼吸未恢复导致心搏骤停，均应立即心肺复苏，此时应遵循 A-B-C-D 顺序，即开放气道、人工通气、胸外按压、早期除颤。

5. 防治并发症

（1）所有淹溺者均应在监护病房观察 24 ～ 48 小时，防治急性呼吸窘迫综合征、肺水肿、脑水肿等，予吸入高浓度氧或高压氧治疗，必要时呼吸机辅助通气。

（2）体温过低，可采用体外或体内复温措施并保温。

（3）有颅内压升高表现者，可适当过度通气，维持 $PaCO_2$ 在 25 ～ 30mmHg，同时予加压静脉滴注 20% 甘露醇降低颅内压、缓解脑水肿。

（4）不管是海水淹溺还是淡水淹溺，其对人的电解质影响很小，通常不需要特殊治疗，但如果低血压不能被纠正，均应给予生理盐水快速扩容。

四、转诊事项

因为淹溺会导致许多生理障碍，多有后续继发并发症，特别是肺损伤，故所有淹溺者，无论当前情况如何，均应转至有监护条件的医院进一步诊治。转运时应确保呼吸道通畅，持续吸氧，保暖，心电及血氧饱和度监测，必要时保持静脉通道通畅。

第十九节　急性创伤

急性创伤是指机械、物理、化学等各种致伤因素作用于人体，造成人体组织破坏和功能障碍。

按病因可分为机械性、物理性和化学性损伤；按部位分可分为颅脑损伤、胸部损伤、腹部损伤、骨折等；创伤的严重程度与创伤的部位、组织、致伤因素相关；了解创伤病因和作用部位，对急性创伤的治疗和预后都十分关键。

常见病因有交通事故、高处坠落等物理因素造成的机械损伤，以及火灾、酸碱等造成的化学损伤和物理损伤。轻者引起体表疼痛、损伤、出血，重者引起休克、心搏骤停，致死率和致残率极高。

急性颅脑损伤

一、概述

颅脑损伤是指暴力直接或间接作用于头部引起的损伤，可分为颅和脑两部分损伤，颅部包括头皮、颅骨，脑部泛指颅腔内容物而言，即脑组织、脑血管及脑脊液。

当暴力直接作用于头部时，头皮、颅骨作为表面屏障首先对抗外力，若暴力强度较小，仅引起头皮或颅骨损伤，脑部可以无损伤或损伤轻微；若暴力超过表面屏障的致伤阈，则头皮、颅骨和脑部同时损伤；若暴力通过身体其他部位间接作用于头部时，只引起脑部损伤，头皮和颅骨通常无损伤。遭受暴力作用而损伤的脑部，除发生原发性损伤外，在受损部位周围将引起不同程度和不同范围的脑缺血、出血、水肿及变性等一系列继发性损伤。随后，有可能继续加重、恶化，累及全脑甚至全身；也有可能经过一定时间逐渐吸收、消退和修复。

和平年代，急性颅脑损伤以跌坠伤和撞伤最为多见，击伤次之。按部位可分为头皮损伤、颅骨损伤和脑损伤三类。

二、诊断要点

主要诊断依据为头颅部外伤史和相应部位的损伤，包括：①单纯的头皮损伤，可分为头皮擦伤、裂伤、血肿、撕脱伤。②颅骨损伤常与脑损伤合并存在，分为颅盖骨骨折和颅底骨折两大类。③脑损伤分为闭合性脑损伤（伤后脑组织与外界不相通）和开放性脑损伤（伤后脑组织通过颅骨及头皮伤口与外界相通）两大类。

（一）头皮损伤

1. 头皮擦伤　头皮有少量出血和渗血，不同程度头皮肿胀，偶有皮下淤血，局部压痛。

2. 头皮裂伤　出血较多，需要压迫止血。

3. 头皮血肿　根据头皮解剖部位深浅分为：皮下血肿、帽状腱膜下血肿和骨膜下血肿。

4. 头皮撕脱伤　可见不同程度头皮缺损。

（二）颅骨损伤

1. 颅盖骨骨折　以额顶骨多见，其次为颞骨。以线样骨折居多，其次为凹陷骨折和骨缝裂开。发生率为颅底骨折的 3 倍。

2. 颅底骨折　按损伤部位分为前、中、后颅凹骨折，主要特征为相应部位软组织皮下淤血。

（1）前颅凹骨折　“熊猫眼”（眼眶皮下淤血、青紫）、鼻出血或脑脊液鼻漏。

（2）中颅凹骨折　鼻和口腔出血，脑脊液鼻漏、耳漏。

（3）后颅凹骨折　枕下或乳突部皮下淤血。

（三）脑损伤

1. 闭合性脑损伤　根据病理改变和严重程度分三类损伤。

（1）脑震荡　伤后出现短暂的、一过性意识障碍，一般不超过半小时。清醒后自觉头痛头晕、恶心呕吐等，常有逆行遗忘。无器质性损伤体征，仅有皮肤苍白、出冷汗、血压下降、脉搏微弱等。头颅 CT 多无异常。

（2）脑挫裂伤　伤后立即出现意识障碍，可伴神经功能损害的症状和体征，如偏瘫、失语、偏盲、感觉障碍、癫痫发作等。常因出血进入蛛网膜下腔而出现脑膜刺激征。脑挫裂伤易合并脑水肿或颅内血肿等继发损害。头颅 CT 可见挫裂伤处呈点片状高密度改变。

（3）脑干损伤　伤后出现长时间持续昏迷，瞳孔大小、形态变化无常，可呈去大脑强直状态，常伴高热、呼吸循环功能障碍。头颅 CT 可见脑干有点片状高密度改变。

2. 开放性脑损伤 暴力作用使头皮、颅骨和脑膜均破裂，重者通过伤口流出脑脊液或脑组织，易致颅内感染，伤口出血多，易造成失血性休克，同时造成外伤性颅内血肿，头颅 CT 为最有价值的诊断手段。根据血肿在颅内的位置可分为三类。

（1）硬膜外血肿 多由直接暴力引起。伤后多数出现中间清醒期（昏迷—清醒—昏迷），可伴有同侧瞳孔散大和对侧肢体偏瘫。

（2）硬膜下血肿 多为重型颅脑损伤，常伴脑挫裂伤，伤后意识障碍严重，神经损害体征多见。若出现头痛加重、神志变化、脉搏及呼吸减慢、血压上升时，则提示颅内压增高。

（3）脑内血肿 常合并严重的脑损伤，意识障碍呈进行性加重，临床以局灶性神经缺损症状为主，颅内高压症状较明显。

三、处理要点

（一）头皮损伤

1. 头皮擦伤 主要是清洁伤面，无须包扎，忌局部热敷。

2. 头皮裂伤 多为开放性，治疗应注意彻底清创，有头皮缺损的裂伤，可行头皮转移皮瓣缝合。

3. 头皮血肿 对血肿进行抽吸治疗时，一定剃去头发，并在严格无菌条件下进行，以防发生感染。

4. 头皮撕脱伤 视情况植皮。

（二）颅骨损伤

骨折本身一般无临床意义，也无须特殊治疗，关键在于懂得识别，及时发现其所造成的脑损伤；若出现脑脊液漏，应侧向伤侧，使其引流通畅，严禁堵塞，同时要防治颅内感染。

（三）脑损伤

1. 伤情判断 在颅脑损伤现场的伤情判断中采用临床分级结合格拉斯哥昏迷评分法（GCS）将颅脑损伤分为以下几型。

（1）轻型 GCS 13 ～ 15 分，单纯脑震荡，有或无颅骨骨折，昏迷时间在半小时以内。

（2）中型 GCS 9 ～ 12 分，轻度脑挫伤，有或无颅骨骨折及蛛网膜下腔出血，昏迷时间不超过 12 小时，有轻度神经系统阳性体征。

（3）重型 GCS 6 ～ 8 分，广泛脑挫裂伤、广泛颅骨骨折、脑干损伤或颅内血肿，深昏迷或昏迷超过 12 小时以上，意识障碍逐渐加重或出现再昏迷，有明显神经系统阳性体征，体温、呼吸、脉搏、血压有明显改变。

（4）特重型 GCS 3 ～ 5 分，脑原发损伤重，伤后即昏迷，去大脑强直或伴其他脏器损伤、休克或已有晚期脑疝，双侧瞳孔散大，生命体征严重紊乱或呼吸停止。

2. 现场抢救 原则为先救命后治伤。重点是维持呼吸与循环功能，及时纠正伤后呼吸暂停和低血压。闭合性脑损伤现场无特殊处理，重点在于开放性脑损伤现场初步急救。

（1）保持呼吸道通畅 立即清除口、鼻分泌物，调整头位为侧卧位或后仰，若呼吸停止或通气不足，应连接简易呼吸器辅助呼吸，必要时气管内插管。

（2）制止活动性外出血 现场急救处理包括：对可见的较粗动脉的搏动性喷血，可用止血钳将血管夹闭；对头皮裂伤的广泛出血，可用绷带加压包扎，暂时减少出血；对已暴露脑组织的开放性创面出血，可用明胶海绵贴附，再以干纱布覆盖，包扎不宜过紧，以免加重脑组织损伤。

（3）维持有效的循环功能 急性颅脑损伤时，为防止加重脑水肿，不宜大量补液；及时有效止血，快速输血是防止休克，避免循环功能衰竭的最有效方法。

（4）局部创面处理 以防止伤口再污染、预防感染、减少或制止出血为原则，简单清除创面异物后用生理盐水冲洗，再用无菌敷料覆盖包扎，尽早应用抗生素和破伤风抗毒素。

（5）防止和处理脑疝 头痛、呕吐和视盘水肿为颅压高三联征。当患者出现昏迷及瞳孔不等大，则是颅脑损伤严重的表现，瞳孔扩大侧通常是颅内血肿侧，此时，立即（15 ～ 30 分钟内）予加压静脉滴注 20% 甘露醇 250mL，同时予呋塞米 40mg 静脉注射后立即转送，并注意用药后患者神志和瞳孔的变化。

四、转诊事项

除头皮擦伤外，所有急性颅脑损伤患者均应转上级医院进一步诊治。

1. 转送前必须对病情做出正确的评估，及时向家属交代病情，并告知途中随时有病情加重可能，同时，提前与转诊的上级医院取得联系，并告知病情，以便对方做好抢救准备。

2. 在转送过程中应密切监测生命体征，尤其注意对神志和瞳孔的观察，保持呼吸道通畅，同时注意肢体和脊柱损伤患者的搬运。

急性胸部损伤

一、概述

胸部损伤多由车祸、挤压伤、摔伤和锐器伤所致，包括胸壁挫伤、裂伤、肋骨骨折、气胸、血胸、肺挫伤。其主要症状是胸痛、气短、呼吸困难、咯血，严重者可出现休克。查体可见胸廓变形及反常呼吸运动，皮下气肿，伤口和伤道；还可见发绀、瘀斑、血肿等。

根据损伤暴力性质不同，急性胸部损伤分为钝性伤和穿透伤。钝性胸部伤可由减速、挤压、撞击或冲击伤暴力所致，以交通伤最为多见，常可引起胸壁软组织损伤、胸廓骨折，甚至胸内脏器的损伤，也常合并其他部位损伤，容易误诊和漏诊。穿透性胸部伤主要由枪弹、锐器引起，大多数伤情较严重，也是胸部损伤患者死亡的主要原因。

二、诊断要点

临床诊断主要依据明确的外伤史和相应损伤部位的临床表现。常见的急性胸部损伤主要有单纯性肋骨骨折、连枷胸、创伤性气胸、创伤性血胸、肺挫伤。

1. 单纯性肋骨骨折　其临床特点如下。

（1）有明确的外伤史。

（2）胸部局部疼痛（可随呼吸、咳嗽加重）、骨折处明显压痛，胸廓挤压试验可引起骨折部位剧痛。

（3）胸部 X 线检查显示肋骨骨皮质不连续或移位。

（4）注意排查有无胸壁内脏器及腹腔脏器损伤。

2. 连枷胸　其临床特点如下。

（1）患者受伤情况多较严重，多伴呼吸困难、发绀，甚至休克。

（2）除单纯性肋骨骨折临床表现外，骨折部位有反常呼吸运动。

（3）胸部 X 线可见多根、多段移位的肋骨，血胸、气胸、肺不张等，应注意排查有无胸壁内脏器及腹腔脏器损伤。

（4）严重者应进行连续血气分析，以明确低氧血症程度。

（5）对疑有肺挫伤患者，CT 及 MRI 对明确肺挫伤的严重程度、范围大小均有帮助，常可发现肺内血肿和肺撕裂伤。

3. 创伤性气胸　创伤性气胸包括闭合性气胸、开放性气胸、张力性气胸。

（1）闭合性气胸特点　胸痛或轻或重，胸闷和气促，伤侧胸部叩诊为鼓音，听诊呼吸音减弱或消失，胸片可见气管向健侧移位。

（2）开放性气胸特点　显著呼吸困难、发绀，部分患者血压降低，呈休克状态；胸壁有开放性创口，呼吸时空气经创口进出胸膜腔，发出吸吮样的声音。

（3）张力性气胸特点　极度呼吸困难、发绀，脉搏细弱、心率变快、血压下降，胸片可见气管向健侧移位，伤侧胸部膨隆及活动度减低，叩诊呈鼓音，听诊呼吸音减弱或消失。

4. 创伤性血胸　创伤性血胸一般通过 X 线检查即可显示积血的多少，超声检查可明确穿刺的部位，因出血量的多少的不同，临床表现不一。

（1）少量血胸　胸腔积血在 500mL 以下，立位胸片可见肋膈角变钝，液面不超过膈顶，临床上多无内出血的症状及体征。

（2）中量血胸　胸腔积血在 500 ～ 1500mL，胸片可见积液达到肩胛角平面。由于失血引起的血容量减少，心排量降低，患者可出现内出血症状，面色苍白，呼吸困难，脉细而弱，血压降低，检查发现伤侧呼吸运动减弱，下胸部叩诊呈浊音，呼吸音明显减弱。

（3）大量血胸　胸腔积血在 1500mL 以上，胸片可见胸腔积液超过肺门平面，甚至充满整个胸腔。因大量失血而出现失血性休克，积血压迫致肺萎缩而引起呼吸、循环功能障碍，检查时可见伤侧呼吸运动减弱，肋间隙变平，气管向健侧移位，呼吸音明显减弱或消失。

5. 肺挫伤　其临床特点如下。

（1）局限不严重的肺挫伤可无明显特殊症状，常为合并的胸壁损伤所掩盖。

（2）严重者伴呼吸困难、发绀、心率加快，甚至血压下降。

（3）部分患者伴咯血。

（4）听诊患肺呼吸音减弱，可闻及湿啰音。

（5）常合并肋骨骨折或连枷胸。

（6）X 线片可见斑片状边缘模糊阴影，并融合成大片。

三、处理要点

1. 肋骨骨折 单纯肋骨骨折治疗重点是止痛、保持呼吸道的通畅，避免气管内分泌物滞留，预防肺部感染，可用多头胸带固定。

2. 连枷胸 尽快消除反常呼吸运动；合并低氧血症者可予机械通气；连枷胸常合并肺挫伤，在液体复苏时，应避免输入过多晶体液，早期使用抗生素预防感染，酌情应用糖皮质激素。

3. 创伤性气胸

（1）发生闭合性气胸时应卧床休息，密切观察；必要时应用镇静、止痛药物；伴胸闷、气急者予吸氧；中量或中量以上闭合性气胸，以胸腔穿刺抽气为主，必要时行胸腔闭式引流。

（2）发生开放性气胸时应立即封闭创口，使之变为闭合性气胸，然后按闭合性气胸处理；同时，立即输液，必要时输血，预防休克；气管插管全麻下行清创术；应用抗生素预防感染；注射破伤风抗毒素。

（3）对于张力性气胸，紧急情况下可先穿刺排气；转送后行胸腔闭式引流术；经胸腔闭式引流术后，呼吸困难仍未见改善者，应行开胸探查并做相应处理；密切观察患者病情变化，吸氧，预防感染，注意有无合并伤。

4. 创伤性血胸 防治休克；对进行性出血施行手术止血；尽早清除胸腔积血；预防感染，及时处理血胸引起的并发症。

（1）少量血胸可观察，后期用物理疗法促进吸收；中量血胸可胸腔穿刺或闭式引流，可在穿刺后胸腔内注入抗生素预防感染；大量血胸应进行胸腔闭式引流，尽快使血和气排出，促进肺及时复张。

（2）对于进行性血胸，应在积极输血、输液等抗休克处理的同时，立即进行剖胸手术止血，并做相应处理。

（3）对于凝固性血胸，可先注入链激酶或尿激酶，8 ～ 24 小时后再将积血抽出；或等病情稳定，2 周左右手术清除血凝块等，术后鼓励患者进行呼吸训练，使肺及早复张。

（4）对于感染性血胸，应及时放置胸腔闭式引流管，排出积脓，并保持引流通畅，必要时行双管对引并冲洗引流胸腔，加强全身抗感染治疗，避免慢性脓胸形成。若为多房性脓胸或非开胸手术治疗效果不佳者，应尽早行廓清手术。

5. 肺挫伤

（1）轻型肺挫伤无须特殊治疗。

（2）严重肺挫伤治疗要点　充分吸氧，保持呼吸道通畅；及时处理合并伤，如连枷胸、血气胸等；液体复苏时需限制水分及晶体液输入，适量给予白蛋白、血浆或全血；宜早期、大剂量、短疗程应用糖皮质激素；应用广谱抗生素防治感染；伴支气管痉挛时可用解痉药物，伴代谢性酸中毒时应及时纠正；伴呼吸窘迫时应气管插管，机械通气治疗。

四、转诊事项

经现场初步处理后，所有胸部损伤患者均应尽快转上级医院进一步诊治，以排除合并伤。转送过程中，除密切监测生命体征外，特别要关注呼吸节律和血氧饱和度，保持呼吸道通畅，吸氧，开放静脉通道。

急性腹部损伤

一、概述

急性腹部损伤临床也较为常见，仅次于头胸损伤，可单独发生，也可作为全身多发伤的一部分。急性腹部损伤分为开放性损伤和闭合性损伤。了解暴力性质和作用部位，判断腹部损伤的损伤程度和损伤部位，对腹部损伤的治疗和预后都十分关键。

二、诊断要点

首先必须明确是腹部开放性损伤还是闭合性损伤。

1. 病史 无论是开放性还是闭合性腹部损伤，皆有明显的致伤病史，应该明确暴力打击物体的性质、部位、程度、方向。

2. 症状 注意询问腹痛的部位、性质，疼痛的程度及诱发因素。腹腔内脏器损伤多伴有恶心、呕吐等消化道症状；肝、脾破裂常伴有肩、颈放射痛，头低位更明显；十二指肠、胰腺、肾脏损伤时可有后背部疼痛；肾破裂可见全程血尿，镜下血尿多为肾挫伤等。如在无法明确是否有并发症时，应密切观察患者的基本生命体征（神志、血压、呼吸、脉搏、心率、体温等）。腹痛伴休克，同时有贫血者可能是腹腔脏器破裂（如肝、脾破裂或异位妊娠破裂）。

3. 体征 开放性腹部损伤可见明显的创口，闭合性腹部损伤可见局部皮肤擦伤、青紫、肿胀；通常实质性脏器损伤，因内脏感觉神经不敏感，腹部刺激症状较轻，如伴有移动性浊音则考虑腹腔内脏器出血可能，腹膜三联征（腹部有压痛、反跳痛和肌紧张）阳性提示伴有腹膜炎。

4. 辅助检查

（1）血常规（Hb、HCT）可协助判断有无内出血；肝功能检查八项、生化检查八项可协助鉴别肝肾损伤；血、尿淀粉酶可协助鉴别胰腺损伤；血尿或镜下血尿可协助鉴别肾损伤等。

（2）诊断性腹腔穿刺是早期诊断内脏破裂出血最安全、最有效的方法。

（3）X 线检查对急性腹部损伤诊断价值有限，主要用于发现胃肠道破裂形成的气腹、实质脏器外形改变、排除高密度异物的存在。

（4）CT 是严重腹部钝器伤但血流动力学稳定患者的首选影像学检查，腹部增强 CT 是腹部损伤影像学检查的“金标准”，对腹部实质脏器外伤的判断具有非常高的特异性和敏感性，但对于膈肌和空腔脏器损伤的判断存在不足。

（5）创伤超声重点评估（FAST）可用于血流动力学不稳定患者的床旁快速筛查。FAST 的准确性取决于医生的经验，即便超声结果提示阴性，也不能完全除外闭合性腹部损伤，需要综合考虑。

（6）MRI 应用少见，主要用于病情稳定患者及 CT 不能明确病变的实质器官、腹膜后损伤的进一步检查。

三、处理要点

腹部损伤的治疗原则以损伤控制为核心，包括损伤控制性外科（DCS）与损伤控制性复苏（DCR）。

DCS 的核心是简化手术，避免过分强调恢复解剖关系或决定性手术带来的损伤。DCS 的目的是紧急生命救护和控制病理、生理改变，为机体恢复生理功能创造条件。DCS 的主要任务是控制出血和腹腔污染，减少决定性手术伴随的死亡风险。

DCR 的核心理念是尽可能减少过度液体复苏带来的医源性损害，主要措施包括允许性低血压、限制晶体液输入、早期使用血液制品和氨甲环酸、需要手术的患者尽早接受 DCS 治疗；在出血控制的基础上，通过适当的复苏技术阻断以凝血功能紊乱、酸中毒、低体温为核心的致死三联征。

1. 现场急救

（1）闭合性腹部损伤 让伤者就地平卧（或用枕头或衣物等垫起膝盖），松开腰带，使腹部放松。

注意：不要揉压腹部，禁食，避免使用止痛药以免掩盖病情。

（2）开放性腹部损伤 腹部开放伤口无内脏突出时，让伤者屈膝平卧（或用枕头或衣物等垫起膝盖），暴露的伤口用无菌纱块、棉垫等压迫止血，用三角巾、腹带或绷带等固定，腹部开放伤口有内脏突出时，严禁将内脏回纳，先用干洁三角巾围绕突出内脏，再用沾有生理盐水的无菌大纱布覆盖于内脏和伤口上，用无菌治疗碗等器皿扣盖，然后用三角巾或脐带固定，尽快转送至最近医院治疗。

注意：不要拔出刺入腹腔的刀、剪子、木棒等异物，可用毛巾、被单等将异物卷住固定。

2. 一般治疗 禁食、维持伤者基本生命体征（允许性低血压，无具体血压值，视临床情况而定）、尽快开通静脉通道（限制晶体液输入，补液速度勿过快）。

3. 对症治疗 所有禁食的伤者均应给予营养支持和维持水电解质及酸碱平衡；合并出血者，可予静脉滴注止血药（氨甲环酸 100 ～ 300mg）；防治开放性损伤所致感染，可予广谱抗生素联合抗厌氧菌（第三代头孢菌素＋硝唑类药物）；合并休克及时补液，保证患者生命体征平稳。

4. 其他治疗 视情况给予胃肠减压、剖腹探查术等。

四、转诊事项

所有开放性腹部损伤和病情不稳定或病因不明的闭合性腹部损伤患者均应尽快转上级医院进一步诊治。转送过程中，除密切监测生命体征外，特别要注意伤者伤口渗血情况及神志变化。

第二十节　水与电解质代谢紊乱

一、概述

水与电解质广泛分布在人体细胞内外，参与体内许多重要功能和代谢活动，对维持正常生命活动起到非常重要的作用。人体血液中主要的阳离子有 Na^+、K^+、Ca^{2+}、Mg^{2+}，其对维持细胞外液的渗透压、体液的分布和转移具有决定性的作用；而细胞外液主要的阴离子有 Cl^- 和 HCO_3^-，两者除了保持体液的张力外，还对维持酸碱平衡起到重要作用。

正常情况下，人体中水含量约为体重的 60% ～ 70%，而血液成分中，约 90% 为水，体内的阳离子总数与阴离子总数相等，并保持电中性。水和任何一种电解质数量发生改变，都将导致机体功能不同程度的损害，即出现水与电解质代谢紊乱。

临床上常见的水与电解质代谢紊乱包括高渗性脱水、低渗性脱水、等渗性脱水、低钾血症、高钾血症等。

二、诊断及治疗

1. 高渗性脱水　指水和钠同时丢失，但缺水多于缺钠，生化检查提示高钠血症（Na^+ ↑），渗透压升高。因细胞外液呈高渗状态，抗利尿激素分泌增多，尿量减少。此时，如果继续缺水，细胞外液渗透压进一步升高，细胞内液移向细胞外，严重者可引起脑细胞缺水而导致脑功能障碍。

（1）病因

① 摄入水量不足，如外伤、昏迷、吞咽困难患者，不能进食。

② 水丢失过多，未及时补充，如高热、大量出汗、大面积烧伤、气管切开、糖尿病昏迷等。

（2）分级　根据缺水症状不同，可分为轻、中、重三度。

① 轻度缺水：可仅见口渴，缺水量为体重的 2% ～ 4%。

② 中度缺水：极度口渴，唇干舌燥，多伴烦躁，乏力，少尿，皮肤弹性差，眼窝凹陷，缺水量为体重的 4% ～ 6%。

③ 重度缺水：除上述表现外，可出现嗜睡，肌肉抽搐，躁狂，幻觉，谵语，甚至昏迷等脑功能障碍的表现，缺水量约为体重的 6% 以上；严重高渗性脱水时，尤其是婴幼儿，由于皮肤蒸发水分减少，散热减少，可发生脱水热。

（3）治疗

① 病因治疗至关重要，使患者不再丢失体液。

② 补充已丢失的液体，可经口或鼻饲管补水，或静脉输注 5% 葡萄糖、低渗盐水溶液（如 0.45% 氯化钠溶液）。

（4）计算丢失液体量的方法

① 根据症状的严重程度，按体重百分比估算丢失量，如中度缺水的缺水量为体重的 4% ～ 6%，50kg 的患者，其补水量约为 2 ～ 3L。

② 根据血钠浓度计算，补水量（mL）=［血钠测得值（mmol）− 血钠正常值 142（mmol）］× 体重（kg）×4。如，50kg 的患者血钠测得值为 152mmol/L，则补水量 =（152−142）×50×4 = 2000mL。当日先给补水量的一半，即 1000mL，另一半在次日补给，此外，还应补给当日需求量（成人，30 ～ 40mL/kg）。

（5）注意事项　高渗性脱水时，因缺水导致血液浓缩，以致血 Na^+ 升高，实际上体内总钠量还是减少的，所以，在补水同时应适当补钠，以纠正缺钠。

2. 低渗性脱水　指水和钠同时缺失，但缺钠大于缺水，生化检查提示低钠血症（Na^+ ↓），渗透压（OSM）降低。因细胞外液呈低渗状态，抗利尿激素分泌减少，尿量增多。此时，细胞外液量反而进一步减少，以致循环血量明显减少，而血容量下降又会刺激垂体后叶，使抗利尿激素分泌增多，导致少尿，当上述代偿功能不再能够维持血容量时，即可出现休克，这种因大量失钠导致的休克，又称之为“低钠性休克”。

（1）病因

① 胃肠道消化液持续性丢失，如腹泻、呕吐、消化道瘘、肠梗阻等。

② 大创面渗液，如烧伤、手术后广泛渗液丢失。

③ 长期使用利尿剂，抑制肾小管再吸收钠，肾脏排出水和钠过多。

（2）低钠血症的不同分类

① 根据血钠水平分类　a. 轻度低钠血症：血钠 130 ～ 135mmol/L。b. 中度低钠血症：血钠 125 ～ 129mmol/L。c. 重度低钠血症：血钠＜ 125mmol/L。

② 根据发生时间不同分类　分为急性低钠血症（＜ 48h）、慢性低钠血症（≥ 48h）。

③ 根据症状不同分类　a. 中度症状：恶心，意识混乱，头痛。b. 重度症状：呕吐，呼吸窘迫，嗜睡，癫痫样发作，昏迷（因为低钠血症时，水顺着渗透梯度从细胞外移动到细胞内，引起脑水肿）。

（3）治疗

① 积极治疗病因，避免体液进一步丢失。

② 针对缺钠多于缺水的特点，可经口或鼻饲管补充浓钠（10%NaCl 兑温开水），同时采用生理盐水（NS）或高渗盐水静脉滴注，以纠正体液的低渗状态和补充血容量。

（4）计算补钠量的方法　总需补钠量＝［血钠正常值 142（mmol/L）－患者血钠测得值（mmol/L）］×0.6（人体的体液量约占体重的 60%）× 体重（kg），算出的量需要分几天补充；24 小时所需补钠量＝ 8（24 小时内血钠升高 8mmol/L）×0.6（人体的体液量约占体重的 60%）× 体重（kg）。如 50kg 的低钠血症患者第一个 24 小时需补钠量 =8×0.6×50=240mmol，1g NaCl 含 17mmol 钠，240÷17=14，所以 24 小时应补 14g NaCl，依据 0.9% NS 500mL 含 4.5g NaCl，10% NaCl 溶液 10mL 含 1g NaCl 进行配伍。

① 严重低钠血症患者第 1 小时的处理：立即静脉滴注 3% 高渗盐水 150mL，20 分钟以上；20 分钟后检查血钠浓度，增加不足 5mmol/L 时，可在第 2 个 20 分钟重复静脉输注 3% 高渗盐水 150mL，直到血钠浓度增加 5mmol/L。

② 1 小时后血钠升高 5mmol/L，症状改善：停止输注高渗盐水，改为输注 0.9% 生理盐水，在第 6 小时、12 小时复查血钠，第 1 个 24 小时血钠升高不超过 10mmol/L，此后每日复查，随后每 24 小时血钠升高＜ 8mmol/L，直到血钠达到 130mmol/L。

③ 1 小时后血钠升高 5mmol/L，但症状无改善：继续静脉滴注 3% 高渗盐水，使血钠浓度每小时增加 1mmol/L，每隔 4 小时检测 1 次血钠。出现下列任一情况，立即停止输注高渗盐水：a. 症状改善。b. 血钠升高幅度达 10mmol/L。c. 血钠达到 130mmol/L。

（5）注意事项

① 对于体重异常患者，可考虑 2mL/kg 的 3% 生理盐水输注，不拘泥于 150mL。

② 伴有低钾血症患者，纠正低钾血症则可能使血钠增加。

③ 伴有酸中毒患者，在补充血容量和钠盐后，机体的代偿调节可纠正酸中毒，一般无须一开始就补碱。若补充血容量后，复查血气分析仍提示代谢性酸中毒，可根据酸中毒程度适当静脉滴注碳酸氢钠溶液或平衡盐液。

④ 不必强求重度低钠血症患者症状立即恢复，脑功能恢复需待时日，血钠纠正幅度过快过大，可导致神经渗透性脱髓鞘（因为补钠过快时，细胞外液渗透压升高，形成水从细胞内转向细胞外的渗透梯度，造成脑细胞脱水，引发神经细胞脱髓鞘）。

3. 等渗性脱水　指水和钠成比例丢失。生化检查血钠及渗透压可正常。因为丢失的液体为等渗，早期基本不改变细胞外液的渗透压，细胞内液也不发生变化；但若持续液体丢失，细胞内液逐渐外移，随同细胞外液一起丢失，引起细胞缺水。

（1）病因

① 消化液的急性丢失，如大量呕吐、肠瘘等。

② 体液在体内转移，体液多丢失在感染区或软组织内，如腹腔内或腹腔感染、肠梗阻、烧伤等。

（2）治疗

① 消除病因为首要处理。

② 参照休克指数（脉搏 / 收缩压）评估体液丢失量。体液丢失量（L）= 失液百分比 × 体重（kg）×0.1，采用等渗盐水或平衡盐液尽快补充血容量。休克指数等于 1 为轻度休克状态，失液约在 20% ～ 30%；休克指数大于 1，为休克状态，失液约在 30% ～ 40%；休克指数大于 1.5，为严重休克，失液约在 40% ～ 50%；休克指数大于 2，为重度休克，失液大于 50%。如 50kg 患者，休克指数为 1，则体液丢失量（L）=（0.2 ～ 0.3）× 50×0.1=1 ～ 1.5L。

（3）注意事项

① 补充丢失量同时，还应补给当日需要量，一般为水 2L 和钠 4.5g。

② 正常血清 Na^+ 和 Cl^- 的含量分别为 142mmol/L 和 103mmol/L，而等渗盐水含 Na^+ 和 Cl^- 各 154mmol/L，两者相比，等渗盐水的 Cl^- 含量比血清 Cl^- 含量高 50mmol/L，在重度缺水或休克状态下，肾血流量减少，影响排氯功能，若从静脉大量输给等渗盐水，有导致血 Cl^- 过高，引起高氯性酸中毒的危险。而平衡盐溶液的电解质含量和血浆内含量相仿，用来治疗缺水更加符合生理，可以避免输入过多的 Cl^-，并对酸中毒的纠正有一定帮助。

③ 在上述三种脱水中，当纠正缺水后，钾的排泄均有所增加，K^+ 浓度也会因细胞外液量增加而被稀释降低，故应注意低钾血症的发生，一般在尿量达 40mL/h 后均应该补充氯化钾。

4. 低钾血症　指血钾浓度低于 3.5mmol/L，是临床上最常见的电解质紊乱之一。因其可累及呼吸肌、膈肌甚至心肌而危及生命，故临床中应当引起重视。

（1）病因

① 摄入不足：常见于饥饿、昏迷、手术后长期禁食、消化道梗阻、食管病变以致吞咽困难、神经性厌食和偏食的患者。

② 排出过多：常见于消化道失钾，如呕吐、腹泻、胃肠引流及肠瘘等造成大量失钾；也可见于高温作业，钾随大量汗出而排出。

③ 肾脏失钾过多：常见于长期应用排钾利尿剂，如呋塞米、氢氯噻嗪等；或大量多次应用溶质性利尿剂，如甘露醇、山梨醇、高渗葡萄糖等。

④ 钾向细胞内转移：常见于代谢性碱中毒、胰岛素过量、嗜铬细胞瘤、低钾周期性麻痹等。

（2）低钾血症的分类和临床表现

① 根据低钾程度可以分为轻、中、重三度。轻度低钾血症，血钾浓度为 3.0 ～ 3.5mmol/L。中度低钾血症，血钾浓度为 2.5 ～ 3.0mmol/L。重度低钾血症，血钾浓度＜ 2.5mmol/L。

② 低钾血症的临床表现和血钾降低程度与速度有关，但存在个体差异。轻者可表现为疲倦、乏力、心悸；重者可出现四肢瘫软，腱反射减弱或消失，甚至膈肌、呼吸肌麻痹，室性心动过速、心室颤动而导致死亡。

（3）治疗　临床常用补钾方式有口服、静脉补钾，口服与静脉补钾同时进行。

① 口服补钾：钾在消化道中 90% 被肠道吸收，因此，口服补钾最直接、最简单、最安全。轻者鼓励进食，可口服氯化钾缓释片，但补钾速度慢，需连续服用 1 周或以上；需快速口服补钾时，可选用氯化钾注射液，但直接口服氯化钾注射液对胃刺激较大，且口感不佳，可将 10% 氯化钾注射液 10 ～ 20mL 稀释于蜂蜜或果汁或牛奶中（兑蜂蜜口感最佳），餐后服用，可明显减轻胃肠道刺激，也可口服枸橼酸钾口服液 10 ～ 20mL/ 次，每天 3 次，病情好转后改用氯化钾缓释片继续治疗。

② 静脉补钾：不能口服补钾，或出现肌肉麻痹等严重低钾血症，或心电图证实低钾血症已导致心律失常者，应在心电监护下进行静脉补钾，补钾量应根据血钾浓度和尿量而定。

③ 补钾原则：一是见尿补钾；二是补钾 3、6、9 法则，即除每日生理补钾量（氯化钾 6g）外，一天额外补充氯化钾（轻度 3g、中度 6g、重度 9g）；三是千分之三浓度，即静脉滴注时，氯化钾的浓度不宜超过 0.3%（一般 500mL 液体中最多加入 15mL 10% 氯化钾）；四是输注速度必须缓慢，一般以 20 ～ 35mmol/h 持续缓慢静脉滴注（一般 10% KCl 15mL 加入 0.9% NS 500mL，40 ～ 60 滴 / 分）。

④ 输液泵补钾：当心功能不全合并严重低钾血症时，在严密心电监护下，可选用输液泵补钾。普通大静脉，可予 10% KCl 15mL+35mL NS/GS，以小于 8mL/h 恒速泵入，若已中心静脉置管，泵入速度可调至 8 ～ 20mL/h。若严重低钾，中心静脉置管后，10% KCl 30mL+20mL NS/GS，10 ～ 50mL/h 泵入，此时氯化钾已达到 0.74 ～ 3g/h（极量），所以，必须于严密心电监护下，每小时复查血气及电解质，同时注意观察患者心率、呼吸、肌力、尿量，并准备好相关抢救药品。据病情每天静脉补氯化钾可达 10g 或更多，当血钾升至 3.0mmol/L 以上时，减慢速度至血钾正常水平后，停止静脉补钾，继以口服补钾 3 天以上，直至血钾浓度达 4.5mmol/L。研究表明，对于急性心肌梗死患者血钾维持在 4.5 ～ 5mmol/L 可减少恶性心律失常的发生；对于心衰患者，血钾维持在 4.2mmol/L 时死亡风险最低。

（4）注意事项

① 若证实为利尿剂过量引起的低钾血症，避免突然停用大剂量袢利尿剂引起体液潴留，应逐量减少利尿剂，或加用保钾利尿剂，同时限制钠和水的摄入。

② 当明确低钾血症由盐皮质激素过量（如原发性醛固酮增多症）引起，限制钠摄入是补钾的关键。

③ 难以纠正的低钾血症，应考虑合并低镁，在检测血镁的同时，给予补充镁剂。

5. 高钾血症　血钾浓度＞ 5.5mmol/L 时称为高钾血症，是严重威胁患者生命的临床常见的电解质紊乱。

（1）病因

① 摄入过多：大量摄入高钾食物、输注库存血或药物（氯化钾、青霉素钾盐）等。

② 排出减少：常见于肾衰竭、醛固酮缺乏症等。

③ 药物导致：长期应用补钾药物、保钾利尿剂、ACEI 或 ARB 类药物等。

④ 细胞内钾释放增加：胰岛素缺乏、横纹肌溶解、代谢性酸中毒等。

（2）临床表现　取决于原发疾病、血钾升高程度和速度，一般无特异症状，主要是钾对心肌和骨骼肌的毒性作用。

① 抑制心肌收缩，出现心律缓慢，心律失常，严重时心室颤动、心脏停搏。

② 神经肌肉症状。早期常有四肢及口周麻木感，极度疲乏、肌肉酸痛，当血钾浓度达 7mmol/L 时，可持续全身麻木瘫软，先躯干后四肢，最后累及呼吸肌，甚至窒息。

③ 高血钾时，可发生代谢性酸中毒。

（3）治疗　去除引起高钾血症的原因，直接或间接降低血钾浓度；注射 Ca^{2+} 对抗 K^+ 的心脏毒性；将细胞外的 K^+ 暂时转移至细胞内；将 K^+ 清除至体外。

① 钙剂应用：钙可以减轻严重高钾血症时细胞膜的去极化，但不降低血钾水平，用于存在致命心律失常或严重心电图改变的急性高钾血症。可用 10% 葡萄糖酸钙 10mL+5% GS 10mL 缓慢（2 ～ 3 分钟）静脉注射。

② 胰岛素治疗：胰岛素可促进钾进入细胞内，一般胰岛素与葡萄糖之比为 1U∶3g ～ 1U∶4g。

③ 静脉应用碳酸氢钠：代谢性酸中毒时 K^+ 向细胞外转移，当血钾升高时即可给予碱性药物治疗，常用 5% 碳酸氢钠 50 ～ 100mL，急重症者可在 5 分钟内直接静脉注射，依据效果，必要时 15 ～ 30 分钟后重复一次，根据血气分析，可继续静脉滴注 5% 碳酸氢钠 125 ～ 250mL，15 ～ 45 滴 / 分。

④ 排钾治疗：可选择排钾利尿剂（如呋塞米 20 ～ 40mg+NS 20mL 静脉注射），或山梨醇静脉滴注等。

⑤ 其他：以上治疗无效或出现极度高钾血症（如横纹肌溶解造成广泛组织损伤时），应考虑透析治疗。

（4）注意事项

① 注意假性高钾血症，故需排除抽血时止血带结扎时间过长，使血细胞中钾释放增多，溶血时红细胞中的钾释出，正常血液凝固时释放出钾等。

② 应用胰岛素治疗前必须测定血糖，随后 2 小时内每 30 分钟测一次血糖，之后 4 小时每小时测一次血糖，避免发生低血糖。

三、转诊事项

1. 水和电解质代谢紊乱与机体功能关系密切，若出现中度以上水与电解质代谢紊乱，同时出现相应症状时，必须转上一级医院查明病因。

2. 若患者检测指标为重度异常，却与临床症状不相符时，不能掉以轻心，应给予密切监护，积极治疗的同时，短时间内复查后仍极度异常，立即转上级医院就诊。

第十二章　针灸推拿

第一节　针灸推拿概述

一、经络腧穴

（一）经络基础

1. 经络的基本概念

经络是经脉和络脉的总称，是人体内运行气血、联络脏腑、沟通内外、贯穿上下的通路。

经是经脉，为经络系统的主干，循行部位深在；络是络脉，为经脉别出的分支，循行部位浅表。经络“内属于腑脏，外络于肢节”，正如《灵枢·脉度》言：“经脉为里，支而横者为络，络之别者为孙。”

经与络之间的区别，体现在以下几个方面。

（1）经深络浅　经脉在体内深伏难见，络脉在体表浅显易察。当然其深浅只是一个相对的概念，就经脉而言，阳经较浅，阴经较深；络脉中阳络较浅，阴络较深。经与络之间有交通支相互沟通。

（2）经粗络细　经脉为主干，较为粗大，称之为“大经”；络脉为支节，结构细小，称之为“小络”。

（3）经直络横　“脉之直行者为经”，即言经脉呈线状纵行人体上下；“支而横者为络”，络脉呈网状横行于经脉之间。

（4）经少络多　经脉的数目相对固定，主要是十二经脉、十二经别和奇经八脉；络脉除十五大络有固定的数目外，还有数不胜数的孙络和浮络。

2. 经络系统的组成

经络系统由经脉、络脉和连属于体表的十二经筋、十二皮部组成。其中经脉包括十二经脉、奇经八脉、十二经别，络脉包括十五络脉和难以计数的浮络、孙络等。

（1）十二经脉　十二经脉是经络系统的主体，为手足三阴、三阳经的总称。

名称：十二经脉以手足、阴阳来划分，大致为手三阳三阴经（上肢）、足三阳三阴经（下肢）。①手三阴经：手太阴肺经、手厥阴心包经、手少阴心经。②手三阳经：手阳明大肠经、手少阳三焦经、手太阳小肠经。③足三阴经：足太阴脾经、足厥阴肝经、足少阴肾经。④足三阳经：足阳明胃经、足少阳胆经、足太阳膀胱经。

体表分布规律：①十二经脉左右对称地分布于头面、躯干和四肢。②表里经在四肢内外侧相对循行。③阴经分布于腹面和四肢内侧。④阳经分布于背面和四肢外侧。⑤手三阴经和足三阴经（内踝上 8 寸以上）在四肢内侧面分布：太阴在前，厥阴在中，少阴在后；足三阴经（内踝上 8 寸以下）在下肢内侧面分布：厥阴在前，太阴在中，少阴在后。⑥阳经在四肢外侧面分布：阳明在前，少阳在中，太阳在后。⑦阳经在躯干部分布：太阳在背部，少阳在身侧部，阳明在身前部。

表里络属关系：十二经脉内属于脏腑，脏与腑有表里相合的关系，阴经与阳经有表里属络的关系，阴经属脏络腑，阳经属腑络脏。具体为：手太阴肺经与手阳明大肠经相表里，肺经属肺络大肠，大肠经属大肠络肺；手厥阴心包经与手少阳三焦经相表里，心包经属心包络三焦，三焦经属三焦络心包；手少阴心经与手太阳小肠经相表里，心经属心络小肠，小肠经属小肠络心；足太阴脾经与足阳明胃经相表里，脾经属脾络胃，胃经属胃络脾；足厥阴肝经与足少阳胆经相表里，肝经属肝络胆，胆经属胆络肝；足少阴肾经与足太阳膀胱经相表里，肾经属肾络膀胱，膀胱经属膀胱络肾。

走向规律：①手三阴经从胸走手。②手三阳经从手走头。③足三阳经从头走足。④足三阴经从足走腹（胸）。

交接规律：①手三阴经由胸部循行到手指末端，与手三阳经交接，由表里经相交接，如手太阴肺经交接于手阳明大肠经。②手三阳经由手部循行到头面部与同名的足三阳经相交接，如手阳明大肠经交接于足阳明胃经。③足三阳经由头面部循行到足趾部与相表里的足三阴经交接，如在足阳明胃经交接于足太阴脾经。④足三阴经由足部循行到腹胸部与手三阴经交接，足太阴、少阴、厥阴分别交接于手少阴、厥阴、太阴，如足太阴脾经交接于手少阴心经。

流注次序：气血在经脉中运行不息，其运行途径是有次序的，一条经接着一条经向下运行。十二经脉的气血流注次序由手太阴肺经开始，终于足厥阴肝经，然后进行下一个循环，周流不息。具体次序为：手太阴肺经→手阳明大肠经→足阳明胃经→足太阴脾经→手少阴心经→手太阳小肠经→足太阳膀胱经→足少阴肾经→手厥阴心包经→手少阳三焦经→足少阳胆经→足厥阴肝经。

（2）奇经八脉

名称：任脉、督脉、冲脉、带脉、阴跷脉、阳跷脉、阴维脉、阳维脉。它们既无脏腑的络属，又无经络表里的配合关系，“别道奇行”，故称奇经。

分布特征：①督脉行于腰背正中，上至头面。②任脉行于胸腹正中，上抵颏部。③冲脉与足少阴肾经相并，夹脐上至口唇。督、任、冲脉皆起于胞中，同出会阴，称为“一源三歧”。④带脉起于胁下，横围腰腹一周，状如束带。⑤阴维脉起于小腿内侧，沿腿股内侧主要伴足太阴脾经上行，至咽喉与任脉会合。⑥阳维脉起于足跗外侧，沿腿膝外侧主要伴足少阳胆经上行，至项后与督脉会合。⑦阴跷脉起于足跟内侧，主要随足少阴肾经上行，至目内眦与阳跷脉会合。⑧阳跷脉起于足跟外侧，主要伴足太阳膀胱经上行，至目内眦与阴跷脉会合。

主要作用：体现在以下两个方面，一是沟通了十二经脉之间的联系；二是对十二经气血有蓄积和渗灌的调节作用。

（3）十二经别

名称：十二经别是十二经脉正经别行深入体腔的支脉，其名称依十二经脉而定，即有手三阴、手三阳和足三阴、足三阳经别。

分布特征：十二经别多从四肢肘、膝关节附近的正经离别，再深入胸腹。循行上有“离（别）、入、出、合”的特点。“离（别）”即从肘、膝关节上下的正经别出；“入”即进入体腔，多联系表里相合脏腑；“出”即指浅出头项部；“合”是指在头项处，阴经经别合于相表里的阳经经脉，阳经经别合于本经的经脉而上抵头面，由此完成经别间的“六合”关系。

主要作用：体现在联系的功能上。①加强了十二经脉互为表里两条经脉在体内的联系。②加强了体表和体内、四肢和躯干的向心性联系。③加强了十二经脉与头面部的联系。④补充了十二经脉在循行上的不足，从而扩大了腧穴的主治范围。

（4）十五络脉

名称：十二经脉和任督二脉各自别出一络，加上脾之大络，称为“十五络脉”。其名称以所别出的经脉、腧穴名称而定名，又称“十五别络”。

分布特征：①十二经脉的别络从本经络穴别出后，均走向其表里的经脉，即阴经络脉走向它相表里的阳经，阳经络脉走向它相表里的阴经。②躯干部的三络，分布于身体的前、后、侧面。任脉的别络从鸠尾分出后，向下散布于腹部；督脉别络从长强分出后，向上散布于头部，左右别走足太阳经；脾之大络从大包分出，散布于胸胁。③从络脉中分出的细小分支称为“孙络”，络脉中浮行于浅表部位的称为“浮络”。细小络脉，遍布全身，难以计数。

主要作用：①十二经脉的别络，加强了阴阳表里经之间的联系，尤其是十二经脉在体表之间的联系。②躯干部的三络，主要是加强身体前、后、侧的沟通联系。③遍布全身的络脉，其作用主要是促进气血渗灌输布，濡养全身组织。

（5）十二经筋

名称：十二经筋是十二经脉之气结聚散络于筋肉关节的体系，是十二经脉连属于筋肉关节的部分。十二经筋皆隶属于十二经脉，并随所辖经脉而命名。

分布特征：十二经筋的分布部位，与其所辖经脉体表循行通路基本一致，其循行走向均从四肢末端走向头面、胸腹。行于体表，不入内脏。在循行分布过程中有结、聚、散、络的现象。结、聚于关节及肌肉丰厚处，并与邻近的他经相联结；散络于胸腹；足厥阴经筋除结聚阴器外，并能总络诸筋。

主要作用：联结筋肉，约束骨骼，利于关节的屈伸活动，以保持人体正常的运动功能。

（6）十二皮部

名称：十二皮部是经络系统在体表的分部，也是络脉之气在皮肤所散布的部位，名称与十二经脉一致。

分布特征：皮部的分布是经脉循行在体表投影的相应扩大，为经脉功能在体表的反应区，因而十二皮部的分布区域，以十二经脉体表的分布范围为依据。

主要作用：皮部是人体的第一道防线，由人体气血濡养，具有保护机体、抵御外邪的功能。当人体抵抗力下降，皮部就成为外邪入侵之处。

（二）腧穴基础

1. 腧穴的分类 人体的腧穴很多，大体上可分为十四经穴、经外奇穴和阿是穴三类。

（1）十四经穴 有固定的名称和位置，且归属于十二经脉与任、督二脉的腧穴，称为“十四经穴”，简称“经穴”。十四经穴是腧穴体系的主体，随着人们的医疗实践，经历了一个由少到多的过程，目前经穴的总数为361个。

（2）经外奇穴 既有一定的名称，又有明确的位置，但尚未归入十四经系统的腧穴，称为经外奇穴，简称“奇穴”。这类腧穴的主治范围比较单纯，多数对某些病证有特殊疗效。历代对奇穴的记载不一，也有一些奇穴在发展过程中被归入十四经穴。

（3）阿是穴 既无固定名称，亦无固定位置，而是以压痛点或病变部位或其他反应点作为针灸施术部位的一类腧穴，称为阿是穴，又称“天应穴”“不定穴”“压痛点”等。阿是穴无一定的数目。

2. 腧穴的主治特点

腧穴的主治特点主要表现在三个方面：近治作用、远治作用和特殊作用。

（1）近治作用 是指腧穴具有治疗其所在部位局部及邻近组织、器官病证的作用。这是一切腧穴主治作用所具有的共同特点，是“腧穴所在，主治所在”规律的体现。如眼区的睛明、承泣、攒竹等经穴均能治疗眼病；耳区的听宫、听会、耳门诸穴皆能治疗耳病；胃部的中脘、建里、梁门诸穴皆能治疗胃病等。

（2）远治作用 是指腧穴具有治疗其远隔部位的脏腑、组织、器官病证的作用。这是十四经腧穴主治作用的基本规律，是“经脉所及，主治所及”规律的体现。十四经穴，尤其是十二经脉在四肢肘、膝关节以下的腧穴，远治作用尤为突出。如合谷穴不仅能治疗手部的局部疾病，还能治疗本经所过处的颈部和头面部病证。

（3）特殊作用 是指有些腧穴具有双向良性调整作用和相对特异的治疗作用。所谓双向良性调整作用，是指同一腧穴对机体不同的病理状态，可以起到两种相反而有效的治疗作用。如腹泻时针刺天枢可止泻，便秘时针刺天枢可通便；内关在心动过缓时，针刺可以提高心率，而在心动过速时，针刺可以使心率减缓。另外，有些腧穴的主治作用具有相对的特异性，如大椎退热、至阴正胎、阑尾穴治疗阑尾炎等。特定穴更是腧穴相对特异性治疗作用的集中体现。

3. 腧穴的主治规律 腧穴（主要指十四经穴）的主治呈现出一定的规律性，主要有分经主治和分部主治两大规律。大体上，四肢部经穴以分经主治为主，头身部经穴以分部主治为主。

（1）分经主治 是指某一经脉所属的经穴均可治疗该经脉循行部位及其相应脏腑的病证。同一经脉的不同经穴，可以治疗本经相同的病证。如手太阴肺经的尺泽、孔最、列缺、鱼际，均可治疗咳嗽、气喘等肺系疾患，说明腧穴具有分经主治规律。根据腧穴分经主治规律，后世医家在针灸治疗上有“宁失其经，勿失其穴”之说。

十二经脉和任、督二脉的腧穴既有各自的分经主治规律，同时又在某些主治上有共同点。如任脉穴具有回阳、固脱即强壮的作用；督脉穴可治疗中风、昏迷、热病、头面病；而二经腧穴均可治疗神志病、脏腑病、妇科病。总之，十四经分经主治既各具特点，又有某些共性。

（2）分部主治 是指处于身体某一部位的腧穴均可治疗该部位的病证，即腧穴的分部主治与腧穴的位置所在密切相关，体现了腧穴的分部主治与腧穴局部治疗作用的相关性。如位于头面、颈项部的腧穴，以治疗头面五官及颈项部病证为主，后头区及项区腧穴又可治疗神志病，躯干部腧穴均可治疗相应、邻近脏腑疾病等。

4. 腧穴的定位方法 常用的腧穴定位方法主要有骨度折量定位法、体表解剖标志定位法、指寸定位法、简便定位法4种。

（1）骨度折量定位法 是指以体表骨节为主要标志折量全身各部的长度和宽度，定出分寸，用于腧穴定位的方法，又称“骨度分寸定位法”。目前采用的骨度分寸（表12-1）是以《灵枢·骨度》所规定的人体各部的分寸为基础，结合历代医家创用的折量分寸而确定的。

（2）体表解剖标志定位法 是以人体解剖学的各种体表标志为依据来确定腧穴位置的方法，也称体表标志定位法。根据解剖标志的不同，又有固定标志法与活动标志法。①固定标志法：是指在人体自然姿势下可见的标志，包括由骨节和肌肉所形成的突起或凹陷、五官轮廓、发际、指甲、乳头、肚脐等。如足内踝尖上3寸，胫骨内缘后方定三阴交；脐中旁开2寸定天枢。②活动标志法：是指在人体活动姿势下出现的标志，包括各部的关节、肌肉、肌腱、皮肤随着活动而出现的空隙、凹陷、皱纹等。如在耳屏与下颌关节之间微张口呈凹陷处取听宫。

表 12-1 常用骨度分寸表

部位	起止点	折量寸	度量法
头面部	前后发际正中之间	12	直寸
	眉间→前发际正中	3	直寸
	后发际正中→第 7 颈椎	3	直寸
	前两额发角之间	9	横寸
	耳后两乳突之间	9	横寸
胸腹胁部	胸骨上窝→胸剑联合中点	9	直寸
	胸剑联合中点→脐中	8	直寸
	脐中→耻骨联合上缘	5	直寸
	两乳头之间	8	横寸
	腋窝顶点→第 11 肋游离端	12	直寸
背腰部	肩胛骨内缘→后正中线	3	横寸
	肩峰缘→后正中线	8	横寸
上肢部	腋前、后纹头→肘横纹	9	直寸
	肘横纹→腕横纹	12	直寸
下肢部	胫骨内侧下方→内踝尖	13	直寸
	股骨大转子→腘横纹	19	直寸
	腘横纹→外踝尖	16	直寸
	臀后横纹→腘横纹	14	直寸

（3）指寸定位法　是指依据患者本人手指所规定的分寸以量取腧穴的方法，又称手指同身寸定位法、手指比量定位法。常用的手指比量法有三种，①中指比量法，即以患者的中指屈曲时，中节内侧（桡侧）两端纹头之间作为 1 寸。②拇指比量法，即指拇指间关节之横度作为 1 寸。③横指比量法，又称“一夫法”，即四横指相并，以其中指第二节横纹为准，取四指宽度作为 3 寸。

（4）简便定位法　是指临床中一种简便易行的腧穴定位方法，又称简便取穴法。比如直立垂手，中指指端取风市；微握拳中指所指处取劳宫等。此法是一种辅助取穴方法。

（三）十四经常用腧穴

1. 手太阴肺经

（1）尺泽（合穴）

【定位】肘横纹中，肱二头肌桡侧缘凹陷中，微屈肘取穴。

【主治】①咳嗽、气喘、咳血、咽喉肿痛等肺系实热病证。②肘臂挛痛。③急性吐泻、中暑、小儿惊风等急症。

【操作】直刺 0.8 ～ 1.2 寸，或点刺出血。

（2）孔最（郄穴）

【定位】在前臂掌面桡侧，当尺泽与太渊连线上，腕横纹上 7 寸处。

【主治】①鼻衄、咯血、咳嗽、气喘、咽喉肿痛等肺系病证。②肘臂挛痛。

【操作】直刺 0.5 ～ 1 寸。

（3）列缺（络穴）

【定位】在前臂桡侧缘，桡骨茎突上方，腕横纹上 1.5 寸，当拇短伸肌腱与拇长展肌腱之间。

【主治】①咳嗽、气喘、咽喉肿痛等肺系病证。②偏正头痛、齿痛、项强痛、口眼歪斜等头面部病证。③手腕痛。

【操作】向上斜刺 0.5 ～ 0.8 寸。

（4）鱼际（荥穴）

【定位】第 1 掌骨中点桡侧，赤白肉际处。

【主治】①咳嗽、咯血、咽干、咽喉肿痛、失音等肺系实热病证。②掌中热。③小儿疳积。

【操作】直刺 0.5 ～ 0.8 寸。治疗小儿疳积可用割治法。

（5）少商（井穴）

【定位】手拇指末节桡侧，指甲根角侧上方 0.1 寸。

【主治】①咽喉肿痛、鼻衄、高热等肺系实热病证。②昏迷、癫狂等急症。

【操作】浅刺 0.1 寸，或点刺出血。

2. 手阳明大肠经

（1）商阳（井穴）

【定位】手示指末节桡侧，指甲根角侧上方 0.1 寸。

【主治】①齿痛、咽喉肿痛等五官病证。②热病、昏迷等热证、急症。

【操作】浅刺 0.1 寸，或点刺出血。

（2）合谷（原穴）

【定位】在手背，第 1、2 掌骨间，当第 2 掌骨桡侧的中点处。

【主治】①头痛、目赤肿痛、齿痛、鼻衄、口眼歪斜、耳聋等头面五官病证。②发热、恶寒等外感病证。③热病无汗或多汗。④痛经、经闭、滞产等妇产科病证。⑤各种痛证，为牙拔除术、甲状腺手术等五官及颈部手术针麻常用穴。

【操作】直刺 0.5 ～ 1 寸。孕妇不宜针。

（3）手三里

【定位】在前臂，肘横纹下 2 寸，阳溪与曲池连线上。

【主治】①手臂无力，上肢不遂。②腹痛、腹泻。③齿痛、颊肿。

【操作】直刺 1 ～ 1.5 寸。

（4）曲池（合穴）

【定位】在肘横纹外侧端，屈肘成直角，当肘横纹外侧端与肱骨外上髁连线中点。

【主治】①手臂痹痛，上肢不遂。②热病。③眩晕，高血压。④腹痛、吐泻等肠胃病证。⑤咽喉肿痛、齿痛、目赤肿痛等五官热性病证。⑥瘾疹、湿疹、瘰疬等皮外科病证。⑦癫狂。

【操作】直刺 1 ～ 1.5 寸。

（5）肩髃

【定位】在臂外侧，三角肌上。臂外展，或向前平伸时，当肩峰前下方凹陷处（肩峰外侧缘前端与肱骨大结节两骨间凹陷中）。

【主治】①肩臂挛痛，上肢不遂。②瘾疹。

【操作】直刺或向下斜刺 0.8 ～ 1.5 寸。肩周炎宜向肩关节方向直刺，上肢不遂宜向三角肌方向斜刺。

（6）迎香

【定位】在鼻翼外缘中点旁，当鼻唇沟中。

【主治】①鼻塞、鼽衄等鼻病。②口歪、面痒等口面部病证。③胆道蛔虫病。

【操作】略向内上方斜刺或平刺 0.3 ～ 0.5 寸。

3. 足阳明胃经

（1）地仓

【定位】在面部，口角旁开 0.4 寸，上直对瞳孔。

【主治】口角歪斜、流涎、面痛、齿痛等局部病证。

【操作】斜刺或平刺 0.5 ～ 0.8 寸。可向颊车穴透刺。

（2）下关

【定位】在面部耳前方，当颧弓下缘与下颌切迹所形成的凹陷中。合口有孔，张口即闭，宜闭口取穴。

【主治】①牙关不利、面痛、齿痛、口眼歪斜等面口病证。②耳聋、耳鸣、聤耳等耳疾。

【操作】直刺 0.5 ～ 1 寸。留针时不可做张口动作，以免弯针、折针。

（3）头维

【定位】在头侧部，额角发际直上 0.5 寸，头正中线旁开 4.5 寸。

【主治】头痛、目眩、目痛等头目病证。

【操作】平刺 0.5 ～ 1 寸。

（4）天枢（大肠募穴）

【定位】在腹中部，横平脐中，前正中线旁开 2 寸。

【主治】①腹痛、腹胀、便秘、腹泻、痢疾等胃肠病证。②月经不调、痛经等妇科病证。

【操作】直刺 1 ～ 1.5 寸。

（5）梁丘（郄穴）

【定位】屈膝，大腿前面，髌底上 2 寸，髂前上棘与髌底外侧端的连线上（股外侧肌与股直肌肌腱之间）。

【主治】①急性胃痛。②膝肿痛、下肢不遂等下肢病证。③乳痈、乳痛等乳疾。

【操作】直刺 1 ～ 1.5 寸。

（6）犊鼻

【定位】在膝部，屈膝，髌韧带外侧凹陷中。

【主治】膝痛、膝关节屈伸不利、下肢麻痹等下肢、膝关节病证。

【操作】屈膝，向后内斜刺 0.5 ～ 1 寸。

（7）足三里（合穴）

【定位】在小腿前外侧，犊鼻下 3 寸，胫骨前嵴外一横指处。

【主治】①胃痛、呕吐、噎膈、腹泻、痢疾、便秘等胃肠病证。②下肢痿痹。③癫狂等神志病。④乳痈、肠痈等外科疾患。⑤虚劳诸证，为强壮保健要穴。

【操作】直刺 1 ～ 2 寸。强壮保健常用温灸法。

（8）条口

【定位】在小腿前外侧，当犊鼻下 8 寸，距胫骨前嵴外一横指，犊鼻与解溪连线上。

【主治】①下肢痿痹，转筋。②肩臂痛。③脘腹疼痛。

【操作】直刺 1 ～ 1.5 寸。

（9）丰隆（络穴）

【定位】在小腿前外侧，当外踝尖上 8 寸，条口外侧一横指（胫骨前嵴外二横指）。

【主治】①头痛，眩晕。②癫狂。③咳嗽、痰多等痰饮病证。④下肢痿痹。⑤腹胀，便秘。

【操作】直刺 1 ～ 1.5 寸。

（10）内庭（荥穴）

【定位】在足背，第 2、3 趾间，趾蹼缘后方赤白肉际处（第 2、3 跖骨结合部前方凹陷）。

【主治】①齿痛、咽喉肿痛、鼻衄等五官热性病证。②热病。③吐酸、腹泻、痢疾、便秘等胃肠病证。④足背肿痛、跖趾关节痛。

【操作】直刺或斜刺 0.5 ～ 0.8 寸。

4. 足太阴脾经

（1）公孙（络穴）

【定位】在足内侧缘，第 1 跖骨基底部的前下方，赤白肉际处。

【主治】①胃痛、呕吐、腹痛、腹泻、痢疾等脾胃、肠腑病证。②心烦、失眠、狂证等神志病证。③逆气里急、气上冲心（奔豚气）等冲脉病证。

【操作】直刺 0.6 ～ 1.2 寸。

（2）三阴交

【定位】在小腿内侧，足内踝尖上 3 寸，胫骨内侧缘后方。

【主治】①肠鸣、腹胀、腹泻等脾胃虚弱诸证。②月经不调、带下、阴挺、不孕、滞产等妇产科病证。③遗精、阳痿、遗尿等生殖泌尿系统疾患。④心悸、失眠、高血压。⑤下肢痿痹。⑥阴虚诸证。

【操作】直刺 1 ～ 1.5 寸。孕妇禁针。

（3）地机（郄穴）

【定位】在小腿内侧，当内踝尖与阴陵泉的连线上，阴陵泉下 3 寸。

【主治】①痛经、崩漏、月经不调等妇科病。②腹痛、腹泻等肠胃病证。③疝气。④小便不利、水肿等脾不运化水湿病证。

【操作】直刺 1 ～ 1.5 寸。

（4）阴陵泉（合穴）

【定位】在小腿内侧，胫骨内侧髁下缘与胫骨内侧缘之间的凹陷中。

【主治】①腹胀，腹泻，水肿，黄疸。②小便不利，遗尿，尿失禁。③阴部痛，痛经，遗精。④膝痛。

【操作】直刺 1 ～ 2 寸。治疗膝痛可向阳陵泉或委中方向透刺。

（5）血海

【定位】屈膝，在大腿内侧，髌底内侧端上 2 寸，股四头肌内侧头的隆起处。

【主治】①月经不调、痛经、经闭等妇科病。②瘾疹、湿疹、丹毒等血热性皮肤病。③膝股内侧痛。

【操作】直刺 1 ～ 1.5 寸。

5. 手少阴心经

（1）通里（络穴）

【定位】在前臂掌侧，当尺侧腕屈肌腱的桡侧缘，腕横纹上 1 寸。

【主治】①心悸、怔忡等心系病证。②舌强不语，暴喑。③腕臂痛。

【操作】直刺 0.3 ～ 0.5 寸。不宜深刺，以免伤及血管和神经。

（2）神门（输穴；原穴）

【定位】在腕部，腕掌侧横纹尺侧端，尺侧腕屈肌腱的桡侧凹陷处。

【主治】①心痛、心烦、惊悸、怔忡、健忘、失眠、癫狂痫等心与神志病证。②高血压。③胸胁痛。

【操作】直刺 0.3 ～ 0.5 寸。

6. 手太阳小肠经

（1）后溪（输穴；八脉交会穴——通于督脉）

【定位】在手掌尺侧，微握拳，当小指本节（第 5 指掌关节）后的近侧掌横纹头，赤白肉际凹陷中。

【主治】①头项强痛、腰背痛、手指及肘臂挛痛等痛证。②耳聋，目赤。③癫狂痫。④疟疾。

【操作】直刺 0.5 ～ 1 寸。治疗手指挛痛可透刺合谷穴。

（2）天宗

【定位】在肩胛部，肩胛冈中点与肩胛骨下角连线上 1/3 与下 2/3 交点凹陷中。

【主治】①肩胛疼痛、肩背部损伤等局部病证。②气喘。

【操作】直刺或斜刺 0.5 ～ 1 寸。遇到阻力不可强行进针。

（3）听宫

【定位】在面部，耳屏正中与下颌骨髁状突之间的凹陷处，张口取穴。

【主治】①耳鸣、耳聋、聤耳等耳疾。②齿痛。

【操作】张口，直刺 1 ～ 1.5 寸。留针时要保持一定的张口姿势。

7. 足太阳膀胱经

（1）攒竹

【定位】在面部，眉头凹陷中，眶上切迹处。

【主治】①头痛，眉棱骨痛。②眼睑瞤动、眼睑下垂、口眼歪斜、目视不明、流泪、目赤肿痛等目疾。③呃逆。

【操作】可向眉中或眼眶内缘平刺或斜刺 0.3 ～ 0.5 寸，或直刺 0.2 ～ 0.3 寸。禁直接灸。

（2）天柱

【定位】在项部斜方肌外缘之后发际凹陷中，横平第 2 颈椎棘突上际，约当后发际正中旁开 1.3 寸。

【主治】①后头痛，项强，肩背腰痛。②鼻塞。③目痛。④癫狂痫。⑤热病。

【操作】直刺或斜刺 0.5 ～ 0.8 寸，不可向内上方深刺，以免伤及延髓。

（3）肺俞（肺之背俞穴）

【定位】在背部，第 3 胸椎棘突下，后正中线旁开 1.5 寸。

【主治】①咳嗽、气喘、咯血等肺系病证。②骨蒸潮热、盗汗等阴虚病证。③瘙痒、瘾疹等皮肤病。

【操作】斜刺 0.5 ～ 0.8 寸。热证宜点刺放血。

（4）膈俞（八会穴之血会）

【定位】在背部，第 7 胸椎棘突下，后正中线旁开 1.5 寸。

【主治】①血瘀诸证。②呕吐、呃逆、气喘、吐血等上逆之证。③瘾疹，皮肤瘙痒。④贫血。⑤潮热，盗汗。

【操作】斜刺 0.5 ～ 0.8 寸。

（5）胃俞（胃之背俞穴）

【定位】在背部，第 12 胸椎棘突下，后正中线旁开 1.5 寸。

【主治】①胃脘痛、呕吐、腹胀、肠鸣等胃肠病证。②多食善饥，身体消瘦。

【操作】斜刺 0.5 ～ 0.8 寸。

（6）肾俞（肾之背俞穴）

【定位】在腰部，第 2 腰椎棘突下，后正中线旁开 1.5 寸。

【主治】①头晕、耳鸣、耳聋、腰酸痛等肾虚病证。②遗尿、遗精、阳痿、早泄、不育等泌尿生殖系统疾患。③月经不调、带下、不孕等妇科病证。④消渴。

【操作】直刺 0.5～1 寸。

（7）大肠俞（大肠之背俞穴）

【定位】在腰部，第 4 腰椎棘突下，后正中线旁开 1.5 寸。

【主治】①腰腿痛。②腹胀、腹泻、便秘等胃肠病证。

【操作】直刺 0.8～1.2 寸。

（8）次髎

【定位】在骶部，髂后上棘内下方，适对第 2 骶后孔中。

【主治】①月经不调、痛经、带下等妇科病证。②小便不利，遗精，阳痿。③疝气。④腰骶痛，下肢痿痹。

【操作】直刺 1～1.5 寸。

（9）委中（合穴；膀胱之下合穴）

【定位】在腘横纹中点，股二头肌肌腱与半腱肌肌腱的中间。

【主治】①腰背痛、下肢痿痹等腰及下肢病证。②腹痛、急性吐泻等急症。③瘾疹，丹毒。④小便不利，遗尿。

【操作】直刺 1～1.5 寸，或用三棱针点刺腘静脉出血。针刺不宜过快、过强、过深，以免损伤血管和神经。

（10）秩边

【定位】在臀部，横平第 4 骶后孔，骶正中嵴旁开 3 寸。

【主治】①腰骶痛、下肢痿痹等腰及下肢病证。②小便不利，癃闭。③便秘，痔疾。④阴痛。

【操作】直刺 1.5～2 寸。

（11）承山（经穴）

【定位】在小腿后面正中，腓肠肌两肌腹之间凹陷的顶端处，约在委中与昆仑之间的中点处。

【主治】①腰腿拘急、疼痛。②痔疾，便秘。③腹痛，疝气。

【操作】直刺 1～2 寸。不宜做过强的刺激，以免引起腓肠肌痉挛。

（12）昆仑

【定位】在足部外踝后方，当外踝尖与跟腱之间的凹陷处。

【主治】①后头痛，项强，目眩。②腰骶疼痛，足踝肿痛。③癫痫。④滞产。

【操作】直刺 0.5～0.8 寸。孕妇禁用，经期慎用。

（13）申脉（八脉交会穴——通于阳跷脉）

【定位】在足外侧部，外踝尖直下，外踝下缘与跟骨之间的凹陷中。

【主治】①头痛，眩晕。②失眠、癫狂痫等神志病证。③腰腿酸痛。

【操作】直刺 0.3～0.5 寸。

（14）至阴（井穴）

【定位】在足小趾末节外侧，距趾甲根角侧后方 0.1 寸。

【主治】①胎位不正，滞产。②头痛，目痛。③鼻塞，鼻衄。

【操作】浅刺 0.1 寸。胎位不正用灸法。

8. 足少阴肾经

（1）涌泉（井穴）

【定位】在足底部，卷足时足前部凹陷处，约当第 2、3 趾趾缝纹头端与足跟连线的前 1/3 与后 2/3 交点处。

【主治】①昏厥、中暑、小儿惊风、癫狂病等急症及神志病证。②头痛，头晕，目眩，失眠。③咯血、咽喉肿痛、喉痹、失音等肺系病证。④大便难，小便不利。⑤奔豚气。⑥足心热。本穴为急救要穴之一。

【操作】直刺 0.5～1 寸；针刺时要防止刺伤足底动脉弓。临床常用灸法或药物敷贴。

（2）太溪（输穴；原穴）

【定位】在足内侧，内踝后方，当内踝尖与跟腱之间的凹陷处。

【主治】①头痛、目眩、失眠、健忘、遗精、阳痿等肾虚证。②咽喉肿痛、齿痛、耳聋、耳鸣等阴虚性五官病证。③咳嗽、气喘、胸痛、咯血等肺系疾患。④消渴，小便频数，便秘。⑤月经不调。⑥腰脊痛，下肢厥冷，内踝肿痛。

【操作】直刺 0.5～1 寸。

（3）照海（八脉交会穴——通于阴跷脉）

【定位】在足内侧，内踝尖下 1 寸，内踝下缘边际凹陷中。

【主治】①失眠、癫痫等神志病证。②咽喉干痛、目赤肿痛等五官热性病证。③月经不调、痛经、带下、阴挺等妇科病证。④小便频数，癃闭。

【操作】直刺 0.5 ～ 0.8 寸。

9. 手厥阴心包经

（1）内关（络穴；八脉交会穴——通于阴维脉）

【定位】在前臂掌侧，曲泽与大陵的连线上，腕横纹上 2 寸，掌长肌腱与桡侧腕屈肌腱之间。

【主治】①心痛、胸闷、心动过速或过缓等心系病证。②胃痛、呕吐、呃逆等胃腑病证。③中风，偏瘫，眩晕，偏头痛。④失眠、郁证、癫狂痫等神志病证。⑤肘、臂、腕挛痛。

【操作】直刺 0.5 ～ 1 寸。

（2）大陵

【定位】在腕掌横纹的中点处，当掌长肌腱与桡侧腕屈肌腱之间。

【主治】①心痛，心悸，胸胁满痛。②胃痛、呕吐、口臭等胃腑病证。③喜笑悲恐、癫狂痫等神志病证。④臂、手挛痛。

【操作】直刺 0.3 ～ 0.5 寸。

（3）中冲

【定位】在手中指末节尖端中央。

【主治】①中风昏迷、舌强不语、中暑、昏厥、小儿惊风等急症。②热病，舌下肿痛。③小儿夜啼。

【操作】浅刺 0.1 寸；或点刺出血。

10. 手少阳三焦经

（1）外关（络穴；八脉交会穴——通于阳维脉）

【定位】在前臂背侧，腕背横纹上 2 寸，尺骨与桡骨间隙中点。

【主治】①热病。②头痛、目赤肿痛、耳聋、耳鸣等头面五官病证。③瘰疬。④胁肋痛。⑤上肢痿痹不遂。

【操作】直刺 0.5 ～ 1 寸。

（2）支沟

【定位】在前臂背侧，腕背横纹上 3 寸，尺骨与桡骨间隙中点。

【主治】①暴喑，耳聋，耳鸣。②胁肋痛。③便秘。④瘰疬。⑤热病。

【操作】直刺 0.5 ～ 1 寸。

（3）翳风

【定位】在耳垂后方，当乳突与下颌角之间的凹陷处。

【主治】①耳聋、耳鸣等耳疾。②口眼歪斜、面痛、牙关紧闭、颊肿等面、口病证。③瘰疬。

【操作】直刺 0.5 ～ 1 寸。

11. 足少阳胆经

（1）风池

【定位】在项部，枕骨之下，与风府相平，胸锁乳突肌与斜方肌上端之间的凹陷处。

【主治】①中风、癫痫、头痛、眩晕、耳鸣、耳聋等内风所致的病证。②感冒、鼻塞、鼽衄、目赤肿痛、口眼歪斜等外风所致的病证。③颈项强痛。

【操作】针尖微下，向鼻尖方向斜刺 0.8 ～ 1.2 寸，或平刺透风府穴。深部中间为延髓，必须严格掌握针刺的角度与深度。

（2）肩井

【定位】在肩上，前直对乳中，大椎与肩峰端连线的中点处。

【主治】①颈项强痛，肩背疼痛，上肢不遂。②滞产、乳痈、乳汁不下、乳癖等妇产科及乳房疾患。③瘰疬。

【操作】直刺 0.3 ～ 0.5 寸。内有肺尖，不可深刺；孕妇禁针。

（3）环跳

【定位】在臀部，侧卧屈股，当股骨大转子最凸点与骶管裂孔连线的外 1/3 与内 2/3 交点处。

【主治】腰胯疼痛、半身不遂、下肢痿痹等腰腿疾患。

【操作】直刺 2 ～ 3 寸。

（4）阳陵泉（合穴；胆之下合穴；八会穴之筋会）

【定位】在小腿外侧，腓骨小头前下方凹陷处。

【主治】①黄疸、胁痛、口苦、呕吐、吞酸等肝胆犯胃病证。②膝肿痛、下肢痿痹及麻木等下肢、膝关节疾患。③小儿惊风。④肩痛。

【操作】直刺 1～1.5 寸。

（5）悬钟（八会穴之髓会）

【定位】在小腿外侧，外踝尖上 3 寸，腓骨前缘。

【主治】①痴呆、中风等髓海不足疾患。②颈项强痛，胸胁满痛，下肢痿痹。

【操作】直刺 0.5～0.8 寸。

12. 足厥阴肝经

（1）行间（荥穴）

【定位】在足背侧，当第 1、2 趾间，趾蹼缘后方赤白肉际处。

【主治】①中风、癫痫、头痛、目眩、目赤肿痛、青盲、口歪等肝经风热病证。②月经不调、痛经、闭经、崩漏、带下等妇科病。③阴中痛，疝气。④遗尿、癃闭、五淋等泌尿系病证。⑤胸胁满痛。

【操作】直刺 0.5～0.8 寸。

（2）太冲（输穴；原穴）

【定位】在足背侧，第 1、2 跖骨间，跖骨底结合部前方凹陷处。

【主治】①中风、癫狂痫、头痛、眩晕、目赤肿痛、口歪、咽痛等肝经风热病证。②月经不调、痛经、经闭、崩漏、带下、滞产等妇产科病证。③黄疸、胁痛、口苦、腹胀、呕逆等肝胃病证。④癃闭，遗尿。⑤足跗肿痛，下肢痿痹。

【操作】直刺 0.5～1 寸。

（3）期门（肝之募穴）

【定位】在胸部，当乳头直下，第 6 肋间隙，前正中线旁开 4 寸。

【主治】①胸胁胀痛、呕吐、呃逆、吞酸、腹胀、腹泻等肝胃病证。②郁病，奔豚气。③乳痈。

【操作】斜刺或平刺 0.5～0.8 寸，不可深刺，以免伤及内脏。

13. 督脉

（1）腰阳关

【定位】在腰部，第 4 腰椎棘突下凹陷中，后正中线上。

【主治】①腰骶疼痛，下肢痿痹。②月经不调、赤白带下等妇科病证。③遗精、阳痿等男科病证。

【操作】直刺或向上斜刺 0.5～1 寸。多用灸法。

（2）命门

【定位】在腰部，第 2 腰椎棘突下凹陷中，后正中线上。

【主治】①腰脊强痛，下肢痿痹。②月经不调、赤白带下、痛经、经闭、不孕等妇科病证。③遗精、阳痿、精冷不育、小便频数等男子肾阳不足病证。④小腹冷痛，腹泻。

【操作】直刺或向上斜刺 0.5～1 寸。多用灸法。

（3）大椎

【定位】在颈后部，第 7 颈椎棘突下凹陷中，后正中线上。

【主治】①热病、疟疾、恶寒发热、咳嗽、气喘等外感病证。②骨蒸潮热。③癫狂、痫证、小儿惊风等神志病。④项强，脊痛。⑤风疹，痤疮。

【操作】向上斜刺 0.5～1 寸。

（4）百会

【定位】在头部，前发际正中直上 5 寸，或两耳尖连线中点处。

【主治】①痴呆、中风、失语、瘛疭、失眠、健忘、癫狂痫、癔症等神志病。②头痛，眩晕，耳鸣。③脱肛、阴挺、胃下垂、肾下垂等气失固摄而致的下陷性病证。

【操作】平刺 0.5～0.8 寸；升阳举陷可用灸法。

（5）神庭

【定位】在头部，当前发际正中直上 0.5 寸。

【主治】①癫狂痫、失眠、惊悸等神志病。②头痛、目眩、目赤、目翳、鼻渊、鼻衄等头面五官病。

【操作】平刺 0.5 ～ 0.8 寸。

（6）水沟

【定位】在面部，人中沟的上 1/3 与下 2/3 交点处。

【主治】①昏迷、晕厥、中风、中暑、休克、呼吸衰竭等急危重症，为急救要穴之一。②癔症、癫狂痫、急慢惊风等神志病。③鼻塞、鼻衄、面肿、口歪、齿痛、牙关紧闭等面鼻口病证。④闪挫腰痛。

【操作】向上斜刺 0.3 ～ 0.5 寸，强刺激，或指甲掐按。

14. 任脉

（1）中极（膀胱之募穴）

【定位】在下腹部，脐中下 4 寸，前正中线上。

【主治】①遗尿、小便不利、癃闭等前阴病。②遗精、阳痿、不育等男科病证。③月经不调、崩漏、阴挺、阴痒、不孕、产后恶露不尽、带下等妇科病。

【操作】直刺 1 ～ 1.5 寸，需要排尿后进行针刺；孕妇慎用。

（2）关元

【定位】在下腹部，脐中下 3 寸，前正中线上。

【主治】①中风脱证、虚劳冷惫、羸瘦无力等元气虚损病证。②少腹疼痛，疝气。③腹泻、痢疾、脱肛、便血等肠腑病证。④五淋、尿血、尿闭、尿频等前阴病。⑤遗精、白浊、阳痿、早泄等男科病。⑥月经不调、痛经、经闭、崩漏、带下、阴挺、恶露不尽、胞衣不下等妇科病。⑦保健灸常用穴。

【操作】直刺 1 ～ 1.5 寸，需要排尿后进行针刺；孕妇慎用。

（3）气海

【定位】在下腹部，脐中下 1.5 寸，前正中线上。

【主治】①虚脱、脏气虚惫、形体羸瘦、乏力等气虚病证。②水谷不化、绕脐腹痛、腹泻、痢疾、便秘等肠腑病证。③小便不利、遗尿等前阴病。④遗精，阳痿。⑤疝气，少腹痛。⑥月经不调、痛经、经闭、崩漏、带下、阴挺、产后恶露不尽、胞衣不下等妇科病。⑦保健灸常用穴。

【操作】直刺 1 ～ 1.5 寸；多用灸法。孕妇慎用。

（4）神阙

【定位】在腹中部，脐中央。

【主治】①虚脱、中风脱证等元阳暴脱证。②腹痛、腹胀、腹泻、痢疾、便秘、脱肛等肠腑病证。③水肿，小便不利。④保健灸常用穴。

【操作】一般不针，多用艾条灸或艾炷隔盐灸法。

（5）中脘

【定位】在上腹部，脐中上 4 寸，前正中线上。

【主治】①胃痛、腹胀、纳呆、呕吐、呃逆、吞酸、小儿疳积等脾胃病。②黄疸。③癫狂，脏躁。

【操作】直刺 1 ～ 1.5 寸。

（6）膻中

【定位】在胸部，横平第 4 肋间，两乳头连线的中点，前正中线上。

【主治】①咳嗽、气喘、胸闷、心痛、噎膈、呃逆等胸中气机不畅病证。②产后乳少、乳痈、乳癖等胸乳病证。

【操作】平刺 0.3 ～ 0.5 寸。

（四）常用经外奇穴

1. 四神聪

【定位】在头顶部，百会前后左右各 1 寸，共 4 穴。

【主治】①头痛，眩晕。②失眠、健忘、癫痫等神志病。③目疾。

【操作】平刺 0.5 ～ 0.8 寸。

2. 太阳

【定位】在颞部，当眉梢与目外眦之间，向后约一横指的凹陷处。

【主治】①头痛。②目疾。③面瘫。

【操作】直刺或斜刺 0.3 ～ 0.5 寸，或点刺出血。

3. 印堂

【定位】在前额部，两眉头间连线的中点，前正中线上。

【主治】①痴呆、痫证、失眠、健忘等神志病证。②头痛，眩晕。③小儿惊风，产后血晕，子痫。

【操作】向下平刺 0.3 ～ 0.5 寸，或用三棱针点刺出血。

4. 定喘

【定位】在背部，当第 7 颈椎棘突下，后正中线旁开 0.5 寸。

【主治】①哮喘，咳嗽。②肩背痛，落枕。

【操作】直刺 0.5 ～ 0.8 寸。

5. 夹脊

【定位】在背腰部，当第 1 胸椎至第 5 腰椎棘突下两侧，后正中线旁开 0.5 寸，一侧 17 穴，左右共 34 穴。

【主治】适应范围较广，其中上胸部的穴位治疗心肺、上肢疾病；下胸部的穴位治疗胃肠疾病；腰部的穴位治疗腰腹及下肢疾病。

【操作】根据部位的不同直刺 0.3 ～ 1 寸，或用梅花针叩刺。

6. 十宣

【定位】在手十指尖端，距指甲游离缘 0.1 寸，左右共 10 穴。

【主治】①昏迷。②癫痫。③高热，咽喉肿痛。④手指麻木。

【操作】浅刺 0.1 ～ 0.2 寸，或点刺出血。

二、针法灸法

（一）毫针刺法

1. 进针方法

进针法是指将针刺入皮肤的方法。常用的进针方法为单手进针法、双手进针法和针管进针法 3 种。要达到轻巧、准确、快速、无痛的要求。

（1）单手进针法　以右手拇、示指夹持针柄，中指指端靠近穴位，指腹抵住针身下端，依靠拇、示指下插和捻转的力量，将针刺入腧穴。此法多用于短针的进针。

（2）双手进针法　根据不同的部位，可有爪切、夹持、提捏、舒张等不同进针方法。

爪切进针法：又称指切进针法，以左手拇指或示指端切按在腧穴位置的旁边，右手持针，紧靠左手指甲面将针刺入腧穴。此法适宜于短针的进针。

夹持进针法：左手拇、示指以消毒干棉球夹住针身下段，露出针尖 1 ～ 2 分，将针尖对准腧穴，右手持针发力，迅速将针刺入皮下。此法多用于长针的进针。

提捏进针法：用左手的拇、示两指将腧穴的皮肤捏起，右手持针从捏起部的上端将针刺入。此法适用于皮肉浅薄部位的腧穴进针。

舒张进针法：用左手拇、示两指将所刺腧穴部位的皮肤向两侧撑开，使皮肤绷紧，右手持针，使针从左手拇、示二指的中间刺入腧穴。此法多用于皮肤松弛部位的腧穴进针。

（3）管针进针法　选用玻璃或金属制成的针管，针管的长度约比毫针短 6 ～ 9mm，以便露出针柄，针管的直径，以能顺利通过针尾为宜。进针时，用左手将针管置于应刺的腧穴上，右手将针装入管内，然后用示指或中指叩击针管上端露出的针尾，即可使针刺入，最后取出针管。也有用专门的进针器进针的，称之为进针器进针法。

2. 针刺的方向、角度与深度

（1）方向　是指进针时针尖朝向，一般有以下 3 方面内容。

依经脉循行定方向：结合经脉循行的方向，或顺经而刺，或逆经而刺。

依腧穴部位特点定方向：根据针刺腧穴所在部位的特点，为保证针刺的安全，某些穴位必须朝向某一特定的方向或部位进针。如针刺哑门、风府穴时，针尖应朝向下颌方向缓慢刺入。

依治疗需要定方向：根据病情的治疗需要，为使针刺的感应达到病变所在的部位，针刺时针尖应朝向病所，以提高治疗效果。如在取用华佗夹脊穴治疗椎间盘突出时，针尖一般要朝向脊柱。

（2）角度　包括直刺、斜刺和平刺。

直刺：针身与皮肤表面呈 90°角垂直刺入体内。此法适用于人体大部分腧穴。

斜刺：针身与皮肤表面约呈45°角倾斜刺入体内。此法适用于肌肉较薄处，或内有重要脏器不能深刺或不宜深刺的穴位，如胸部、背部。

平刺：又称横刺、沿皮刺，针身与皮肤表面呈15°角左右或以更小的角度刺入体内。此法适用于皮薄肉少的腧穴，如头部的腧穴。

（3）深度　是指针身刺入腧穴的深浅度。与患者的年龄、体质、病情、时令及针刺的部位有关。

一般来说，老人、小儿宜浅刺，青壮年可深刺。体质强者可深刺，体弱者应浅刺。阳证、表证、新病宜浅刺，阴证、里证、久病可深刺。春夏宜浅刺，秋冬宜深刺。肌肉丰厚处可深刺，肌肉浅薄处宜浅刺。

3. 行针与得气

（1）行针手法　行针的基本手法包括提插法和捻转法。临床施术时，既可单独应用，也可配合使用。

提插法：是将针刺入一定的深度后，施行上下、进退的行针动作，由浅至深再由深至浅，反复地上提下插的操作手法。一般来说，提插幅度大，频率快，刺激量就大，反之，刺激量就小。提插的幅度、频率、操作时间，应根据病情的需要、腧穴的部位、针刺的目的所在等因素决定。

捻转法：是针刺入一定深度后，施以向前向后的捻转动作，使针在腧穴中反复来回旋转的行针手法。捻转的角度大、频率快，刺激量就大，反之，刺激量就小。捻转的角度、频率、操作时间，也应根据病情的需要、腧穴的部位、针刺的目的等因素决定。

（2）针刺得气　得气，古称“气至”，近又称“针感”，是指毫针刺入腧穴一定深度后，施以一定的行针手法，使针刺部位获得经气感应。针刺应在得气的情况下，才能获得满意的治疗效果。

得气的表现：当针刺得气时，患者自觉针刺时有酸、麻、胀、重等反应，有时出现热、凉、痒、痛、抽搐、蚁行等反应，有时出现沿着一定的方向和部位传导、扩散等现象。医者会感到针下沉紧、涩滞或针体颤动等反应。未得气时，患者则也无任何特殊感觉或反应，医者亦感到针下空松、虚滑。

得气的意义：得气与否以及得气的迟速，是能否获得针刺疗效的关键。临床上一般是得气迅速时，起效较快；得气迟缓时，起效较慢；若无得气，则疗效较差。

影响得气的因素：主要有以下3个方面，一是选穴不准或针刺的角度、深度不当，未能达到适当的部位。二是行针手法不熟练，或选用的手法不当，或刺激量不足。三是患者体质虚弱，经气不足。针对其不同的成因，可作相应的处理方法，以候气至。

4. 针刺补泻　施行一定的针刺手法，可以达到补虚泻实的目的。针刺补泻就是通过对腧穴的针刺刺激，运用一定的手法激发经气以鼓舞正气、疏泄病邪而防治疾病的方法。

所谓针刺补泻，是针对患者不同的机能状态和疾病性质而言的：针刺补法鼓舞人体正气，使低下的机能恢复旺盛；针刺泻法可疏泄病邪，使亢进的机能恢复正常。

针刺补泻可分为单式补泻手法和复式补泻手法。单式补泻手法是指运用某种单一的补泻手法进行补泻的方法，包括捻转补泻、提插补泻、徐疾补泻、迎随补泻、呼吸补泻、开阖补泻和平补平泻等；复式补泻手法是单式补泻手法的综合应用，也可以说是由单式补泻手法进一步组合而成，常用的有烧山火、透天凉两种。

5. 电针疗法　电针疗法是在毫针针刺得气的基础上，应用电针仪输出接近人体生物电的微量电流，通过毫针作用于人体的一定部位，以防治疾病的一种方法。该疗法于20世纪50年代开始在我国推广和普及。

（1）操作方法

电针仪器：目前临床上普遍使用的是脉冲电类型的电针仪器，以G6805型电针仪和各种品牌的针灸治疗仪等为首选，它们具有体积小、重量轻、能精确选用输出脉冲波型与强度、输出稳定等优点。

选穴处方：电针的处方配穴与毫针刺法相同。按电流回路要求，选穴宜成对，一般选用同侧肢体的1～3对穴位为宜。

操作程序：①使用前必须检查调节旋钮是否正常，并调至零位。②将开关打开，选定适当的输出波型及频率。③将电针仪上的一对输出的电极导线，分别接在所选定的两个腧穴的毫针针柄上（可根据情况选择一对或数对腧穴）。④慢慢调节输出电流，逐渐加大，患者局部有酸、麻、胀感或肌肉跳动感，以舒适或能忍受为度。⑤通电5～20分钟，结束治疗时将旋钮调到零位，关闭机器，取下接在针柄上的导线，并起针。

（2）刺激参数　电针疗法的刺激参数包括波型（连续波、疏密波、断续波）、波幅、波宽、频率等，综合体现为刺激量。不同的刺激参数起到的作用各异。

（3）适应范围　电针具有止痛、镇惊、改善血液循环、调整肌张力等作用，适用范围基本和毫针刺法相同，它将电刺激与毫针有机结合，既减少了行针工作量，又提高了毫针治疗的效果，且准确控制刺激量。临床常用于各种痛证、痹证、痿证和心、胃、肠、胆、膀胱、子宫等器官的功能失调，以及癫狂，肌肉、韧带、关节的损伤性疾病等，并可用于针刺麻醉。

（4）注意事项

① 治疗前做好患者的解释工作，对治疗后的感觉要告知患者。

② 电针器在使用前需检查性能是否良好，检查各旋钮、导线是否正常。

③ 电流输出时必须由小逐渐加大，不要旋转过大，使刺激强度突然增强，引起肌肉强烈收缩导致弯针、断针。

④ 心脏病患者，应避免电流回路通过心脏。

⑤ 安装心脏起搏器患者，胸背部禁用电针疗法；孕妇腰骶、下腹部禁用电针。

⑥ 温针灸后的毫针，应注意针柄表面因氧化而不导电，可避免使用这种毫针，或将电极夹在针体上。

6. 针刺异常情况发生的处理

（1）晕针　晕针是指在针刺过程中患者发生的晕厥现象。

原因：①初次接受治疗的患者。②患者精神紧张、体质虚弱、过度劳累、饥饿等。③患者大汗、大泻、大出血之后。④体位不当。⑤医者针刺手法过重。

处理：①立即停止针刺，并将已刺之针全部拔出。②使患者平卧，头部稍低，松开衣带，注意保暖。③轻者静卧片刻，给饮温开水或糖水后，即可恢复；重者可在上述处理基础上指切或针刺人中、内关、足三里等穴即可恢复，或灸百会、关元、气海等穴；仍昏迷不醒，呼吸细微者，应配合采取急救措施。

预防：①初次接受针刺治疗或精神过度紧张、身体虚弱者，应先做好解释，消除对针刺的顾虑。②饥饿、疲劳、大渴时，应在进食、休息、饮水后再予针刺。③选择舒适持久的体位，最好采用卧位。④选穴宜少，手法宜轻，医者在针刺治疗过程中，要全神贯注。⑤随时观察患者的神色，询问患者的感觉，一旦出现头晕等晕针先兆，及早采取处理措施。

（2）滞针　滞针是指在行针时或留针过程中，医者感到针下涩滞，捻转、提插、出针均感困难，而患者感觉疼痛的现象。

原因：①患者精神紧张，当针刺入腧穴后，局部肌肉强烈收缩。②医者行针手法不当，如捻转角度过大、行针用力过猛、向单一方向捻针等，以致肌肉组织缠绕针身。③施针后患者改变体位。④留针时间过长。

处理：①消除患者紧张情绪，放松肌肉。②医者在滞针部位的附近进行轻轻按揉，或叩弹针柄。③在滞针部位附近再刺一针，缓解局部肌肉的紧张。④因手法不当，或单向捻针而致者，可向相反方向退转，将针捻回。⑤因体位移动而致者，恢复原先体位，将针取出。

预防：①针前做好解释工作，消除患者不必要的恐惧心理。②医者手法要熟练，减少针刺疼痛，行针时用力轻巧、均匀，避免单向连续捻针。③选择好体位。

（3）弯针　弯针是指将针刺入腧穴后，针身在体内弯曲的现象，轻者形成钝角弯曲，重者形成直角弯曲。

原因：①医者进针手法不熟练，用力过猛过速，以致针下碰到坚硬组织。②留针时患者改变了体位。③刺激过强，如手法过重、电针电流过大等，引起患者肌肉暂时痉挛。④针柄受到外力的压迫和碰撞。

处理：①发现弯针后，不可再行提插、捻转等手法，切忌强行拔针，以防折针。②轻微弯曲，应将针慢慢拔出。③弯曲角度较大时，应顺着弯曲的方向顺势将针拔出。④弯曲不止一处，视针柄扭转倾斜的方向，逐步分段慢慢退出。⑤由患者改变体位、肌肉痉挛所致者，应先恢复患者原来的体位，放松肌肉，再将针缓缓拔出。

预防：①医者施术手法要熟练，指力要均匀轻巧，进针不应过猛、过速。②选择患者舒适的体位，针刺过程中不得随意改变体位。③针刺部位和针柄避免受外物碰撞或压迫。

（4）断针　断针又称折针，是指针身折断在体内。

原因：①针具质量较差，针根或针身有剥蚀伤痕，针刺前失于检查。②行针时强力提插、捻转，使肌肉猛烈收缩。③留针时患者随意改变体位。④弯针、滞针时未能及时正确处理，强力抽拔。

处理：①沉着冷静，嘱患者不要移动体位。②折断部分尚在体外，可用手指或镊子将针起出。③折断与皮肤相平或稍凹陷于皮内者，可用左手拇、示二指垂直向下挤压针孔两旁，使断端暴露体外，用右手持钳子将断针取出。④若断针完全深入皮下或肌肉深层时，应采用外科手术方法取出。

预防：①认真检查针具，废弃不符合要求的针具。②针刺时应留部分针身在体外，不宜将针身全部刺入腧穴。③避免过猛、过强行针。④在行针或留针时，应嘱患者不得随意更换体位。⑤及时正确处理滞针、弯针现象，切忌强拉硬拔。⑥使用电针时注意电流输出大小，不可突然加大输出强度。

（5）出血与血肿　是指出针后针孔出血，或针刺部位皮下出血引起的肿痛等现象。

原因：①针尖弯曲带钩。②提插捻转幅度过大。③腧穴下毛细血管丰富，刺伤皮下血管。④针刺时未能有效避开大的血管。

处理：①出针后用消毒干棉球按压针孔片刻。②出血后局部稍有青紫时，一般不必处理，可自行消退。③若局部青紫肿胀疼痛较重或活动不便者，可先作冷敷止血，24 小时后再作热敷或在局部轻轻揉按，以促使局部瘀血吸收消散。

预防：①针前仔细检查针具，弃用弯曲带钩之针。②熟悉解剖部位，针刺时尽量避开血管。③在血管丰富部位不宜采用捻转、提插手法。④出针后即刻用消毒干棉球按压针孔。

（6）刺伤内脏　针刺某些部位时，医者因对进针、行针角度、方向和深度掌握不当，会误伤一些重要脏器而引起严重后果。如刺伤肺后引起的气胸，刺伤肝脾等引起的内脏出血等。

原因：医者对解剖部位不熟悉，角度和深度不当，造成相应内脏受伤，包括脑脊髓。

处理：①轻者卧床休息后，一般能自愈，如果有出血征象，则应加强观察，加用止血药或局部作冷敷止血，并密切注意病情及血压的变化。②如果损伤严重并休克时，必须迅速急救处理。如对气胸严重者进行胸腔抽气减压、输氧、抗休克等。

预防：熟悉解剖位置，掌握适当的针刺方向、角度与深度，不宜针刺过深和大幅度提插。

（二）艾灸疗法

1. 灸法的种类　灸法的种类很多，常用的灸法有艾炷灸、艾条灸、温针灸、温灸器灸等。

（1）艾炷灸　是将纯净的艾绒制作成上尖下阔呈圆锥形的艾炷，置于施灸部位点燃而治病的方法。灸时每燃完 1 个艾炷，叫做 1 壮。艾炷灸分为直接灸与间接灸两类。

直接灸：是将大小适宜的艾炷直接置于皮肤上施灸的方法，也称着肤灸、明灸和着肉灸。根据在施灸时对皮肤刺激的程度不同，又可分为无瘢痕灸和瘢痕灸两种。①如果施灸后皮肤无灼伤，灸后不起疱、不化脓，也不留瘢痕，称为无瘢痕灸，又名非化脓灸。此法易为患者所接受，适用于慢性虚寒性疾病，如哮喘、慢性腹泻、眩晕、风寒湿痹等。②如果施灸后皮肤灼伤明显，灸后起疱、化脓，留下瘢痕，称为瘢痕灸，又名化脓灸。临床常用于哮喘、慢性胃肠病、瘰疬、顽固性痹证等。

间接灸：是指用药物将艾炷与施灸部位的皮肤隔开进行施灸的方法，又称隔物灸、间隔灸。根据所用间隔药物的不同，分为隔姜灸、隔蒜灸、隔盐灸、隔附子饼灸等几种。隔姜灸常用于虚寒腹痛、泄泻、呕吐以及风寒痹痛等；隔蒜灸多用于瘰疬、肺痨、痈疽疮毒未溃时、腹中积块等；隔盐灸常用于治疗虚寒性腹痛、久泻、久痢、四肢厥冷、中风脱证、虚脱等；隔附子饼灸多用于治疗命门火衰而致的阳痿、早泄、宫寒不孕、疮疡久溃不敛等病证。

（2）艾条灸　是将艾绒制作成艾条进行施灸的方法，又称艾卷灸。根据艾条灸的操作方法不同，可分为悬起灸和实按灸 2 种。

悬起灸：也称之为悬灸，是将艾条悬放于距离腧穴或患处一定高度之上，不使艾条点燃端直接接触皮肤的一种方法。根据其操作方法不同，悬起灸又可分为温和灸、雀啄灸、回旋灸 3 种。

实按灸：施灸时，先在施灸的部位或患处垫上数层布或纸，然后将艾条点燃的一端，趁热按在施灸的部位上，使热力透达深部，若艾火熄灭，再点再按。实按灸因艾条掺入的药物不同，名为“雷火神针”和“太乙神针”。本法适用于风寒湿痹、虚寒证等。

（3）温针灸　是一种针刺与艾灸结合应用的方法，适应于既需要针刺留针，又需用艾灸治疗的疾病。操作方法是：毫针刺入腧穴得气后，将针留在适当位置，在针尾上搓捏少许艾绒，或用约 2cm 左右长的艾条插在针尾上，点燃施灸，直待燃尽，除去灰烬，每穴可施灸 3 ～ 5 壮，施灸完毕后将针取出。

（4）温灸器灸　温灸器是一种专门用于施灸的器具，也称灸疗器。用温灸器施灸的方法称为温灸器灸。临床常用的温灸器有温灸盒、灸架、温灸筒等，不论使用什么器具，都是将艾绒置于器具内，点燃后放在人体穴位或患病部位进行艾灸，以达到治疗疾病的效果。

2. 灸法的作用　灸法是将艾绒或其他药物点燃后，在体表腧穴部位上进行熏熨、烧灼，给人体以温热性的刺激，通过经络腧穴的作用，以达到治病和防病目的的一种方法。灸法的作用主要体现在以下几个方面。

（1）温经散寒　艾火的温和热力具有直接的温通经络、祛散寒邪功用，这正是“寒者温之”的具体运用。临床上可用于治疗风寒湿痹痛和寒邪为患之胃脘痛、腹痛、泄泻、痢疾等病证。

（2）扶阳固脱　艾火的热力具有扶助阳气，举陷固脱的功能，用以治疗阳气下陷之脏器下垂和阳气虚脱之寒证、厥证、脱证等。临床上常用于各种虚寒证、寒厥证、虚脱证和中气不足、阳气下陷而引起的遗尿、脱肛、子宫下垂、崩漏、带下等病证。

（3）消瘀散结　艾火的温和热力能使气机通调，营卫和畅，具有行气活血、消瘀散结的作用。临床常用于气血凝滞之疾，如乳痈初起、瘰疬、瘿瘤等病证。

（4）防病保健　灸法可以激发人体正气，增强机体抗病能力，起到防病保健的作用。目前有专门的保健灸，就是在无病的情况下施灸，强身健体。

（三）针法灸法的适应证与禁忌证

1. 适应证　针灸作为一门学科，突出的是临床治疗手段，而不是其治疗范围，因此，针灸的治疗范围涵盖多系统、多器官的疾病。临床的实践也证实了针灸对内、外、妇、儿、骨伤、五官、皮肤等多科疾病的治疗均有较好的疗效。20世纪70年代联合国世界卫生组织（WHO）向全世界推广应用于43种疾病，并疗效较好，这也是通常所说的针灸适应证比较广泛的原因。据20世纪80年代我国的统计，针灸至少已治疗过307种病证，且对其中100多种疾病来说有着较好的疗效。目前针灸常用于各种痛证，以及呼吸系统、消化系统、内分泌系统、神经系统、肌肉和骨骼系统、口腔科、眼科、妇产科、皮肤科等多种疾病中。

2. 禁忌证　客观地讲，任何一种治疗方法或手段多有其局限性，不可能包治百病。针灸疗法也不例外，它也受到针灸的部位、患者的生理与体质、机体临时状态、不同病情或病情的不同阶段等各种情况的限制，有些疾病不适合针灸治疗。具体体现在以下几方面。

（1）患者过饥、过饱、大汗出、大醉时不宜立即针灸，对情绪紧张或激动、大怒、大悲和过劳者，应先休息片刻，等患者安静下来后方可针灸。

（2）对于体质瘦弱、气血虚亏的患者，无论针刺或是艾灸，应掌握适当的刺激量，不宜过强。

（3）孕妇的腰骶部及腹部不宜针灸。对面部穴位、乳头、大血管等处均不宜使用直接灸，以免烫伤形成瘢痕。关节活动部位亦不宜化脓灸，以免影响功能活动。

（4）小儿囟门未闭合时，囟门及其周围的腧穴不宜针刺；患有出血性疾病，有自发性出血，或损伤后流血不止者，不宜针刺；皮肤有感染、溃疡、瘢痕或肿瘤的部位，不宜在局部直接针刺。

（5）对重要脏器或器官所在的部位，如眼区、项部、胸背部、腰胁部等进行针刺时，需注意针刺的方向、角度与深度，防止误伤。

（6）某些严重疾病，如严重的心、肝、脾、肾功能衰竭及败血症等，不宜针灸。

第二节　推拿概述

一、推拿手法

（一）手法的命名

1. 根据手法动作形态命名　如按法、拿法、捏法、揉法、摩法、擦法、背法、拔伸法等。

2. 根据收发动作形态用取类比象法来命名　如二龙戏珠、双龙摆尾、猿猴摘果、黄蜂入洞、凤凰展翅等。

3. 根据手法的功效主治来命名　如清天河水、推三关、退六腑、运土入水、运水入土、飞经走气等。

4. 将手法动作与操作部位结合起来命名　如拿肚角、捏脊法、分腹阴阳、扫散法等。

5. 根据手法的主要技术要领来命名　如一指禅推法，该手法在操作过程中始终将注意力集中于大拇指末端。

6. 根据两种或两种以上的单一手法的复合动作来命名　如按揉法、勾点法、捏揉法、弹拨法等。

（二）手法的分类

1. 根据手法的动作形态特点分类

（1）摆动类　是指主要以前臂的主动运动带动腕关节左右摆动来完成手法操作过程的一类手法。如大鱼际揉法、一指禅推法、㨰法等。

（2）摩擦类　是指手法操作过程中，着力部位与被治疗部位皮肤表面之间产生明显摩擦的一类手法。如摩法、擦法、搓法、推法、抹法等。

（3）振颤类　是指术者以特定的活动方式使治疗者皮下组织产生明显振动感的一类手法。如振法、抖法、颤法等。

（4）挤压类　是指单方向垂直向下用力和两个方向相对用力作用于某一部位的一类手法。如按法、压法、点法、拿法、捻法、捏法、拨法、踩跷法等。

（5）叩击类　是指有节律富有弹性地打击机体表面的一类手法。如叩法、拍法、击法、弹法等。

（6）运动关节类　是指运用一定的技巧在关节生理活动范围内活动被治疗者关节的一类手法。如扳法、摇法、背法、屈伸法、拔伸法等。

2. 根据手法的主要作用机理分类

（1）松解类　是指以一定的压力作用于软组织的一类手法。除运动关节类手法以外的绝大多数手法，皆属于松解类手法。

（2）整复类　是指以一定的技巧性力量作用于骨关节，并起到矫正关节错缝作用的一类手法。如运动关节类手法和部分按法皆属于整复类手法。

3. 根据手法作用力的方向分类

（1）垂直用力类　是指手法作用力方向与治疗部位皮肤表面互为垂直的一类手法。如按法、压法、拍法、点法、掐法、一指禅推法、㨰法、踩跷法等。

（2）平面用力类　是指在一定按压力的基础上手法移动方向与治疗部位皮肤表面互为平行的一类手法。如摩法、擦法、推法等。

（3）对抗合力类　是指在某一部位两侧呈对称性用力的一类手法。如拿法、捏法、拧法、挤法、搓法、捻法等。

（4）对抗分离类　是指两个相反方向的作用力同时作用于某一部位的一类手法。如拔伸法、扳法等。

（5）复合用力类　是指两个以上方向的力同时作用于某一部位的一类手法。如摇法、脊柱旋转扳法、背法等。

4. 根据推拿手法的应用对象分类

（1）成人推拿手法　是指主要应用于成人的一类手法。如摇法、一指禅推法、踩跷法、压法、扳法等。

（2）小儿推拿手法　是指主要应用于小儿的一类手法。如打马过天河、黄蜂入洞、掐揉二扇门、分推法、旋推法等。

（三）松解类手法的基本技术要求

1. 持久　是指手法能够严格按照规定的技术要求和操作规范，持久操作足够时间而不变形，保持动作的连贯性。

2. 有力　是指手法必须具备一定力量、功力和技巧力。

3. 均匀　一方面指手法的操作必须具有一定的节律性，不可时快时慢；另一方面指手法的作用力在一般情况下保持相对稳定，不可忽轻忽重。

4. 柔和　是指手法操作应做到轻而不浮，重而不滞，刚中有柔，刚柔相济。动作稳柔灵活，用力和缓，讲究技巧性，变换动作自然流畅，毫无涩滞。

5. 深透　是指手法作用的最终效果不能局限于体表，而要达到组织深处的筋脉、骨肉，功力达到脏腑。首先，手法操作应具有一定的力量、功力和技巧力，不能失于柔和，一般都是采用逐渐加力的施力方式，同时富于节律性的变化，即要符合举运的要求，然后通过一定时间的积累，最终达到“深透”的作用效果。

（四）整复类手法的基本技术要求

1. 稳　是对整复类手法安全性方面的要求，强调在施行手法整复时，应做到平稳自然、因势利导、避免生硬粗暴。首先要考虑到安全问题，它包括排除整复手法的禁忌证和具体手法的选择应用两个方面。

2. 准　强调进行关节整复时，一定要有针对性。首先必须具有明确的手法应用指标，即明确诊断，做到手法与病症相合；其次，在手法操作过程中，定位要准确，如施行拔伸类手法时，通过变换拔伸力的方向和作用点，可以使应力更好地集中于要整复的关节部位，而在施行脊柱旋转扳法时，则可以通过改变脊柱屈伸和旋转的角度以及手指的支点位置，使应力集中于需要整复的关节部位。

3. 巧　是对整复类手法施力方面的要求，强调运用巧力，以柔克刚，不可使用蛮力、暴力。从力学角度分析，大多数整复类手法是运用了杠杆原理，因此，在施行关节整复类手法时，力的支点选择和力的组合运用十分重要，同时还要考虑到不同体位下的灵活变化，要尽可能地借患者自身之力以完成手法的操作，只有这样，才能符合“巧”的技术要求。

4. 快　是对整复类手法发力方面的要求，强调发力时要疾发疾收。首先，需要对发力时机做出判断，它主要依靠手下的感觉，一般在关节活动到极限位置而又没有明显阻力的时候发力；其次，术者无论采用哪一个部位发力，一般都是运用自身机理的等长收缩方式进行，即所谓的“寸劲”，极少有形体和关节大幅度的运动；

另外，需要对发力的时间和用力的大小进行控制，不能过大过小。

以上4个方面的技术要求应贯穿于每一种整复手法操作的全过程，只有这样，才能确保手法的安全性和有效性。

（五）注意事项

1. 体位的选择 手法操作前要选择好适当的体位。对术者而言，宜选择一个方便操作，并有利于手法运用、力量发挥的操作体位；同时要做到意到、身到、手到、步法随手法相应变化。在整个操作过程中，术者身体各部分动作要协调一致。

2. 手法刺激强度的把握 手法刺激强度主要与手法的压力、作用部位、着力面积、受力方式及操作时间有关。一般而言，刺激强度与手法压强成正比关系，即压强越大刺激越强。手法刺激量与作用部位的敏感性和治疗部位的肌层厚度有关。如有同样压强的手法，在经络、穴位较敏感的部位操作，就显得刺激较强，而在非经络、穴位处应用，则刺激相对较弱。所以，对青壮年肌肉发达者，手法的力量应相对适当地加重，以增强刺激；对老年人或儿童肌肉松软者，手法力量应减轻，以免造成不必要的损伤。软组织损伤的初期，局部肿胀，疼痛较剧烈，手法的压力宜轻；对于陈伤久痛，积年劳损，或感觉迟钝、麻木者，手法刺激宜强。对久病体弱者，用力以轻为宜；而对初病体实者，用力应适当加重。反之，着力面积小，则刺激强度大。如双掌按法，压力较大，但刺激并不强，而掐法和点法的压力并不太大，但刺激非常强。一般冲击力量的施力形式要比缓慢形式的施力刺激强烈得多。如叩击类手法的拳背击法、点穴法以冲击方式作用于人体，此类手法刚劲有力，操作时应特别注意动作的技巧性和选择适当的力度。一般而言，操作时间短，手法刺激强度小，操作时间长，手法刺激量大。故操作时间太短则达不到治疗效果，但操作时间太长也可对局部组织产生医源性损伤。所以操作时间要根据手法和疾病的性质以及操作范围大小而定。

3. 手法操作过程中的施力原则 就一个完整的手法操作过程而言，一般应遵循“轻－重－轻”的原则，即初始和结束的阶段手法刺激量要轻一些，中间一段时间的手法刺激量要重一些，体现出一定的轻重节奏变化，大约呈现正弦曲线样变化。而具体到某一部位、每一种手法上的操作时，又要注意到手法操作的轻重交替，以及点线面的结合运用。不可在某一点上持续性运用重手法刺激。

4. 手法的变化和衔接 一个完整的手法操作过程往往由数种手法组合而成，操作时需要经常变换手法的种类，它要求术者的姿势根据手法的需要而变化，使手法变换自然流畅、连续而不间断，如同行云流水，一气呵成。要做到这一点，一方面要求术者对手法的掌握和运用十分熟练；另一方面，要充分集中注意力，做到意随心到，手随意发。

二、推拿治疗

（一）基本作用

1. 调整脏腑功能 推拿具有调整脏腑功能的作用。推拿是通过手法刺激相应的体表穴位、痛点，并通过经络的连属与传导作用，对内脏功能进行调节，达到治疗疾病的目的。如按揉脾俞、胃俞穴可调理脾胃，缓解胃肠痉挛，止腹痛；一指禅推法在肺俞、肩中俞穴上操作能调理肺气，止哮喘。临床实践表明，不论是阴虚、阳虚，还是阴盛、阳亢，也不论是虚证或实证、寒证或热证，只要在相宜的穴位、部位上选用相宜的推拿手法进行治疗，均可得到不同程度的调整，如肾阳不足可用擦命门穴达到温补肾阳的作用；肝阳上亢者可用强刺激点按太冲穴，达到平肝潜阳的作用。这些说明了推拿不仅可以调整阴阳，补虚泻实，而且对脏腑功能具有良好的双向调节作用，这种作用一是直接作用，即通过手法刺激体表直接影响脏腑功能；二是间接作用，即通过经络与脏腑间的联系来实现。

2. 疏通经络 经络是人体内经脉和络脉的总称，是人体气血运行的通路，它内属脏腑，外连肢体，通达表里，贯穿上下，像网络一样分布全身，将人体的脏腑组织器官各部分联系成一个统一协调而稳定的有机整体。具有“行血气而营阴阳，濡筋骨，利关节”之功能。人体就是依赖它来运行气血，发挥营内卫外的作用，使脏腑之间及其与四肢百骸保持动态平衡，使机体与外界环境协调一致。当经络的正常生理功能发生障碍时，外则皮、肉、筋、脉、骨失养不用，内则五脏不荣，六腑不运，气血失调，不能正常地发挥营内卫外的生理作用，则百病由此而生。经气是脏腑生理功能的动力，经气的盛衰，直接反映了脏腑功能的强弱，推拿手法作用于体表的经络穴位上，可引起局部经络反应，起到激发和调整经气的作用，并通过经络影响到所连属的脏腑、组织、肢体的功能活动，以调节机体的生理、病理状况，达到百脉疏通，五脏安和，使人体恢复正常生理功能的目的。经络包含经脉、络脉、经筋和皮部，因此，推拿具有疏通经络的作用意义非常广泛，在临床各科疾病的治疗作用中均有体现。所谓“经脉所至，主治所及”就是这个道理。如搓摩胁肋可疏肝理气而使胁肋胀痛缓解；掐按合谷穴可止牙痛；按揉角孙穴可治疗头痛。其调整、疏通作用的大小，与推拿时手法操作的经络和穴位（或部位）的准确与否、手法作用时间的长短、刺激量大小等有明显的关系。又如风、寒、湿邪侵入人体，客阻经络，则产生肌肉酸痛，此属经络“不通则痛”，通过推拿手法治疗使风寒湿邪外达，经络疏通而痛消，此属“通则不痛”。

3. 行气活血　气血是构成人体和维持人体生命活动的基本物质，是脏腑、经络、组织器官进行生理活动的基础。气具有温煦和推动作用，血具有营养和滋润作用。气血周流全身运行不息，促进人体的生长发育和新陈代谢。人体一切疾病的发生、发展，无不与气血相关。气血调和能使阳气温煦，阴精滋养；气血失和则皮肉筋骨、五脏六腑均失去濡养，以致脏腑组织等人体正常的功能活动发生异常，而产生一系列的病理变化。推拿具有调和气血，促进气血运行的作用。

（1）推拿对气血的生成有促进作用　推拿通过手法的刺激可调节与加强脾胃的功能，即健运脾胃。脾胃有主管饮食消化和运输水谷精微的功能，而饮食水谷是生成气血的重要物质基础，故有脾胃是“后天之本”和“气血生化之源”之说，推拿可引起胃运动的增强，促进脾的运化功能，进而增强脾胃的升降，有利于气血的化生。

（2）通过疏通经络和加强肝的疏泄功能，促进气机的调畅　气血的运行有赖于经络的传注，经络畅通则气血得以通达全身，发挥其营养组织器官，抵御外邪，保卫机体的作用；肝的疏泄功能，关系着人体气机的调畅，气机条达舒畅，则气血调和而不致发生瘀滞。

（3）通过手法的直接作用，推动气血循行，活血化瘀　推拿对气血运行的促进作用，是通过手法在体表经穴、部位的直接刺激，而使局部的毛细血管扩张，肌肉血管的痉挛缓解或消除，经脉通畅，血液循环加快，瘀血消除等来实现的。

4. 理筋整复　中医学中所说的筋，又称经筋，是指与骨相连的肌筋组织，类似于现代解剖学的四肢和躯干部位的软组织，如肌肉、肌腱、筋膜、韧带、关节囊、腱鞘、滑液囊、椎间盘、关节软骨盘等软组织。因各种原因造成的有关软组织损伤，统称为筋伤或伤筋。筋伤后由筋而连属的骨所构成的关节，亦必然受到不同程度的影响，产生“筋出槽、骨错缝”等有关组织解剖位置异常的一系列病理变化，出现诸如小关节紊乱、脱臼滑脱、不全脱位、关节错缝、椎间盘突出、肌肉或韧带、筋膜等部分纤维撕裂等病症。筋伤后，通过医生认真检查，从压痛点、形态、位置变化等，可以了解损伤的部位、性质。肌肉、肌腱、韧带完全断裂者，须用手术缝合才能重建，但部分断裂者则可使用适当的按、揉、推、擦等手法理筋，将断裂的组织抚顺理直，然后适当加以固定，这样可使疼痛减轻并有利于断端的生长吻合。肌腱滑脱者，在疼痛部位能触摸到条索样隆起，关节活动严重障碍，若治疗不当，可转化为肌腱炎，产生粘连，须及时使用弹拨或推扳手法使其恢复正常。关节内软骨板损伤者，往往表现为软骨板的破裂或移位，以致出现关节交锁不能活动或肢体活动困难。通过适当的推拿手法可使移位嵌顿的软骨板回纳，解除关节的交锁，疼痛明显减轻。腰椎间盘突出症患者，由于突出物对神经根的压迫，继发无菌性炎症，每见下腰痛与下肢坐骨神经放射痛，致腰部活动受阻，行走不便，运用适当的推拿手法，例如牵引拔伸、一指禅推法、㨰法、按法、扳法、摇法等，改变突出物与神经根的位置关系，从而解除或减轻突出物对神经根的压迫或刺激，消除无菌性炎症，使疼痛减轻或消除。脊柱后关节紊乱患者，棘突常偏向一侧，关节突、关节间隙常有宽窄改变，致关节囊及邻近的韧带因受牵拉而损伤，运用推扳、斜扳、脊柱旋转复位及旋转拔伸复位法等，可整复其紊乱。骶髂关节紊乱患者，因关节排列紊乱，关节滑膜受到嵌顿挤压及局部软组织受到牵拉，继发无菌性炎症而出现骶髂部剧烈疼痛或伴有坐骨神经痛，通过各种扳法及髋膝关节的屈伸等被动活动手法，将错位整复，疼痛便随之减轻或消失。

总之，对筋伤和骨缝错位、紊乱等，可通过手法的作用进行理筋整复，纠正解剖位置的异常；使各种组织各守其位，才能有利于软组织痉挛的缓解和关节功能的恢复。

（二）原则及治法

1. 原则

（1）正治与反治　所谓“正治”，就是通过对证候的分析，辨明寒热虚实后，采用“寒者热之”“热者寒之”“虚则补之”“实则泻之”等不同的治疗方法。所谓“反治”，是顺从证候而治的方法，也称“从治法”。这一治法常应用于复杂的、严重的疾病。临床中有些疾病往往表现出来的证候与病变的性质不相符合，出现假象，如伤食所致的腹泻，治疗时不能用止泻的方法，而必须用消导通下的方法去除积滞才能止泻，此便是“通因通用”的反治法。

（2）治标与治本　在复杂多变的病证中，常有标本主次的不同，因而在治疗上就应有先后缓急之分。一般情况下，治本是根本原则。治标只是在应急情况下，或是为治本创造必要条件的权宜之计，而治本才是治病的根本之图。所以说标本缓急，从属于治病求本这一根本原则，并与之相辅相成。病有标本缓急，治有先后顺序。若标本并重，则应标本兼顾，标本同治。临床上疾病的症状是复杂多变的，标本的关系也不是绝对的，而是在一定条件下相互转化的，因此临证时还要注意掌握标本转化的规律，不为假象所迷惑，始终抓住疾病的主要矛盾，做到治病求本。

（3）扶正祛邪　疾病的过程，在一定意义上可以说是正气与邪气矛盾双方相互斗争的过程。邪胜于正则病进，正胜于邪则病退。因此治疗疾病就是要扶助正气，祛除邪气，改变邪正双方的力量对比，使之向有利于健康的方向转化，所以扶正祛邪也是推拿治疗的基本原则。扶正即用补法，具有温热等性质的手法为补，如摩丹田、擦命门、推三关、揉外劳宫等，用于虚证；祛邪即用泻法，具有寒凉等性质的手法为泻，如退六腑、清天河水、水底捞月等，用于实证。扶正与祛邪，虽然是相反的两种治疗方法，但也是相互为用，相辅相成的。扶正，使正气加强，有助于抗御和祛除病邪；祛邪则祛除了病邪的侵犯、干扰和对正气的损伤，而有利于保存正气和正气的恢复。临床当中，要认真细致地观察、分析正邪双方相互消长盛衰的情况，根据正邪在矛盾斗争中所占的地位，决定扶正与祛邪的主次先后，或以扶正为主，或以祛邪为主，或是扶正与祛邪并重，或是先扶正后祛邪，或是先祛邪后扶正。并要注意扶正祛邪同时并用时，应采取扶正而不留邪，祛邪而不伤正的原则。

（4）调整阴阳　疾病的发生发展，从根本上说是阴阳的相对平衡遭到破坏，即阴阳的偏盛偏衰代替了正常的阴阳消长，所以调整阴阳，是推拿治疗的基本原则之一。阴阳偏盛，即阴或阳邪的过盛有余。阳盛则阴病，阴盛则阳病。治疗时应采用“损其有余”的方法。阴阳偏衰，即正气中阴或阳的虚损不足，或为阴虚，或为阳虚。阴虚不能制阳，常表现为阴虚阳亢的虚热证；阳虚则不能制阴，多表现为阳虚阴盛的虚寒证。由于阴阳是相互依存的，故在治疗阴阳偏衰的病证时，还应注意“阴中求阳，阳中求阴”，也就是在补阴时应佐以温阳，温阳时配以滋阴，从而使“阳得阴助而生化无穷，阴得阳升而泉源不竭”。阴阳是辨证的总纲，疾病的各种病机变化也均可用阴阳失调加以概括。表里出入、上下升降、寒热进退、邪正虚实，以及有营卫不调、气血不和等，无不属于阴阳失调的具体表现。因此，从广义上讲，解表攻里、越上引下、升清降浊、寒热温清、虚实补泻，以及调和营卫、调理气血等治疗方法，也皆属于调整阴阳的范畴。

（5）因时、因地、因人制宜　因时、因地、因人制宜是指治疗疾病要根据季节、地区及人的体质、年龄等不同而制定相应的治疗方法。全面考虑，综合分析，区别对待，酌情施术。

2. 基本治法

（1）温法　温法是用于虚寒证的一种方法。多使用摩擦、摆动、挤压类手法。治疗时手法多缓慢、柔和，作用时间较长，患者有较深沉的温热等刺激感。有温经散寒、补益阳气的作用，适用于阴寒虚冷的病证。推拿手法中，产热最强的应属擦法，尤以小鱼际擦法最甚。临床可用摩揉丹田，擦肾俞、命门等温补肾阳；可按摩中脘、关元，拿肚角等温中散寒止痛。分推肩胛骨，揉肺俞，摩中脘，揉足三里等温肺化饮；摩关元，擦八髎，揉龟尾等温阳止泻。揉外劳宫，温经散寒、升阳举陷效果最佳，用以治疗泻痢、脱肛、遗尿；推三关，性温热，治一切虚寒证等。

（2）通法　通法有祛除病邪壅滞的作用。经络不通，按之可解，即通经络、行气血。临床中，在四肢上多用推、拿、搓、揉等手法，以通其穴道；点按背俞穴可调畅脏腑之气血；擦摩胁肋以疏肝气；掐拿肩井，以通气行血；手法中以击法最有疏通的效果，可以通调一身阳气，多施用于大椎、命门、腰阳关等处，故经络不通，气血不畅皆可用击法。

（3）补法　补，即滋补，补气血津液之不足、脏腑功能之衰弱。“虚则补之”或“扶正祛邪”，是推拿临床的指导思想。按经络循行，有“顺经为补、逆经为泻”，“推而纳之、动而伸之、随而济之、迎而夺之”；按手法刺激强度，有“轻揉为补、重揉为泻”；按手法频率，有“急摩为泻、缓摩为补”；按手法旋转方向有“顺转为补、逆转为泻”；按手法操作时间，有“长时为补、短时为泻”；按手法运动方向，有“推上为补、推下为泻”；按手法性质，有“旋推为补、直推为泻”；按血液循环方向，有“向心为补、离心为泻”之说。虚证皆可用补法。临床中补五脏，以督脉、膀胱经背俞穴、腹部特定穴为主；手法以摆动、摩擦类手法为主；多轻柔、长时、弱刺激。气血双补，以健脾益气生血为主，增强脾胃功能，疏理肝气，促进气血生化之源，多采用摩揉中脘、关元、脾俞、胃俞、肾俞，按揉膻中、膈俞等；补脾胃以健脾和胃，加强胃腑功能为主，多采用摩腹，揉脐，按揉足三里等；补肝肾以滋阴壮阳为主，多采用擦命门、腰阳关，揉关元、气海等穴，补肾经，摩揉涌泉穴等。

（4）泻法　可用于下焦实证。结滞实热，引起下腹胀满或胀痛、食积火盛、二便不通等皆可用本法治疗。推拿之泻，不同于药物峻猛，故体质虚弱，津液不足，气虚无力致大便秘结者，均有较好效果。临床上一般用摆动、摩擦、挤压类手法，力量稍重，治疗方法与补法相反。对胃肠燥热者，多采用推揉中脘、天枢、大横，重揉、时短、逆时针摩腹，推下七节骨，力点向下揉按长强等；对食积便秘者，多采用揉板门，清大肠，揉天枢，运外八卦，摩腹，揉脐等法。如心胃火盛见烦渴、口舌生疮、小便黄、大便干结等，可施揉内劳宫，退六腑，揉总筋，打马过天河，清小肠等法；如肺火盛，见鼻衄、喘咳等，可清肺经，旋揉列缺、大椎，刮推肺俞等穴。

（5）汗法　即发汗、发散的方法，可使病邪从汗而解，有祛风散寒解表的作用。汗法多用于风寒外感和风热外感两类病证。临床以肩井、风池为主穴。外感风寒可用拿法，先轻后重，使汗逐渐透出，达到祛风散寒解表的目的。外感风热用轻拿法，使腠理疏松，微汗解表，施术时，患者感觉汗毛竖起，周身舒适，肌表微汗潮润，贼邪自散，病体则霍然而愈。汗法以挤压类和摆动类手法为主，多配合一指禅推风池、风府以疏风；按拿合谷、外关以祛风解表；推按揉大椎、风门、肺俞以散热通经、祛风宣肺。小儿外感则要配合开天门、推坎宫、掐二扇门及黄蜂入洞法。

（6）和法　即和解、调和之法。凡病在半表半里，且不宜汗、不宜吐、不宜下者，均要运用和解之法。调和之法，以和阴阳为重。同时，和脏腑、和经络、和气血、和营卫、和脾胃、和肝胃、和脉气、和经血、和筋脉均为常用之法。和法多用摆动、振动、摩擦类手法，操作时平稳柔和、频率较缓，并注意经络的特性，以达到阴阳平衡的目的。推揉膀胱经背俞穴，可和脏腑阴阳；揉板门，可和脾胃，消食化滞，运达上下之气；揉中脘、章门、期门，搓胁肋可和肝胃；揉按关元、中极，搓擦八髎等可和经血；拿揉肩井，运外八卦，可和一身气血。分腕阴阳，可和阴阳、气血，行滞消食，治寒热往来，烦躁不安；分腹阴阳，可健脾和胃，理气消食，治呕吐，腹胀，厌食；推四横纹，和上下之气血，治身体瘦弱不欲饮食；小儿捏脊，有调阴阳、理气血、和脏腑、通经络、培元气的功效。

（7）散法　即消散、疏散的方法。推拿的散法很有独到之处，其主要作用是“摩而散之，消而化之”，使结聚疏通，临床中对于气滞、血瘀、积聚均可运用散法。推拿所用的散法，一般以摆动类及摩擦类手法为主，手法要求轻快柔和。如饮食过度，脾失健运所致的胸腹胀满、痞闷，可用摩擦类手法散之。气郁胀满则施以轻柔的一指禅推、摩法散之；肝气郁滞所致的胁肋疼痛，常以搓摩双胁的方法散之；有形的凝滞积聚，可用一指禅推、摩、揉、搓等手法散之，频率由缓慢而转快，可达消结散瘀的作用。诸如脏腑之结聚、气血之瘀滞、痰食之积滞，运用散法可达气血之疏通、结聚之消散的目的。

（8）清法　即清除热邪的方法，具有清热凉血、清热祛暑、生津除烦等作用。推拿用清法，无苦寒伤脾胃之虞。推拿介质多用寒凉之水、滑石粉等。清法以摩擦类、挤压类手法为主，操作时多快速、重施、具有爆发力，但要刚中有柔。施术部位多见皮肤红、紫等郁热外散之象。临床中热性病的症状极其复杂，必须辨其卫气营血、表里虚实，是表热还是里热，是实热还是虚热，是气分热还是血分热，要根据不同情况采取相应的治疗方法。如病在表者，当治以清热解表，多用开天门、推坎宫手法；表实热者，逆经轻推背部膀胱经，揉大椎等；表虚热者，顺经轻推背部膀胱经，顺揉太阳穴等；病在里且属气分大热者，当清其气分之邪热，逆经轻推脊柱，掐揉合谷、外关等；阴亏虚热者，轻擦腰部，推涌泉，摩下丹田，清天河水等；血分实热者，逆经重推脊柱，退六腑等。

（三）适应证和禁忌证

1. 推拿适应证　推拿适应证涉及骨伤、内、妇、儿、五官、神经科疾病，同时亦用于减肥、美容及保健医疗等。

（1）骨伤科疾病　颈椎病、落枕、颈肩综合征、前斜角肌综合征、肩关节周围炎、胸胁迸伤、肋软骨炎、腰椎后关节紊乱、急性腰扭伤、慢性腰肌劳损、腰椎滑脱症（轻度）、第三腰椎横突综合征、骶髂关节半脱位、臀中肌损伤、梨状肌综合征、尾骨挫伤。各种常见关节脱位，如下颌关节脱位、肩关节脱位、肘关节脱位、桡尺远端关节分离症、髋关节脱位等。四肢关节扭伤，如肩关节扭挫伤、肘关节扭挫伤、腕关节扭挫伤、半月板损伤、关节脂肪垫劳损、关节内外侧副韧带损伤、踝关节扭伤、跟腱损伤。以及退行性脊柱炎、类风湿关节炎、肱二头肌长头腱鞘炎、肩峰下滑囊炎、肱骨外上髁炎、肱骨内上髁炎，桡骨茎突部狭窄性腱鞘炎、指部腱鞘炎（掌指关节腱鞘炎）等。

（2）内科疾病　感冒、胃脘痛、胃下垂、胆绞痛、呃逆、便秘、腹泻、肺气肿、哮喘、高血压病、冠心病、糖尿病、尿潴留、眩晕、昏厥以及阳痿等。

（3）妇科疾病　急性乳腺炎、月经不调、痛经、闭经、带下病、产后缺乳、产后耻骨联合分离症、妇女绝经期综合征、慢性盆腔炎、子宫脱垂等。

（4）儿科疾病　脑性瘫痪、咳嗽、发热、顿咳、泄泻、呕吐、疳积、佝偻病、夜啼、遗尿、脱肛、肌性斜颈、小儿麻痹后遗症、臂丛神经损伤、斜视、桡骨小头半脱位等。

（5）五官科疾病　近视、视神经萎缩、慢性鼻炎、慢性咽炎、急性扁桃体炎、耳鸣、耳聋等。

（6）神经科疾病　面瘫、失眠、神经性偏头痛、自主神经功能紊乱、臂丛神经损伤、坐骨神经痛、中风后遗症等。

2. 推拿禁忌证　以下情况一般不适合选用推拿治疗。

（1）各种急性传染病。

（2）各种恶性肿瘤的局部。

（3）各种溃疡性皮肤病。

（4）烧伤、烫伤。

（5）各种感染性、化脓性疾病和结核性关节炎。

（6）严重心脏病、肝病。

（7）严重的（不能合作、不能安静）精神病。

（8）经期、妊娠期妇女疾病，尤其是腹部严禁推拿。

（9）胃、十二指肠等急性穿孔。

（10）年老体弱的危重病患者。

（11）诊断不明，不知其治疗要领的疾病，如骨折、骨裂和颈椎脱位等。

（12）诊断不明确的急性脊柱损伤或伴有脊髓症状患者，手法可能加剧脊髓损伤。

（四）注意事项

1. 推拿医师应经过正规的培训，不仅要有熟练的推拿手法技能，还要掌握中医基础理论、经络腧穴，西医的解剖、生理、病理学等。治疗前应审证求因、辨证辨病，全面了解患者的病情，排除推拿禁忌证。推拿过程中，要随时观察和询问患者的反应，适时地调整手法与用力的关系，做到均匀柔和、持久有力。对老人、儿童应掌握适宜的刺激量，真正做到使患者不知其苦。急性软组织损伤，局部疼痛肿胀较甚，瘀血甚者，应选择远端穴位进行推拿操作，待病情缓解后，再行局部操作。推拿者手要保持清洁，指甲要每天修剪。冬季要保持温暖，要坚持使用介质（加滑石粉等），防止损伤患者的皮肤。推拿中应全神贯注。对于饱餐后、大量饮酒后、暴怒后、大运动量后的患者，一般不予立即治疗。推拿的一个疗程以 10 ～ 15 次为宜，疗程间需休息 2 ～ 3 日。

2. 推拿医师在操作时必须选择适当的体位。在进行胸部、腹部、腰背部、四肢操作时均可取自然站立位，两腿呈丁字步或呈弓步；在推拿治疗头面部、颈部、肩及上肢部、胸腹部、下肢部及小儿疾病时，可采取坐姿。

3. 患者须采取适当的体位以配合治疗。治疗头面部、胸腹部、下肢前侧部疾病时，患者取仰卧位，即面部向上，双上肢置于身体两侧，双下肢自然伸直；治疗胁部、髋部疾病时，患者取侧卧位，双下肢自然屈曲，或下面腿伸直，上面腿屈曲，下面上肢屈肘约 90°，上面上肢自然伸直置于体侧或撑于体前床面；治疗头面部、颈部、肩及上背部、腰部疾病时，也可以指导患者取端坐位。

（五）成人常用操作手法

1. 一指禅推法　以拇指着力，通过前臂的主动摆动，带动腕部的往返摆动，使所产生的力通过拇指持续地作用于治疗部位，称为一指禅推法。

【操作】

拇指自然伸直，余指的掌指关节和指间关节自然屈曲，以拇指端或罗纹面或偏锋部着力于治疗部位，沉肩、垂肘、悬腕、掌虚、指实，前臂摆动，带动腕关节有节律地内、外摆动，使所产生的功力通过拇指，持续地作用于治疗部位。手法频率为 120 ～ 160 次 / 分。

（1）一指禅指端推法　以拇指指端着力，前臂摆动，带动腕关节及拇指掌指、指间关节做如上所述的联合动作。

（2）一指禅罗纹面推法　以拇指罗纹面着力于治疗部位，做如上所述的联合动作。本法以拇指罗纹面着力于治疗部位，其余四指附着着于肢体的另一侧，通过腕关节的摆动和拇指罗纹面的左右推揉，使产生的力持续作用于治疗部位。

（3）一指禅偏锋推法　以拇指偏锋部着力于治疗部位，做如上所述的联合动作。操作时拇指伸直并内收，腕关节微屈或自然伸直，腕部摆动幅度较小，紧推慢移。

（4）跪推法　以拇指指间关节的背侧着力于治疗部位，通过腕关节的摆动，使产生的力持续作用于治疗部位。

【动作要领】

（1）沉肩　肩关节放松，肩部自然下沉，不要耸肩用力，不要外展。

（2）垂肘　肘部自然下垂。肘关节不要向外支起，低于腕关节，亦不宜过度夹紧内收。

（3）悬腕　腕关节自然屈曲，使拇指垂直于治疗部位。

（4）掌虚　手握成空拳，四指及掌部均应放松（如握鸡蛋）。

（5）指实　着力部位要吸定在治疗部位上。

（6）紧推慢移　紧推是指腕部的摆动频率较快，可达 120 ～ 160 次 / 分；慢移是指拇指在治疗部位上移动的速度要慢，指下不可出现滑动或摩擦。

（7）蓄力于掌，发力于指　本法产生的力应从掌而发，通过手指作用于患者的体表。

【作用及应用】

一指禅推法具有健脾和胃、宽胸理气、镇静安神、舒筋通络等作用。可治疗胃脘痛、冠心病、头痛、面瘫、颈椎病、关节炎等病症。

本法适用于全身各部穴位。一指禅指端推法接触面最小，易于施力，刺激相对较强。一指禅罗纹面推法接触面相对较大，刺激亦相对较平和，以上两者多用于躯干部、四肢部的经络腧穴。一指禅偏锋推法接触面小而窄，轻快柔和，多用于颜面部。跪推法接触面亦小，刺激却刚劲有力，多用于腹部。

【注意事项】

（1）指间关节的屈伸和腕关节的摆动要协调一致。

（2）拇指在治疗部位上要相对固定。

2. 㨰法　以手背部小指侧着力，通过前臂的旋转和腕关节的屈伸运动，使着力部在治疗部位持续不断地来回滚动，称为㨰法。

【操作】

沉肩、垂肘，以小指掌指关节背侧为吸定点，手背部第 4 ～ 5 掌骨基底部背侧着力于治疗部位，肘关节微屈并放松，腕关节放松，通过前臂主动推旋，带动腕关节屈伸的复合运动，使产生的力持续作用于治疗部位。手法频率为 120 ～ 160 次 / 分。

【动作要领】

（1）肩关节宜放松下垂，屈肘成 140°，上臂中段距胸壁约一拳远，松腕，示、中、无名指和小指的掌指关节屈曲幅度逐渐增加。

（2）操作过程中，腕关节屈伸幅度应达到 120°，即前滚至极限时屈腕约 80°，回滚至极限时伸腕约 40°，使手背部 1/2 的面积（尺侧）依次接触治疗部位。

（3）㨰法对体表应产生轻重交替的滚动刺激，前滚和回滚时着力轻重之比为 3∶1，即“滚三回一”。

（4）操作时不宜拖动、碾动、跳动和摆动。拖动是由于吸点不牢而形成拖擦；碾动是由于吸点位置错误后，将滚动的中心点移到了小鱼际处，且手法操作频率过慢而形成碾压；跳动是由于前滚时推旋力过大，回滚时回旋力过小而形成跳弹；摆动则是腕关节屈伸幅度过小所致。

（5）㨰法在移动操作时，移动的速度不宜过快。即在滚动的频率不变的情况下，于所施部位上缓慢移动。

【作用及应用】

㨰法具有缓解肌肉痉挛、消除疲劳等作用。多用于治疗腰肌劳损、腰椎间盘突出症、颈椎病、肩周炎、半身不遂等病症。主要适用于颈、肩、腰、背及四肢肌肉丰厚处。

【注意事项】

使用本法时应注意腕关节的屈伸和前臂的旋转要协调一致。同时，也应注意在施用本法时，着力部位要吸定于治疗部位上。

3. 擦法　用指、掌贴附于体表施术部位，做较快速的往返直线运动，使之摩擦生热，称为擦法。擦法包括掌擦法、大鱼际擦法和小鱼际擦法。

【操作】

以手掌的全掌、大鱼际、尺侧小鱼际着力于治疗部位，腕关节伸直，使前臂与手掌相平。以肘或肩关节为支点，前上臂做主动运动，使手的着力部分在体表做适度均匀的直线往返快速擦动。

（1）掌擦法　用掌着力于施治部位，做上述往返直线快速擦动。

（2）大鱼际擦法　用大鱼际侧着力于施治部位，做上述往返直线快速擦动。

（3）小鱼际擦法　用手的小鱼际侧着力于施治部位，做上述往返直线快速擦动。

【动作要领】

（1）着力部分要紧贴体表，压力适中。

（2）沿直线往返操作，不可歪斜。

（3）往返的距离应尽量拉长，动作要连续不断。

（4）速度要均匀且快，不可擦破皮肤。

【作用及应用】

擦法具有温经散寒的作用，治疗寒性疾病。作用于胸腹部能宽胸理气、止咳平喘、健脾和胃，治疗咳嗽、胸闷气喘、胃脘痛等病症。作用于背腰部能温肾壮阳、行气活血，治疗小腹痛、不孕不育、阳痿早泄等病症。作用于肢体能舒筋通络、消肿止痛，治疗外伤肿痛等病症。掌擦法接触面积大，产热低且慢，主要适用于腰骶、四肢部；大鱼际擦法接触面积小，产热较快，主要用于上肢及颈肩部；小鱼际擦法接触面积小，产热高且快，主要用于腰骶、肩背、四肢部。临床中根据治疗部位的不同要求，可分别选择掌擦法、大鱼际擦法和小鱼际擦法。

【注意事项】

（1）治疗部位应充分暴露，涂适量润滑剂，如冬青膏、按摩乳等，以保护皮肤。

（2）压力适中，若压力过大，则手法重滞，且易擦破皮肤。压力过小则不宜生热。

（3）透热为度。因每一种擦法的着力面积不同，所以擦法产热的快慢强弱也不一样，但均以热达深层组织为度。

（4）本法多用在最后。擦法操作完毕，不可再于所擦之处使用其他手法，以免擦伤皮肤。

（5）术者要注意呼吸自然，不要憋气。

（6）要注意保持室内温暖，防止患者着凉。

4. 按法　以指或掌着力于体表，逐渐用力下压，称为按法。按法刺激强而舒适，常与揉法结合运用，组成“按揉”复合手法。分为指按法和掌按法两种。

【操作】

（1）指按法　以拇指罗纹面着力于施术部位，余四指张开置于相应位置以支撑助力，拇指垂直向下按压，可双拇指重叠按压。

（2）掌按法　以单手或双手掌面置于治疗部位，以肩关节为支点，利用身体上半部的重量，通过上臂、前臂传至手掌部，垂直向下按压。

【动作要领】

（1）用力由轻渐重，稳而持续，使刺激充分达到深层组织。用力由轻到重，按而留之，再由重到轻。

（2）在治疗部位上垂直下压，操作应缓慢且有节律性。

（3）着力部位要紧贴体表，不可移动。

（4）不可突施暴力。

【作用及应用】

按法具有放松肌肉、开通闭塞、活血止痛等作用。治疗腰痛、颈椎病、肩周炎、肢体酸痛麻木、偏瘫、头痛、胃脘痛等病症。

指按法适用于全身各部，尤以经络、穴位常用；掌按法适用于背腰部、下肢后侧及胸部等面积较大而又较为平坦的部位。

【注意事项】

（1）不论指按法，还是掌按法，其用力原则是由轻而重，再由重而轻，手法操作忌突发突止，暴起暴落。

（2）诊断必须明确，要掌握患者骨质情况，避免造成骨折。

（3）指按法接触面积较小，刺激较强，常在按后施以揉法，有“按一揉三”之说，即重按一下，轻揉三下，形成有规律的按后即揉的连续手法操作。

（4）掌按法应以肩关节为支点。当肩关节形成支点后，身体上半部的重量很容易通过上肢传到手掌部，使操作者不易疲劳，用力沉稳着实。如将肘关节作为支点，则须上肢用力，既容易使操作者疲乏，力度又难以控制。

（5）作用于背部时，不可在吸气过程中按压，以免造成损伤，同时应使患者俯卧于平坦、柔软的床上，患者的胸前不要有硬物（如扣子），以免损伤。

5. 摩法 用指或掌在患者体表做环形而有节律的轻抚摩动，称为摩法。分为指摩法、掌摩法两种。古代应用摩法还常配以药膏，以加强手法的治疗效果，称为“膏摩”。

【操作】

（1）指摩法 示指、中指、无名指与小指并拢，指掌自然伸直，腕关节略屈，以四指面附着治疗部位，做环形而有节律的抚摩。

（2）掌摩法 手掌自然伸直，腕关节略背伸，将手掌平置于治疗部位上，使手掌随腕关节连前臂做环旋摩动。

【动作要领】

（1）上肢及腕掌要放松，轻放于治疗部位。

（2）前臂带动腕及着力部位做环旋活动。

（3）动作要缓和协调。

（4）用力宜轻不宜重，速度宜缓不宜急。

（5）指摩法操作时腕关节应保持一定的紧张度，掌摩法则腕部放松。

【作用及应用】

摩法有和中理气、消积导滞、温肾壮阳、行气活血、散瘀消肿等作用。常用于治疗脘腹疼痛、食积胀满、泄泻、便秘、遗精、阳痿、外伤肿痛等病症。也常用于保健推拿。

指摩法适用于颈项、面部、四肢等部位；掌摩法多适用于腹部。

【注意事项】

（1）指摩法作用于颜面、眼周时常用一些供美容使用的按摩乳、磨砂膏，以保护皮肤并使皮肤更具有活力。

（2）指摩法宜稍轻快，掌摩法宜稍重缓。

6. 揉法 以手掌大鱼际或掌根、手指罗纹面等部位着力，吸定于体表治疗部位上，带动皮肤、皮下组织一起，做轻柔和缓的环旋动作，称为揉法。揉法是众多推拿流派常用手法之一，分为指揉法、掌揉法、鱼际揉法、掌根揉法、前臂揉法和肘揉法等。

【操作】

（1）指揉法 用手指着力于治疗部位做轻柔和缓的环旋活动，亦可二指揉、三指揉。

（2）掌揉法 用掌着力于治疗部位，做轻柔和缓的环旋活动。一般单掌操作，亦可双掌重叠，着力于治疗部位用力按揉。

（3）鱼际揉法 用大鱼际或小鱼际着力于治疗部位，做轻柔缓和的环旋活动。

（4）掌根揉法 用掌根着力于治疗部位，做轻柔和缓的环旋活动。

（5）前臂揉法 用前臂的尺侧着力于治疗部位，用力做环旋揉动或左右揉动。

（6）肘揉法 用肘部着力于治疗部位，用力做环旋揉动或左右揉动。

【动作要领】

（1）应以肢体的近端带动远端做小幅度的环旋揉动，如用前臂带动腕、掌做掌揉法。

（2）着力部位要吸定于治疗部位，并带动深层组织，不能在体表有摩擦运动。

（3）揉动的幅度要适中，不宜过大或过小。

【作用及应用】

揉法具有宽胸理气、消积导滞、活血祛瘀、消肿止痛等作用；治疗脘腹痛、胸闷胁痛、腹泻、便秘、背腰痛，以及外伤所致的红肿疼痛等多种病症。

本法接触面可大可小，压力可轻可重，适用于全身各部，老幼皆宜。指揉法接触面小，力弱，适用于穴位；大鱼际揉法因其腕部的旋动、摆动，而对治疗部位产生揉压动作，适用于部、面部及四肢等部位；前臂揉法、掌根揉法、肘揉法面积较大，多用于背、腰、臀等部位。

【注意事项】

（1）在应用本法时着力部位应吸定在治疗部位上，动作灵活协调而有节律。

（2）环旋揉动的幅度应适中，幅度过大或过小均会影响放松效果。

7. 拨法 以拇指、手掌、肘深按于治疗部位，进行单向或往返的移动，称为拨法，又称“拨络法”“指拨法”“弹拨法”等。拨法力量沉实，拨动有力，临床有“以痛为腧，不痛用力”之说。

【操作】

以拇指、手掌或肘着力于治疗部位，向下按压，做与肌腹、肌腱、腱鞘、韧带、条索等成垂直方向的单向或来回拨动。

（1）拇指拨法　以拇指罗纹面按于治疗部位，以上肢带动拇指，垂直于肌腱、肌腹、条索往返用力推动。也可以两手拇指重叠进行操作。

（2）掌指拨法　以一手拇指指腹置于施治部位，另一手手掌置于该拇指之上，以掌发力，以拇指着力，垂直于肌腱、肌腹、条索做往返推动。

（3）肘拨法　以肘部着力于治疗部位，垂直于肌腹往返用力推动。

【动作要领】

（1）先按后拨，用力由轻渐重。

（2）拨动时应垂直于肌腱、肌腹、条索。

（3）以上肢带动着力部位，掌指关节及指间关节不动。

（4）做拇指拨法时，拇指应做对掌运动。

【作用及应用】

拨法有缓解肌肉痉挛、松解粘连等作用。治疗颈椎病、肩周炎、腰背筋膜炎、梨状肌损伤综合征等病症。拇指拨法、掌指拨法适用于肌腱、肌腹、腱鞘等部位，肘拨法适用于臀部环跳穴等。

【注意事项】

应注意垂直于肌腱、肌腹、条索拨动，不能在皮肤表面有摩擦移动。拇指拨法应避免掌指关节和指间关节的屈伸，防止有被抠的感觉。

8. 搓法　以双手夹持肢体或以单手、双手着力于治疗部位，做快速交替运动或往返运动，称为搓法。包括夹搓法和推搓法两种。

【操作】

（1）夹搓法　以双手掌面夹住治疗部位，嘱患者肢体放松，前臂与上臂部施力，带动双手做相反方向的快速搓动，同时沿治疗部位缓慢地上下往返移动。

（2）推搓法　以单手或双手掌面着力于治疗部位，前臂施力，做较快速的推去拉回的搓动。

【动作要领】

（1）双手用力要对称。

（2）搓动要快，移动要慢，紧搓慢移。

【作用及应用】

搓法具有舒筋通络、调和气血、疏肝理气的作用。治疗肢体酸痛、筋脉不利及胸胁胀痛、满闷等病症。

夹搓法适用于上肢、下肢及胸胁两侧等部位，推搓法适用于背腰部及下肢后侧。

【注意事项】

施力不可过重。夹搓时若夹得太紧、推搓时压力过大，会造成手法呆滞。

9. 抹法　用拇指罗纹面或掌面在治疗部位做上下或左右直线或曲线的移动，称为抹法，分为指抹法与掌抹法两种。

【操作】

（1）指抹法　以单手或双手拇指罗纹面着力于治疗部位，余指置于相应的位置以固定助力。以拇指的近端带动远端做上下或左右直线或曲线的移动。可根据治疗部位的不同而灵活运用。指抹法亦可以示指、中指与无名指罗纹面置于患者额颞部操作。患者取仰卧位，医师坐于其头端方凳上。以两手示指、中指和无名指罗纹面分置于前额部正中线两侧，自前额部向两侧分抹，经太阳穴至耳上角，如此反复操作。

（2）掌抹法　以单手或双手掌面置于治疗部位，腕关节放松，前臂与上臂部协调用力，做上下或左右直线或曲线的移动。

【动作要领】

（1）指掌面要紧贴治疗部位，不宜带动深部组织。

（2）用力要均匀适中，动作要和缓灵活。

（3）指抹法用拇指近端带动远端进行操作。

（4）两手的速度要对称，宜缓不宜急。

【作用及应用】

抹法有镇静安神、提神醒脑的作用，作用于颜面又有保健、美容的作用。治疗头痛、失眠、眩晕、眼周疾病。多在手法开始时应用。指抹法活动范围小，多用于面部、项部；掌抹法操作的范围较大，一般多用于背腰部。

【注意事项】

本法应用时不要用力按压局部。注意抹法同推法的区别，推法是单向、直线。而抹法则是或上或下，或左或右，或直线往来，或曲线运转，可根据不同的部位灵活变化运用。

10. 点法

医师以指端或关节突起部点按治疗部位，称之为点法。主要包括拇指端点法、屈拇指点法、屈示指点法、肘点法。亦可借助器械进行操作，如用点穴棒。点法具有着力点小、刺激强、操作省力的特点。本法具有类似针刺的效应，故也称为“指针”。

【操作】

（1）拇指端点法　以拇指端着力于治疗部位，进行持续点按。

（2）屈拇指点法　拇指屈曲，以拇指指间关节桡侧或背侧着力于治疗部位，拇指端可抵于示指中节桡侧缘以助力，进行持续点按。

（3）屈示指点法　示指屈曲，其他手指相握，以示指近侧指间关节突起部着力于治疗部位，进行持续点按。

（4）肘点法　屈肘，以肘部着力于治疗部位，进行持续点按。

（5）点穴棒点法　以点穴棒着力于治疗部位，进行持续点按。点穴棒材料有木质、牛角、金属等，其着力端比较圆钝，点按时没有刺痛。

【动作要领】

（1）取穴要准，着力部位吸定，要由轻到重、平稳持续地施力，使刺激力量充分传到机体组织深部。

（2）无论何种点法，手指都应用力保持一定姿势，避免在点的过程中出现手指过伸或过屈，造成损伤。

【作用及应用】

点法有通经活络、调理气机的作用。多用于止痛、急救、调理脏腑的功能。拇指端点法与屈指点法适用于面部、四肢、胸腹部、背部。肘点法力量沉稳厚重，易于施力，主要适用于腰、臀部及下肢后侧。点穴棒应用方便，定位准确，适用于全身各部。

【注意事项】

（1）施力时不可突施暴力，应逐渐用力点按。

（2）要注意保护自己的手指，也应注意保护患者皮肤。

（3）对儿童、年老体弱、久病虚衰的患者用点法时用力宜轻。

（4）点法后宜用揉法放松局部，以避免气血积聚或致点法所施部位的局部软组织损伤。

11. 捏法　用拇指和其他手指在治疗部位做相对性挤压，称为捏法。捏法可单手操作，亦可双手同时操作。分为二指捏法、三指捏法、五指捏法。

【操作】

用拇指和示指、中指指面或拇指与其余四指指面夹住治疗部位，进行相对用力挤压，随即放松，如此有节律地不断挤压、放松，并循序移动。

【动作要领】

（1）拇指与其余手指以指面着力，用力对称。

（2）动作要连贯而有节奏性，用力要均匀而柔和。

（3）捏拿肌肤松紧要适宜。

【作用及应用】

捏法具有疏通经络、行气活血、缓解肌肉痉挛等作用。治疗头痛、中风偏瘫、颈椎病、四肢酸痛等病症。适用于颈部、肩部、四肢、背部等。

【注意事项】

操作时不可用指端着力，避免使患者产生被抠的感觉。

附：捏脊

捏脊是用拇指或示指桡侧缘顶住皮肤，拇指或示、中指前按，三指同时用力提拿皮肤，双手交替捻动向前。

【操作】

（1）三指捏脊法　用拇指桡侧缘顶住皮肤，示、中指前按，三指同时用力提拿皮肤，双手交替捻动向前。

（2）二指捏脊法　用示指桡侧顶住皮肤，拇指前按，两指同时用力提拿皮肤，双手交替捻动向前。

【动作要领】

操作时间的长短和手法强度的轻重及挤捏面积的大小要适中，用力要均匀。既要有节律性，又要有连贯性。操作时，可捏三下提拿一下，称之为“捏三提一法”。

【注意事项】

捏脊时要用指面或桡侧着力，不能以指端着力挤捏，更不能将肌肤拧转，或用指甲掐压肌肤，否则容易产生疼痛。捏拿肌肤多少要适度，捏拿过多，则动作呆滞不易向前推进，过少则易滑脱。用力过重也易导致疼痛，过轻又不易得气。

【作用及应用】

本法具有调和阴阳、健脾和胃、疏通经络、行气活血的功效。可治疗消化不良、食欲不振、亚健康 - 慢性疲劳综合征、营养不良、小儿疳积等。用于脊背部之督脉、膀胱经。

12. 拿法　用拇指罗纹面和示、中两指指面，相对用力，提拿一定部位和穴位，进行一紧一松的拿捏，称为拿法。

【操作】

医师以拇指罗纹面与示、中两指指面着力，相对用力捏住施术部位的皮肤连同筋肌，逐渐用力内收并上提，做轻重交替的持续揉捏动作。

【动作要领】

操作时腕部要放松，手指指面着力，用巧劲提拿施术部位的深层筋肌，揉捏时双手交替操作。

【注意事项】

拿法动作要缓和连绵，不要断断续续，用力由轻到重，再由重到轻，不可突然用力。

【适用部位】

拿法刺激较强，常配合其他手法，适用于颈项、肩部和四肢等部位。

13. 捻法　以拇指、示指夹捏住一定部位，做相对用力快速的往返捻搓，称为捻法。

【操作】

以拇指与示指罗纹面或拇指罗纹面与示指中节的桡侧缘相对着力，夹捏住施术部位，稍用力做对称性的快速捻搓，并可做上下往返移动。

【动作要领】

着力要对称，捻动时要灵活、快速，状如捻线。上下左右移动要慢，要有连贯性，做到紧捻慢移。

【注意事项】

捻动时，手法既不可呆滞，又不能浮动。

【适用部位】

手指、足趾小关节部与浅表肌肉、皮肤筋结处。

14. 拍法　用虚掌拍打体表，称为拍法。拍法可单手操作，亦可双手同时操作。

【操作】

五指自然并拢，掌指关节微屈，使掌心空虚，腕关节放松，以前臂带动腕关节自由屈伸，指先落，腕后落；腕先抬，指后抬，用虚掌拍打体表。用双掌拍打时，宜交替操作。

【动作要领】

（1）应虚掌拍打患者体表，腕关节要自由摆动，且肘关节也要自由屈伸。

（2）动作要平稳，使整个掌、指周边同时接触体表，声音清脆而无疼痛。

（3）拍击力量不可偏移，否则易抽击皮肤而疼痛。

【作用及应用】

拍法具有疏通经络、宣通气血、振奋阳气的作用。用于颈椎病、肩周炎、腰椎间盘突出症、月经不调、痛经等病症。适用于肩背部、脊柱及两下肢后侧。

【注意事项】

（1）直接拍打皮肤时，以皮肤轻度充血发红为度。

（2）要掌握好适应证，对严重的骨质疏松、骨结核、骨肿瘤、冠心病等，禁用拍法。

15. 击法 用掌根、小鱼际、指尖、拳背或桑枝棒等器具击打治疗部位，称为击法。击法包括掌根击法、侧击法、指尖击法、拳击法和棒击法等。

【操作】

（1）掌根击法 手指微屈，腕略背伸，以掌根着力，有弹性、有节律地击打体表。

（2）侧击法 五指伸直分开，腕关节伸直，以手的尺侧（包括第5指和小鱼际）着力，双手交替有弹性、有节律地击打体表。也可两手相合，同时击打治疗部位。

（3）指尖击法 两手五指屈曲，以指尖着力，有弹性、有节律地击打患者头部，亦可两手侧立，五指伸直分开，腕关节伸直，以小指远端第3指节的尺侧有节律地击打患者头部。

（4）拳击法 以拳心、拳背、拳底有弹性地击打患者的体表。

（5）棒击法 医师手握拍打棒的手柄，有弹性、有节律地击打治疗部位。

【动作要领】

（1）腕关节要放松，以肘关节的屈伸带动手部击打。

（2）击打时要有弹性，触及治疗部位后即迅速弹起，一击即起，不要停顿或拖拉。

（3）操作时应有一定节律，使患者感到轻松舒适。

（4）击打的力量要适中，应因人、因病而异。

（5）做指尖击法时，若两手交替击打，应击打在相近的部位，并缓慢移动。

【作用及应用】

击法具有舒筋通络、行气活血、开窍醒脑、缓解肌肉痉挛、消除肌肉疲劳等作用。治疗颈腰椎疾患引起的肢体酸痛麻木、风湿痹痛、疲劳酸痛等病症。掌根击法适用于背腰部、臀部等处；侧击法适用于颈肩部、腰背及下肢后侧；指尖击法适用于头部；拳击法适用于大椎、腰骶部；棒击法适用于腰背部及下肢后侧和小腿外侧部。

【注意事项】

击法多在治疗结束时应用。应严格掌握各种击法的适用部位和适应证，因人、因部位选择击法的种类，同时也应注意保护皮肤，避免暴力击打。棒击时不可用棒尖着力。

16. 抖法 用双手或单手握住患肢远端，做连续抖动，称为抖法。抖法依据抖动部位及姿势、体位的不同可分为上肢抖法、下肢抖法和腰部抖法。

【操作】

（1）上肢抖法 以右上肢为例。患者取坐位或站立位，右肩臂部放松。医师站其前外侧，身体略为前倾。用双手或单手握住患者右前臂的远端，将其上肢慢慢向前外上方抬起至60°左右，然后腕部稍用力做连续、小幅度的上下抖动，并使抖动所产生的抖动波似波浪般传到肩部。

（2）下肢抖法 以左侧下肢为例。患者俯卧位，右下肢放松。医师站其足端，用单手或双手分别握住患者的左踝部，将左下肢抬起，离开床面约30cm，然后在拔伸状态下，腰部带动上肢施力做连续、小幅度的上下抖动，使髋部和下肢有舒松感。

（3）腰部抖法 患者取俯卧位，一助手固定患者腋下。医师双手托住患者两个踝关节，两臂伸直，身体后仰。先与助手相对用力，牵引患者的腰部，待患者腰部放松后，医师身体先向前倾，然后身体后仰，腰部用力，上下抖动，使患者腰部抖动的幅度最大。如此反复操作3～5次。

【动作要领】

（1）被抖动的肢体要自然伸直，并使肌肉处于最佳松弛状态。

（2）抖动所产生的抖动波应从肢体的远端传向近端。

（3）抖上肢和抖下肢时，抖动的幅度要小，频率要快。抖上肢法抖动频率为250次/分左右，抖下肢法抖动频率为100次/分左右。抖腰法应使抖动传至腰部。

（4）在抖动过程中，始终要有牵引的力量。

【作用及应用】

抖法具有疏经通络、滑利关节、松解粘连等作用。治疗肩周炎、颈椎病、髋部伤筋、腰椎间盘突出症等病症，为辅助治疗手段。适用于四肢部及腰部。抖法作用和缓，通常为上、下肢治疗的结束手法。

【注意事项】

（1）肩关节习惯性脱位患者禁用。

（2）对年老体弱的患者行抖上肢法时，可嘱患者取仰卧位进行操作。

（3）医师与助手牵引患者腰部时，患者下肢与床面的角度不宜太大。

17. 振法 以掌或指在体表治疗部位静止性用力，产生快速而强烈振动的手法，称为振法，分为掌振法与指振法两种。

【操作】

（1）掌振法 以掌着力于治疗部位，通过前臂和手掌肌肉强力地静止性用力，产生快速而强烈的振动。

（2）指振法 以示指、中指指端置于穴位，通过前臂和手的肌肉强力的静止性用力，产生快速而强烈的振动。

【动作要领】

（1）以指掌部自然压力为度，靠肌肉静止性用力，即前臂和手部肌肉绷紧用力。

（2）着力部位应紧贴皮肤，频率要快。

【作用及应用】

振法有镇静安神、健脾和胃、宽胸理气、调经活血等作用。治疗头痛失眠、脘腹疼痛、咳嗽气喘、月经不调等病症。指振法接触面小，适于全身腧穴；掌振法接触面大，适于头顶部、腹部、背部等部位。

【注意事项】

（1）施用本法时，医师的手不应离开治疗部位。

（2）应以意领气，运气至手，发出振颤，并将振颤传达至治疗部位的深层。

（3）操作时手臂不要有主动运动。即除手臂静止性用力外，不能故意摆动或颤动，也不要向治疗部位施加压力。

（4）振法易使医师感到疲劳，应注意自身保护。

18. 扳法 扳动关节使其做被动的旋转或屈伸、收展等称为扳法。扳法应用于关节，多以“巧力寸劲”使关节产生旋转或屈伸、收展等运动形式，且多数情况下为短暂的、快速的运动。

【操作】

（1）颈部扳法

① 颈椎定位旋转扳法：以棘突向右偏为例。患者取坐位，颈项部放松。医师站其右后方，以左手拇指顶住偏歪棘突的右侧，先使患者头部前屈至要扳动椎骨的棘突开始运动时，再使患者头向左侧屈，面部向右旋转至最大限度，然后医师用右手托住患者下颌，待患者放松后，做一个有控制的、稍增大幅度的、瞬间的旋转扳动。同时，左手拇指向左推按偏歪的棘突，此时常可听到“喀”的弹响声。

② 颈部侧扳法：以头向左侧屈受限为例。医师站在患者的右侧，右肘压住患者右肩，左手置于其头侧（左耳上方）。逐步使患者头左侧屈至最大限度，然后瞬间用力，加大侧屈 5°～10°，随即松手。

③ 颈部斜扳法：患者取坐位，颈项部放松，头略前倾或中立位，医师站其侧后方。一手扶按头顶后部，另一手扶托其下颏部，手协同动作，使其头部向侧方旋转，当旋转至有阻力时，随即以“巧力寸劲”做一个有控制的、稍增大幅度的、瞬间的旋转扳动，常可听到“喀”的弹响声动。

（2）胸背部扳法

① 胸椎对抗复位法：患者取坐位，两手十指交叉扣住并抱于枕后部。医师站其后方，以一侧膝关节抵住其背部病变处，两手分别握扶其两肘部。先嘱患者做前俯后仰运动，并配合深呼吸，即前俯时呼气、后仰时吸气。如此活动数遍后，待患者身体后仰至最大限度时，随即以“巧力寸劲”将其两肘部向后方做一个有控制的、稍增大幅度的、瞬间的拉动，与此同时膝部向前顶抵，常可听到“喀”的弹响声。

② 扩胸牵引扳法：患者取坐位，两手交叉扣住并抱于枕后部。医师站于患者后方，用一侧膝关节顶住偏歪的棘突，两手臂自其两腋下伸入，并握住其两前臂下段。医师膝关节向前顶，两前臂及手向后上方提拉，至最大限度时，做一有控制的、稍增大幅度的、瞬间的快速扳动，常可听到“喀”的弹响声。

③ 胸椎后伸扳肩法：以棘突向左偏为例。患者取俯卧位，医师站在其左侧，以右手掌根顶住偏歪棘突的左侧，左手置于右肩前，两手相对用力，使背部后伸并且旋转至最大限度时，两手瞬间用力扳动，常可听到“喀”的弹响声。

④ 胸部提抖法：患者取坐位，两手交叉扣住置于颈后。医师站在患者身后，胸部顶住患者背部，两上肢从上臂之前绕至颈后，并且交叉扣住置于患者两手背侧，先环旋摇动患者，待患者放松后，医师两上肢迅速向后上方提拉，同时医师胸部向前顶，常可听到“喀”的弹响声。

（3）腰部扳法

① 腰部斜扳法：患者取侧卧位，患侧下肢在上，屈髋屈膝，健侧下肢在下，自然伸直。医师站在患者腹侧，以一肘或手抵住其肩前部，另一肘或手抵于臀部。医师两肘或两手协调施力，先做数次腰部小幅度的旋转

活动，使其腰部放松，然后相对用力并逐渐加大患者腰部的旋转角度，至最大限度时，瞬间用力，加大旋转的角度，常可听到“喀”的弹响声。

② 腰椎定位旋转扳法：以棘突向右偏为例。患者取坐位，右手置于颈后。一助手固定患者的大腿部，医师坐在患者右后方，左手拇指置于偏歪棘突的右侧，右手从患者右上臂之前绕至前臂之后，并且置于患者颈后。先使患者腰部前屈至所要扳动的椎骨棘突，开始运动时，再使患者腰部左侧屈并且右旋至最大限度（以上3个动作在腰部旋转过程中同时进行）后，做一个有控制的、稍增大幅度的、瞬间的旋转扳动，同时左手拇指向左推按偏歪的棘突，常可听到“喀”的弹响声。

③ 直腰旋转扳法：以腰部向左旋转受限为例。患者取坐位，两下肢分开，与肩同宽，腰部放松。医师站在患者的右前方，用两腿夹住患者的右膝部以固定，左手置于患者的左肩前，右手置于患者的右肩后。医师两手协调用力，使患者腰部左旋至最大限度后，瞬间用力，做加大患者腰部左旋角度的扳动。常可听到“喀”的弹响声。

④ 腰部后伸扳法：患者取俯卧位，两下肢并拢。医师一手按压于患者腰部，另一手臂托住其两膝关节上方，并缓缓上抬，使患者腰部后伸；当后伸至最大限度时，两手瞬间用力，做一个增大幅度的下按腰部与上抬下肢的相反方向的用力扳动。

（4）肩关节扳法

① 肩关节前屈扳法：以右侧受限为例。患者取坐位，右侧肩关节前屈30°～50°。医师在患者肩前外侧以两手从前后方向将其患肩固定，患者右上臂置于医师右前臂上。医师手臂部协调施力，将其患臂缓缓上抬，至肩关节前屈至有阻力时，以“巧力寸劲”，做一稍增大幅度的快速扳动。在扳动之前，亦可使其肩关节小幅度前屈数次或进行小范围的环转摇动数次，以使其肩关节尽量放松。

② 肩关节外展扳法：以右侧受限为例。患者取坐位。医师站于右侧，呈半蹲位，将患者右侧肘关节上部置于右侧肩上，以两手从前后方向将患肩固定。然后医师缓缓立起，使其肩关节外展，至有阻力时，略停片刻，然后双手与身体及肩部协同施力，以“巧力寸劲”，在肩关节外展位做一个稍增大幅度的快速扳动。

③ 肩关节内收扳法：以右侧为例。患者取坐位，右侧上肢屈肘置于胸前，手搭扶于左侧肩部。医师站其后，以右手扶按于患者右肩部以固定，左手握于其肘部并缓慢向对侧胸前上托，至有阻力时，以“巧力寸劲”，做一稍增大幅度的快速扳动。

④ 肩关节内旋扳法：以右侧为例。患者坐位，右手与前臂置于腰部后侧。医师站其右侧后方，以右手扶按患肩以固定，左手握住其腕部将前臂沿其腰背部缓缓上抬，使其肩关节逐渐内旋，至有阻力时，以“巧力寸劲”，做一快速、有控制的上抬其前臂的动作，以加大肩关节旋转角度。

（5）肘关节扳法　医师坐于右侧，以左手托握其肘关节上部，右手握住其前臂远端，先使肘关节做缓慢的屈伸运动，如肘关节屈曲受限，将肘关节置于屈曲位，缓慢施加压力，使其进一步屈曲，当遇到明显阻力时，两手协调用力，以右手施加一个快速的使肘关节屈曲的压力，以“巧力寸劲”，做一小幅度的、快速的扳动。如为肘关节伸直受限，则反方向施法。

【动作要领】

（1）定位要准，用力要稳、要轻巧。

（2）要顺应、符合关节的生理功能和运动规律。要把握好各关节的结构特征、活动范围、活动方向及其特点。

（3）扳法所施之力须为“巧力寸劲”。所谓“巧力”指手法的技巧力，是与蛮力相对而言；所谓“寸劲”指短促之力。即所施之力较快，但能够充分地控制扳动幅度，作用得快，结束得快，做到中病即止。

（4）操作时要分阶段进行。扳法操作，首先要使关节放松，可使关节做小范围的活动或结合摇法而使关节逐渐放松；其次，要将关节极度地伸展或屈曲、旋转，在保持这一位置的基础上，再实施扳法。

（5）要把握好扳法的发力时机。如发力时机过早，关节还有松弛的运动余地，则未尽其法；如发力时机过迟，关节在极度伸展或屈曲、旋转的状态下停留时间过长，易使松弛的关节变得紧张，而不易操作。

（6）用力要适当。若用力过小，则达不到治疗效果，用力过大，则易致不良反应，甚至损伤。

（7）不可逾越关节运动的生理范围，超越关节生理活动范围的扳动容易使关节自身及附着于关节的肌肉、韧带等软组织受到损伤。

【作用及应用】

扳法具有滑利关节、整复错位、松解粘连、缓解肌肉痉挛的作用。治疗颈椎病、腰椎间盘突出症、脊柱小关节紊乱、肩周炎、四肢关节外伤后功能障碍等病症。适用于全身各关节。

颈部扳法可调整颈椎椎间关节的紊乱，治疗颈椎病、落枕、寰枢椎半脱位，以及颈部扭伤致椎间关节紊乱症。胸部扳法可治疗胸椎椎间关节和肋椎关节的紊乱，治疗胸胁迸伤，对因胸椎椎间关节紊乱导致的消化系统及心血管疾病也有很好的治疗作用。腰部扳法可纠正腰椎椎间关节紊乱，治疗腰椎间盘突出症、各种急慢性损伤导致的腰椎椎间关节紊乱等。肩关节扳法有助于增加肩关节的运动范围，治疗肩周炎。肘关节扳法有助于增加肘关节的运动范围，治疗肘关节功能障碍。

【注意事项】

（1）扳之前应使患者充分放松，不可强求有弹响声。

（2）诊断不明时禁用扳法。

（3）对于椎动脉型颈椎病、脊髓型颈椎病、严重心肺疾患，以及骨关节结核、骨肿瘤者慎用或禁用扳法。

（4）不可粗暴用力和使用蛮力。粗暴用力是指操作时手法粗糙，无准备动作，不分操作过程的阶段性，入手即扳，且扳动时未能有效控制所施力量。使用蛮力是指所施扳法力量有余而灵巧不足，呆板笨拙。

19. 拔伸法 固定关节或肢体的一端，沿纵轴方向牵拉另一端，应用对抗的力量，使关节得到伸展，称为拔伸法。

【操作】

（1）颈椎拔伸法

① 颈椎掌托拔伸法：患者取坐位。医师站于其后方，以双手拇指端及罗纹面分别顶住其枕后部，两掌分置于两侧下颌部以助力，两前臂置于其两侧肩上部。两手臂部协调用力，即拇指上顶，双掌上托，同时前臂下压，以肩为支点，缓慢地向上拔伸颈椎。

② 颈椎肘托拔伸法：以右侧为例。患者取坐位。医师站于其右侧后方，左手扶于患者枕后部以固定助力，右上肢的肘弯部托住其下颏部。右肘臂与左手协调用力，向上缓缓拔伸。

③ 颈椎仰卧位拔伸法：患者取仰卧位。医师一手托其后枕部，另一手置于其下颏部，两手同时用力拔伸颈椎。

（2）腰椎拔伸法 患者取俯卧位，双手抓住床头。助手固定其肩部。医师站于其足端，以双手分别握住其两个踝关节，两臂伸直，身体后仰，拔伸患者的腰部。治疗颈椎病、髋部伤筋、腰椎间盘突出症等病症，为辅助治疗手段。适用于四肢部及腰部。抖法作用和缓，通常为上、下肢治疗的结束手法。

【注意事项】

（1）肩关节习惯性脱位患者禁用。

（2）抖上肢法对于年老体弱的患者，可嘱患者取仰卧位进行操作。

（3）医师与助手牵引患者腰部时，患者的下肢与床面的角度不宜太大。

20. 推法 以指、掌、肘着力于治疗部位上，做单方向直线推动，称推法。推法分为指推法、掌推法和肘推法三种。

【操作】

（1）指推法 指推法包括拇指端推法、拇指平推法和三指推法。

① 拇指端推法：以拇指端着力于治疗部位，余四指置于对侧或相应的位置以固定，腕关节略屈。拇指做短距离、单方向直线推动。

② 拇指平推法：以拇指罗纹面着力于治疗部位，余四指置于其前外方以助力，腕关节略屈。拇指向其示指方向做短距离、单方向直线推动。

③ 三指推法：示、中、无名指自然并拢，以指端部着力于治疗部位，腕关节略屈。前臂施力，通过腕关节及掌部使示、中及无名指三指做单方向直线推动。

（2）掌推法 掌着力于治疗部位，腕关节略背伸，使掌部做单方向直线推动。

（3）肘推法 屈肘，以肘部着力于治疗部位，以肩关节为支点，上臂施力，做缓慢的单方向直线推动。

【动作要领】

（1）着力部要紧贴体表，压力平稳适中，做到轻而不浮，重而不滞。

（2）要单方向直线推进，速度宜缓慢、均匀。

（3）应按经络走行、气血运行，以及肌纤维的方向推动。

（4）非两手同时在身体两侧做推法时，应单手推。

【作用及应用】

推法有通经活血、化瘀消肿、祛风散寒、通便消积的作用。治疗腰腿痛、风湿痹痛、感觉迟钝、头痛失眠、腹胀便秘等病症。指推法接触面小，推动距离短，适用于面部、项部、手部和足部；掌推法接触面大，推动距离长，多用于背腰部、胸腹部及四肢部。肘推法多用于背部脊柱两侧及下肢后侧。

【注意事项】

（1）在做推法时压力应适中，方向要正确。

（2）为防止推破皮肤，可使用凡士林、冬青膏、滑石粉等润滑剂。

（3）拇指端推法与拇指平推法推动的距离宜短，其他推法则推动的距离宜长。

21. 拿法 以拇指和其余手指相对用力，提捏或揉捏肌肤，称为拿法，即“捏而提之谓之拿”。可单手操作，亦可双手同时操作。拿法可柔可刚，但临床所用以“刚”为多；刺激量较大时，每次每个部位所拿时间不宜过长。

【操作】

以拇指指腹与其余四指指腹对合呈钳形，施以夹力，逐渐将捏住的肌肤收紧、提起放松，有节律地捏拿治疗部位。以拇指和示、中两指对合用力为三指拿法，拇指和其余四指对合用力为五指拿法。

【动作要领】

（1）手掌空虚，指腹贴紧治疗部位，拇指指间关节与其他四指指间关节相对用力。

（2）动作要有连贯性。

（3）用力由轻到重，不可突然用力。

【作用及应用】

拿法有舒筋活血、缓解肌肉痉挛、通调气血、发汗解表、开窍醒脑等作用。用于治疗颈椎病、肩周炎、恶寒头痛等病症。适用于颈、肩及四肢部，也是保健的常用手法。

【注意事项】

操作时应注意以指面着力，忌以指端着力，否则易造成掐或抠的感觉，从而影响放松效果。拿揉法为拿法与揉法的复合运用。操作时在拿法动作的基础上，拇指与其他手指在做捏、提时增加适度的旋转揉动，使所产生的拿揉之力连绵不断地作用于治疗部位。拿揉法是在拿中含有一定的旋转揉动，以拿为主、以揉为辅。操作时要自然流畅，不可呆滞僵硬。拿揉法较拿法的力量更趋缓和、舒适、自然，用于颈椎病、肩周炎、四肢酸痛等病症。主要适用于四肢部及颈项部。

（六）小儿常用操作手法

1. 按法 以拇指或掌根在一定的穴位或部位上，逐渐用力向下按压，按而留之或一压一放地持续进行，称为按法。根据着力部位不同分为指按法和掌按法。

【操作】

（1）指按法 分为拇指按法和中指按法。

① 拇指按法：拇指伸直，其余四指自然屈曲，用拇指罗纹面或指端着力，吸定在施术部位上，垂直用力，向下按压，持续一定的时间，然后放松，再逐渐用力向下按压，反复操作。

② 中指按法：用中指罗纹面或指端着力，吸定在施术部位上，垂直用力，向下按压。余同拇指按法。

（2）掌按法 腕关节背伸，掌面或掌根着力，附着在施术部位上，垂直用力，向下按压，并持续一定的时间，按而留之。余同拇指按法。

【动作要领】

操作时，着力部分要紧贴施术部位或穴位，不能移动。按压的方向要垂直向下用力。按压的力量要由轻到重，力量逐渐增加，平稳而持续。

【作用及应用】

指按法适用于全身各部穴位，指按法可起到“以指代针”的作用，如按足三里，能通经通络、健脾和胃；掌按法适用于面积大而又平坦的部位，如胸腹部、腰背部等，能温经散寒、通经止痛。

【注意事项】

操作时，切忌用迅猛的暴力，以免造成组织损伤。按法结束时，不宜突然撤力，而应逐渐减轻按压的力量。

2. 摩法 以示指、中指、无名指、小指四指指面或掌面着力，附着在体表一定的部位或穴位上，做环形而有节律的移动摩擦，称为摩法。根据着力部位不同分为指摩法与掌摩法。

【操作】

（1）指摩法 示指、中指、无名指、小指四指并拢，掌指关节自然伸直，腕部微悬屈，以四指指面着力，附着在施术部位上，做顺时针或逆时针方向的环形移动摩擦。

（2）掌摩法 指掌自然伸直，腕关节微背伸，用掌面着力，附着在施术部位上，以前臂连同腕关节及着力部分做顺时针或逆时针方向的环形移动摩擦。

【动作要领】

操作时，肩、肘、腕均要放松，前臂主动运动，通过放松的腕关节而使着力部分形成摩动。

【作用及应用】

指摩法与掌摩法主要适用于头面部及胸腹部等面状穴位。摩中脘、摩腹可治疗肠胃疾患，具有消积导滞、温中健脾的作用；摩囟门、摩百会可治疗神志疾病，能安神镇惊、升举阳气。文献中有“急摩为泻，缓摩为补”之说。使用摩法时，可借助一定介质进行操作。

【注意事项】

同成人推拿手法中的摩法。

3. 捏法 以单手或双手的拇指与示指、中指两指或拇指与四指的指面做对称性着力，夹持住患儿的肌肤，相对用力挤压并一紧一松逐渐移动，称为捏法。捏法主要用于脊背部，故又称捏脊法。临床上根据操作方法的不同，可分为三指捏脊法和二指捏脊法。

【操作】

（1）三指捏脊法 用拇指桡侧缘顶住皮肤，示、中指前按，三指同时用力提拿皮肤，双手交替捻动向前。

（2）二指捏脊法 用示指桡侧顶住皮肤，拇指前按，两指同时用力提拿皮肤，双手交替捻动向前。

【动作要领】

操作时间的长短和手法强度的轻重及挤捏面积的大小要适中，用力要均匀。既要有节律性，又要有连贯性。操作时，可捏三下提拿一下，称之为“捏三提一法”。

【作用及应用】

捏法属于强刺激手法，具有调阴阳、理气血、和脏腑、通经络、培元气的作用。适用于脊背部之督脉、膀胱经。常用于小儿疾病中的发热、感冒、食积、肥胖等，治疗中暑、痧证和痰食郁结之证效果明显。

【注意事项】

捏脊时要用指面或桡侧着力，不能以指端着力挤捏，更不能将肌肤拧转，或用指甲掐压肌肤，否则容易产生疼痛。捏拿肌肤多少要适度，捏拿过多，则动作呆滞不易向前推进，过少则易滑脱。用力过重也易导致疼痛，过轻又不易得气。

4. 揉法 以手指的罗纹面或指端、手掌大鱼际、掌根等部位着力，吸定于一定的施术部位或穴位上，做轻柔缓和的顺时针或逆时针方向的旋转揉动，称为揉法。根据着力部位的不同，可分为指揉法、鱼际揉法、掌根揉法3种。

【操作】

（1）指揉法 以拇指或中指的罗纹面或指端，或示指、中指、无名指指面着力于体表，做轻柔缓和的顺时针或逆时针方向的旋转揉动。根据着力部位的不同，可分为拇指揉法、中指揉法，用示指、中指操作的双指揉法和用示指、中指、无名指操作的三指揉法。

（2）鱼际揉法 以大鱼际着力于施术部位上，稍用力下压，做轻柔缓和的顺时针或逆时针方向的旋转揉动。

（3）掌根揉法 以掌根部分着力，吸定在施术部位上，稍用力下压，腕部放松，以肘关节为支点，做轻柔缓和的顺时针或逆时针方向的旋转揉动。

【动作要领】

同成人推拿手法的揉法，但动作宜轻柔。

【作用及应用】

指揉法适用于全身各部位或穴位；鱼际揉法适用于头面部、胸腹部、胁肋部、四肢部；掌根揉法适用于腰背部、腹部及四肢部。本法轻柔和缓，刺激量小，小儿最易接受，适用于全身各部。“揉以和之”，本法能调和气血、消肿止痛、祛风散热、理气消积。根据病情需要，可二指并揉或三指同揉，如揉二扇门以发汗解表，揉天枢以调理大肠。其操作时间宜长，力度适中，根据不同部位和穴位，结合方向、频率，可补可泻。

【注意事项】

操作时，医生的着力部分不能与患儿皮肤发生摩擦运动，压力要轻柔而均匀。

5. 推法 以拇指或示指、中指的罗纹面着力，附着在体表一定的部位或穴位上，做单方向的直线或环旋移动，称为推法。临床上根据操作方向的不同，可分为直推法、旋推法、分推法、合推法。

【操作】

（1）直推法 以拇指桡侧或罗纹面，或示指、中指指面在穴位上做直线单方向推动。频率每分钟

160 ～ 200 次为宜。

（2）旋推法　以拇指罗纹面在穴位上做顺时针或逆时针单方向旋转推动。频率每分钟 160 ～ 200 次为宜。

（3）分推法　以双手拇指罗纹面或其桡侧缘，或示指、中指指面自穴位中间向两旁做分向推动或做“八”字形推动。一般以连续分推 30 ～ 50 次为宜。

（4）合推法　合推法是与分推法相对而言，是用拇指罗纹面自穴两旁向中间做相对方向的直线推动。一般可连续合推 30 ～ 50 次。

【动作要领】

（1）用拇指着力做直推法时，主要是拇指做内收和外展活动。用示指、中指着力做直推法时，主要依靠肘部小幅度的屈伸活动带动示指、中指的推动。推动时要有节律，用力要均匀连续。

（2）分推法操作时主要依靠肘关节的屈伸活动带动指、掌着力部分做横向直线分推；依靠腕部和拇指掌指关节的内收、外展活动带动拇指着力部分做弧线分推。双手用力要均匀，动作要协调，节奏要平稳。

（3）合推法其动作和要求与分推法基本相同，但推动方向相反，主要是做直线合推，不做弧线合推，动作幅度较小，不要使皮肤向中间起皱。

【作用及应用】

直推法是小儿推拿常用手法之一，具有疏经通络、行气活血、清热散结等作用，配伍其他操作法可用于治疗儿科各种常见病和多发病。为保护患儿皮肤，增加疗效，指推法操作时可借用一定的介质，如葱姜水等。

【注意事项】

一般需要辅以介质，随蘸随推，以免推破皮肤。根据病情、部位和穴位的需要，注意掌握手法的方向、轻重、快慢，以求手法的补泻作用达到预期的效果。

6. 拿法　用拇指罗纹面和示、中两指指面，相对用力，提拿一定部位和穴位，进行一紧一松的拿捏，称为拿法。

【操作】

医者以拇指罗纹面与示、中两指指面着力，相对用力捏住施术部位的皮肤连同筋肌，逐渐用力内收并上提，做轻重交替的持续揉捏动作。

【动作要领】

操作时腕部要放松，手指面着力，用巧劲提拿施术部位的深层筋肌，揉捏时双手交替操作。

【作用及应用】

拿法既有力又柔和，小儿感觉轻松舒适，常配合其他手法，适用于颈项、肩部和四肢等部位，治疗临床各种疾患。例如，拿合谷能疏风解表，通络止痛；拿肩井可以祛风散寒，发汗解表，舒筋活血，松解痉挛；拿颈项能通调全身气血，主治头痛、感冒、肌肉麻木等。

【注意事项】

拿法动作要缓和连绵，不要断断续续，用力由轻到重，再由重到轻，不可突然用力。

7. 搓法　用双手掌面夹住一定的治疗部位，相对用力做快速的搓动，并同时上下往返移动，称为搓法。

【操作】

以双手掌面夹住一定的治疗部位相对用力，以肘关节和肩关节为支点，前臂与上臂部主动施力，两手做相反方向的快速搓动，并做上下来回往返移动。操作时间一般在 1 分钟左右。

【动作要领】

医者双手用力要对称，搓动要快，移动要慢。搓法用于上肢时，要使上肢随手法而略微转动；搓法用于腰背、胁肋时，主要是搓摩动作。

【作用及应用】

搓法适用于腰背、胁肋及四肢部。常作为推拿治疗的结束手法和治疗后的辅助手法。胁肋常用搓摩法，肩周常用搓揉法，四肢部常用搓转法。其具有调和气血、疏通经络、放松肌肉的作用。

【注意事项】

操作时动作要协调、连贯，重而不滞，轻而不浮。被操作者肢体要放松。

8. 摇法　将患儿肢体关节做被动性的环形旋转运动，称为摇法。

【操作】

医生一手托握住患儿需摇动关节的近端肢体，另一手握住患儿需摇动关节的远端肢体，做和缓的顺时针或逆时针方向的环形旋转运动。

【动作要领】

医生两手要协调配合，动作宜缓不宜急，宜轻不宜重，用力要稳。

【作用及应用】

摇法是对关节做被动性活动的一种手法。在应用时要视具体关节面变通，强调顺势而为。适用于肩、肘、腕及膝关节等。

【注意事项】

不宜使用暴力，摇动的速度不可过快，摇动的幅度在生理范围之内。

9. 捣法 用中指指端或示指、中指屈曲的指间关节，做有节奏的叩击穴位的方法，称捣法。

【操作】

医者沉肩、垂肘，以腕关节的屈伸带动中指指端或示指、中指屈曲的近侧指间关节，有节奏地叩击穴位。

【动作要领】

操作时指间关节要自然放松，以腕关节屈伸为主动，捣击时位置要准确，用力要有弹性。

【作用及应用】

捣法具有安神宁志、化痰镇惊、疏通经络的作用，常用于点状穴位，如小天心穴等，治疗慢惊风抽搐、哮喘无力、斜视（右斜视向左捣、左斜视向右捣）等。

【注意事项】

捣法要有节律性，频率适中，一般以每分钟 60 次左右为宜。

10. 擦法 用示、中、无名指指面、手掌、鱼际等部位紧贴体表一定的部位，做直线来回摩擦，使局部产生热量的手法，称为擦法。

【操作】

医者用示、中、无名指指面、手掌、鱼际等部位紧贴体表治疗部位，腕关节伸直，使前臂与手掌基本相平，以肘关节为支点，前臂做主动屈伸运动，使着力部位在体表做直线来回摩擦移动，使产生的热能深透到深层组织。

【动作要领】

医者呼吸自然，不可屏气。压力适中，直线往返，距离拉长，不可歪斜。着力部分要紧贴皮肤。

【作用及应用】

擦法为一种柔和温热的刺激，常用于胸腹部、胁肋部、背腰及四肢部。掌擦法多用于胸腹及腰背部，具有温经通络、行气活血、祛风散寒、健脾和胃的作用，对小儿积滞、腹泻、风寒咳嗽等常见病证有较好的疗效。

【注意事项】

治疗部位应充分暴露，并涂少许润滑介质，并且在擦法使用后，一般不再在该部位施行其他手法，以免破皮。

11. 掐法 用拇指指甲重刺穴位，称为掐法。又称“切法”“爪法”。

【操作】

医者手握空拳，拇指伸直，指腹紧贴在示指中节桡侧缘，以拇指指甲着力，吸定在施术穴位上，逐渐用力进行切掐。

【动作要领】

操作时，应垂直用力切掐，可持续用力，也可间歇性用力以增强刺激，取穴要准。

【作用及应用】

适用于头面部和手足部点状穴位。如掐人中、掐十王、掐精宁或威灵，可用于小儿高热惊风，能发汗退热、定惊醒神。

【注意事项】

掐法是强刺激手法之一，掐时要逐渐用力，以达深透为止，不宜反复长时间应用，更不能掐破皮肤。掐后常继用揉法，以缓和刺激，减轻局部的疼痛或不适感。

12. 运法 以拇指或中指的罗纹面在一定穴位上做环形或弧形推动，称为运法。

【操作】

以一手托握住患儿手臂，使被操作的部位或穴位平坦向上，另一手以拇指或中指的罗纹面着力，轻附着在治疗部位或穴位上，做由此穴向彼穴的弧形运动，或在穴周做周而复始的环形运动。频率为每分钟 60 次左右。

【动作要领】

操作时，医者着力部分要轻贴体表。用力宜轻不宜重，操作频率宜缓不宜急。

【作用及应用】

适用于弧线形穴位或圆弧形穴位。如运内八卦。具有宣通经络、宽胸理气的作用。

【注意事项】

运法的方向常与补泻有关，操作时应视病情需要而选用。

13. 振法 以中指端或手掌自然着力，前臂屈腕肌群与伸腕肌群交替静止性用力产生的轻柔振颤，持续地作用于治疗部位上的手法，称为振法。

【操作】

（1）掌振法 受术者取仰卧位，术者端坐位，手掌与治疗部位自然贴平，肘略高于腕，依靠前臂屈腕肌群与伸腕肌群持续、快速、交替、协调的收缩与舒张，使手掌持续颤动，作用于治疗部位上。

（2）指振法 受术者取坐位，术者站在其左后侧，中指伸直，掌指关节屈曲 90°～100°，以指面垂直自然按压在治疗部位上，通过前臂屈腕肌群与伸腕肌群持续、快速、交替、协调的收缩与舒张，使手指持续震颤，作用于治疗部位上。

【动作要领】

中指或手掌不要主动加压，以自然着力为度。操作频率为 8～11 次 / 秒。操作时，术者意念要集中，呼吸匀和，气沉丹田，并用意念将气从丹田提起，引至手掌内劳宫穴或中指端，做到以意引气、以气生力、以力发振。切忌屏气，用强力“硬屏”而发振。

【作用及应用】

适用于全身各部经穴，尤其适用于头面部与胸腹部。具有镇静安神、明目益智、温中理气、消积导滞、调整脏腑功能等功效。

【注意事项】

同成人推拿手法。

第三节 针灸治疗

落 枕

一、概述

落枕是以颈部突然发生疼痛、活动受限为主症的一种病证，主要指急性单纯性颈项强痛，属颈部伤筋范畴，又称“失枕”“失颈”。本病属于中医“痹病”“项痹”等范畴。本病病位在颈项部经筋，与督脉、手足太阳和足少阳经密切相关。基本病机是经筋受损，筋络拘急，气血阻滞不通。西医学认为本病是由各种原因导致颈部肌肉痉挛所致。

二、诊断依据

（一）诊断要点

1. 主症为颈项强痛，活动受限，项背部或颈肩部压痛明显。
2. 一般无外伤史，多与睡眠姿势不正、枕头高低不适、颈部负重过度、寒邪侵袭颈背部等因素有关。
3. 急性发病，一侧颈部出现疼痛、酸胀，活动不利，活动时患侧疼痛加剧，严重者使头部歪向患侧。
4. 本病应与颈部骨折、脱位、椎间盘突出及肿瘤、结核等疾病相鉴别。

（二）辨证要点

1. 督脉、太阳经证 项背部强痛，低头时加重，项背部压痛明显。

2. 少阳经证 颈肩部疼痛，头部歪向患侧，颈肩部压痛明显。

三、证治概要

（一）基本治疗

1. 治法 通经活络，舒筋止痛。取局部穴为主，配合循经远端取穴。

2. 主穴 天柱、阿是穴、后溪、悬钟、外劳宫。

3. 配穴 督脉、太阳经证配大椎、申脉；少阳经证配风池、肩井。

4. 操作 毫针泻法。先刺远端穴，持续捻转，嘱患者慢慢活动颈项，一般疼痛可立即缓解。再针局部的腧穴，可加电针、艾灸或点刺出血。

（二）其他治疗

1. 指针 取患侧承山。医者以拇指重掐至局部酸胀，边指压边让患者活动颈部。适用于疾病初起。

2. 耳针 取颈、颈椎、神门。毫针中等刺激，持续运针时嘱患者徐徐活动颈项部。

3. 拔罐 取大椎、肩井、天宗、阿是穴。疼痛较重者可行刺络拔罐或走罐法。

4. 刮痧 取颈夹脊穴，以患者活动颈部后疼痛明显的颈段夹脊穴、肩部阿是穴为重点进行刮痧。

四、健康处方

1. 选择合适的枕头，一般来说枕头的合适高度为拳头的 1.5 倍，或与肩部宽度相同，枕芯填充物不宜太软。
2. 避免颈肩部受凉，可用手掌在颈项部反复按摩至局部发热为止。
3. 避免长时间低头工作，转动颈部不宜过猛、过急。

漏肩风

一、概述

漏肩风是以肩部疼痛，痛处固定，活动受限为主症的病证。因本病多发于 50 岁左右的成人，故俗称“五十肩”。后期常出现肩关节的粘连，活动明显受限，又称“肩凝症”“冻结肩”等。漏肩风的发生常与体虚、劳损及风寒侵袭肩部等因素有关。本病病位在肩部筋肉，与手三阳、手太阴经密切相关。基本病机是肩部经络不通或筋肉失于气血温煦和濡养。西医学中，漏肩风相当于肩关节周围炎，是软组织退行性、炎症性病变。

二、诊断依据

（一）诊断要点

1. 主症是肩周疼痛、酸重，夜间为甚，常因天气变化及劳累而诱发或加重。患者肩前、后或外侧压痛，主动和被动外展、后伸、上举等功能明显受限，后期可出现肌肉萎缩。
2. 无论是感受风寒，气血痹阻，或劳作过度，外伤损及筋脉，还是年老气血不足，筋骨失养，皆可导致本病。
3. 本病好发年龄在 50 岁左右，早期以疼痛为主，后期以功能障碍为主。
4. X 线检查多为阴性，病程久者可见骨质疏松。
5. 本病需与冈上肌肌腱炎、肩关节结核和肿瘤、颈椎病等相鉴别。

（二）辨证要点

1. 手阳明经证 疼痛以肩前外部为主且压痛明显，肩髃穴处疼痛或压痛明显，肩外展疼痛加重。

2. 手少阳经证 疼痛以肩外侧部为主且压痛明显，肩髎穴处疼痛或压痛明显，肩外展疼痛加重。

3. 手太阳经证 疼痛以肩后部为主且压痛明显，肩贞、臑俞穴处疼痛或压痛明显，肩内收疼痛加重。

4. 手太阴经证 疼痛以肩前部为主且压痛明显，中府穴处疼痛或压痛明显，肩后伸疼痛加重。

三、证治概要

（一）基本治疗

1. 治法 通经活络，舒筋止痛。取局部穴为主，配合循经远端取穴。

2. 主穴 肩髃、肩髎、肩贞、肩前、阿是穴、阳陵泉、条口透承山。

3. 配穴 手阳明经证配三间；手少阳经证配中渚；手太阳经证配后溪；手太阴经证配列缺。

4. 操作 毫针刺，泻法或平补平泻。可行透刺法：肩髃透极泉、肩髎透极泉、肩前透肩贞等。局部穴位可加灸法。肩关节活动受限者，在局部穴针刺前或出针后刺远端穴，行针后让患者活动肩关节。

（二）其他治疗

1. 艾灸 取肩髃、肩髎、肩贞、肩前、阿是穴。行温针灸、艾条灸、隔姜灸等，每日或隔日 1 次。

2. 拔罐 取肩部阿是穴。行刺络拔罐，2 ～ 3 日治疗 1 次。

3. 电针 取穴参考基本治疗之主穴。局部、远端各取一穴，选用密波或疏密波。

4. 火针　取肩部阿是穴，2～3 日治疗 1 次。

5. 针刀　肩关节出现粘连时，局麻下将针刀刺入痛点，可触及硬结和条索，顺肌纤维走行方向分离松解粘连。

四、健康处方

1. 针灸治疗本病有较好的疗效，治疗越早疗效越好。

2. 本病治疗期间患者应配合肩关节功能锻炼，例如爬墙、拉绳等动作，并注意肩部保暖，避免风寒侵袭。

腰 痛

一、概述

腰痛是以腰部疼痛为主症的病证，又称“腰脊痛”。腰痛的发生常与感受外邪、跌仆损伤和劳欲过度等因素有关。本病与肾、足太阳膀胱经、督脉等关系密切。基本病机是腰部经络不通，气血痹阻，或肾精亏虚，腰部失于濡养、温煦。西医学中，腰痛多见于腰部软组织损伤、棘间韧带损伤、肌肉风湿、腰椎病变、椎间盘病变以及部分内脏病变。

二、诊断依据

（一）诊断要点

1. 以腰部疼痛为主要特点。

2. 急性腰痛多发于青壮年，慢性腰痛常见于中老年。

3. 有腰部外伤、慢性劳损或受寒湿史，大部分患者发作前有慢性腰痛史。

4. 脊柱两侧或腰肌部有压痛点、脊柱病变者常有坐骨神经根受压而出现下肢疼痛等症状。

5. 排除因脊柱结核、肿瘤等引起的腰痛。

6. 腰椎影像学及妇科相关检查有助于本病的诊断。

（二）辨证要点

1. 辨虚实　发病较急，腰痛明显，痛处拒按者为实证；起病较缓，腰部酸痛，遇劳加重，痛处喜按者为虚证。

（1）寒湿腰痛　腰部冷痛重坠，遇阴雨寒冷加重。舌淡，苔白滑，脉弦迟。

（2）瘀血腰痛　多有外伤史，腰部刺痛，痛处固定不移。舌质暗或有瘀斑，脉涩。

（3）肾虚腰痛　腰部酸痛隐隐，喜按喜揉，遇劳加重。脉细。

2. 辨经络　疼痛或压痛部位在腰脊正中，病在督脉；疼痛或压痛部位在腰脊两侧，病在足太阳经。

三、证治概要

（一）基本治疗

1. 治法　通经止痛。取局部穴及足太阳经穴为主。

2. 主穴　肾俞、大肠俞、阿是穴、委中。

3. 配穴　寒湿腰痛配腰阳关；瘀血腰痛配膈俞；肾虚腰痛配大钟。病在督脉配后溪；病在足太阳经配申脉；腰椎病变配腰夹脊。

4. 操作　毫针常规刺。急性腰痛，痛势剧烈者，阿是穴、委中可用三棱针点刺出血。寒湿腰痛、肾虚腰痛者，可加用灸法。

（二）其他治疗

1. 电针　在针刺的基础上，接电针治疗仪，连续波刺激 20～30 分钟。

2. 耳针　取患侧腰骶椎、肾、膀胱、神门。毫针刺法，或埋针法、压丸法。

3. 拔罐　取肾俞、大肠俞、阿是穴。瘀血腰痛和寒湿腰痛可行刺络拔罐。

4. 穴位注射　取肾俞、大肠俞、阿是穴。选用复方当归注射液或丹参注射液等，每次取 2～3 穴，常规穴位注射。

四、健康处方

1. 不同原因引起的腰痛，针灸治疗的效果常有差异。对风湿性腰痛和腰肌劳损疗效最好；腰椎病变和椎间盘突出引起的腰痛，针灸可明显缓解症状；对腰部小关节周围的韧带撕裂疗效较差；内脏疾患引起的腰痛要以治疗原发病为主。

2. 对于腰椎间盘突出引起的腰痛可配合推拿、牵引等疗法。

3. 平时常用两手掌根部揉按腰部，早晚各 1 次，可减轻和防止腰痛。

4. 避免负重，加强腰部肌肉力量的锻炼，有利于腰痛的恢复和预防腰痛的发生；腰痛发作时不宜多活动，应以卧床休息为主。

急性腰扭伤

一、概述

急性腰扭伤是指腰部肌肉、筋膜、韧带等软组织因外力作用突然受到过度牵拉而引起的急性撕裂伤，又称“闪腰”“岔气”。本病属于中医“伤筋”“腰痛”“骨错缝”等范畴。急性腰扭伤的发生常与剧烈运动、用力不当、跌仆损伤等因素有关。本病病位在腰部经筋，与膀胱经、督脉等经脉关系密切。基本病机是腰部经络不通，气血壅滞。

二、诊断依据

（一）诊断要点

1. 主症是突发腰部疼痛，伤处皮色发红，或青，或紫，僵硬、活动受限。

2. 有腰部扭伤史，多见于青壮年。

3. 腰部一侧或两侧剧烈疼痛，腰肌和臀肌痉挛，或可触及条索状硬结，损伤部位有明显压痛。

4. 腰椎 X 线平片一般无异常。

5. 许多疾病如脊椎结核、肿瘤、骨折、脱位、韧带断裂等临床症状有时可与急性腰扭伤相似，应注意鉴别，排除原发病。

（二）辨证要点

督脉行腰部正中，手阳明大肠经筋夹脊内，足太阳膀胱经行脊柱两侧。故痛在脊柱正中，病属督脉；痛在脊旁（督脉与膀胱经之间），属手阳明经筋病；痛在脊柱一侧或两侧膀胱经循行线上，病属足太阳经。

三、证治概要

（一）基本治疗

1. **治法**　通经活络，舒筋止痛。取局部穴位为主。

2. **主穴**　阿是穴、腰痛点、委中、后溪。

3. **配穴**　脊柱处疼痛配水沟；脊旁疼痛配手三里。

4. **操作**　毫针常规刺，用泻法。一般宜先针远端穴位，配合腰部活动。

（二）其他治疗

1. **拔罐**　取阿是穴。常规消毒后用三棱针点刺出血后拔罐。

2. **耳针**　取腰骶椎、神门。毫针刺法，或压丸法。

3. **刺络**　取委中穴，刺络放血，嘱患者活动腰部。

四、健康处方

1. 早期卧床休息，后期功能锻炼。如采用五点式法：取仰卧位，以头部、双肘及双足跟作为支撑点，用力向上挺腰抬臀，进行腰背肌功能锻炼，增加腰背肌力量。

2. 站立位，用双手手掌上下擦摩腰部肌肉，至局部发热，然后缓缓转动腰部。

头　痛

一、概述

头痛是患者自觉头部疼痛的一类病证，又称“头风”，是临床上常见的病证，可见于临床各科急慢性疾病。头痛的发生常与外感风邪，以及情志、饮食、体虚久病等内伤因素有关。本病病位在头，与手足三阳经、肝经、督脉密切相关。基本病机是气血失和，经络不通或脑络失养。西医学认为，头痛分为原发性头痛和继发性头痛两大类。原发性头痛包括偏头痛、丛集性头痛、紧张性头痛等，又称功能性头痛；继发性头痛是由其他疾病所引起，如感染、高血压、颅内肿瘤等引起的颅内压升高，以及部分五官科疾病等的兼症；头部外伤等所致的头痛，又称为症状性头痛。

二、诊断依据

（一）诊断要点

1. 主症是头部疼痛。

2. 头痛部位多在头部一侧额颞、前额、巅顶，或左或右辗转发作，或呈全头痛。头痛的性质多为跳痛、刺痛、胀痛、昏痛、隐痛，或头痛如裂。头痛每次发作可持续数分钟、数小时、数天，也有持续数周者。

3. 隐袭起病，逐渐加重或反复发作，常因外感、内伤等因素而诱发。

4. 血压监测以及必要的理化检查，如血常规、腰椎穿刺、脑电图、经颅多普勒、CT、磁共振等，对头痛的诊断与鉴别诊断有重要的意义。

5. 头痛是临床最常见的症状之一，病因十分复杂，既可由颅内外器质性病变引起，也可因全身疾病和精神因素所致。尤其是反复发作性、持续性、进行性头痛，可能是严重疾病的信号，应认真检查，明确诊断，及时治疗。

（二）辨证要点

1. 辨经络

（1）阳明头痛　疼痛部位在前额、眉棱、鼻根部。

（2）少阳头痛　疼痛部位在侧头部。

（3）太阳头痛　疼痛部位在后枕部，或下连于项。

（4）厥阴头痛　疼痛部位在巅顶部，或连于目系。

2. 辨外感内伤

（1）外感头痛　发病较急，痛无休止，外感表证明显。兼见恶风畏寒，口不渴，苔薄白，脉浮紧，为风寒头痛；头痛而胀，发热，口渴欲饮，小便黄，苔黄，脉浮数，为风热头痛；头痛如裹，肢体困重，苔白腻，脉濡，为风湿头痛。

（2）内伤头痛　发病较缓，反复发作，时轻时重，常伴头晕，遇劳或情志刺激而发作、加重。兼见头胀痛或抽痛、跳痛，目眩，心烦易怒，面赤口苦，舌红，苔黄，脉弦数，为肝阳头痛；头空痛，头晕，神疲乏力，面色无华，劳则加重，舌淡，脉细弱，为血虚头痛；头痛昏蒙，脘腹痞满，呕吐痰涎，苔白腻，脉滑，为痰浊头痛；头痛迁延日久，或头部有外伤史，痛处固定不移，痛如锥刺，舌暗，脉细涩，为瘀血头痛。

三、证治概要

（一）基本治疗

1. 治法　调和气血，通络止痛。取局部穴为主，配合循经远端取穴。

2. 主穴　阳明头痛取头维、印堂、阳白、阿是穴、合谷、内庭。少阳头痛取太阳、丝竹空透率谷、风池、阿是穴、外关、侠溪。太阳头痛：天柱、后顶、风池、阿是穴、后溪、申脉。厥阴头痛取百会、四神聪、阿是穴、太冲、中冲。全头痛取风池、百会、头维、率谷、太阳、合谷。

3. 配穴　①外感头痛：风寒头痛配风门、列缺；风热头痛配大椎、曲池；风湿头痛配偏历、阴陵泉。②内伤头痛：肝阳头痛配行间、太溪；血虚头痛配三阴交、足三里；痰浊头痛配丰隆、中脘；瘀血头痛配血海、膈俞。

4. 操作　毫针常规针刺。风门拔罐或艾灸；大椎点刺出血；风池穴应严格掌握针刺方向和深度，防止伤及延髓；瘀血头痛可点刺出血。头痛急性发作时每日治疗 1 ～ 2 次，慢性头痛每日或隔日治疗 1 次。

（二）其他治疗

1. 耳针　取枕、额、脑、神门，毫针刺法，或埋针法、压丸法。对于顽固性头痛可在耳背静脉点刺出血。

2. 皮肤针　取太阳、印堂及阿是穴，用皮肤针中、重度叩刺。适用于外感头痛及瘀血头痛。

3. 穴位注射　取阿是穴、风池穴，选用维生素 B_{12} 注射液，穴位常规注射，每穴 0.5 ～ 1mL，隔日 1 次。适用于顽固性头痛。

四、健康处方

1. 适当参加体育锻炼，增强体质，抵御外邪侵袭。

2. 保持心情开朗，避免情绪激动，注意监测血压变化。

3. 戒除烟酒，清淡饮食，忌肥甘厚味及刺激性食物。

4. 头痛发作时，宜卧床休息，环境清静，光线不宜过强。

5. 配合头部按摩，尤其是风池、太阳、百会等穴位的按揉。

中　风

一、概述

中风，又称卒中，是以突然昏倒、不省人事，伴口角歪斜、言语不利、半身不遂，或不经昏仆仅以口歪、半身不遂为主症的病证。中风的发生常与饮食不节、情志内伤、思虑过度、年老体衰等因素有关。病位在脑，与心、肾、肝、脾关系密切。病理性质多属本虚标实，急性期以标实为主，恢复期及后遗症期则表现为虚实夹杂或本虚之证。肝肾阴虚、气血衰少为致病之本，风、火、痰、气、瘀为发病之标，两者可互为因果。本病基本病机总属脏腑阴阳失调，气血逆乱，上扰清窍，窍闭神匿。西医学中，中风多见于脑血管病，如脑梗死、脑栓塞等缺血性脑血管病和脑出血、蛛网膜下腔出血等出血性脑血管病等。

二、诊断依据

（一）诊断要点

1. 具有突然昏倒、不省人事、半身不遂、偏身麻木、口舌歪斜、言语不利等特定的临床表现。轻症仅见眩晕、偏身麻木、口眼歪斜、半身不遂等。

2. 急性起病，有渐进发展过程。好发于 40 岁以上年龄，尤其是高血压病、高脂血症、糖尿病等患者。

3. 发病之前多有头晕、头痛、肢体一侧麻木等先兆症状，病发多有情志失调、饮食不当或劳累等诱因。

4. CT 或磁共振有助于本病的诊断和鉴别诊断。

5. 本病应与厥证、痫病、痉病、痿病、口僻等相鉴别。

（二）辨证要点

本病由于病位浅深、病情轻重的不同，故有中经络和中脏腑（闭证、脱证）的不同。

1. 中经络　主症为半身不遂，舌强语謇，口角歪斜而无意识障碍。

（1）风痰阻络　兼见肢体麻木或手足拘急，头晕目眩。苔白腻，脉弦滑。

（2）风阳上扰　兼见面红目赤，眩晕头痛，心烦易怒，口苦咽干，尿黄，便秘。舌红或绛，黄或燥，脉弦有力。

（3）痰热腑实　兼见口黏痰多，腹胀便秘。舌红，苔黄腻或灰黑，脉弦滑大。

（4）气虚络瘀　兼见肢体软弱，偏身麻木，手足肿胀，面色淡白，气短乏力，心悸自汗。舌暗，苔白腻，脉细涩。

（5）阴虚风动　兼见肢体麻木，心烦失眠，眩晕耳鸣，手足拘挛或蠕动。舌红，苔少，脉细数。

2. 中脏腑　主症为神志恍惚、迷蒙，嗜睡或昏睡，甚至昏迷，半身不遂。

（1）闭证　兼见神志昏迷，呼吸急促，牙关紧闭，口噤不开，肢体强痉，两手握固，二便不通等症。面赤身热，气粗口臭，躁扰不宁，舌苔黄腻，脉弦滑而数者，为阳闭；面白唇暗，四肢不温，静卧不烦，舌苔白腻，脉沉滑者，为阴闭。

（2）脱证　兼见面色苍白，瞳神散大，气息微弱，手撒口开，汗出肢冷，二便失禁。舌痿，脉细弱或脉微欲绝。

三、证治概要

中经络者，当急则治其标，以祛邪为主，治以平肝息风，化痰祛瘀通络为主。中脏腑闭证，治当息风清火，豁痰开窍，通腑泄热；脱证急宜救阴回阳固脱；对内闭外脱之证，则须醒神开窍与扶正固脱兼用。

（一）基本治疗

1. 中经络

（1）治法　调神导气，疏通经络。取督脉、手厥阴、手少阴经穴为主。

（2）主穴　水沟、内关、极泉、尺泽、委中、三阴交。

（3）配穴　风痰阻络配丰隆、合谷；风阳上扰配太冲、太溪；痰热腑实配内庭、丰隆；气虚络瘀配气海、血海；阴虚风动配太溪、风池。上肢不遂配肩髃、曲池、手三里、合谷；手指不伸配腕骨；下肢不遂配环跳、足三里、阳陵泉、阴陵泉、太冲、风市；病侧肢体拘挛者，肘部配曲泽，腕部配大陵；足内翻配丘墟透照海；口角歪斜配颊车、地仓、合谷、太冲；语言謇涩配廉泉、通里、哑门；头晕配风池、天柱；复视配风池、睛明；便秘配天枢、支沟；尿失禁、尿潴留配中极、关元。

（4）操作　水沟用雀啄法，以眼球湿润为度；内关用捻转泻法；极泉在原穴位置下 1 寸心经上取穴，避开腋毛，直刺进针，用提插泻法，以上肢有麻胀感和抽动为度；尺泽、委中直刺，提插泻法，使肢体抽动；三阴交用提插补法。可用电针。

2. 中脏腑

（1）治法　醒脑开窍，启闭固脱。取督脉穴、手厥阴经穴为主。

（2）主穴　水沟、百会、内关。

（3）配穴　闭证配十二井穴、太冲；脱证配关元、神阙。

（4）操作　水沟、内关操作方法同中经络。百会闭证用毫针刺，泻法；脱证用灸法。十二井穴点刺放血。关元、神阙用大艾炷重灸法，不计壮数，以汗止、脉起、肢温为度。

（二）其他治疗

1. 头针　取对侧顶颞前斜线、顶颞后斜线、顶旁 1 线及顶旁 2 线。头针常规针刺。

2. 电针　取穴参考中经络主穴、配穴。在患侧上、下肢体各选一组穴位，针刺得气后留针，接通电针仪，采用断续波或疏密波，强度以患者肌肉微颤为度，每次通电 20 ～ 30 分钟。

3. 穴位注射　选用丹参注射液或复方当归注射液、川芎嗪注射液、维生素 B_1 注射液、维生素 B_{12} 注射液，每次选 2 ～ 4 穴，常规穴位注射。适用于中经络证。

4. 耳针　取肾上腺、心、肝、脑干、皮质下、神门等部位，毫针刺法，或埋针法、压丸法。

四、健康处方

1. 积极消除导致中风的危险因素，如对高血压病、糖尿病、高脂血症、心脏病（尤其是心房颤动）、动脉粥样硬化、肥胖等疾病应积极控制和治疗。

2. 有中风病危险因素，突然出现严重或持续的眩晕、头痛、一过性偏侧肢体麻木无力、言语不利、视觉障碍等，多为中风先兆，应及时就诊。

3. 恢复期患者要加强偏瘫肢体的被动活动，进行各种功能锻炼，并配合针灸、推拿、理疗、按摩等。偏瘫严重者，应防止患肢受压而发生变形。语言不利者，宜加强语言训练。长期卧床者，宜保护局部皮肤，防止发生压疮。

4. 加强心理调护，保持心情舒畅，避免悲观、失望、烦躁等情绪。生活有规律，起居有常，不过度劳累，避免七情太过，减少性生活。

5. 饮食结构合理，提倡低盐低脂饮食。保持大便通畅。戒烟限酒。

面瘫

一、概述

面瘫是以口、眼向一侧歪斜为主要表现的病证，又称“口眼歪斜”。面瘫的发生常与劳作过度、正气不足、风寒或风热乘虚而入等因素有关。本病病位在面部，与少阳、阳明经筋相关。基本病机是气血痹阻，经筋功能失调。西医学中，本病多指周围性面神经麻痹，最常见于贝尔麻痹。

二、诊断依据

（一）诊断要点

1. 以口眼歪斜为主要特点。

2. 突然出现一侧面部肌肉板滞、麻木、瘫痪，额纹消失，眼裂变大，露睛流泪，鼻唇沟变浅，口角下垂歪向健侧，病侧不能皱眉、蹙额、闭目、露齿、鼓颊；部分患者初起时有耳后疼痛，还可出现患侧舌前 2/3 味觉减退或消失、听觉过敏等症。

3. 病程日久，可因瘫痪肌肉出现挛缩，口角反牵向患侧，甚则出现患侧面肌痉挛，形成“倒错”现象。

4. 本病应与中枢性面瘫相鉴别。

（二）辨证要点

1. 风寒外袭 见于发病初期，面部有受凉史。舌淡，苔薄白，脉浮紧。

2. 风热侵袭 见于发病初期，伴有发热，咽痛，耳后乳突部疼痛。舌红，苔薄黄，脉浮数。

3. 气血不足 多见于恢复期或病程较长的患者，兼见肢体困倦无力，面色淡白，头晕等。舌淡，苔薄，脉细弱。

三、证治概要

（一）基本治疗

1. 治法 祛风通络，疏调经筋。取局部穴和手足阳明经穴为主。

2. 主穴 阳白、四白、颧髎、颊车、地仓、翳风、牵正、太阳、合谷。

3. 配穴 风寒外袭配风池、外关；风热侵袭配外关、曲池；气血不足配足三里、气海。舌麻、味觉减退配廉泉；听觉过敏配听宫；流泪不止配承泣；抬眉困难配攒竹；鼻唇沟变浅配迎香；人中沟歪斜配水沟；颏唇沟歪斜配承浆。

4. 操作 面部腧穴均行平补平泻法，翳风宜灸。恢复期主穴多加灸法；在急性期，面部穴位手法宜轻，针刺宜浅，取穴宜少，肢体远端的腧穴手法宜重；在恢复期，合谷行平补平泻法，足三里行补法。

（二）其他治疗

1. 艾灸 取阳白、颧髎、地仓、颊车、足三里。行温针灸、艾条灸、隔姜灸。适用于风寒外袭和气血不足证，以及面瘫恢复期和后遗症期。

2. 穴位敷贴 取太阳、阳白、颧髎、地仓、颊车。将马钱子锉成粉末，取 1 ～ 2 分，撒于胶布上，然后贴于穴位处，5 ～ 7 日换药 1 次；或用蓖麻仁捣烂加麝香少许，取绿豆粒大一团，敷贴穴位上，每隔 3 ～ 5 日更换 1 次；或用白附子研细末，加冰片少许做面饼，敷贴穴位，每日 1 次。

3. 拔罐 取阳白、颧髎、地仓、颊车。行闪罐、走罐或刺络拔罐。

4. 皮肤针 取阳白、颧髎、地仓、颊车、翳风。叩刺以局部潮红为度。适用于恢复期。

四、健康处方

1. 针灸治疗面瘫具有良好疗效，是目前治疗本病安全有效的首选方法，宜尽早治疗。

2. 周围性面瘫的预后与面神经损伤的节段、程度密切相关，如果3个月至半年内不能恢复，多留有后遗症。

3. 加强面部表情肌训练，包括抬眉、闭眼、耸鼻、示齿、鼓腮、噘嘴等动作。

4. 治疗期间面部应避免受寒，必要时应戴口罩、围巾。眼睑闭合不全者可戴眼罩防护，或点眼药水，以防感染。

5. 饮食宜清淡，忌肥甘厚味及刺激性食物。

不寐

一、概述

不寐是以经常不能获得正常睡眠为特征的病证，包括睡眠不深、睡眠时间不足，甚至彻夜不眠，又称“失眠”“不得眠”“不得卧”“目不瞑”。不寐的发生常与情志失调、饮食不节、劳逸失宜、病后体虚等因素有关。本病病位在心，与肾、肝、脾、胆密切相关。基本病机是心神失养或心神被扰，心神不宁，或阳盛阴衰，阴阳失交。西医学中，不寐多见于焦虑症、抑郁症、围绝经期综合征等疾病中。

二、诊断依据

（一）诊断要点

1. 轻者入寐困难或寐而易醒，醒后不寐，连续 3 周以上；重者彻夜难眠。

2. 常伴有头痛、头昏、心悸、健忘、神疲乏力、心神不宁、多梦等症。

3. 本病应与有碍睡眠的其他器质性病变引起的继发性失眠相鉴别，如脑梗死、动脉硬化症等脑部疾病，哮喘、甲亢等躯体疾病，均可出现失眠症状，身体因痛苦等不适也可引起失眠。

（二）辨证要点

1. 肝火扰心 兼见烦躁易怒，头痛眩晕，面红目赤。舌红，苔黄，脉弦数。

2. 痰热扰心 兼见心烦懊憹，头晕目眩，胸闷脘痞，口苦痰多。舌红，苔黄腻，脉滑数。

3. 心脾两虚 兼见心悸健忘，头晕目眩，神疲乏力，面色不华，纳呆便溏。舌淡，苔白，脉细弱。

4. 心肾不交 兼见手足心热，头晕耳鸣，腰膝酸软，咽干少津。舌红，苔少，脉细数。

5. 心胆气虚 兼见易于惊醒，胆怯心悸，气短倦怠。舌淡，苔薄，脉弦细。

三、证治概要

（一）基本治疗

1. 治法 交通阴阳，宁心安神。取阴、阳跷脉及手少阴经穴为主。

2. 主穴 照海、申脉、神门、三阴交、安眠、四神聪。

3. 配穴 肝火扰心配行间、太冲；痰热扰心配丰隆、劳宫；心脾两虚配心俞、脾俞；心肾不交配心俞、肾俞；心胆气虚配心俞、胆俞。噩梦多配厉兑、隐白；头晕配风池、悬钟；重症不寐配神庭、印堂。

4. 操作 泻申脉，补照海；背俞穴注意针刺的方向、角度和深度；余穴常规针刺。

（二）其他治疗

1. 耳针 取心、肾、肝、脾、胆、神门、皮质下、交感。毫针刺法或压丸法。

2. 指针 取安眠、印堂、神门、三阴交。采用指按、指揉方法，每穴 30 次，每天 1 ～ 2 次。

3. 拔罐 从项部至腰部，循足太阳膀胱经第 1、2 侧线，自上而下行走罐，以背部潮红为度。

四、健康处方

1. 针灸治疗不寐效果良好，尤其是在下午或晚上治疗，效果更好，但需明确病因，积极治疗原发病。

2. 每晚临睡前，温水泡脚 30 分钟，揉两侧涌泉穴各 30 次。养成良好的睡眠习惯，放松情绪，减轻焦虑，尽量减少对失眠的关注，避免精神刺激。

3. 饮食宜清淡，忌食过分辛辣等刺激性食物。

呃　逆

一、概述

呃逆是以气逆上冲，喉间呃呃连声，声短而频，不能自控为主症的病证。俗称“打嗝”，古称“哕”，又称“哕逆”。呃逆的发生常与饮食不当、情志不畅、正气亏虚等因素有关。本病病位在膈，关键病变脏腑在胃，与肝、脾、肺、肾等脏腑有关。基本病机是胃气上逆动膈。凡上、中、下三焦诸脏腑气机上逆或冲气上逆均可动膈而致呃逆。西医学中，呃逆多见于单纯性膈肌痉挛、胃肠神经官能症、胃炎、胃癌、肝硬化晚期、脑血管病、尿毒症，以及胃、食管手术后等疾病中。

二、诊断依据

（一）诊断要点

气逆上冲，喉间呃呃连声，声短而频，不能自控。临床所见以偶然发生者居多，这种呃逆为时短暂，多能自愈。有的则屡屡发生，持续数天、数月，甚至数年不停。

（二）辨证要点

1. 胃寒积滞 呃声沉缓有力，胸脘不舒，得热则减，遇寒更甚，口淡不渴。舌淡，苔白滑，脉迟缓。

2. 胃火上逆 呃声洪亮有力，冲逆而出，口臭烦渴，多喜冷饮，脘腹满闷，大便秘结，小便短赤。舌红，苔黄燥，脉滑数。

3. 气机郁滞 呃逆连声，常因情志不畅而诱发或加重，胸胁满闷，脘腹胀满。苔薄白，脉弦。

4. 脾胃虚弱 呃声低长无力，气不得续，泛吐清水，脘腹不舒，喜温喜按，面色白，手足不温，食少乏力。舌质淡，苔薄白，脉细弱。

5. 胃阴不足 呃声短促而不得续，口干咽燥，饥不欲食。舌红，少苔，脉细数。

三、证治概要

（一）基本治疗

1. 治法 理气和胃，降逆止呃。取胃的募穴、下合穴为主。

2. 主穴 中脘、足三里、内关、膻中、膈俞。

3. 配穴 胃寒积滞配胃俞、建里；胃火上逆配内庭、天枢；气机郁滞配期门、太冲；脾胃虚弱或胃阴不足配脾俞、胃俞。

4. 操作 毫针常规刺。胃火上逆、气机郁滞只针不灸，泻法；胃寒积滞、脾胃虚弱可加灸。

（二）其他治疗

1. 穴位按压 攒竹、翳风、内关、天突。任取一穴，用拇指或中指重力按压，以患者能耐受为度，连续按揉1～3分钟，同时令患者深吸气后屏住呼吸，常能立即止呃。

2. 耳针 取膈、胃、神门、相应病变脏腑（肺、脾、肝、肾）。每次选用3～5穴，毫针刺法，强刺激，或埋针法、压丸法。

3. 穴位敷贴 ①麝香粉0.5g，放入神阙穴内，伤湿止痛膏固定，适用于实证呃逆，尤其以气机郁滞者取效更捷。②吴茱萸10g，研细末，用醋调成膏状，敷于双侧涌泉穴，胶布或伤湿止痛膏固定，适用于各种呃逆，对下焦冲气上逆引起的呃逆尤为适宜。

四、健康处方

1. 针灸对呃逆有很好的疗效，对于单纯性膈肌痉挛可即刻见效，但对于反复发作的慢性、顽固性呃逆，应积极查明并治疗原发病。

2. 平时应避免冷空气的突然刺激，正气不足、脾胃虚寒的患者应少食寒凉食物，最好戒除烟酒。

3. 如呃逆见于危重病后期，可能是胃气衰败、病情转重之象，应加以注意。

耳鸣、耳聋

一、概述

耳鸣以耳内鸣响，如蝉如潮，妨碍听觉为主症；耳聋以听力不同程度减退或失听为主症，轻者称“重听”。临床上耳鸣、耳聋既可单独出现，亦可先后发生或同时并见。耳鸣、耳聋的发生常与外感风邪、情志失畅、久病、年老体弱等因素有关。本病病位在耳，肾开窍于耳，少阳经入于耳中，故本病与肝、胆、肾关系密切。基本病机是邪扰耳窍或耳窍失养。西医学中，耳鸣、耳聋可见于多种耳科疾病、高血压病、动脉硬化、脑血管疾病、贫血、糖尿病、药物中毒及外伤性疾病之中。

二、诊断依据

（一）诊断要点

1. 主症是耳鸣、耳聋。

2. 耳鸣可急性起病，或缓慢起病；可为单侧，亦可为双侧；可呈持续性，也可呈间歇性；耳鸣的音调可呈高音调，也可呈低音调；多数耳鸣患者伴有听力下降。耳聋以突发性单侧多见，多伴有耳鸣及眩晕，少数亦有双侧同时发生者；渐进性耳聋多为双侧；部分耳聋可呈波动性。

3. 外耳道及鼓膜检查、听力学检查、影像学检查（如颅脑CT及磁共振），有助于确定病情。

（二）辨证要点

耳鸣、耳聋临床有虚实之分。实证多因外感风邪壅遏清窍，或肝胆郁火循经上扰清窍，发病急，病程短，耳鸣声大，听力下降迅速；虚证多因肾精亏虚，耳窍失养，发病缓慢，病程较长，耳鸣声音尖细，听力减退逐渐加重。

1. 外感风邪 开始多有感冒症状，继之猝然耳鸣、耳聋、耳闷胀，伴头痛恶风，发热口干。舌质红，苔薄白或薄黄，脉浮数。

2. 肝胆火盛 耳鸣、耳聋每于郁怒之后突发或加重，兼有耳胀，伴头痛或眩晕，口苦咽干，心烦易怒。舌红，苔黄，脉弦数。

3. 肾精亏虚 久病耳聋或耳鸣时作时止，声细调低，按之鸣声减弱，劳累后加剧，伴头晕、腰酸。舌红，苔少，脉细。

三、证治概要

（一）基本治疗

1. 实证

（1）治法　疏风泻火，通络开窍。取耳区局部穴及手足少阳经穴为主。

（2）主穴　听会、翳风、中渚、侠溪。

（3）配穴　外感风邪配外关、合谷；肝胆火盛配太冲、丘墟。

（4）操作　听会、翳风的针感以向耳底或耳周传导为佳；余穴常规刺，泻法。

2. 虚证

（1）治法　补肾养窍。取耳区局部穴及足少阴经穴为主。

（2）主穴　太溪、肾俞、听宫、翳风。

（3）操作　听宫、翳风的针感以向耳底或耳周传导为佳；余穴常规刺，补法；太溪、肾俞可加温灸或温针灸。

（二）其他治疗

1. 耳针　取肝、胆、肾、三焦、内耳、外耳、皮质下。每次选用3～5穴，双耳交替使用，毫针刺法或压丸法、埋针法。

2. 穴位注射　取听宫、翳风、完骨、肾俞、阳陵泉。选用复方丹参注射液或当归注射液、维生素B_{12}注射液，每次选1～2穴，每穴注射0.5～1mL，每日或隔日1次。

四、健康处方

1. 明确病因，积极治疗原发病。
2. 耳鸣、耳聋宜尽早诊治，病程越短，疗效越好，病程越长，疗效越差。
3. 针灸对神经性耳鸣、耳聋效果较好，但对于鼓膜损伤、听力完全丧失者难以取效。
4. 避免劳倦，节制房事，调整情绪，避免使用耳毒性药物。

痛　经

一、概述

痛经是指妇女在经期或行经前后出现的周期性小腹疼痛，又称“经行腹痛”。痛经的发生常与饮食生冷、情志不畅、起居不慎、先天禀赋不足等因素有关。本病病位在胞宫，与冲、任二脉及肝、肾关系密切。基本病机是不通则痛或不荣则痛。实者为冲任瘀阻，气血运行不畅，胞宫经血流通受阻，不通则痛；虚者为冲任虚损，胞宫、经脉失于濡养，不荣则痛。西医学中，痛经可分为原发性痛经和继发性痛经。原发性痛经是指生殖器官无器质性病变者；继发性痛经多继发于生殖器官的某些器质性病变，如子宫内膜异位症、急性或慢性盆腔炎、子宫肌瘤等。

二、诊断依据

（一）诊断要点

1. 主症是经期或行经前后出现小腹疼痛，痛及腰骶，伴随月经呈周期性发作。
2. 疼痛剧烈，拒按，经色紫红或紫黑，有血块，血块下后疼痛缓解者为实证；疼痛绵绵，柔软喜按，月经色淡、量少者为虚证。
3. 好发于青年未婚女子。
4. B超、腹腔镜、宫腔镜检查以及子宫输卵管造影有助于明确痛经的原因。
5. 原发性痛经需与子宫内膜异位症、急性或慢性盆腔炎、子宫肌瘤等相鉴别。

（二）辨证要点

1. 气滞血瘀　胀痛或刺痛为主，伴胸胁乳房胀痛，经行不畅，紫暗有块。舌有瘀斑、瘀点，脉涩。

2. 寒凝血瘀　冷痛为主，得热痛减，经量少，色暗有瘀块。苔白，脉紧。

3. 气血虚弱 腹痛下坠，经色淡，头晕，心悸。舌淡，脉细。

4. 肾气亏损 绵绵作痛，腰酸，耳鸣，月经量少质稀。舌淡，脉沉细。

三、证治概要

（一）基本治疗

1. 治法 调理冲任，温经止痛。取任脉及足太阴经穴为主。

2. 主穴 中极、三阴交、地机、十七椎、次髎。

3. 配穴 气滞血瘀配太冲、血海；寒凝血瘀配关元、归来；气血虚弱配关元、足三里；肾气亏损配肾俞、太溪。

4. 操作 针刺中极，宜用连续捻转手法，使针感向下传导。余穴常规刺。寒凝血瘀、气血虚弱、肾气亏损，宜加灸法。疼痛发作时可用电针。发作期每日治疗 1 ～ 2 次，非发作期可每日或隔日治疗 1 次。

（二）其他治疗

1. 艾灸 取神阙、关元、气海、归来、血海、足三里、肾俞、次髎。每次选用 3 ～ 5 穴，采用艾条灸、温针灸、隔姜灸，任选其一。

2. 拔罐 取十七椎、次髎、肾俞、中极、关元。常规拔罐治疗。

3. 耳针 取内分泌、内生殖器、肝、肾、皮质下、神门。每次选用 3 ～ 5 穴，毫针刺法、埋针法或压丸法。

4. 穴位敷贴 取神阙穴。用吴茱萸、白芍、延胡索各 30g，艾叶、乳香、没药各 15g，冰片 6g。研细末，每用 5 ～ 10g，用白酒调成膏状敷贴。

5. 皮肤针 取背、腰、骶部的督脉、膀胱经，下腹部的任脉、带脉以及足三阴经循行线。循经叩刺，中等刺激，重点叩刺腰骶部、下腹部穴。隔日 1 次，于月经前 3 ～ 5 日开始治疗。

四、健康处方

1. 针灸对原发性痛经有较好的疗效。预防痛经则多在经前 3 ～ 7 日开始，连续治疗 3 个月经周期为 1 个疗程。
2. 对继发性痛经，应及时诊断原发病变，施以相应治疗。
3. 注意经期卫生和保暖，避免涉水冒雨、过食生冷、精神刺激、剧烈运动和过度劳累。
4. 经期应禁止性生活，以免邪入血室。

小儿遗尿

一、概述

小儿遗尿是指年满 3 周岁以上的小儿睡眠中小便自遗，醒后方觉的一种病证，俗称“尿床”。偶因疲劳或睡前多饮而遗尿者，不作病态。遗尿的发生常与禀赋不足、久病体虚、习惯不良等因素有关。本病病位在膀胱，与任脉及肾、脾、肺、肝关系密切。基本病机是膀胱和肾的气化功能失调，膀胱约束无权。西医学中，本病多见于神经发育尚未成熟，大脑皮质或皮质下中枢功能失调者，另外精神因素、泌尿系统异常或感染、隐性脊柱裂等均可导致遗尿。

二、诊断依据

（一）诊断要点

1. 主症是发病年龄在 3 周岁以上，睡中尿床，醒后方觉，数夜或每夜一次，甚至一夜数次。
2. 尿常规或尿培养无异常发现。
3. 部分患儿腰骶部 X 线平片显示隐性脊柱裂。

（二）辨证要点

1. 肾气不足 畏寒肢冷，腰膝酸软。舌质淡，苔薄白，脉沉细无力。

2. 肺脾气虚 疲劳后遗尿加重，面色无华，少气懒言，常自汗出，易感冒，纳呆便溏。舌淡，苔白，脉细弱。

3. 心肾失交 昼日多动少静，夜间寐不安宁，五心烦热，形体消瘦。舌红少津，脉细数。

4. 肝经郁热 尿黄量少，气味臊臭，性情急躁，面赤唇红，或夜间龂齿。舌红，苔黄，脉弦数。

三、证治概要

（一）基本治疗

1. 治法 益肾固摄，调理膀胱。取任脉穴及膀胱的背俞穴、募穴为主。

2. 主穴 关元、中极、膀胱俞、三阴交。

3. 配穴 肾气不足配肾俞、太溪；肺脾气虚配脾俞、足三里；心肾失交配通里、大钟；肝经郁热配蠡沟、太冲。

4. 操作 毫针常规刺。中极、关元直刺或向下斜刺，使针感下达阴部为佳；肾气不足、肺脾气虚，可加用灸法。

（二）其他治疗

1. 耳针 取膀胱、肾、皮质下、内分泌、尿道、神门。每次取 2 ～ 4 穴，毫针刺法，或埋针法、压丸法。

2. 穴位敷贴 取神阙。用煅龙骨、煅牡蛎、覆盆子、肉桂各 30g，生麻黄 10g，冰片 6g，共研细末，每用 5 ～ 10g，用醋调成膏饼状贴于脐部，夜敷昼揭。

3. 拔罐 取关元、气海、肾俞、膀胱俞。常规拔罐治疗。

四、健康处方

1. 针灸对功能性遗尿的疗效较好，对某些器质性病变引起的遗尿，应治疗其原发病。
2. 勿使患儿白天玩耍过度，控制患儿睡前饮水。
3. 夜间定时唤醒患儿起床排尿，逐渐养成自觉起床排尿的良好习惯。
4. 加强患儿的心理护理，切勿羞辱和粗暴打骂，避免产生恐惧、紧张和自卑感。

第四节 推拿治疗

落 枕

一、概述

落枕又称“失枕”，临床上以急性颈部肌肉痉挛、强直、酸胀、疼痛以致转动失灵为主要症状，轻者数天可自愈，重者疼痛严重并向头部及上肢放射，可迁延数周不愈。本症多由于体质虚弱劳累过度，睡眠时枕头高低不适，躺卧姿势不良等因素，使一侧肌群在较长时间内处于过度伸展状态，以致发生痉挛（主要是胸锁乳突肌、斜方肌及肩胛提肌痉挛）。也有部分患者因夜眠时肩部暴露，颈肩部当风，感受风寒，气血凝滞，经络痹阻而发生拘急疼痛。少数患者因颈部突然扭转或肩扛重物，致使部分肌肉扭伤或发生痉挛。成年人若经常发作者，应考虑为颈椎病的前驱症状。推拿疗法对于本病疗效甚佳。

二、诊断要点

（一）诊断依据

主要依据有睡眠姿势不良或颈肩部受风受寒经历，结合以颈部强痛、活动受限为主要特点的临床症状，并排除其他颈椎相关疾病分析判断。

1. 病史 有睡眠姿势不良或感受风寒史。

2. 症状 急性发病，睡眠后一侧颈部出现疼痛，酸胀，可向上肢或背部放射，活动不利，活动时伤侧疼痛加剧，严重者头部歪向病侧，有些病例进行性加重，甚至累及肩部及胸背部。

3. 体征 患侧常有颈肌痉挛，胸锁乳突肌、斜方肌、菱形肌及肩胛提肌等处压痛。在肌肉紧张处可触及肿块和条索状的改变。

4. 辅助检查 如有外伤史，应拍摄 X 线片以排除骨折、脱位及颈椎病。

（二）鉴别诊断

1. 颈椎半脱位 常见有寰枢关节半脱位，往往有外伤史和肩部负重史，临床表现为颈项部疼痛，颈椎旋转活动受限。可拍摄颈椎张口位片证实。

2. 颈椎结核 有结核病史和全身症状，如低热、消瘦、盗汗及疲乏无力等，多发于儿童及青壮年，需拍摄颈椎正侧位片证实。

三、防治措施

1. 治疗原则 本症治疗以舒筋活血，温经通络为原则，使颈项部气血通畅，肌肉放松，则症亦随之而解除。

2. 治疗方法

（1）患者坐位，用轻柔的㨰法、一指禅推法在患侧颈项及肩部治疗，配合轻缓的头部前屈、后伸及左右旋转活动。再用拿法提拿颈项及肩部或弹拨紧张的肌肉，使之逐渐放松。

（2）患者坐位，主动放松颈项部肌肉。用摇法治疗，使颈项作轻缓的旋转，摇动数次后，在颈部微向前屈时，迅速向患侧加大旋转幅度作扳法，手法要稳而快速，旋转幅度要在患者能忍受的限度内。

（3）患者坐位，按、拿风池、风府、风门、肩井、天宗等穴，手法由轻至稍重。再拿颈椎棘突两侧肌肉。最后可在患部加用擦法和热敷，以活血止痛。

3. 注意事项

（1）头颈部扳法，不可强求有弹响声。

（2）疼痛甚者（颈项不敢转动者），可先按揉患侧天宗穴2～3分钟，并嘱患者轻缓转动颈项，当痛稍减后，再用以上方法治疗。

（3）颈项部保暖，不宜睡高枕。

急性腰肌扭伤

一、概述

腰部脊柱是一根独立的支柱，承担着人体二分之一的重力，其前方为松软的腹腔，附近只有一些肌肉、筋膜和韧带，再无骨性结构的保护，是日常生活和劳动中活动最多的部位之一，故在持重和运动中，其本身或周围组织较易受到损伤。腰部急性扭伤多发生在腰骶、骶髂部和两侧骶棘肌。腰骶关节是脊柱运动的枢纽，骶髂关节是躯干与下肢的桥梁，体重的压力和外来的冲击力多集中在这些部位，故受伤机会较多。人在弯腰时，先由脊柱两旁的伸脊肌（特别是骶棘肌）收缩，达到维持躯干的位置和抵抗体重的目的，这时如负重过大，迫使肌肉强力收缩，易使肌纤维撕裂；当腰全屈时，伸脊肌即不再收缩，而主要靠韧带（尤其是棘上、棘间韧带），来支持躯干的位置，这时如负重过大，或暴力冲击，易造成韧带损伤。韧带和肌肉的损伤相互之间有密切关系，如韧带损伤后，在屈腰过程中的支持力量势必减弱，需要由肌肉来代偿而易受损伤。急性腰肌扭伤由于伤力、扭转、牵拉而发生，故临床表现为：伤较重者，随即发生腰部剧痛，活动不便，坐、卧、翻身都有困难，甚至不能起床，连咳嗽、深呼吸都感疼痛加重；伤较轻者腰部疼痛并不剧烈，还能连续工作，数小时或1～2日后，腰痛才逐渐加剧。

二、诊断要点

（一）诊断依据

1. 病史 本病基本有较明确的受伤病史。

2. 症状 腰痛，疼痛一般较剧烈，呈持续性，部位局限固定。伤轻者能以手撑腰勉强行走，重者完全不能活动，甚至不能翻身、起床，咳嗽、深呼吸时疼痛加剧。

3. 体征

（1）局部压痛。

（2）肌肉痉挛。

（3）脊柱侧弯。

（4）直腿抬高试验及骨盆旋转试验阳性。

4. 体格检查

（1）压痛点 扭伤早期，绝大多数患者有明显的局限性压痛点。一般压痛点即为损伤的部位。

（2）肌痉挛 是对疼痛的一种保护性反应，主要发生于骶棘肌和臀大肌，可为单侧或双侧。这些肌肉因紧张度增加而有压痛点，在俯卧时可稍松缓，但用手指按压时，痉挛又复出现。

（3）脊柱生理曲线的改变 因疼痛可引起肌肉保护性痉挛，不对称的肌痉挛可引起脊柱生理曲线的改变。腰脊柱多向患侧倾斜。

5. 辅助检查 X线可明确腰椎各部骨折、脱位、椎间隙狭窄等。

（二）鉴别诊断

1. 腰肌扭伤 除侧方的肌群外，骶棘肌最易受累而引起损伤。其好发部位以骶骨附着点处最常见，其次为棘突旁或横突上的腱膜附着处，而位于肌腹中部的撕裂则较少见。

2. 腰椎小关节紊乱 每节腰椎均有三个关节，即两个后滑膜关节和一个前椎间盘关节。当腰部突然过度前屈并向一侧旋转时，关节突关节间隙变大，滑膜进入关节间隙，直腰时将滑膜嵌住，发生急性腰痛。

三、防治措施

1. 治疗原则 舒筋通络，活血止痛。

2. 选取穴位 腰阳关、肾俞、委中。

3. 治疗手法 㨰、按、揉、拿、擦、弹拨、扳法及腰部被动活动。

4. 操作方法

（1）患者俯卧位，用㨰法在压痛点周围治疗，逐渐移至疼痛处，然后在伤侧顺骶棘肌纤维方向用㨰法操作，往返 3 ～ 4 遍，配合腰部后伸被动活动，幅度由小到大，手法压力由轻到重。

（2）揉腰阳关、肾俞，拿委中，以酸胀为度，再在压痛点上、下方，用弹拨法治疗，弹拨时手法宜柔和深沉。

（3）在受伤一侧，沿骶棘肌纤维方向，进行直擦，以透热为度。

（4）患侧在上做腰部斜扳。若疼痛剧烈者，在上述手法治疗后可作热敷。

四、健康处方

1. 治疗期间，患者卧板床休息，腰部制动 3 ～ 4 天。

2. 治疗时，要根据患者的可能情况选择肢体最放松的位置，不宜强求某一体位。

慢性腰肌劳损

一、概述

慢性腰肌劳损主要是指腰背部肌肉、筋膜，以及韧带等软组织的慢性损伤，导致局部无菌性炎症，从而引起腰臀部一侧或两侧的弥漫性疼痛，又称“功能性腰痛”“腰背肌筋膜炎”等。本病在慢性腰腿痛中占有相当大的比例，常与职业和工作环境关系密切，外伤史可不明显，多见于青壮年。本病属中医“腰痛”范畴。

二、诊断要点

（一）诊断依据

1. 腰背部压痛范围较广泛，压痛点多在骶髂关节面、骶棘肌、腰椎横突，以及髂嵴后缘等部位。轻者压痛多不明显，重者伴随压痛可有一侧或双侧骶棘肌痉挛僵硬。

2. 触诊时腰部肌肉紧张痉挛，或有硬结及肥厚感。

3. X 线检查 除少数有腰椎先天畸形或腰椎骨质增生外，一般多无明显异常。

（二）鉴别诊断

1. 退行性脊柱炎 退行性脊柱炎的腰痛主要表现为休息痛，即夜间、清晨腰痛明显，起床活动后腰痛减轻。脊柱后伸功能稍差。X 线检查可见腰椎骨钙质沉着和椎体边缘增生骨赘。

2. 腰椎结核 腰椎结核有低热、盗汗、消瘦等全身症状。血沉加快。X 线检查可见腰椎骨质破坏或椎旁脓肿。

3. 腰椎间盘突出症 腰椎间盘突出症有典型的腰痛伴下肢放射痛，腰部活动受限，脊柱侧弯和腱反射异常，皮肤感觉障碍等神经根受压症状。CT、MRI 可见髓核突出。

三、防治措施

1. 治疗原则 舒筋通络，行气活血，解痉止痛。

2. 部位及取穴 腰臀部；肾俞、腰阳关、大肠俞、关元俞、八髎、秩边、委中、承山等穴位。

3. 手法 㨰、按、揉、点、弹拨、擦、运动关节等法。

4. 操作方法

（1）舒筋通络 患者取俯卧位。医师站于一侧，先以㨰法沿两侧膀胱经上下往返施术 5 ～ 6 遍，用力由轻到重；然后以双手拇指按揉肾俞、腰阳关、大肠俞、八髎等穴位，以酸胀为度，并以掌根在痛点周围按揉1～2分钟。

（2）行气活血　患者取俯卧位。医师站于一侧，先以揉法在腰臀及大腿后外侧依次施术，并点按秩边、委中、承山等穴位，约5分钟。此法能改善局部血供，改善腰部症状。

（3）解痉止痛　患者取俯卧位。医师站于一侧，以弹拨、点压等法施术于痛点及肌痉挛处，反复3～5遍，以达到提高痛阈、松解粘连、解痉止痛的目的。

（4）理筋调整　患者取俯卧位。医师站于一侧，以小鱼际擦法直擦腰背两侧膀胱经，横擦腰骶部，以透热为度。然后患者取侧卧位。医师面向患者站立，施腰部斜扳法，左右各1次，再取仰卧位，做屈髋屈膝被动运动数次，以调整腰椎后关节，解除肌肉痉挛。

四、健康处方

加强腰背伸肌锻炼，如仰卧位拱桥式锻炼、俯卧位飞燕式锻炼，早晚各1次，每次各做20～30次，有利于腰背肌力的恢复。

肩关节周围炎

一、概述

肩关节周围炎简称“肩周炎”，以肩痛、肩关节活动障碍为主要临床表现。其病名较多，因睡眠时肩部受凉引起的称“漏肩风”或“露肩风”；因肩部活动明显受限，形同冻结而称“冻结肩”；因该病多发于50岁左右，又称“五十肩”。其病理表现主要是肩关节囊及其周围韧带、肌腱的慢性非特异性炎症，关节囊与周围组织发生粘连，故又称“粘连性关节囊炎”。本病女性发病率高于男性，多为慢性发病。

二、诊断要点

（一）诊断依据

本病主要依据呈慢性发病，隐袭进行，少数有外伤史，多见于中老年人，结合临床症状、体征及X线检查结果等综合分析诊断。肩关节各方向运动受限，但以外展、外旋、后伸障碍为著，可伴有局部明显压痛。肩关节外展试验阳性是肩周炎诊断的必备条件。

1. 症状　病症初发时轻微，以后逐渐加重，疼痛一般以肩关节的前、外侧部为重，多为酸痛、钝痛或呈刀割样痛，夜间尤甚，影响睡眠；疼痛可牵涉至同侧的颈背部、肘部或手部，症状可因肩臂运动加重；肩关节活动受限明显，重者出现典型的“扛肩”现象。

2. 体征　检查肩部无明显肿胀，肩周肌肉痉挛，病程长者可见肩臂肌肉萎缩，尤以三角肌为明显；压痛部位多在肩峰下滑囊、结节间沟、喙突、大结节等处，亦常见广泛性压痛而无局限性压痛点；肩关节外展试验阳性。

3. 辅助检查　X线检查多无阳性发现，但对鉴别诊断有意义，有时可见骨质疏松、冈上肌腱钙化或大结节处有密度增高的阴影。

（二）鉴别诊断

肩周炎需与神经根型颈椎病、风湿性关节炎、冈上肌肌腱炎、肩袖损伤等疾病相鉴别。

三、防治措施

1. 治疗原则　对初期疼痛较敏感者，采用轻柔手法在局部治疗，以疏通经络，活血止痛，改善局部血液循环，加速渗出物的吸收，促进病变组织的修复；对后期患者或感觉迟钝者，治疗以改善关节功能为主，可用较重手法，如扳法、摇法、拔伸等，并着重配合关节各功能位的运动，以松解粘连，滑利关节，促进关节功能的恢复。

2. 取穴及部位　肩井、肩髃、肩贞、肩内陵、秉风、天宗、曲池、手三里、合谷及肩臂部阿是穴。

3. 主要手法　㨰、揉、拿捏、点压、弹拨、摇、扳、搓、抖法等。

4. 操作方法

（1）松解放松法　患者坐位，医者站于患侧，用一手托住患者上臂使其微外展，另一手用㨰法或拿揉法施术，重点在肩前部、三角肌部及肩后部。同时配合患肢的被动外展、旋外和旋内活动，以缓解肌肉痉挛，促进粘连松解。

（2）解痉止痛法　接上势，医者用点压、弹拨手法依次点压肩井、秉风、天宗、肩内陵、肩贞等穴，以酸胀为度，对有粘连部位或痛点施弹拨手法，以解痉止痛，剥离粘连。

（3）运动关节法　接上势，医者一手扶住患肩，另一手握住其腕部或托住肘部，以肩关节为轴心作环转摇动，幅度由小到大。然后再作肩关节内收、外展后伸及内旋的扳动。本法适用于肩关节功能障碍明显者，具有松解粘连，滑利关节的作用。

（4）舒筋活血法　接上势，医者先用搓揉、拿捏手法施于肩部周围，然后握住患者腕部，将患肢慢慢提起，使其上举，并同时作牵拉提抖，最后用搓法从肩部到前臂反复上下搓动 3 ～ 5 遍，以放松肩臂，从而达到舒筋活血的作用。

四、健康处方

1. 有条件的地方，在治疗前先拍 X 线片，以排除骨关节本身病变；因骨折或脱位而继发的冻结肩，须经复位或骨折愈合后，方可作推拿治疗。

2. 运用手法要轻柔，不可施用猛力，以免造成损伤。

3. 注意局部保暖，防止受凉，以免加重病情，影响治疗效果。

4. 治疗期间须配合适当的肩部功能锻炼并遵循持之以恒，循序渐进，因人而异的原则。

5. 本病预后良好，一般功能均能恢复，且痊愈后很少复发，但有糖尿病史或结核病史的患者，治疗效果较差。

便　秘

一、概述

便秘是指粪便在肠内滞留过久，秘结不通，排便周期过长，粪质干结难解，或粪质不硬，虽有便意而排出困难的病症。引起便秘的原因有胃肠道分泌消化液减少、肠动力减弱、肠神经功能紊乱以及肛裂、痔疮等直肠肛门病变等。糖尿病、尿毒症、脑血管意外、帕金森病等全身性疾病的患者在病变过程中也可能出现便秘。抑郁、焦虑、强迫症等心理因素对本病也有影响。

二、诊断要点

（一）诊断依据

主要依据胃肠道相关病史，结合以大便干结、排便困难、排便周期过长为主要特点的临床症状，以及局部查体和辅助检查等情况综合分析判断。

1. 症状

（1）排便间隔时间超过自己的习惯 1 天以上，或两次排便时间间隔 3 天以上。

（2）大便粪质干结，排出艰难，或欲解大便但艰涩不畅。

（3）常伴腹胀、腹痛、口臭、纳差及神疲乏力、头眩心悸等症状。

（4）本病常有饮食不节、情志内伤、劳倦过度等病史。

2. 体征　直肠指检有助于发现直肠癌、痔、肛裂、直肠炎症、直肠狭窄及外来压迫、肛门括约肌痉挛等。

3. 辅助检查

（1）大便常规、隐血试验和直肠指检应是常规检查的内容。

（2）腹部平片可有助于确定肠梗阻的部位，对假性肠梗阻的诊断尤有价值。

（3）钡剂灌肠适用于了解钡剂通过胃肠道的时间、小肠与结肠的功能状态，亦可明确器质性病变的性质、部位与范围。

（4）此外，可根据临床估计器质病变部位的高低，选用直肠镜、乙状结肠镜或纤维结肠镜进行检查。

（二）鉴别诊断

便秘与肠结：两者皆为大便秘结不通。但肠结多为急病，因大肠通降受阻所致，表现为腹部疼痛拒按，大便完全不通，且无矢气和肠鸣，或有恶心欲吐，食纳减少。

三、防治措施

1. 治疗原则　和肠通便，调理气机是治疗大法。须审证求因，辨证论治。

2. 治疗方法 胃肠燥热者，宜清热降浊；气机郁滞者，宜疏肝理气；气血亏损者，宜健脾和胃、调和气血；阴寒凝结者，宜壮阳散寒。

3. 操作方法

（1）腹部操作 患者仰卧位，取中脘、天枢、大横及下腹部，用轻快的一指禅推法施于中脘、天枢、大横，每穴 1 分钟；用掌摩法以顺时针方向摩腹约 8 分钟。

（2）背部操作 患者俯卧位，取肝俞、脾俞、胃俞、肾俞、大肠俞、八髎、长强等穴，用轻快的二指禅推法或沿脊柱两侧从肝俞、脾俞到八髎往返施术，时间约 5 分钟；用轻柔的按揉法在肾俞、大肠俞、八髎、长强施术，每穴约 1 分钟。

4. 辨证手法加减

（1）胃肠燥热 按揉足三里、大肠俞、支沟、曲池，以酸胀为度；推足阳明胃经，从足三里向下推至下巨虚，3 ～ 5 分钟。

（2）气机郁滞 按揉胸胁部的中府、云门、膻中、章门、期门；背部的肺俞、肝俞、膈俞，均以酸胀为度，不宜刺激太重；横擦胸上部，以透热为度；斜擦两胁，以微有热感为度。

（3）气血亏损 横擦胸上部、左侧背部及骶部八髎，均以透热为度；按揉足三里、脾俞穴各 1 分钟，可配合捏脊三遍。

（4）阴寒凝结 横擦肩背部及腰部肾俞、命门及骶部八髎，均以透热为度；直擦背部督脉，以透热为度。

四、健康处方

推拿对习惯性便秘是一种疗效卓著的治疗方法。在治疗的同时，要指导患者注意保持精神舒畅，进行适当的活动，配以食疗，如黑芝麻、胡桃肉、松子仁等份研细加蜜糖冲服，对阴血亏损的便秘颇有功效。自我推拿方法必须持之以恒，才能使排便日趋正常。

小儿发热

一、概述

发热是指体温异常升高超过正常范围高限。正常小儿腋下体温一般为 36 ～ 37℃，故腋下温度超过 37℃，可认为发热。37.1 ～ 37.9℃为低热，38 ～ 38.9℃为中度发热，39 ～ 41℃为高热，超过 41℃为超高热。由于小儿“阳常有余，阴常不足”，故朱丹溪有“凡小儿有病皆热”、王肯堂有“小儿之病为热居多”等论述。因此，发热为儿科最常见的症状之一，可分为外感发热和内伤发热两大类型，常见于儿科多种急、慢性疾病的某一个发展阶段。现代医学的上呼吸道感染、急性扁桃体炎、流行性感冒、肺炎和消化不良等所引起的发热均属本病范畴。

二、诊断要点

（一）诊断依据

1. 病史 外感发热常有感受外邪病史；内伤发热常伴饮食不节或不洁、热病耗阴等病史。

2. 症状及体征 以体温异常升高为主要症状。外感风寒兼头痛、发热恶寒、无汗、鼻塞、流清涕、苔薄白、指纹鲜红或脉浮紧等风寒表证证候；外感风热兼恶寒畏风、发热少汗、口干、咽痛、鼻塞、流脓涕、苔薄黄、指纹红或紫或脉浮数等风热表证证候；暑热证兼长期发热不退、口渴多尿、少汗、倦怠嗜睡等证候；内伤发热兼腹痛拒按、面红唇赤、嗳腐吞酸、便秘或溏、苔黄腻、指纹深紫或脉弦滑数等肺胃实热证证候或午后低热、心烦易怒、潮热盗汗、形瘦、纳呆、舌红苔剥、指纹淡紫或脉细数等阴虚内热证证候。

3. 辅助检查 合并细菌感染者血白细胞总数增高，中性粒细胞比例增高。临床检查除测量体温外，还需注意检查咽喉、口腔黏膜、中耳、鼻腔、心、肺等部位有否炎性疖肿；有无脑膜刺激征等。必要时做血培养或脑脊液检查。

（二）鉴别诊断

1. 婴幼儿急疹 发热，起病急，无鼻塞、流涕等上呼吸道症状，3 ～ 4 天后体温骤降，以同时全身出现玫瑰红色小丘疹为特征。

2. 急性淋巴细胞白血病 急性淋巴细胞白血病（ALL）是一种起源于淋巴细胞的 B 系或 T 系细胞在骨髓内异常增生的恶性肿瘤性疾病。ALL 发病时多有发热，但同时伴皮下瘀点或瘀斑、鼻出血、牙龈出血、女性月经过多、消化道出血，甚至危及生命的中枢神经系统出血等。80% 以上因贫血出现神疲乏力、心悸、头晕等症状。超过 1/4 的患者表现出骨及关节疼痛。骨髓及血细胞生化检查可确诊。

三、防治措施

1. 治疗原则 基本治法为清退热邪。表证发热者发散外邪，清热解表；里证发热者辅以泻肺通腑，清解里热或滋阴清热。

2. 基本处方

（1）患儿取仰卧位，开天门 50 次，推坎宫 50 次，揉太阳 100 次，清肺经 300 次，清天河水 100 次。

（2）患儿取俯卧位，先用摩法轻摩患儿脊柱，自上而下 3 ～ 5 遍，再用示、中二指指腹直推脊柱穴 100 次。

3. 辨证加减

（1）风寒表证　在基本处方基础上加具有发汗解表作用的操作法。如拿风池 10 次，拿肩井 10 次，揉耳后高骨 100 次；自上而下直推天柱骨 100 次；推三关 100 次，揉外劳宫 50 次；掐二扇门 5 次，揉二扇门 100 次。

（2）风热表证　将基本处方中的揉太阳 100 次改为运太阳 50 次，再加上具有辛凉解表作用的操作法。如运耳后高骨 50 次；分推迎香 30 次，分腕阴阳 50 次，分背阴阳 100 次。夹痰者另加分推膻中 50 次，示、中二指同时揉双侧肺俞 50 次，揉丰隆 50 次；夹惊者加清肝经 100 次，掐小天心 5 次，揉小天心 100 次，掐五指节各 3 次，揉五指节各 30 次。

（3）暑热证　在基本处方基础上加具有健脾益气、清解暑热作用的操作法。如补脾经 300 次，揉板门 50 次，推五经 100 次；开璇玑 50 次，摩中脘 100 次，揉脐及天枢 100 次；捏脊 3 ～ 5 遍。

（4）肺胃实热证　在基本处方基础上加具有泻肺通腑、清解里热作用的操作法。如清胃经 300 次，清大肠 100 次，清小肠 100 次，打马过天河 20 遍，退六腑 100 次，按弦走搓摩 50 次，逆时针方向摩腹 3 分钟，推下小腹 100 次，揉龟尾 100 次，推下七节骨 100 次。

（5）阴虚内热证　在基本处方基础上减去清肺经 300 次，清天河水 100 次，加具有益气养阴清热作用的操作法。如补肺经 300 次，补脾经 100 次，补肾经 200 次，揉肾顶 100 次，揉二人上马 100 次，运内劳宫 30 次，按揉足三里 100 次，推涌泉 100 次，捏脊 3 ～ 5 遍，按揉肺俞、脾俞、肾俞，每穴约半分钟。烦躁不眠者加清肝经 100 次，清心经 100 次，按揉百会 100 次。

四、注意事项

1. 加强护理，慎衣着，适寒热，避风邪。

2. 注意调节饮食，不吃不洁食物，以顾护脾胃，促进患儿早日康复。

3. 积极治疗原发病，感染严重者可配合药物治疗。

小儿感冒

一、概述

感冒是指因感受风、寒、暑、湿、燥、火及疫疠之气等外邪引起的一种常见的肺系疾病，以鼻塞、流涕、喷嚏、咳嗽、发热、咽痛为主要特征。本病一年四季均可发生，以气候骤变及冬春二季发病率较高。感冒可分为四时感冒和时行感冒两类，四时感冒由于感受六淫之邪而发病，一般无传染性，临床症状较轻；时行感冒由于感受时行疫疠之气而发，具有传染性，临床症状较重。婴幼儿脏腑娇嫩，肺、脾常不足，肝常有余，故患病后，易出现夹痰、夹滞、夹惊等兼证。相当于现代医学的“上呼吸道感染”。

二、诊断要点

（一）诊断依据

1. 病史 常有气候骤变、冷暖失调、过度疲劳，或与感冒患者接触等病史。

2. 症状及体征 以鼻塞、流涕、喷嚏、咳嗽、发热、咽痛为主要临床表现。风寒感冒以恶寒，发热，无汗，头痛，鼻塞流清涕，喷嚏，咳嗽，痰稀白易咳，口不渴，舌淡红，苔薄白，脉浮紧或指纹浮红等风寒表证证候为主要特征；风热感冒以发热，恶风，有汗或少汗，头痛，鼻塞流浊涕，咳嗽，痰稠色白或黄，咽红肿痛，哭闹不安或烦躁不宁，口渴，舌质红，苔薄黄，脉浮数或指纹浮紫等风热表证证候为主要特征；暑邪感冒多在夏季发病，以发热，无汗或汗出热不解，头晕，头痛，鼻塞，身重困倦，纳呆，恶心呕吐，泄泻，小便短赤，舌质红，苔黄腻，脉数或指纹紫滞等为特征；时邪感冒起病急骤，全身症状重，可见高热寒战，无汗或汗出热不解，头晕，头痛，肌肉骨节酸痛，或有呕吐，泄泻，舌质红或红绛，苔黄燥或黄腻，脉数或指纹紫滞等证候；感冒伴有兼证者，可见夹痰、夹滞和夹惊等证候。

3. 特殊类型感冒 某些特殊类型的感冒可见咽部充血，腭咽弓、腭垂、软腭等处直径为 2 ～ 4mm 数量不等的疱疹，或滤泡性眼结膜炎及颈部、耳后淋巴结肿大等体征。血象检查提示，病毒感染者白细胞总数正常或偏低，继发细菌感染者血白细胞总数及中性粒细胞比例增高。必要时可做病原学检查。

（二）鉴别诊断

1. 麻疹 是以感受麻疹时邪（麻疹病毒）引起的急性出疹性传染病，临床以发热恶寒、咳嗽咽痛、鼻塞流涕，泪水汪汪，口腔两颊近臼齿处可见麻疹黏膜斑，周身皮肤按序发麻粒样大小的红色斑丘疹，皮疹消退时皮肤有糠麸样脱屑或色素沉着斑等为特征。

2. 水痘 是以水痘 - 带状疱疹病毒引起的一种传染性疾病。以发热，皮肤黏膜分批出现瘙痒性皮疹，丘疹，疱疹、结痂同时存在为主要特征。

3. 流行性乙型脑炎 是感染乙型脑炎病毒引起的以高热、抽搐、昏迷为主症的一种传染性疾病。初起持续发热无汗，头痛呕吐，嗜睡或烦躁不安。血象、脑脊液检查、补体结合试验、神经系统检查可鉴别。

4. 急性咽喉炎 本病初起仅表现为发热、微咳，当患儿哭闹时可闻及声音嘶哑，病情较重可闻及犬吠样咳嗽及吸气性喉鸣。

三、防治措施

1. 治疗原则 基本治法为疏风解表。风寒感冒宜辛温解表，风热感冒宜辛凉解表，暑邪感冒宜清暑解表，时邪感冒宜清热解毒；夹痰者兼化痰止咳，夹滞者兼消食导滞，夹惊者兼清热镇惊。

2. 基本处方

（1）患儿取仰卧位，开天门 30 次，推坎宫 30 次，揉太阳 100 次；清肺经 100 次，清大肠 100 次。

（2）患儿取俯卧位，先用摩法轻摩患儿脊柱，自上而下 3 ～ 5 遍，再用示、中二指指腹直推脊柱 100 次。

3. 辨证加减

（1）风寒感冒 在基本处方基础上加具有辛温解表作用的操作法。如揉迎香 50 次，揉耳后高骨 100 次；拿风池 10 次，拿肩井 5 次，拿合谷 10 次；推三关 100 次，揉外劳宫 50 次；掐二扇门 5 次，揉二扇门 100 次；揉膻中 100 次，揉乳根及乳旁 50 次，擦膻中，以热为度。

（2）风热感冒 将基本处方中的揉太阳 100 次改为运太阳 50 次，再加上具有辛凉解表作用的操作法。如运耳后高骨 50 次；分推迎香 50 次，揉风池 100 次；按风门 10 次，分推肺俞 100 次；分推膻中 50 次。

（3）暑邪感冒 在基本处方的基础上加具有健脾益气、清暑解表作用的操作法。如补脾经 300 次，揉板门 100 次，顺运内八卦 100 次；揉膻中 100 次，推下中脘 100 次，揉脐及天枢 100 次；捏脊 3 ～ 5 遍，按揉风门、肺俞、脾俞、胃俞，每穴约半分钟。

（4）时邪感冒 在基本处方基础上加具有清热解毒作用的操作法。如揉板门 100 次，清胃经 300 次，清心经 100 次，清肝经 100 次；清天河水 200 次，退六腑 100 次；按弦走搓摩 50 次；揉龟尾 100 次，推下七节骨 300 次。

四、注意事项

1. 注意气候变化，及时增减衣服。

2. 保持居室空气流通。

3. 避免与感冒患者接触，感冒流行期间少去公共场所。

4. 饮食宜清淡、易消化，忌辛辣、冷饮、油腻及不洁食物。

小儿泄泻

一、概述

泄泻是以大便次数增多，粪质稀薄或如水样为特征的一种小儿常见病，2 岁内小儿多见，一年四季均可发生，但夏秋季节为多。早在《黄帝内经》就有“飧泻”“濡泻”“滑泻”等相关病名。泄泻的基本病机是小肠不能分清别浊或大肠传导失常，其病因可能为外邪直中肠道，或内伤饮食，或素体脾胃虚弱，肠道发育不全，或猝受惊恐，肠道气机逆乱等。泄泻伤阴，阴伤气亦耗。小儿泄泻可导致阴竭阳脱的危象，转化为惊风抽搐。慢性泄泻，脾虚湿蕴，气血乏源则可转为疳证。

二、诊断要点

（一）诊断依据

主要依据胃肠道相关病史，结合以大便稀溏或水样、大便次数增多为主要特点的临床症状，以及局部查体和辅助检查等情况综合分析判断。

1. 病史 可有乳食不节、不洁，或感受时邪病史。

2. 症状 可伴腹痛、恶心、呕吐、发热、口渴等。

3. 体征 大便次数增多，每日3～5次，或更多；便质多不成形，甚或水样；严重者见小便短少，神萎，皮肤干瘪，囟门凹陷，目珠下陷，啼哭无泪，口唇樱红，呼吸深长等，提示气液将亡。

4. 辅助检查 大便镜检可有脂肪球、白细胞、红细胞等。血培养可有相关病菌，或分离出轮状病毒等。

（二）鉴别诊断

痢疾（细菌性痢疾）：起病急，便次频多、大便有黏液或脓血，腹痛明显，里急后重。大便常规检查红细胞、脓细胞均多，可找到吞噬细胞。大便培养有痢疾杆菌生长。

三、防治措施

1. 治疗原则 分清别浊为泄泻的基本治法。分清别浊在小肠，升清降浊在脾胃。故治疗重点在于调节小肠、大肠和脾胃。实证泄泻包括各种感染性腹泻、伤食性腹泻和过敏性腹泻，此时应因势利导，加速积滞和过敏物质排出，邪尽，泻才能止。虚证腹泻则应收敛之。

2. 基本处方

（1）止泻四法 龟尾可点、可揉、可振，共1～3分钟；七节骨可推、可掌揉、可叩击、可振，1～3分钟，擦之令局部潮红；摩腹以肚脐为圆心，以肚脐至剑突下距离的2/3为半径，沿此轨迹顺时针与逆时针交替摩腹3分钟；肚脐操作可采用摩、揉、点、振、捏挤，3分钟。

（2）清小肠 1～3分钟。

（3）推大肠经 根据病情选择下推、上推或来回推，操作1～3分钟。

3. 操作指南

（1）“龟尾七节、摩腹揉脐”为明清时期谚语，是古人治疗泄泻的创举。七节骨上行操作，逆时针摩腹，摩、揉、振、按肚脐和龟尾轻刺激为补，用于虚证泄泻。七节骨下行操作，顺时针摩腹，肚脐和龟尾重刺激为泻，用于实证泄泻。

（2）龟尾、七节骨多同时操作。取俯卧位，一手勾点龟尾，一手置于七节骨，两手协调，同时操作。不拘时间，总以七节骨潮红热透为度。

（3）大肠上推为补，下推为泻，来回推为平补平泻。实证泄泻宜下推，非实证泄泻宜上推，调理大肠则来回推。

4. 辨证加减

（1）实泻 包括伤食泻和气滞泻，治宜消食化滞，行气和中。基本方用泻法，加抱肚法（抱儿同向坐于双腿，双掌重叠，置于脐下，持续加压向后用力，同时配合挺腹，前后夹击小腹，至最大限度，保持该力度并振之30秒），顺运内八卦1～3分钟，猿猴摘果10次。伤食泻加揉板门2～3分钟，掐揉四横纹5遍，揉中脘、天枢各1～2分钟。气滞泻加搓摩胁肋10遍，清肝经1～2分钟。

（2）虚泻 包括脾虚泻和肾虚泻，治宜温补脾肾，收涩止泻。基本方用补法，加推上三关、补脾经、补肾经各2～5分钟，板门推向横纹1～3分钟，抖脊6遍，横擦小腹令热。

（3）热泻 包括湿泻和疫毒泻，宜清热解毒，基本方用泻法。加退六腑3～5分钟，清天河水各2～3分钟，推箕门令热。抱肚法同伤食泻。

（4）寒泻 包括风寒泻、寒湿泻和惊恐泻，治宜温中散寒止泻，基本方用泻法，但上推七节骨，加揉外劳宫、运外八卦，点揉一窝风各1～5分钟，摩百会1分钟，小腹操作令热。

四、健康处方

1. 急性泄泻，除推拿外，应配合液体疗法，防气阴耗损而致阴竭阳脱危症。必要时应中西医结合治疗。

2. 实证、热证不能见泻止泻，应以祛邪、化积、顺气、清热为务，以免闭门留寇。用泻法可能暂时增加大便次数，应提前告之家长。

3. 泄泻期间，适当控制饮食，吃易消化和清淡食物，忌油腻。

小儿便秘

一、概述

便秘是指排便间隔时间延长，大便干结难解，或欲大便而艰涩不畅的一种病症。

二、诊断要点

1. 实秘 大便干结，面赤身热，口臭唇红，小便短赤，胸胁痞满，纳食减少，腹部胀痛，苔黄燥，指纹色紫。

2. 虚秘 面色苍白无华，形瘦无力，神疲乏力，大便努挣难下，舌淡苔薄，指纹色淡。

三、防治措施

1. 实秘

治疗原则：顺气行滞，清热通便。

基本处方：清大肠、退六腑、运内八卦、按揉膊阳池、按揉足三里、推下七节骨、揉天枢、摩腹、搓摩胁肋。

方解：清大肠，揉天枢以荡涤肠腑邪热积滞；摩腹、按揉足三里以健脾和胃，行滞消食；搓摩胁肋、运内八卦以疏肝理气，顺气行滞；推下七节骨、按揉膊阳池配退六腑以通便清热。

2. 虚秘

治疗原则：益气养血，滋阴润燥。

基本处方：补脾经、清大肠、运水入土、推三关、揉上马、按揉膊阳池、按揉足三里、捏脊、按揉脾俞、按揉肾俞。

方解：补脾经、推三关、捏脊、按揉足三里、按揉脾俞、运水入土以补养气血，健脾调中，强壮身体；清大肠、按揉膊阳池配揉上马、按揉肾俞以滋阴润燥，理肠通便。

四、健康处方

1. 培养按时排便的习惯。
2. 补充足够的水分，宜食带纤维的蔬菜水果，少食辛辣厚味。
3. 适当加大运动量。

小儿厌食

一、概述

厌食指小儿较长时期不欲进食，或厌恶进食。1～6岁小儿多见，由于厌食，营养摄入不足，常影响生长发育，也降低防病能力，使之易患其他病证。厌食的基本病机有虚有实。虚为脾虚失运，无力运化。实为中焦积滞，胃肠缺少空间受纳食物。临床多虚实互见，以实为主。西医小儿消化不良，慢性胃炎、肠炎等以食欲不振为主诉者可参考本病。

二、诊断要点

（一）诊断依据

1. 病史 长期不思进食；排除其他引起厌食的疾病。

2. 症状 厌恶摄食，食量显著少于同龄正常儿童，可有嗳气、泛恶等症。

3. 体征 口臭，大便不调等。但一般精神尚好，活动如常。

（二）鉴别诊断

疳积：疳积病程更长，影响到发育，身高体重多不达标，兼腹胀。疳积为慢性营养不良综合征，厌食可为其主要症状之一。

三、防治措施

1. 治疗原则 虚证宜健脾助运，实证宜消积导滞。实证还应辨明积滞有形还是无形。分别辅以消食、通便、化痰、行气等方法。

2. 基本处方

（1）补脾经（1～2分钟）、点揉足三里（1～2分钟）、捏脊（3～6遍）。

方解：补脾经，调脾胃，助运化，增进饮食，促气血化生。点揉足三里健脾和胃，增益气血。捏脊为传统方法，单用即有增进饮食疗效，配合补脾经和揉足三里更能调补脾胃，化积导滞。全方攻补兼施，以补为主，是各种虚证厌食的基本方。

（2）掐揉四横纹（先横向推四横纹1分钟；再纵向推每一横纹令热；继从示指纹路起依次至小指每指揉3掐1，为1遍，共5遍）、运板门（揉3掐1约10遍，捏挤10次，来回推之令热）、运内八卦（1～2分钟）、清胃经（1～2分钟）、清大肠（1～2分钟）、脘腹部操作（共10分钟，加抱肚法3～5遍）。

方解：推四横纹、运板门为消食化积经典穴位，板门还称“脾胃之门”，升清降浊，去胀除满。运内八卦宽胸理气，和胃降逆，配合四横纹和板门消导之力更强。清胃经直清胃中腐浊，清大肠清洁肠道，胃肠得清，腑气得降，诚治病求本。脘腹操作近治作用明显。全方以化积滞见长，适用于一切有形或无形积滞，能增进食欲。

3. 操作指南

（1）临床多虚实夹杂。故方1、方2大多根据具体虚实情况进行组合。实证以方2为主，虚证以方1为主。

（2）补脾经和清胃经相须为用，冠以“健脾和胃”术对。虚多实少则以补脾经为主，如6或7数，清胃经为辅，如4或3数。反之实多虚少则以清胃经为主，补脾经为辅，推数比例亦然。

（3）胀满在脘，以宿食为主，重点清胃经，揉中脘。胀满在肠，宿便为主，重点清大肠，揉小腹。胃肠功能不调，二者配合用之。

（4）脘腹部直接操作能直接增强局部压力，激荡内体器官，胃得激荡则排空，肠因激荡而蠕动，均利于进食。其中的荡法、挪法、抱肚法和抄腹法化积作用直观、迅速、有效。无论虚证、实证均宜重点操作。虚证手法宜轻，多用摩腹、揉腹、振腹。实证手法稍重，多用挪腹、荡腹、振腹等。

（5）推拿优势在于化积，实证易于显效，虚证有待时日。

4. 辨证加减

（1）食滞胃脘　以有伤食史，食量突然减少，兼嗳气泛恶，口臭，脘腹饱胀，或脘腹拒按，夜卧不安，大便臭如败卵，舌苔白腻，脉濡，指纹滞为特征。治宜化积消食。方2为主，方1为辅。加掐揉小横纹5～10遍，向下振中脘1分钟，点脾俞、胃俞各10次，揉天枢1分钟。

（2）脾胃气虚　以长期不思进食，形体消瘦，面色少华，神疲，便溏，或完谷不化，舌质淡，苔薄白，脉无力，指纹淡为特征。治宜补脾益气。方1为主，方2为辅。加揉脾俞、胃俞各1分钟，推上三关、揉外劳宫、揉关元各1分钟，摩、揉、振、按神阙共3分钟，推上七节骨令热。

（3）胃阴不足　以口燥咽干，好动，多饮，皮肤干燥，大便干，小便短少，烦躁，夜卧不安，手足心热，舌红少苔，脉细数，指纹浮红为特征。治宜益胃滋阴，方1、方2并重。加揉内劳宫、清天河水、揉二马各1～2分钟，分手阴阳1分钟，推下七节骨令热，掐承浆与廉泉10次。

（4）肝气犯胃　以闷闷不乐，拒食，进食量随情志影响，恶心呕吐，腹胀、腹痛，苔薄，脉弦，指纹滞为特征。治宜疏肝和胃，以方2为主，方1为辅，重点分推腹阴阳，揉腹与摩腹。加清肝经1～2分钟，搓摩胁肋5～10遍，下推膻中1～2分钟，横擦肝俞令热。

四、健康处方

1. 掌握正确的喂养方法。根据不同年龄给予营养丰富、易于消化、品种多样的食物。

2. 纠正不良饮食习惯。做到“乳贵有时，食贵有节”，不偏食，不挑食，不强迫进食，饮食定时适量，少食肥甘，多食蔬菜、瓜果及粗粮，遵照“胃以喜为补”的原则，先从小儿喜欢的食物着手诱导开胃，待其食欲增进后，再逐步按营养需要给予食物。

3. 培育小儿健康的饮食习惯。

小儿肌性斜颈

一、概述

小儿肌性斜颈是指婴儿出生后数日时发现一侧颈部肿块，头偏向患侧、前倾，颜面旋向健侧及颈部活动受限为特征的一种常见小儿疾病，又称先天性斜颈、原发性斜颈。临床上，斜颈除极个别视力障碍引起的代偿姿势性斜颈，脊柱畸形引起的骨性斜颈和颈部肌麻痹导致的神经性者外，一般系指一侧胸锁乳突肌痉挛造成的肌性斜颈。

二、诊断要点

（一）诊断依据

1. 病史 刚出生和出生后数月内发现头颈倾斜。

2. 体征 于患侧胸锁乳突肌触及硬结物；患儿颈项活动障碍，尤以向患侧旋转及向健侧侧屈受限明显；排除其他可引起斜颈的疾病。

（二）鉴别诊断

1. 骨性斜颈 是因颈椎“半椎体”畸形而引起的斜颈，此为脊柱畸形引起。由颈椎正位 X 线片鉴别。

2. 斜视 患儿视物时必须采取斜颈姿势以避免复视，胸锁乳突肌无挛缩，斜颈可自动或被动矫正。

3. 寰枢关节半脱位 一般均有外力作用于头颈部史，可有上颈部疼痛，颈部僵硬，转动不灵，头偏斜。轻者可无神经系统症状及体征；较严重者可出现脊髓受压的症状和体征。颈椎张口位片及侧位片可见齿状突向一侧偏移或倾斜；MRI 检查可检出脊髓受压情况。

三、防治措施

1. 治疗原则 舒筋活血，软坚散结，纠正头歪畸形，改善和恢复颈椎活动功能。

2. 基本处方 患儿取坐位或仰卧位，医师于患侧的胸锁乳突肌施用推揉法，可用拇指罗纹面揉，或示、中、无名指罗纹面揉之 5 ～ 6 分钟。捏拿患侧胸锁乳突肌往返 3 ～ 5 分钟，用力宜轻柔。牵拉扳颈法：医师一手扶住患侧肩部，另一手扶住患儿头顶，使患儿头部渐渐向健侧肩部牵拉倾斜，逐渐拉长患侧胸锁乳突肌，幅度由小渐大，在生理范围内反复进行数次。再于患侧胸锁乳突肌施术推揉法 3 ～ 5 分钟。最后配合轻拿肩井 3 ～ 5 次结束。

3. 方解 推揉及拿捏患侧胸锁乳突肌，能舒筋活血，改善局部血运供给，缓解肌肉痉挛，促使肿物消散；伸展扳拉患侧胸锁乳突肌，能改善和恢复颈部活动功能。

四、注意事项

1. 经常做被动牵拉运动，动作要轻柔。

2. 随时纠正姿势，以助矫正。如眠时垫枕，醒时以玩具或喂奶吸引注意力，使患儿头经常向患侧旋转，以助纠正。

3. 本病多发现于出生后 2 周左右，病程在 3 个月以内者治疗为佳，治疗越早，效果越好。

4. 此病以中医保守疗法为主，如治半年无效者，应考虑手术。

5. 临床注意与其他病症相鉴别，如因颈椎结核、肿瘤、炎症、骨及关节发育异常引起的斜颈和局部肿块，不能用推拿治疗，诊断时应加以注意。

肱骨外上髁炎

一、概述

肱骨外上髁炎是指由于急、慢性损伤而致的肱骨外上髁周围软组织的无菌性炎症，以肘关节外侧疼痛、旋前功能受限为主要临床表现的疾病，又称肱骨外上髁综合征、肱桡关节外侧滑囊炎、肱骨外上髁骨膜炎，因网球运动员好发本病，故也称为“网球肘”。本病多见于中年人，属中医“筋伤”范畴。

二、防治措施

1. 治疗原则 行气活血，通络止痛，理筋解痉。

2. 部位及穴位 前臂桡、背侧；阿是穴、尺泽、曲池、手三里、少海、外关、合谷等穴位。

3. 手法 点、按、揉、拿、弹拨、擦法等。

4. 操作

（1）行气活血 患者取坐位或仰卧位。医师站或坐于患侧，以轻柔的法从肘部沿前臂背侧治疗，往返 10 次。

（2）通络止痛　患者取坐位或仰卧位。医师站或坐于患侧，以拇指点揉曲池、手三里、尺泽、少海等穴位，约2分钟，以酸胀为度；同时配合拿法沿伸腕肌往返提拿10次。

（3）理筋解痉　患者取坐位或仰卧位。医师站或坐于患侧，医师右手持腕，使患肢右前臂旋后位，左手用屈曲的拇指端压于肱骨外上髁前方，其余四指放于肘关节内侧；右手逐渐屈曲肘关节至最大限度，左手拇指用力按压肱骨外上髁的前方，然后再伸直肘关节；同时医师左手拇指推至患肢桡骨头之前上面，沿桡骨头前外缘自后弹拨伸腕肌起点，或将前臂旋前位，放置桌上，肘下垫物，医师以拇指向外方紧推邻近桡侧腕长、短伸肌，反复10次，弹拨范围可上下移动。

（4）温经整理　患者取坐位或仰卧位。医师站或坐于患侧，以掌擦法自肘外侧沿伸腕肌治疗2分钟，以透热为度。

膝骨关节炎

一、概述

膝骨关节炎是指膝关节的退行性改变和慢性积累性关节磨损造成的一种以关节软骨的变性、破坏及骨质增生为主要病理特征的慢性关节病，又称退行性关节炎、老年性关节炎等。膝骨关节炎是最常见的骨关节炎，女性多于男性。本病属中医“骨痹”范畴。

二、防治措施

1. 治疗原则　舒筋通络，活血化瘀，松解粘连，滑利关节。

2. 部位及取穴　膝关节周围；鹤顶、内外膝眼、阳陵泉、血海、梁丘、伏兔、委中、承山、风市等穴位。

3. 手法　点、揉、按、弹拨、拿、擦、摇等法。

4. 操作

（1）舒筋通络　患者取仰卧位。医师站于一侧，以揉法作用于大腿股四头肌，重点在髌骨上部操作，约5分钟；点揉鹤顶、内外膝眼、阳陵泉、血海、梁丘、伏兔、风市等穴位，约3分钟。

（2）活血化瘀　患者取俯卧位。医师站于一侧，以㨰法作用于大腿后侧、腘窝及小腿后侧，约3分钟，拿委中、承山穴数次。

（3）松解粘连　患者取仰卧位。医师站于一侧，以按揉与弹拨法交替作用在髌韧带、内外侧副韧带，重点在鹤顶、内外膝眼、阳陵泉、血海、梁丘等穴周围进行治疗，约3分钟。提拿髌骨数次。以掌擦法擦患膝周围部，以透热为度。

（4）滑利关节　患者取仰卧位，屈髋屈膝。医师站于一侧，一手扶按患膝髌骨，另一手握持小腿远端，做屈膝摇法，配合膝关节的屈伸、旋转等被动活动数次。

踝关节扭伤

一、概述

踝关节扭伤，是指踝关节在跖屈位，足踝强力内翻或外翻，致使踝部软组织相应损伤，引起局部肿胀、疼痛和功能障碍的一种病症。踝关节扭伤包括踝部韧带、肌腱、关节囊等软组织的损伤，但主要是指韧带的损伤。任何年龄均可发病，尤以青壮年更为多见。本病属中医“筋伤”“踝缝伤筋”范畴。

二、防治措施

1. 治疗原则　疏经通络，活血散瘀。

2. 部位及取穴　踝关节周围；阳陵泉、丘墟、绝骨、然谷、照海、申脉等穴位。

3. 手法　按、揉、一指禅推、拔伸、摇、擦等。

4. 操作

（1）疏经通络　患者取仰卧位。医师站于患侧，以拇指按揉法作用于踝部，先从患部到周围，接着自外踝经小腿外侧至阳陵泉穴，按揉3遍，重点在阳陵泉、丘墟、绝骨、然谷、照海、申脉等穴位，以酸胀为度；再以一指弹推法作用于痛处，从局部向周围扩展，约3分钟。

（2）活血散瘀　患者取仰卧位。医师站其足侧，拔伸踝关节数次，并作小幅度内外旋动；继而做踝关节摇法数次；以小鱼际擦法擦足背部，并经踝至小腿，以温热为度。

头 痛

一、概述

头痛通常是指局限于头颈上半部分，包括眉弓、耳轮上缘和枕外隆突连线以上部位的疼痛，为临床常见症状。可单独出现，也可兼见于多种急、慢性疾病。现代医学将头痛分为原发性和继发性两类，前者也可称为特发性头痛，常见的如偏头痛、紧张性头痛；后者包括各种颅内病变（如脑血管疾病、颅内感染、颅脑外伤）、全身性疾病和滥用精神活性药物等引起的头痛。头痛一年四季、任何年龄均可发生。本病属于中医“头风”“脑风”等范畴。

二、防治措施

1. 治疗原则 疏经，通络，止痛。

2. 部位及取穴 印堂、神庭、鱼腰、攒竹、头维、太阳、百会、四神聪等穴位，头面部六阳经及督脉循行部位。风府、风池、新设、项根、肩井、大椎，项肩部太阳经、少阳经及督脉循行部位。

3. 手法 一指禅推法、分推法、平推法、按揉法、叩击法、拿法、抹法、㨰、擦、摩、扫散法。

4. 操作

（1）患者取坐位或仰卧位，医师行一指禅“小∞字”和“大∞字”推法，反复分推 3 ～ 5 遍。继之指按、指揉印堂、神庭、攒竹、鱼腰、太阳、百会、四神聪等穴位，每穴约 1 分钟；结合抹前额 3 ～ 5 遍；从前额发际处至风池穴处做五指拿法，反复 3 ～ 5 遍。行双手扫散法，约 1 分钟；指尖击前额部至头顶，反复 3 ～ 6 遍。

（2）患者取坐位或俯卧位，用一指禅推法沿项部膀胱经、督脉上下往返操作，结合揉、拨、推上述穴位，3 ～ 5 分钟。继之拿风池穴、项部两侧肌群、肩井，各半分钟；在项、肩、上背部施以㨰法，约 2 分钟。

（3）在太阳、头维穴区行一指禅推法，以较重力量按揉风池穴 3 ～ 5 分钟。

（4）肝阳头痛按揉肝俞、阳陵泉、太冲、行间，每穴约 1 分钟；推眉弓 30 次左右，两侧交替进行；扫散法操作 20 次。血虚头痛指按揉中脘、气海、关元、足三里、三阴交、膈俞，每穴约 1 分钟；掌摩腹部 5 分钟左右；擦背部督脉，以透热为度。痰浊头痛用一指禅推法推中脘、天枢穴，每穴约 2 分钟；摩腹部 5 分钟左右；指按揉脾俞、胃俞、大肠俞、足三里、丰隆穴，每穴约 1 分钟。肾虚头痛指按揉肾俞、命门、腰阳关、气海、关元、太溪，每穴 1 ～ 2 分钟；擦背部督脉、腰骶部，以透热为度。瘀血头痛分抹前额 1 ～ 2 分钟；指按揉攒竹、太阳，每穴 1 ～ 2 分钟；指按揉合谷、血海、太冲，每穴约 1 分钟；擦前额部，以透热为度。

失 眠

一、概述

失眠是指以经常不能获得正常睡眠为特征的一种病症，轻者入眠困难，或睡中易醒，或时寐时醒，醒后不能再寐；严重者可彻夜不眠。古代称为“不寐”或“不得寐”，本症可单独出现，也可以与头痛、健忘、眩晕、心悸等症同时出现。多见于现代医学的神经症和围绝经期综合征等。

二、防治措施

1. 治疗原则 宁心安神，平衡阴阳。

2. 取穴及部位 印堂、神庭、太阳、睛明、攒竹、鱼腰、角孙、百会、风池、安眠、心俞、肝俞、脾俞、胃俞、肾俞、命门等穴位，背部督脉、华佗夹脊等部位。

3. 手法 一指禅推法、抹法、按揉法、扫散法、拿法、捏法、掌推法。

4. 操作

（1）患者坐位或仰卧位 医师行一指禅“小∞字”和“大∞字”推法，反复分推 3 ～ 5 遍。继之指按、指揉印堂、攒竹、睛明、鱼腰、太阳、神庭、角孙、百会，每穴 1 分钟；结合抹前额 3 ～ 5 遍；从前额发际处至风池穴处做五指拿法，反复 3 ～ 5 遍。行双手扫散法，约 1 分钟；指尖击前额部至头顶，反复 3 ～ 6 遍。

（2）患者俯卧位，医师用法在患者背部、腰部操作，重点治疗心俞、肝俞、脾俞、胃俞、肾俞、命门等部位，时间约 5 分钟。自下而上捏脊，3 ～ 4 遍。自上而下掌推背部督脉，3 ～ 4 遍。

痛 经

一、概述

痛经是指女性在行经前后或正值行经期间，出现小腹及腰部疼痛，甚至剧痛难忍，常伴面色苍白、头面冷汗淋漓、手足厥冷、泛恶呕吐等症，并随着月经周期发作，中医学又称为“经行腹痛”。现代医学将痛经分为原发性痛经和继发性痛经。原发性痛经多见于未婚女性。

二、防治措施

1. 治疗原则 以“通调气血”为主。如因虚而致痛经者，以补为通；因气郁而致血滞者，以行气为主，佐以活血；因寒湿凝滞而引起瘀滞不通者，以温经化瘀为主。

2. 取穴 气海、关元、章门、期门、足三里、肾俞、八髎、肝俞、膈俞、脾俞、胃俞等穴位。

3. 手法 一指禅推、㨰、摩、按、揉、擦等法。

4. 操作

（1）患者仰卧位，医师以掌摩法顺时针方向摩小腹部 5 分钟。

（2）一指禅推气海、关元穴，每穴约 2 分钟。继而按揉章门、期门、足三里等穴。

（3）患者俯卧位，医师以㨰法作用于腰部脊柱两旁及骶部 5 分钟。

（4）按揉肾俞、八髎穴，每穴 1 ～ 2 分钟。

（5）掌擦法横擦八髎穴，使之有温热感。

面 瘫

一、概述

面瘫是指口眼歪斜为主要症状的一种疾病，俗称“歪嘴巴”。本病可发生于任何年龄，但以 20 ～ 40 岁为多见，男性多于女性，通常为单侧发病，双侧同时发病的极为少见，有中枢性和周围性两类。

二、防治措施

1. 治疗原则 舒筋通络，活血化瘀。

2. 取穴 印堂、睛明、阳白、四白、迎香、下关、颊车、地仓、风池、合谷。

3. 手法 一指禅推法、按法、揉法、擦法、拿法。

4. 操作 以患侧颜面部为主，健侧做辅助治疗。

（1）患者取坐位或仰卧位，医师立于患侧，用一指禅推法自印堂、阳白、睛明、四白、迎香、下关、颊车、地仓穴进行往返治疗，并可用揉法或按法先患侧后健侧，配合擦法治疗，但在施手法时防止颜面部破皮。

（2）患者取坐位，医师站于患者背后，用一指禅推法施于风池及项部，随后拿风池、合谷穴 1 ～ 2 分钟，结束治疗。

胃 痛

一、概述

胃痛是以上腹胃脘部近心窝处发生疼痛为主的一种脾胃系病症，古代又称为“心痛”和“心下痛”。它是临床消化道疾病常见的一个症状，多见于现代医学急性或慢性胃炎、溃疡病和胃肠功能紊乱等疾病。本症易反复发作，病情缠绵。

二、防治措施

1. 治疗原则 “理气止痛”为临床通用之法，但还需辨证论治。寒邪客胃者宜温胃散寒，饮食停滞者宜消食导滞，肝气郁滞者宜疏肝理气，脾胃虚寒者宜温中健脾。

2. 部位及穴位 两胁部；中脘、气海、天枢、足三里、肝俞、脾俞、胃俞、三焦俞、肩井、手三里、内关、合谷等穴位。

3. 手法 一指禅推、摩、按、揉、弹拨、拿、搓、抹等法。

4. 操作

（1）患者仰卧位，医师以一指禅推法作用于中脘、气海、天枢穴，每穴 1 ～ 2 分钟。

（2）掌摩胃脘部5分钟，使热量渗透于胃腑。

（3）中指揉中脘、气海、天枢穴，每穴1分钟，按揉足三里1～2分钟。

（4）患者俯卧位，医师以一指禅推法作用于背部脊柱两旁膀胱经第1侧线，从肝俞至三焦俞，往返3遍。

（5）按揉肝俞、脾俞、胃俞、三焦俞穴，每穴1～2分钟；拇指弹拨脾俞、胃俞穴，以左侧为主，以患者能忍受为度，每穴1分钟。

（6）患者坐位，医师以拿法作用于肩臂部，从肩井穴循臂肘而下至腕部2遍。

（7）按揉手三里、内关、合谷穴，每穴1分钟。

（8）搓肩臂，从肩部至腕部2遍；搓两胁，由上而下3遍；抹两胁，由上而下3遍。

颈椎病

一、概述

颈椎病是指由于颈椎间盘退行性改变、颈椎骨质增生和颈部损伤等因素引起脊柱内、外平衡失调，刺激或压迫颈神经根、椎动脉、脊髓或交感神经等组织而引起的一组症状复杂、影响广泛的临床综合征，又称颈椎综合征等。本病好发于30～60岁的人群。近年来，本病的发病率较高，并有明显的低龄化趋势。长期从事低头伏案工作、枕头高低或卧姿不当、颈部外伤、反复出现落枕等与本病相关。临床将颈椎病分为颈型、神经根型、椎动脉型、交感神经型和脊髓型。本病属中医学“项痹”“眩晕”“痿证”“头痛”等范畴。

二、防治措施

1. 治疗原则　舒筋活血，解痉止痛，理筋整复。

2. 部位及取穴　枕后部、颈肩背部、肩胛骨内缘；风池、风府、颈夹脊、大椎、肩井、天宗、阿是穴等穴位。

3. 手法　㨰、一指禅推、拿、揉、按、拔伸、扳等法。

4. 基本操作

（1）舒筋活血　患者取坐位，医师站其身后，以㨰法和一指禅推法作用于患者颈部、肩部、上背部肌肉，约5分钟；随后，医师一手扶患者前额部，一手拿揉颈项部，重点拿揉肌肉痉挛处，并可配合颈项部屈伸运动，反复3～5遍。

（2）解痉止痛　患者取坐位，医师站其身后，用拇指按揉法作用于颈部、肩背部及肩胛骨内缘痛点，反复3～5遍；再用拇指按风池、风府、颈夹脊、大椎、肩井、天宗、阿是穴等穴位，每穴1分钟。

（3）理筋整复　患者取坐位，医师站其身后，对棘突偏歪者进行颈椎旋转扳法，对椎动脉型及脊髓型颈椎病患者慎用或禁用扳法。

腰椎间盘突出症

一、概述

腰椎间盘突出症是指由于腰椎间盘的变性、纤维环破裂，以及髓核突出刺激或压迫神经根、马尾神经所引起的以腰痛并伴有一侧或双侧下肢放射性疼痛等症状为特征的一种综合征，简称“腰突症”，又称为“腰椎间盘纤维环破裂症”。本病临床十分常见，好发于青壮年，男性多于女性，且以20～40岁居多。由于下腰部负重大、活动多，腰椎间盘突出症多发于第4～5腰椎及第5腰椎与第1骶椎之间的椎间盘。本病属中医“痹证”“腰痛”范畴。

二、防治措施

1. 治疗原则　疏经通络，解痉止痛，行气活血，理筋整复。

2. 部位及取穴　背腰部、下肢部；肾俞、大肠俞、腰阳关、环跳、承扶、殷门、委中、承山、昆仑穴等穴位。

3. 手法　㨰、按、揉、拔伸、弹拨、扳、擦、运动关节等法。

4. 操作

（1）疏经通络　患者取俯卧位，医师站于一侧，先以㨰法在脊柱两侧膀胱经施术3～5分钟，以腰部为重点；然后再以㨰法在患侧臀部及下肢后外侧部施术，3～5分钟。

（2）解痉止痛　患者取俯卧位，医师站于一侧，分别以按揉、弹拨等法在患侧腰臀部及下肢后外侧施术，5～7分钟，以改善肌肉紧张痉挛状态。

（3）行气活血　患者取俯卧位，医师站于一侧，以拇指或肘尖点压腰阳关、肾俞、居髎、环跳、承扶、委中、阿是穴等穴位；横擦腰骶部，以透热为度。

（4）增宽间隙　患者取俯卧位，医师站于一侧，在助手配合拔伸牵引的情况下，医师以拇指顶推或肘尖按压患处，使椎间隙增宽，增加盘外压力，降低盘内压力，促使突出的髓核回纳，减轻突出物对神经根的压迫，并且增强腰部肌肉组织的痛阈。

（5）调整关节　患者取侧卧位，医师站于一侧，施以腰部斜扳法，左右各一次，以调整后关节紊乱，松解粘连，改变突出物与神经根的位置。然后再嘱患者取仰卧位，强制直腿抬高以牵拉坐骨神经与腘绳肌，可起到松解粘连的作用，并可使脊椎后部和后纵韧带牵拉，增加椎间盘外周的压力，相对减轻了盘内的压力，从而迫使髓核变位或复位。

第三腰椎横突综合征

一、概述

第三腰椎横突综合征是指第三腰椎横突及其周围软组织的急慢性损伤、劳损，使第三腰椎横突处发生无菌性炎症、粘连、变性和增厚，刺激附近的腰脊神经而引起腰臀部疼痛的综合征，又称“腰三横突周围炎”或“腰三横突滑囊炎”。以第三腰椎横突处明显压痛为主要特征。本病多发生于青壮年体力劳动者。本病属中医“筋伤”“腰痛”范畴。

二、防治措施

1. 治疗原则　舒筋通络，解痉止痛，活血化瘀。

2. 部位及取穴　腰臀部、同侧内收肌部；阿是穴、大肠俞、肾俞、风市、环跳、委中、足三里、阳陵泉等穴位。

3. 手法　㨰、按、揉、弹拨、擦、运动关节等法。

4. 操作

（1）舒筋通络　患者俯卧位，医师站于一侧，以按揉法和㨰法分别作用于患侧臀部及大腿后外侧、小腿外侧 3 ～ 5 遍，配合点按环跳、风市、委中、足三里、阳陵泉等穴位。患者仰卧位。医师站于一侧，以手掌按揉大腿内收肌，结合“4”字形被动运动，在内收肌部位施以㨰法。

（2）解痉止痛　患者俯卧位，医师站于一侧，先在第三腰椎横突周围施以柔和的㨰、按、揉等法，3 ～ 5 分钟，配合点按肾俞、大肠俞穴，以酸胀为度。随后做与条索状硬结垂直方向的弹拨数次，手法要由轻到重，由浅入深，要柔和深透，并配合揉法进行操作。

（3）活血化瘀　患者俯卧位，医师站于一侧，沿腰部两侧膀胱经施㨰、揉法 3 ～ 5 分钟；配合腰部后伸等被动运动数次；最后以小鱼际擦法直擦背部两侧骶棘肌，以透热为度。

第十三章　常见症状鉴别诊断

第一节　发　热

一、概述

正常情况下，人体腋下温度为36～37℃，舌下温度为36.3～37.2℃。人体在致热原或其他因素的作用下，下丘脑体温调节中枢损伤、躯体产热与散热的动态平衡失调，体温调节中枢不能把体温控制在正常水平，即产生体温升高，当体温超过正常水平时统称为发热。

二、病因

发热病因很多，临床上发热分为感染性、非感染性两大类。

（一）感染性发热

各种病原体均可引起人体各个系统的感染，导致机体发热。

1. 呼吸系统感染　根据感染位置不同临床症状亦有差别。上呼吸道感染常有鼻塞、流涕、咽喉疼痛等，肺部感染多有咳嗽、咳痰、咯血、胸痛等。根据发热时间长短可分为急性、亚急性或慢性发热。常见的病原体为细菌、病毒、支原体等。

2. 泌尿系统感染　急性肾盂肾炎感染多表现为中度或高度发热，常有畏寒、寒战、腰痛等，常见的病原体为细菌。泌尿系结核多为全身结核病的一部分，可表现为低热伴尿频、尿急、血尿或脓尿。

3. 消化系统感染　急性消化系统感染多为急性细菌性痢疾、急性胆囊炎、急性胰腺炎、急性阑尾炎、急性盆腔炎等，致病菌多为细菌，除了具有原发病的临床症状特点和体征外，可有中度或高度发热，血常规多有明显白细胞总数、中性粒细胞比例升高。伤寒、副伤寒感染发热热型可表现为稽留热，患者多伴有神志淡漠、相对缓脉、玫瑰疹等，临床检验肥达反应可呈阳性。

4. 心血管系统感染　最常见的是感染性心内膜炎，常见于心脏瓣膜病变或人工置换心脏瓣膜术后的患者，发热程度可以为中度发热或高热，心脏听诊可闻及瓣膜杂音，外周可见血管栓塞征象，心脏超声提示心脏瓣膜赘生物有助于诊断。

5. 神经系统感染　冬春季多见化脓性脑膜炎，临床症状多以发热、头痛症状为主要表现，头痛症状明显可伴有呕吐、颈项强直等。实验室检查可见脑脊液混浊，白细胞计数明显增多，中性粒细胞比例高达80%～90%，脑脊液糖减少、蛋白质增加，细菌涂片阳性，培养可见致病菌。夏秋季多见流行性乙型脑炎，儿童易患，临床症状多为高热、头痛，亦可出现颈项强直，脑膜刺激征阳性，脑脊液压力明显升高。实验室检查脑脊液无色透明，白细胞数量增多，以单核细胞增多为主，脑脊液糖含量正常。

6. 急性传染病　多数急性传染病都具有发热的临床表现，需结合其他特征性临床症状或体征，以及实验室检查加以鉴别诊断。

（二）非感染性发热

1. 无菌性坏死物质的吸收　机体遭受机械性、物理性或化学性的损害后；因血管栓塞或血栓形成导致的脏器梗死；肿瘤性疾病导致的组织细胞坏死和破坏均可发生无菌性坏死物质吸收后的发热。

2. 风湿性疾病　风湿热、血清病、系统性红斑狼疮、血管炎、成人Still病等，均可有发热表现，可伴有关节疼痛、皮肤改变等，实验室检查可检测出特异性抗体。

3. 体温调节中枢受损　中暑、药物、颅脑损害均可损害体温调节中枢，导致其功能失常而引起发热。

4. 机体产热过多　甲状腺功能亢进症、严重脱水等。

5. 机体散热减少　广泛性皮炎、心力衰竭导致的低热。

（三）不明原因发热

发热时间超过 2 ～ 3 周，体温反复大于 38℃，经常规临床检查及实验室检查不能明确病因者，称为不明原因发热（fever of unknown origin，FUO）。FUO 多见于肿瘤性疾病、结缔组织病和感染性疾病。

三、发生机制

人体需保持恒定的温度，才能保持正常的生命活动。正常成人的体温保持于 37℃左右，每日不同时间下体温会有轻微波动，如晨起体温略低于午后体温，但一般不会超过 1℃。不同个体体温也有不同，如老年人体温略低于青壮年。育龄女性在月经期和妊娠期体温可略高于平常；体育活动、紧张时体温也可以略微高于正常，此类生理情况的体温升高统称为生理性体温升高。导致人体发热的激活物为外致热原、内致热原和非致热原因素。外致热原包括各类微生物，如细菌、病毒、真菌、立克次体等；炎症渗出物、无菌性坏死组织；某些体内抗原 - 抗体复合物、类固醇的代谢产物。外致热原通过激活中性粒细胞、单核 - 吞噬细胞系统产生内致热原。内致热原，如白介素 -1（IL-1）、肿瘤坏死因子（TNF）、干扰素（IFN），作用于下丘脑体温调节中枢产生花生四烯酸，代谢产物为前列腺素 E_2（PGE_2）。前列腺素 E_2 使体温调定点水平上调，机体产热增加，骨骼肌紧张度增加，临床表现为寒战；另一方面机体散热减少，皮肤血管收缩、停止排汗，从而使产热大于散热，引起机体发热。非致热原导致的发热常见于：体温调节中枢直接受损，如颅脑外伤、炎症、中毒、中暑等；机体产热过多，如甲亢、癫痫持续状态等；机体散热减少，如心力衰竭、广泛性皮肤病等。

四、问诊要点

应询问与疾病有关的病史、诱因、发病情况。患者的一般情况，如神志情况、体重改变、进食情况、二便情况，发病前有无特殊接触史，如疫区旅行史、不洁饮食史、手术史、外伤史等，发病时伴有哪些症状，如腹痛、腹泻、寒战、盗汗等。急性发热多见于感染、中毒、中暑、脑出血等，长期发热可见于结核、伤寒、特殊病原体感染等。高热多见于感染性疾病，低热多见于无菌性物质的吸收、自主神经功能紊乱等发热的热型。稽留热见于肺炎链球菌肺炎、伤寒等的发热极期。弛张热常见于败血症、风湿热、重症肺结核、化脓性感染疾病。间歇热见于疟疾、急性肾盂肾炎等。回归热见于霍奇金淋巴瘤、周期热等。波状热见于布鲁氏菌感染。不规则热发热无明显规律，可见于风湿热、支气管肺炎、感染性心内膜炎、渗出性胸膜炎等。热型有助于诊断，但各种药物的使用、年龄、营养状态可以使得热型变为不典型发热。

伴随症状：①伴腹痛、腹泻、恶心等症状，可见于急性肠道感染、炎症性肠病等。②伴咳嗽、咳痰、喘息等症状，可见于肺炎、支气管炎等。③伴尿频、尿急、尿痛等症状，可见于泌尿系感染。④伴意识障碍，可见于中枢系统疾病。⑤伴有皮疹，需注意是否为急性传染性疾病，如水痘、猩红热、麻疹、斑疹伤寒、流行性出血热等。⑥伴寒战，见于各种感染所致脓毒症，特别是盆腔、腹腔化脓性感染，也见于急性溶血或输血反应。⑦伴关节疼痛、光过敏等，可见于自身免疫系统疾病。⑧伴淋巴结肿大，可见于传染性单核细胞增多症、淋巴结结核、淋巴瘤、转移癌等。

五、检查要点

1. 体格检查 ①一般检查，包括基本生命体征、营养、贫血情况以及皮肤有无黄染、潮红、出血、淋巴结有无肿大等。②发热热型的判断。③根据伴随症状的重点查体，如肺部听诊、腹部触诊、肛门指诊等。

2. 实验室检查 ①血液检查，如血常规、C 反应蛋白（CRP）检测、降钙素原（PCT）检测。②病原性检查，如痰培养、痰涂片、尿培养、血培养、脑脊液培养等。对于怀疑微生物感染所致的发热，在经验性应用抗生素之前留取病原标本。③根据发热伴随症状的实验室检查，如便常规、便涂片、尿常规等。

3. 器械检查 根据患者临床症状完善超声、X 线、内镜等检查，必要时可行穿刺、引流、活检等有创检查。

第二节　胸　痛

一、概述

胸痛（chest pain）是常见的临床症状，多数由胸部疾病所导致，各种原因如缺氧、炎症、肿瘤等病变刺激胸部感觉神经纤维产生痛觉冲动，传导至大脑皮质的痛觉中枢可引起胸痛。部分腹腔脏器与体表区域的传入神经进入脊髓同一节段并在脊髓后角发生联系，内脏疾病引起相应体表区域的痛感，称为放射痛或牵涉痛。

二、病因

1. **胸部疾病** 皮肤及皮下组织疾病，如蜂窝织炎、乳腺炎等；胸部肌肉病变，如外伤、皮肌炎、肌肉劳损等；肋骨病变，如骨折、转移肿瘤、肋软骨炎等；肋间神经病变，如带状疱疹等。

2. **呼吸系统疾病** 肺炎、肿瘤、气胸、胸膜炎、胸膜肿瘤等。

3. **心血管疾病** 心绞痛、心肌梗死、心包炎、心肌炎、肥厚型心肌病、胸主动脉瘤、主动脉夹层、肺栓塞、肺动脉高压等。

4. **纵隔疾病** 纵隔气肿、纵隔肿瘤、食管炎、食管裂孔疝、食管肿瘤等。

5. **其他部位疾病** 胆囊炎、胆石症、膈下脓肿、肝脓肿等。

三、问诊要点

1. **发病年龄与病史** 青壮年急性胸痛注意考虑自发性气胸、结核性胸膜炎、心肌炎。中老年急性胸痛注意有无急性冠脉综合征、肺栓塞等。有高血压、动脉粥样硬化病史患者注意有无主动脉夹层。大量吸烟者注意有无肺部肿瘤性疾病。

2. **胸痛的部位** 心绞痛、心肌梗死的胸痛位置多位于心前区或胸骨后，可伴有左肩背、左臂内侧、下颌部放射痛。食管炎、纵隔肿瘤的疼痛位置多在胸骨后，常在进食后或吞咽时加重。带状疱疹可见成簇的水疱沿一侧肋间神经分布，伴胸痛，疱疹不超过体表正中线。胸壁疾病常固定于病变部位，局部有明显压痛，皮肤炎症可见红、肿、热等改变。

3. **胸痛的性质** 心绞痛多为压榨样痛，可伴有窒息感。急性心肌梗死疼痛更为剧烈，可伴有濒死感。胸膜炎多呈尖锐痛或撕裂痛，深呼吸或咳嗽时可加重。食管炎可为烧灼感或泛酸感。肺梗死可表现为突发剧烈胸痛，可伴有呼吸困难及发绀。

4. **胸痛持续的时间** 心绞痛发作时间多短暂并可自行缓解，但可反复出现。心肌梗死胸痛持续时间长且难以自行缓解。肺栓塞、肺部肿瘤、炎症所致胸痛症状多持续存在。

5. **胸痛的诱因及缓解因素** 心绞痛、心肌梗死的胸痛多因劳累、体力活动或紧张诱发，含服硝酸甘油可迅速缓解心绞痛，而对心肌梗死无效。反流性食管炎多为胸骨后烧灼痛，服用抑酸药物后可减轻或消失。胸膜炎及自发性气胸的胸痛可随深呼吸或咳嗽而加重。

6. **胸痛伴随症状** 气管、支气管、肺及胸膜疾病可伴有咳嗽、咳痰。肺炎、肺脓肿、肺梗死、肺部肿瘤可伴有咯血。大面积肺炎、自发性气胸可伴有呼吸困难。食管疾病可伴有吞咽困难。胸痛如伴有大汗、血压降低需考虑急性心肌梗死、主动脉夹层破裂、大面积肺栓塞。

四、检查要点

1. **详细询问病史、严格体格检查** 首先需检查生命体征，如血压、呼吸频率、脉搏、体温，注意胸部有无畸形、异常隆起、皮疹；胸壁有无明显触痛、压痛、胸膜摩擦感；有无异常叩诊鼓音、浊音；听诊呼吸音是否双侧对称、有无呼吸音减弱、有无啰音、有无胸膜摩擦音、有无异常心音及心包摩擦音等。

2. **实验室检查**

（1）血常规、C 反应蛋白（CRP）检测、降钙素原（PCT）检测可鉴别感染或非感染性胸痛。

（2）肌钙蛋白、肌酸激酶（CK）及其同工酶等检测可协助诊断急性心肌梗死。

3. **器械检查**

（1）X 线检查 有助于胸部肿瘤、气胸、肺炎、肺栓塞、骨骼疾病等诊断。

（2）超声检查 可以发现心包积液、胆道结石、胆囊炎等。

（3）消化内镜检查 可诊断食管疾病所致胸痛。

（4）心电图 急查并随访心电图有助于急性心肌梗死、心肌炎的诊断。

第三节 咳 嗽

一、概述

咳嗽（cough）是人体的保护性反射动作，通过咳嗽反射将气道内的异物、分泌物排出气道，保持呼吸道的清洁与通畅。咳嗽可见于正常人，疾病导致的咳嗽更为频繁且剧烈，影响工作和休息，甚至加重心肺负担，诱发严重并发症。

二、病因

咳嗽是社区门诊最常见的症状。按照咳嗽发生的病程，分为急性咳嗽（< 3 周）、亚急性咳嗽（3 ～ 8 周）、慢性咳嗽（> 8 周）。

（一）急性咳嗽

1. 普通感冒 临床症状除咳嗽外，还有其他上呼吸道感染症状，如鼻塞、流涕、咽喉部不适，可伴有发热。流行性感冒除咳嗽症状外，以发热、周身酸痛为主要症状。

2. 急性气管 – 支气管炎 病毒感染是最常见的原因，少部分由细菌感染导致。初期表现为上呼吸道感染症状，全身症状多在数天内自行缓解，但咳嗽症状可持续 2 ～ 3 周，可伴有或不伴有咳痰，合并细菌感染时可咳黄脓痰。

（二）亚急性咳嗽

感冒后咳嗽：多见于病毒感染后，呼吸道感染急性期症状消失后，咳嗽症状仍持续 3 ～ 8 周，主要表现为干咳或咳少量白色黏液痰，影像检查多无异常。感冒后咳嗽病程多为自限性，可逐渐自行缓解，少部分发展为慢性咳嗽。

（三）慢性咳嗽

1. 鼻后滴漏综合征 由于鼻部疾病引起分泌物倒流鼻后和咽喉部，刺激咳嗽反射器导致咳嗽症状。对于有慢性鼻部或咽喉疾病的慢性咳嗽患者，如表现为白天刺激性或持续性咳嗽，应考虑此类疾病，可完善鼻部、咽喉部查体及影像学检查。

2. 咳嗽变异性哮喘 是哮喘的特殊类型，咳嗽可以是唯一的或主要的临床症状，无明显喘息、气促等症状及体征，但存在气道高反应性，是慢性咳嗽的常见原因，支气管激发试验阳性。

3. 嗜酸性粒细胞性支气管炎 是慢性咳嗽的常见原因，嗜酸性粒细胞浸润气道，痰嗜酸性粒细胞增高，但气道炎症多局限，约 1/3 患者合并变异性鼻炎。临床主要以慢性咳嗽为唯一的症状，白天症状明显，对油烟、异味、冷空气敏感，多可诱发咳嗽。肺功能检测示肺通气正常，无气道高反应性。痰细胞学检查以嗜酸性粒细胞比例≥ 2.5% 为主要诊断依据。

4. 胃食管反流性咳嗽 是因胃酸、胃内容物反流进入食管，导致咳嗽症状的临床综合征，属于胃食管反流病的一种特殊类型，也是慢性咳嗽的常见原因。40% ～ 60% 的患者除咳嗽外可伴有反酸、胸骨后烧灼感及嗳气等症状，体位改变，进食酸性、油腻食物可诱发或加重咳嗽。24 小时食管 pH 监测为主要诊断依据。

5. 其他慢性咳嗽

（1）慢性支气管炎 每年累计或持续咳嗽、咳痰至少 3 个月，连续 2 年以上，并排除其他慢性咳嗽原因需考虑诊断。

（2）支气管扩张症 慢性气道炎症导致气道壁损害后不可逆性的支气管扩张、管腔变形，临床表现为慢性咳嗽、大量咳脓痰、间断性咯血，影像学检查有特征性改变。

（3）气管 - 支气管结核 除慢性咳嗽外，可有低热、消瘦、盗汗等结核中毒症状，部分患者痰涂片或结核分枝杆菌培养可见阳性结果，影像学检查可以辅助诊断，确诊需支气管镜镜下常规刷检和组织活检阳性。

（4）ACEI 和其他药物诱发的咳嗽 慢性咳嗽中有 1.7% ～ 12% 由于 ACEI 药物所导致，考虑到药物因素导致的咳嗽可尝试停药，多于停药 1 ～ 4 周后咳嗽消失或症状减轻。

（5）支气管肺癌 咳嗽可为中心型肺癌的早期症状和常见症状。对于长期吸烟、出现刺激性干咳、痰中带血、胸痛、消瘦的患者要及时完善影像学检查，必要时行气管镜检查。

三、发生机制

咳嗽是由延髓咳嗽中枢受刺激所引起。当呼吸道黏膜上的机械感受器、化学感受器、肺牵张感受器受到气道内分泌物、异物的机械性刺激，气体的化学刺激，支气管痉挛导致肌张力增加的刺激，均可通过迷走神经、舌咽神经和三叉神经的感觉纤维传入延髓咳嗽中枢。延髓咳嗽中枢发出冲动至咽肌、声门、膈肌及其他呼吸肌，引起咳嗽动作，将呼吸道分泌物或异物排出气道。

四、问诊要点

1. 与疾病有关的病史、诱因、发病情况 婴幼儿咳嗽需警惕气道异物吸入。长期大量吸烟及老年咳嗽患者，需考虑慢性支气管炎、肺气肿、肺癌等。吸入冷空气、花粉等导致的咳嗽需考虑是否存在支气管哮喘。

2. 咳嗽的特点 干性咳嗽无痰或咳少量痰，常见于急性咽喉炎、气管炎早期、气道异物、肺癌等。湿性咳嗽伴咳较多痰液，常见于慢性支气管炎、支气管扩张症、肺炎、肺脓肿、空洞型肺结核等。声音嘶哑的咳嗽可见于喉炎、喉癌或扩张的左心房压迫喉返神经。金属高调的咳嗽可见于支气管肺癌或纵隔肿瘤压迫气管。犬吠样咳嗽可见于喉头水肿或气管受压。

3. 咳嗽出现的规律

（1）突发的刺激性咳嗽，多见于急性咽喉炎、支气管哮喘、气道异物、支气管肺癌等。

（2）长期慢性咳嗽，多见于慢性支气管炎、支气管扩张症、慢性肺脓肿等。

（3）平卧位及体位改变时咳嗽可见于左心衰竭、肺气肿等。

4. 咳嗽伴随的症状

（1）伴发热 可见于呼吸道感染、肺脓肿、肺结核、胸膜炎等。

（2）伴胸痛 可见于肺炎、胸膜炎、支气管肺癌、自发性气胸等。

（3）伴喘息 可见于支气管哮喘、慢性喘息性支气管炎、心功能不全、气管异物、重症肺炎、慢性阻塞性肺疾病急性发作等。

（4）伴咯血 可见于肺结核、支气管扩张、肺脓肿、支气管肺癌、风湿性二尖瓣狭窄等。

五、检查要点

1. 一般检查 包括基本生命体征、皮肤情况、营养情况、有无淋巴结肿大、有无吸气三凹征、气管偏移。

2. 实验室检查

（1）血液检查 如血常规、C 反应蛋白（CRP）检测、降钙素原（PCT）检测、肝肾功能检测等。

（2）病原性检查 如痰培养、痰涂片、怀疑真菌感染可行 1,3-β-D 葡萄糖试验（G 试验）、半乳糖甘露聚糖抗原试验（GM 试验）等。

（3）心功能检查 可行脑钠尿肽（BNP）或氨基末端脑钠尿肽（NT-proBNP）检测。

3. 器械检查 胸部 X 线检查，首选肺部 CT 检查，根据具体情况可行超声心动图、纤维支气管镜检查。

第四节 咯 血

一、概述

咯血（hemoptysis）是指喉及喉以下的呼吸道（包括肺）任何部位的出血，通过口腔咯出。少量咯血可表现为痰中带血，大咯血时，严重者可阻塞呼吸道，导致窒息甚至危及生命。

咯血应与呕血相鉴别。呕血（hematemesis）是指上消化道出血经口腔呕出，出血部位常在食管、胃及十二指肠。咯血与呕血的鉴别见表 13-1。

表 13-1 咯血与呕血的鉴别

鉴别要点	咯血	呕血
病因	肺结核、支气管扩张症、支气管肺癌、肺炎、肺脓肿、心脏病等	消化性溃疡、肝硬化、急性胃黏膜病变、胆道出血、胃癌等
出血前症状	喉部痒感、胸闷、咳嗽等	上腹部不适、恶心、呕吐等
出血方式	咯出	呕出，可为喷射状
出血的颜色	鲜红色	暗红色、棕色，有时为鲜红色
血中混有物	痰、泡沫	食物残渣、胃液
酸碱反应	碱性	酸性
黑便	无，若咽下血液量较多时可有	有，可为柏油样便，呕血停止后仍可持续数日
出血后痰的性状	常有血痰数日	无痰

二、病因及发生机制

咯血的原因很多，主要见于呼吸系统疾病和心血管疾病。

1. 支气管疾病 如支气管扩张症、支气管肺癌、支气管内膜结核和慢性支气管炎等。出血机制主要为炎症或肿瘤损害支气管黏膜或病灶毛细血管，通透性增高或血管破裂所致。

2. 肺部病变 如肺结核，病变对血管直接损害或某些血管活性物质作用于血管，使肺内毛细血管通透性增高，血液渗出血管进入肺泡，导致痰中带血；病变侵蚀小血管，使其破溃可引起中等量咯血；空洞壁肺动脉分支形成小动脉瘤破裂或继发结核性支气管扩张形成的小动静脉瘘破裂可引起危及生命的大量咯血。

3. 心血管疾病 咯血可由二尖瓣狭窄或先天性心脏病所致的肺动脉高压等多种疾病引起肺淤血，造成肺泡壁、支气管内膜毛细血管破裂、支气管黏膜下层静脉曲张破裂所致。心脏疾患引起急性肺水肿咯血可表现为咳粉红色泡沫样痰。

4. 其他疾病 某些血液病（血小板减少性紫癜、白血病、血友病、再生障碍性贫血），急性传染病（流行性出血热、肺出血型钩端螺旋体病），风湿性疾病（结节性多动脉炎、系统性红斑狼疮、Wegener肉芽肿、白塞病），气管、支气管子宫内膜异位症等均可引起咯血。

三、问诊要点

1. 年龄及病史 了解年龄、居住地、基础疾病史及结核病接触史。青壮年咯血常见于肺结核、支气管扩张症、二尖瓣狭窄等。40岁以上有长期吸烟史（吸烟20支/日×20年）者，应高度警惕支气管肺癌的可能。儿童慢性咳嗽伴少量咯血与小细胞低色素性贫血，须注意特发性含铁血黄素沉着症的可能。寄生虫病（肺吸虫病）有生食溪蟹史，传染性疾病等有严格的地区性。

2. 咯血量 咯血量大小的标准尚无明确的界定。一般认为每日咯血量在100mL以内为小量咯血，100～500mL为中等量咯血，500mL以上或一次咯血100～500mL为大量咯血。大咯血主要见于空洞型肺结核、支气管扩张症和慢性肺脓肿。支气管肺癌少有大咯血，主要表现为痰中带血。慢性支气管炎和支原体肺炎也可出现痰中带血或血性痰，但常伴有剧烈咳嗽。

3. 颜色和性状 因肺结核、支气管扩张症、肺脓肿和出血性疾病所致的咯血为鲜红色；铁锈色血痰见于肺炎链球菌肺炎，也可见于肺吸虫病和肺泡出血；砖红色胶冻样痰见于肺炎克雷伯菌肺炎；二尖瓣狭窄所致的咯血多为暗红色；左心衰竭所致咯血为浆液性粉红色泡沫样痰；肺栓塞所致的咯血为黏稠暗红色血痰。

4. 伴随症状

（1）伴发热 多见于肺结核、肺炎、肺脓肿、流行性出血热、肺出血型钩端螺旋体病、支气管肺癌等。

（2）伴胸痛 多见于肺炎链球菌肺炎、肺结核、肺栓塞、支气管肺癌等。

（3）伴呛咳 多见于支气管肺癌、支原体肺炎等。

（4）伴脓痰 多见于支气管扩张症、肺脓肿、空洞型肺结核继发细菌感染等。

（5）伴皮肤黏膜出血 可见于血液病、风湿病、肺出血型钩端螺旋体病、流行性出血热等。

（6）伴杵状指（趾） 多见于支气管扩张症、肺脓肿、支气管肺癌等。

（7）伴黄疸 须注意排除钩端螺旋体病、肺炎链球菌肺炎、肺栓塞等。

四、检查要点

1. 体格检查 仔细检查口腔与鼻咽部局部有无出血灶有助于与口、咽、鼻腔出血鉴别。心肺部查体有无异常体征，咯血开始时是否有呼吸音减弱及肺部啰音。注意观察皮肤黏膜出血、黄染、贫血、杵状指（趾），肝、脾、淋巴结有无肿大，有无体重减轻等。

2. 实验室检查 包括血常规、血生化、肿瘤标志物、凝血功能、自身免疫抗体、病原学检查（痰培养、痰涂片、血培养、尿链球菌抗原等）。病原免疫学检查，如钩端螺旋体血清免疫反应、肺吸虫抗原皮内试验等。必要时行骨髓检查，有助于血液疾病的诊断。

3. 器械检查 鼻咽镜检查有助于发现鼻咽部出血，可与咯血相鉴别。胸肺及心脏疾病可选择心电图、超声心动图、胸部X线平片或胸部CT检查。肺血管CTA及放射性核素扫描对肺栓塞、肺肿瘤有诊断价值。纤维支气管镜检查不仅有助于明确咯血病因（如通过支气管肺泡灌洗液获得病原学证据，通过活检取得病理证据），同时也可以进行栓塞止血治疗。

第五节 心 悸

一、概述

心悸（palpitation）是一种自觉心脏跳动的不适感或心慌感。当心率加快时感到心脏跳动不适，心率缓慢时则感到搏动有力。心悸时，心率可快、可慢，也可有心律失常，心率和心律正常者亦可有心悸。

二、病因

心悸的病因很多，除心脏本身病变外，某些全身性疾病也可引起心悸，此外还有生理性和功能性心悸。

1. 心脏搏动增强 心脏搏动增强引起的心悸，可为生理性或病理性。生理性者见于健康人在剧烈运动或精神过度紧张时；也可见于饮酒、喝浓茶或咖啡、大量吸烟后；或应用某些药物，如肾上腺素、麻黄碱、咖啡因、阿托品、甲状腺素片等；还可见于妊娠期。病理性者见于如下情况。

（1）心室肥大 高血压心脏病、主动脉瓣关闭不全、二尖瓣关闭不全等致左心室肥大，心脏收缩力增强，可引起心悸。动脉导管未闭、室间隔缺损分流进入相应心室血液增多，增加心脏的负荷量，也可引起心悸。此外维生素 B_1 缺乏性心脏病，周围小动脉扩张，阻力降低，回心血流增多，心脏工作量增加，也可引起心悸。

（2）心脏搏出量增加 ①甲状腺功能亢进症：基础代谢与交感神经兴奋性增高，导致心率加快，心搏量增加引起心悸。②贫血：贫血时血液携氧量减少，器官及组织缺氧，机体为保证氧的供应，通过增加心率及提高心排血量来代偿，心率加快导致心悸，以急性失血时心悸为明显。③发热：基础代谢率增高，心率加快，心排血量增加，也可引起心悸。④低血糖症、嗜铬细胞瘤、交感神经兴奋性增高，引起肾上腺素释放增多，心率加快，可引起心悸。

2. 心律失常 心动过速、过缓或其他心律失常，均可引起心悸。

（1）心动过速 各种原因引起的窦性心动过速、阵发性室上性或室性心动过速等，均可引起心悸。

（2）心动过缓 高度房室传导阻滞（二、三度房室传导阻滞）、窦性心动过缓或病态窦房结综合征等，由于心率缓慢，舒张期延长，心室充盈度增加，心搏强而有力，引起心悸。

（3）其他心律失常 期前收缩、心房扑动或颤动等，由于心脏跳动不规则或有一段间歇，患者感到心悸甚至有停跳感觉。

3. 心力衰竭 各种原因引起的心力衰竭均可以引起心悸。

4. 心脏神经症 由自主神经功能紊乱所引起，心脏本身并无器质性病变。多见于青年女性。临床表现除心悸外尚常有心率加快、心前区或心尖部隐痛，以及疲乏、失眠、头晕、头痛、耳鸣、记忆力减退等神经衰弱表现，且在焦虑、情绪激动等情况下更易发生。

5. β 受体亢进综合征 与自主神经功能紊乱有关，易在紧张时发生，其表现除心悸、心动过速、胸闷、头晕外还可有心电图的一些改变，可出现窦性心动过速，轻度 ST 段下移及 T 波平坦或倒置，易与心脏器质性病变相混淆。采用普萘洛尔（心得安）试验可以鉴别。β 受体亢进综合征，在应用普萘洛尔后心电图改变可恢复正常，显示其改变为功能性。

6. 围绝经期综合征 在绝经期前后，可出现一系列内分泌与自主神经功能紊乱症状，心悸也是其中一个症状。

7. 其他 胸腔大量积液、高原病、胆心综合征等，也可引起心悸。

三、发生机制

心悸发生机制尚未完全清楚，一般认为心脏活动过度是心悸发生的基础，常与心率、心律、心肌收缩力及心搏出量改变有关。机制包括：①血流动力学改变。②心律失常，如心动过速、心动过缓、期前收缩等。③神经体液调节，如心衰时交感神经兴奋性增强，去甲肾上腺素分泌增多，肾素 - 血管紧张素 - 醛固酮系统被激活等。④神经精神因素，如心脏神经症多因自主神经功能紊乱而引起，在焦虑、紧张、情绪激动及注意力集中时更易出现。

四、问诊要点

1. 病史和诱因 有无心脏病、内分泌疾病（甲状腺疾病）、贫血、神经症、胆道疾病、围绝经期综合征、焦虑状态等病史，有无饮浓茶、咖啡、酒及吸烟的诱因。有无其他精神刺激的诱因。

2. 发作特点 心悸为偶发性，突发突止多见于阵发性心动过速、期前收缩；心悸为经常性多见于器质性心脏病。

3. 伴随症状

（1）伴心前区疼痛 见于冠状动脉粥样硬化性心脏病、心肌炎、心包炎，亦可见于心脏神经症等。

（2）伴发热 见于急性传染病、风湿热、心肌炎、心包炎、感染性心内膜炎等。

（3）伴晕厥或抽搐 见于窦性停搏、高度房室传导阻滞、室性心动过速、病态窦房结综合征等。

（4）伴苍白无力　见于各种原因引起的急性失血，此时常有虚汗、脉搏微弱、血压下降或休克；慢性贫血，心悸多在劳累后较明显。

（5）伴呼吸困难　见于急性心肌梗死、心肌炎、心包炎、心力衰竭、重症贫血等。

（6）伴消瘦及出汗　见于甲状腺功能亢进症。

（7）伴发绀　见于先天性心脏病、右心功能不全和休克。

（8）伴失眠多梦　常见于心脏神经症。

五、检查要点

1. 体格检查

（1）生命体征，如体温、脉搏、呼吸、血压。

（2）心脏查体是重点，包括心界大小、心率快慢、心律是否规整、心音强弱、各瓣膜听诊区是否有杂音等。

（3）其他如是否有贫血貌，甲状腺有无肿大及血管杂音。

2. 实验室检查　血常规、血沉、血生化（含心肌酶）、甲状腺功能，必要时可查抗链球菌溶血素O、B型利钠肽、儿茶酚胺以及激素等。

3. 器械检查　心电图、胸部X线片、超声心动图、放射性核素甲状腺摄^{131}I测定等。

第六节　水　肿

一、概述

水肿（edema）是指人体组织间隙有过多的液体积聚使组织肿胀。水肿可分为全身性水肿与局部性水肿。当液体在体内组织间隙呈弥漫性分布时呈全身性水肿（常为凹陷性）；液体积聚在局部组织间隙时呈局部水肿；发生于体腔内称积液，如胸腔积液、腹水（腹腔积液）、心包积液。一般情况下，水肿这一术语，不包括内脏器官局部的水肿，如脑水肿、肺水肿等。

二、发生机制

在正常人体中，血管内液体不断地从毛细血管小动脉端滤出至组织间隙成为组织液，另外，组织液又不断从毛细血管小静脉端回吸收入血管内，两者经常保持动态平衡，因而组织间隙无过多液体积聚。保持这种平衡的主要因素有：①毛细血管内静水压。②血浆胶体渗透压。③组织间隙机械压力（组织压）。④组织液胶体渗透压。当维持体液平衡的因素发生障碍出现组织间液的生成大于回吸收时，则可产生水肿。产生水肿机制如下。

1. 毛细血管血流动力学改变　①毛细血管内静水压增加。②血浆胶体渗透压降低。③组织液胶体渗透压增高。④组织间隙机械压力降低。⑤毛细血管通透性增强。

2. 水钠潴留

（1）肾小球滤过功能降低　①肾小球滤膜通透性降低。②球管平衡失调。③肾小球滤过面积减少。④肾小球有效滤过压下降。

（2）肾小管对钠水的重吸收增加　①肾小球滤过分数增加。②醛固酮分泌增加。③抗利尿激素分泌增加。

3. 静脉、淋巴回流障碍　多产生局部性水肿。

三、病因与临床表现

1. 全身性水肿

（1）心源性水肿　主要是右心衰竭。发生机制主要是有效循环血量减少，肾血流量减少，继发性醛固酮增多引起水钠潴留以及静脉淤血，毛细血管内静水压增高，组织液回吸收减少所致。水肿程度可由于心力衰竭程度而有所不同，可自轻度的踝部水肿直至严重的全身性水肿。水肿特点是首先出现于身体低垂部位（低垂部流体静水压较高）。能起床活动者，最早出现于踝内侧，行走活动后明显，休息后减轻或消失；经常卧床者以腰骶部较为明显。颜面一般不出现水肿。水肿为对称性、凹陷性。此外，通常有颈静脉怒张、肝大、静脉压升高，严重时还出现胸腔积液、腹水等右心衰竭的其他表现。心源性水肿还可见于某些缩窄性心脏疾病，如缩窄性心包炎、心包积液或积血、心肌或心内膜纤维组织增生及心肌硬化等。这些疾病多由于心包、心肌或心内膜的广泛病变，导致心肌顺应性降低、心脏舒张受限、静脉回流受阻、静脉淤血、静脉压增高，从而出现腹水、胸腔积液及肢体水肿。

（2）肾源性水肿　可见于各型肾炎和肾病。发生机制主要是多种因素引起肾排泄钠、水减少，导致水钠潴留，细胞外液增多，引起水肿。水钠潴留是肾源性水肿的基本机制。导致肾源性水肿的主要因素有：①肾小球滤过功能降低。②肾小管对钠水重吸收增加。③血浆胶体渗透压降低（蛋白尿所致）。水肿特点是疾病早期晨间起床时有眼睑与颜面水肿，以后很快发展为全身水肿，常有尿常规改变、高血压及肾功能损害的表现。肾源性水肿需与心源性水肿相鉴别，鉴别要点见表 13-2。

表 13-2　肾源性水肿与心源性水肿的鉴别

鉴别点	肾源性水肿	心源性水肿
开始部位	从眼睑、颜面开始而延及全身	从足部开始，向上延及全身
发展快慢	迅速	缓慢
水肿性质	软而移动性大	比较坚实，移动性较小
伴随改变	高血压、尿检改变、肾功能异常	心脏增大、心脏杂音、肝大、静脉压升高

（3）肝源性水肿　肝硬化是肝源性水肿最常见的原因，主要表现为腹水，也可首先出现踝部水肿，逐渐向上蔓延，而头、面部及上肢常无水肿。门静脉高压症、低蛋白血症、肝淋巴液回流障碍、继发性醛固酮增多等因素是水肿与腹水形成的主要机制。肝硬化在临床上主要有肝功能减退和门静脉高压两方面表现。

（4）内分泌代谢疾病所致水肿

① 甲状腺功能减退症：甲状腺功能减退症的水肿是由组织间隙亲水物质增加而引起的一种特殊类型水肿，称为黏液性水肿。该水肿特点为非凹陷性，水肿不受体位影响，水肿部位皮肤增厚、粗糙、苍白、温度减低。

② 甲状腺功能亢进症：部分患者可出现凹陷性水肿及局限性黏液性水肿，其原因可能与蛋白质分解加速而致低蛋白血症及组织间隙黏多糖、黏蛋白等胶体物质沉积有关。

③ 原发性醛固酮增多症：可出现下肢及面部轻度水肿，其主要原因为醛固酮及去氧皮质酮分泌过多致水钠潴留。

④ 库欣综合征：出现面部及下肢轻度水肿，其原因是肾上腺皮质激素分泌过多，引起水钠潴留。

⑤ 腺垂体功能减退症：多出现面部黏液性水肿，伴上肢水肿。

⑥ 糖尿病：部分患者在发生心肾并发症前即可出现水肿。

（5）营养不良性水肿　慢性消耗性疾病长期营养缺乏、蛋白丢失性胃肠病、重度烧伤等所致低蛋白血症或维生素 B_1 缺乏症，可产生水肿。其特点是水肿发生前常有体重减轻表现。皮下脂肪减少所致组织松弛，组织压降低，加重了水液的潴留。水肿常从足部开始逐渐蔓延至全身。

（6）妊娠性水肿　大多数妇女在妊娠的后期出现不同程度的水肿，其中多数属于生理性水肿，待分娩后水肿可自行消退，部分妊娠妇女的水肿为病理性的。妊娠性水肿主要原因为水钠潴留，血浆胶体渗透压降低，静脉和淋巴回流障碍。

（7）结缔组织疾病所致水肿　可见于系统性红斑狼疮、硬皮病、皮肌炎等。

（8）变态反应性水肿　常见的过敏原有致病性微生物、异种血清、动植物毒素、某些食物及动物皮毛等。

（9）药物所致水肿

① 药物过敏反应：常见于解热镇痛药、磺胺类、某些抗生素等。

② 药物性肾脏损害：见于某些抗生素、磺胺类、别嘌醇、木通、雷公藤等。

③ 药物致内分泌紊乱：见于肾上腺皮质激素、性激素、胰岛素、萝芙木制剂、甘草制剂和钙通道阻滞剂等，引起水肿的原因为水钠潴留。

（10）经前期紧张综合征所致水肿　育龄妇女在月经来潮前 7 ～ 14 天出现眼睑、下肢水肿，其原因可能与内分泌激素改变有关。

（11）特发性水肿　水肿原因不明，可能与内分泌功能失调有关，绝大多数见于女性，水肿多发生在身体低垂部位。

（12）功能性水肿　患者无引起水肿的器质性疾病，而是在环境、体质、体位等因素的影响下，体液循环功能发生改变而产生的水肿，称为功能性水肿。功能性水肿包括：①高温环境引起的水肿。②肥胖性水肿。③老年性水肿。④旅行者水肿。⑤久坐椅者水肿。

2. 局部性水肿　局部性水肿常见于：①炎症性水肿：见于蜂窝织炎、疖肿、痈、丹毒、高温及化学灼伤等。②淋巴回流障碍性水肿：见于非特异性淋巴管炎、淋巴结切除后、丝虫病等。③静脉回流障碍性水肿：见于静脉曲张、静脉血栓和血栓性静脉炎、上腔静脉阻塞综合征、下腔静脉阻塞综合征等。④血管神经性水肿。⑤神经源性水肿。⑥局部黏液性水肿。

四、问诊要点

1. 病史 是否有心、肝、肾、内分泌及风湿免疫疾病史；是否有应用糖皮质激素、雌激素、睾酮等药物史。

2. 发作特点 水肿开始的部位及蔓延情况。水肿主要位于全身（局部）组织间隙，还是位于多浆膜腔腔内（积液）。

3. 伴随症状

（1）伴肝大 可为心源性、肝源性与营养不良性水肿；而同时有颈静脉怒张、肝 - 颈静脉回流征阳性者则为心源性。

（2）伴高血压、大量蛋白尿、血尿、管型尿 见于肾源性水肿，而轻度蛋白尿也可见于心源性。

（3）伴呼吸困难与发绀 常提示由心脏病、上腔静脉阻塞综合征等所致。

（4）伴肝掌、蜘蛛痣、黄疸、腹壁静脉曲张、脾大 见于肝源性水肿。

（5）伴心跳缓慢、血压偏低 可见于甲状腺功能减退症。

（6）伴消瘦、体重减轻、贫血 可见于营养不良。

（7）水肿与月经周期明显相关 可见于经前期紧张综合征。

五、检查要点

1. 体格检查

（1）水肿分布 全身性或局限性，是否为凹陷性，质软易扩散还是质坚实不易扩散。

（2）皮肤 是否贫血貌、毛发稀疏、皮肤干燥。局部水肿有无红、肿、热、痛。

（3）心脏查体 心界大小，心率快慢，心律是否规整，有无颈静脉怒张、肝 - 颈静脉回流征阳性等。

（4）腹部查体 有无腹壁静脉曲张、肝脾大、肾区叩击痛。

2. 实验室检查 血常规，血生化（含肝肾功、心肌酶等），心房利钠肽，尿常规，24 小时尿蛋白，自身免疫抗体，甲状腺功能、皮质醇、醛固酮、垂体激素等内分泌检查。

3. 器械检查 超声心动图、胸部 X 线片、腹部超声、肾血管超声等。

第七节 腹 痛

一、概述

腹痛（abdominal pain）是临床最常见的症状之一，多数由腹部脏器的疾病引起，但腹腔外疾病及全身性疾病也可引起。病变的性质有器质性和功能性之分。临床上一般按起病缓急、病程长短将腹痛分为急性腹痛与慢性腹痛。急性腹痛发病急，病情重，变化快，内科、外科、妇产科与儿科疾病均可引起急性腹痛，其中属外科范围者，临床上习惯称之为“急腹症”。慢性腹痛起病缓慢而病程较长，或由急性起病后转变为迁延性。由于发病原因比较复杂，对腹痛患者必须进行认真全面的体格检查和必要的辅助检查才能作出正确的判断。

二、病因

1. 腹部疾病

（1）腹腔脏器炎症 如急性或慢性胃炎、肠炎，胰腺炎，阑尾炎和盆腔炎等。一般腹痛部位与病变脏器的体表投影相符。

（2）空腔脏器梗阻或扩张 如肠梗阻、胆石症、胆道蛔虫病、泌尿道结石梗阻等。腹痛常为阵发性剧烈绞痛。

（3）脏器扭转或破裂 如肠扭转、肠系膜或大网膜扭转、卵巢囊肿蒂扭转，急性内脏破裂，如肝脾破裂、异位妊娠破裂等。急性扭转及内脏破裂时可引起剧烈的绞痛或持续性疼痛。

（4）腹膜炎 由胃、肠穿孔引起者最常见。腹痛的特点为疼痛一般位于炎症所在部位，腹痛常因加压、改变体位而加剧，呈持续性锐痛，病变部位有压痛、反跳痛与腹肌紧张，肠蠕动音减弱或消失。

（5）腹腔或脏器包膜牵张 如手术后或炎症后腹膜粘连；实质性脏器因病变肿胀，导致包膜张力增加而发生腹痛，如肝炎、肝淤血、肝癌等。

（6）化学性刺激　消化性溃疡，可因胃酸作用而发生刺痛或灼痛。

（7）肿瘤压迫与浸润　多见于演进中的腹腔恶性肿瘤压迫或浸润感觉神经而引起。

2. 胸腔疾病的牵涉痛　肺炎、心绞痛、急性心肌梗死、急性心包炎、肺梗死、胸膜炎、食管裂孔疝等，疼痛可牵涉腹部，类似急腹症。

3. 全身性疾病　尿毒症时毒素刺激腹腔浆膜引起腹痛。少数糖尿病酮症酸中毒可引起腹痛，酷似急腹症。铅中毒时则引起肠绞痛。

4. 其他原因　荨麻疹时胃肠黏膜水肿，过敏性紫癜时的肠管浆膜下出血等。

三、发生机制

腹痛的机制可分为三种，即内脏性腹痛、躯体性腹痛和牵涉痛。

1. 内脏性腹痛　是腹内某一器官的痛觉信号由交感神经传入脊髓引起。其疼痛特点为：①疼痛部位不确切，接近腹中线。②疼痛感觉模糊，多为痉挛、不适、钝痛、灼痛。③常伴恶心、呕吐、出汗等其他自主神经兴奋症状。

2. 躯体性腹痛　是由来自腹膜壁层及腹壁的痛觉信号，经体神经传至脊神经根，反映到相应脊髓节段所支配的皮肤所引起。其特点是：①定位准确，可在腹部一侧。②程度剧烈而持续。③可有局部腹肌强直。④腹痛可因咳嗽、体位变化而加重。

3. 牵涉痛　指内脏性疼痛牵涉到身体体表部位，即内脏痛觉信号传至相应脊髓节段，引起节段支配的体表部位疼痛。特点是：①定位明确。②疼痛剧烈。③有压痛、肌紧张及感觉过敏等。对牵涉痛的理解有助于判断疾病的部位和性质。

四、问诊要点

1. 既往史及年龄　既往史对腹痛的病因诊断十分重要。如反复发作的节律性上腹痛病史有助于消化性溃疡的诊断；胆石症、泌尿道结石史，有助于胆绞痛、肾绞痛的诊断；既往急性阑尾炎、急性胰腺炎、急性胆囊炎、急性盆腔炎等病史，有利于各种炎性腹痛的诊断；结核性腹膜炎史与腹部手术史有利于腹膜粘连性腹痛的诊断；肠道寄生虫病史有助于肠道寄生虫病性腹痛的诊断。此外，儿童要多考虑肠道蛔虫病及肠套叠。青壮年则以消化性溃疡、阑尾炎多见。中老年人则应警惕恶性肿瘤的可能。

2. 腹痛部位　一般来说腹痛的部位常与投影于该部位的腹腔脏器病变一致。如胃及十二指肠疾病、急性胰腺炎疼痛多在中上腹部；肝胆疾患疼痛位于右上腹；急性阑尾炎早期疼痛在脐周或上腹部，数小时后转移至右下腹；小肠绞痛位于脐周；结肠疾病疼痛多位于下腹或左下腹；膀胱炎、盆腔炎症及异位妊娠破裂，疼痛在下腹部；空腔脏器穿孔后引起弥漫性腹膜炎则为全腹痛。肺炎、心肌梗死等可因病变刺激相应脊髓节段的传入神经纤维出现牵涉性腹痛。也有腹痛呈弥漫性与不定位性，如结核性腹膜炎、腹膜转移癌、腹膜粘连、结缔组织病等。

3. 腹痛的性质与程度　消化性溃疡常有慢性、周期性、节律性中上腹隐痛或灼痛，如突然呈剧烈的刀割样、烧灼样持续性疼痛，可能并发急性穿孔；并发幽门梗阻者为胀痛，于呕吐后减轻或缓解。胆石症、泌尿道结石及肠梗阻的绞痛相当剧烈，患者常呻吟不已，辗转不安。剑突下钻顶样痛是胆道蛔虫梗阻的特征。肝癌疼痛多呈进行性锐痛。慢性肝炎与淤血性肝大（如右心衰竭、缩窄性心包炎）多为持续性胀痛。肠寄生虫病多呈发作性隐痛或绞痛。结肠病变常呈阵发性痉挛性痛，排便后常缓解。直肠病变的疼痛常伴里急后重。肝、脾破裂，异位妊娠破裂可出现腹部剧烈绞痛或持续性疼痛。持续性、广泛性剧烈腹痛伴腹肌紧张或板状腹，提示为急性弥漫性腹膜炎。

4. 诱发、加重或缓解腹痛的因素　胆囊炎或胆石症发作前常有进油腻食物史。急性胰腺炎发作前则常有暴饮暴食、酗酒史。急性出血性坏死性肠炎多与饮食不洁有关。服碱性药缓解者，见于十二指肠溃疡。部分机械性肠梗阻与腹部手术史有关。腹部受外部暴力的作用后出现腹部剧痛并有休克者，可能是肝、脾破裂所致。急性腹膜炎腹痛在静卧时减轻，腹部加压或改变体位时加重。胃黏膜脱垂患者左侧卧位时疼痛减轻，右侧卧位时疼痛加剧。胃下垂、肾下垂时，患者站立过久或运动后出现腹痛或腹痛加剧，在仰卧位或同时垫高髋部时疼痛缓解。胰头癌患者仰卧时出现疼痛或加剧，而在前倾坐位或俯卧位时缓解。反流性食管炎患者在躯体前屈时剑突下的烧灼痛明显，而直立时可减轻。肠炎引起的腹痛常于排便后减轻，而肠梗阻腹痛于呕吐或排气后缓解。

5. 伴随症状

（1）伴寒战、高热　提示急性炎症，可见于急性化脓性胆管炎、肝脓肿、腹腔脏器脓肿等。

（2）伴黄疸　提示肝、胆、胰腺疾病，急性溶血等。

（3）伴血尿　多见于尿路结石。

（4）伴休克　常见于急性腹腔内出血、急性胃肠穿孔、急性心肌梗死、中毒性菌痢等。

（5）伴呕吐、腹胀、停止排便排气　提示胃肠梗阻。

（6）伴腹泻　提示胃肠道炎症、吸收不良，亦见于慢性胰腺及肝脏疾病。

（7）伴血便　急性者见于急性细菌性痢疾、肠套叠、绞窄性肠梗阻、急性出血性坏死性肠炎、过敏性紫癜等；慢性者可见于慢性细菌性痢疾、肠结核、结肠癌等；柏油样便提示上消化道病变；鲜血便提示下消化道病变。

（8）伴反酸、嗳气　提示为慢性胃炎或消化性溃疡。

五、检查要点

1. 体温、脉搏、呼吸、血压及一般情况检查。

2. 对于急性腹痛患者不应忽视急性心肌梗死、下叶肺炎、带状疱疹等病变的可能，故应注意心、肺、皮肤检查。

3. 腹部检查以触诊为主。应注意腹部压痛部位及有无反跳痛。触及腹部肿块时应鉴别所属脏器或组织，是炎症性还是非炎症性，是囊性还是实质性，是良性还是恶性，是在腹壁上还是在腹腔内。局灶性压痛、反跳痛及腹肌紧张提示腹膜炎症。腹痛、腹胀伴肠蠕动波及肠鸣音亢进要考虑机械性肠梗阻。腹胀而肠鸣音消失则是麻痹性肠梗阻的特征。有腹膜炎体征伴肝浊音界缩小或消失提示胃肠穿孔。腹痛、腹胀并有移动性浊音提示腹腔内脏器出血或积液。

4. 直肠检查对诊断直肠与盆腔内炎性包块、血肿、脓肿、肿瘤、结肠套叠等有重要帮助。异位妊娠破裂时在直肠子宫凹陷处行诊断性穿刺可抽出血性液体而确定诊断。

5. 实验室及器械检查

（1）血常规检查可区别急性腹痛为炎症性或非炎症性；血沉增快的慢性腹痛须注意腹腔结核、局灶性结肠炎、淋巴瘤、癌、结缔组织病的可能。

（2）尿常规检查异常，提示腹痛与泌尿系统疾病有关；尿糖与尿酮体阳性，有助于糖尿病酮症酸中毒的诊断；肾绞痛伴血尿常提示泌尿系结石；尿妊娠试验阳性有助于异位妊娠破裂的诊断。

（3）血清或尿淀粉酶明显增高，对诊断急性胰腺炎有确诊意义。

（4）大便常规检查发现蛔虫卵有助于蛔虫性肠梗阻、胆道蛔虫病的诊断；发现溶组织阿米巴有助于阿米巴肠病的诊断。血便提示结肠癌、痔疮等；粪便隐血试验阳性提示活动性消化性溃疡、肠结核、胃癌、结肠癌等的可能。细菌性痢疾粪便培养可检出痢疾杆菌。

（5）超声检查能发现肝脾大、肝内占位性病变、胰腺炎症与肿瘤、胆道炎症与结石、腹内包块及其性质、部分尿路结石，以及确定异位妊娠，并可通过超声波定位进行诊断性腹腔穿刺。

（6）腹部X线平片检查可发现胆道、胰管与尿路结石，肠梗阻的肠内气液平面、肠胀气，胃肠穿孔的膈下游离气体；胃肠钡餐及钡剂灌肠能协助消化道疾病的诊断；肾盂、输尿管与膀胱造影可协助诊断泌尿系统疾病。必要时可进行CT检查。

（7）胃镜、结肠镜下直视及活体组织病理学检查对胃肠道疾病所致腹痛有重要的诊断价值。

第八节　恶心与呕吐

一、概述

恶心（nausea）为上腹不适、欲呕的感觉。恶心常为呕吐的前奏，多伴有流涎、皮肤苍白、出汗、心动过缓、血压下降等迷走神经兴奋症状。呕吐（vomit）是指胃或部分小肠内容物反流，经食管从口腔排出体外的一种复杂的反射动作。二者均为复杂的反射动作，可由多种原因引起。

二、病因

许多疾病都可引起恶心与呕吐，通常按产生机制不同，大致分以下三类。

（一）反射性呕吐

1. 消化系统疾病

（1）胃肠病变　胃源性呕吐的病因如急性或慢性胃炎、急性食物中毒、消化性溃疡、胃肿瘤、幽门梗阻、非溃疡性消化不良等。胃源性呕吐的特点是常与进食有关，常伴有恶心先兆，吐后感轻松。肠源性呕吐的病因如急性肠炎、急性阑尾炎、肠梗阻等。肠梗阻者常伴腹痛、肛门停止排便排气。

（2）肝、胆、胰与腹膜病变　如急性或慢性肝炎、急性或慢性胆囊炎、胆石症、胆道蛔虫病、急性胰腺炎、急性腹膜炎等。它们的共同特点是有恶心先兆，呕吐后不觉轻松。

2. 呼吸系统疾病　百日咳、急性或慢性支气管炎、支气管扩张症、肺炎、急性胸膜炎、肺梗死等。

3. 心脏血管疾病　急性心肌梗死、心力衰竭、急性心包炎、主动脉夹层等。

4. 泌尿生殖系统疾病　泌尿系统结石、急性肾炎、急性肾盂肾炎、急性盆腔炎、急性输卵管炎等。

5. 其他　急慢性咽炎、青光眼、屈光不正、急性鼻窦炎、急性中毒、令人嫌恶的景象与气味等。

（二）中枢性呕吐

1. 中枢神经系统疾病　主要包括：①脑血管疾病，如高血压脑病、脑梗死、脑出血、椎基底动脉供血不足等。②感染，如脑炎、脑膜炎、脑脓肿、脑寄生虫病等。③各种病因引起的颅内高压，颅内高压呕吐的特点是呕吐呈喷射状，常无恶心先兆，吐后不感轻松，常伴剧烈头痛、血压升高、脉搏减慢、视盘水肿。④其他，如偏头痛、颅脑外伤。

2. 全身疾病　主要包括：①感染。②内分泌与代谢紊乱，如早孕反应、甲状腺危象、Addison病危象、糖尿病酮症酸中毒、尿毒症、水电解质及酸碱平衡紊乱等。③其他，如休克、缺氧、中暑、急性溶血。

3. 药物反应与中毒　药物反应如洋地黄、吗啡、雌激素、雄激素、环磷酰胺服药反应。中毒如有机磷农药中毒、毒蕈中毒等。

4. 神经性呕吐　胃神经官能症、癔症等。

（三）前庭障碍性呕吐

凡呕吐伴有听力障碍、眩晕等症状者，需考虑前庭障碍性呕吐。常见于迷路炎、梅尼埃病、晕动病，常伴眩晕、皮肤苍白、血压下降、心动过缓等症状。

三、发生机制

呕吐由延髓的两个位置相邻而功能不同的中枢控制。一个是呕吐中枢，为神经反射中枢，可引起呕吐动作。它接受内脏、躯体、大脑皮质、前庭器官以及化学感受器触发带的传入冲动，产生呕吐反射。另一个为化学感受器触发带，其本身不能产生呕吐反射动作。它接受多种药物（如吗啡、洋地黄、雌激素等）或化学物质、内生代谢产物（尿素氮、酮体等）的刺激，引起兴奋，产生神经冲动，并将冲动传入呕吐中枢，再引起呕吐动作。

四、问诊要点

1. 呕吐与进食的关系　进食后出现的呕吐多见于胃源性呕吐。如餐后骤起而集体发病，见于急性食物中毒。胃炎、幽门痉挛、神经症的呕吐也常发生在进食后。幽门梗阻发生的呕吐多在餐后6小时以后。

2. 呕吐发生时间　晨间呕吐发生在育龄女性要考虑早孕反应。尿毒症、慢性乙醇中毒也常出现晨间呕吐。鼻窦炎、慢性咽炎常有晨起恶心与干呕。服药后出现呕吐应考虑药物反应。乘飞机、车、船发生呕吐常提示晕动病。

3. 呕吐特点　有恶心先兆，呕吐后感轻松者多见于胃源性呕吐。喷射状呕吐多见于颅内高压。无恶心，呕吐不费力，全身状态较好者多见于神经性呕吐。

4. 呕吐物性质　呕吐物呈咖啡色，见于上消化道出血。呕吐隔餐或隔日食物，并含腐酵气味，见于幽门梗阻。呕吐物含胆汁者多见于十二指肠乳头以下的十二指肠或空肠梗阻。呕吐物有粪臭者提示低位肠梗阻。呕吐物中有蛔虫者见于胆道蛔虫病、肠道蛔虫病。

5. 伴随症状

（1）伴发热　见于全身或中枢神经系统感染、急性细菌性食物中毒。

（2）伴剧痛　见于颅内高压、偏头痛、青光眼。

（3）伴眩晕及眼球震颤　见于前庭器官疾病。

（4）伴腹泻　见于急性胃肠炎、急性中毒、霍乱等。

（5）伴腹痛　见于急性胃肠炎、急性胰腺炎、急性阑尾炎、肠梗阻等。

（6）伴黄疸　见于急性肝炎、胆道梗阻、急性溶血。

（7）伴贫血、水肿、蛋白尿　见于肾功能不全。

五、检查要点

1. 体格检查　以腹部为重点，注意有无胃肠蠕动波及胃型与肠型、肝脾大、压痛及反跳痛、腹肌紧张、肠鸣音异常、振水音等。神经系统应注意意识状态、瞳孔大小、脑膜刺激征及病理反射等。还应注意有无发热、黄疸、呼出异常气味。有指征时进行五官科检查。

2. 实验室检查　包括呕吐物检验，血、尿、大便常规检查。疑肝脏病变，可做肝脏检查；疑肾衰竭，应做肾功能检查；疑脑膜炎，应做脑脊液检查；疑内分泌代谢疾病，应做血液生化及内分泌功能检查。

3. 器械检查　消化道疾病可选择 X 线钡餐、内镜、超声检查。疑颅内占位性病变做头颅 CT 检查。疑前庭器官病变，可做前庭功能检查。

第九节　腹　泻

一、概述

腹泻（diarrhea）指排便次数增多，粪质稀薄，或带有黏液、脓血或未消化的食物。如解液状便每日 3 次以上，或每天粪便总量＞ 200g，其中粪便含水量＞ 80%，可认为是腹泻。临床上分急性腹泻和慢性腹泻两种，超过 4 周者属于慢性腹泻。

二、病因

（一）急性腹泻

1. 急性肠道疾病　①各种病原微生物及寄生虫引起的急性肠道感染，如病毒性肠炎、急性细菌性痢疾、霍乱、空肠弯曲菌肠炎、侵袭性大肠埃希菌肠炎、假膜性肠炎、急性出血性坏死性肠炎、白色念珠菌肠炎、急性阿米巴痢疾、急性血吸虫病等。②细菌性食物中毒，常见的有沙门菌性中毒、金黄色葡萄球菌性中毒、变形杆菌性及副溶血性弧菌性食物中毒、肉毒中毒等。③其他，如克罗恩病或溃疡性结肠炎急性发作、放射性肠炎、急性肠道缺血、抗生素相关性肠炎等。

2. 急性中毒　如毒蕈、鱼胆、河豚、发芽马铃薯、有机磷、砷等中毒。

3. 全身性疾病　①急性全身感染：伤寒、副伤寒、钩端螺旋体病、败血症等。②变态反应性疾病：过敏性紫癜、变态反应性胃肠病。③内分泌疾病：甲状腺危象、肾上腺皮质功能减退性危象。④药物副作用：如氟尿嘧啶、利血平、新斯的明的副作用。

（二）慢性腹泻

1. 胃部疾病　慢性萎缩性胃炎、胃大部切除术后胃酸缺乏。

2. 慢性肠道感染　如肠结核、慢性细菌性痢疾、慢性阿米巴痢疾、慢性血吸虫病等。

3. 肠道非感染性疾病　克罗恩病、溃疡性结肠炎、结肠多发息肉、吸收不良综合征、缺血性肠炎等。

4. 肠道肿瘤　结肠绒毛状腺瘤、肠道恶性肿瘤等。

5. 胰腺疾病　慢性胰腺炎、胰腺癌、胰腺切除术后。

6. 肝胆疾病　肝硬化、胆汁淤积性黄疸、慢性胆囊炎与胆石症。

7. 全身性疾病　甲状腺功能亢进症、肾上腺皮质功能减退症、糖尿病、尿毒症、系统性红斑狼疮、放射性肠炎、肠易激综合征、药物性腹泻、类癌综合征等。

三、发生机制

腹泻发生的机制主要与肠蠕动过快、胃肠黏膜分泌亢进、肠黏膜炎症渗出及肠吸收不良有关。一般可归纳为以下几类。

1. 分泌性腹泻　肠道分泌大量液体超过肠黏膜吸收能力所致。霍乱弧菌外毒素引起的大量水样腹泻即属于典型的分泌性腹泻。产生机制为霍乱弧菌外毒素激活肠黏膜细胞内的腺苷酸环化酶，促使环磷酸腺苷（cAMP）含量增加，使水与电解质分泌到肠腔增多，从而导致腹泻。胃泌素瘤、血管活性肠肽瘤所致的腹泻也属分泌性腹泻。

2. 渗透性腹泻 肠内容物渗透压增高，影响肠腔内水与电解质的吸收而致腹泻。口服盐类泻药或甘露醇所致的腹泻，乳糖酶缺乏症所致的腹泻均属此类。

3. 吸收不良性腹泻 由肠黏膜的吸收面积减少或吸收障碍所致，如短肠综合征、吸收不良综合征等。

4. 渗出性腹泻 由肠黏膜炎症渗出所致，见于各种肠道炎症，如细菌性痢疾、溃疡性结肠炎、克罗恩病、结肠癌并发感染等。

5. 动力性腹泻 由肠蠕动增快引起，见于急性肠炎、甲状腺功能亢进症、类癌综合征、肠易激综合征等。

四、问诊要点

1. 起病及病程 急性起病，伴发热、腹泻次数多者见于急性肠道感染及细菌性食物中毒，慢性腹泻常见于慢性肠道感染、非特异性肠道炎症、吸收不良、消化功能障碍及消化道肿瘤等。

2. 发病季节 急性腹泻发生于夏季与秋季者多见于急性肠道感染及细菌性食物中毒。

3. 诱因 不洁饮食史见于急性感染性腹泻。进食虾、螃蟹后发生腹泻，要考虑过敏性胃肠病变。长期服用广谱抗生素者要考虑真菌性肠炎及假膜性肠炎。

4. 大便情况 水样便见于急性感染性腹泻。米泔样便见于霍乱。黏液脓血便见于细菌性痢疾、炎症性肠病、结肠癌、直肠癌。果酱样便见于阿米巴痢疾。粪便恶臭，呈紫红色血便，见于急性出血性坏死性肠炎。大便带黏液而无病理成分者常见于肠易激综合征。

5. 伴随症状

（1）伴发热 见于急性肠道感染、细菌性食物中毒、全身感染性疾病及炎症性肠病等。

（2）伴腹痛 以感染性腹泻多见。小肠疾病的腹痛常在脐周，结肠疾病的腹痛则多在下腹部。

（3）伴里急后重 常见于细菌性痢疾、左半结肠癌、直肠癌等。

（4）伴腹泻与便秘交替 见于肠结核、结肠癌、肠易激综合征。

（5）伴明显消瘦 见于恶性肿瘤、肠结核、吸收不良综合征。

（6）伴皮疹或皮下出血 见于伤寒、副伤寒、败血症、过敏性紫癜。

（7）伴腹部肿块 见于胃肠道肿瘤、增殖型肠结核、血吸虫性肉芽肿、克罗恩病。

（8）伴关节痛或肿胀 见于炎症性肠病、肠结核、结缔组织病。

五、检查要点

1. 体格检查 ①一般检查，包括生命体征，脱水，营养，贫血情况，皮肤有无黄染、潮红、出血，淋巴结有无肿大等。②腹部检查，注意腹部外形、腹部肿块、压痛、肠鸣音等情况。③直肠指检，尤其是慢性腹泻伴大便带血者。④其他，还要注意有无突眼、虹膜炎、关节红肿等。

2. 实验室检查 ①粪便检查，包括外观、镜检细胞、原虫、隐血，以及大便细菌培养、粪便脂肪检查。②疑小肠吸收不良性腹泻，应选择小肠吸收功能试验。③血液检查，包括血常规、电解质、肝肾功能检查。④血浆激素及介质检测，如甲状腺激素、前列腺素、5- 羟色胺等。

3. 器械检查 腹部超声检查，无创方便，对腹腔实质性脏器病变的诊断有帮助。疑消化道疾病，尤其是慢性腹泻患者，可选择 X 线钡餐、钡灌肠、肠镜及组织活检检查。

第十节 便 秘

一、概述

便秘（constipation）是指排便次数减少，一般每周小于 3 次，伴排便困难、粪便干结或排便不尽感。一般认为便秘时间大于 12 周为慢性便秘。

二、病因

1. 结肠肛门疾病 ①先天性疾病，如先天性巨结肠。②肠腔狭窄，如炎症性肠病、外伤后及肠吻合术后的狭窄、肿瘤及其转移所致肠狭窄。③出口性梗阻，如盆底失弛缓症、直肠内折叠、会阴下降、直肠前突等。④肛管及肛周疾病，如肛裂、痔等。⑤其他，如肠易激综合征。

2. 肠外疾病 ①神经与精神疾病，如脑梗死、脑萎缩、截瘫、抑郁症、厌食症等。②内分泌与代谢病，如甲状腺功能减退症、糖尿病、铅中毒、维生素 B_1 缺乏。③盆腔病，如子宫内膜异位症等。④药源性疾病，如刺激性泻药（酚酞、大黄、番泻叶）长期大量服用可引起继发性便秘，麻醉药（吗啡类）、抗胆碱药、钙通道阻滞剂、抗抑郁药等可引起肠应激下降。⑤肌病，如皮肌炎、硬皮病等。

3. 不良生活习惯 ①食量过少、食物精细、食物热量过高、蔬菜水果少、饮水少，对肠道刺激不足。②运动少，久坐、卧床，使肠动力减弱。③不良的排便习惯。

4. 社会与心理因素 ①人际关系紧张、家庭不和睦、心情长期处于压抑状态，都可使自主神经紊乱，引起肠蠕动抑制或亢进。②生活规律改变，如外出旅游、住院、突发事件影响，都可导致排便规律改变。

三、发病机制

便秘按有无器质性病变可分为器质性和功能性便秘。正常排便需要肠内容物以正常速度通过各段，及时抵达直肠，并能刺激直肠肛门，引起排便反射，排便时盆底肌群协调活动，完成排便。以上任一个环节障碍，均可引起便秘。

1. 慢传输型便秘 此型为结肠运动功能障碍所致，特征为排便次数减少，便意少，粪质坚硬，肛门外括约肌的缩肛和用力排便功能正常，全胃肠或结肠传输时间延长，缺乏出口梗阻型的证据。糖尿病、硬皮病合并的便秘及药物引起的便秘多为此型。

2. 出口梗阻型便秘 此型是由于腹部、肛门直肠及骨盆底部的肌肉不协调导致粪便排出障碍，很多出口梗阻型便秘患者也合并慢传输型便秘。出口梗阻型便秘可有排便费力、不尽感及下坠感，排便量少，肛门直肠指检时直肠内存有泥样粪便，用力排便时肛门外括约肌可能呈矛盾性收缩；全胃肠或结肠传输时间正常，肛门直肠测压显示排便时肛门外括约肌呈矛盾性收缩或直肠壁的感觉阈值异常等。

3. 传输时间正常型便秘 此型为粪便在结肠内以正常速度推进，大部分患者全胃肠传输时间正常，此类患者对自己的排便频率有错觉并常常合并心理社会因素。一些患者存在肛门直肠感觉和运动功能障碍，很难与慢传输型相鉴别。

四、问诊要点

1. 起病及病程 询问起病时间，起病前饮食情况，便秘持续时间，病程中是否有缓解或加重期。

2. 大便情况 询问排便频率、排便量、大便颜色等，以及排便前是否有腹痛，排便后是否有肛门坠胀感、排便不尽感。

3. 伴随症状 如伴腹痛、腹胀和呕吐提示肠梗阻的可能；如伴消瘦、贫血或粪便性状改变应考虑肠道恶性肿瘤；便秘与腹泻交替可见于肠结核、肠易激综合征或结肠肿瘤。

五、检查要点

1. 体格检查 ①一般检查，包括生命体征、营养状态等。②腹部检查，注意腹部外形、腹部肿块、压痛、肠鸣音等。③直肠指检，尤其是老年人排便习惯改变、大便带血者。④其他，还要注意是否有淡漠、水肿、神情焦虑或抑郁、肢体活动障碍等。

2. 实验室检查 ①粪便检查，包括外观、镜检细胞、原虫、隐血，大便涂片查菌群及细菌培养。②血液检查，包括血常规、血生化、甲状腺功能、糖化血红蛋白、肿瘤标志物等化验。

3. 器械检查 腹部超声、腹平片等检查，肠镜、胃肠钡餐造影、结肠传输试验、肛门直肠压力测定等检查。

第十一节　头　痛

一、概述

头痛（headache）是临床上最为常见的症状之一，通常指头颅上半部，即眉弓、外耳道上缘与枕外隆突连线以上部位的疼痛，分为前额、头顶、颞侧、枕部或全头部的疼痛。

二、病因

1. 血管性头痛 反复发作的搏动性胀痛或牵涉痛，常因情绪紧张、疲劳、饮酒、服用某些食物药物诱发，可持续数小时或数天，神经系统检查多无明显异常。可有先兆症状，如闪光、暗点、偏盲、肢体感觉异常、轻瘫及失语等，部分患者有家族史。

2. 肌收缩性头痛 常因情绪紧张、焦虑或疲劳诱发，疼痛部位位于枕部，多为重压感、紧缩感或牵涉痛、胀痛，可伴随头晕、失眠、健忘等。

3. 头面部神经痛 常见三叉神经痛，呈电击样，患者鼻、唇、颊部有“扳机点”（触痛点），每次持续数秒至数十秒。

4. 脑血管病变 起病急，持续时间长，多伴随不同程度的意识障碍和脑血管病相应的局灶损害定位体征，如偏瘫、失语、感觉障碍等，脑 CT、MRI、脑血管造影可协助明确诊断。

5. 脑肿瘤 头痛多缓慢发生，进行性加重，可伴有呕吐、视盘水肿、癫痫、偏瘫等局灶性损害体征，脑 CT、MRI 可协助诊断。

6. 颅内感染 起病较急，程度较剧烈，常伴随发热、恶心、呕吐。脑膜炎可见脑膜刺激征阳性；脑炎可见局灶损害症状，如癫痫、精神异常、运动或感觉障碍、意识障碍等；脑脓肿常继发于中耳炎或全身细菌感染。颅内感染脑脊液检查多为异常。

7. 颅脑外伤性头痛 发生于颅脑创伤后，可伴意识障碍及颅内高压征象，脑 CT、MRI、脑脊液检查可协助诊断。

8. 五官疾病引起的头痛 如急性青光眼、屈光不正后用眼加重、副鼻窦炎等也可造成头痛。

9. 全身性疾病 如感染性疾病可因毒素引起的颅内外血管扩张而产生剧烈的搏动性头痛；心肺功能不全可因低氧、高碳酸血症或静脉压升高产生头部弥漫性头痛。全身性疾病引起的头痛均有原发病的相应病史和临床表现，无神经系统的阳性体征，并可随原发病的好转减轻或消失。

三、发生机制

头痛主要是由颅内外各种痛觉敏感组织，如硬脑膜、血管和部分脑神经（三叉神经、面神经、舌咽神经、迷走神经）及颅外骨膜、帽状腱鞘、血管、末梢神经、肌肉、韧带等受到各种病变的刺激而引起，还与吗啡肽、P 物质、5- 羟色胺等神经递质及前列腺素、血管活性肠肽等物质有关。常见的原因有：颅内外痛觉敏感组织受到压迫、牵拉和移位；颅内外动脉扩张；颅内炎症渗出物或血液刺激脑膜等敏感组织；脑神经、颈神经受压或受炎症刺激；头颈部肌肉的持续性收缩压迫痛觉神经末梢，并导致痛觉物质积蓄；眼、耳、鼻、鼻旁窦、颈部病变导致头部牵涉性痛；精神因素。

四、问诊要点

1. 发病形式及经过 一般来说突发头痛常见于蛛网膜下腔出血、脑出血、三叉 / 舌咽神经痛、枕大神经痛等。数小时、数日内进展的急性发病多见于细菌性 / 病毒性脑脊髓膜炎、高血压性脑病、眼耳鼻喉齿科疾病等。在数周内进展的亚急性发病多见于结核性 / 真菌性脑脊髓膜炎、硬膜下血肿、脑肿瘤、脑脓肿、颞动脉炎等。在数月内逐渐加重的慢性发病可见于脑肿瘤等。长期反复发作的头痛常见原因为偏头痛、丛集性头痛、反复发作性紧张型头痛等。

2. 头痛的部位 一侧性发作多为偏头痛、丛集性头痛，两侧性多为紧张型头痛、蛛网膜下腔出血、脑膜炎、脑肿瘤等，局限性发作多见于颞动脉炎、三叉 / 舌咽神经痛、枕大神经痛、眼耳鼻喉齿科疾病。

3. 头痛的性质和程度 偏头痛、丛集性头痛多表现为与脉搏同步的搏动性跳痛，紧张型头痛多表现为非搏动性头痛，丛集性头痛可出现刀剜样或者锥刺样痛，蛛网膜下腔出血可出现从未经历过的剧烈疼痛。

4. 持续时间、频率和症状变化 三叉 / 舌咽神经痛、枕大神经痛可瞬间缓解，偏头痛、丛集性头痛可持续数小时，反复发作性紧张型头痛、脑膜炎可持续数日，脑肿瘤、慢性紧张型头痛可持续数月。

5. 先兆、伴随症状 先兆包括闪辉性暗点或者手脚的异常感觉等（多见于先兆偏头痛）。伴随症状包括：一侧上肢或下肢的无力（可见于脑血管病、偏瘫性偏头痛等），与疼痛同时出现的结膜充血、流泪、流涕、额部出汗、颜面潮红等自主神经症状（多见于丛集性头痛），发热（多见于脑膜炎、脑炎等感染性疾病），呕吐、光或气味过敏（可见于偏头痛），风湿性多发性肌痛或视力障碍（可见于颞动脉炎）等。

6. 诱发因素和加重因素 偏头痛的诱发因素包括月经、精神紧张、空腹等，丛集性头痛的诱发因素包括饮酒、服用硝酸甘油等血管扩张剂，三叉 / 舌咽神经痛的诱发因素为触及特定部位（触发点）。

7. 共存疾病 有无感染、高血压、动脉硬化、颅脑外伤、肿瘤、精神病、癫痫病、神经症及眼、耳、鼻、齿等部位疾病史。

8. 情绪、睡眠情况、职业特点、用药史、毒物接触史、家族史。

9. 治疗经过及效果，对日常工作及社交的影响。

五、检查要点

1. 体格检查 ①一般检查，包括生命体征、神志、步态、营养状态、头颅外伤、五官（角膜透明度、瞳孔大小和反应、眼外运动、眼底，鼻窦等）、颞动脉压痛、颞下颌关节触痛、淋巴结是否肿大等。②神经系统检查，包括意识状态、脑膜刺激征、神经系统局灶定位体征。

2. 实验室检查 血常规、血沉、脑脊液检查等。

3. 器械检查 头颅 CT、头颅 MRI、头颅 MRA、脑电图、经颅多普勒（TCD）、脑血管造影等。

第十二节 眩 晕

一、概述

眩晕（vertigo）是身体空间定位的运动错觉，是对自身或外物旋转、摇晃、升降沉浮、倾倒等的错觉，可并存眼球震颤、平衡障碍、恶心、呕吐、出冷汗、面色苍白等自主神经功能紊乱表现，见于神经科、内科、耳鼻喉科、眼科等各种疾病。

二、病因

1. 前庭周围性病变

（1）良性位置性眩晕 多因位置变动诱发，如起卧床、翻身、抬头 / 低头等。内耳耳石由于头部改变重力作用而移位，刺激前庭神经末梢引起眩晕和眼震，无听力障碍，重复变换头位可诱发。本病是一种自限性疾病，预后良好，大多数患者几天或数月后渐愈，一般 6 ～ 8 周缓解。诊断此病需慎重，注意与眩晕常见原因相鉴别。

（2）前庭神经元炎 发病前可有上呼吸道感染等前驱感染病史。临床上可见突然发生的眩晕、恶心、呕吐、平衡障碍，但无耳鸣和听力下降等症状，病程数周至数月，检查可见眼震及前庭功能低下。

（3）梅尼埃病 即美尼尔病，为内耳水肿所致，临床表现为突然发作性眩晕、恶心、呕吐、全身冷汗淋漓、面色苍白，可并存眼震，情绪紧张。每次发作持续数分钟至数小时不等，长者可达数天，一般可在 1 ～ 2 天内缓解。可多次反复发作，伴有听力减退、耳鸣、耳内胀满感等，长期发作可致听力严重受损，甚至耳聋。

2. 前庭中枢性疾病

（1）小脑下后动脉血栓形成 即 Wallenberg 综合征，常见于中、老年人，多有脑血管病的危险因素。临床可见同侧面部感觉障碍，同侧肢体小脑性共济失调，患侧 Horner 征，眼震，声音嘶哑，对侧肢体痛温觉障碍。还可有眩晕、呃逆、恶心、呕吐、吞咽障碍等表现。

（2）小脑、脑干卒中 主要包括脑出血和脑梗死，在临床上并不少见，常合并其他神经系统损害表现，头颅 CT 和头颅 MRI 可协助诊断。

（3）后循环缺血 后循环又称椎基底动脉系统，由椎动脉、基底动脉和大脑后动脉组成，主要供血给脑干、小脑、丘脑、枕叶、部分颞叶及上段脊髓。后循环缺血是老年人眩晕的常见原因。

（4）颅内肿瘤 小脑桥脑角肿瘤可致发作性眩晕，以听神经瘤最为常见。表现为眩晕、共济失调、听力下降、耳鸣等，逐渐进展。CT、MRI 检查可确诊。第四脑室或小脑肿瘤也可致眩晕发作。

（5）脑外伤 脑外伤后综合征是指脑外伤患者在恢复期出现眩晕、头晕、头痛、失眠、疲劳、情绪不稳、记忆力减退等表现，眩晕可单独出现，或可并存其他神经系统体征。可能与迷路损伤相关，一般预后较好，常在伤后数天至数月逐渐恢复，但个别患者可持续时间较长。诊断须排除中枢神经系统器质性病变，神经系统检查、神经影像学检查（如头部 CT、MRI）均正常。

3. 精神心理性头晕 一般无器质性疾病或轻度病变，也可因精神心理障碍诱发或加重前庭症状，有时表现为非特征性头昏。

4. 全身疾病相关性眩晕 直立性低血压又称晕厥前，存在将要摔倒的不稳感，伴黑蒙、视物模糊、恶心、出汗等，无意识丧失，可持续数秒至数十秒。药源性眩晕，可由服用降压药、抗精神病类药、前庭抑制剂或卡马西平、左旋多巴、氨基糖苷类、苯妥英钠等引起。视性眩晕女性多于男性，常有前庭病史，症状多发生于非特定的活动视觉场景里，如车流或涌动的人群、电影屏幕前。晕动病发生于乘坐交通工具的过程，伴恶心、呕吐、冷汗、血压不稳等自主神经功能紊乱症状。

5. 病因不明性头晕 各种无明确病因的头晕。

三、发生机制

前庭系统包括内耳迷路的末梢感受器、半规管的壶腹嵴、椭圆囊、球囊斑、前庭神经和前庭神经核。前庭神经核通过网状结构中继到延髓网状结构的血管运动中枢及迷走神经背核，反射性导致眩晕、恶心、呕吐、呼吸增快、心血管反应、出冷汗、面色苍白、晕厥等自主神经症状。大脑皮质的前庭投射区位于颞叶。双侧前庭系统正常活动时，是协调同步的活动。如一侧发生病变，即可导致眩晕，表现为自身或周围景象旋转、摇摆及倾斜等错觉。由前庭神经核经脑干内侧纵束与各眼球运动核联系，病损时出现眼球震颤。经前庭小脑束达小脑，经前庭脊髓束达脊髓前角，病损时可出现共济失调、平衡不稳及肌张力改变等。

四、问诊要点

1. 发作性质 眩晕的主要发作特点是存在身体空间定位的运动的幻觉，如天旋地转感。头晕多指的是头昏昏沉沉、脑子不清楚的感觉，没有运动的幻觉；不平衡更多指在行走时出现不稳、要摔倒的感觉；而晕厥前更多是指眼前发黑、快失去意识的感觉。

2. 每次眩晕发作持续时间 良性位置性眩晕、外淋巴瘘、前半规管裂发作时间多为数秒，梅尼埃病可持续数十分钟到数小时，前庭神经元炎、迷路炎可持续数天到数周。持续性发作多为头晕，常为精神源性。

3. 诱发因素 前庭神经元炎、后循环缺血、梅尼埃病常无明显诱因，行走加重可出现于双侧前庭神经病、多感觉神经损害。良性阵发性位置性眩晕的诱因为头位改变，某些特定场合或应激刺激可诱发精神源性头晕。

4. 发作次数 首次发作呈持续性常常考虑前庭神经元炎、后循环卒中，反复发作的疾病主要考虑良性阵发性位置性眩晕、梅尼埃病、前庭阵发症、前庭性偏头痛。

5. 伴随症状 耳鸣、耳聋、共济失调及其他神经系统局灶定位症状。

6. 既往史 偏头痛、耳疾、高血压、糖尿病等疾病病史，感染史，服药史。

五、检查要点

1. 体格检查 ①一般检查，包括生命体征、重要系统的查体。②神经系统查体，包括音叉试验、视觉功能检查、眼震、眼球运动、摇头试验、头脉冲试验、步态检查、其他神经系统局灶定位体征。

2. 辅助检查 听力学检查、前庭功能检查、头颅 CT、头颅 MRI、脑脊液检查、脑电图、电生理检查等。

第十三节　昏　迷

一、概述

昏迷（coma）是最严重的意识障碍，表现为意识中断或完全丧失，对内外界刺激不能做出有意识的反应，随意运动消失，生理反射减弱或消失，出现病理反射，是急诊科常见的急症之一。

根据病情严重程度，昏迷分为：①浅昏迷，指患者意识大部分丧失，无自主运动，对声、光刺激无反应，对疼痛刺激尚可出现痛苦表情或肢体退缩等防御反应，角膜反射、瞳孔对光反射、眼球运动、吞咽等脑干反射可存在，肢体可呈伸直性去脑强直，出现病理反射，呼吸、脉搏、血压等尚无显著改变。②中度昏迷，指患者对重度疼痛刺激可有反应，防御反射、角膜反射减弱，瞳孔对光反射迟钝，眼球无转动，呼吸、脉搏、血压等生命体征出现轻度变化。③深昏迷，指患者意识全部丧失，强刺激也不能唤醒。肢体常呈弛缓状态，无自主运动，深、浅反射均消失，偶有深反射亢进与病理反射出现，常有尿失禁、脉速、血压下降，呼吸频率与节律异常。

二、病因

昏迷病因分类方法很多，其中以颅内、外疾病昏迷病因分类最常用。

1. 颅内疾病 ①脑血管病，如脑出血、大面积脑梗死、蛛网膜下腔出血、小脑梗死、脑干梗死等。②颅内占位性病变，如脑肿瘤、脑囊肿等。③颅内感染，如脑脓肿、脑膜炎、脑炎、结核性脑膜炎、脑寄生虫病等。④颅脑外伤，如脑震荡、脑挫裂伤、颅内血肿等。⑤癫痫，如全身性强直 - 痉挛性发作。

2. 颅外疾病（全身性疾病） ①代谢性脑病，如肝性脑病、肺性脑病、肾性脑病、糖尿病相关性昏迷、低血糖昏迷、胰性脑病、甲亢危象、垂体性昏迷、黏液水肿性昏迷、水电解质紊乱及酸碱平衡失调等。②中毒性脑病，如中毒性菌痢、中毒性肺炎、流行性出血热、伤寒，药物中毒，农药中毒，有害气体中毒，金属中毒，动物及植物毒素中毒等。

三、发生机制

大脑皮质、脑干上行网状激动系统和丘脑弥散性投射系统是维持正常意识状态的解剖生理基础。大脑皮质功能活动产生意识内容，包括记忆力、定向力、感知力、注意力、思维、情感及与外界保持信息交流的能力等。脑干上行网状激动系统和丘脑弥散性投射系统可激活大脑皮质并使其保持一定的兴奋性，使机体处于觉醒状态。任何病变破坏或阻断这些结构或传导通路均可引起不同程度的意识障碍，如嗜睡、意识模糊、昏睡及昏迷等。位于脑桥首端至中脑尾端部分的病损可引起昏迷，脑电图描记虽与清醒时相似，但对刺激无反应。中脑首端和间脑后部的病损常引起深度昏迷，脑电图呈慢活动并对刺激无反应。大脑皮质的广泛损害亦可引起昏迷。

四、问诊要点

详细的病史对诊断有重要意义，应从家属或护送者那里了解病情。包括以下几点。

1. 患者的年龄、性别。

2. 昏迷的环境、季节。

3. 起病情况 脑血管病、外伤、中毒、电击伤常表现为突发昏迷，脑炎、脑膜炎、肝性脑病、尿毒症性脑病引起的昏迷为急性起病，颅内肿瘤、慢性硬膜外血肿所致者多为慢性起病，肝性脑病所致者多表现为阵发性起病。

4. 伴随症状 ①伴头痛、呕吐、眩晕多见于脑血管病等。②伴发热，先有发热后有意识障碍，以重症感染性疾病多见，先有意识障碍然后发热，见于脑出血、蛛网膜下腔出血和巴比妥类药物中毒等。③伴高血压，可见于高血压脑病、脑血管意外等。④伴心动过缓，见于颅内高压、房室传导阻滞、吗啡、毒蕈中毒。⑤伴呼吸缓慢，为呼吸中枢受抑制的表现，可见于吗啡、巴比妥类药物和有机磷农药中毒、银环蛇咬伤等。⑥伴瞳孔异常，瞳孔散大可见于颠茄类中毒、氰化物中毒、癫痫、低血糖等，瞳孔缩小可见于吗啡类、巴比妥类和有机磷中毒。

5. 是否存在外伤或意外事故，是否存在特殊用药史及毒品、毒物接触史

6. 既往史 有无癫痫、高血压、糖尿病、肝病等既往病史。

五、检查要点

1. 体格检查 ①一般检查，重点关注患者的体温、脉搏、呼吸、心脏情况（心率、心律、心音、杂音、心脏有无扩大）、血压、皮肤、黏膜、呼吸气味等。②神经系统检查，包括意识状态、眼球运动、瞳孔、脑膜刺激征、神经系统局灶定位体征、病理征等。

2. 实验室检查 ①血常规、尿常规、便常规检查。②有选择地进行血生化（血糖、肝肾功能、电解质、血氨）、动脉血气、血培养等检查。③脑脊液检查。④怀疑中毒时行毒物检查。

3. 器械检查 心电图、头颅 CT、头颅 MRI、脑电图等。

第十四节 关节痛

一、概述

关节痛（arthralgia）是关节疾病最常见的症状。根据不同病因及病程，关节痛可分急性关节痛和慢性关节痛。急性关节痛以关节及其周围组织的炎症反应为主，慢性关节痛则以关节囊肥厚及骨质增生为主。

二、病因及发病机制

关节痛可以是单纯的关节病变，也可能是全身疾病的局部表现。常见病因有如下几类。

1. 外伤

（1）急性损伤 因外力碰撞关节或使关节过度伸展扭曲，关节骨质、肌肉、韧带等结构损伤，造成关节脱位或骨折、血管破裂出血，组织液渗出，关节肿胀疼痛。

（2）慢性损伤 持续的慢性机械损伤，或急性外伤后关节面破损留下粗糙瘢痕，使关节润滑作用消失，长期摩擦关节面，产生慢性损伤。关节长期负重，使关节软骨及关节面破坏。关节活动过度，可造成关节软骨的累积性损伤。关节扭伤处理不当或骨折愈合不良，畸形愈合所致负重不平衡，造成关节慢性损伤。

2. 感染细菌 细菌可直接侵入关节内，如外伤后细菌侵入关节；败血症时细菌经血液到达关节内；关节邻近骨髓炎、软组织炎症、脓肿蔓延至关节内；关节穿刺时消毒不严或将关节外细菌带入关节内。常见的病原菌有葡萄球菌、肺炎链球菌、脑膜炎球菌、结核分枝杆菌和梅毒螺旋体等。

3. 变态反应和自身免疫 因病原微生物及其产物、药物、异种血清与血液中的抗体形成免疫复合物，流经关节沉积在关节腔引起组织损伤和关节病变。如类风湿关节炎，细菌性痢疾，过敏性紫癜和结核菌感染后反应性关节炎；外来抗原或理化因素使宿主组织成分改变，形成自身抗原刺激机体产生自身抗体，引起器官和非器官特异性自身免疫病。关节病变是全身性损害之一，表现为滑膜充血水肿，软骨进行性破坏，形成畸形，如类风湿关节炎、系统性红斑狼疮引起的关节病变。

4. 退行性关节病 又称增生性关节炎或肥大性关节炎，分原发和继发两种。原发性骨关节病无明显局部病因，多见于肥胖老人、女性，有家族史，常有多关节受累。继发性骨关节病变多有创伤、感染或先天性畸形等基础病变，并与吸烟、肥胖和重体力劳动有关。病理变化为关节软骨退化变薄，软骨细胞萎缩，关节软骨碎裂坏死，软骨下组织硬化，骨小梁稀疏囊性变，骨关节边缘有骨赘形成，滑膜充血水肿。

5. 代谢性骨病 维生素 D 代谢障碍（如阳光照射不足、消化不良、维生素 D 缺乏和磷摄入不足等）所致的骨质软化性骨关节病。各种病因所致的骨质疏松性关节病：老年性、失用性骨质疏松；脂质代谢障碍所致的高脂血症性关节病，骨膜和关节腔组织脂蛋白转运代谢障碍性关节炎；嘌呤代谢障碍所致的痛风；以及某些代谢内分泌疾病，如糖尿病性骨病、皮质醇增多症性骨病、甲状腺或甲状旁腺疾病引起的骨关节病均可出现关节疼痛。

6. 骨关节肿瘤 良性肿瘤，如骨样骨瘤、骨软骨瘤、骨巨细胞瘤和骨纤维异常增殖症。恶性骨肿瘤，如骨肉瘤、软骨肉瘤、骨纤维肉瘤、滑膜肉瘤和转移性骨肿瘤。

三、问诊要点

1. 关节疼痛出现的时间 反复发作的慢性关节疼痛，疼痛不剧烈，而以其他器官受累症状为主，如系统性红斑狼疮、代谢性骨病等常难以陈述确切的起病时间。外伤性、化脓性关节炎常可问出起病的具体时间。

2. 关节疼痛的诱因 风湿性关节炎常因气候变冷，环境潮湿而发病；痛风常在饮酒或高嘌呤饮食后诱发；增生性关节炎常在关节过度负重，活动过多时诱发疼痛。

3. 疼痛部位 化脓性关节炎多为大关节和单关节发病；结核性关节炎多见于髋关节和脊椎；指趾关节痛多见于类风湿关节炎；增生性关节炎常以膝关节多见；第一跖趾关节红肿热痛多为痛风。

4. 疼痛出现的缓急程度及性质 急性外伤、化脓性关节炎及痛风起病急剧，疼痛剧烈，呈烧灼切割样疼痛或跳痛；骨折和韧带拉挫伤则呈锐痛；骨关节肿瘤呈钝痛；系统性红斑狼疮、类风湿关节炎、增生性骨关节病等起病缓慢，疼痛程度较轻，呈酸痛胀痛。

5. 加重与缓解因素 化脓性关节炎局部冷敷可缓解疼痛；痛风多因饮酒而加重，解热镇痛药效果不佳而秋水仙碱效果显著；关节肌肉劳损休息时疼痛减轻，活动则疼痛加重；增生性关节炎夜间卧床休息时，静脉回流不畅骨内压力增高，疼痛加重，起床活动后静脉回流改善，疼痛缓解，但活动过多疼痛又会加重。

6. 伴随症状 包括局部症状，如红肿灼热、功能障碍和肌肉萎缩，并询问有何全身症状，以便明确关节痛是否因全身疾病引起。

7. 职业及居住环境 长期负重的人员易患关节病，如搬运工、翻砂工、体操运动员、举重运动员、摔跤运动员等。工作和居住在潮湿寒冷环境中的人员，关节病的患病率明显升高。

8. 慢性病史及用药史 注意询问有无慢性病，特别是引起关节痛的疾病，并了解用药情况，如是否长期服用镇痛药和糖皮质激素等。

四、检查要点

1. 体格检查 ①一般检查，包括生命体征、神志、步态、营养及发育情况，皮肤有无皮疹，淋巴结有无肿大等。②关节检查，关节有无红肿、压痛、活动障碍等，有无痛风石。③其他，注意有无虹膜炎等。

2. 实验室检查 血常规、C 反应蛋白、血沉、ASO、类风湿因子、ANA、钙、磷、碱性磷酸酶及维生素 D 等。

3. 器械检查 关节 X 片、关节 CT 及 MRI 检查、关节镜等。

第十四章　临床常用诊疗技术

第一节　常用临床检验

临床检验技术是运用物理学、化学和生物学等实验技术，对患者的血液、分泌物、排泄物及组织细胞学等进行检验，以获得病原体、病理变化及脏器功能状态等资料，从而协助临床进行诊断、观察病情、制订防治措施和判断预后的方法。实验诊断在临床工作中十分重要，但也有一定的局限性。在应用和解释检验结果时，必须密切结合临床表现和其他检查资料。

血、尿、粪常规检查

一、血液一般检查

血液检查不仅是诊断各种血液病的主要依据，而且对其他系统疾病的诊断和鉴别诊断也有重要意义。血液一般检查包括血红蛋白测定、红细胞计数、白细胞计数及其分类计数，又称血常规检查。

（一）血红蛋白测定和红细胞计数

1. 正常参考值　血红蛋白测定和红细胞计数正常参考值见表 14-1。

表 14-1　血红蛋白测定和红细胞计数正常参考值

人群	红细胞数	血红蛋白
成年男性	$(4.0 \sim 5.5) \times 10^{12}/L$	$120 \sim 160g/L$
成年女性	$(3.5 \sim 5.0) \times 10^{12}/L$	$110 \sim 150g/L$
新生儿	$(6.0 \sim 7.0) \times 10^{12}/L$	$170 \sim 200g/L$

2. 异常的临床意义

（1）红细胞及血红蛋白减少　单位容积循环血液中红细胞数、血红蛋白量及红细胞压积低于参考值低限，通常称为贫血。根据血红蛋白减低的程度将贫血分为四级：①轻度贫血：成年男性 Hb ＜ 120g/L，女性 Hb ＜ 110g/L 但＞ 90g/L。②中度贫血：Hb 60 ～ 90g/L。③重度：Hb 30 ～ 60g/L。④极重度：Hb ＜ 30g/L。

① 生理性减少：a. 婴儿因身体生长发育迅速而红细胞生成相对不足。b. 妊娠后期孕妇血浆容量增加，使血液稀释。c. 老年人造血功能减低。

② 病理性减少：a. 红细胞生成减少，见于造血原料不足，造血功能障碍等。b. 红细胞破坏过多，见于各种溶血性贫血和脾功能亢进症等。c. 各种失血性贫血。

（2）红细胞及血红蛋白增多　单位容积血液中红细胞数及血红蛋白量高于参考值高限。一般经多次检查成年男性红细胞超过 $6.0 \times 10^{12}/L$，血红蛋白超过 170g/L；成年女性红细胞超过 $5.5 \times 10^{12}/L$，血红蛋白超过 160g/L 时即认为增多。

① 相对性增多：见于严重呕吐、腹泻、大量出汗、糖尿病酮症酸中毒等。

② 绝对性增多：a. 继发性红细胞增多症，见于高原地区居民、严重的慢性心肺疾患、肾癌等。b. 真性红细胞增多症是一种以红细胞增多为主的骨髓增殖性疾病，其特点为红细胞持续性显著增多，全身总血容量也增加，白细胞和血小板也不同程度增多。

（二）红细胞的大小异常

1. 小红细胞　红细胞直径＜ 6μm，见于缺铁性贫血。

2. 大红细胞　直径＞ 10μm，见于溶血性贫血、急性失血性贫血、巨幼细胞贫血。

3. 巨红细胞　直径＞ 15μm，见于叶酸或维生素 B_{12} 缺乏所致的巨幼细胞贫血。

（三）白细胞计数和白细胞分类计数

白细胞包括中性粒细胞、嗜酸性粒细胞、嗜碱性粒细胞、淋巴细胞和单核细胞等 5 种。白细胞计数是测定血液中各种白细胞的总数，而分类计数则是将血液制成涂片，经染色后在油镜下进行分类，求得各种类型白细胞的比值（百分数）。

1. 正常参考值

（1）白细胞总数　成人（4 ～ 10）$\times 10^9$/L；新生儿（15 ～ 20）$\times 10^9$/L；儿童（11 ～ 12）$\times 10^9$/L。

（2）分类计数　中性杆状核细胞 0.01 ～ 0.05；中性分叶核细胞 0.50 ～ 0.70；嗜酸性粒细胞 0.005 ～ 0.05；嗜碱性粒细胞 0 ～ 0.01；淋巴细胞 0.20 ～ 0.40；单核细胞 0.03 ～ 0.08。

2. 临床意义　通常白细胞数高于 10×10^9/L 称白细胞增多，低于 4×10^9/L 称白细胞减少。白细胞总数主要受中性粒细胞的影响。

（1）中性粒细胞增多

① 反应性增多：a. 急性感染或炎症，如流行性脑脊髓膜炎、肺炎、阑尾炎等；病毒感染，如流行性出血热、乙型脑炎、狂犬病等；寄生虫感染。b. 严重组织损伤。严重手术创伤及急性心肌梗死常见白细胞增高。c. 急性溶血。d. 急性失血。急性大出血时，白细胞总数迅速增高，可达（10 ～ 20）$\times 10^9$/L。e. 急性中毒。f. 恶性肿瘤。各种恶性肿瘤的晚期，特别是胃癌、肝癌。

② 异常增生性增多：见于粒细胞白血病、骨髓增殖性疾病。

（2）中性粒细胞减少　①感染性疾病，常见于病毒感染，如流感病毒、麻疹病毒、肝炎病毒、水痘病毒、风疹病毒等感染。②血液系统疾病，如再生障碍性贫血、粒细胞缺乏症、骨髓纤维化等。③药物及理化因素。X 线、放射性核素及化学药物均可引起粒细胞减少。④脾功能亢进症。⑤自身免疫性疾病，如系统性红斑狼疮等。

（3）中性粒细胞的核象变化　正常时外周血中中性粒细胞的分叶以 3 叶居多，但可见到少量杆状核粒细胞，杆状核与分叶核之间的正常比值为 1∶13。如比值增大，且杆状核粒细胞增多超过 0.06，并出现晚幼粒、中幼粒及早幼粒细胞，称为核左移。如分叶核粒细胞分叶过多，分叶在 5 叶以上的细胞超过 0.03 时，称为核右移。

① 核左移：a. 再生性左移：核左移伴有白细胞总数增高，常见于感染，尤其是化脓菌引起的急性感染。b. 退行性左移：核左移而白细胞总数不高甚至减少，常见于再生障碍性贫血、粒细胞减少症、严重感染（如伤寒、脓毒症）等。

② 核右移：主要见于巨幼细胞贫血和应用抗代谢药物治疗后。

（4）嗜酸性粒细胞增多　①变态反应性疾病，如支气管哮喘、药物过敏反应以及某些皮肤病等。②寄生虫病，如蛔虫、血吸虫、钩虫等感染。③血液病，如慢性粒细胞白血病、嗜酸性粒细胞白血病、恶性淋巴瘤等。④其他，如某些恶性肿瘤、肾上腺皮质功能减退症等。

（5）淋巴细胞增多　①感染性疾病，主要为病毒感染，如麻疹、风疹、流行性腮腺炎、传染性淋巴细胞增多症等。②血液病，如淋巴细胞白血病、淋巴瘤等。③急性传染病的恢复期。

（6）淋巴细胞减少　见于应用皮质激素、烷化剂、抗淋巴细胞球蛋白等的治疗，接触放射线，免疫缺陷性疾病、丙种球蛋白缺乏症等。

二、尿液检查

尿液的组成和性状可反映机体的代谢状况，且受机体各系统功能状态的影响。尿液的变化，不仅反映泌尿系统的疾病，对其他系统疾病的诊断、治疗及预后亦有重要意义。

（一）一般性状检验

1. 尿量　正常成人每昼夜尿量常为 1000 ～ 2000mL。

（1）多尿　尿量超过 2500mL/24h 者称为多尿。暂时性多尿见于饮水过多或慢性心力衰竭、慢性肾炎等水肿患者应用利尿剂后等。病理性多尿见于糖尿病、尿崩症、有浓缩功能障碍的肾脏疾病（如慢性肾小球肾炎、慢性肾盂肾炎、慢性间质性肾炎、急性肾衰竭多尿期）。

（2）少尿或无尿　尿量少于 400mL/24h 或 17mL/h 者称少尿；尿量少于 100mL/24h 者称无尿。见于：①各种原因所致的肾血流量减少，如休克、脱水、心力衰竭及肾动脉栓塞等。②急性肾小球肾炎、慢性肾炎急性发作、急性肾功能衰竭少尿期及各种慢性疾病所致肾功能衰竭等。③各种原因所致的尿路梗阻。

2. 颜色与透明度　正常新鲜尿液多透明呈淡黄色，病理性尿色改变如下。

（1）血尿　尿色呈淡红色、洗肉水样或混有凝血块。见于泌尿系统炎症、结核、肿瘤、结石等；亦可见于出血性疾病，如血小板减少性紫癜、血友病等。

（2）血红蛋白尿　尿色呈浓茶色或酱油样色。见于蚕豆病、阵发性睡眠性血红蛋白尿及血型不合的输血反应等。

（3）脓尿和菌尿　如尿内含有大量脓细胞或细菌等炎性渗出物时，排出的新鲜尿即可混浊。菌尿呈云雾状，静置后不下沉；脓尿放置后可有白色云絮状沉淀。见于泌尿系统感染，如肾盂肾炎、膀胱炎等。

（4）胆红素尿　是指尿内含有大量结合胆红素，外观呈深黄色，振荡后泡沫亦呈黄色。见于阻塞性黄疸及肝细胞性黄疸。

（5）乳糜尿　呈乳白色，如含有较多的血液则称为乳糜血尿。见于丝虫病，少数因结核、肿瘤引起。

3. 气味　正常尿液的气味来自尿内的挥发性酸，尿液放置长时间后，因尿素分解可现氨臭味。如尿液新鲜排出时即有氨味，为慢性膀胱炎及慢性尿潴留。糖尿病酮症酸中毒时，尿液可呈烂苹果样气味。

4. 酸碱反应　正常尿液一般为弱酸性。酸度增高见于酸中毒、发热或服用氯化铵等药物时，其他如糖尿病、痛风等；碱度增高见于膀胱炎、碱中毒、肾小管性酸中毒等。

5. 比重　尿比重的高低取决于肾的浓缩功能。①尿比重增高。尿量少而比重高见于急性肾小球肾炎、心力衰竭、高热、脱水和周围循环衰竭时。糖尿病因尿内含有大量葡萄糖，其尿量多而比重高，可高达 1.040 以上。②比重减低见于慢性肾功能衰竭、尿崩症等。③肾实质破坏而丧失浓缩功能时，尿比重常固定在 1.010±0.003，形成比重低而固定的等渗尿。

（二）化学检查

1. 尿蛋白　健康成人经尿排出的蛋白总量为 20 ～ 80mg/24h。当尿液用常规定性方法检查蛋白呈阳性或定量检查超过 150mg/24h 者，称为蛋白尿。

（1）肾小球性蛋白尿　①原发性肾小球病变，如急性肾小球肾炎、急进性肾小球肾炎、慢性肾小球肾炎、肾病综合征等。②继发性肾小球疾病，如糖尿病肾病、系统性红斑狼疮性肾炎等。

（2）肾小管性蛋白尿　①肾小管病变，如肾盂肾炎、间质性肾炎等。②中毒性肾病，如汞、镉、铀等重金属中毒及应用抗菌药物（卡那霉素、庆大霉素）等。

（3）混合性蛋白尿　①各种肾小球疾病后期，如慢性肾炎。②各种肾小管间质病，如肾脏炎症、中毒等。③全身性疾病同时侵犯肾小球和肾小管，如系统性红斑狼疮性肾炎、糖尿病肾病等。

（4）溢出性蛋白尿　①浆细胞病，如多发性骨髓瘤、巨球蛋白血症。②大面积心肌梗死。③急性溶血性疾病。

2. 尿糖　正常人尿内含糖量为 0.56 ～ 5.0mmol/24h，定性试验为阴性。当血糖浓度超过 8.88mmol/L，尿糖量增高，定性试验为阳性时称为糖尿。尿糖一般指葡萄糖尿。

（1）血糖增高性糖尿　见于糖尿病，也见于肢端肥大症、甲亢、嗜铬细胞瘤等。

（2）血糖正常性糖尿　又称肾性糖尿，见于家族性糖尿、慢性肾炎或肾病综合征等。

3. 酮体　是β- 羟丁酸、乙酰乙酸、丙酮的总称，三者是脂肪代谢的中间产物。正常人血中丙酮浓度较低，尿中酮体一般为阴性，当大量脂肪分解而导致这些物质氧化不全时，可使血内浓度增高而由尿排出，称为酮尿。

（1）糖尿病性酮尿　糖尿病患者一旦有酮尿出现，即应考虑酮症酸中毒，并为发生酮中毒性昏迷的前兆。

（2）非糖尿病性酮尿　婴儿或儿童可因发热、严重呕吐、腹泻、未能进食等出现酮尿；严重的妊娠反应、子痫、消化吸收障碍等尿酮体可呈阳性反应。

三、粪便检验

正常粪便由已消化的和消化不全的食物残渣、消化道分泌物、大量细菌和水分所组成。粪便检查的主要目的在于：①了解消化道有无炎症、梗阻、出血、寄生虫感染等情况。②根据粪便的性状和组成粗略判断胃肠、胰腺及肝胆功能情况。③粪便隐血检查可作为恶性肿瘤的诊断试验。④检查粪便中有无致病菌以防治肠道传染病。

（一）一般性状检验

1. 量　正常成人大多每日排便 1 次，量为 100 ～ 300g。胃、肠、胰腺有炎症或功能紊乱时，因分泌、渗出及消化吸收不良而粪便量增多。

2. 颜色与性状　正常成人的粪便为黄褐色、软泥样、圆柱状。婴儿粪便呈黄色或金黄色。病理情况时可见如下改变。

（1）稀糊状或稀汁样便　见于各种感染性或非感染性腹泻，尤其是急性肠炎。

（2）米泔样便　见于霍乱、副霍乱。

（3）脓血便　见于痢疾、溃疡性结肠炎、局限性肠炎、结肠或直肠癌。阿米巴痢疾以血为主，呈暗红色稀果酱样；细菌性痢疾则以黏液及脓为主。

（4）鲜血便　因痔疮或肛裂的出血呈鲜红色，痔疮时鲜血滴落于排便之后，肛裂时则鲜血附着于秘结粪便的表面。

（5）柏油样便　呈灰黑色，质软富有光泽，见于上消化道出血。

（6）白陶土样便　主要见于阻塞性黄疸时。

（7）细条状便　多见于直肠癌。

3. 气味　正常粪便有臭味。慢性肠炎、胰腺疾病特别是直肠癌溃烂继发感染时有恶臭。

4. 寄生虫体　蛔虫、蛲虫及绦虫等较大虫体肉眼可分辨，钩虫虫体须将粪便冲洗过滤后方可见到。

5. 结石　在粪便中可见到胆石、胰石、胃石、粪石等，最多见的是胆石，常见于应用排石药物或碎石术之后。

（二）显微镜检查

1. 细胞

（1）白细胞　正常粪便中偶见中性粒细胞，肠炎时增多，数量一般少于 15 个 /HP。出现大量白细胞见于细菌性痢疾、溃疡性结肠炎等；过敏性肠炎、肠道寄生虫病时，粪便中可见较多的嗜酸性粒细胞。

（2）红细胞　正常粪便中无红细胞，肠道下段炎症（如痢疾、溃疡性结肠炎、结肠癌等）或出血时可见。

（3）巨噬细胞　见于细菌性痢疾及直肠炎症时。

（4）肿瘤细胞　乙状结肠癌、直肠癌患者的血性粪便涂片染色，可找到成堆的癌细胞。

2. 寄生虫　肠道寄生虫病的诊断主要依靠镜检找虫卵、原虫滋养体及其包囊，或应用毛蚴孵化法检查血吸虫、钩虫和粪类圆线虫等。

（三）化学检查

1. 隐血试验　胃肠道少量出血时，粪便外观不显血色，这类出血称为隐血。镜检不能证实，必须用化学方法加以检测，称为隐血试验（OBT）。正常人粪便隐血试验为阴性。阳性常见于消化性溃疡活动期、消化道癌症早期（如胃癌）、钩虫病以及消化道炎症。消化性溃疡隐血试验呈间断阳性，消化道癌症呈持续阳性，故粪便隐血检查已被用作消化道恶性肿瘤的诊断筛选指标。

2. 胆色素检查　正常粪便中无胆红素而有粪胆原与粪胆素。当肠蠕动加速、腹泻时，粪便呈深黄色，胆红素定性试验呈强阳性。粪胆素含量的减少有助于胆道梗阻的诊断，完全梗阻时粪便外观呈白陶土样。粪胆原、粪胆素含量增多，对溶血性疾病的诊断有重要参考价值。

血液生化检查

血液生化检查主要包括：①以物质分类为主探讨疾病时的生物化学变化，如糖尿病及其他糖代谢紊乱、血浆脂质和脂蛋白代谢紊乱、电解质代谢紊乱等。②以器官和组织损伤为主探讨疾病时的生物化学变化，如内分泌腺、心肌损伤相关的生物化学改变及代谢紊乱等。③临床酶学及临床治疗药物检测等。临床生化检测可为临床诊断、鉴别诊断、病情观察、预后判断和指导治疗提供重要依据。

一、肝病常用临床检验

肝脏是人体的重要代谢器官。通过对肝功能状态的实验室检查，有助于肝病的诊断。肝功能实验室检查的意义：①确定有无肝损伤及其损伤程度。②对肝功能状态进行动态比较，随访病情变化。③协助病毒性肝炎和肝癌的诊断。④评价肝的储备功能。

（一）蛋白质代谢检查

肝脏是机体蛋白质代谢的主要器官，白蛋白、糖蛋白、脂蛋白等均由肝细胞合成，当肝功能受损时，发现这些蛋白质代谢异常。测定血清蛋白含量和分析其组分的变化，可了解肝对蛋白质的代谢功能。

1. 血清总蛋白和白蛋白、球蛋白比值测定

（1）正常参考值　血清总蛋白（STP）为 60 ～ 80g/L。白蛋白（A）为 40 ～ 55g/L。球蛋白（G）为 20 ～ 30g/L。A/G 比值为（1.5 ～ 2.5）∶1。

（2）异常的临床意义

① 急性或局灶性肝损伤：多数患者 STP、A、G 及 A/G 正常。急性重症肝炎多数病例 STP 不下降，而 γ 球蛋白增加；亚急性重症肝炎 STP 常随病情加重而减少。

② 慢性肝病：肝硬化、慢性肝炎、肝癌等，多有白蛋白减少、球蛋白增加、A/G 比值减低。白蛋白的含

量与有功能肝细胞的数量成正比，逐渐下降者预后多不良；治疗后白蛋白上升，提示治疗有效；血清总蛋白低于60g/L或白蛋白减少到25g/L以下，称为低蛋白血症，易产生腹水。A/G倒置（A/G＜1）见于肝功能严重损伤，如慢性活动性肝炎、肝硬化；病情好转时白蛋白回升，A/G也趋向正常。

2. 血氨测定 正常人血液中含少量游离氨。氨在肝脏中形成的尿素是维持血氨正常的关键环节，肝功能严重损害时，血氨升高，是肝性脑病的重要原因。

（1）正常参考值 血氨（谷氨酸脱氢酶法）：11～35μmol/L。

（2）异常的临床意义

① 升高：见于肝性脑病、重症肝炎、尿毒症、休克等。

② 减少：见于低蛋白质饮食、贫血等。

（二）胆红素代谢检查

1. 血清总胆红素（STB）测定

（1）正常参考值 STB为1.7～17.1μmol/L。结合胆红素（CB）为0～6.8μmol/L。非结合胆红素（UCB）为1.7～10.2μmol/L。

（2）异常的临床意义

① 反映黄疸的程度：STB在17.1～34.2μmol/L者为隐性黄疸；34.2～171μmol/L为轻度黄疸：171～342μmol/L为中度黄疸；＞342μmol/L为重度黄疸。

② 判断黄疸的类型：完全梗阻性黄疸STB为340～510μmol/L；不完全性梗阻STB为70～265μmol/L。肝细胞性黄疸STB为17～200μmol/L；溶血性黄疸STB很少超过85μmol/L。

③ 结合血清胆红素分类判断黄疸类型：STB和UCB增高为溶血性黄疸；STB和CB增高为阻塞性黄疸；STB、UCB及CB皆增高为肝细胞性黄疸。

④ 根据CB/STB的比值鉴别黄疸的类型：比值超过35%为阻塞性黄疸或肝细胞性黄疸；比值低于20%为溶血性黄疸。

2. 尿内尿胆原检查

（1）正常参考值 ①定量：0.84～4.2μmol/24h。②定性：阴性或弱阳性。

（2）异常的临床意义 尿内尿胆原增多见于：①溶血性黄疸时明显升高。②肝细胞性黄疸可增加。③其他如高热、心功能不全时，由于尿量减少可相对增加。

（三）血清酶及同工酶检查

肝脏受损时，有些酶从受损的肝细胞中逸出；有些酶在病变情况下生成量增加；另有些酶在肝细胞病变时生成减少。因此，血清酶的活性变化可以反映肝的病理状态。

1. 血清转氨酶测定

（1）正常参考值 连续监测法：丙氨酸氨基转移酶（ALT）为10～40U/L；天冬氨酸氨基转移酶（AST）为10～40U/L；ALT/AST≤1。

（2）异常的临床意义 在肝细胞通透性增加时，ALT的漏出率为65%（AST为4%），ALT的半衰期为6.3天（AST为2天），因此ALT测定反映肝细胞损伤的灵敏度较AST为高。

① 急性病毒性肝炎：转氨酶阳性率为80%～100%，是病毒性肝炎的重要检查。在发病之前ALT与AST即有升高，最高值可达500U以上，多为AST＜ALT；随着病情的好转，转氨酶逐渐接近正常范围。重症肝炎和亚急性肝炎在病情恶化时，黄疸进行性加深，酶的活性反而降低，即出现“胆-酶分离”现象，提示肝细胞严重坏死，预后不良。在急性肝炎的恢复期，如转氨酶活性在100U左右波动或再上升，应考虑急性肝炎在转为慢性。

② 慢性肝炎和脂肪肝：转氨酶轻度上升（100～200U）或为正常范围，多为AST＞ALT。

③ 肝硬化、肝癌：AST、ALT轻度上升或为正常范围，以AST＞ALT者居多。

④ 其他疾病：骨骼肌疾病（皮肌炎、进行性肌萎缩）、传染性单核细胞增多症等，转氨酶可轻度升高（50～200U）。

2. 碱性磷酸酶（ALP）测定

（1）正常参考值 连续监测法：成年人40～110U/L；儿童50～280U/L。

（2）异常的临床意义

① 黄疸的鉴别：a. 胆汁淤积性黄疸，ALP 和血清胆红素明显升高，转氨酶仅轻度增高。b. 肝细胞性黄疸的转氨酶活性很高，ALP 正常或稍高。c. 肝内局限性胆道阻塞时，ALP 明显增高，ALT 无明显增高，血清胆红素不高。

② 骨骼疾病或癌症患者：血清 ALP 升高。

3. γ－谷氨酰转移酶（γ-GT）测定

（1）正常参考值　连续监测法：γ-GT ＜ 50U/L。

（2）异常的临床意义

① 肝癌：明显升高，阳性率在 95% 以上。

② 阻塞性黄疸：上升幅度与黄疸程度平行。

③ 急慢性病毒性肝炎、肝硬化：急性肝炎 γ-GT 呈中等度升高。慢性肝炎、肝硬化非活动期酶活性正常，若持续升高提示病变活动或病情恶化。

4. 乳酸脱氢酶（LDH）

（1）正常参考值　连续监测法：104 ～ 245U/L。

（2）异常的临床意义

① 肝脏疾病：急性肝炎和慢性活动性肝炎，肝癌尤其是转移性肝癌时显著升高；急性肝炎早期 LDH_5 升高，常在黄疸出现之前已开始升高；慢性肝炎可持续升高；肝硬化、肝癌、骨骼损伤、手术后等 LDH_5 亦可升高。阻塞性黄疸时 LDH_4 与 LDH_5 均升高，但以 LDH_4 升高较多见。

② 急性心肌梗死：发病后 12 ～ 24 小时升高，48 ～ 72 小时达高峰，10 日后恢复正常。若升高后恢复迟缓或再次升高，提示梗死面积扩大或再梗死。

③ 其他疾病：升高还可见于白血病、淋巴瘤、贫血、肌营养不良、骨骼肌损伤、急性胰腺炎、肺梗死等。

（四）病毒性肝炎的标志物检查

肝炎病毒是病毒性肝炎的病原体，目前确定的有五种：甲型肝炎病病毒（HAV）、乙型肝炎病毒（HBV）、丙型肝炎病毒（HCV）、丁型肝炎病毒（HDV）和戊型肝炎病毒（HEV）。

1. 甲型肝炎病毒标志物的检查

（1）抗 HAV-IgM 检测　抗 HAV-IgM 约在甲型肝炎发病后 1 周内出现，持续 3 ～ 6 个月，是早期诊断甲型肝炎的特异性抗体。

（2）抗 HAV-IgG 检测　抗 HAV-IgG 的出现较晚，病愈后可长期存在，它是检测曾否有过 HAV 感染的指标。

2. 乙型肝炎病毒标志物的检查

（1）乙型肝炎病毒表面抗原（HBsAg）及抗 -HBs 检测　HBsAg 具有抗原性，不具有传染性。HBsAg 是感染 HBV 的标志，如肝功能正常仅 HBsAg 阳性，是 HBV 携带者或肝功能已恢复正常而 HBsAg 尚未转阴。抗 -HBs 阳性见于注射过乙型肝炎疫苗或曾感染过 HBV，目前 HBV 已被清除者，对 HBV 已有抗感染力。

（2）乙型肝炎病毒核心抗原（HBcAg）及抗 -HBc 检测　HBcAg 阳性提示有 HBV 感染，HBcAg 含量愈高，表示 HBV 复制愈活跃，传染性强。抗 -HBc 不是保护性抗体，是反映肝细胞受到 HBV 侵害的一种指标，有 IgG、IgA 和 IgM 三种类型，其中抗 -HBcIgM 是诊断急性乙型肝炎的有用指标。抗 -HBc 在 HBV 感染后可数年不消失，也是既往感染的一项指标。

（3）乙型肝炎病毒 e 抗原（HBeAg）及抗 -HBe 检测　HBeAg 阳性表示：①患者有传染性的指标。②在乙型肝炎加重前，血中 HBeAg 即有升高，故亦为预测肝炎病情的一项指标。抗 -HBe 多见于 HBeAg 转阴的患者，提示 HBV 大部分已被清除或抑制，HBV 生成减少，是传染性降低的一种表现。抗 -HBe 是非保护性抗体。

HBsAg、HBeAg 及抗 -HBc 阳性俗称“大三阳”，提示 HBV 正在大量复制，有较强的传染性。HBsAg、抗 -HBe 及抗 -HBc 阳性俗称“小三阳”，提示 HBV 复制减少，传染性已降低。

（4）HBV-DNA 和其 DNA 聚合酶检测　HBV-DNA 和 HBV 的 DNA 聚合酶的测定，能更真实反映 HBV 的存活情况。HBV-DNA 和 DNA 聚合酶在肝炎加剧之前和 HBeAg 同时升高。

3. 丙型肝炎病毒标志物检测

（1）丙型肝炎抗体（抗 -HCV）检测　抗 -HCV 是具有传染性的标志，而不是保护性抗体。抗 -HCV 阳性支持 HCV 的诊断。

（2）HCV-RNA 的检测　HCV-RNA 是 HCV 的抗原标志物，阳性提示 HCV 复制活跃，传染性强，治愈后很快消失。

二、肾功能检查

肾脏是维持体内水、电解质和酸碱平衡的重要器官。肾功能相关临床检验指标可以协助了解有无肾功能损害，定期复查肾功能可以随访其动态变化。

1. 血清尿素氮（BUN）测定

（1）正常参考值　成人为 3.2 ～ 7.1mmol/L。儿童为 1.8 ～ 6.5mmol/L。

（2）异常的临床意义　血中尿素氮增高见于：①脱水、心功能不全、休克、水肿等。②急性传染病、脓毒症、上消化道出血、大面积烧伤等。③慢性肾炎、严重肾盂肾炎、肾肿瘤等。BUN 测定不是反映肾功能损害的早期指标，但对尿毒症的诊断及预后估计有重要意义。④尿路结石、前列腺肥大、泌尿系统肿瘤等疾病引起的尿路梗阻。

2. 血清肌酐（Cr）测定

（1）正常参考值　①全血肌酐：88.4 ～ 176.8μmol/L。②血清或血浆肌酐：男性 53 ～ 106μmol/L；女性 44 ～ 97μmo1/L。

（2）异常的临床意义

① 当肾小球滤过功能下降到正常人的 1/3 时，血肌酐明显上升，因此，血肌酐测定不能代表内生肌酐清除率测定，也不能反映肾早期受损的程度。

② 血肌酐和尿素氮同时测定临床意义更大。如两者同时增高，表示肾功能已严重受损。如肌酐浓度超过 200μmol/L，病情继续恶化，则有发展成尿毒症的危险，超过 400μmol/L，预后较差，如仅有尿素氮升高，而血肌酐在正常范围内，则可能为肾外因素引起，如消化道出血或尿路梗阻等。

3. 内生肌酐清除率（Ccr）测定

（1）正常参考值　成人：80 ～ 120mL/min。

（2）异常的临床意义

① 判断肾小球损害的敏感指标：Ccr 是能较早地反映肾小球滤过功能的敏感指标。多数急性肾小球肾炎患者 Ccr 低到正常值的 80% 以下时，血清尿素氮、肌酐测定仍在正常范围。

② 判断肾小球的损害程度：轻度损害者 Ccr 在 51 ～ 70mL/min；中度损害者 Ccr 在 31 ～ 50mL/min；小于 30mL/min 为重度损害。慢性肾功能衰竭患者若清除率在 11 ～ 20mL/min 为早期肾功能衰竭；6 ～ 10mL/min 为晚期肾功能衰竭；小于 5mL/min 为终末期肾功能衰竭。

③ 指导临床治疗：根据 Ccr 降低的程度指导临床治疗。

4. 血清尿酸测定

（1）正常参考值　磷钨酸盐法：男性 268 ～ 488μmol/L，女性 178 ～ 387μmol/L。

（2）异常的临床意义　血中尿酸增高见于：①肾脏疾病。急性或慢性肾炎，血清尿酸浓度增高较尿素氮、肌酐等更显著，出现较早。其他肾脏病的晚期，如肾结核、肾盂肾炎、肾盂积水等血尿酸浓度亦可增加。②痛风。血清尿酸增高是诊断痛风的主要依据。③妊娠高血压综合征。④白血病与肿瘤等。

三、血糖及其代谢产物检测

（一）空腹血糖检测

空腹血糖（FBG）是诊断糖代谢紊乱最常用和最重要的指标，但 FBG 易受肝脏功能、内分泌激素、神经因素和抗凝剂等多种因素的影响。

1. 正常参考值　①葡萄糖氧化酶法：3.9 ～ 6.1mmol/L。②邻甲苯胺法：3.9 ～ 6.4mmol/L。

2. 异常的临床意义　血糖检测是诊断糖尿病的主要依据，FBG 是判断糖尿病病情和控制程度的主要指标。

（1）FBG 增高　增高但未达到诊断糖尿病的标准时，称为空腹血糖过高（IFG）；FBG 增高超过 7.0mmol/L 时称为高血糖症。根据 FBG 水平将高血糖症分为 3 度：① FBG 在 7.0 ～ 8.4mmol/L 者为轻度增高。② FBG 在 8.4 ～ 10.1mmol/L 者为中度增高。③ FBG 大于 10.1mmol/L 为重度增高。当 FBG 超过 9mmol/L（肾糖阈）时，尿糖即可呈阳性。

生理性增高见于餐后 1 ～ 2 小时、高糖饮食、剧烈运动及情绪激动、胃倾倒综合征等。病理性增高见于：①各型糖尿病。②内分泌疾病，如甲状腺功能亢进症、巨人症、肢端肥大症、皮质醇增多症、嗜铬细胞瘤和胰高血糖素瘤等。③应激性因素，如颅内压增高、颅脑损伤、中枢神经系统感染、心肌梗死、大面积烧伤、急性脑血管病等。④药物影响，如噻嗪类利尿剂、口服避孕药、泼尼松等。⑤肝脏和胰腺疾病，如严重的肝病、坏死性胰腺炎、胰腺癌等。⑥其他，如高热、呕吐、腹泻、脱水、麻醉和缺氧。

（2）FBG 减低　FBG 低于 3.9mmol/L 时为血糖减低；FBG 低于 2.8mmol/L 时称为低血糖症。生理性减低见于饥饿、长期剧烈运动、妊娠期等。病理性减低见于：①胰岛素过多，如胰岛素用量过大、口服降糖药、胰岛 B 细胞增生或肿瘤等。②对抗胰岛素的激素分泌不足，如肾上腺皮质激素、生长激素缺乏。③肝糖原贮存缺乏，如急性重型肝炎、急性肝炎、肝癌、肝淤血等。④急性乙醇中毒。⑤先天性糖原代谢酶缺乏，如Ⅰ型、Ⅲ型糖原贮积病等。⑥消耗性疾病，如严重营养不良、恶病质等。⑦非降糖药物影响，如磺胺药、水杨酸、吲哚美辛等。⑧特发性低血糖。

（二）口服葡萄糖耐量试验

葡萄糖耐量试验（GTT）是检测葡萄糖代谢功能的试验，主要用于诊断症状不明显或血糖升高不明显的可疑糖尿病。现多采用 WHO 推荐的 75g 葡萄糖标准 OGTT，分别检测静脉血浆空腹血糖（FPG）和口服葡萄糖后 30 分钟、1 小时、2 小时、3 小时的血糖和尿糖。

1. 正常参考值　FPG 3.9 ～ 6.1mmol/L；口服葡萄糖后 30 分钟至 1 小时，血糖达高峰（一般为 7.8 ～ 9.0mmol/L），峰值＜ 11.1mmol/L；2 小时血糖＜ 7.8mmol/L；3 小时血糖恢复至空腹水平；各检测时间点的尿糖均为阴性。

2. 异常的临床意义　OGTT 是一种葡萄糖负荷试验，用于了解机体对葡萄糖代谢的调节能力，是糖尿病和低糖血症的重要诊断性试验。临床上主要用于诊断糖尿病、判断糖耐量异常（IGT）、鉴别尿糖和低血糖症，OGTT 还可用于胰岛素和 C 肽释放试验。

（1）诊断糖尿病　①具有糖尿病症状，FPG ≥ 7.0mmol/L。② OGTT 2 小时 PG ≥ 11.1mmol/L。③具有临床症状，随机血糖≥ 11.1mmol/L，且伴有尿糖阳性者。临床症状不典型者，需要另一天重复检测确诊，但一般不主张做第 3 次 OGTT。

（2）判断 IGT　FPG ＜ 7.0mmol/L，2 小时 FPG 为 7.8 ～ 11.1mmol/L，且血糖到达高峰的时间延长至 1 小时后，血糖恢复正常的时间延长至 2 ～ 3 小时以后，同时伴有尿糖阳性者为 IGT。

（3）鉴别低血糖　①功能性低血糖：FPG 正常，口服葡萄糖后的高峰时间及峰值均正常，但 2 ～ 3 小时后出现低血糖，见于特发性低血糖症。②肝源性低血糖：FPG 低于正常，口服葡萄糖后血糖高峰提前并高于正常，但 2 小时 FPG 仍处于高水平，且尿糖阳性，常见于广泛性肝损伤、病毒性肝炎等。

（三）血清 C 肽检测

1. 正常参考值　空腹 C 肽为 0.3 ～ 1.3nmol/L。C 肽释放试验：口服葡萄糖后 30 分钟至 1 小时出现高峰，其峰值为空腹 C 肽的 5 ～ 6 倍。

2. 异常的临床意义

（1）C 肽水平增高

① 胰岛 B 细胞瘤：空腹血清 C 肽增高，C 肽释放试验呈高水平曲线。

② 肝硬化：血清 C 肽增高，且 C 肽 / 胰岛素比值降低。

（2）C 肽水平减低

① 空腹血清 C 肽降低，见于糖尿病。

② 口服葡萄糖后 1 小时血清 C 肽水平降低，提示胰岛 B 细胞储备功能不足。C 肽释放曲线低平提示 1 型糖尿病；释放延迟或呈低水平见于 2 型糖尿病。

③ C 肽水平不升高，而胰岛素增高，提示为外源性高胰岛素血症，如胰岛素用量过大等。

（四）糖化血红蛋白（HbA1c）检测

1. 正常参考值　HbA1c：4% ～ 6%。

2. 异常的临床意义　HbA1c 水平取决于血糖水平、高血糖持续时间，其生成量与血糖浓度成正比。HbA1c 的代谢周期与红细胞的寿命基本一致，故 HbA1c 水平反映近 2 ～ 3 个月的平均血糖水平，但并不能提供每天血糖的动态变化或低血糖异常发生的频率。

（1）评价糖尿病控制程度　HbA1c 增高提示近 2 ～ 3 个月的糖尿病控制不良，HbA1c 愈高，血糖水平愈高，病情愈重。故 HbA1c 可作为糖尿病长期控制的良好观察指标。糖尿病控制良好者，2 ～ 3 个月检测 1 次，控制欠佳者 1 ～ 2 个月检测 1 次，以便调整用药剂量。

（2）筛检糖尿病　WHO 推荐 HbA1c ≥ 6.5% 作为糖尿病的诊断标准之一。

（3）预测血管并发症　长期 HbA1c 增高，可引起组织缺氧而发生血管并发症。HbA1c ＞ 10%，提示并发症严重，预后较差。

（4）鉴别高血糖　糖尿病高血糖的 HbA1c 水平增高，而应激性高血糖的 HbA1c 则正常。

四、血清脂质和脂蛋白检测

（一）血清脂质检测

1. 总胆固醇（TC）测定

（1）正常参考值　合适水平＜ 5.20mmol/L；边缘水平 5.20 ～ 6.20mmol/L；升高＞ 6.20mmol/L。

（2）异常的临床意义　TC 作为动脉粥样硬化的预防、发病预测、疗效观察的参考指标。

2. 三酰甘油（TG）测定

（1）正常参考值　正常水平为 0.56 ～ 1.70mmol/L；边缘水平为 1.70 ～ 2.30mmol/L；超过 2.30mmol/L 为升高。

（2）异常的临床意义

① TG 增高：a. 冠心病。b. 原发性高脂血症、动脉粥样硬化症、肥胖症、糖尿病、痛风、甲状旁腺功能减退症、肾病综合征、胆汁淤积性黄疸等。

② TG 减低：a. 低脂蛋白血症和无脂蛋白血症。b. 严重肝脏疾病、吸收不良、甲状腺功能亢进症、肾上腺皮质功能减退症等。

（二）血清脂蛋白检测

1. 高密度脂蛋白（HDL）测定

（1）正常参考值　合适水平＞ 1.04mmol/L；减低＜ 0.91mmol/L。

（2）异常的临床意义

① HDL 增高：对防止动脉粥样硬化、预防冠心病的发生有重要作用。HDL 与 TC 呈负相关，也与冠心病的发病呈负相关。HDL 增高还可见于慢性肝炎、原发性胆汁性肝硬化等。

② HDL 减低：见于动脉粥样硬化、急性感染、糖尿病、肾病综合征，以及应用雄激素、β 受体阻滞剂和孕酮等药物。

2. 低密度脂蛋白（LDL）测定

（1）正常参考值　合适水平≤ 3.40mmol/L；边缘水平 3.41 ～ 4.10mmol/L；升高＞ 4.10mmol/L。

（2）异常的临床意义

① LDL 增高：a. 判断发生冠心病的危险性。LDL 是动脉粥样硬化的危险因子，LDL 水平增高与冠心病发病呈正相关。b. 遗传性高脂蛋白血症、甲状腺功能减退症、肾病综合征、胆汁淤积性黄疸、肥胖症以及应用雄激素、β 受体阻滞剂、糖皮质激素等 LDL 也增高。

② LDL 减低：见于甲状腺功能亢进症、吸收不良、肝硬化以及低脂饮食和运动等。

五、血清电解质检测

（一）血钾测定

1. 正常参考值　3.5 ～ 5.5mmol/L。

2. 异常的临床意义

（1）血清钾增高　血清钾＞ 5.5mmol/L，称为高钾血症。

① 排出减少：a. 肾功能障碍，如少尿症、尿路梗阻及肾衰竭等。b. 肾上腺皮质功能减退症。c. 应用保钾利尿剂，如长期应用螺内酯、氨苯蝶啶等。

② 细胞内钾外移增多：a. 组织损伤和血细胞破坏，见于溶血反应、挤压综合征、组织破坏、烧伤等。b. 注射高渗盐水或甘露醇使细胞内钾渗透出来。c. 支气管哮喘发作、肺炎、休克等引起酸中毒，导致血清钾增高。d. 药物作用，如 β 受体阻滞剂、洋地黄类药物可抑制 Na^+-K^+-ATP 酶活性，使细胞钾外移。

③ 摄入过量：如高钾饮食、补钾过多过快、输入大量库存血液。

（2）血清钾减低　血清钾＜ 3.5mmol/L 时，称为低钾血症。3.0 ～ 3.5mmol/L 为轻度低钾血症；2.5 ～ 3.0mmol/L 为中度低钾血症；＜ 2.5mmol/L 为重度低钾血症。

① 钾摄入量不足：饥饿、营养不良，以及治疗中未予补钾或补钾剂量不足。

② 钾排出增多：严重呕吐、腹泻以及胃肠引流等；钾从肾脏丢失过多见于应用利尿剂、大剂量注射青霉素钠、肾上腺皮质功能亢进症、醛固酮增多症等；也可见于急性肾衰竭多尿期、肾小管性酸中毒等。

③ 钾向细胞内转移：家族性周期性麻痹、静脉注射大量葡萄糖等。

（二）血钠测定

1. 正常参考值 135 ～ 145mmol/L。

2. 异常的临床意义

（1）血清钠增高 血清钠＞ 145mmol/L，为高钠血症。

① 尿钠排出减少：肾上腺皮质醇增多症、原发性醛固酮增多症等。

② 补盐过多：静脉注射高渗氯化钠溶液或进食过量钠盐。

③ 水丢失过量：大量出汗、甲亢等失水大于失钠，血清钠相应增高。

④ 水摄入不足：因吞咽困难、昏迷、下丘脑损伤等，口服或静脉输入水分不足。

（2）血清钠降低 血清钠＜ 135mmol/L，称为低血钠症。

① 失钠过多：a. 胃肠道失钠是临床上最常见的缺钠性脱水的原因，见于幽门梗阻，呕吐与腹泻，胃肠道、胆道、胰腺术后造瘘或引流等。b. 尿中钠排出增多，见于肾衰竭多尿期和大量使用利尿剂。c. 皮肤失钠，见于大量出汗、大面积烧伤、创伤、浆膜腔穿刺放液过多。

② 钠的摄入量不足：如饥饿、营养不良、低钠疗法等。

③ 钠向细胞内转移：酸中毒时，钠由细胞外转移到细胞内。

④ 消耗性低钠：见于肺结核、肿瘤、肝硬化等慢性消耗性疾病。

（三）血钙测定

1. 正常参考值 ①总钙：2.25 ～ 2.58mmol/L。②离子钙：1.10 ～ 1.34mmol/L。

2. 异常的临床意义

（1）高钙血症 血清总钙＞ 2.58mmol/L，称为高钙血症。

① 吸收和摄入增多：a. 维生素 D 过多症，血清钙、磷均可增高。b. 结节病患者血钙增高，伴血磷略高。c. 静脉输入钙过多等。

② 溶骨作用增强：a. 甲状旁腺功能亢进症骨盐溶解释放入血，并促进肾小管对钙的重吸收，同时伴血磷降低。b. 肿瘤骨转移、多发性骨髓瘤患者，血钙中度增多，但磷正常或略高。

（2）低钙血症 血清总钙＜ 2.25mmol/L，称为低钙血症。

① 吸收减少：a. 体内缺乏维生素 D，见于佝偻病。b. 吸收不良性低钙血症见于乳糜泻患者，常有低血钙和隐性搐搦症。c. 假性甲状旁腺功能减退症等。

② 钙磷比例紊乱：a. 肾衰竭患者由于血清磷增高而血钙下降，但不发生手足搐搦症。b. 软骨病。

③ 成骨作用增强：见于原发性甲状旁腺功能减退症、甲亢术后继发性甲状旁腺功能减退症。

六、心脏病生物标志物检测

（一）心肌损伤标志物检测

1. 肌酸激酶（CK）测定

（1）正常参考值 酶偶联法：男性 38 ～ 174U/L，女性 26 ～ 140U/L。新生儿为成人的 3 ～ 5 倍，婴儿为成人的 3 倍，儿童和青少年相当于成人的上限。

（2）异常的临床意义 CK 异常升高是心肌及骨骼肌损伤的敏感指标。

① 心肌损伤：急性心肌梗死发病后 3 ～ 8 小时明显增高，10 ～ 36 小时达高峰（峰值一般达到正常人的 10 ～ 12 倍），72 ～ 96 小时后恢复正常。CK 是早期诊断急性心肌梗死的敏感指标之一。急性心肌梗死的病程中，如 CK 再次升高，提示有新发心肌梗死。也见于病毒性心肌炎、其他心肌损伤（如心脏介入治疗）等。

② 骨骼肌损伤：进行性肌营养不良、多发性肌炎等；也可见于应用他汀类药物引起的平滑肌溶解症等。

③ 其他：急性脑血管病、溶栓治疗后、甲状腺功能减退症以及剧烈运动后，CK 均可升高。

2. 肌酸激酶同工酶（CK–MB）测定

（1）正常参考值 CK-MB 活性低于 CK 总活性的 5%。

（2）异常的临床意义 CK-MB 的异常升高是心肌损伤的敏感指标。

① 诊断急性心肌梗死：CK-MB 对急性心肌梗死的诊断具有很好的特异性和敏感性。发病后 3 ～ 8 小时即升高，9 ～ 30 小时达到高峰，48 ～ 72 小时恢复正常。CK-MB 是传统诊断急性心肌梗死（AMI）的“金标准”。

② 其他原因的心肌损伤：急性心肌炎、急性心包炎。

③ 骨骼肌病变：见于多发性肌炎、挤压综合征等。

3. 心肌肌钙蛋白 T 及 I（cTnT 及 cTnI）测定

（1）正常参考值　cTnT：0.02 ～ 0.13μg/L，0.2μg/L 为临界值，＞ 0.5μg/L 可诊断急性心肌梗死。cTnI ＜ 0.2μg/L，1.5μg/L 为临界值。

（2）异常的临床意义　心肌肌钙蛋白检测逐步取代 CK-MB 成为诊断急性心肌梗死的“金标准”。

① 诊断急性心肌梗死：cTnT 是诊断 AMI 的确定性标志物，发病后 3 ～ 6 小时 cTnT 即升高，10 ～ 24 小时达峰值。对非 Q 波性、亚急性心肌梗死或 CK-MB 无法诊断的患者更具有诊断价值。

② 判断心肌微小损伤：不稳定型心绞痛患者出现微小心肌损伤时，cTnT 可以确诊；急性心肌炎时，cTnT 升高程度与心肌受损程度成正比。

③ 评价其他可致心肌损伤的病理因素：长期血液透析、冠状动脉成形术、甲状腺功能减退症、药物及严重脓毒症等均可引起心肌损伤，检测 cTnT 可以进行临床评价。

（二）心力衰竭标志物

脑钠肽（BNP、NT-proBNP）

（1）正常参考值　BNP：1.5 ～ 9.0pmol/L。NT-proBNP ＜ 125pg/mL。

（2）异常的临床意义

① 诊断、监测心衰和预后评估：BNP 水平升高是诊断心衰的重要的客观依据。诊断心衰的 NT-proBNP 临界值：50 岁以下 450pg/mL，50 ～ 70 岁 900pg/mL，70 岁以上 1800pg/mL；小于 300pg/mL 可排除心衰的诊断。临床上 NT-proBNP ＞ 2000pg/mL 可以确定心衰。心衰治疗有效时，BNP 可明显下降，BNP 持续升高或持续不下降，提示心衰未纠正或病情进展。

② 诊断和评估急性心肌梗死：发病早期 BNP 水平即显著升高，1 周后达高峰。BNP 水平可以反映心肌梗死的面积和严重程度。

③ 鉴别呼吸困难：可以协助排除肺源性呼吸困难。

④ 筛查器质性心脏病的高危人群：用于有心力衰竭风险的疾病的随访，如糖尿病、高血压、陈旧性心肌梗死、风湿性心脏病等。

⑤ 指导治疗：临床可用于指导利尿剂及血管扩张剂的应用，协助评估心脏容量情况。

七、血、尿淀粉酶（AMS）测定

（1）正常参考值　①血清 AMS 总活性：148 ～ 333U/dL。②尿液 AMS 总活性：100 ～ 1200U/dL。

（2）异常的临床意义　AMS 主要用于急性胰腺炎的诊断和鉴别诊断。AMS 活性增高具有临床意义。

① 诊断急性胰腺炎：发病后 2 ～ 3 小时血清 AMS 开始升高，12 ～ 24 小时达高峰，2 ～ 5 天后恢复正常。如持续升高数周，提示急性胰腺炎出现并发症。尿 AMS 于起病后 12 ～ 24 小时开始升高，3 ～ 10 天后恢复到正常。胰腺广泛坏死时，AMS 不再大量进入血中，血、尿中 AMS 可不增高。

② 其他：慢性胰腺炎急性发病时血清 AMS 中等度增高。其他原因所致的胰管阻塞，如胆囊炎、胆石症、胰腺癌、胰腺外伤，以及流行性腮腺炎和胃肠穿孔等，血、尿 AMS 亦可升高。

八、肿瘤标志物检测

肿瘤标志物是某一肿瘤组织特异性地表达或分泌，而在正常组织或其他肿瘤组织不表达或低表达（低分泌）的蛋白质、糖类、酶类、免疫球蛋白、核糖核酸和激素类物质。肿瘤标志物检测主要用于肿瘤的诊断、肿瘤预后的判断、肿瘤治疗后随访、放化疗敏感性判断等。

（一）蛋白质类肿瘤标志物检测

1. 血清甲胎蛋白（AFP）测定

（1）正常参考值　放射免疫法（RIA）：血清 AFP ＜ 25μg/L（25ng/mL）。

（2）异常的临床意义

① 原发性肝癌：AFP 是诊断肝细胞癌的特异性标志物，血清中 AFP ＞ 300μg/L 可作为原发性肝癌的诊断

阈值，但有10%～30%的患者AFP不增高或轻度增高。

② 病毒性肝炎、肝硬化：受损肝细胞修复再生时，产生一定量的AFP（常＜200μg/L）。重型肝炎时，若AFP增高，则提示肝细胞再生；反之，则提示肝细胞大量坏死，预后不良。

③ 妊娠：妊娠3～4个月后血AFP上升，7～8个月达高峰（＜400μg/L），分娩后约3周即恢复正常。孕妇血清中AFP异常升高，可能为胎儿神经管畸形。

④ 其他：先天性胆管闭锁、生殖腺胚胎性肿瘤等，血中AFP也可增加。

2. 癌胚抗原（CEA）测定

（1）正常参考值　ELISA、RIA法：血清CEA＜5μg/L。

（2）异常的临床意义　CEA测定无特异性，也缺乏早期诊断价值。

① 消化器官癌症的诊断：CEA升高主要见于结肠癌、胃癌、胰腺癌等。CEA随病程的进展而升高。

② 鉴别原发性和转移性肝癌：原发性肝癌CEA升高，但阳性率＜9%，而转移性肝癌CEA阳性率高达90%，且绝对值明显增高。

③ 其他：肺癌、乳腺癌、膀胱癌、尿道癌、前列腺癌等CEA亦可增高。CEA轻度增高可见于溃疡性结肠炎、肝硬化、阻塞性黄疸以及吸烟者和老年人。

3. 鳞状上皮细胞癌抗原（SCC）测定

（1）正常参考值　RIA、CLIA法：SCC≤1.5μg/L。

（2）异常的临床意义　血清中SCC水平升高见于宫颈癌、肺鳞状细胞癌、食管癌，也见于卵巢癌、子宫癌和子宫颈部鳞状上皮细胞癌等。临床上常用于监测上述恶性肿瘤的治疗效果、复发、转移或评价预后。

4. 总前列腺特异抗原及游离前列腺特异抗原（t-PSA，f-PSA）测定

（1）正常参考值　RIA法、CLIA法：血清t-PSA＜4.0μg/L；f-PSA＜0.8μg/L；f-PSA/t-PSA比值＞0.25。

（2）异常的临床意义

① PSA是高度的前列腺组织特异性抗原，血清t-PSA升高（＞4.0μg/L）诊断前列腺癌的阳性率在50%～80%。应用f-PSA/t-PSA比值测定更有诊断价值，当f-PSA/t-PSA比值＜10%提示前列腺癌，当f-PSA/t-PSA比值＞25%提示前列腺增生。手术后t-PSA降至正常，若再次升高，应考虑肿瘤的复发与转移。

② 约5%的前列腺癌患者t-PSA在正常范围，但前列腺酸性磷酸酶（PAP）升高，因此，两者同时测定有利于前列腺癌的诊断准确性。肾癌、膀胱癌、肾上腺癌、乳腺癌等t-PSA也有不同程度的升高。采血前进行导尿或前列腺按摩，也可导致t-PSA升高。

（二）糖脂肿瘤标志物检测

1. 癌抗原15-3（CA15-3）测定

（1）正常参考值　RIA法、CLIA法：血清CA15-3＜25000U/L。

（2）异常的临床意义　30%～50%的乳腺癌患者CA15-3明显升高，但早期阳性率仅为20%～30%。乳腺癌治疗后复发及乳腺癌转移后阳性率可达80%。其他恶性肿瘤，如转移性卵巢癌、结肠癌、支气管肺癌、原发性肝癌等，CA15-3也有不同程度的升高。妊娠妇女，血清CA15-3水平也可增高。

2. 癌抗原12-5（CA12-5）测定

（1）正常参考值　RIA、ELISA法：男性及50岁以上女性＜2.5万U/L；20～40岁女性＜4.0万U/L（RIA法）。

（2）异常的临床意义　卵巢癌患者血清CA12-5水平明显升高，CA12-5对诊断卵巢癌有较大临床价值，尤其对观察治疗效果和判断复发较为灵敏。其他如宫颈癌、乳腺癌、胰腺癌、胆道癌、肝癌、胃癌、大肠癌、肺癌等，CA12-5也有一定的升高。

3. 癌抗原19-9（CA19-9）测定

（1）正常参考值　RIA、CLIA、ELISA法：CA19-9＜37000U/L（血清）。

（2）异常的临床意义　CA19-9测定有助于胃肠道恶性肿瘤的诊断，尤其对胰腺癌有较高的敏感度及特异性。连续监测CA19-9对病情进展、手术疗效、预后估价及复发的早期发现都有重要价值。此外，对消化道恶性肿瘤疾病鉴别诊断（如胰腺癌与胰腺炎、胃癌与胃溃疡）有一定价值。

（三）酶类肿瘤标志物检测

1. 前列腺酸性磷酸酶（PAP）测定

（1）正常参考值　RIA、CLIA法：PAP≤2.0μg/L。

（2）异常的临床意义　血清 PAP 浓度明显增高见于前列腺癌，其升高程度与癌瘤发展基本呈平行关系。前列腺肥大、前列腺炎时，血清 PAP 也可升高。

2. 神经元特异性烯醇化酶（NSE）测定

（1）正常参考值　RIA、ELISA法：血清NSE＜15μg/L。正常红细胞中含NSE，标本溶血可影响检测结果。

（2）异常的临床意义　血清 NSE 升高主要见于小细胞肺癌（肺鳞癌、腺癌、大细胞癌的 NSE 水平较低），是小细胞肺癌诊断、鉴别诊断及监测放疗化疗效果的重要指标。NSE 增高也见于神经母细胞瘤及少数非小细胞肺癌（NSCLC）、甲状腺髓样癌、嗜铬细胞瘤、转移性精原细胞癌、黑色素瘤、胰腺内分泌瘤等。

（四）激素类肿瘤标志物检测

1. 人绒毛膜促性腺激素（HCG）测定

（1）正常参考值　RIA、CLIA 法：男性＜ 5.0U/L；女性绝经前＜ 7.0U/L，绝经后＜ 10.0U/L。

（2）异常的临床意义

① HCG 增高：见于葡萄胎、绒毛膜上皮细胞癌（可高达 100 万 U/L）；也可见于精原细胞癌、畸胎瘤；还见于异位 HCG 分泌肿瘤（如胃癌、胰腺癌、肺癌、结肠癌、肝癌、卵巢癌、消化系统类癌等）。脑脊液中 HCG 增高，提示上述肿瘤有中枢神经系统转移。

② HCG 降低：见于流产、异位妊娠等。

2. 降钙素（CT）测定

（1）正常参考值　RIA：男性 0 ～ 14ng/L；女性 0 ～ 28ng/L。

（2）异常的临床意义　CT 增高对起源于滤泡旁细胞的甲状腺髓样癌的诊断、判断手术疗效和观察术后复发等有重要意义，也见于其他恶性肿瘤（如燕麦细胞癌、肺癌、胰腺癌、子宫癌、前列腺癌等），及某些异位内分泌综合征、严重骨病、肾脏疾病、嗜铬细胞瘤等。CT 减低见于甲状腺手术切除术后、重度甲状腺功能亢进症等。

九、甲状腺功能检测

（一）总三碘甲腺原氨酸（TT_3）

1. 正常参考值　1.6 ～ 3.0nmol/L。

2. 异常的临床意义　血清 TT_3 浓度是查明早期甲亢、监控复发性甲亢的重要指标，TT_3 测定也可用于 T_3 型甲亢和假性甲状腺毒症的诊断。

（1）增高　①见于甲亢、高甲状腺球蛋白血症，甲亢治疗中及甲减患者早期 TT_3 呈相对性增高。② T_3 型甲亢患者 TT_3 显著升高。

（2）降低　见于甲减，低 T_3 综合征（由各种严重感染，慢性心、肾、肝、肺功能衰竭，慢性消耗性疾病等诱发），低甲状腺球蛋白血症等。

（二）总甲状腺素（TT_4）

1. 正常参考值　65 ～ 155nmol/L。

2. 异常的临床意义　TT_4 测定可用于甲亢、原发性和继发性甲减的诊断以及 TSH 抑制治疗的监测。

（1）TT_4 增高　见于甲亢、高甲状腺球蛋白血症、急性甲状腺炎、亚急性甲状腺炎、急性肝炎、肥胖症、应用甲状腺激素时，进食富含甲状腺激素的甲状腺组织（如动物的甲状腺）等。

（2）TT_4 降低　见于甲减、低甲状腺球蛋白血症、全垂体功能减退症、下丘脑病变、剧烈活动等。

（三）游离三碘甲腺原氨酸（FT_3）/ 游离甲状腺素（FT_4）

1. 正常参考值　FT_3：6.0 ～ 11.4pmol/L。FT_4：10.3 ～ 25.7pmol/L。

2. 异常的临床意义　FT_3、FT_4 是 T_3、T_4 的生理活性形式，不受甲状腺结合蛋白质浓度和结合特性变化的影响。

（1）FT_3 含量对鉴别诊断甲状腺功能是否正常、亢进或低下有重要意义，也是诊断 T_3 型甲亢的特异性指标。

（2）FT_4 测定是甲状腺抑制治疗的监测方法。

（3）TSH、FT_3 和 FT_4 三项同步检测，可以确诊甲亢或甲减，以及随访甲状腺疾病治疗的疗效。

（四）促甲状腺激素（TSH）

1. 正常参考值　成年人 0.27 ～ 4.20mU/L。

2. 异常的临床意义 TSH是判断甲状腺功能的敏感的特异性指标，适合早期检测或排除下丘脑-垂体-甲状腺中枢调节环路的功能紊乱。

（1）TSH增高 见于原发性甲减，异位促甲状腺素分泌综合征，垂体促甲状腺素瘤，亚急性甲状腺炎恢复期等。

（2）TSH降低 见于继发性甲减，下丘脑性甲减等。

（五）抗甲状腺球蛋白抗体（TGA6或ATG）

1. 正常参考值 ①间接凝血法：≤1∶32滴度。②ELISA法：阴性。

2. 异常的临床意义 TGA6是甲状腺疾病中首先发现的自身抗体，是诊断自身免疫甲状腺疾病常用指标。TGA6增高见于：①自身免疫性甲状腺炎、Graves病患者TGA6浓度升高，经治疗后滴度下降提示治疗有效，如果滴度持续较高，易发展成黏液性水肿。②甲亢患者TGA6阳性且滴度增高，提示抗甲状腺药物治疗效果不佳，且停药后易复发。③甲状腺癌与TGA6呈一定的相关性，TGA6升高是肿瘤恶化的标志。

（六）抗甲状腺微粒体抗体（TMA）

1. 正常参考值 健康成年人为阴性。

2. 异常的临床意义 TMA对自身免疫性甲状腺疾病的诊断是常规检测指标。

（1）甲亢患者TGA6、TMA均强阳性，TMA高于TGA6，部分患者治疗后TGA6、TMA可转为阴性，但多数临床治愈的甲亢患者TGA6、TMA长期测定弱阳性。

（2）桥本甲状腺炎、艾迪生病患者TGA6、TMA均呈强阳性。亚急性甲状腺炎患者两种抗体明显高于正常人。

（3）原发性甲减患者TGA6、TMA均阳性，而继发性甲亢患者TGA6、TMA阴性，因此可用以鉴别继发性甲减。

（4）妊娠期自身免疫性疾病患者TGA6、TMA均可增高。

（七）抗甲状腺过氧化物酶抗体（TPOA）

1. 正常参考值 健康成年人为阴性。

2. 异常的临床意义 TPOA作为自身免疫性甲状腺疾病的诊断和监测指标，比TMA具有更好的灵敏度和特异性，已成为诊断甲状腺自身免疫性疾病的首选指标。TPOA的主要临床应用：诊断慢性淋巴细胞性甲状腺炎、自身免疫性甲亢、毒性弥漫性甲状腺肿（Graves病）；监测免疫治疗效果；检测家族甲状腺疾病的发病风险；预测孕妇产后甲状腺功能障碍的发生。

（八）甲状旁腺激素（PTH）

1. 正常参考值 1～10pmol/L。

2. 异常的临床意义 甲状旁腺功能紊乱可引起PTH分泌异常，甲状旁腺腺瘤可引起甲状旁腺功能亢进症，进而导致PTH分泌上升，因此在甲状旁腺腺瘤切除手术前后测定PTH，能帮助外科医生了解手术治疗效果。

第二节 常用影像诊断

影像诊断学发展迅速，已成为运用高科技手段最多，在临床医学中发展最快、作用重大的学科之一。影像诊断技术包括普通X线成像、数字X线成像、X线计算机体层成像（CT）、磁共振成像（MRI）、超声诊断技术等。影像学检查费用的多少取决于影像设备的价格和运行成本，与疾病诊断的准确度、敏感度和特异度无正比关系。不同的检查技术在诊断中均有各自的优缺点和适应范围，有些检查技术联合使用可互为补充。例如呼吸系统疾病的最佳检查方法是X线胸部摄影和CT检查；MRI检查有利于对纵隔病变的定位和定性诊断；超声一般不用于胸部病变的诊断，但它是胸腔积液或心包积液穿刺引流的最佳的导向工具。综上所述，这五种成像方法的优选和应用主要是遵循效价比的原则进行。

常见呼吸系统疾病的影像诊断

一、肺炎

肺炎按病变的解剖分布分为大叶性肺炎、支气管肺炎和间质性肺炎。

1. 大叶性肺炎 多为肺炎链球菌肺炎，炎症累及整个肺叶，也可呈肺段分布。病理学时期不同，其影像学改变不同。大叶性肺炎有典型临床表现，结合胸部X线片即可确诊。

（1）充血期 可无阳性发现，或仅肺纹理增多，透明度略低。

（2）实变期 表现为密度均匀的致密影，炎症累及肺段表现为片状或三角形致密影；累及整个肺叶，呈以叶间裂为界的大片致密阴影。

（3）消散期 实变区密度逐渐减低，表现为大小不等、分布不规则的斑片状阴影。炎症最终可完全吸收，或只留少量条索状阴影。

2. 支气管肺炎 影像学改变的特点是病变多在两肺中下野的内、中带，两肺纹理增多、增粗、模糊，沿肺纹理分布有散在小斑片状模糊致密影，密度不均，密集的病变可融合成大片。

3. 间质性肺炎 由细菌或病毒感染所致，病变主要侵犯小支气管壁及肺间质，引起炎症细胞浸润。

（1）X线表现 两肺门及中下肺野纹理增粗、模糊，并可见网状及小斑片状影，细支气管发生阻塞时，伴有弥漫性肺气肿。

（2）CT表现 早期或轻症病例，高分辨率CT见两侧支气管血管束增粗，呈不规则改变，并伴有磨玻璃样阴影。较重者表现为小斑片状阴影。肺门及纵隔淋巴结可有增大。

二、肺结核

1. 原发型肺结核 可表现为原发综合征及胸内淋巴结结核。

（1）X线表现 ①原发浸润：肺近胸膜处局限性斑片状阴影。②淋巴管炎：从原发病灶向肺门走行的条索状阴影。③肺门、纵隔淋巴结肿大：肺门或纵隔边缘肿大，淋巴结突向肺野。原发病灶吸收后，原发型肺结核表现为胸内或纵隔内淋巴结结核。

（2）CT表现 可更清晰地发现肺门及纵隔淋巴结增大。

2. 血行播散型肺结核

（1）急性血行播散型肺结核 两肺弥漫性粟粒状阴影。粟粒大小1～3mm，边缘清晰，影像特点为"三均匀"，即分布均匀、大小均匀和密度均匀。

（2）亚急性及慢性血行播散型肺结核 病灶多见于两肺上、中肺野，粟粒状阴影大小不一、密度不均、分布不均；病灶可融合，或增殖硬结和钙化，也可纤维化呈条索阴影，甚至部分病灶可形成空洞透亮区。

3. 继发性肺结核 成年人最常见的临床类型，包括浸润病变、干酪病变、增殖病变、空洞病变、结核球以及纤维、钙化等多种不同性质的病变。

（1）浸润性肺结核 病变多在肺上叶尖段、后段及下叶背段。

① X线表现：a. 局限性斑片阴影。b. 大叶性干酪性肺炎：一个肺段或肺叶呈大片致密性实变，密度中心较高，边缘模糊。c. 增殖性病变：斑点状阴影，边缘较清晰。d. 结核球：圆形、椭圆形阴影，大小常为2～3cm，边缘清晰，轮廓光滑，偶有分叶，密度较高，内部常见斑点、层状或环状钙化。结核球周围常见散在的纤维增殖性病灶，称"卫星灶"。e. 结核空洞：空洞壁薄，内壁一般较规则，有时可呈厚壁不规则空洞。f. 支气管播散病变：表现为沿支气管分布的斑片状阴影。g. 硬结钙化：呈边缘锐利的高密度影。h. 小叶间隔增厚：表现为条索及网状阴影。

② CT表现：与X线表现相似，显示病变更清晰和准确。

（2）慢性纤维空洞型肺结核 X线表现：①单侧或双侧肺上中部不规则透亮区。②空洞壁厚，壁周有大量纤维粘连，使洞壁固定而坚硬。③多支引流支气管与空洞相通，呈条索轨道状阴影。④空洞周围有大片渗出和干酪病变，也可见不同程度的钙化。⑤双肺上叶收缩，双肺门上抬，下肺纹理拉直呈垂柳状。⑥双肺中下叶透光度增加。⑦肋间隙增宽，膈变平下降，呈桶状胸。⑧胸膜增厚及粘连。⑨可见支气管播散性结核病灶。

4. 结核性胸膜炎 结核性胸膜炎可单独存在，也可与肺部结核病变同时存在，可分为干性胸膜炎和渗出性胸膜炎，后者多见，表现为单侧胸腔积液。

三、肺癌

1. 原发性支气管肺癌 影像学按肺癌的发生部位分为三型。①中央型肺癌：肿瘤发生在肺段和段以上支气管。②周围型肺癌：肿瘤发生于肺段以下支气管。③弥漫型肺癌：肿瘤发生在细支气管或肺泡。

（1）X线表现 ①中央型肺癌：直接征象包括肺门影增深、增大和肺门区肿块影；间接征象包括阻塞性肺气肿、阻塞性肺炎和肺不张等表现。②周围型肺癌：表现为肺内球形肿块，肿块常见不规则的分叶、短细毛刺，较大的肿块可出现不规则的厚壁空洞等。③弥漫型肺癌：表现为两肺广泛分布的细小结节，病变呈进行性发展，有融合倾向，融合病灶呈肿块状，甚至发展为整个肺叶的实变，在融合病灶内可出现不规则支气管充气征。

（2）CT 表现　①中央型肺癌：支气管改变包括支气管壁增厚和支气管腔狭窄；肺门肿块表现为分叶状或边缘不规则的肿块，常同时伴有阻塞性肺炎或肺不张、侵犯纵隔结构、纵隔肺门淋巴结转移。②周围型肺癌：能提供较 X 线胸片更清晰的图像，从而更易明确诊断。增强扫描时，肿块呈密度均匀的中等或以上增强，更有助于肺癌的诊断，并对发现肺门纵隔淋巴结转移更敏感。③弥漫型肺癌：两肺弥漫不规则分布的结节，直径多在 1cm 以下，边缘模糊，常伴有肺门、纵隔淋巴结转移。病变融合后可见大片肺炎样实变影。

（3）MRI 表现　主要用于中央型肺癌的诊断。①中央型肺癌：支气管腔内结节或肿块，支气管壁增厚、狭窄或完全闭塞以及肺门肿块和并发的阻塞性肺炎及肺不张，纵隔结构受侵及淋巴结转移也是诊断的重要依据。②周围型肺癌：外围肺组织内发现结节或肿块，直径 3cm 以上者多有分叶征、毛刺征以及胸膜凹陷征，直径较大者肿块内可发现癌性空洞。如果同时发现肺门和纵隔淋巴结肿大，则更有助于肺癌的诊断。

2. 继发性肺癌

（1）X 线表现　表现为两肺多发棉球样结节，密度均匀，大小不一，轮廓清楚。以两肺中、下野外带较多。

（2）CT 表现　对发现肺部转移灶较 X 线胸片敏感。

四、支气管扩张症

目前确诊支气管扩张的存在、类型和范围主要依靠 CT，尤其是高分辨率 CT。其主要 CT 表现如下。

（1）柱状型支气管扩张　当支气管水平走行而与 CT 层面平行时表现为“轨道征”，当支气管和 CT 层面呈垂直走行时表现为管壁圆形透亮影，呈“戒指征”。

（2）囊状型支气管扩张　支气管远端呈囊状膨大，成簇的囊状扩张可形成葡萄串状阴影。

（3）扩张的支气管腔内充满黏液栓时，表现为棒状或结节状高密度阴影，类似“印戒征”。

心血管疾病的影像诊断

一、慢性心脏瓣膜病单纯二尖瓣狭窄

慢性心脏瓣膜病单纯二尖瓣狭窄的 X 线表现如下。

1. 心影呈二尖瓣型，左心房及右心室增大，肺动脉段突出，主动脉结变小，心影呈梨形。
2. 二尖瓣瓣膜偶见钙化影。
3. 有肺静脉高压或伴有肺动脉高压的表现。

二、高血压心脏病

高血压心脏病的 X 线表现如下。

1. 左心室显著扩大，心界向左下扩大，心影呈靴形。
2. 主动脉扩张、迂曲、延长。
3. 左心功能不全时左心房增大，并有肺淤血及肺水肿征象。

三、慢性肺源性心脏病

慢性肺源性心脏病的 X 线表现如下。

1. 呈现右下肺动脉干扩张，肺动脉段凸出的肺动脉高压征。
2. 右心室增大，心界向左侧移位，心影呈二尖瓣型。
3. 有慢性支气管炎病史者，呈现广泛肺组织纤维化及肺气肿等表现。

食管与胃肠道常见影像诊断

食管与胃肠道的影像学检查一般采用钡剂造影，在吞服钡剂后根据胃肠蠕动及排空时间特点，需动态观察以明确诊断。

一、食管癌

食管癌的 X 线钡剂造影表现如下。

1. 黏膜皱襞消失、中断、破坏，形成表面杂乱不规则影像。
2. 管腔狭窄，腔内不规则充盈缺损。

3. 不规则长形龛影。

4. 受累段食管壁僵硬。

二、食管静脉曲张

食管静脉曲张的X线钡剂造影表现如下。

1. 早期食管静脉曲张发生于食管下段，表现为黏膜皱襞稍宽或略为迂曲，管壁边缘不整齐。

2. 典型表现为食管中下段的黏膜皱襞明显增宽、迂曲，呈蚯蚓状或串珠状充盈缺损，管壁边缘呈锯齿状。

3. 病变加重出现食管张力降低，管腔扩张，蠕动减弱，钡剂排空延迟。

三、胃、十二指肠溃疡

1. 胃溃疡 X线钡剂造影表现如下。

（1）直接征象 龛影，多见于小弯，突出于胃腔轮廓之外，形状规则，边缘光滑整齐，底部平整，龛影口部常有一圈黏膜水肿所造成的透明带，慢性溃疡周围常可见黏膜皱襞纠集。

（2）间接征象 ①痉挛性改变。②分泌增加。③胃蠕动增强或减弱，张力增高或减低，排空加速或减慢。

2. 十二指肠溃疡 X线钡剂造影表现如下。

（1）直接征象 绝大部分发生在球部。球部溃疡常较小，直径多在4～12mm，表现为类圆形或米粒状密度增高影，其边缘大多光滑整齐，周围常有一圈水肿透明带，或有放射状黏膜纠集。

（2）间接征象 ①球部变形，许多球部溃疡不易显出龛影，但如有恒久的球部变形，也能做出溃疡的诊断。②激惹征：表现为钡剂到达球部后不易停留，迅速排出。③幽门痉挛，开放延迟。④胃分泌增多和胃张力及蠕动方面的改变等。

四、胃癌

胃癌的X线钡剂造影表现如下。

1. 充盈缺损，形状不规则，多见于蕈伞型癌。

2. 胃腔狭窄、胃壁僵硬，主要由浸润型癌引起，也可见于蕈伞型癌。

3. 龛影多见于溃疡型癌，龛影形状不规则，多呈半月形，边缘不整齐而有多个尖角；龛影位于胃轮廓之内；龛影周围绕以宽窄不等的透明带，即环堤，以上表现被称为半月综合征。

4. 黏膜皱襞破坏、消失或中断。

5. 癌瘤区蠕动消失。

五、结肠癌

结肠癌的X线钡剂造影表现如下。

1. 肠腔内可见肿块，其轮廓不规则，该处肠壁僵硬、结肠袋消失。

2. 肠管狭窄。

3. 较大的龛影，形状不规则。

4. 肠壁僵硬。

急腹症的影像诊断

一、肠梗阻

肠梗阻诊断的首选影像学检查方法为X线平片。肠梗阻可产生一系列梗阻征象，如肠曲胀气扩张、肠内高低不等的气液平面等，结合临床表现，可以明确梗阻与否，且可诊断梗阻的类型。

1. 单纯性小肠梗阻 X线表现：梗阻发生后3～6小时，立位可显示出近端肠曲胀气扩张，肠内有高低不等、长短不一的阶梯状气液面；仰卧位可见膨胀充气、盘曲排列的肠管，梗阻端远侧无气体或有少许气体。

2. 麻痹性肠梗阻 X线表现：肠曲胀气累及大肠与小肠，多呈中等度胀大，肠内气体多，液体少，致肠内液面较低，甚或肠内几乎全为气体。通常以全结肠充气为诊断的重要依据。

二、胃肠道穿孔

腹部透视及立位腹部平片是诊断胃肠道穿孔最简单、最有效的方法，CT和超声检查则主要用于检查胃肠道穿孔后的并发症。X线表现主要征象为膈下游离气体，膈下线条状或新月状透亮影。

三、腹部外伤

腹部闭合性损伤，结合影像学表现、明确的外伤史、相应的临床症状与体征，诊断并不难。腹部闭合性损伤首选的检查方法是 CT 检查，超声检查也有一定的诊断价值，而 X 线平片则提供的诊断依据不多。实质脏器包膜下破裂，CT 扫描实质脏器呈高或等密度影，脏器实质可显示压迫内陷，其他包括腹腔内积气、积血、急性腹膜炎征象等。

肝、胆、胰腺疾病的影像诊断

一、肝脓肿

CT 和超声是肝脓肿首选的影像学检查方法。CT 平扫可显示肝实质圆形或类圆形低密度区，中央为脓腔，CT 值高于水而低于肝，脓腔周边可见脓肿壁，急性期脓肿壁外周可出现环状水肿带。增强扫描脓肿壁呈环形明显强化，脓腔和周围水肿带无强化。低密度的脓腔和环形强化的脓肿壁以及周围的无强化的低密度水肿带构成“环征”。“环征”和脓肿内的小气泡为肝脓肿的特征性表现。

二、肝海绵状血管瘤

CT 可以确诊海绵状血管瘤。CT 检查：①平扫表现境界清楚的低密度区。②增强扫描从周边部开始强化，并不断向中央扩展，强化密度接近同层大血管的密度；长时间持续强化，延迟扫描，病灶与周围正常肝实质形成等密度，全部对比增强过程呈“快进慢出”的特征。

三、肝癌

1. 原发性肝癌　超声和 CT 对肝癌，特别对中晚期肝癌大都能作出诊断。CT 检查：①平扫常见肝硬化征象，肝实质内出现单发或多发、圆形或类圆形的边界清楚或模糊的肿块，肿块多数为低密度。②增强扫描动脉期肿瘤很快出现明显的斑片状、结节状强化，CT 值迅速达到峰值；门静脉期正常肝实质对比增强密度开始升高，肿瘤对比增强密度迅速下降；平衡期肿块对比增强密度继续下降，在明显强化的肝实质内又表现低密度状态。全部对比增强过程呈“快进快出”现象。

2. 转移性肝癌　CT 平扫可见肝实质内多发小圆形或类圆形的低密度肿块。对比增强扫描动脉期呈不规则边缘强化，门静脉期可出现整个瘤灶均匀或不均匀强化，平衡期对比增强消退。

四、肝囊肿

超声和 CT 对肝囊肿的检出比较敏感。CT 平扫显示肝实质内圆形低密度区，边缘锐利，境界清楚，囊内密度均匀，CT 值为 0 ～ 20Hu。对比增强后，囊内无对比增强，在周围强化的肝实质的衬托下，囊肿境界更加清楚。

五、肝硬化

早期肝硬化影像学表现缺乏特异性。中晚期肝硬化 CT 一般都可作出诊断。CT 检查早期可为正常，少数肝硬化表现为全肝萎缩，更多地表现为尾叶、左叶外侧段增大，右叶发生萎缩，肝各叶大小比例失调。肝轮廓边缘显示凹凸不平，肝门、肝裂增宽以及脾大、腹水、胃底和食管静脉曲张等门静脉高压征象。

六、胆石症与胆囊炎

X 线平片显示胆结石有很大限度，CT 显示胆管结石则优于超声。CT 检查可见肝内、外胆管或胆囊内单发或多发、圆形、多边形或泥沙状的高密度影。胆总管结石可见上部胆管扩张。合并急性胆囊炎则胆囊增大，直径＞ 5cm，胆囊壁弥漫性增厚超过 3mm 并有明显均匀强化，胆囊周围常有环形低密度水肿带或液体潴留。慢性胆囊炎则表现胆囊缩小，胆囊壁增厚，可有钙化，增强扫描有强化。

七、胆囊癌

超声和 CT 为目前胆囊癌最常用的影像学检查方法。CT 检查：①胆囊增大或缩小，肿瘤表现为三种类型。胆囊壁增厚型，胆囊壁呈不规则或结节状增厚；腔内型，胆囊腔单发或多发乳头状肿块，肿块基底部胆囊壁增厚；肿块型，胆囊腔全部被肿瘤所占据，形成软组织肿块。②对比增强，肿瘤及其局部胆囊壁明显强化。③可见胆管受压、不规则狭窄和上部扩张。

八、急性胰腺炎

CT检查对急性胰腺炎的诊断有重要作用，有助于了解病变的范围和程度。急性胰腺炎CT检查的典型表现是胰腺局部或弥漫性肿大，密度稍减低，胰腺周围常有炎性渗出，导致胰腺边缘不清，邻近肾前筋膜增厚。

九、胰腺癌

胰腺癌CT平扫可见等密度或低密度区，较大的肿块可引起胰腺局部增大。增强扫描时肿块强化不明显，呈相对低密度。胰管、胆管扩张可形成“双管征”，此为胰头癌的常见征象。胰腺癌进一步发展，可使胰周脂肪层消失，邻近血管可被推移或包埋。胰周、腹膜后、肝门淋巴结和肝内可发生转移。

泌尿系统疾病的影像诊断

一、肾和输尿管结石

约90%的结石可由X线平片显示，称为阳性结石；少数结石如尿酸盐结石难在平片上发现，故称为阴性结石。CT密度分辨率高，有相当比例的阴性结石可由CT检查发现。

1. 肾结石

（1）平片检查　肾结石可为单侧或双侧性，位于肾窦区，表现为圆形、卵圆形、桑葚状或鹿角状高密度影，可均匀一致，也可浓淡不均或分层。桑葚状、鹿角状和分层均为结石典型表现。侧位片上，肾结石与脊柱影重叠，借此与胆囊结石、淋巴结钙化等鉴别。

（2）CT检查　能够确切发现位于肾盏和肾盂内的高密度结石影。

2. 输尿管结石　多为小的肾结石下移所致，易停留在生理性狭窄处。结石在X线平片和CT平扫上均表现为输尿管走行区内纵行走向的致密影，CT可发现结石上方输尿管和肾盂常有不同程度的扩张伴积水。

二、肾癌

肾癌的影像学诊断主要依赖于超声和CT检查。CT检查肾癌表现为肾实质内肿块，可以为低密度或等密度，也可为混杂密度。增强检查早期，肿块由于血供丰富而有明显且不均一强化，其后因周围肾实质显著强化而呈相对低密度。肿瘤向肾外侵犯，肾周脂肪密度增高、消失和肾筋膜增厚；肾静脉和下腔静脉发生瘤栓时，管径增粗，增强检查其内有低密度充盈缺损；淋巴结转移表现为肾血管和（或）腹主动脉周围单个或多个类圆形软组织密度结节。

三、膀胱癌

膀胱癌可根据条件及需要选择造影或CT检查。

1. 膀胱造影　肿瘤通常单发，也可多发。乳头状癌表现为自膀胱壁突向腔内的结节状或菜花状充盈缺损，表面多凹凸不平，浸润性癌仅显示局部膀胱壁僵硬。

2. CT检查　膀胱癌向腔内生长所形成的软组织肿块，局部膀胱壁增厚。此外还能发现膀胱癌对周围组织和邻近器官的侵犯，以及盆腔淋巴结转移。

骨、关节疾病的影像诊断

一、骨折

1. 长骨骨折

（1）X线平片　骨折断面呈不规则的透明线，称为骨折线，骨皮质断裂、不连续，在骨松质则表现为骨小梁中断、扭曲、错位。嵌入性或压缩性骨折骨小梁紊乱，甚至局部骨密度增高，而可能看不到骨折线。

（2）CT检查　不作为常规的检查方法，但可了解骨盆、髋关节等解剖结构比较复杂的部位有无骨折和骨折碎片的数目及位置。

2. 脊柱骨折

（1）X线平片　表现为椎体压缩呈楔形，前缘骨皮质嵌压。正位片可见横形不规则线状致密带，其上下椎间隙一般保持正常。严重时常并发脊椎后突成角、侧移，甚至发生椎体错位。

（2）CT检查　可以充分显示脊椎骨折、骨折类型、骨折片移位程度、椎管变形和狭窄以及椎管内骨碎片或椎管内血肿等。CT还可以对某些脊髓外伤情况作出判断。

（3）MRI检查　脊柱外伤时MRI可用以观察椎体骨折、椎间盘突出和韧带撕裂。同时，对于观察脊髓挫裂伤和脊髓受压等，有较高的诊断价值。

二、椎间盘突出

X线不能直接观察，应行CT或MRI检查。据椎间盘变形的程度由轻到重可分为椎间盘膨出、椎间盘突出。

1. 椎间盘膨出 CT表现为椎间盘的边缘均匀地超出相邻椎体终板的边缘。

2. 椎间盘突出 直接征象是突出于椎体后缘的局限性弧形软组织密度影；间接征象是硬膜外脂肪层受压、变形甚至消失，硬膜囊受压和一侧神经根鞘受压。

三、急性化脓性骨髓炎

1. X线平片 在发病后2周内，仅表现为软组织肿胀。发病2周后可见骨改变。开始在干骺端骨松质中出现局限性骨质疏松，继而形成多数分散不规则的骨质破坏区，骨小梁模糊、消失，破坏区边缘模糊，骨皮质也遭受破坏，周围出现骨膜增生。由于骨膜掀起和血栓动脉炎，骨皮质血供发生障碍而出现骨质坏死，沿骨长轴形成长条形致密死骨。

2. CT检查 能很好地显示急性化脓性骨髓炎的软组织感染、骨膜下脓肿、骨髓内的炎症、骨质破坏和死骨。特别是能发现X线片不能显示的小破坏区和小的死骨。

3. MRI检查 在确定急性化脓性骨髓炎的髓腔侵犯和软组织感染的范围方面，MRI优于常规X线和CT。

四、骨肿瘤

1. 骨巨细胞瘤 X线表现多较典型，常侵犯骨端，病变直达骨性关节面下。多数为偏侧性膨胀性骨质破坏，边界清楚。瘤区X线表现可有两种类型，较多的病例破坏区内可有数量不等、比较纤细的骨嵴，X线上可见似有分隔成为大小不一的小房征，称为分房型。少数病例破坏区内无骨嵴，表现为单一的骨质破坏，称为溶骨型。破坏区骨性包壳不完全，并于周围软组织中出现肿块者表示肿瘤生长活跃。肿瘤边缘出现筛孔状或虫蚀状骨破坏，骨嵴残缺紊乱，侵犯软组织出现明确肿块者，则提示为恶性骨巨细胞瘤。

2. 骨肉瘤 大致可分为成骨型骨肉瘤、溶骨型骨肉瘤和混合型骨肉瘤，以混合型骨肉瘤多见。①成骨型骨肉瘤：以瘤骨形成为主，为均匀骨化影，呈斑片状，范围较广，明显时可呈大片致密影称象牙质变。早期骨皮质完整，以后也被破坏。骨膜增生较明显。软组织肿块中多有肿瘤骨生成。肿瘤骨X线无骨小梁结构。②溶骨型骨肉瘤：以骨质破坏为主，破坏多偏于一侧，呈不规则斑片状或大片溶骨性骨质破坏，边界不清。骨皮质受侵较早，呈虫蚀状破坏甚至消失。骨膜增生易被肿瘤破坏，而于边缘部分残留，形成骨膜三角。软组织肿块中大多无新骨生成。③混合型骨肉瘤：成骨与溶骨的程度大致相同。

中枢神经系统疾病的影像诊断

一、脑肿瘤

1. 星形细胞瘤 按肿瘤的分化和间变程度分为四级：Ⅰ级为良性；Ⅱ级为良恶性过渡；Ⅲ、Ⅳ级为恶性。

（1）Ⅰ级 在CT平扫上表现为境界比较清楚的低密度区，无或有轻度灶周水肿，位于脑凸面皮质或皮质下白质内，常无增强或有轻度增强。

（2）Ⅱ级 偏良性者，多表现为低、等混杂密度。

（3）Ⅲ、Ⅳ级 表现为混杂密度，周边水肿较明显，瘤内常有坏死、囊变，有时可有出血，多位于脑白质深部，靠近中线的肿瘤可沿胼胝体向对侧蔓延呈蝶状生长，还可沿脑室壁和透明隔生长，增强后边缘强化明显，形态不规则呈花冠状。

2. 脑膜瘤 脑膜瘤多为实性球形肿块，包膜完整，境界清楚，血供丰富，由脑膜动脉和脑内动脉供血。CT平扫示肿瘤呈圆形或类圆形等或略高密度，边界清楚，肿瘤少数可有坏死，亦可见钙化；瘤内可发生出血及囊变，灶周水肿程度不一，占位效应明显；肿瘤多为广基，与邻近颅板、大脑镰相连。邻近多有骨质增生，少数有骨破坏；CT增强扫描肿瘤多呈均一强化。

二、脑外伤

颅脑外伤的影像学检查对于定位、定性及定量诊断和判断预后具有重要意义。CT为诊断颅脑外伤的首选方法，往往只需平扫就能作出诊断。

1. 脑挫裂伤 急性期CT表现为低密度脑水肿区出现多发、散在的点状高密度出血灶。并可出现明显的占位效应。

2. 颅内血肿 多发生于额、颞叶，位于受力点或对冲部位脑表面区。急性期为均匀的高密度灶，血肿的形状与密度因血肿的期龄和部位而不同。

3. 硬膜外血肿 约 85% 的患者伴有颅骨骨折，血肿多位于颞区，亦见于顶枕区。CT 表现为颅骨内板下梭形或双凸透镜状高密度区，边缘光滑、锐利，密度均匀，血肿范围局限，一般不跨越颅缝；占位效应较轻；亚急性或慢性期硬膜外血肿，CT 表现为血肿为略高密度、等密度、混杂密度，最后变成低密度，即为硬膜外积液。

4. 硬膜下血肿

（1）急性硬膜下血肿 CT 表现为颅骨内板下方新月形高密度区，范围广泛，可超过颅缝，多数有占位效应。

（2）亚急性硬膜下血肿 CT 表现为新月形，密度为高密度、等密度、混杂密度或低密度。

（3）慢性硬膜下血肿 CT 表现为双凸形低密度区，后期血肿可吸收、消失。

三、急性脑血管疾病

1. 脑出血 CT 表现同血肿的病期有关。血肿好发于基底节或 / 和丘脑。新鲜血肿为边缘清楚、密度均匀的高密度区。2 ～ 3 天后血肿周围出现水肿带，血肿周围水肿以第 2 周明显，可持续 1 个月。血肿及水肿可引起占位表现。约 1 周后，血肿开始吸收，高密度灶向心缩小。约于 4 周后变成低密度灶。2 个月后则成为近于脑脊液密度的低密度囊腔。CT 可反映血肿形成、吸收和囊变的演变过程。

2. 脑梗死

（1）缺血性脑梗死 脑血管闭塞后 24 小时内，CT 可无阳性发现。以后则出现低的或混杂密度区，多为楔形和不规整形，边缘不清。常并发脑水肿和占位表现，1 ～ 2 周后边缘变清楚，2 ～ 3 周后病灶变成等密度。4 ～ 6 周则变为边缘清楚，近于脑脊液密度的囊腔，病侧脑室扩大。

（2）出血性脑梗死 缺血性脑梗死经抗凝治疗，血栓碎裂变小，向远侧移动，血液进入再通，但已有坏死的血管，易破裂出血而形成出血性脑梗死。好发于皮质和基底节，为大片低密度区中出现不规则的高密度出血斑。

（3）腔隙性脑梗死 多位于基底节与脑干，为直径 2 ～ 15mm 边缘清楚的低密度灶。

3. 蛛网膜下腔出血 发病早期 CT 发现率达到 80% ～ 100%，1 周后 CT 很难检出。蛛网膜下腔出血的特征表现为基底池、侧裂池、脑沟内较为广泛的高密度影。出血量较多时，可形成脑沟、脑室铸型。沿大脑镰分布时表现为大脑镰增宽。

四、脑萎缩

继发性脑室系统和蛛网膜下腔的扩大，脑池、脑室、脑沟、脑裂广泛扩大；萎缩以脑组织丰富处明显，CT 表现为额叶、颞叶体积变小，脑回变窄。侧脑室额角、颞角扩大，侧裂池、额叶和颞叶脑沟增宽；脑室形态呈等比例扩大。

常见疾病的超声诊断

一、心脏疾病

1. 心脏瓣膜病

（1）二尖瓣狭窄 表现为舒张期二尖瓣前叶呈穹隆样开放。M 型超声心动图可见：E-F 斜率减低；二尖瓣后叶、前叶同向运动；瓣叶增厚。

（2）二尖瓣关闭不全 二尖瓣反流，瓣环钙化。

（3）主动脉瓣狭窄 瓣膜增厚呈穹隆样突入升主动脉。

（4）主动脉瓣关闭不全 主动脉瓣反流。

2. 心肌病

（1）扩张型心肌病 心腔扩大、室壁增厚、瓣膜开放幅度减低。

（2）肥厚型心肌病 非对称性心肌肥厚、收缩运动减弱。

（3）限制型心肌病 心内膜增厚、心室壁增厚、心室腔缩小。

3. 冠心病 诊断的主要依据是判定左心室节段性室壁运动异常，可见收缩期室壁增厚异常和收缩期室壁向心运动异常。

4. 高血压心脏病 可见左心室各壁增厚、室壁运动增强、左心房内径增大。

二、肝胆疾病

1. 肝癌 典型的原发性肝癌有以下特点。①肝实质内出现局灶性实性肿物，可单发、多发或弥散分布。②癌肿与正常肝实质回声比较，有低回声型、等回声型、强回声型、无回声型及混合回声型等。③病灶周边可有低回声晕环。④继发性肝癌多在肝内出现多发的、大小及图形特征相似的占位性病变。⑤彩色多普勒（CDFI）：原发性肝癌彩色血流可呈网篮状包绕肿物，也有伸向瘤内，或在瘤内呈散在彩点分布，常可测出高速动脉性血流。继发性肝肿瘤则多数为低速血流。

2. 肝硬化 诊断要点如下。①肝脏形态失常，右叶萎缩，左叶及尾叶肿大或萎缩；肝表面呈锯齿状或凹凸状。②肝回声粗糙不均匀、增强。③肝静脉变细、扭曲。④门静脉高压征象：门静脉主干、脾静脉及肠系膜上静脉扩张，脾大。⑤胆囊壁增厚呈“双层状”及腹水征表现。

3. 胆囊炎

（1）急性胆囊炎 单纯性胆囊炎胆囊稍大，囊壁略厚而粗糙。化脓性胆囊炎则可见胆囊肿胀，壁轮廓模糊，厚度超过 0.3cm，可呈现“双边影”。

（2）慢性胆囊炎 轻者仅有囊壁稍增厚。典型者可见胆囊肿大或萎缩，囊壁增厚。

4. 胆囊与胆管结石

（1）胆囊结石 典型胆囊结石的声像图为胆囊腔内有一个或数个形态稳定的新月形或半圆形强回声团；后方有清晰的直线回声暗带（声影）；可随体位变动而沿重力方向移动。同时具有以上 3 个特征是超声诊断胆囊结石的可靠条件。胆囊壁内胆固醇结晶结石表现为胆囊壁上可见 2 ～ 3mm 大小的强回声斑点并拖有彗尾状回声。

（2）胆管结石 肝外胆管结石表现为有结石的胆管近端扩张、管壁增厚、回声较强，管腔内可见恒定的强回声团，后方有声影。

三、肾脏、前列腺疾病

1. 肾结石 肾窦区内出现点状或团块状强回声。

2. 肾癌 肾内不规则低回声、强回声、无回声及混合回声等，CDFI 可见其内及周边丰富的杂乱彩色血流信号。

3. 前列腺增生症 前列腺增大，以前后径增大为主，可突入膀胱腔内。增生的内部通常回声减弱。

四、异位妊娠

子宫宫腔内未见胎囊样回声，附件区出现异常包块回声，大小形态因停经长短而异。妊娠囊破裂时，盆腹腔内可见游离液体。

五、周围血管疾病

1. 动脉疾病声像图

（1）动脉硬化闭塞症 表现为病变动脉内膜增厚或附着硬化斑块回声，可导致动脉管腔不同程度狭窄甚至闭塞，CDFI 可见彩色血流充盈缺损、消失。

（2）血栓闭塞性脉管炎 好发于四肢中、小动脉，声像图类似动脉硬化闭塞症。

2. 静脉疾病声像图

（1）深静脉血栓 管腔内充满低回声，挤压管腔，管腔不闭合，其内无彩色血流信号。

（2）深静脉瓣膜功能不全 患者做乏式动作或小腿加压放松时，可探及反向血流。

六、甲状腺疾病

1. 甲状腺功能亢进症 甲状腺对称性、均匀性肿大，其内布满彩色血流信号，呈“火海征”。

2. 甲状腺腺瘤 腺体内部呈现圆形、椭圆形实质性低回声区，边缘光滑、分界清楚。

3. 甲状腺癌 腺体实质内见非均质低回声区，形状不规则，后方回声衰减明显。其内血管扭曲、变形、扩张，血运丰富。

七、乳腺疾病

1. 乳腺增生 腺体内可见单个或多个小的无回声，小叶纤维组织紊乱。

2. **乳腺纤维瘤** 腺体内见圆形、椭圆形实质性低回声，边缘光滑、分界清楚。

3. **乳腺癌** 腺体内可见不规则低回声实质性肿块，后方回声衰减。

内镜检查

一、上消化道内镜检查

（一）适应证

1. 原因不明的吞咽困难，胸骨后疼痛、烧灼，上腹部疼痛、不适、饱胀，食欲下降等上消化道症状者。
2. 不明原因的上消化道出血。
3. X 线检查不能确诊或不能解释的上消化道病变，特别是黏膜病变和疑有肿瘤者。
4. 需要随访的消化性溃疡、萎缩性胃炎、胃手术后、反流性食管炎、Barrett 食管等。
5. 药物或手术治疗的疗效观察和随访。
6. 内镜下治疗，如食管静脉曲张的硬化剂注射与结扎、镜下止血、异物取出、食管狭窄的扩张、上消化道息肉摘除等。

（二）禁忌证

1. 严重心肺疾患，如严重心律失常、心力衰竭、急性心肌梗死、呼吸衰竭及支气管哮喘发作等。轻症心肺功能不全不属禁忌证，必要时可在监护下进行。
2. 休克、意识障碍等危重状态。
3. 精神失常等情况不能合作者。
4. 食管、胃、十二指肠穿孔急性期。
5. 严重咽喉疾患、腐蚀性食管炎和胃炎、巨大食管憩室、主动脉瘤及严重颈胸段脊柱畸形。
6. 消化系统传染病一般暂缓检查；慢性乙型、丙型肝炎或病原携带者，艾滋病患者应具备特殊的消毒措施。

二、下消化道内镜检查

（一）适应证

1. 不明原因的便血、大便习惯改变，或有腹痛、肿块、消瘦、贫血等征象，怀疑有结、直肠及末端回肠病变者。
2. 钡剂灌肠或乙状结肠镜检查结肠有狭窄、溃疡、息肉、癌肿、憩室等病变，需进一步确诊者。
3. 转移性腺癌、CEA、CA19-9 明显升高，需寻找原发病灶者。
4. 炎症性肠病的诊断与随诊。
5. 结肠癌术前确诊，术后随访，肠息肉摘除术后随访。
6. 行镜下止血、息肉切除、整复肠套叠、肠扭转、扩张肠狭窄及放置支架解除肠梗阻等治疗。

（二）禁忌证

1. 肛门、直肠严重狭窄者。
2. 急性重度结肠炎，如急性细菌性痢疾、急性重度溃疡性结肠炎及憩室炎等。
3. 急性弥漫性腹膜炎、腹腔脏器穿孔、多次腹腔手术、腹内广泛粘连及大量腹水者。
4. 妊娠期妇女。
5. 严重心肺功能衰竭、精神失常及昏迷患者。

三、支气管镜检查

（一）适应证

1. 原因不明的咯血，需明确出血部位和咯血原因者，或原因和病变部位明确，但内科治疗无效或反复大咯血而又不能行急诊手术需局部止血治疗者。
2. X 线胸片示块影、肺不张、阻塞性肺炎，疑为肺癌者。
3. X 线胸片阴性，但痰细胞学阳性的"隐性肺癌"者。
4. 性质不明的弥漫性病变、孤立性结节或肿块，需钳取或针吸肺组织行病理学或细胞学检查者。
5. 原因不明的肺不张或胸腔积液者。

6. 原因不明的喉返神经麻痹和膈神经麻痹者。

7. 原因不明的干咳或局限性喘鸣者。

8. 炎症吸收缓慢或反复发作性肺炎。

9. 需用双套管吸取或刷取肺深部细支气管的分泌物做病原学培养，以避免口腔污染。

10. 镜下治疗如取支气管异物、肺化脓症吸痰及局部用药，手术后痰液潴留吸痰，肺癌局部瘤体的放疗和化疗等。另外，对于气道狭窄患者，可在镜下行球囊扩张或放置支架等介入治疗。

（二）禁忌证

1. 对麻醉药过敏者及不能配合检查的受检者。

2. 有严重心肺功能不全、严重心律失常、频发心绞痛者。

3. 全身状况极度衰弱不能耐受检查者。

4. 凝血功能严重障碍者。

5. 主动脉瘤有破裂危险者。

6. 新近有上呼吸道感染或高热、哮喘发作、大咯血者需待症状控制后再考虑做支气管镜检查。

四、膀胱尿道镜检查

（一）适应证

1. 经过一般检查及 B 超、X 线检查等手段，仍不能明确诊断的膀胱、尿道及上尿路疾患。

2. 诊断膀胱尿道肿瘤并活检。

3. 需要进行输尿管插管，以备逆行尿路造影，或收集上尿路尿液做特殊检查或作为盆腔手术的术前准备等。

4. 明确膀胱或尿道的结石、畸形、狭窄、异物、瘘等。

5. 经膀胱尿道镜进行治疗，如取异物、活检、电灼、电切、输尿管扩张、肾盂内灌药等。

6. 原因不明的反复泌尿系感染。

（二）禁忌证

1. 泌尿生殖系的急性炎症或妇女月经期、妊娠期，原则上不做膀胱镜检查。

2. 尿道狭窄、包茎、尿道内结石嵌顿，膀胱镜无法插入者。

3. 膀胱容量小于 50mL 者。

4. 有全身出血性倾向的患者。

5. 体质极度虚弱、严重心肺功能不全者。

6. 由于骨、关节疾病，因体位关系不能进行检查者。

五、腹腔镜检查

（一）适应证

1. 诊断　用于外科急腹症、慢性腹痛的诊断，腹部外伤的诊断，腹部肿瘤的诊断，诊断性组织活检等。

2. 治疗

（1）普外科疾病的治疗　胆囊切除、胆管切开取石、胆管癌切除、脾切除、肝叶切除、胃穿孔缝合修补、胃高位迷走神经切断、阑尾切除术、左或右半结肠切除、直肠癌根治术、疝修补术等。

（2）泌尿外科疾病的治疗　精索静脉曲张结扎、盆腔淋巴结清扫、肾切除、肾囊肿去顶等手术。

（3）妇科疾病的治疗　卵巢囊肿剥除、盆腔粘连分解、输卵管通液、子宫肌瘤切除、宫颈息肉切除等。

（二）禁忌证

1. 严重的心、肺、肝、肾功能不全者。

2. 盆腔、腹腔有巨大肿块且肿块上界超过脐孔水平，妊娠子宫大于 16 孕周，子宫肌瘤体积超过孕 4 月，盆腔、腹腔可供手术操作空间受限，肿块妨碍视野，建立气腹或穿刺均可能引起肿块破裂。

3. 弥漫性腹膜炎伴肠梗阻，气腹针或套管针穿刺时易造成肠穿孔的危险。

4. 腹部疝或横膈疝，可引起腹部疝的嵌顿，腹腔内容物经膈疝进入胸腔可影响心肺功能。

5. 有严重腹腔或盆腔广泛粘连者。

第三节　常见心电图诊断

心电图检查作为一种方便、适宜的无创性检查，临床应用广泛，是诊断心律失常的最重要的辅助检查，也是诊断心肌梗死的重要依据，并可判断梗死部位与范围。同时还可辅助诊断心房心室肥大、心肌缺血、电解质紊乱及药物作用等。心电图已广泛运用于循环系统疾病的诊断、治疗评估、重症监护、围手术期评估与监护、运动医学等临床医疗的各个领域。掌握常见异常心电图的判读，也是临床医生的基本功。

一、心电图的测量方法

（一）心率的测量

1. 测定邻近 2 个 PP 间隔的时间（一个心动周期），代入以下公式：心率＝ 60/PP 或 RR 间期（以秒为单位）。

2. 数 30 大格（相当于 6 秒钟）距离中 P 或 R 波的数目，乘以 10，可粗略计算出一分钟心房或心室率，此法常用于计算心律失常者的平均心率。

（二）心电轴测量

1. 测量方法

（1）查表法　分别测出Ⅰ导联和Ⅲ导联 QRS 波群电压差值，查心电轴表。

（2）目测法　观察Ⅰ与Ⅲ导联 QRS 波群的主波方向，大致估计心电轴的偏移情况。①电轴左偏：Ⅰ导联主波向上，Ⅲ导联主波向下。②电轴右偏：Ⅰ导联主波向下，Ⅲ导联主波向上。③电轴不偏：Ⅰ导联主波向上，Ⅲ导联主波向上。

（3）振幅法　计算出Ⅰ、Ⅲ导联 QRS 波群的代数和，标记于六轴系统中Ⅰ、Ⅲ导联轴的相应位置上，并由此两点分别作Ⅰ、Ⅲ导联轴的垂直线，两垂直线相交点与电轴中心点的连线与Ⅰ导联轴正侧的夹角即为平均心电轴。此法可以大致估计心电轴的偏移情况。如Ⅰ和Ⅲ导联的主波都向上，心电轴在 0°～ 90°之间，表示电轴不偏。

2. 临床意义　心电轴的正常变动范围较大，在 −30°～ +110°，一般在 0°～ +90°之间，正常心电轴平均约为 +60°。自 +30°～ −90°为电轴左偏，+30°～ −30°属电轴轻度左偏，常见于正常的横位心脏（肥胖、腹水、妊娠等所致）、左心室肥大和左前分支阻滞等。+90°～ +110°属轻度电轴右偏，常见于正常的垂直位心脏和右心室肥大等；大于 +110°的电轴右偏，多见于严重右心室肥大和左后分支阻滞等。

二、正常心电图波形特点和正常值

1. P 波　前 1/3 代表右心房除极，中 1/3 代表右左心房共同除极，后 1/3 代表左心房除极。正常 P 波形态圆钝，方向为 aVR 导联倒置，Ⅰ、Ⅱ、aVF、V_3 ～ V_6 导联直立，其余导联可直立、低平、双向或倒置。正常 P 波的时间＜ 0.11s，电压在肢导联＜ 0.25mV，胸导联＜ 0.2mV。

2. PR 间期　正常成人心率在正常范围时，PR 间期为 0.12 ～ 0.20s。PR 间期延长（＞ 0.20s），见于一度房室传导阻滞；PR 间期缩短（＜ 0.12s）而 P 波形态、方向正常，见于预激综合征。

3. QRS 波群　代表心室肌除极电位和时间的变化。自 QRS 综合波的开始至终末表示全部心室肌激动过程和复极过程最早期的时间。正常人为 0.06 ～ 0.10s。自 V_1 至 V_6 导联 R 波逐渐增高，S 波逐渐减小，R/S 的比值逐渐增大：V_1 ＜ 1，V_5 ＞ 1，V_3 ＝ 1。QRS 波群时间＞ 0.12s，表示室内传导障碍。肢体导联的每个 QRS 波群（R+S 或 Q+R）电压的绝对值都＜ 0.5mV 或每个胸导联 QRS 波群电压的绝对值都＜ 0.8mV，称为低电压，常见于心包积液，肺气肿、甲状腺功能减退症和肥胖。

4. ST 段　QRS 波群的终点至 T 波起点间的线段。正常的 ST 段为一等电位线，但可有轻度向上或向下偏移。正常人 ST 段压低在 R 波为主的导联上不应超过 0.5mm；而 ST 段抬高除 V_1、V_2 导联可抬高 3mm 外，其余导联不应超过 1mm。

5. T 波　代表晚期心室复极时的电位改变，是 ST 段后出现的一个低圆形占时较长的波，正常 T 波方向与 QRS 波一致。胸前导联不应超过 1.5mV，在 R 波为主的导联上，T 波不应低于 R 波的 1/10，TV_5 ＞ TV_1。

6. QT 间期　从 QRS 波群开始至 T 波终了，代表心室肌除极和复极全过程所需的时间，QT 间期的长短与心率的快慢有密切关系。心率在 70 次 / 分时，成年男性 QT 间期＜ 0.40s，女性＜ 0.41s。

7. u 波　是在 T 波后 0.02 ～ 0.04s 出现的小波，其方向一般与 T 波一致，振幅很小，不易见，一般在胸导联（尤其 V_2、V_3）较清楚，可达 0.2 ～ 0.3mV。u 波明显增高常见于血钾过低，u 波倒置可见于高钾血症和心肌缺血等。

三、心房与心室肥大的心电图判读

1. 右心房肥大　心电图上 P 波尖而高耸，其幅度＞ 0.25mV，由于向下的 P 向量增大，故在心电图中Ⅱ、Ⅲ、aVF 导联，表现最为突出，称为“肺型 P 波”，见图 14-1。常见于慢性肺源性心脏病以及某些先天性心脏病。

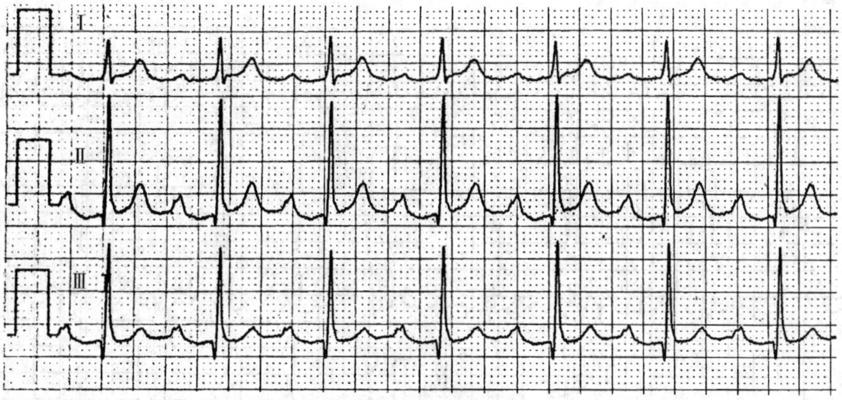

图 14-1　右心房肥大

2. 左心房肥大　心电图改变为P波增宽＞ 0.11s，常呈双峰型，双峰间期≥ 0.04s，以在 V_1 导联上最为显著，多见于二尖瓣狭窄患者，故称为“二尖瓣型 P 波”，见图 14-2。

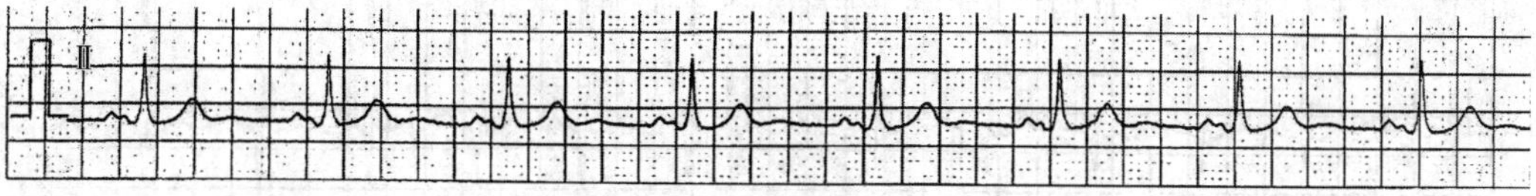

图 14-2　左心房肥大

3. 左心室肥大　主要改变见图 14-3。① V_5 或 V_6 导联 R 波＞ 2.5mV 或 V_5R 波 +V_1S 波＞ 4.0mV（男性）或＞ 3.5mV（女性）。②Ⅰ导联 R 波＞ 1.5mV，aVL 导联 R 波＞ 1.2mV，aVF 导联 R 波＞ 2.0mV 或Ⅰ导联 R 波＋Ⅲ导联 S 波＞ 2.5mV。③额面心电轴左偏，但一般＜ −30°。④ QRS 总时间＞ 0.10s。⑤并存 ST-T 改变，在以 R 波为主的导联中，T 波低平、双向或倒置，同时可伴有 ST 段呈缺血型压低达 0.05mV 以上，在以 S 波为主的导联，则可见直立的 T 波。左心室肥大常见于高血压心脏病、二尖瓣关闭不全、主动脉瓣病变、冠心病、心肌病等。

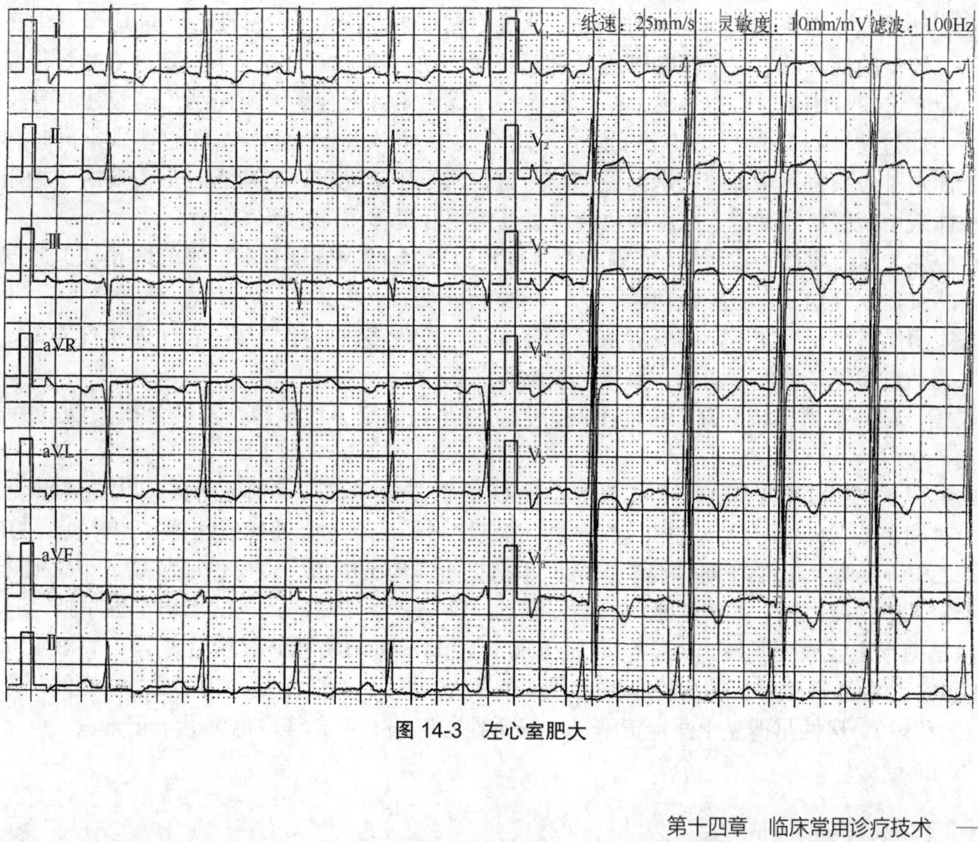

图 14-3　左心室肥大

4. 右心室肥大 主要改变见图 14-4。① V_1 或 V_3R 导联 R/S ＞ 1。② V_1 导联 R 波 +V_5 导联 S 波＞ 1.05mV。③额面平均电轴右偏＞ +90°。④ aVR 导联 R/S 或 R/q ＞ 1。⑤少数病例可见 V_1 导联呈 QS、qR 型。⑥可伴有 ST-T 改变，V_1 导联 T 波双向、倒置，ST 段压低。右心室肥大见于慢性肺源性心脏病、二尖瓣狭窄、房间隔缺损、肺动脉瓣狭窄等。

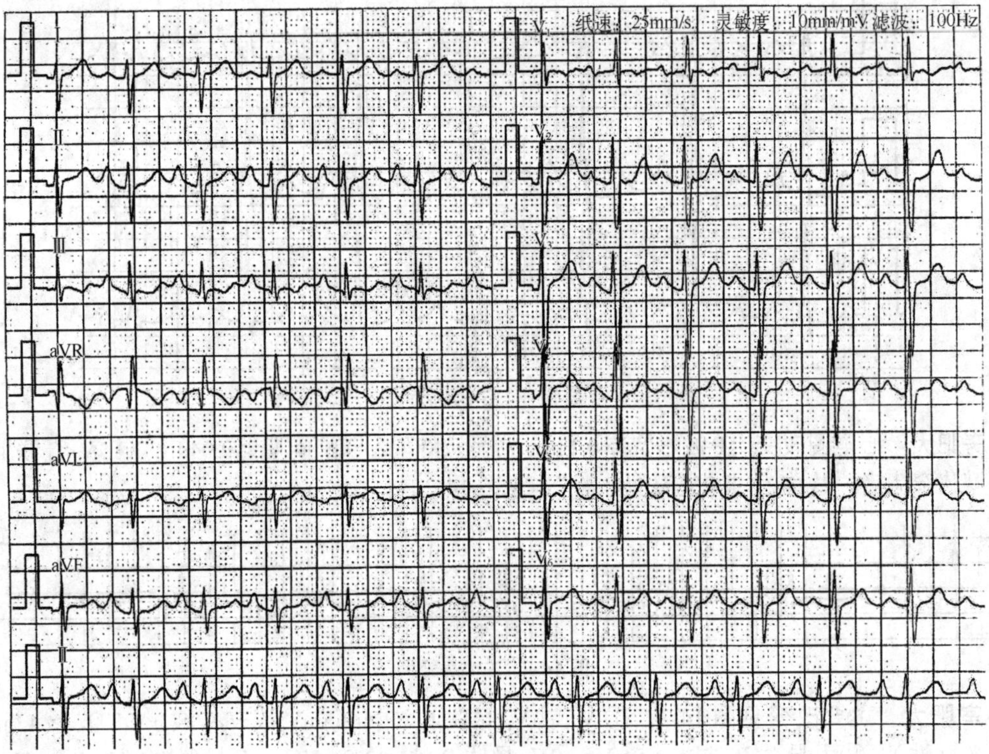

图 14-4 右心室肥大

四、常见心律失常

1. 窦性心律失常 窦房结是心脏正常的起搏点，凡起源于窦房结的心律称为窦性心律。正常窦性心律的判断要点：① P 波在Ⅱ、aVF 导联直立，aVR 导联倒置。② P 波频率在 60 ～ 100 次 / 分。③ PR 间期≥ 0.12s。

（1）窦性心动过速 心率成人＞ 100 次 / 分，一般不超过 160 次 / 分。窦性心动过速可发生在正常人，运动或情绪激动，过量的烟、酒、浓茶及咖啡均可引起窦性心动过速。病理情况下，窦性心动过速见于发热、贫血、甲状腺功能亢进症、休克、心力衰竭、低氧血症等，或应用肾上腺素、阿托品、硝酸甘油等药物后。

（2）窦性心动过缓 心率成人＜ 60 次 / 分，一般不低于 40 次 / 分，常与窦性心律失常同时存在。窦性心动过缓是由于迷走神经兴奋性增高或窦房结受抑制所致，常见于运动员、老年人、低温麻醉、梗阻性黄疸、颅内压增高、垂体或甲状腺功能减退、应用洋地黄过量及应用 β 受体阻滞剂等。

（3）窦性心律失常 窦性心律而 PR 间隔之差＞ 0.12s。常与呼吸周期有关，吸气时稍快、呼气时稍慢。多见于青少年、感染后恢复期及自主神经功能紊乱。一般无重要临床意义。

（4）病态窦房结综合征 窦房结病变导致其功能减退，产生多种心律失常，表现为窦性停搏、窦房传导阻滞、严重窦性心动过缓等，可伴有头晕、黑蒙、晕厥等症状。

2. 期前收缩 简称早搏。按起源部位的不同分为房性早搏、交界性早搏及室性早搏，以室性早搏最常见，房性早搏次之。

（1）室性早搏 主要改变见图 14-5。①提前出现 QRS 波群及 T 波，其前无 P 波。②提前出现的 QRS 波群呈宽大畸形，时间＞ 0.12s，并有继发性 T 波改变。③室性早搏后有完全性代偿间歇（即早搏的 QRS 波群前后两个 RR 间隔之和等于两个正常的 RR 间隔）。室性早搏见于洋地黄中毒、器质性心脏病、电解质紊乱、心脏机械刺激等，正常人、功能性因素如情绪激动、剧烈运动、饮酒、饮咖啡等，也常出现室性早搏。

（2）房性早搏 主要改变见图 14-6。①提前出现 P′ 波其形态与窦性 P 波稍有差异。② P′-R 间期≥ 0.12s。③ P′ 波后的 QRS 波群通常正常。④房性早搏后代偿间歇多不完全（即 P′ 波的前后二个 PP 间隔之和较两个正常的 PP 间隔之和短）。房性早搏见于洋地黄中毒、器质性心脏病、甲亢等，也可见于正常人。

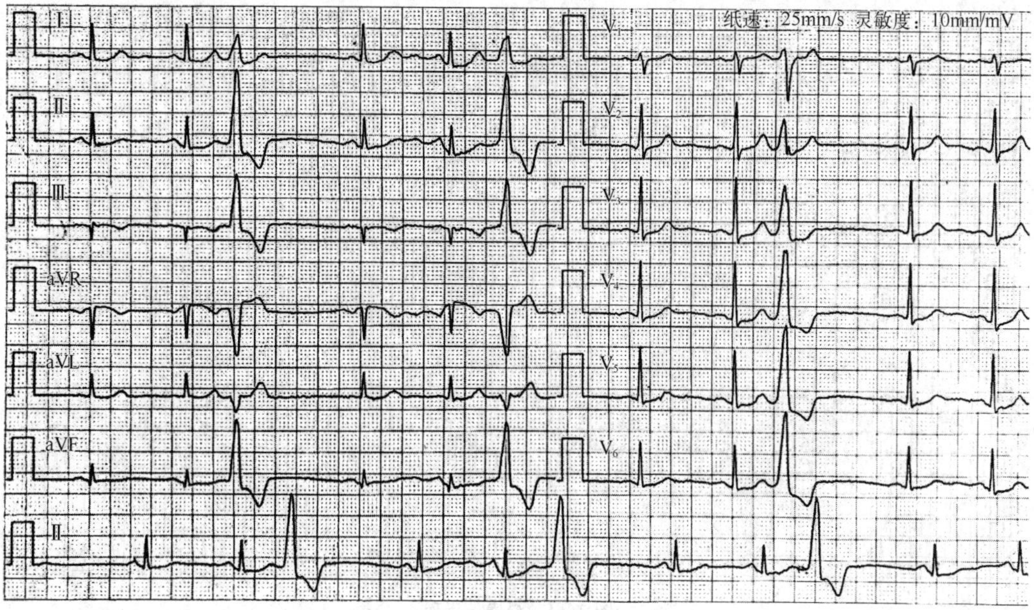

图 14-5　室性早搏

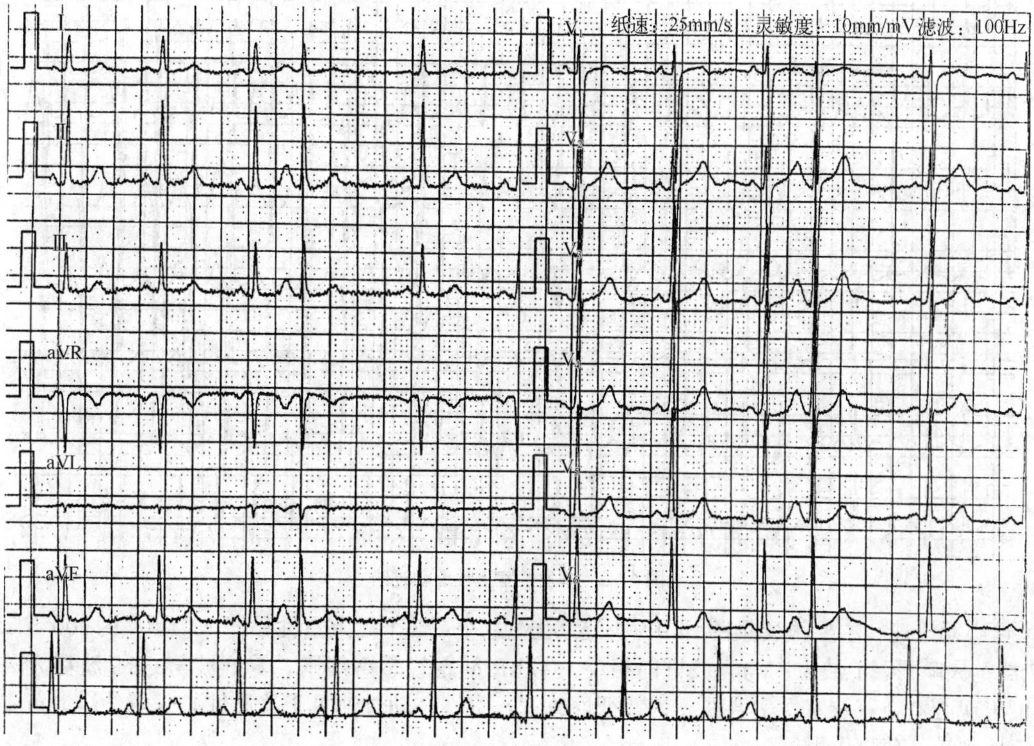

图 14-6　房性早搏

（3）交界性早搏　主要改变见图 14-7。①提前出现的 QRS-T 波群，其形状与窦性心律中的 QRS 波形基本相同。②提前的 QRS-T 波群前无直立 P′ 波，若有 P′ 波则为逆行，可在 QRS 波之前（P′-R 间期＜ 0.12s）、可埋于 QRS 波之中（P′-R 间期为零）或在 QRS 波之后（R-P′ 间期＜ 0.20s）。③常有完全性代偿间歇。交界性早搏常见于洋地黄中毒、器质性心脏病等。

3. 心动过速　根据异位冲动发生的部位不同，心动过速分为室上性（心房性、交界性）心动过速与室性心动过速。

（1）阵发性室上性心动过速　包括房性、交界性心动过速。主要改变见图 14-8。①连续出现 3 个或 3 个以上房性或交界性早搏。②心动过速发作时有突发、突止的特点，频率为 150 ～ 250 次 / 分。③ QRS 波群正常，RR 间距规则。④心动过速通常由一个房性早搏或交界性早搏诱发。⑤可有继发性 ST-T 改变。阵发性室上性心动过速见于预激综合征、器质性心脏病、洋地黄中毒、甲亢、电解质紊乱等，也可见于正常人。

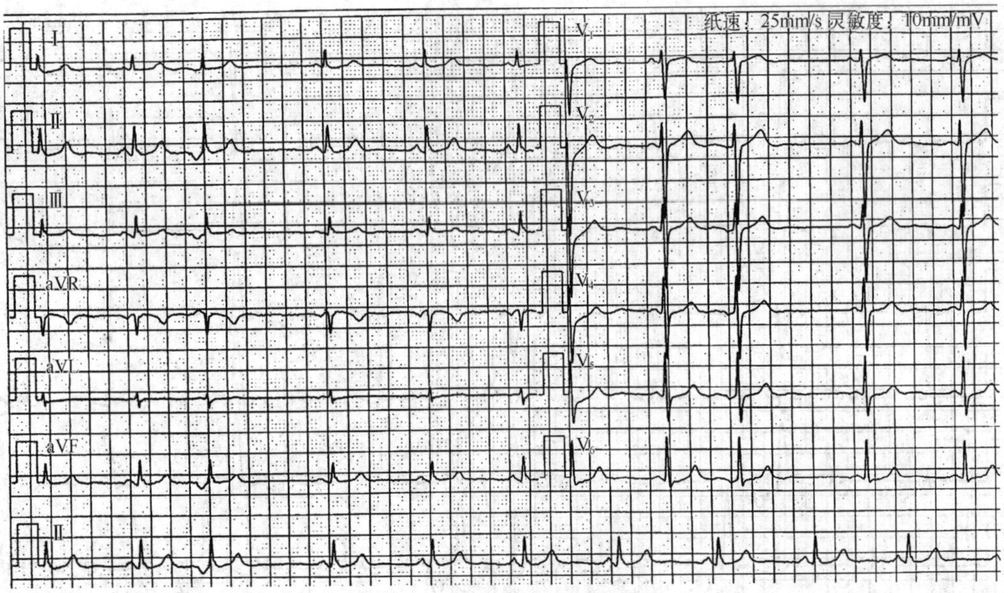

图 14-7　交界性早搏

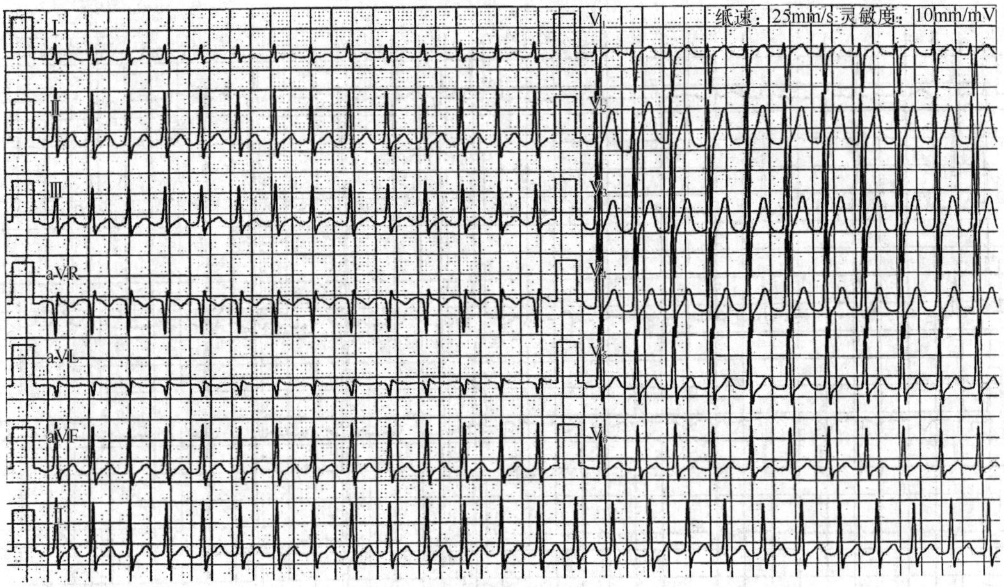

图 14-8　阵发性室上性心动过速

（2）室性心动过速　主要改变见图 14-9。①连续出现 3 个或 3 个以上室性早搏。②频率为 100 ～ 250 次 / 分。③ QRS 波群宽大畸形，T 波方向与主波方向相反。④ RR 间距轻微不规则。⑤ P 波与 QRS 波群无关，呈房室分离。⑥可出现心室夺获及室性融合波，为特征性改变。室性心动过速见于器质性心脏病、洋地黄中毒、电解质紊乱、机械刺激、药物作用等。

4. 心房颤动　心房颤动是临床上常见的心律失常之一，是指心房肌发生的 350 ～ 600 次 / 分的乱颤。主要改变见图 14-10。①窦性 P 波消失，代之以大小不等、间距不规则的 f 波，频率为 350 ～ 600 次 / 分。② f 波部分下传，心室律绝对不规则，RR 间距绝对不等。③ QRS 波群形态正常。心房颤动见于器质性心脏病、甲亢、药物作用，无明确基础原发病的心房颤动称为特发性房颤等。

5. 心室颤动　心室颤动为最严重的心律失常，往往是心脏停搏前的先兆征象。QRS 波群完全消失，代之以大小、形态不一的极不规则的低小颤动波，频率为 250 ～ 500 次 / 分，可逐渐演变为直线。心室颤动是极严重的致命性心律失常，常见于器质性心脏病、电解质紊乱、意外伤害、药物中毒等。

6. 房室传导阻滞　房室传导阻滞（AVB）是指由于房室传导系统某个部位的不应期异常延长，激动自心房向心室传导过程中发生传导速度延缓（一度 AVB）或部分激动不能下传（二度 AVB），甚至全部激动不能下传（三度 AVB）的现象。房室传导阻滞可以是一过性、间歇性或持久性的。持久性房室传导阻滞一般是心脏器质性病变或损伤所致。

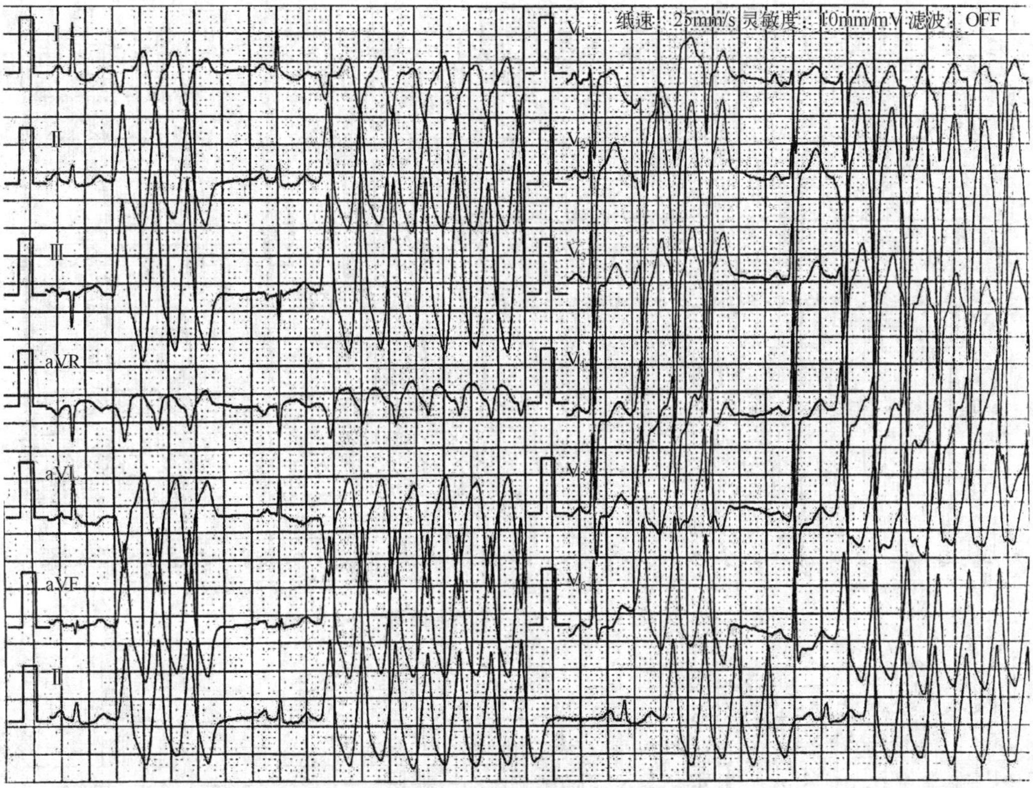

图 14-9 室性心动过速

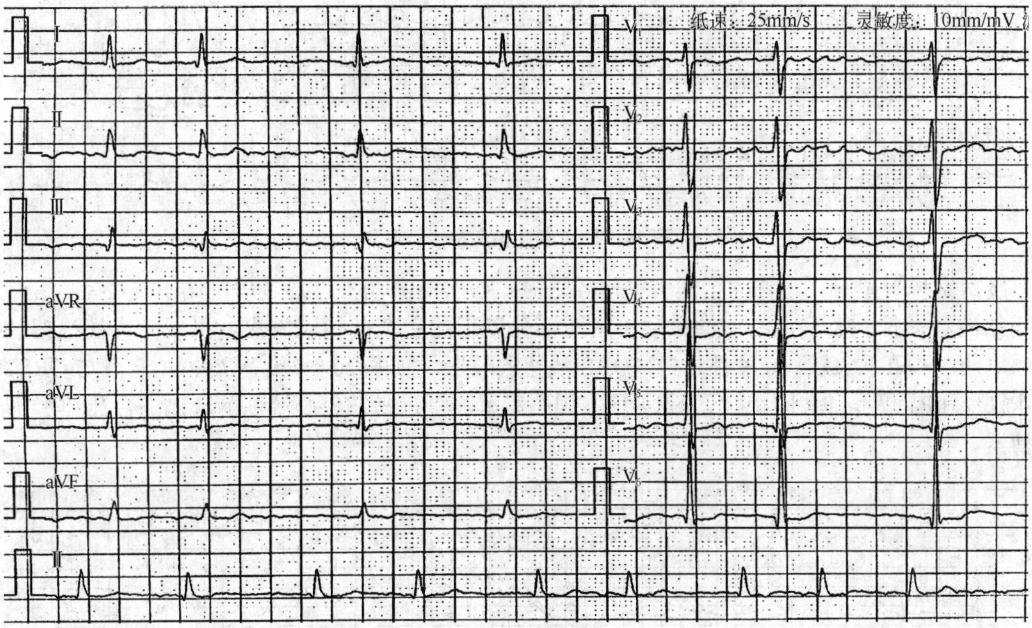

图 14-10 心房颤动

（1）一度房室传导阻滞　房室传导时间延长，但每个来自心房的激动均可下传至心室，心电图表现为 PR 间期延长＞0.20s，每个 P 波之后有 QRS 波群，见图 14-11。

（2）二度房室传导阻滞　部分心房的激动不能下传心室，心电图主要表现为部分 P 波后 QRS 波脱落，分为两种类型。

① 二度Ⅰ型房室传导阻滞（莫氏Ⅰ型、文氏型）：PR 间期逐渐延长，直至 P 波未能下传，脱漏一次 QRS-T 波群，之后的第一个 PR 间期最短，然后再逐渐延长，直至 P 波后脱漏 QRS-T 波群，见图 14-12。

② 二度Ⅱ型房室传导阻滞（莫氏Ⅱ型）：PR 间期固定（正常或延长），部分 P 波未能下传，脱漏 QRS-T 波，形成一定的比例脱漏。病变通常在希氏束下方，易发展为完全性房室传导阻滞。

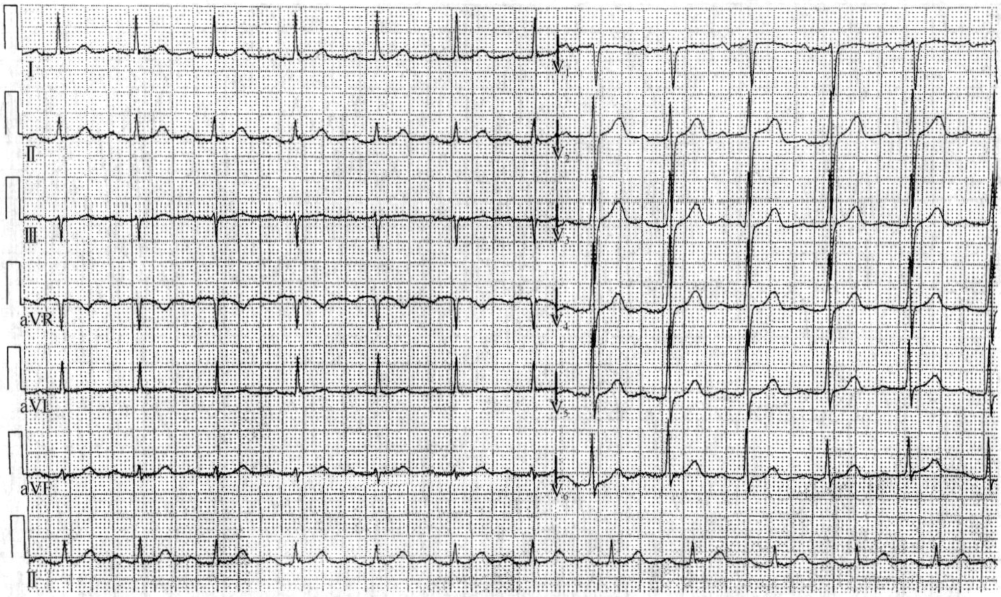

图 14-11　一度房室传导阻滞

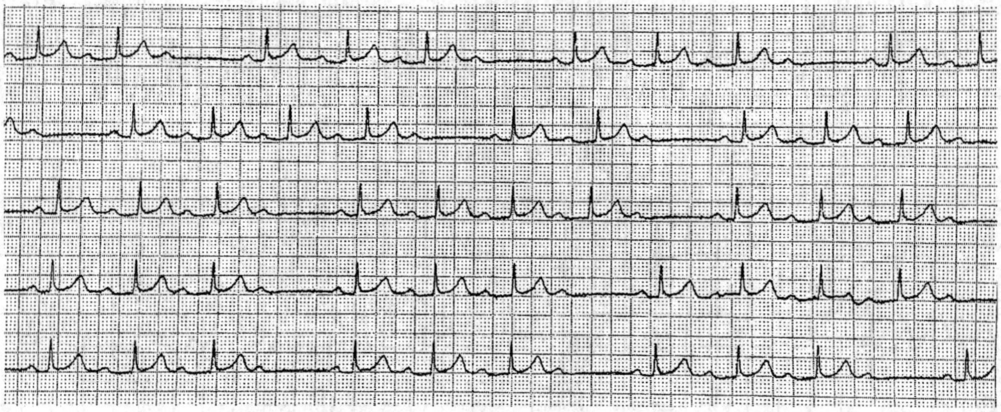

图 14-12　二度Ⅰ型房室传导阻滞

（3）三度房室传导阻滞　也称完全性房室传导阻滞。心房的激动不能通过房室结下传心室，呈完全性房室分离。窦房结的激动控制心房，心室的激动由阻滞部分以下的潜在起搏点发出，出现交界性逸搏（QRS 波形态正常，频率 40 ～ 60 次 / 分）或室性逸搏（QRS 波宽大畸形，频率 20 ～ 40 次 / 分），P 波与 QRS 波无关系，PR 间期不固定，PP 间距＞RR 间距，见图 14-13。因心室率过慢，易发生心源性脑缺血综合征（阿 - 斯综合征），需安装起搏器。

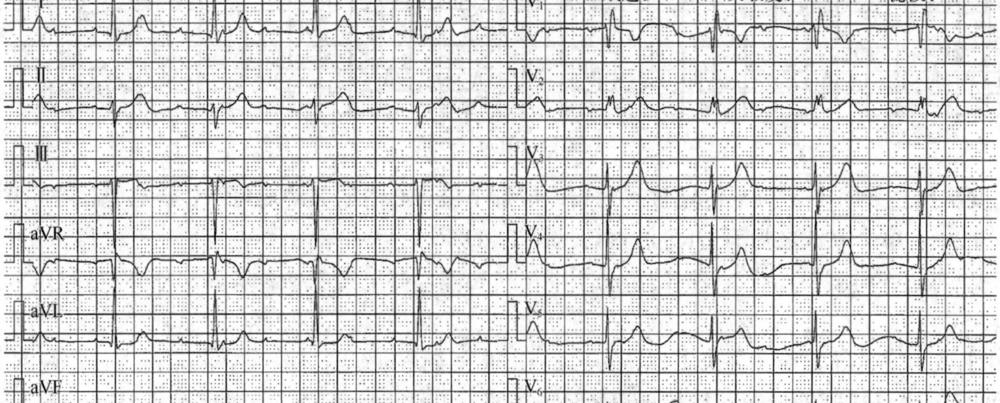

图 14-13　三度房室传导阻滞

五、心肌缺血与心肌梗死

1. 心肌缺血 由于冠状动脉粥样硬化致冠脉明显狭窄，冠状动脉供血不足引起心肌局部缺血，影响心室复极，在心电图上主要表现为ST段、T波的改变。

（1）心肌缺血的心电图类型

① 缺血型改变：见图14-14。正常情况下心外膜先复极，心内膜后复极，心肌缺血时，复极过程发生改变，出现T波改变。心内膜下缺血，心肌复极时间延长，出现T波高大直立、对称。心外膜下缺血，心肌复极顺序异常，由心内膜开始复极，出现与正常方向相反的T波向量，T波深倒置。

② 损伤型改变：心内膜下心肌损伤时，ST向量背离心外膜指向心内膜，出现主波向上的导联ST段下移；心外膜下心肌损伤时，ST向量指向心外膜，出现ST段上抬，呈弓背向上。

（2）临床意义 心绞痛发作间歇期多无明显心电图改变，发作时95%的患者出现特征性心电图改变。面向缺血区的导联出现ST段水平型或下垂型压低，伴有T波低平、双向或倒置。变异型心绞痛发作时出现ST段抬高。慢性冠状动脉供血不足表现为ST段下移，伴T波异常。

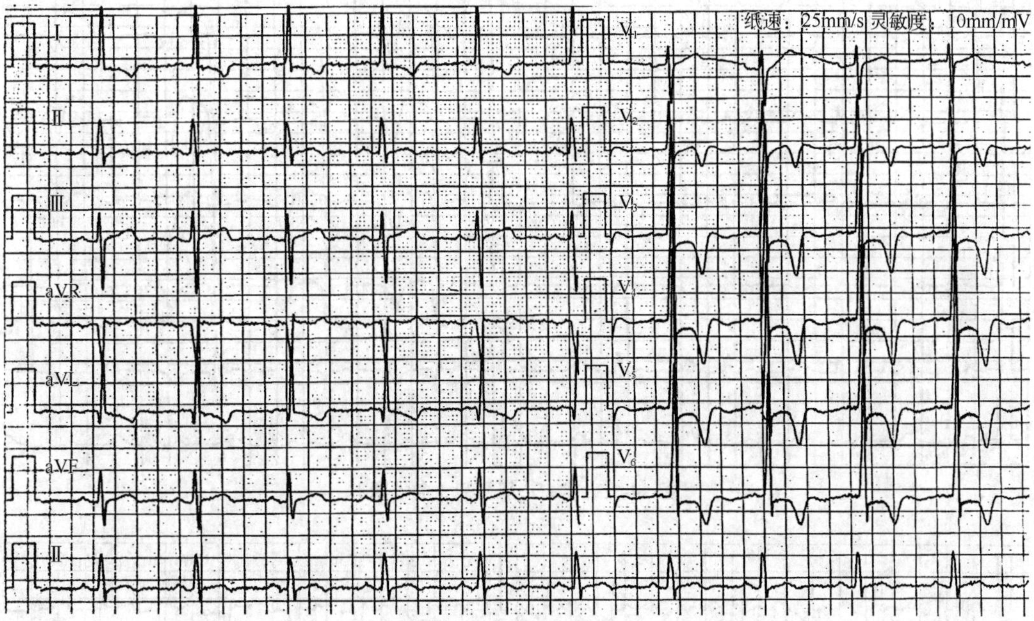

图14-14 急性心肌缺血

2. 心肌梗死 心肌梗死为冠心病严重的临床类型，由于冠状动脉供血急剧、持久减少或中断，导致相应供血区域心肌组织动态渐进性出现缺血、损伤、坏死。

（1）心电图基本改变

① 缺血型改变：以T波改变为主，首先出现于心内膜下，心肌复极延迟，出现T波高大直立；心肌复极顺序反常，T波倒置。

② 损伤型改变：ST段弓背上抬，对应导联ST段下移。

③ 坏死型改变：坏死心肌丧失电活动，不产生向量，心肌除极时，产生与坏死部位相背离的综合向量，出现病理性Q波。

（2）演变及分期 心肌梗死除了具有特征性图形改变外，它的图形演变也具有一定的特异性，因此随访观察心电图演变对诊断更有意义。发生急性心肌梗死时，如连续随访，可以见到早期、急性期、近期和陈旧期的典型演变过程。

（3）定位诊断 发生心肌梗死的部位与冠状动脉分支的供血区域相关。左冠状动脉的前降支病变最常见，因此前间壁心肌梗死最多见。根据梗死图形出现的导联，可以作出梗死部位的定位判断，见表14-2。前壁心肌梗死见图14-15，急性下壁心肌梗死见图14-16。

表 14-2　心肌梗死的心电图定位诊断

部位	特征性 ECG 改变导联	对应性改变导联
前间壁	V_1 ~ V_3	
局限前壁	V_3 ~ V_5	
前侧壁	V_5 ~ V_7、Ⅰ、Ⅱ、aVL	
广泛前壁	V_1 ~ V_6	
下壁	Ⅱ、Ⅲ、aVF	Ⅰ、aVL
下间壁	Ⅱ、Ⅲ、aVF	Ⅰ、aVL
下侧壁	Ⅱ、Ⅲ、aVF、V_5 ~ V_7	Ⅰ、aVL
高侧壁	Ⅰ、aVL、"高" V_4 ~ V_6	Ⅱ、Ⅲ、aVF
正后壁	V_7 ~ V_8	V_1 ~ V_3 导联 R 波增高
右心室	V_3R ~ V_7R	（多伴下壁梗死）

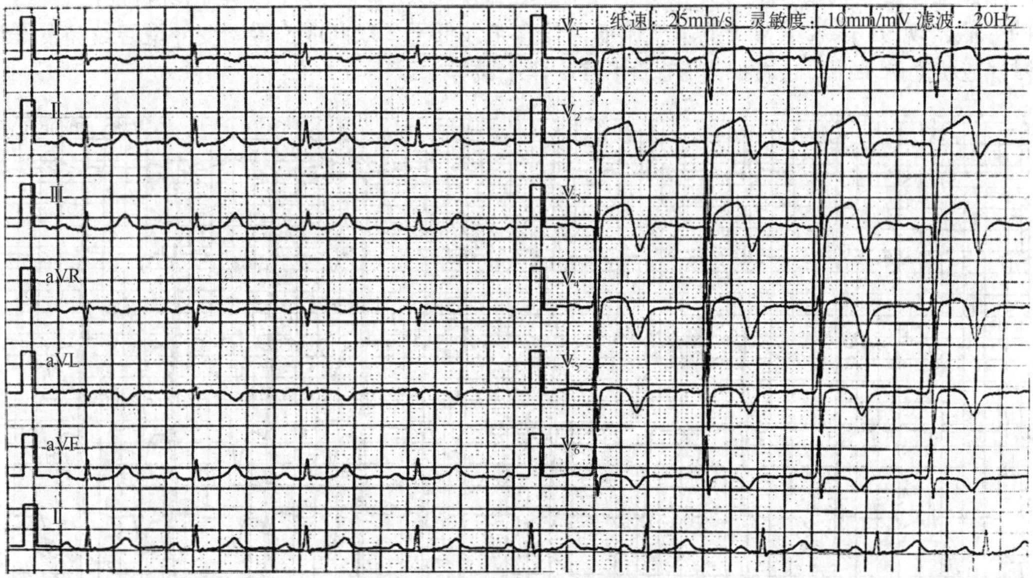

图 14-15　前壁心肌梗死（急性期）

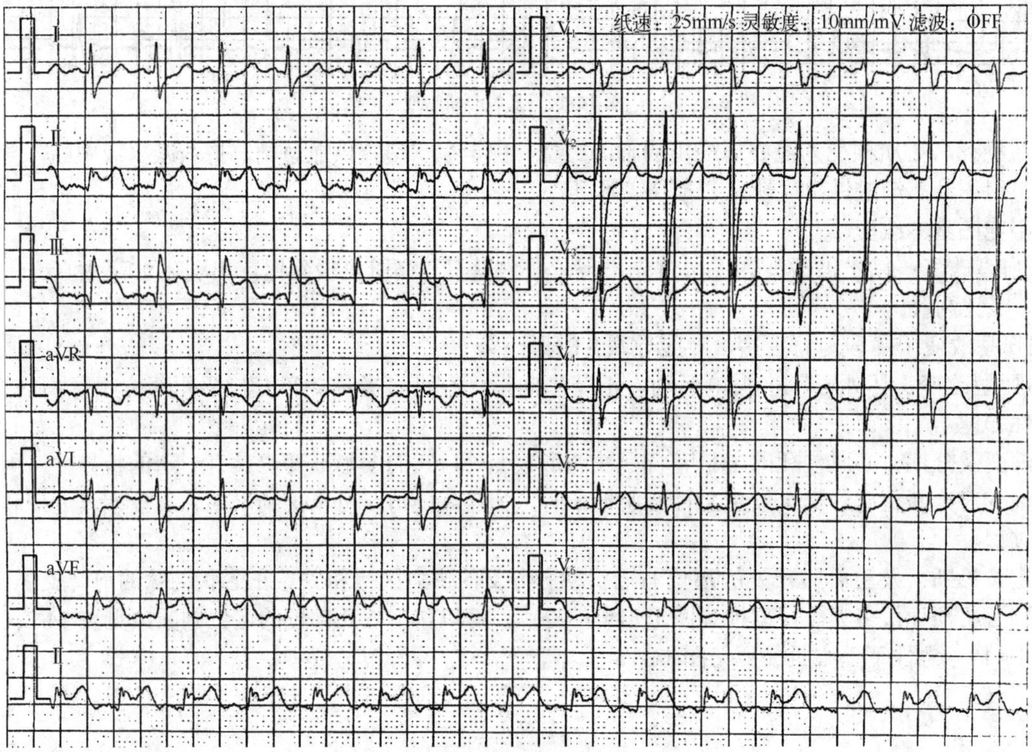

图 14-16　急性下壁心肌梗死（急性期）

下篇 基层知识技能

第十五章　基本卫生保健

第一节　概　述

健康是人类最基本的权利。1977年5月，第30届世界卫生大会通过的全球性卫生战略目标是“2000年人人享有卫生保健”。

1978年，世界卫生组织（WHO）和联合国儿童基金会（UNICEF）在哈萨克斯坦的阿拉木图召开了国际基本卫生保健会议，会议发表了《阿拉木图宣言》，重申：“健康不仅是没有疾病与身体虚弱，而是身心健康和社会幸福的完满状态，是基本人权。达到尽可能高的健康水平是世界范围的一项最重要的社会性目标。”“政府为其人民的健康负有责任。”

1998年5月，在日内瓦召开的第51届世界卫生大会上审议通过了WHO提出的“21世纪人人享有卫生保健”全球卫生战略。其总目标是：①使全体人民增加期望寿命并提高生活质量。②在国家之间和国家内部改进健康公平。③使全体人民利用可持续发展的卫生系统提供的服务。所采取的四项战略性行动是：①与贫困做斗争。②在所有环境中促进健康。③使部门卫生政策相一致。④将卫生列入可持续发展计划。《阿拉木图宣言》中提出，基本卫生保健（PHC）是实现“人人享有卫生保健”目标的途径和方法。“初级卫生保健”与“基本卫生保健”同义。

一、基本卫生保健的概念

1978年，阿拉木图会议对基本卫生保健的定义是：基本卫生保健是基本的保健工作，它的基础是经过实践的、有科学根据的和社会上能接受的方法和技术，这些方法和技术是通过社区的个人、家庭的充分参与而得到普及，其所需费用应使社区和国家根据自己的实力在每一发展阶段有能力负担得起。基本卫生保健是国家卫生体系不可分割的组成部分，是国家卫生体系中的核心，也是整个社会发展的组成部分。

基本卫生保健的简明定义就是指最基本的、人人都能得到的、体现社会平等权利的、人民群众和政府都能负担得起和全社会积极参与的卫生保健服务。

二、基本卫生保健的原则

1. 合理布局　人人接受卫生服务的机会均等。

2. 社区参与　社区主动参与有关本地区卫生保健的决策，政府各部门协调行动。

3. 预防为主　基本卫生保健的重点是预防和促进健康，以发现和消除各种致病因素为核心，各级医疗部门均应参与预防保健工作。

4. 适宜技术　卫生系统中使用的技术、方法和物资，应是能被接受的和适用的。

5. 综合利用　卫生服务仅仅是健康维护的一部分，它与营养、教育、饮水供应和住房等，同属于人类生活中最基本的需要。

三、基本卫生保健的内容

根据《阿拉木图宣言》初级卫生保健工作可包括四项基本任务与八项基本内容。

1. 基本任务

（1）健康促进　包括健康教育、环境保护、合理营养、饮用安全卫生水、改善卫生设施、开展体育锻炼、促进心理卫生、养成良好的生活方式等。

（2）预防保健　在研究社会人群健康和疾病的客观规律及它们和人群所处的内外环境、人类社会活动的相互关系的基础上，采取积极有效的措施，预防各种疾病的发生、发展和流行。

（3）合理治疗　及早发现疾病，及时提供医疗服务和有效药品，以避免疾病的发展与恶化，促进早日好转痊愈，防止带菌（虫）和向慢性发展。

（4）社区康复　对丧失了正常功能或功能上有缺陷者通过医学的、教育的、职业的和社会的综合措施，尽量恢复功能，使他们重新获得生活、学习和参加社会活动的能力。

2. 基本内容

（1）《阿拉木图宣言》提出的八项基本内容包括：①对当前主要卫生问题及其预防和控制方法的健康教育。②改善食品供应和合理营养。③供应足够的安全卫生用水和基本环境卫生设施。④妇幼保健和计划生育。⑤主要传染病和预防接种。⑥预防和控制地方病。⑦常见病和外伤的合理治疗。⑧提供基本药物。

（2）在 1981 年第 34 届世界卫生大会上，除上述 8 项内容外，又增加了“使用一切可能的方法，通过影响生活方式、控制自然和社会心理环境，来预防和控制非传染疾病，促进精神卫生”一项内容。

四、中国基本卫生保健实践与贡献

1978 年，在阿拉木图召开的国际初级卫生保健会议上，以“县乡村三级医疗体系、农村合作医疗制度、赤脚医生”为三大法宝的“中国模式”得到一致认可，被世界卫生组织（WHO）作为典范向发展中国家推荐。国际学者认为，初级卫生保健的许多要素起源于中国经验。

中国实践与发展中国初级（基本）卫生保健不断迭代升级：1978—2000 年属于人人享有初级卫生保健实施阶段，2000—2009 年进入全面落实农村基本卫生保健发展纲要阶段，2009 年以后则是城乡统筹推动建立基本医疗卫生制度的深化医改阶段。

作为 WHO 的发起国和主要成员国之一，中国于 1986 年明确对“人人享有卫生保健”目标的承诺。到 2000 年底，已有 95% 的农业县（市、区、旗）达到和基本达到了我国农村实现“2000 年人人享有卫生保健”的规划目标。

进入 21 世纪，中国政府坚持把基本卫生保健作为农村卫生工作的中心任务，把人人享有卫生保健作为卫生改革与发展的目标。2009年起，中国政府将加强城乡基层医疗卫生服务能力、促进基本公共卫生服务均等化、建立健全基本医疗保障制度以及建立基本药物制度等列入医改的重点任务。政府按照“保基本、强基层、建机制”的原则，通过促进基本公共卫生服务均等化，通过建立家庭医生签约服务模式与分级诊疗制度，促进以基层医疗卫生服务为基础、以人为本和注重质量一体化的服务体系建设。从而使中国基本卫生保健的内涵得以进一步发展和提升。

第二节　健康中国战略

一、我国卫生工作方针的沿革

1. 建国初期我国卫生工作执行方针是面向工农兵、预防为主、团结中西医、卫生工作与群众运动相结合。

2. 1991 年 4 月，第七届全国人民代表大会第四次会议通过的《中华人民共和国国民经济和社会发展十年规划和第八个五年计划纲要》，将卫生工作基本方针修改为：“贯彻预防为主，依靠科技进步，动员全社会参与，中西医并重，为人民健康服务。”

3. 1997 年 1 月，发布《中共中央、国务院关于卫生改革与发展的决定》，提出了新时期的卫生工作方针是：“以农村为重点，预防为主，中西医并重，依靠科技与教育，动员全社会参与，为人民健康服务，为社会主义现代化建设服务。”

4. 2016 年 8 月，党中央、国务院召开全国卫生与健康大会，同年 10 月发布了《“健康中国 2030”规划纲要》，明确新时代卫生与健康工作方针是：“以基层为重点，以改革创新为动力，预防为主，中西医并重，将健康融入所有政策，人民共建共享。”又称“38 字卫生方针”。

二、“健康中国 2030”规划纲要

推进健康中国建设是全面建成小康社会、基本实现社会主义现代化的重要基础，是全面提升中华民族健康素质、实现人民健康与经济社会协调发展的国家战略，是积极参与全球健康治理、履行 2030 年可持续发展议程国际承诺的重大举措。

党和国家高度重视人民健康，2016 年 8 月召开了全国卫生与健康大会。为推进健康中国建设，提高人民健康水平，中共中央、国务院制定了《“健康中国 2030”规划纲要》，是推进健康中国建设的宏伟蓝图和行动纲领。

（一）战略主题

“共建共享、全民健康”是建设健康中国的战略主题。核心是以人民健康为中心，坚持以基层为重点，以

改革创新为动力，预防为主，中西医并重，把健康融入所有政策，人民共建共享的卫生与健康工作方针。针对生活行为方式、生产生活环境以及医疗卫生服务等健康影响因素，坚持政府主导与调动社会、个人的积极性相结合，推动人人参与、人人尽力、人人享有，落实预防为主，推行健康生活方式，减少疾病发生，强化早诊断、早治疗、早康复，实现全民健康。

共建共享是建设健康中国的基本路径。从供给侧和需求侧两端发力，统筹社会、行业和个人三个层面，形成维护和促进健康的强大合力。要促进全社会广泛参与，强化跨部门协作，深化军民融合发展，调动社会力量的积极性和创造性，加强环境治理，保障食品药品安全，预防和减少伤害，有效控制影响健康的生态和社会环境危险因素，形成多层次、多元化的社会共治格局。要推动健康服务供给侧结构性改革，卫生计生、体育等行业要主动适应人民健康需求，深化体制机制改革，优化要素配置和服务供给，补齐发展短板，推动健康产业转型升级，满足人民群众不断增长的健康需求。要强化个人健康责任，提高全民健康素养，引导形成自主自律、符合自身特点的健康生活方式，有效控制影响健康的生活行为因素，形成热爱健康、追求健康、促进健康的社会氛围。

全民健康是建设健康中国的根本目的。立足全人群和全生命周期两个着力点，提供公平可及、系统连续的健康服务，实现更高水平的全民健康。要惠及全人群，不断完善制度、扩展服务、提高质量，使全体人民享有所需要的、有质量的、可负担的预防、治疗、康复、健康促进等健康服务，突出解决好妇女儿童、老年人、残疾人、低收入人群等重点人群的健康问题。要覆盖全生命周期，针对生命不同阶段的主要健康问题及主要影响因素，确定若干优先领域，强化干预，实现从胎儿到生命终点的全程健康服务和健康保障，全面维护人民健康。

（二）战略目标

1. 战略目标

（1）到 2020 年，建立覆盖城乡居民的中国特色基本医疗卫生制度，健康素养水平持续提高，健康服务体系完善高效，人人享有基本医疗卫生服务和基本体育健身服务，基本形成内涵丰富、结构合理的健康产业体系，主要健康指标居于中高收入国家前列。

（2）到 2030 年，促进全民健康的制度体系更加完善，健康领域发展更加协调，健康生活方式得到普及，健康服务质量和健康保障水平不断提高，健康产业繁荣发展，基本实现健康公平，主要健康指标进入高收入国家行列。

（3）到 2050 年，建成与社会主义现代化国家相适应的健康国家。

2. 具体目标 到 2030 年实现以下具体目标。

（1）人民健康水平持续提升，人民身体素质明显增强。2030 年人均预期寿命达到 79 岁，人均健康预期寿命显著提高。

（2）主要健康危险因素得到有效控制。全民健康素养大幅提高，健康生活方式得到全面普及，有利于健康的生产生活环境基本形成，食品药品安全得到有效保障，消除一批重大疾病危害。

（3）健康服务能力大幅提升。优质高效的整合型医疗卫生服务体系和完善的全民健身公共服务体系全面建立，健康保障体系进一步完善，健康科技创新整体实力位居世界前列，健康服务质量和水平明显提高。

（4）健康产业规模显著扩大。建立起体系完整、结构优化的健康产业体系，形成一批具有较强创新能力和国际竞争力的大型企业，成为国民经济支柱性产业。

（5）促进健康的制度体系更加完善。有利于健康的政策法律法规体系进一步健全，健康领域治理体系和治理能力基本实现现代化。

3. 健康中国建设主要指标 健康中国建设主要指标见表 15-1。

（三）优化健康服务的主要内容

1. 强化覆盖全民的公共卫生服务，包括防治重大疾病、完善计划生育服务管理和推进基本公共卫生服务均等化。

2. 提供优质高效的医疗服务，包括完善医疗卫生服务体系、创新医疗卫生服务供给模式和提升医疗服务水平和质量。

3. 充分发挥中医药独特优势，包括提高中医药服务能力、发展中医养生保健治未病服务和推进中医药继承创新。

4. 加强重点人群健康服务，包括提高妇幼健康水平、促进健康老龄化和维护残疾人健康。

表 15-1 健康中国建设主要指标

领域	指标	2015 年	2020 年	2030 年
健康水平	人均预期寿命 / 岁	76.34	77.3	79.0
	婴儿死亡率 /‰	8.1	7.5	5.0
	5 岁以下儿童死亡率 /‰	10.7	9.5	6.0
	孕产妇死亡率 /（1/10 万）	20.1	18.0	12.0
	城乡居民达到《国民体质测定标准》合格以上的人数比例 /%	89.6（2014 年）	90.6	92.2
健康生活	居民健康素养水平 /%	10	20	30
	经常参加体育锻炼人数 / 亿人	3.6（2014 年）	4.35	5.3
健康服务与保障	重大慢性病过早死亡率 /%	19.1（2013 年）	比 2015 年降低 10%	比 2015 年降低 30%
	每千常住人口执业（助理）医师数 / 人	2.2	2.5	3.0
	个人卫生支出占卫生总费用的比重 /%	29.3	28 左右	25 左右
健康环境	地级及以上城市空气质量优良天数比率 /%	76.7	>80	持续改善
	地表水质量达到或好于Ⅲ类水体比例 /%	66	>70	持续改善
健康产业	健康服务业总规模 / 万亿元	—	>8	16

三、健康中国行动

根据国务院印发的《关于实施健康中国行动的意见》，成立了健康中国行动推进委员会，发布《健康中国行动（2019—2030 年）》和《健康中国行动组织实施和考核方案》等文件，全面推进健康中国行动。

（一）总体目标

1. 到 2022 年，覆盖经济社会各相关领域的健康促进政策体系基本建立，全民健康素养水平稳步提高，健康生活方式加快推广，重大慢性病发病率上升趋势得到遏制，重点传染病、严重精神障碍、地方病、职业病得到有效防控，致残和死亡风险逐步降低，重点人群健康状况显著改善。

2. 到 2030 年，全民健康素养水平大幅提升，健康生活方式基本普及，居民主要健康影响因素得到有效控制，因重大慢性病导致的过早死亡率明显降低，人均健康预期寿命得到较大提高，居民主要健康指标水平进入高收入国家行列，健康公平基本实现，实现《“健康中国 2030”规划纲要》有关目标。

（二）主要任务

1. 全方位干预健康影响因素

（1）实施健康知识普及行动　维护健康需要掌握健康知识。面向家庭和个人普及预防疾病、早期发现、紧急救援、及时就医、合理用药等维护健康的知识与技能。到 2022 年和 2030 年，全国居民健康素养水平分别不低于 22% 和 30%。

（2）实施合理膳食行动　合理膳食是健康的基础。针对一般人群、特定人群和家庭，聚焦食堂、餐厅等场所，加强营养和膳食指导。鼓励全社会参与减盐、减油、减糖。到 2022 年和 2030 年，成人肥胖增长率持续减缓，5 岁以下儿童生长迟缓率分别低于 7% 和 5%。

（3）实施全民健身行动　生命在于运动，运动需要科学。为不同人群提供针对性的运动健身方案或运动指导服务。努力打造百姓身边健身组织和“15 分钟健身圈”。推动形成体医结合的疾病管理和健康服务模式。到 2022 年和 2030 年，城乡居民达到《国民体质测定标准》合格以上的人数比例分别不少于 90.86% 和 92.17%，经常参加体育锻炼人数比例达到 37% 及以上和 40% 及以上。

（4）实施控烟行动　吸烟严重危害人民健康。推动个人和家庭充分了解吸烟和二手烟暴露的严重危害。到 2022 年和 2030 年，全面无烟法规保护的人口比例分别达到 30% 及以上和 80% 及以上。

（5）实施心理健康促进行动　心理健康是健康的重要组成部分。通过心理健康教育、咨询、治疗、危机干预等方式，引导公众科学缓解压力，正确认识和应对常见精神障碍及心理行为问题。到 2022 年和 2030 年，居民心理健康素养水平提升到 20% 和 30%，心理相关疾病发生的上升趋势减缓。

（6）实施健康环境促进行动　良好的环境是健康的保障。向公众、家庭、单位（企业）普及环境与健康相关的防护和应对知识。到 2022 年和 2030 年，居民饮用水水质达标情况明显改善，并持续改善。

2. 维护全生命周期健康

（1）实施妇幼健康促进行动　孕产期和婴幼儿时期是生命的起点。针对婚前、孕前、孕期、儿童等阶段特点，积极引导家庭科学孕育和养育健康新生命，健全出生缺陷防治体系。到 2022 年和 2030 年，婴儿死亡率分别控制在 7.5‰ 及以下和 5‰及以下。孕产妇死亡率分别下降到 18/10 万及以下和 12/10 万及以下。

（2）实施中小学健康促进行动　中小学生处于成长发育的关键阶段。动员家庭、学校和社会共同维护中小学生身心健康。引导学生从小养成健康生活习惯，锻炼健康体魄，预防近视、肥胖等疾病。到 2022 年和 2030 年，国家学生体质健康标准达标优良率分别达到 50% 及以上和 60% 及以上，全国儿童青少年总体近视率力争每年降低 0.5 个百分点以上，新发近视率明显下降。

（3）实施职业健康保护行动　劳动者依法享有职业健康保护的权利。针对不同职业人群，倡导健康工作方式，落实用人单位主体责任和政府监管责任，预防和控制职业病危害。到 2022 年和 2030 年，接尘工龄不足 5 年的劳动者新发尘肺病报告例数占年度报告总例数的比例实现明显下降，并持续下降。

（4）实施老年健康促进行动　老年人健康快乐是社会文明进步的重要标志。面向老年人普及膳食营养、体育锻炼、定期体检、健康管理、心理健康以及合理用药等知识。健全老年健康服务体系，完善居家和社区养老政策，推进医养结合，探索长期护理保险制度，打造老年宜居环境，实现健康老龄化。到 2022 年和 2030 年，65 至 74 岁老年人失能发生率有所下降，65 岁及以上人群老年期痴呆患病率增速下降。

3. 防控重大疾病

（1）实施心脑血管疾病防治行动　心脑血管疾病是我国居民第一位死亡原因。引导居民学习掌握心肺复苏等自救互救知识技能。对高危人群和患者开展生活方式指导。全面落实 35 岁以上人群首诊测血压制度，加强高血压、高血糖、血脂异常的规范管理。提高院前急救、静脉溶栓、动脉取栓等应急处置能力。到 2022 年和 2030 年，心脑血管疾病死亡率分别下降到 209.7/10 万及以下和 190.7/10 万及以下。

（2）实施癌症防治行动　癌症严重影响人民健康。倡导积极预防癌症，推进早筛查、早诊断、早治疗，降低癌症发病率和死亡率，提高患者生存质量。有序扩大癌症筛查范围。推广应用常见癌症诊疗规范。到 2022 年和 2030 年，总体癌症 5 年生存率分别不低于 43.3% 和 46.6%。

（3）实施慢性呼吸系统疾病防治行动　慢性呼吸系统疾病严重影响患者生活质量。引导重点人群早期发现疾病，控制危险因素，预防疾病发生发展。探索高危人群首诊测量肺功能、40 岁及以上人群体检检测肺功能。加强慢性阻塞性肺疾病患者健康管理，提高基层医疗卫生机构肺功能检查能力。到 2022 年和 2030 年，70 岁及以下人群慢性呼吸系统疾病死亡率下降到 9/10 万及以下和 8.1/10 万及以下。

（4）实施糖尿病防治行动　我国是糖尿病患病率增长最快的国家之一。提示居民关注血糖水平，引导糖尿病前期人群科学降低发病风险，指导糖尿病患者加强健康管理，延迟或预防糖尿病的发生发展。加强对糖尿病患者和高危人群的健康管理，促进基层糖尿病及并发症筛查标准化和诊疗规范化。到 2022 年和 2030 年，糖尿病患者规范管理率分别达到 60% 及以上和 70% 及以上。

（5）实施传染病及地方病防控行动　传染病和地方病是重大公共卫生问题。引导居民提高自我防范意识，讲究个人卫生，预防疾病。倡导高危人群在流感流行季节前接种流感疫苗。努力控制和降低传染病流行水平。控制和消除重点地方病。到 2022 年和 2030 年，以乡（镇、街道）为单位，适龄儿童免疫规划疫苗接种率保持在 90% 以上。

第三节　基本公共卫生服务

国家基本公共卫生服务项目的实施，是促进基本公共卫生服务逐步均等化的重要内容，是我国公共卫生制度建设的重要组成部分，是我国政府针对当前城乡居民存在的主要健康问题，以儿童、孕产妇、老年人、慢性疾病患者为重点人群，面向全体居民免费提供的最基本的公共卫生服务。开展服务项目所需资金主要由政府承担，城乡居民可直接受益。

为进一步规范国家基本公共卫生服务项目管理，国家卫生计生委在 2017 年发布了《国家基本公共卫生服务规范（第三版）》(以下简称《规范》)。《规范》包括 12 项内容，即：居民健康档案管理、健康教育、预防接种、0 ～ 6 岁儿童健康管理、孕产妇健康管理、老年人健康管理、慢性病患者健康管理（包括高血压患者健康管理和 2 型糖尿病患者健康管理）、严重精神障碍患者管理、肺结核患者健康管理、中医药健康管理、传染病及突发公共卫生事件报告和处理、卫生计生监督协管。

一、预防接种服务规范

（一）服务对象

服务对象为辖区内 0 ～ 6 岁儿童和其他重点人群。

（二）服务内容

服务内容主要包括：①预防接种管理。②预防接种前、接种时和接种后工作。③疑似预防接种异常反应处理。

二、0 ～ 6 岁儿童健康管理服务规范

（一）服务对象

服务对象为辖区内常住的 0 ～ 6 岁儿童。

（二）服务内容

1. 新生儿家庭访视 新生儿出院后 1 周内，医务人员到新生儿家中进行。

2. 新生儿满月健康管理 新生儿出生后 28 ～ 30 天，结合接种乙肝疫苗第二针，在乡镇卫生院、社区卫生服务中心进行随访。

3. 婴幼儿健康管理 婴幼儿的定期随访时间分别在 3、6、8、12、18、24、30、36 月龄时进行，共 8 次。服务内容包括：①询问婴幼儿喂养、患病等情况，进行体格检查，做生长发育和心理行为发育评估，进行科学喂养（合理膳食）、生长发育、疾病预防、预防伤害、口腔保健等健康指导。②在婴幼儿 6 ～ 8、18、30 月龄时分别进行 1 次血常规（或血红蛋白）检测。③在 6、12、24、36 月龄时使用行为测听法分别进行 1 次听力筛查。④结合评估及监测结果进行预防接种。

4. 学龄前儿童健康管理 为 4 ～ 6 岁儿童每年提供一次健康管理服务。服务内容包括：①询问上次随访到本次随访之间的膳食、患病等情况。②进行体格检查和心理行为发育评估。③血常规（或血红蛋白）检测和视力筛查，进行合理膳食、生长发育、疾病预防、预防伤害、口腔保健等健康指导。④结合评估及监测结果进行预防接种。

5. 健康问题处理 对健康管理中发现的有营养不良、贫血、单纯性肥胖等情况的儿童应当分析其原因，给出指导或转诊的建议。对心理行为发育偏异、口腔发育异常（唇腭裂、诞生牙）、龋齿、视力低常或听力异常儿童等情况应及时转诊并追踪随访转诊后结果。

三、孕产妇健康管理服务规范

（一）服务对象

服务对象为辖区内常住的孕产妇。

（二）服务内容

1. 孕早期健康管理 孕 13 周前为孕妇建立《母子健康手册》，并进行第 1 次产前检查。内容包括：①孕妇健康状况评估。②开展健康教育和指导，告知和督促进行产前筛查和产前诊断。③填写第 1 次产前检查服务记录表。

2. 孕中期健康管理 进行孕中期（孕 16 ～ 20 周、21 ～ 24 周各 1 次）健康教育和指导。内容包括：①孕妇健康状况评估。②开展健康教育和指导，告知和督促进行产前筛查和产前诊断。③对发现有异常的孕妇，要及时转至上级医疗卫生机构。

3. 孕晚期健康管理 进行孕晚期（孕 28 ～ 36 周、37 ～ 40 周各 1 次）健康教育和指导。内容包括：①孕妇健康教育和指导。②开展孕产妇自我监护方法、促进自然分娩、母乳喂养以及孕期并发症防治指导。③高危孕妇应酌情增加随访次数，随访中若发现有高危情况，建议其及时转诊。

4. 产后访视 乡镇卫生院、村卫生室和社区卫生服务中心（站）在收到分娩医院转来的产妇分娩信息后应于产妇出院后 1 周内到产妇家中进行产后访视，进行产褥期健康管理，加强母乳喂养和新生儿护理指导，同时进行新生儿访视。

5. 产后 42 天健康检查 乡镇卫生院、社区卫生服务中心为正常产妇做产后健康检查，异常产妇到原分娩医疗卫生机构检查。对产妇应进行心理保健、性保健与避孕、预防生殖道感染、纯母乳喂养 6 个月、产妇和婴幼儿营养等方面的指导。

四、老年人健康管理服务规范

（一）服务对象

服务对象为辖区内 65 岁及以上常住居民。

（二）服务内容

每年为老年人提供 1 次健康管理服务，包括生活方式和健康状况评估、体格检查、辅助检查和健康指导。

1. 生活方式和健康状况评估 通过问诊及老年人健康状态自评了解其基本健康状况、体育锻炼、饮食、吸烟、饮酒、慢性疾病常见症状、既往所患疾病、治疗及目前用药和生活自理能力等情况。

2. 体格检查 包括体温、脉搏、呼吸、血压、身高、体重、腰围、皮肤、浅表淋巴结、肺部、心脏、腹部等常规体格检查，并对口腔、视力、听力和运动功能等进行粗测判断。

3. 辅助检查 包括血常规、尿常规、肝功能（血清谷草转氨酶、血清谷丙转氨酶和总胆红素）、肾功能（血清肌酐和血尿素）、空腹血糖、血脂（总胆固醇、甘油三酯、低密度脂蛋白胆固醇、高密度脂蛋白胆固醇）、心电图和腹部 B 超（肝胆胰脾）检查。

4. 健康指导 告知评价结果并进行相应健康指导。

（1）对发现已确诊的原发性高血压和 2 型糖尿病等患者同时开展相应的慢性病患者健康管理。

（2）对患有其他疾病的（非高血压或糖尿病），应及时治疗或转诊。

（3）对发现有异常的老年人建议定期复查或向上级医疗机构转诊。

（4）进行健康生活方式以及疫苗接种、骨质疏松预防、防跌倒措施、意外伤害预防和自救、认知和情感等健康指导。

（5）告知或预约下一次健康管理服务的时间。

五、高血压患者健康管理服务规范

（一）服务对象

服务对象为辖区内 35 岁及以上常住居民中原发性高血压患者。

（二）服务内容

1. 筛查

（1）对辖区内 35 岁及以上常住居民，每年为其免费测量一次血压（非同日 3 次测量）。

（2）对第一次发现收缩压≥ 140mmHg 和（或）舒张压≥ 90mmHg 的居民在去除可能引起血压升高的因素后预约其复查，非同日 3 次测量血压均高于正常，可初步诊断为高血压。建议转诊到有条件的上级医院确诊并取得治疗方案，2 周内随访转诊结果，对已确诊的原发性高血压患者纳入高血压患者健康管理。对可疑继发性高血压患者，及时转诊。

2. 随访评估

（1）对原发性高血压患者，每年要提供至少 4 次面对面的随访。

（2）测量血压并评估是否存在危急情况。如出现收缩压≥ 180mmHg 和（或）舒张压≥ 110mmHg，意识改变、剧烈头痛或头晕、恶心呕吐、视物模糊、眼痛、心悸、胸闷、喘憋不能平卧及处于妊娠期或哺乳期同时血压高于正常等危急情况之一，或存在不能处理的其他疾病时，须在处理后紧急转诊。对于紧急转诊者，乡镇卫生院、村卫生室、社区卫生服务中心（站）应在 2 周内主动随访转诊情况。

（3）若不需紧急转诊，询问上次随访到此次随访期间的症状。测量体重、心率，计算体重指数（BMI）。

（三）分类干预

（1）对血压控制满意（一般高血压患者血压降至 140/90mmHg 以下；≥ 65 岁老年高血压患者的血压降至 150/90mmHg 以下，如果能耐受，可进一步降至 140/90mmHg 以下；一般糖尿病或慢性肾脏病患者的血压目标可以在 140/90mmHg 基础上再适当降低）、无药物不良反应、无新发并发症或原有并发症无加重的患者，预约下一次随访时间。

（2）对第一次出现血压控制不满意，或出现药物不良反应的患者，结合其服药依从性，必要时增加现用药物剂量、更换或增加不同类的降压药物，2 周内随访。

（3）对连续两次出现血压控制不满意或药物不良反应难以控制以及出现新的并发症或原有并发症加重的患

者，建议其转诊到上级医院，2 周内主动随访转诊情况。

(4) 对所有患者进行有针对性的健康教育，与患者一起制订生活方式改进目标并在下一次随访时评估进展。告诉患者出现哪些异常时应立即就诊。

(四) 健康体检

对原发性高血压患者，每年进行 1 次较全面的健康检查，可与随访相结合。内容包括常规体格检查，并对口腔、视力、听力和运动功能等进行判断。

高血压患者的健康管理由医生负责，应与门诊服务相结合，对未能按照管理要求接受随访的患者，乡镇卫生院、村卫生室、社区卫生服务中心（站）医务人员应主动与患者联系，保证管理的连续性。随访包括预约患者到门诊就诊、电话追踪和家庭访视等方式。

六、2 型糖尿病患者健康管理服务规范

(一) 服务对象

服务对象为辖区内 35 岁及以上常住居民中 2 型糖尿病患者。

(二) 服务内容

1. 筛查 对工作中发现的 2 型糖尿病高危人群进行有针对性的健康教育，建议其每年至少测量 1 次空腹血糖，并接受医务人员的健康指导。

2. 随访评估

(1) 对确诊的 2 型糖尿病患者，每年提供 4 次免费空腹血糖检测，至少进行 4 次面对面随访。

(2) 测量空腹血糖和血压，并评估是否存在危急情况。如出现血糖≥ 16.7mmol/L 或血糖≤ 3.9mmol/L；收缩压≥ 180mmHg 和（或）舒张压≥ 110mmHg；意识或行为改变、呼气有烂苹果样丙酮味、持续性心动过速（心率超过 100 次 / 分）；体温超过 39℃或有其他的突发异常情况，如视力骤降、妊娠期及哺乳期血糖高于正常值等危险情况之一，或存在不能处理的其他疾病时，须在处理后紧急转诊，并在 2 周内主动随访转诊情况。

(3) 若不需紧急转诊，询问患者疾病情况和生活方式，询问上次随访到此次随访期间的症状。

(4) 测量体重，计算体重指数（BMI），检查足背动脉搏动。

(三) 分类干预

1. 对血糖控制满意（空腹血糖值＜ 7.0mmol/L），无药物不良反应、无新发并发症或原有并发症无加重的患者，预约下一次随访。

2. 对第一次出现空腹血糖控制不满意（空腹血糖值≥ 7.0mmol/L）或药物不良反应的患者，结合其服药依从情况进行指导，必要时增加现有药物剂量、更换或增加不同类的降糖药物，2 周时随访。

3. 对连续两次出现空腹血糖控制不满意或药物不良反应难以控制以及出现新的并发症或原有并发症加重的患者，建议其转诊到上级医院，2 周内主动随访转诊情况。

4. 对所有的患者进行针对性的健康教育，与患者一起制订生活方式改进目标并在下一次随访时评估进展。告诉患者出现哪些异常时应立即就诊。

七、严重精神障碍患者管理服务规范

(一) 服务对象

服务对象为辖区内常住居民中诊断明确、在家居住的严重精神障碍患者。主要包括精神分裂症、分裂情感性障碍、偏执性精神病、双相情感障碍、癫痫所致精神障碍、精神发育迟滞伴发精神障碍。

(二) 服务内容

1. 患者信息管理 在将严重精神障碍患者纳入管理时，需由家属提供或直接转自原承担治疗任务的专业医疗卫生机构的疾病诊疗相关信息，同时为患者进行一次全面评估，为其建立居民健康档案，并按照要求填写严重精神障碍患者个人信息补充表。

2. 随访评估 对应管理的严重精神障碍患者每年至少随访 4 次，每次随访应对患者进行危险性评估；检查患者的精神状况，包括感觉、知觉、思维、情感和意志行为、自知力等；询问和评估患者的躯体疾病、社会功能情况、用药情况及各项实验室检查结果等。其中，危险性评估分为 6 级。

0 级：无符合以下 1 ～ 5 级中的任何行为。

1 级：口头威胁，喊叫，但没有打砸行为。

2 级：打砸行为，局限在家里，针对财物，能被劝说制止。

3 级：明显打砸行为，不分场合，针对财物，不能接受劝说而停止。

4 级：持续的打砸行为，不分场合，针对财物或人，不能接受劝说而停止（包括自伤、自杀）。

5 级：持械针对人的任何暴力行为，或者纵火、爆炸等行为，无论在家里还是公共场合。

（三）分类干预

根据患者的危险性评估分级、社会功能状况、精神症状评估、自知力判断，以及患者是否存在药物不良反应或躯体疾病情况对患者进行分类干预。

1. 病情不稳定患者，若危险性为 3 ～ 5 级或精神症状明显、自知力缺乏、有严重药物不良反应或严重躯体疾病，对症处理后立即转诊到上级医院。必要时报告当地公安部门，2 周内了解其治疗情况。对于未能住院或转诊的患者，联系精神专科医师进行相应处置，并在居委会人员、民警的共同协助下，2 周内随访。

2. 病情基本稳定患者，若危险性为 1 ～ 2 级，或精神症状、自知力、社会功能状况至少有一方面较差，首先应判断是病情波动或药物疗效不佳，还是伴有药物不良反应或躯体症状恶化，分别采取在规定剂量范围内调整现用药物剂量和查找原因对症治疗的措施，2 周时随访，若处理后病情趋于稳定者，可维持目前治疗方案，3 个月时随访；未达到稳定者，应请精神专科医师进行技术指导，1 个月时随访。

3. 病情稳定患者，若危险性为 0 级，且精神症状基本消失，自知力基本恢复，社会功能处于一般或良好，无严重药物不良反应，躯体疾病稳定，无其他异常，继续执行上级医院制定的治疗方案，3 个月时随访。

4. 每次随访根据患者病情的控制情况，对患者及其家属进行有针对性的健康教育和生活技能训练等方面的康复指导，对家属提供心理支持和帮助。

（四）健康体检

在患者病情许可的情况下，征得监护人和（或）患者本人同意后，每年进行 1 次健康检查，可与随访相结合。内容包括一般体格检查、血压、体重、血常规（含白细胞分类）、转氨酶、血糖、心电图。

八、肺结核患者健康管理服务规范

（一）服务对象

服务对象为辖区内确诊的常住肺结核患者。

（二）服务内容

1. 筛查及推介转诊　对辖区内前来就诊的居民或患者，如发现有慢性咳嗽、咳痰≥ 2 周，咯血、血痰，或发热、盗汗、胸痛或不明原因消瘦等肺结核可疑症状者，在鉴别诊断的基础上，填写“双向转诊单”。推荐其到结核病定点医疗机构进行结核病检查。1 周内进行电话随访，了解是否前去就诊，督促其及时就医。

2. 第一次入户随访　乡镇卫生院、村卫生室、社区卫生服务中心（站）接到上级专业机构管理肺结核患者的通知单后，要在 72 小时内访视患者，具体内容如下。

（1）确定督导人员。督导人员优先为医务人员，也可为患者家属。若选择家属，则必须对家属进行培训。同时与患者确定服药地点和服药时间。按照化疗方案，告知督导人员患者的“肺结核患者治疗记录卡”或“耐多药肺结核患者服药卡”的填写方法、取药的时间和地点，提醒患者按时取药和复诊。

（2）对患者的居住环境进行评估，告诉患者及家属做好防护工作，防止传染。

（3）对患者及家属进行结核病防治知识宣传教育。

（4）告诉患者出现病情加重、严重不良反应、并发症等异常情况时，要及时就诊。

若 72 小时内 2 次访视均未见到患者，则将访视结果向上级专业机构报告。

3. 督导服药和随访管理

（1）督导服药　服药日在直接面视下督导患者服药。

（2）随访评估　①对于由医务人员督导的患者，医务人员至少每月记录 1 次对患者的随访评估结果；评估是否存在危急情况，如有则紧急转诊，2 周内主动随访转诊情况。②对无须紧急转诊的，了解患者服药情况（包括服药是否规律，是否有不良反应），询问上次随访至此次随访期间的症状。询问其他疾病状况、用药史和生活方式。

（3）分类干预 ①对于能够按时服药，无不良反应的患者，则继续督导服药，并预约下一次随访时间。②患者未按定点医疗机构的医嘱服药，要查明原因。若是不良反应引起的，则转诊；若其他原因，则要对患者强化健康教育。若患者漏服药次数超过 1 周及以上，要及时向上级专业机构进行报告。③对出现药物不良反应、并发症的患者，要立即转诊，2 周内随访。④提醒并督促患者按时到定点医疗机构进行复诊。

4. 结案评估 当患者停止抗结核治疗后，要对其进行结案评估，同时将患者转诊至结核病定点医疗机构进行治疗转归评估，2 周内进行电话随访，了解是否前去就诊及确诊结果。

九、老年人中医药健康管理服务规范

（一）服务对象

服务对象为辖区内 65 岁及以上常住居民。

（二）服务内容

每年为 65 岁及以上老年人提供 1 次中医药健康管理服务，内容包括中医体质辨识和中医药保健指导。内容包括：①中医体质辨识，根据体质判定标准进行体质辨识，并将辨识结果告知服务对象。②中医药保健指导，根据不同体质从情志调摄、饮食调养、起居调摄、运动保健、穴位保健等方面进行相应的中医药保健指导。

十、0 ~ 36 个月儿童中医药健康管理服务规范

（一）服务对象

服务对象为辖区内 0 ～ 36 个月的常住儿童。

（二）服务内容

在儿童 6、12、18、24、30、36 月龄时，对儿童家长进行儿童中医药健康指导，具体内容包括：①向家长提供儿童中医饮食调养、起居活动指导。②在儿童 6、12 月龄给家长传授摩腹和捏脊方法；在 18、24 月龄传授按揉迎香、足三里的方法；在 30、36 月龄传授按揉四神聪的方法。

十一、传染病及突发公共卫生事件报告和处理服务规范

（一）服务对象

服务对象为辖区内常住人口。

（二）服务内容

1. 传染病疫情和突发公共卫生事件风险管理。
2. 传染病和突发公共卫生事件的发现、登记。
3. 传染病和突发公共卫生事件相关信息报告。
4. 传染病和突发公共卫生事件的处理。
5. 协助上级专业防治机构做好结核病和艾滋病患者的宣传、指导服务以及非住院患者的治疗管理工作，相关技术要求参照有关规定。

十二、卫生计生监督协管服务规范

（一）服务对象

服务对象为辖区内居民。

（二）服务内容

1. 食源性疾病及相关信息报告。发现或怀疑有食源性疾病、食品污染等对人体健康造成危害或可能造成危害的线索和事件，及时报告。
2. 饮用水卫生安全巡查。
3. 学校卫生服务。
4. 非法行医和非法采供血信息报告。
5. 计划生育相关信息报告。协助卫生计生监督执法机构定期对辖区内计划生育机构计划生育工作进行巡查，协助对辖区内与计划生育相关的活动开展巡访，发现相关信息及时报告。

第十六章　社区用药

第一节　合理使用药物

药物是双刃剑，合理使用药物是疾病治疗中的重要问题，世界卫生组织（WHO）关于合理用药的定义为："患者得到适合于他们的临床需要和符合他们个体需要的药品以及正确的用药方法（给药途径、剂量、给药间隔时间和疗程）；这些药物必须质量可靠、可获得，而且可负担得起（对患者和社会的费用最低）。"

全科医学的用药特点是使用"基本药物"。"基本药物"是指能够满足基本医疗卫生需求、剂型适宜、供应充足、基层配备、公平可及的药物，其特征是安全、有效、必需和价廉。因为涉及药品种类繁多，全科用药的主要原则是"合理用药"。具体做法是在评估影响药物作用因素的基础上，了解药物特性，并结合具体病情，合理地选药、用药、避免不良反应。

一、药物的基本作用

（一）药物作用的性质

药物作用是指药物与机体组织间的原发（初始）作用。药物效应是指药物原发作用所引起机体器官原有功能的改变。两者相互通用。药物对机体的作用只能是引起机体器官原有功能的改变，而不可能产生新的功能。引起机体生理、生化功能加强的药物作用称为兴奋，引起功能活动减弱的药物作用称为抑制。

（二）药物作用的两重性

药物的选择性是相对的，多数情况下治疗作用与不良反应会同时发生，这是药物作用两重性的表现。

1. 治疗作用　药物治疗作用是指药物引起的，能达到防治效果的作用，有利于改变患者的生理、生化功能或病理过程，促使机体恢复正常。包括对因治疗、对症治疗、补充治疗。

2. 不良反应　药物不良反应是指合格药品在正常用法用量下出现的与用药目的无关或意外的有害反应。与治疗目的无关，对患者不利的作用，能危害患者，造成残疾甚至死亡。包括副作用、毒性反应、变态反应、继发反应、后遗效应、撤药反应、特异质反应、致畸作用。

（三）药物的构效关系与量效关系

1. 构效关系　药物作用的特异性取决于药物小分子与生物大分子之间生化反应的专一性，而反应的专一性又取决于药物的化学结构。

2. 量效关系　在一定剂量范围内，药物剂量的大小与血药浓度的高低成正比，亦与药效的强弱有关，即血药浓度高低与药效的强弱有关，这种剂量与效应的关系称为量效关系，可用量效曲线表示。能引起药理效应的最小剂量称为最小有效剂量或阈剂量，出现中毒症状的最小剂量称为最小中毒量。出现疗效的最大剂量称为极量。

（四）药物的体内过程

药物在体内的吸收、分布、代谢及排泄过程的动态变化，也称药物的体内过程。药物在体内的吸收、分布及排泄过程称药物转运；代谢变化过程称生物转化；药物的代谢和排泄合称消除。

（五）影响药物效应的因素

1. 药物方面的因素　药物的生物学特性、药物的理化性质、剂型、给药途径、药物之间的相互作用等因素，均会影响药物治疗的有效性。

2. 机体方面的因素　患者年龄、性别、病理状态、体重、精神因素、时间因素等，对药物治疗效果均可产生重要影响。

3. 药物治疗的依从性。

二、药物治疗的一般原则

药物治疗的一般原则包括有效性、安全性、经济性和规范性四大要素。药物治疗的有效性是选择药物的首要标准，安全性是药物治疗的前提，经济性是考虑治疗的总成本，规范性是按照指南规范选择适当的药物、剂量、剂型、给药方案、疗程和治疗目标。

药物治疗方案要体现合理用药，合理用药既可充分发挥药物疗效，又可避免或减少不良反应的发生。制订合理的药物治疗方案可以让患者获得适度、有效、经济、规范的药物治疗。

三、特殊人群合理用药原则

（一）妊娠期用药

妊娠期是个特殊的时期，妊娠期用药在孕妇体内发生的药代动力学和药效学变化会与非妊娠期存在明显差异，可能对孕妇产生不良影响，部分药物通过胎盘屏障会对胚胎、胎儿甚至新生儿产生不良影响。因此妊娠期要合理用药，以免对母亲和胎儿产生不良影响。

1. 妊娠期药动学特点 因妊娠期母体各个系统的适应性变化以及胎儿胎盘的参与，改变了母体药物的体内过程和作用，其药动学特征明显有别于非妊娠期，其中对药动学影响较大的是血浆蛋白浓度、胃肠运动、肾小球滤过方面的改变。

2. 药物通过胎盘的影响因素 母体内的药物需要通过胎盘才能到达胎儿，胎儿体内的药物或代谢物须经过胎盘到母体而排出。母体和胎儿体内的药物通过胎盘转运进入对方体内的过程，称为胎盘药物转运。

（1）胎盘因素 胎盘的发育和成熟程度、胎盘的血流量、母体患病对胎盘屏障的影响、胎盘的药物代谢等都能影响胎盘药物转运。

（2）母体因素 药物通过胎盘转运的程度和速度与孕妇体内的药物动力学过程有密切的关系。

（3）药物因素 药物的理化性质影响药物通过胎盘的吸收。药物脂溶性高的药物易经过胎盘扩散；小分子量药物比大分子量药物的扩散速度快；离子化程度低的药物经胎盘渗透较快；药物与蛋白质结合后分子量越大越不易通过胎盘。

3. 药物对妊娠期不同阶段胎儿的影响

（1）妊娠前期 应防止妇女在妊娠前接触有致畸危险的药物，甚至父体用药，药物通过精子或精液影响胚胎的正常发育造成后代畸形的可能。

（2）着床前期（受精后 2 周内） 此期的受精卵与母体组织尚未直接接触，受精卵在输卵管或宫腔分泌液中，胚胎发育正处于细胞增殖早期，细胞还没有进行分化，药物损害常导致极早期流产。如只有部分细胞受损，补偿机制可使胚胎继续发育而不发生后遗问题，此期曾短期服用少量药物不必过分忧虑。

（3）晚期囊胚着床后至 12 周左右 妊娠 12 周内是药物致畸最敏感的时期，药物毒性作用出现越早，发生畸形可能越严重，因此用药应特别慎重。

（4）妊娠 12 周至分娩前 胎儿各器官已分化完成，药物致畸作用明显减弱，对于尚未分化完全的器官，某些药物还可能对其产生影响，使胎儿发育迟缓或造成某些功能缺陷，如胎儿牙齿、生殖系统功能。神经系统在整个妊娠期间持续分化发育，药物对神经系统的影响可以一直存在。

（5）分娩期 分娩过程如需用药，应注意药物对胎儿的影响。如产程镇痛，不宜选用呼吸抑制作用强的药物。

4. 药物妊娠毒性分级 美国食品与药品管理局（Food and Drug Administration，FDA）根据药物对胎儿的致畸情况，将药物对妊娠妇女的治疗获益和胎儿的潜在危险进行评估，将药物分为 A、B、C、D、X 五个级别。

A 级：对人类胎儿无不良影响，最安全。经临床对照研究，未见此类药物在妊娠期间对胎儿有危害作用。A 级药物种类很少，以维生素片为主。

B 级：对人类胎儿无危害证据，相对安全。经动物实验研究，未见对胎畜有危害；或动物实验中表现有副作用，但未在临床研究中得到证实。B 级药物主要有青霉素类药物、大部分的头孢菌素类药物等。

C 级：不能除外危害性，权衡利弊后使用。动物实验可能对胎畜有害（致畸或杀死胚胎），缺乏人类实验证据。

D 级：对胎儿有危害性，不得已使用。临床对照或观察实验有足够证据证明对胎儿有危害，仅在对孕妇肯定有利时，方予应用（如生命垂危或疾病严重而无法应用较安全的药物或药物无效）。

X 级：妊娠期或将妊娠的妇女禁用。人类或动物研究，或市场调查等各种实验证实对胎儿危害程度超过对孕妇的益处。

某些药物的危害性可以因用量、持续时间，以及在妊娠期的不同阶段应用而各异，因此可有两个不同等级，在括号中加以注明。此外，要注意的是，以上分类是在药物常用剂量下评价妊娠期妇女用药对胎儿的危害性，药物作用有剂量的差异，当A类药物大剂量时则可能产生C类药或X类药的危害。这一分类系统，是评估药物对妊娠妇女的治疗获益和对胎儿的潜在危险，并不反映药物的真正毒性大小。

5. 妊娠期合理用药原则 妊娠期原则上应避免使用药物。如必须用药时，应权衡利弊，选择药物。用药需有明确指征，既不能滥用，也不能有病不用；对致畸性尚未充分了解的新药，一般应避免使用，应采用疗效肯定、不良反应小且已清楚的药，并且注意用药时间、疗程和剂量的个体化，必要时监测血药浓度及时调整剂量；小剂量有效则避免用大剂量，单药有效的避免联合用药；当两种以上的药物有相同或相似的疗效时，选用对胎儿危害较小的药物；妊娠头3个月尽量不用药，确定孕周，合理用药，及时停药。

（二）哺乳期用药

许多药物能从母亲乳汁中排泄，而可能间接影响婴儿的生长发育。

1. 药物的乳汁分泌

（1）乳汁中的脂肪含量高于血浆，脂溶性较高的药物易穿透生物膜进入乳汁。

（2）药物的分子越小，越容易转运。

（3）母体内的游离药物浓度越高，则药物分子向低浓度区域的被动扩散就越容易。

（4）哺乳期妇女服药剂量大小和疗程长短，直接影响乳汁中的药物浓度。

（5）正常乳汁的pH值低于血浆，分子质量小、脂溶性高而又呈弱碱性的药物，在乳汁中含量较高。

一般而言，药物通过乳汁转运到婴儿体内，其含量一般不超过母亲日摄入量的1%。对于红霉素、卡马西平、地西泮等分子质量较小或脂溶性较高的药物，从乳汁排出量较大，可使新生儿体内血药浓度达到或接近母体血药浓度。

2. 哺乳期合理用药原则 哺乳期用药宜选择正确的用药方式。在必须治疗用药时，应选用乳汁排出少、相对比较安全的药物；服药时间应该在哺乳后30分钟至下一次哺乳前3～4小时；最安全的办法是在服药期间暂时不哺乳或少哺乳。另外，避免使用哺乳期禁用和慎用的药物。

（三）小儿用药

儿童的生长发育是一个连续渐进的动态过程，在不同的阶段表现出与年龄相关的规律性，其药动学和药效学特征与成人相比有明显差异。

1. 小儿药效学方面的改变

（1）药酶活性不足引起的药效学改变 药酶活性不足引起某些药物作用或毒性增加。如氯霉素对新生儿的毒性，引起“灰婴综合征”；使用与胆红素竞争力强的药物可致高胆红素血症。

（2）使用具有氧化作用的药物可致高铁血红蛋白症。

（3）神经系统特点对药效的影响 小儿神经系统发育不完善，对各类药物表现出不同反应，如吗啡类药物对新生儿、婴幼儿呼吸中枢的抑制作用，氨基糖苷类抗生素对婴幼儿听神经的损害。

（4）小儿消化道特点与用药 小儿肠管吸收面积大，药物容易吸收，易产生毒性和副作用，如皮质激素易引起婴幼儿肠黏膜坏死，回肠穿孔，胃溃疡。婴幼儿发生消化功能紊乱，不宜首选及过早使用止泻剂。

（5）泌尿系统对药物作用的影响 新生儿、婴幼儿泌尿系统不成熟，易受药物伤害，如氨基糖苷类。

（6）药物对小儿生长发育的影响 肾上腺皮质激素和苯妥英钠可使骨骼脱钙和引起生长障碍，性激素可导致骨骼和骨干过早闭合，限制生长。

2. 小儿药动学方面的改变

（1）吸收 口服，胃排空时间较快；肌内注射，易造成局部非化脓性炎症及药物吸收不佳；皮下注射，易发生感染，吸收注射容量有限。

（2）分布 小儿体液量比成人相对多，间质液亦相对较大。

（3）与蛋白质结合 小儿药物的蛋白结合率比成人低。

（4）代谢 各种酶活性较低或缺乏，使代谢减慢，易导致药物在体内蓄积。

（5）排泄 肾的排泄功能不足，药物在体内滞留时间延长，增加不良反应。

3. 小儿用药的一般原则

（1）严格掌握适应证。

（2）注意给药途径和方法。口服给药为首选；肌内注射给药应考虑注射部位的吸收状况，避免局部结块、坏死；静脉注射吸收完全，但容易给患儿带来痛苦和不安全因素；小儿皮肤敏感性高，不宜使用刺激性较大的药物。

（3）严格掌握用药剂量。

（4）严密观察用药反应。

（四）老年人用药

老年人身体机能减退，自稳机制下降，对药物的处置和反应性等发生改变，加上老年人常患各种疾病，使老年人用药机会和合并用药的种类明显增多，导致药物治疗的多样性，老年人用药的不良反应和发生率明显增高。为此，老年人用药要考虑药效学、药动学变化的特点。

1. 老年人药效学方面的改变

（1）老年人对药物的反应性改变。

（2）用药个体差异大。

（3）药物不良反应增多。

2. 老年人药动学方面的改变

（1）吸收　老年人唾液分泌减少，口腔黏膜吸收能力降低，舌下给药吸收较差；胃酸分泌减少，胃液 pH 值升高，酸性药物离子型吸收减少；胃肠蠕动减慢，影响药物的吸收速率。

（2）分布　老年人由于水分减少，脂肪组织增加，水溶性药物血药浓度增高，脂溶性药物血药浓度降低。

（3）代谢　老年人肝对药物代谢能力随年龄增长而相应降低。

（4）排泄　老年人药物排泄能力随年龄增长而下降。

3. 老年人用药的一般原则

（1）切实掌握用药指征，明确诊断后，选择合适药物，避免重复用药。

（2）熟悉药物作用机制、代谢和不良反应，全面了解老年人整体健康状况而选择用药。

（3）慎重选择用药剂量，用药从最低有效剂量开始。

（4）强调个体差别，遵循个体化治疗原则。

（五）肝功能不全患者的用药原则

肝功能障碍时，药物的吸收、分布、代谢、排泄等各环节均受到不同程度的影响，血浆中结合性药物减少，游离性药物增多，药性、毒性和不良反应增强。

1. 明确诊断，合理选药。
2. 避免或慎用肝毒性药物。
3. 注意药物相互作用，合并用药时避免引起肝毒性反应。
4. 选择对肝毒性小且从肾脏排泄的药物。
5. 用药初始宜小剂量，必要时进行血药浓度监测。

（六）肾功能不全患者的用药原则

肾脏是人体主要的排泄器官。肾功能不全时，药物的吸收、分布、代谢和反应性以及药物的排泄受到影响，导致药效产生变化，毒性增加。

1. 明确诊断，合理选药。
2. 避免或慎用肾毒性药物。
3. 注意药物相互作用，合并用药时避免引起肾毒性反应。
4. 如肝功能正常可选用双通道排泄的药物。
5. 减少药物剂量，延长给药时间间隔，必要时进行血药浓度监测，制订个体化给药方案。

四、抗菌药物合理应用

病原微生物是指可以侵犯人体，引起感染甚至传染病的微生物，包括病毒、衣原体、支原体、立克次体、细菌、螺旋体、真菌。能杀灭或抑制机体内的病原微生物的药物称为抗感染药物，包括抗菌药物（抗生素、合成抗菌药）、抗厌氧菌药、抗结核病药、抗麻风病药、抗真菌药、抗病毒药等。病原微生物中以细菌最为常见，合理应用抗菌药物是提高疗效、降低不良反应发生率以及减少或延缓细菌耐药发生的关键。抗菌药物合理应用基于以下两点：一是有无抗菌药物使用指征；二是选用的品种及给药方案是否合适。

（一）相关概念

1. 抗菌谱 指药物抑制或杀灭病原微生物的范围。

2. 抗菌活性 指药物抑制或杀灭病原微生物的能力。凡有抑制微生物生长、繁殖能力的药物称为抑菌剂。能够抑制培养基内细菌生长的最低浓度称最低抑菌浓度。凡有杀灭微生物能力的药物称杀菌剂，能够杀灭培养基内细菌的最低浓度称最低杀菌浓度。

3. 抗生素后效应 是指细菌短暂接触抗生素后，虽然抗生素血清浓度降至最低抑菌浓度以下或已消失，但对微生物的抑制作用依然持续一定时间。

（二）抗菌药物的作用机制

1. 抑制细菌细胞壁的合成。

2. 影响细胞膜通透性。

3. 抑制蛋白质合成。

4. 抑制核酸代谢。

5. 影响叶酸代谢。

（三）细菌的耐药性

耐药性又称抗药性，指细菌与药物多次接触后，对药物敏感性下降甚至消失。

1. 耐药性种类 耐药性分为固有耐药性和获得耐药性两种类型。

（1）固有耐药性又称为天然耐药性，由细菌种属特性决定，系遗传特征，一般不会改变。

（2）获得耐药性是细菌 DNA 的改变导致其获得了耐药性的表达。获得耐药性发生有三种因素：染色体突变；质粒介导的耐药性；转座因子介导的耐药性。

2. 耐药性产生机制

（1）药物不能到达其靶位。

（2）细菌所产生的酶使药物失去活性。

（3）菌体内靶位结构的改变。

（4）代谢拮抗物形成增多。

（四）抗菌药物治疗性应用的基本原则

1. 诊断为细菌、真菌感染者，方有指征应用抗菌药物；由结核分枝杆菌、非结核分枝杆菌、支原体、衣原体、螺旋体、立克次体及部分原虫等病原微生物所致的感染亦有指征应用抗菌药物。缺乏细菌及上述病原微生物感染的临床或实验室证据，诊断不能成立者，以及病毒性感染者，均无应用抗菌药物指征。

2. 尽早查明感染病原，根据病原种类及药物敏感试验结果选择抗菌药物。

3. 按照药物的抗菌作用及其体内过程特点选择用药。

4. 综合患者病情、病原菌种类及抗菌药物特点制订抗菌治疗方案。根据病原菌、感染部位、感染严重程度和患者的生理、病理情况及抗菌药物药效学和药动学证据制订抗菌治疗方案，包括抗菌药物的选用品种、剂量、给药次数、给药途径、疗程及联合用药等。

（1）品种选择 根据病原菌种类及药敏试验结果，尽可能选择针对性强、窄谱、安全、价格适当的抗菌药物。

（2）给药剂量 按各种抗菌药物的治疗剂量范围给药。

（3）给药途径 对于轻、中度感染的大多数患者，应予口服治疗，选取口服吸收良好的抗菌药物品种，不必采用静脉或肌内注射给药。仅在以下情况可先予以注射给药：①不能口服或不能耐受口服给药的患者（如吞咽困难者）。②患者存在明显可能影响口服药物吸收的情况（如呕吐、严重腹泻、胃肠道病变或肠道吸收功能障碍等）。③所选药物有合适抗菌谱，但无口服剂型。④需在感染组织或体液中迅速达到高药物浓度以达杀菌作用者。⑤感染严重、病情进展迅速，需给予紧急治疗的情况。⑥患者对口服治疗的依从性差。

接受注射用药的感染患者经初始注射治疗病情好转并能口服时，应及早转为口服给药。

（4）给药次数 为保证药物在体内能发挥最大药效，杀灭感染灶病原菌，应根据药动学和药效学相结合的原则给药。如青霉素类、头孢菌素类等时间依赖性抗菌药，应 1 日多次给药。氟喹诺酮和氨基糖苷类等浓度依赖性抗菌药可 1 日给药 1 次。

（5）疗程　抗菌药物疗程因感染不同而异，一般宜用至体温正常、症状消退后 72 ～ 96 小时，有局部病灶者需用药至感染灶控制或完全消散。

（6）抗菌药物的联合应用　单一药物可有效治疗的感染，不需要联合用药。在以下情况时有指征联合用药：①病原菌尚未查明的严重感染，包括免疫缺陷者的严重感染。②单一抗菌药物不能控制的严重感染，需氧菌及厌氧菌混合感染，2 种及 2 种以上复数菌感染，以及多重耐药菌或泛耐药菌感染。③需长疗程治疗，但病原菌易对某些抗菌药物产生耐药性的感染，或病原菌含有不同生长特点的菌群，需要应用不同抗菌机制的药物联合使用。④毒性较大的抗菌药物，联合用药时剂量可适当减少，但需有临床资料证明其同样有效。

联合用药时宜选用具有协同或相加作用的药物联合，联合用药一般采用 2 种药物联合，3 种及 3 种以上药物联合仅适用于个别情况。必须注意联合用药后药物不良反应亦可能增多。

（五）抗菌药物预防性应用的基本原则

1. 内科及儿科预防用药原则　预防特定病原菌所致的或特定人群可能发生的感染。

（1）用于尚无细菌感染征象但暴露于致病菌感染的高危人群，预防用药适应证和抗菌药物选择应基于循证医学证据。

（2）应针对 1 种或 2 种特定病原菌入侵体内引起的感染进行预防用药，不宜盲目选用广谱抗菌药或多药联合预防多种细菌多种部位感染。

（3）应针对一段时间内可能发生的感染进行预防用药。长期预防用药，常不能达到目的。

（4）原发疾病可以治愈或缓解者，预防用药价值较大；原发疾病不能治愈或缓解者，预防用药尽量不用或少用。

（5）以下情况不宜常规预防性应用抗菌药物，如流行性感冒、麻疹、水痘等病毒性疾病；昏迷、休克、中毒、心力衰竭、肿瘤、应用肾上腺皮质激素等患者。

2. 外科手术预防用药的原则

（1）预防用药目的　预防手术后切口感染，以及清洁 - 污染或污染手术后手术部位感染及术后可能发生的全身性感染。

（2）用药基本原则　根据手术野是否有污染或污染可能，决定是否预防用药。

（六）特殊人群抗菌药物的用药原则

1. 肾功能减退患者抗菌药物的应用

（1）尽量避免使用肾毒性抗菌药物，确有应用指征时，严密监测肾功能情况。

（2）根据感染的严重程度、病原菌种类及药敏试验结果等选用无肾毒性或肾毒性较低的抗菌药物。

（3）根据肾功能减退程度以及抗菌药物在人体内清除途径调整给药剂量及方法。

2. 肝功能减退患者抗菌药物的应用

（1）主要由肝脏清除的药物，肝功能减退时清除减少，并可导致毒性反应的发生，肝功能减退患者应避免使用。

（2）主要由肝脏清除的药物，肝功能减退时清除明显减少，但并无明显毒性反应发生，应用需谨慎，必要时减量给药。

（3）药物经肝、肾两途径消除，但药物本身毒性不大，肝功能减退者同时伴有肾功能减退的患者，使用此类药物时需减量。

（4）药物主要由肾排泄，肝功能减退者不需要调整剂量。

3. 老年患者抗菌药物的应用

（1）老年人肾功能呈生理性减退，接受主要自肾排出的抗菌药物时，应按肾功能减退情况减量给药。

（2）老年患者宜选用毒性低并具杀菌作用的抗菌药物，无用药禁忌者可首选青霉素类、头孢菌素类等。肾毒性大的药物应尽可能避免应用。

4. 新生儿患者抗菌药物的应用

（1）新生儿肝、肾均未发育成熟，应避免应用毒性大的抗菌药物。

（2）避免应用或禁用可能发生严重不良反应的抗菌药物。

（3）主要经肾排出的药物需减量应用。

（4）按日龄调整给药方案。

5. **小儿患者抗菌药物的应用**

（1）氨基糖苷类有明显肾、耳毒性，应尽量避免使用。

（2）万古霉素类也有一定肾、耳毒性，仅在有明确指征时方可选用。

（3）四环素类可导致牙齿黄染及牙釉质发育不良，不可用于8岁以下小儿。

（4）喹诺酮类对骨骼发育可能产生不良影响，应避免用于18岁以下未成年人。

6. **妊娠期患者抗菌药物的应用** 需考虑药物对母体和胎儿两方面的影响。美国食品与药品管理局（FDA）按照药物在妊娠期应用时的危险性分为A、B、C、D及X类，可供选药时参考。

（1）对胎儿有致畸作用或明显毒性者应避免应用。

（2）对母体和胎儿均有毒性者避免应用，确有应用指征时，须在血药浓度监测下使用。

（3）毒性低，对胎儿及母体均无明显影响，也无致畸作用者，妊娠期感染时可选用。

7. **哺乳期患者抗菌药物的应用**

（1）应避免选用氨基糖苷类、喹诺酮类、四环素类、氯霉素、磺胺药等。

（2）应用任何抗菌药物时，均宜暂停哺乳。

第二节 常用中成药

中成药是在中医理论指导下，以中药饮片为原料，依据规定的处方和标准，制成一定规格的剂型，用于防治疾病的制剂。我国的中成药历史悠久，品种繁多，具有简、便、廉、验的特点，是社区中医药健康服务最常用的手段之一。

一、中成药基本知识

（一）中成药常用剂型

剂型是结合防治疾病需要而制备的不同给药形式。中成药的剂型不同，使用后产生的疗效、持续的时间、作用的特点会有所不同。所以，应根据药物的性质、不同的治疗目的，选择合理的剂型和给药方式。常用剂型有：丸、散、膏、丹、片、胶囊、颗粒、口服液、注射液、糖浆剂等。

（二）固体制剂

固体剂型是中成药的常用剂型，其制剂稳定，携带和使用方便。常用的有：

1. **散剂** 指药材或药材提取物经粉碎、均匀混合而制成的粉末状制剂，分为内服散剂和外用散剂。《用药法象》说："散者散也，去急病用之。"

2. **颗粒剂** 指药材的提取物与适宜的辅料或药材细粉制成具有一定粒度的颗粒状剂型。

3. **胶囊剂** 指将药材用适宜方法加工后，加入适宜辅料填充于空心胶囊或密封于软质囊材中的制剂，可分为硬胶囊、软胶囊（胶丸）和肠溶胶囊等，主要供口服。

4. **丸剂** 指将药材细粉或药材提取物，加适宜的黏合剂或其他辅料制成的球形或类球形制剂，分为蜜丸、水蜜丸、水丸、糊丸、蜡丸、浓缩丸等类型。"丸者，缓也"，故长期虚弱、慢性疾病、宜久服缓治者服用丸剂最为相宜。

5. **滴丸剂** 指药材经适宜的方法提取、纯化、浓缩，并与适宜的基质加热熔融混匀后，滴入不相混溶的冷凝液中，收缩冷凝而制成的球形或类球形制剂。滴丸剂服用方便，可含化或吞服，起效迅速。

6. **片剂** 指将药材提取物，或药材提取物加药材细粉，或药材细粉与适宜辅料混匀压制成的片状制剂。

7. **胶剂** 指以动物的皮、骨、甲、角等为原料，水煎取胶质，经浓缩干燥制成的固体块状内服制剂。作为传统的补益药，多烊化兑服。

8. **贴膏剂** 指将药材提取物、药材和（或）化学药物与适宜的基质和基材制成的供皮肤敷贴，可产生局部或全身作用的一类片状外用制剂。

（三）半固体剂型

1. **煎膏剂** 系指将药材加水煎煮，取煎煮液浓缩，加炼蜜或糖（或转化糖）制成的稠厚状半流体制剂。适用于慢性病或需要长期连续服药的疾病，传统的膏滋也属于此剂型，以滋补作用为主而兼治疗作用。

2. **软膏剂** 系指将药材提取物，或药材细粉与适宜基质混合制成的半固体外用制剂。常用基质分为油脂性、水溶性和乳剂基质。

3. 凝胶剂 系指药材提取物与适宜的基质制成的、具有凝胶特性的半固体或稠厚液体制剂。按基质不同可分为水溶性凝胶和油性凝胶。适用于皮肤黏膜及腔道给药。

（四）液体制剂

1. 合剂 指药材用水或其他溶剂，采用适宜方法提取制成的口服液体制剂，是在汤剂基础上改进的一种剂型，易吸收，能较长时间贮存。

2. 口服液 指在合剂的基础上，加入矫味剂，按单剂量灌装，灭菌制成的口服液体制剂。

3. 酒剂 指将药材用蒸馏酒提取制成的澄清液体制剂。酒剂较易吸收，小儿、孕妇及对酒精过敏者不宜服用。

4. 酊剂 系将药材用规定浓度的乙醇提取或溶解而制成的澄清液体制剂。有效成分含量高，使用剂量小，不易霉败。小儿、孕妇及对酒精过敏者不宜服用。

5. 糖浆剂 指含药材提取物的浓蔗糖水溶液。比较适宜儿童使用，糖尿病患者慎用。

6. 注射剂 指药材经提取、纯化后制成的供注入体内的溶液、乳状液及供临用前配制成溶液的粉末或浓溶液的无菌制剂。

二、中成药服用方法

（一）内服药用法

中成药内服剂占绝大多数，但由于剂型、药性、功效、主治的不同，具体的内服方法也各异。

1. 直接吞服法 中成药中的露剂、合剂、乳剂、酒剂、酊剂、糖浆剂、流浸膏剂等液体制剂，均可采用直接吞服的服用方法。

2. 开水送服法 中成药中的蜜丸剂、水丸剂、糊丸剂、蜡丸剂、浓缩丸、滴丸剂、散剂、丹剂、片剂等多种固体制剂，均可采用温开水或凉开水送服方法。

3. 沸水冲服法 中成药中的茶剂、饮剂均须用沸水泡汁，频服代茶饮；冲服剂（颗粒剂）、膏滋剂或流浸膏剂也须用沸水冲泡溶化稀释后服用。

4. 药汁送服法 中成药中的一些丸剂、散剂、丹剂、片剂等还须用药汁送服。如用盐水、醋、黄酒、白酒、蜜水、竹沥汁、姜汁等送服。

5. 煎服法 茶剂中的午时茶等还须用水煎煮去滓取汁服用，实际上可视为固定处方的汤剂。

6. 舔服法 中成药中温胃止痛的散剂，如活胃散，即不须用水送服，而采用直接舔服法服用，以使药物在胃部多停留一些时间而发挥治疗作用，一般服后 1 小时再饮水为宜。

7. 调服法 这是儿童常用的服药法。即用乳汁或糖水将散剂调成稀糊状喂服的一种服法，这样既可矫味又不致呛喉，此法也可用于吞咽困难者。丸剂也可掰开加水研成稀糊状服用，与调服法相似，但习惯称研服法。

8. 含化法 是将药物含于口中缓缓溶解，再慢慢咽下，使其在口腔局部发挥治疗作用，多用治咽痛喉痹、乳蛾、口糜、齿痛等疾患，如六神丸、喉症丸等。

9. 炖服法 中成药中的胶剂如鹿角胶、龟甲胶、鳖甲胶、虎骨胶、阿胶等单服时均可加黄酒或糖、水，隔水加热使之溶化（又称烊化）后服下。

10. 吸入法 中成药中的气雾剂，就是将药物雾化后，让患者直接吸入的给药方法。

11. 鼻饲法 是指对一些神志昏迷或因口腔疾患不能口服的患者，采用将药物稀释后通过鼻饲管注入胃中的一种给药方法。如常用治中风痰迷、热病神昏、小儿惊风等急重病证的安宫牛黄丸、紫雪散、局方至宝丹等可用鼻饲法给药。

12. 舌下含服法 指使药剂直接通过舌下毛细血管吸收入血，完成吸收过程的一种给药方式。舌下含服给药量有限，但因为无首过（首关）消除，药物可以通过毛细血管壁被吸收，药物分子能顺利通过较大分子间隙，吸收完全且速度较快。舌下含服法适用于需要快速起效及比较紧急或避免肝脏的首关效应的消除方法。如心绞痛发作时，速效救心丸舌下含服。

13. 嚼服法 即将药物嚼碎后服用。如健胃消食片咀嚼服、冠心苏合咀嚼片嚼碎服等。

（二）外用药用法

绝大多数外用药均不能内服，尤其是外用药含有汞、铅、砷等有毒成分时。同样，因剂型、药性、功效、主治的不同，采用的外用法也不同，常用的外用法如下。

1. 撒敷法 外用散剂多采用此法，即将药粉直接均匀地撒布患处，可用消毒敷料或外贴朱砂膏固定，以奏消肿解毒、提腐拔脓、生疮敛疮之效，如生肌散、提毒散、珍珠散等。

2. 调敷法 将外用散剂或锭剂用适当的液体调成或研成糊状，敷于患处的一种常用的外治法。如用茶水调服如意金黄散，取茶叶解毒消肿之效；醋研紫金锭，取醋干燥止痛之功；黄酒或白酒调敷七厘散、九分散、五虎丹等，取酒活血通经疗伤止痛之效；花椒油调敷青蛤散，以取花椒燥湿止痒之功；也有用香油或蛋清调敷的，则取其有润肤的保护作用。

3. 涂敷法 中成药外用的油膏剂、水剂等多采用将药物直接涂敷于患处的方法，如紫草膏、生肌玉红膏、擦癣药水等。

4. 吹敷法 是指将一些外用中成药散剂装入硬纸筒中，吹到患处的治疗方法。如用锡类散吹喉治咽喉肿痛；用冰硼散吹敷治口腔糜烂，牙痛龈肿；用红棉散吹耳治耳道流脓。吹敷法为五官科常用的治疗方法。

5. 点入法 是指将中成药眼用散剂用原所附的消毒玻璃棒蘸水点于眼角内，如拨云散；还可用眼用锭剂蘸水点于眼角内，如瓜子眼药；眼膏剂则可用点眼棒直接将药物点于眼内，如明目眼药膏。滴眼剂又称眼药水，是专供直接点入眼内的制剂，治疗各种眼科疾患，和眼膏剂一样亦为眼科最常用的点入法剂型。此外耳鼻喉科所用的滴鼻剂、滴耳剂也是点入法的常用制剂。

6. 贴敷法 是指将中成药外用黑膏药加热烘软后贴敷患处的方法，如狗皮膏；橡胶膏剂则不用加温烘软可直接贴敷患处。中成药膜剂可用于贴敷口腔黏膜、眼结膜、阴道黏膜等患处表面，如养阴生肌散膜剂等，是贴敷法的新剂型。

三、中成药的合理应用

（一）基本原则

1. 辨证用药 在中医理论的指导下，以辨证为基础，结合中成药的组方本义，针对证候确定具体治则治法，选定适宜的中成药。

2. 病证结合 中成药使用时，可将辨证与辨病相结合，灵活选用相应的中成药，但不能简单根据西医诊断选用中成药。

3. 剂型适宜 应根据患者的体质强弱、病情轻重缓急及各种剂型的特点，选择适宜的剂型。

4. 剂量准确 对于有明确使用剂量的，慎重超剂量使用。中药注射剂应单独使用，严禁混合配伍，谨慎联合用药。

5. 加强监护 用药过程中应注意观察用药反应，尤其对老人、儿童、肝肾功能异常等特殊人群和长期使用中成药者。

（二）孕妇使用中成药的原则

1. 妊娠期妇女必须用药时，应选择对胎儿无损害的中成药。

2. 妊娠期妇女使用中成药，尽量采取口服途径给药，应慎重使用中药注射剂；根据中成药治疗效果，应尽量缩短妊娠期妇女用药疗程，及时减量或停药。

3. 可以导致妊娠期妇女流产或对胎儿有致畸作用的中成药，为妊娠禁忌。此类药物多含有毒性较强或药性猛烈的药物组分，如雄黄、轻粉、斑蝥、蟾酥、麝香、马钱子等。

4. 可能会导致妊娠期妇女流产等副作用的药物，属于妊娠慎用药物。

（三）儿童使用中成药的原则

1. 儿童使用中成药应注意生理特殊性，根据不同年龄阶段儿童生理特点，选择恰当的药物和用药方法，儿童中成药用药剂量，必须兼顾有效性和安全性。

2. 优先选用儿童专用药，儿童专用中成药一般情况下说明书都列有与儿童年龄或体重相应的用药剂量，应根据推荐剂量选择相应药量。

3. 非儿童专用中成药应结合具体病情，在保证有效性和安全性的前提下，根据儿童年龄与体重选择相应药量。

4. 含有较大的毒副作用成分的中成药，或者含有对小儿有特殊毒副作用成分的中成药，应充分评估后使用。

5. 儿童患者使用中成药应尽量采取口服或外用途径给药，慎重使用中药注射剂。

6. 根据治疗效果，应尽量缩短儿童用药疗程，及时减量或停药。

四、常用中成药

（一）肺系病证常用中成药

1. 感冒清热颗粒

【药物组成】荆芥穗、薄荷、防风、柴胡、紫苏叶、葛根、桔梗、苦杏仁、白芷、苦地丁、芦根。

【功效主治】疏风散寒，解表清热。用于风寒感冒，头痛发热，恶寒身痛，鼻流清涕，咳嗽咽干。

【用法用量】开水冲服。一次 1 袋，一日 2 次。

【注意事项】①表虚自汗、风热外感、阴虚盗汗及虚喘者慎用。②不宜在服药期间同时服用滋补性中成药。③忌烟、酒及辛辣、生冷、油腻食物。

2. 通宣理肺丸

【药物组成】紫苏叶、前胡、桔梗、苦杏仁、麻黄、甘草、茯苓、枳壳（炒）、黄芩、陈皮、半夏（制）。

【功效主治】解表散寒，宣肺止嗽。用于风寒束表、肺气不宣所致的感冒咳嗽，症见发热、恶寒、咳嗽、鼻塞流涕、头痛、无汗、肢体酸痛。

【用法用量】口服。水蜜丸一次 7g，大蜜丸一次 2 丸，一日 2 ～ 3 次。

【注意事项】①风热或痰热咳嗽、阴虚干咳者不适用。②过敏体质者慎用。③忌烟酒及辛辣、生冷、油腻食物。

3. 银翘解毒丸

【药物组成】金银花、薄荷、淡豆豉、桔梗、甘草、连翘、荆芥、牛蒡子（炒）、淡竹叶。

【功效主治】疏风解表，清热解毒。用于风热感冒，症见发热头痛、咳嗽口干、咽喉疼痛。

【用法用量】用芦根汤或温开水送服。一次 1 丸，一日 2 ～ 3 次。

【注意事项】①风寒感冒者不宜用。②孕妇慎用。③忌烟、酒及辛辣、生冷、油腻食物。④不宜在服药期间同时服用滋补性中成药。

4. 连花清瘟胶囊

【药物组成】连翘、金银花、炙麻黄、炒苦杏仁、石膏、板蓝根、绵马贯众、鱼腥草、广藿香、大黄、红景天、薄荷脑、甘草。

【功效主治】清瘟解毒，宣肺泄热。用于治疗流行性感冒属热毒袭肺证，症见发热或高热、恶寒、肌肉酸痛、鼻塞流涕、咳嗽、头痛、咽干咽痛、舌偏红、苔黄或黄腻等。

【用法用量】口服。一次 4 粒，一日 3 次。

【注意事项】①忌烟、酒及辛辣、生冷、油腻食物。②不宜在服药期间同时服用滋补性中药。③风寒感冒者不适用。

5. 双黄连口服液

【药物组成】金银花、黄芩、连翘。

【功效主治】疏风解表，清热解毒。用于外感风热所致的感冒，症见发热、咳嗽、咽痛。

【用法用量】口服。一次 20mL，一日 3 次；小儿酌减或遵医嘱。

【注意事项】①本品苦寒，易伤胃气，脾胃虚寒者慎服。②风寒感冒者不宜用。③过敏体质者慎用。④忌烟酒及辛辣、生冷、油腻食物。

6. 板蓝根颗粒

【药物组成】板蓝根。

【功效主治】清热解毒，凉血利咽。用于肺胃热盛所致的咽喉肿痛、口咽干燥、腮部肿胀；急性扁桃体炎、腮腺炎见上述证候者。

【用法用量】开水冲服。一次 5 ～ 10g，一日 3 ～ 4 次。

【注意事项】①风寒感冒者不宜用。②阴虚火旺之喉痹、乳蛾者不宜用。③忌烟酒及辛辣、生冷、油腻食物。

7. 藿香正气水（滴丸、胶囊）

【药物组成】苍术、陈皮、厚朴（姜制）、白芷、茯苓、大腹皮、生半夏、甘草浸膏、广藿香油、紫苏叶油。

【功效主治】解表化湿，理气和中。用于外感风寒、内伤湿滞或夏伤暑湿所致的感冒，症见头痛昏重、胸膈痞闷、脘腹胀痛、呕吐泄泻；胃肠型感冒见上述证候者。

【用法用量】藿香正气水：口服，一次 5 ～ 10mL，一日 2 次，用时摇匀。藿香正气胶囊剂：口服，一次 2 ～ 4 粒，一日 2 次。藿香正气滴丸：口服，一次 1 ～ 2 袋，一日 2 次。

【注意事项】①外感风热所致的感冒不宜用。②阴虚火旺者不宜用。③饮食宜清淡。④不宜在服药期间同时服用滋补性中成药。

8. 防风通圣丸（颗粒）

【药物组成】防风、薄荷、大黄、栀子、桔梗、川芎、白芍、连翘、白术（炒）、荆芥穗、麻黄、芒硝、滑石、石膏、当归、黄芩、甘草。

【功效主治】解表通里，清热解毒。用于外寒内热，表里俱实，恶寒壮热，头痛咽干，小便短赤，大便秘结，瘰疬初起，风疹湿疮。

【用法用量】口服。水丸：一次 6g，一日 2 次。颗粒剂：一次 1 袋，一日 2 次。

【注意事项】①本品解表通里，清热解毒，虚寒证者不宜用。②孕妇慎用。③不宜久服。④服药期间宜食清淡、易消化食物，忌油腻、鱼虾海鲜类食物。

9. 玉屏风颗粒

【药物组成】防风、黄芪、白术。

【功效主治】益气，固表，止汗。用于表虚不固，自汗恶风，面色㿠白，或体虚易感风邪者。

【用法用量】开水冲服。一次 1 袋，一日 3 次。

【注意事项】①宜饭前服用。②热病汗出不宜服用。③阴虚盗汗慎用。④服药期间饮食宜选清淡之品，忌油腻食物。

10. 小青龙颗粒

【药物组成】麻黄、桂枝、白芍、干姜、细辛、炙甘草、法半夏、五味子。

【功效主治】解表化饮，止咳平喘。用于风寒水饮，恶寒发热，无汗，喘咳痰稀。

【用法用量】开水冲服。一次 1 袋，一日 3 次。

【注意事项】①风热咳喘及正气不足的虚喘不宜用。②阴虚干咳无痰者慎用。

11. 橘红丸

【药物组成】化橘红、半夏（制）、甘草、苦杏仁、紫菀、瓜蒌皮、地黄、石膏、陈皮、茯苓、桔梗、炒紫苏子、款冬花、浙贝母、麦冬。

【功效主治】清肺，化痰，止咳。用于痰热咳嗽，痰多，色黄黏稠，胸闷口干。

【用法用量】口服。水蜜丸一次 7.2g，小蜜丸一次 12g，大蜜丸一次 2 丸（每丸重 6g）或 4 丸（每丸重 3g），一日 2 次。

【注意事项】①本品清化痰热，气虚喘咳及阴虚燥咳者不宜用。②脾胃虚寒，腹痛、喜暖、泄泻者慎用。

12. 急支糖浆

【药物组成】鱼腥草、金荞麦、四季青、麻黄、紫菀、前胡、枳壳、甘草。

【功效主治】清热化痰，宣肺止咳。用于外感风热所致的咳嗽，症见发热、恶寒、胸膈满闷、咳嗽咽痛；急性支气管炎、慢性支气管炎急性发作见上述证候者。

【用法用量】口服。一次 20 ～ 30mL，一日 3 ～ 4 次；儿童 1 岁以内一次 5mL，1 岁至 3 岁一次 7mL，3 岁至 7 岁一次 10mL，7 岁以上一次 15mL，一日 3 ～ 4 次。

【注意事项】①忌烟、酒及辛辣生冷、油腻食物。②不宜在服药期间同时服用滋补性中药。

13. 蜜炼川贝枇杷膏

【药物组成】川贝母、枇杷叶、南沙参、茯苓、化橘红、桔梗、法半夏、五味子、瓜蒌仁、款冬花、远志、苦杏仁、生姜、甘草、杏仁水、薄荷脑。

【功效主治】润肺化痰，止咳平喘，护喉利咽，生津补气，调心降火。适用于伤风咳嗽、痰稠、痰多气喘、咽喉干痒及声音嘶哑。

【用法用量】口服。成人每日 3 次，每次一汤匙（约 15mL）；小儿减半。

【注意事项】①糖尿病患者忌用。②忌烟、酒及辛辣、生冷、油腻食物。

14. 复方鲜竹沥液

【药物组成】鲜竹沥、鱼腥草、生半夏、生姜、枇杷叶、桔梗、薄荷素油。

【功效主治】清热化痰，止咳。用于痰热咳嗽，痰黄黏稠。

【用法用量】口服。一次 20mL，一日 2 ～ 3 次。

【注意事项】阴虚久咳、气逆或咯血者忌用。

15. 养阴清肺丸

【药物组成】地黄、麦冬、玄参、川贝母、白芍、牡丹皮、薄荷、甘草。

【功效主治】养阴润燥，清肺利咽。用于阴虚肺燥，咽喉干痛，干咳少痰或痰中带血。

【用法用量】口服。水蜜丸一次 6g，大蜜丸一次 1 丸，一日 2 次。

【注意事项】①孕妇慎用。②过敏体质者慎用。③忌烟、酒及辛辣、生冷、油腻性食物。

16. 清开灵口服液

【药物组成】胆酸、珍珠母、猪去氧胆酸、栀子、水牛角、板蓝根、黄芩苷、金银花。

【功能主治】清热解毒，镇静安神。用于外感风热时毒、火毒内盛所致高热不退、烦躁不安、咽喉肿痛、舌质红绛、苔黄、脉数者；上呼吸道感染、病毒性感冒、急性化脓性扁桃体炎、急性咽炎、急性气管炎、高热等病症属上述证候者。

【用法用量】口服。一次 20 ～ 30mL，一日 2 次；儿童酌减。

【注意事项】久病体虚患者如出现腹泻时慎用。

17. 金花清感颗粒

【药物组成】金银花、浙贝母、黄芩、牛蒡子、青蒿等。

【功效主治】疏风宣肺，清热解毒。用于外感时邪引起的发热，恶寒轻或不恶寒，咽红咽痛，鼻塞流涕，口渴，咳嗽或咳而有痰等，舌质红，苔薄黄，脉数。适用于各类流感包括甲型 H_1N_1 流感所引起上述证候者。

【用法用量】开水冲服。一次 1 袋，一日 2 次，连服 3 ～ 5 日，或遵医嘱。

【注意事项】①忌辛辣、生冷、油腻食物，饮食宜清淡。②高血压、心功能不全、青光眼、免疫缺陷者慎用金花清感颗粒。③过敏体质者慎用。④妊娠妇女禁用；对本品或处方其中成分过敏者禁用。⑤严格按照说明书或遵医嘱使用。⑥服药期间注意观察不良反应，如有不适及时就医。

18. 强力枇杷露（无糖型）

【药物组成】百部、白前、桔梗、薄荷脑、枇杷叶、罂粟壳、桑白皮。

【功效主治】养阴敛肺，止咳祛痰。用于支气管炎咳嗽。

【用法用量】口服。一次 3 格（15mL，以量杯计），一日 3 次。

【注意事项】①儿童、孕妇、哺乳期妇女禁用。②忌烟、酒及辛辣、生冷、油腻食物。③支气管扩张症、肺脓疡、肺源性心脏病、肺结核患者出现咳嗽时应去医院就诊。④本品不宜长期服用。⑤严格按用法用量服用，年老体弱者应在医师指导下服用。⑥对本品过敏者禁用，过敏体质者慎用。⑦运动员慎用。

（二）心系疾病常用中成药

1. 速效救心丸

【药物组成】川芎、冰片。

【功效主治】行气活血，祛瘀止痛，增加冠状动脉血流量，缓解心绞痛。用于气滞血瘀型冠心病，心绞痛。

【用法用量】含服。一次 4 ～ 6 丸，一日 3 次；急性发作时，一次 10 ～ 15 丸。

【注意事项】①孕妇禁用。②寒凝血瘀、阴虚血瘀胸痹心痛者不宜单用。③有过敏史者慎用。④伴有中重度心力衰竭的心肌缺血者慎用。

2. 复方丹参滴丸（片）

【药物组成】丹参、三七、冰片。

【功效主治】活血化瘀，理气止痛。用于气滞血瘀所致的胸痹，症见胸闷、心前区刺痛；冠心病心绞痛见上述证候者。

【用法用量】吞服或舌下含服。一次 10 丸，一日 3 次。28 天为一个疗程；或遵医嘱。

【注意事项】孕妇慎用。

3. 血府逐瘀丸（胶囊、口服液）

【药物组成】柴胡、地黄、红花、麸炒枳壳、川芎、桔梗、当归、赤芍、桃仁、甘草、牛膝。

【功效主治】活血祛瘀，行气止痛。用于气滞血瘀所致的胸痛、头痛日久、痛如针刺而有定处、内热烦闷、心悸失眠、急躁易怒。

【用法用量】①丸剂：空腹，用红糖水送服。一日 2 次。一次 1 ～ 2 丸。②胶囊剂：口服。一次 6 粒，一日 2 次，1 个月为一个疗程。③口服液：空腹服。一次 20mL，一日 3 次。

【注意事项】①忌食辛冷食物。②孕妇禁用。

4. 麝香保心丸

【药物组成】人工麝香、人参提取物、人工牛黄、肉桂、苏合香、蟾酥、冰片。

【功效主治】芳香温通，益气强心。用于气滞血瘀所致的胸痹，症见心前区疼痛、固定不移；心肌缺血所致的心绞痛、心肌梗死见上述证候者。

【用法用量】口服。一次 1 ～ 2 丸，一日 3 次；或症状发作时服用。

【注意事项】孕妇禁用。

5. 地奥心血康胶囊

【药物组成】薯蓣科植物黄山药和穿龙薯蓣的根茎提取物。

【功效主治】活血化瘀，行气止痛，扩张冠状动脉血管，改善心肌缺血。用于预防和治疗冠心病，心绞痛以及瘀血内阻之胸痹、眩晕、气短、心悸、胸闷或痛。

【用法用量】口服。一次 1 ～ 2 粒，一日 3 次。

【注意事项】①月经期妇女及出血倾向者慎用。②在治疗期间，心绞痛持续发作，宜加用硝酸酯类药。③若出现剧烈心绞痛，心肌梗死，应及时急诊救治。

6. 百乐眠胶囊

【药物组成】百合、刺五加、首乌藤、合欢花、珍珠母、石膏、酸枣仁、茯苓、远志、玄参、地黄、麦冬、五味子、灯心草、丹参。

【功效主治】滋阴清热，养心安神。用于肝郁阴虚型失眠症，症见入睡困难、多梦易醒、醒后不眠、头晕乏力、烦躁易怒、心悸不安等。

【用法用量】口服。一次 4 粒，一日 2 次，14 天为一个疗程。

【注意事项】①孕妇禁用。②服药期间要保持情绪乐观，切忌生气恼怒。③有高血压、心脏病、糖尿病、肝病、肾病等慢性病严重者应在医师指导下服用。

7. 芪苈强心胶囊

【药物组成】黄芪、人参、附子、丹参、葶苈子、泽泻、玉竹、桂枝、红花、香加皮、陈皮。

【功效主治】益气温阳，活血通络，利水消肿。用于冠心病、高血压病所致轻、中度充血性心力衰竭证属阳气虚乏、络瘀水停者，症见心慌气短、动则加剧、夜间不能平卧、下肢浮肿、倦怠乏力、小便短少、口唇青紫、畏寒肢冷、咳吐稀白痰。

【用法用量】口服。一次 4 粒，一日 3 次。

8. 参松养心胶囊

【药物组成】人参、麦冬、山茱萸、丹参、酸枣仁（炒）、桑寄生、赤芍、土鳖虫、甘松、黄连、南五味子、龙骨。

【功效主治】益气养阴，活血通络，清心安神。用于治疗冠心病室性早搏属气阴两虚、心络瘀阻证，症见心悸不安、气短乏力、动则加剧、胸部闷痛、失眠多梦、盗汗、神倦懒言。

【用法用量】口服。一次 2 ～ 4 粒，一日 3 次。

9. 血脂康胶囊

【药物组成】红曲。

【功效主治】除湿祛痰，活血化瘀，健脾消食。用于脾虚痰瘀阻滞证的气短、乏力、头晕、头痛、胸闷、腹胀、食少纳呆等；高脂血症；也可用于由高脂血症及动脉粥样硬化引起的心脑血管疾病的辅助治疗。

【用法用量】口服。一次 2 粒，一日 2 次，早晚饭后服用；轻、中度患者一日 2 粒，晚饭后服用。或遵医嘱。

【注意事项】①用药期间应定期检查血脂、血清氨基转移酶和肌酸磷酸激酶；有肝病史者服用本品尤其要注意肝功能的监测。②在本品治疗过程中，如发生血清氨基转移酶增高达到正常高限 3 倍，或血清肌酸磷酸激酶显著增高时，应停用。③孕妇及哺乳期妇女慎用。④饮食宜清淡。⑤儿童用药的安全性和有效性尚未确定。⑥对本品过敏者禁用。⑦活动性肝炎或无法解释的血清氨基酸转移酶升高者禁用。⑧一般耐受性良好，大部分副作用轻微而短暂。⑨本品常见不良反应为胃肠道不适，如胃痛、腹胀、胃部灼热等。⑩偶可引起血清氨基转移酶和肌酸磷酸激酶可逆性升高。⑪ 罕见乏力、口干、头晕、头痛、肌痛、皮疹、胆囊疼痛、水肿、结膜充血和泌尿道刺激症状。

10. 生脉饮

【药物组成】红参、麦冬、五味子。

【功效主治】益气复脉，养阴生津。用于气阴两亏，心悸气短，脉微自汗。

【用法用量】口服。一次 10mL，一日 3 次。

【注意事项】①脾胃虚弱，呕吐泄泻，腹胀便溏，咳嗽痰多者慎用。②感冒患者不宜用。③服用本品同时不宜服用藜芦、五灵脂、皂荚或其制剂。④宜饭前服用。⑤服药期间饮食宜清淡，忌辛辣、油腻之物。⑥在治疗期间，心绞痛持续发作，宜加用硝酸酯类药。若出现剧烈心绞痛，心肌梗死，若见有气促、汗出、面色苍白者，应及时急诊救治。

（三）脑系病症常用中成药

1. 牛黄清心丸

【药物组成】牛黄、川芎、山药、炒苦杏仁、大枣、茯苓、防风、阿胶、白芍、六神曲（炒）、麦冬、蒲黄（炒）、冰片、羚羊角、雄黄、当归、甘草、黄芩、大豆黄卷、炒白术、桔梗、柴胡、干姜、人参、肉桂、白蔹、麝香或人工麝香、水牛角浓缩粉、朱砂。

【功效主治】清心化痰，镇惊祛风。用于风痰阻窍所致的头晕目眩、痰涎壅盛、神志混乱、言语不清及惊风抽搐、癫痫。

【用法用量】口服。大蜜丸一次 1 丸，水丸一次 1.6g，一日 1 次。

【注意事项】①孕妇慎用。②本方中含朱砂、雄黄，不宜过量久服，肝肾功能不全者慎用。

2. 安宫牛黄丸

【药物组成】牛黄、麝香或人工麝香、朱砂、黄连、栀子、冰片、水牛角浓缩粉、珍珠、雄黄、黄芩、郁金。

【功效主治】清热解毒，镇惊开窍。用于热病，邪入心包，高热惊厥，神昏谵语；中风昏迷及脑炎、脑膜炎、中毒性脑病、脑出血、败血症见上述证候者。

【用法用量】口服。一次 2 丸；小儿三岁以内一次 1/2 丸；四至六岁一次 1 丸，一日一次；或遵医嘱。

【注意事项】①孕妇慎用。②本品含朱砂、雄黄，不宜过量久服，神志清醒后当停用。③本品含有雄黄，不宜与硝酸盐、硫酸盐类同服。④肝肾功能不全者慎用。⑤服药期间饮食宜清淡，忌食辛辣油腻之品。⑥在治疗过程中如出现肢寒畏冷，面色苍白，冷汗不止，脉微欲绝，由闭证变为脱证时，应立即停药。⑦高热神昏，中风昏迷等口服本品困难者，当鼻饲给药。⑧中风脱证神昏，舌苔白腻，寒痰阻窍者不宜用。

3. 苏合香丸

【药物组成】苏合香、冰片、人工麝香、沉香、香附、乳香（制）、白术、朱砂、安息香、水牛角浓缩粉、檀香、丁香、木香、荜茇、诃子肉。

【功效主治】芳香开窍，行气止痛。用于痰迷心窍所致的痰厥昏迷、中风偏瘫、肢体不利，以及中暑、心胃气痛。

【用法用量】口服。一次 1 丸，一日 1 ～ 2 次。

【注意事项】①孕妇禁用。②中风正气不足者慎用，或配合扶正中药服用。③服药期间饮食宜清淡，忌辛辣、油腻食物。④本品香燥药物过多，易耗散正气，故不宜久服。⑤热病、阳闭、脱证不宜用。⑥对中风昏迷者，应鼻饲给药。

4. 川芎茶调丸（浓缩丸）

【药物组成】川芎、白芷、羌活、细辛、防风、荆芥、薄荷、甘草。

【功效主治】疏风止痛。用于外感风邪所致的头痛，或有恶寒、发热、鼻塞。

【用法用量】①水丸：饭后清茶送服。一次 3 ～ 6g，一日 2 次。②浓缩丸：饭后清茶送服。一次 8 丸，一日 3 次。

【注意事项】①久病气虚、血虚，或因肝肾不足，肝阳上亢之头痛不宜用。②方中含有辛香走窜之品，有碍胎气，孕妇慎服。③本品药性发散，易伤正气，中病即止，不可多服、久服。④服药期间饮食宜清淡，忌辛辣、油腻之物。

5. 华佗再造丸

【药物组成】川芎、吴茱萸、冰片等。

【功效主治】活血化瘀，化痰通络，行气止痛。用于痰瘀阻络之中风恢复期和后遗症，症见半身不遂、拘挛麻木、口眼歪斜、言语不清。

【用法用量】口服。一次 4 ～ 8g，一日 2 ～ 3 次；重症患者一次 8 ～ 16g；或遵医嘱。

【注意事项】①中风痰热壅盛证，表现为面红目赤、大便秘结者不宜用。②平素大便干燥者慎服。③服药期间，忌辛辣、生冷、油腻食物。④孕妇忌服。

6. 天王补心丸

【药物组成】丹参、当归、石菖蒲、党参、茯苓、五味子、麦冬、天冬、地黄、玄参、制远志、炒酸枣仁、柏子仁、桔梗、甘草、朱砂。

【功效主治】滋阴养血，补心安神。用于心阴不足，心悸健忘，失眠多梦，大便干燥。

【用法用量】口服。水蜜丸一次6g，小蜜丸一次9g，大蜜丸一次1丸，一日2次。

【注意事项】①脾胃虚寒者不宜用。②本品含朱砂，不宜长期服用，不可与溴化物、碘化物药物同用。③睡前不宜饮用浓茶、咖啡等刺激性饮品。④严重心律失常者、冠心病发病严重者、心肌炎发作急性期者，当及时做心电图或动态心电图，或采取妥善的救治措施。

7. 复方苁蓉益智胶囊

【药物组成】制何首乌、荷叶、肉苁蓉、地龙、漏芦。

【功效主治】益智养肝，活血化浊，健脑增智。用于轻、中度血管性痴呆肝肾亏虚兼痰瘀阻络证，症见智力减退、思维迟钝、神情呆滞、健忘，或喜怒不定、腰膝酸软、头晕耳鸣、失眠多梦等。

【用法用量】口服。一次4粒，一日3次。

8. 脑心通胶囊

【药物组成】黄芪、赤芍、丹参、当归、川芎、桃仁、红花、醋乳香、醋没药、鸡血藤、牛膝、桂枝、桑枝、地龙、全蝎、水蛭。

【功效主治】益气活血，化瘀通络。用于气虚血滞、脉络瘀阻所致中风中经络，半身不遂、肢体麻木、口眼歪斜、舌强语謇及胸痹心痛、胸闷、心悸、气短；脑梗死、冠心病、心绞痛属上述证候者。

【用法用量】口服。一次2～4粒，一日3次。

【注意事项】孕妇禁用。

（四）脾胃系病证常用中成药

1. 补中益气丸

【药物组成】炙黄芪、炙甘草、当归、柴胡、党参、炒白术、升麻、陈皮。

【功效主治】补中益气，升阳举陷。用于脾胃虚弱、中气下陷所致的泄泻、脱肛、阴挺，症见体倦乏力、食少腹胀、便溏久泻、肛门下坠或脱肛、子宫脱垂。

【用法用量】口服。小蜜丸一次9g，大蜜丸一次1丸，一日2～3次。

【注意事项】①有恶寒发热表证时不宜用。②宜空腹或饭前服，亦可在进食时同服。③服药期间忌生冷油腻食物。④高血压患者慎服。

2. 参苓白术丸

【药物组成】人参、茯苓、麸炒白术、山药、炒白扁豆、莲子、麸炒薏苡仁、砂仁、桔梗、甘草。

【功效主治】补脾胃，益肺气。用于脾胃虚弱，食少便溏，气短咳嗽，肢倦乏力。

【用法用量】口服。一次6g，一日3次。

【注意事项】①湿热内蕴所致泄泻、厌食、水肿及痰火咳嗽者不宜用。②泄泻兼有大便不畅者不宜用。③孕妇慎用。④本品宜饭前服用或进食同时服。⑤服药期间忌食荤腥油腻食物。

3. 小建中颗粒

【药物组成】白芍、大枣、桂枝、炙甘草、生姜、饴糖。

【功效主治】温中补虚，缓急止痛。用于脾胃虚寒，脘腹疼痛，喜温喜按，嘈杂吞酸，食少心悸及腹泻与便秘交替症状的慢性结肠炎，胃及十二指肠溃疡。

【用法用量】口服。一次1袋，一日3次。

【注意事项】①外感风热表证未清患者及脾胃湿热或明显胃肠道出血症状者，不宜服用。②糖尿病患者慎用。

4. 归脾丸

【药物组成】党参、炒白术、炙黄芪、炙甘草、茯苓、制远志、炒酸枣仁、龙眼肉、当归、木香、大枣（去核）。

【功效主治】益气健脾，养血安神。用于心脾两虚，气短心悸，失眠多梦，头昏头晕，肢倦乏力；食欲不振，崩漏便血。

【用法用量】用温开水或生姜汤送服。水蜜丸一次6g，小蜜丸一次9g，大蜜丸一次1丸；一日3次。

【注意事项】①外感或实热内盛者不宜用。②阴虚火旺者不宜用。③宜饭前服用。④服药期间饮食宜清淡，忌辛辣、生冷、油腻食物。

5. 附子理中丸

【药物组成】附子（制）、党参、炒白术、干姜、甘草。

【功效主治】温中健脾。用于脾胃虚寒，脘腹冷痛，呕吐泄泻，手足不温。

【用法用量】口服。水蜜丸一次6g，小蜜丸一次9g，大蜜丸一次1丸；一日2～3次。

【注意事项】①大肠湿热泄泻者不宜用。②急性肠胃炎，泄泻兼有大便不畅、肛门灼热者不宜用。③孕妇慎用。④服药期间忌生冷、油腻之品。⑤本品中有附子，服药后如有血压增高、头痛、心悸等症状，应立即停药，去医院就诊。⑥小儿应在医师指导下服用。

6. 香砂养胃丸

【药物组成】木香、白术、茯苓、醋香附、豆蔻（去壳）、广藿香、生姜、砂仁、陈皮、半夏（制）、枳实（炒）、姜厚朴、甘草、大枣。

【功效主治】温中和胃。用于胃阳不足、湿阻气滞所致的胃痛、痞满，症见胃痛隐隐、脘闷不舒、呕吐酸水、嘈杂不适、不思饮食、四肢倦怠。

【用法用量】口服。一次9g，一日2次。

【注意事项】①胃阴虚，表现为口干欲饮、大便干结、小便短少者不宜用。②湿热中阻所致痞满、胃痛、呕吐者慎用。③孕妇慎用。④过敏体质者慎用。⑤饮食宜清淡，忌烟酒及辛辣、生冷、油腻食物。

7. 木香顺气丸

【药物组成】木香、醋香附、甘草、厚朴、苍术（炒）、砂仁、槟榔、陈皮、枳壳（炒）、青皮（炒）、生姜。

【功效主治】行气化湿，健脾和胃。用于湿浊中阻、脾胃不和所致的胸膈痞闷、脘腹胀痛、呕吐恶心、嗳气纳呆。

【用法用量】口服。一次6～9g，一日2～3次。

【注意事项】①孕妇慎用。②气郁化火而兼阴液亏损者慎用。③忌生冷油腻饮食。

8. 保和丸

【药物组成】焦山楂、半夏（制）、陈皮、炒莱菔子、六神曲（炒）、茯苓、连翘、炒麦芽。

【功效主治】消食，导滞，和胃。用于食积停滞，脘腹胀满，嗳腐吞酸，不欲饮食。

【用法用量】口服。小蜜丸一次9～18g，大蜜丸一次1～2丸，一日2次；小儿酌减。

【注意事项】①哺乳期妇女慎用。②身体虚弱或老年人不宜长期服用。③因肝病或心肾功能不全所致之不欲饮食，脘腹胀满者不宜用。④服药期间饮食宜清淡，忌生冷、油腻食物。

9. 木香槟榔丸

【药物组成】木香、枳壳（炒）、青皮（醋炒）、醋三棱、黄连、大黄、芒硝、槟榔、陈皮、香附（醋制）、莪术（醋炙）、黄柏（酒炒）、炒牵牛子。

【功效主治】行气导滞，泄热通便。用于湿热内停，赤白痢疾，里急后重，胃肠积滞，脘腹胀痛，大便不通。

【用法用量】口服。一次3～6g，一日2～3次。

【注意事项】孕妇禁用，老人、体弱者慎用。

10. 十滴水

【药物组成】樟脑、干姜、大黄、小茴香、肉桂、辣椒、桉油。

【功效主治】健胃，祛暑。用于因中暑而引起的头晕、恶心、腹痛、胃肠不适。

【用法用量】口服。一次2～5mL；儿童酌减。

【注意事项】①孕妇忌服。②驾驶员和高空作业者慎用。③有高血压、心脏病、肝病、糖尿病、肾病等慢性病严重者应在医师指导下服用。④儿童、哺乳期妇女、年老体弱者应在医师指导下服用。⑤严格按用法用量服用，本品不宜长期服用。

（五）肝胆系疾病常用中成药

1. 龙胆泻肝丸

【药物组成】龙胆、黄芩、泽泻、盐车前子、地黄、柴胡、栀子（炒）、木通、酒当归、炙甘草。

【功效主治】清肝胆，利湿热。用于肝胆湿热，头晕目赤，耳鸣耳聋，耳肿疼痛，胁痛口苦，尿赤涩痛，湿热带下。

【用法用量】口服。小蜜丸一次 6 ～ 12g（30 ～ 60 丸），大蜜丸一次 1 ～ 2 丸；一日 2 次。

【注意事项】①孕妇慎用。②脾胃虚弱者不宜久服。

2. 逍遥丸

【药物组成】柴胡、白芍、茯苓、当归、炒白术、炙甘草、薄荷。

【功效主治】疏肝健脾，养血调经。用于肝郁脾虚所致的郁闷不舒、胸胁胀痛、头晕目眩、食欲减退、月经不调。

【用法用量】口服。小蜜丸一次 9g，大蜜丸一次 1 丸；一日 2 次。

【注意事项】①感冒时不宜用。②胁痛属湿热毒瘀所致的肝胆病，如急慢性肝炎、急性胆囊炎，症见口苦、发热、舌苔黄厚腻者不宜用。③胁隐痛属慢性肝病（如肝硬化），症见咽干口燥、烦躁易怒、劳累加重、舌红少津，慎用；肝肾阴虚，久而化火者不宜用。④平素月经正常，突然出现月经量少，或月经错后，或阴道不规则出血应去医院妇科就诊。

3. 越鞠丸

【药物组成】醋香附、川芎、炒栀子、苍术（炒）、六神曲（炒）。

【功效主治】理气解郁，宽中除满。用于胸脘痞闷，腹中胀满，饮食停滞，嗳气吞酸。

【用法用量】口服。一次 6 ～ 9g，一日 2 次。

【注意事项】①服药期间忌气怒，宜进食易消化之食物。②孕妇慎用。

4. 柴胡舒肝丸

【药物组成】茯苓、麸炒枳壳、豆蔻、酒白芍、甘草、醋香附、陈皮、桔梗、姜厚朴、炒山楂、防风、六神曲（炒）、柴胡、黄芩、薄荷、紫苏梗、木香、炒槟榔、醋三棱、酒大黄、青皮（炒）、当归、姜半夏、乌药、醋莪术。

【功效主治】疏肝理气，消胀止痛。用于肝气不舒，胸胁痞闷，食滞不清，呕吐酸水。

【用法用量】口服。小蜜丸一次 10g，大蜜丸一次 1 丸；一日 2 次。

【注意事项】①忌生冷及油腻难消化的食物。②服药期间要保持情绪乐观，切忌生气恼怒。

5. 消炎利胆片

【药物组成】穿心莲、溪黄草、苦木。

【功效主治】清热，祛湿，利胆。用于肝胆湿热所致的胁痛、口苦；急性胆囊炎、胆管炎见上述证候者。

【用法用量】口服。一次 6 片，一日 3 次。

【注意事项】①服药期间饮食宜清淡，忌烟酒及油腻厚味食物。②孕妇慎用。③慢性胆囊炎及胆石症不属急性发作期慎用。④本品药性苦寒，脾胃虚寒者慎用。⑤本品所含苦木有一定毒性，不宜过量、久服。⑥用于治疗急性胆囊炎时，应密切观察病情变化，若发热、黄疸、上腹痛等症状加重时，应及时请外科处理。

6. 当归龙荟丸

【药物组成】当归、龙胆（酒炙）、栀子、黄连、黄柏、黄芩、大黄、芦荟、青黛、木香、人工麝香。

【功效主治】泻火通便。用于肝胆火旺，心烦不宁，头晕目眩，耳鸣耳聋，胁肋疼痛，脘腹胀痛，大便秘结。

【用法用量】口服。一次 6g，一日 2 次。

【注意事项】孕妇禁用。

7. 护肝片（胶囊）

【药物组成】柴胡、茵陈、板蓝根、五味子、猪胆粉、绿豆。

【功效主治】疏肝理气，健脾消食。具有降低转氨酶作用。用于慢性肝炎及早期肝硬化。

【用法用量】口服。护肝片：一次 4 粒，一日 3 次。护肝胶囊：一次 4 粒，一日 3 次。

8. 清肝降压胶囊

【药物组成】制何首乌、夏枯草、槐花（炒）、桑寄生、丹参、葛根、泽泻（盐炒）、小蓟、远志（去心）、川牛膝。

【功效主治】清热平肝，补益肝肾。用于高血压病肝火亢盛、肝肾阴虚证，症见眩晕，头痛，面红耳赤，急躁易怒，口干口苦，腰膝酸软，心悸不寐，耳鸣健忘，便秘溲黄。

【用法用量】口服。一次 3 粒，一日 3 次。

【注意事项】孕妇慎用。

（六）肾系病证常用中成药

1. 六味地黄丸

【药物组成】熟地黄、酒萸肉、牡丹皮、山药、茯苓、泽泻。

【功效主治】滋阴补肾。用于肾阴亏损，头晕耳鸣，腰膝酸软，骨蒸潮热，盗汗遗精，消渴。

【用法用量】口服。水丸一次5g，水蜜丸一次6g，小蜜丸一次9g，大蜜丸一次1丸；一日2次。

【注意事项】①脾虚、气滞、食少纳呆者慎用。②感冒者慎用。③服药期间饮食宜清淡，忌辛辣、油腻之品。

2. 济生肾气丸

【药物组成】附子（炙）、肉桂、牛膝（去头）、熟地黄、山茱萸（酒炙）、山药、茯苓、泽泻、车前子（盐炙）、牡丹皮。

【功效主治】温补肾阳，化气行水。用于肾虚水肿，腰膝酸软，小便不利，畏寒肢冷。

【用法用量】口服。水蜜丸一次4～5g，大蜜丸一次1丸；一日2次。

【注意事项】①湿热壅盛，风水泛溢水肿者不宜用。②本品含附子，不可过服、久服。③服药期间饮食宜清淡，宜低盐饮食。

3. 知柏地黄丸

【药物组成】知母、黄柏、熟地黄、山茱萸（制）、牡丹皮、山药、茯苓、泽泻。

【功效主治】滋阴降火。用于阴虚火旺，潮热盗汗，口干咽痛，耳鸣遗精，小便短赤。

【用法用量】口服。水蜜丸一次6g，小蜜丸一次9g，大蜜丸一次1丸；一日2次。

【注意事项】①气虚发热及实热者不宜用。②脾虚便溏、气滞中满者不宜用。③感冒者慎用。④服药期间饮食宜清淡，忌辛辣、油腻之品。

4. 杞菊地黄丸

【药物组成】枸杞子、菊花、熟地黄、酒萸肉、牡丹皮、山药、茯苓、泽泻。

【功效主治】滋肾养肝。用于肝肾阴亏，眩晕耳鸣，羞明畏光，迎风流泪，视物昏花。

【用法用量】口服。水蜜丸一次6g，小蜜丸一次9g，大蜜丸一次1丸；一日2次。

【注意事项】①实火亢盛所致的头晕、耳鸣慎用。②脾胃虚寒，大便稀溏者慎用。③服药期间忌酸冷食物。

5. 八正合剂

【药物组成】瞿麦、车前子（炒）、萹蓄、大黄、滑石、川木通、栀子、甘草、灯心草。

【功效主治】清热，利尿，通淋。用于湿热下注，小便短赤，淋沥涩痛，口燥咽干。

【用法用量】口服。一次15～20mL，一日3次，用时摇匀。

【注意事项】①忌服辛辣刺激性食物。②不宜在服药期间同时服用温补性中成药。

6. 消渴丸

【药物组成】葛根、黄芪、玉米须、山药、地黄、天花粉、南五味子、格列本脲。

【功效主治】滋肾养阴，益气生津。用于气阴两虚所致的消渴病，症见多饮、多尿、多食、消瘦、体倦乏力、眠差、腰痛；2型糖尿病见上述证候者。

【用法用量】口服。一次5～10丸，一日2～3次。饭前用温开水送服，或遵医嘱。

【注意事项】本品含格列本脲，严格按处方药使用，并注意监测血糖。

7. 参芪降糖片（胶囊）

【药物组成】人参茎叶皂苷、五味子、黄芪、山药、地黄、覆盆子、麦冬、茯苓、天花粉、泽泻、枸杞子。

【功效主治】益气养阴，滋脾补肾。主治消渴症，用于2型糖尿病。

【用法用量】口服。片剂：一次3片，一日3次，一个月为一个疗程，效果不显著或治疗前症状较重者，每次用量可达8片，一日3次。胶囊：一次3粒，一日3次，一个月为一个疗程，效果不显著或治疗前症状较重者，每次用量可达8粒，一日4次。

【注意事项】实热证者禁用，待实热证退后可服用。

8. 缩泉丸

【药物组成】山药、益智仁（盐炒）、乌药。

【功效主治】补肾缩尿。用于肾虚所致的小便频数、夜间遗尿。

【用法用量】口服。一次3～6g，一日3次。

9. 尿毒清颗粒

【药物组成】大黄、黄芪、丹参、川芎、制何首乌、党参、白术、茯苓、桑白皮、苦参、车前草、姜半夏、柴胡、菊花、白芍、甘草。

【功效主治】通腑降浊、健脾利湿、活血化瘀。在临床上尿毒清颗粒主要用于慢性肾功能衰竭氮质血症期和尿毒症早期，中医辨证属脾虚湿浊证或脾虚血瘀证者。尿毒清颗粒可降低肌酐、尿素氮，稳定肾功能，延缓透析时间；另外尿毒清颗粒对改善肾性贫血，提高血钙、降低血磷也有一定的作用。

【用法用量】温开水冲服。每日 4 次，6、12、18 时各服一袋，22 时服 2 袋，每日最大量 8 袋，也可另定服药时间，但两次服药间隔勿超过 8 小时。

【注意事项】①应在医生指导下按主治证候用药，按时按量服用。②按肾功能衰竭程度，采用相应的肾衰竭饮食，忌豆类食品。③服药后大便呈半糊状为正常现象，如呈水样需减量使用。④本品可与对肾功能无损害的抗生素、化学降压药、利尿药、抗酸药、降尿酸药并用。⑤忌与氧化淀粉等化学吸附剂合用。

10. 前列安通片（胶囊）

【药物组成】黄柏、赤芍、桃仁、泽兰、乌药、丹参、白芷、王不留行。

【功效主治】清热利湿，活血化瘀。用于湿热瘀阻证，症见尿频、尿急、排尿不畅、小腹胀痛。

【用法用量】口服。片剂：一次4～6片，一日3次，或遵医嘱。胶囊：一次4～6粒，一天3次，或遵医嘱。

11. 金钱草片

【药物组成】金钱草。

【功效主治】清热利湿，利尿通淋。用于湿热下注所致小便频数短涩，淋漓疼痛，尿色赤黄，腰腹疼痛，甚至尿夹砂石。

【用法用量】口服。一次 4 ～ 8 片，一日 3 次。

（七）调经类常用中成药

1. 乌鸡白凤丸

【药物组成】乌鸡（去毛爪肠）、醋鳖甲、桑螵蛸、黄芪、白芍、天冬、地黄、川芎、丹参、芡实（炒）、鹿角胶、煅牡蛎、人参、当归、醋香附、甘草、熟地黄、银柴胡、山药、鹿角霜。

【功效主治】补气养血，调经止带。用于气血两虚，身体瘦弱，腰膝酸软，月经不调，崩漏带下。

【用法用量】口服。水蜜丸一次 6g，小蜜丸一次 9g，大蜜丸一次 1 丸；一日 2 次。

【注意事项】①孕妇禁用。②气滞血瘀或血热实证引起的月经不调或崩漏不宜用。③经行有块伴腹痛拒按或胸胁胀痛者不宜用。④感冒时不宜用。⑤服本品时不宜同时服用藜芦、五灵脂、皂荚及其制剂。⑥服药期间忌食辛辣、生冷食物。⑦过敏体质者慎用。

2. 宫血宁胶囊

【药物组成】重楼。

【功效主治】凉血止血，清热除湿，化瘀止痛。用于崩漏下血，月经过多，产后或流产后宫缩不良出血及子宫性出血属血热妄行证者，以及慢性盆腔炎之湿热瘀结所致的少腹痛、腰骶痛、带下增多。

【用法用量】月经过多或子宫出血期：口服，一次 1 ～ 2 粒，一日 3 次，血止停服。慢性盆腔炎：口服，一次 2 粒，一日 3 次，4 周为一个疗程。

【注意事项】①孕妇忌服。②胃肠道疾病患者慎用或减量服用。

3. 固经丸

【药物组成】盐关黄柏、酒黄芩、麸炒椿皮、醋香附、炒白芍、醋龟甲。

【功效主治】滋阴清热，固经止带。用于阴虚血热，月经先期，经血量多、色紫黑，赤白带下。

【用法用量】口服。一次 6g，一日 2 次。

【注意事项】①忌辛辣、生冷食物。②感冒发热患者不宜服用。

4. 艾附暖宫丸

【药物组成】艾叶（炭）、醋香附、制吴茱萸、肉桂、当归、川芎、白芍（酒炒）、地黄、炙黄芪、续断。

【功效主治】理气养血，暖宫调经。用于血虚气滞、下焦虚寒所致的月经不调、痛经，症见行经后错、经量少、有血块、小腹疼痛、经行小腹冷痛喜热、腰膝酸痛。

【用法用量】口服。小蜜丸一次 9g，大蜜丸一次 1 丸；一日 2 ～ 3 次。

【注意事项】①热证、实证者不宜用。②经行有块伴腹痛拒按或胸胁胀痛者不宜用。③治疗痛经，宜在经前 3 ～ 5 天开始服药，连服 1 周。如有生育要求应在医师指导下服用，感冒时不宜用。④服药期间忌食寒凉之品。⑤过敏体质者慎用。

5. 益母草膏（颗粒）

【药物组成】益母草。

【功效主治】活血调经。用于血瘀所致的月经不调、产后恶露不绝，症见月经量少、淋漓不净、产后出血时间过长；产后子宫复旧不全见上述证候者。

【用法用量】膏剂：口服，一次 10g，一日 1 ～ 2 次。颗粒剂：开水冲服，一次 1 袋，一日 2 次。

【注意事项】①孕妇禁用。②服药期间饮食宜清淡，忌生冷、油腻食物。③青春期少女及围绝经期妇女应在医师指导下服药。④过敏体质者慎用。⑤气血两虚引起的月经量少，色淡质稀，头晕心悸，疲乏无力不宜用。

6. 更年安片

【药物组成】地黄、泽泻、麦冬、熟地黄、玄参、茯苓、仙茅、磁石、牡丹皮、珍珠母、五味子、首乌藤、制何首乌、浮小麦、钩藤。

【功效主治】滋阴清热，除烦安神。用于肾阴虚所致的绝经前后诸证，症见烦热出汗、眩晕耳鸣、手足心热、烦躁不安；围绝经期综合征见上述证候者。

【用法用量】口服。一次 6 片，一日 2 ～ 3 次。

【注意事项】①脾肾阳虚者不宜用。②感冒时不宜用。③服药期间忌辛辣、油腻食物。④过敏体质者慎用。

7. 坤宝丸

【药物组成】酒女贞子、覆盆子、菟丝子、枸杞子、制何首乌、龟甲、地骨皮、南沙参、麦冬、炒酸枣仁、地黄、白芍、赤芍、当归、鸡血藤、珍珠母、石斛、菊花、墨旱莲、桑叶、白薇、知母、黄芩。

【功效主治】滋补肝肾，养血安神。用于肝肾阴虚所致绝经前后诸证，症见烘热汗出、心烦易怒、少寐健忘、头晕耳鸣、口渴咽干、四肢酸楚；围绝经期综合征见上述证候者。

【用法用量】口服。一次 50 丸，一日 2 次；连续服用 2 个月或遵医嘱。

【注意事项】①忌食辛辣，少进油腻。②肾阳虚症状明显者不宜服用。

8. 大黄䗪虫丸

【药物组成】熟大黄、土鳖虫（炒）、水蛭（制）、虻虫（去翅足，炒）、蛴螬（炒）、干漆（煅）、桃仁、苦杏仁（炒）、黄芩、地黄、白芍、甘草。

【功效主治】活血破瘀，通经消癥。用于瘀血内停所致的癥瘕、闭经，症见腹部肿块、肌肤甲错、面色暗黑、潮热羸瘦、经闭不行。

【用法用量】口服。水蜜丸一次 3g，小蜜丸一次 3 ～ 6 丸，大蜜丸一次 1 ～ 2 丸；一日 1 ～ 2 次。

【注意事项】孕妇禁用，皮肤过敏者停服。

9. 妇女痛经丸

【药物组成】延胡索（醋制）、五灵脂（醋炒）、丹参、蒲黄（炭）。

【功效主治】活血，调经，止痛。用于气血凝滞，小腹胀疼，经期腹痛。

【用法用量】口服。一次 50 粒，一日 2 次。

【注意事项】①孕妇禁用。②月经量多，功能失调性子宫出血以及有出血疾患者忌用。③忌食生冷食物。

10. 七制香附丸

【药物组成】醋香附、地黄、茯苓、当归、熟地黄、川芎、炒白术、白芍、益母草、艾叶（炭）、黄芩、酒萸肉、天冬、阿胶、炒酸枣仁、砂仁、醋延胡索、艾叶、粳米、盐小茴香、人参、甘草。

【功效主治】疏肝理气，养血调经。用于气滞血虚所致的痛经、月经量少、闭经，症见胸胁胀痛、经行量少、行经小腹胀痛、经前双乳胀痛、经水数月不行。

【用法用量】口服。一次 6g，一日 2 次。

【注意事项】①孕妇忌服。②忌食生冷食物。③服本药时不宜和感冒药同时服用。④服本药时不宜同时服用藜芦、五灵脂、皂荚及其制剂。⑤不宜喝茶和吃白萝卜以免影响药效。

11. 桂枝茯苓丸

【药物组成】桂枝、茯苓、牡丹皮、赤芍、桃仁。

【功效主治】活血，化瘀，消癥。用于妇人宿有癥块，或血瘀经闭，行经腹痛，产后恶露不尽。

【用法用量】口服。一次 1 丸，一日 1 ～ 2 次。

【注意事项】①孕妇忌用，或遵医嘱。②经期停服。

12. 元胡止痛片（滴丸）

【药物组成】延胡索、白芷。

【功效主治】理气，活血，止痛。用于气滞血瘀的胃痛、胁痛、头痛及痛经。

【用法用量】口服。片剂：一次4～6片，一日3次，或遵医嘱。滴丸：一次20～30丸，一日3次，或遵医嘱。

（八）止带类常用中成药

1. 妇科千金片

【药物组成】千斤拔、金樱根、穿心莲、功劳木、单面针、当归、鸡血藤、党参。

【功效主治】清热除湿，益气化瘀。用于湿热瘀阻所致的带下病、腹痛。症见带下量多、色黄质稠、臭秽，小腹疼痛，腰骶酸痛，神疲乏力；慢性盆腔炎、子宫内膜炎、慢性宫颈炎见上述证候者。

【用法用量】口服。一次6片，一日3次。

【注意事项】①气滞血瘀证、寒凝血瘀证者不宜用。②糖尿病患者慎用。③饮食宜清淡，忌辛辣厚味之品。④青春期少女、哺乳期妇女应在医师指导下服用。⑤过敏体质者慎用。

2. 抗宫炎片（胶囊）

【药物组成】广东紫珠干浸膏、益母草干浸膏、乌药干浸膏。

【功效主治】清热，祛湿，化瘀止带。用于湿热下注所致的带下病，症见赤白带下、量多臭味；宫颈糜烂见上述证候者。

【用法用量】①片剂：口服，一次6片，一日3次。②胶囊剂：口服，一次3粒，一日3次。

【注意事项】①孕妇禁服。②禁食辛辣、生冷、油腻食物。③脾胃虚弱，尤其是脾胃虚寒者不宜用。

3. 花红颗粒（片）

【药物组成】一点红、白花蛇舌草、鸡血藤、桃金娘根、白背叶根、地桃花、菥蓂。

【功效主治】清热解毒，燥湿止带，祛瘀止痛。用于湿热瘀滞所致带下病、月经不调，症见带下量多、色黄质稠、小腹隐痛、腰骶酸痛、经行腹痛；慢性盆腔炎、附件炎、子宫内膜炎见上述证候者。

【用法用量】开水冲服。一次1袋，一日3次，7天为一个疗程，必要时可连服2～3个疗程，每疗程之间停药3天。

【注意事项】①忌食辛辣、生冷、油腻食物。②妇女经期、哺乳期慎用。月经过多者慎用。

（九）小儿肺系病证常用中成药

1. 小儿感冒颗粒

【药物组成】广藿香、连翘、板蓝根、菊花、大青叶、地黄、地骨皮、白薇、薄荷、石膏。

【功效主治】疏风解表，清热解毒。用于小儿风热感冒，症见发热重、头胀痛、咳嗽痰黏、咽喉肿痛；流感见上述证候者。

【用法用量】开水冲服。一周岁以内一次6g，一至三岁一次6～12g，四至七岁一次12～18g，八至十二岁一次24g；一日2次。

【注意事项】①忌辛辣、生冷、油腻食物。②不宜在服药期间同时服用滋补性中药。③风寒感冒者不适用。

2. 小儿咽扁颗粒

【药物组成】金银花、射干、金果榄、桔梗、玄参、麦冬、人工牛黄、冰片。

【功效主治】清热利咽，解毒止痛。用于小儿肺卫热盛所致的喉痹、乳蛾，症见咽喉肿痛、咳嗽痰盛、口舌糜烂；急性咽炎、急性扁桃体炎见上述证候者。

【用法用量】开水冲服。一至二岁一次4g或2g（无蔗糖），一日2次；三至五岁一次4g或2g（无蔗糖），一日3次；六至十四岁一次8g或4g（无蔗糖），一日2～3次。

【注意事项】①忌食辛辣、生冷、油腻食物。②脾虚易腹泻者慎服。③急性喉炎不适用。④风寒袭肺咳嗽不适用。

3. 儿童清肺丸（口服液、颗粒）

【药物组成】麻黄、苦杏仁（炒）、石膏、甘草、桑白皮（蜜炙）、瓜蒌皮、黄芩、板蓝根、橘红、法半夏、紫苏子（炒）、葶苈子、浙贝母、紫苏叶、细辛、薄荷、枇杷叶（蜜炙）、白前、前胡、石菖蒲、天花粉、青礞石（煅）。

【功效主治】清肺，解表，化痰，止嗽。用于小儿风寒外束、肺经痰热所致的面赤身热、咳嗽气促、痰多黏稠、咽痛声哑。

【用法用量】口服。水蜜丸一次 1 袋，大蜜丸一次 1 丸，一日 2 次；三岁以下一次半袋或半丸。

【注意事项】①忌辛辣、生冷、油腻食物。②不宜在服药期间同时服用滋补性中药。③内蕴痰热咳嗽，阴虚燥咳，体弱久嗽者不适用。

4. 小儿消积止咳口服液

【药物组成】山楂（炒）、槟榔、枳实、枇杷叶（蜜炙）、瓜蒌、莱菔子（炒）、葶苈子（炒）、桔梗、连翘、蝉蜕。

【功效主治】清热肃肺，消积止咳。用于小儿饮食积滞、痰热蕴肺所致的咳嗽、夜间加重、喉间痰鸣、腹胀、口臭。

【用法用量】口服。一周岁以内一次 5mL，一至二岁一次 10mL，三至四岁一次 15mL，五岁以上一次 20mL，一日 3 次；5 天为一个疗程。

（十）小儿脾胃系病证常用中成药

1. 小儿消食片

【药物组成】炒鸡内金、山楂、六神曲（炒）、炒麦芽、槟榔、陈皮。

【功效主治】消食化滞，健脾和胃。用于食滞肠胃所致积滞，症见食少、便秘、脘腹胀满、面黄肌瘦。

【用法用量】口服或咀嚼。一至三岁一次 2 ～ 4 片，三至七岁一次 4 ～ 6 片，成人一次 6 ～ 8 片；一日 3 次。

【注意事项】①脾虚泄泻，大便溏薄，次数多者应慎用或不用。②忌食生冷辛辣食物。

2. 化积口服液

【药物组成】茯苓（去皮）、炒鸡内金、醋莪术、槟榔、鹤虱、海螵蛸、醋三棱、红花、雷丸、使君子仁。

【功效主治】健脾导滞，化积除疳。用于脾胃虚弱所致的疳积，症见面黄肌瘦、腹胀腹痛、厌食或食欲不振、大便失调。

【用法用量】口服。一周岁以内一次 5mL，一日 2 次；二至五岁，一次 10mL，一日 2 次；五岁以上，一次 10mL，一日 3 次；或遵医嘱。

【注意事项】①忌生冷油腻及不易消化食物。②感冒时不宜服用。

（十一）皮肤与外科常用中成药

1. 当归苦参丸

【药物组成】当归、苦参。

【功效主治】凉血，祛湿。用于血燥湿热引起的头面生疮，粉刺疙瘩，湿疹刺痒，酒糟鼻赤。

【用法用量】口服，一次 1 瓶（6g），一日 2 次。

【注意事项】①忌烟酒、辛辣、油腻及腥发食物。②切忌以手挤压患处。③用药期间不宜同时服用温热性药物。④孕妇或哺乳期妇女慎用。

2. 连翘败毒丸

【药物组成】金银花、连翘、蒲公英、紫花地丁、大黄、栀子、黄芩、黄连、黄柏、苦参、白鲜皮、木通、防风、白芷、蝉蜕、荆芥穗、羌活、麻黄、薄荷、柴胡、天花粉、玄参、浙贝母、桔梗、赤芍、当归、甘草。

【功效主治】清热解毒，消肿止痛。用于热毒蕴结肌肤所致的疮疡，症见局部红肿热痛、未溃破者。

【用法用量】口服。一次 6g，一日 2 次。

【注意事项】①孕妇禁用。②疮疡阴证者慎用。③忌食辛辣、油腻、海鲜之品。

3. 京万红

【药物组成】地榆、地黄、当归、桃仁、黄连、木鳖子、罂粟壳、血余炭、棕榈、半边莲、土鳖虫、白蔹、黄柏、紫草、金银花、红花、大黄、苦参、五倍子、槐米、木瓜、苍术、白芷、赤芍、黄芩、胡黄连、川芎、栀子、乌梅、冰片、血竭、乳香、没药。

【功效主治】活血解毒，消肿止痛，去腐生肌。用于轻度水火烫伤、疮疡肿痛、创面溃烂。

【用法用量】生理盐水清理创面，涂敷本品或将本品涂于消毒纱布上，敷盖创面，消毒纱布包扎，每日换药一次。

【注意事项】本品为外用药，不可内服。孕妇慎用。

4. 马应龙麝香痔疮膏

【药物组成】人工麝香、人工牛黄、珍珠、煅炉甘石粉、硼砂、冰片、琥珀。

【功效主治】清热燥湿，活血消肿，去腐生肌。用于湿热瘀阻所致的各类痔疮、肛裂，症见大便出血，或疼痛、有下坠感；亦用于肛周湿疹。

【用法用量】外用，涂擦患处。

【注意事项】①忌食辛辣、油腻之品。②孕妇慎用，遵医嘱。③用于痔疮便血肿痛时应将备用的注入管轻轻插入肛门内，挤入2g左右药膏；用于肛裂时，把药膏敷于裂口内，敷药前应将肛门洗净。④本品为外用药，不可内服。

5. 麝香痔疮栓

【药物组成】人工麝香、珍珠、冰片、炉甘石粉、三七、五倍子、人工牛黄、颠茄流浸膏。

【功效主治】清热解毒，消肿止痛，止血生肌。用于大肠热盛所致的大便出血、血色鲜红、肛门灼热疼痛；各类痔疮和肛裂见上述证候者。

【用法用量】早晚或大便后塞于肛门内，一次1粒，一日2次，或遵医嘱。

【注意事项】孕妇慎用。

6. 西黄丸

【药物组成】牛黄或体外培育牛黄、麝香或人工麝香、乳香（醋制）、没药（醋制）。

【功效主治】清热解毒，消肿散结。用于热毒壅结所致的痈疽疔毒、瘰疬、流注、癌肿。

【用法用量】口服。一次3g，一日2次。

【注意事项】孕妇禁服。

（十二）骨伤科常用中成药

1. 七厘散

【药物组成】血竭、乳香（制）、没药（制）、红花、儿茶、冰片、人工麝香、朱砂。

【功效主治】化瘀消肿，止痛止血。用于跌扑损伤，血瘀疼痛，外伤出血。

【用法用量】口服。一次1～1.5g，一日1～3次；外用，调敷患处。

【注意事项】孕妇禁用。

2. 跌打丸

【药物组成】三七、白芍、桃仁、血竭、烫骨碎补、苏木、乳香（制）、姜黄、防风、枳实（炒）、甘草、煅自然铜、当归、赤芍、红花、北刘寄奴、续断、牡丹皮、没药（制）、醋三棱、甜瓜子、桔梗、木通、土鳖虫。

【功效主治】活血散瘀，消肿止痛。用于跌打损伤，筋断骨折，瘀血肿痛，闪腰岔气。

【用法用量】口服。小蜜丸一次3g，大蜜丸一次1丸；一日2次。

【注意事项】孕妇禁用。

3. 云南白药

【药物组成】三七等。

【功效主治】化瘀止血，活血止痛，解毒消肿。用于跌打损伤，瘀血肿痛，吐血、咳血、便血、痔血、崩漏下血，手术出血，疮疡肿毒及软组织挫伤，闭合性骨折，支气管扩张及肺结核咳血，溃疡病出血，以及皮肤感染性疾病。

【用法用量】刀、枪、跌打诸伤，无论轻重，出血者用温开水送服；瘀血肿痛与未流血者用酒送服；妇科各症，用酒送服；但月经过多、红崩，用温水送服。毒疮初起，服0.25g，另取药粉，用酒调匀，敷患处，如已化脓，只需内服。其他内出血各症均可内服。口服，一次0.25～0.5g，一日4次（二至五岁按1/4剂量服用；六至十二岁按1/2剂量服用）。凡遇较重的跌打损伤可先服保险子一粒，轻伤及其他病症不必服。

【注意事项】孕妇忌用；服药一日内，忌食蚕豆、鱼类及酸冷食物。

4. 祖师麻膏药

【药物组成】祖师麻。

【功效主治】祛风除湿，活血止痛。用于风寒湿痹、瘀血痹阻经脉。症见肢体关节肿痛、畏寒肢冷，局部肿胀有硬结或瘀斑。

【用法用量】温热软化后贴于患处。

【注意事项】忌贴于创伤处，孕妇慎用。

5. 同仁大活络丸

【药物组成】蕲蛇（酒制）、草乌（炙）、豹骨（制）、附子（制）人工牛黄、乌梢蛇（酒制）、天麻、熟大黄、人工麝香、血竭、熟地黄、天南星（制）、水牛角浓缩粉等50味。

【功效主治】祛风，舒筋，活络，除湿。用于风寒湿痹引起的肢体疼痛、手足麻木、筋脉拘挛、中风瘫痪、口眼歪斜、半身不遂、言语不清。

【用法用量】温黄酒或温开水送服。一次1～2丸，一日2次。

【注意事项】孕妇忌服。运动员慎用。

6. 四妙丸

【药物组成】苍术、牛膝、黄柏（盐炒）、薏苡仁。

【功效主治】清热利湿。用于湿热下注所致的痹病，症见足膝红肿、筋骨疼痛。

【用法用量】口服。一次6g，一日2次。

【注意事项】孕妇慎用。

7. 颈舒颗粒

【药物组成】三七、当归、川芎、红花、天麻、肉桂、人工牛黄。

【功效主治】活血化瘀，温经通窍止痛。用于神经根型颈椎病瘀血阻络证，症见颈肩部僵硬、疼痛，患侧上肢窜痛。

【用法用量】温开水冲服。一次1袋，一日3次。1个月为一个疗程。

【注意事项】孕妇禁用。忌生冷、油腻食物。过敏体质者慎用。

8. 骨质宁搽剂

【药物组成】云母石、黄连、枯矾。

【功效主治】活血化瘀、消肿止痛。用于骨质增生引起的功能性障碍、软组织损伤及各种肿胀、酸胀、麻木疼痛等。

【用法用量】外用适量，涂于患处，一日3～5次。

【注意事项】如有擦破伤或溃疡不宜使用。

9. 复方小活络丸

【药物组成】川乌（甘草银花炙）、草乌（甘草银花炙）、当归、川芎、白芍、地龙、乳香（制）、没药（制）、香附（醋炙）、胆南星（酒炙）。

【功效主治】舒筋活络，散风止痛。用于风寒湿邪引起的风寒湿痹，肢节疼痛，麻木拘挛，半身不遂，行步艰难。

【用法用量】温黄酒或温开水送服。一次1～2丸，一日2次。

【注意事项】孕妇忌服。

10. 尪痹颗粒

【药物组成】地黄、熟地黄、续断、附片（黑顺片）、独活、骨碎补、桂枝、淫羊藿、防风、威灵仙、皂角刺、羊骨、白芍、狗脊（制）、知母、伸筋草、红花。

【功效主治】补肝肾，强筋骨，祛风湿，通经络。用于肝肾不足、风湿阻络所致的尪痹，症见肌肉、关节疼痛，局部肿大，僵硬畸形，屈伸不利，腰膝酸软，畏寒乏力；类风湿关节炎见上述证候者。

【用法用量】开水冲服。一次6g，一日3次。

【注意事项】①孕妇禁用。②湿热实证慎用。③服药期间忌生冷、油腻食物。④有高血压、心脏病、肝病、肾病等慢性病严重患者应在医师指导下服用。

（十三）五官科常用中成药

1. 明目地黄丸

【药物组成】熟地黄、牡丹皮、茯苓、枸杞子、当归、蒺藜、酒萸肉、山药、泽泻、菊花、白芍、煅石决明。

【功效主治】滋肾，养肝，明目。用于肝肾阴虚，目涩畏光，视物模糊，迎风流泪。

【用法用量】口服。水蜜丸一次6g，小蜜丸一次9g，大蜜丸一次1丸，一日2次。

【注意事项】①肝经风热、肝火上扰者不宜用。②脾胃虚弱，运化失调者宜慎用。③服药期间忌辛辣、油腻食物。④如有迎风流泪，又有视力急剧下降，应去医院就诊。

2. 鼻炎康片

【药物组成】广藿香、鹅不食草、野菊花、黄芩、薄荷油、苍耳子、麻黄、当归、猪胆粉、马来酸氯苯那敏。

【功效主治】清热解毒，宣肺通窍，消肿止痛。用于风邪蕴肺所致的急、慢性鼻炎，过敏性鼻炎。

【用法用量】口服。一次4片，一日3次。

【注意事项】①肺脾气虚或气滞血瘀者慎用。②过敏性鼻炎属虚寒证者慎用。③孕妇慎用。④不宜过量、长期服用。⑤服药期间忌辛辣、油腻食物。⑥高血压、心脏病等慢性病者，应在医师指导下服用。⑦用药期间不宜驾驶车辆、管理机械及高空作业。

3. 六神丸

【药物组成】人工牛黄、珍珠粉、蟾酥（酒溶解）、雄黄粉、麝香、冰片。

【功效主治】清热解毒，消炎止痛。用于咽喉肿痛，单双乳蛾，喉风，喉痛，烂喉丹痧及痈疽疮疖。

【用法用量】噙化或开水送服，一次10粒，一日2次。外用，药丸研末，开水或米醋调敷用处，一日数次。

【注意事项】①忌辛辣食物，孕妇忌服。②疮疖化脓溃烂者，不可外敷。③不宜与酶制剂、硫酸盐类、腌制食品同服。

4. 黄氏响声丸

【药物组成】薄荷、连翘、胖大海、川芎、桔梗、甘草、浙贝母、蝉蜕、酒大黄、儿茶、诃子肉、薄荷脑。

【功效主治】疏风清热，化痰散结，利咽开音。用于风热外束、痰热内盛所致的急、慢性喉喑，症见声音嘶哑、咽喉肿痛、咽干灼热、咽中有痰，或寒热头痛、便秘尿赤；急慢性喉炎及声带小结、声带息肉初起见上述证候者。

【用法用量】口服。一次8丸，一日3次，饭后服用；儿童减半。

【注意事项】①阴虚火旺所致急、慢性喉喑者慎用。②声嘶、咽痛，兼见恶寒发热、鼻流清涕等外感风寒者慎用。③胃寒便溏者慎用。④孕妇慎用。⑤服药期间饮食宜清淡，忌辛辣、油腻食物，戒烟酒。⑥不宜在服药期间同时服用温补性中成药。

5. 口腔溃疡散

【药物组成】青黛、枯矾、冰片。

【功效主治】清热，消肿，止痛。用于火热内蕴所致的口舌生疮、黏膜破溃、红肿灼痛；复发性口疮、急性口炎见上述证候者。

【用法用量】用消毒棉球蘸药擦患处。一日2～3次。

【注意事项】①本品不可内服。②对本品过敏者禁用，过敏体质者慎用。

6. 鱼腥草滴眼液

【药物组成】鱼腥草。

【功效主治】清热，解毒，利湿。用于风热疫毒，暴风客热，天行赤眼暴翳（急性卡他性结膜炎、流行性角膜结膜炎）。

【用法用量】滴入眼睑内。一次1滴，一日6次。疗程：急性卡他性结膜炎7天，流行性角膜结膜炎10天。

【注意事项】对鱼腥草过敏者禁用。

7. 石斛夜光丸

【药物组成】石斛、人参、山药、茯苓、甘草、肉苁蓉、枸杞子、菟丝子、地黄、熟地黄、五味子、天冬、麦冬、苦杏仁、防风、川芎、枳壳（麸炒）、黄连、牛膝、菊花、蒺藜（盐炒）、青葙子、决明子、水牛角浓缩粉、羚羊角。

【功效主治】滋阴补肾，清肝明目。用于肝肾两亏，阴虚火旺，内障目暗，视物昏花。

【用法用量】口服。水蜜丸一次7.3g，小蜜丸一次11g，大蜜丸一次2丸，一日2次。

8. 鼻渊通窍颗粒

【药物组成】辛夷、苍耳子（炒）、麻黄、白芷、薄荷、藁本、黄芩、连翘、野菊花、天花粉、地黄、丹参、茯苓、甘草。

【功效主治】疏风清热，宣肺通窍。用于鼻炎、急鼻渊（急性鼻窦炎）属外邪犯肺证，症见前额或颧骨部压痛，鼻塞时作，流涕黏白或黏黄，或头痛，或发热，苔薄黄或白，脉浮。

【用法用量】开水冲服，一次15g（1袋），一日3次。

【注意事项】①脾虚腹胀者慎用。②服药期间勿食辛、辣等食物。③运动员慎用。④本品含蔗糖，糖尿病患者请遵医嘱。

9. **复方牙痛酊**

【药物组成】宽叶缬草、凤仙花、红花、樟木。

【功效主治】苗医：蒙岗比，勒勒果里品。中医：活血散瘀，消肿止痛。用于牙龈炎、龋齿引起的牙痛或牙龈肿痛。

【用法用量】口腔用药，一日3次，每5日为一个疗程。用小棉球浸湿本品适量涂擦或置于患处，适时取出。

【注意事项】①孕妇禁用。②忌烟酒、辛辣、油腻食物。③不宜在用药期间同时服用温补性中药。④用药时最好应配合牙科治疗。⑤对本品及酒精过敏者禁用，过敏体质者慎用。

第十七章　社区康复

第一节　基本概念

一、基本概念

1. 康复　康复（rehabilitation）是指通过综合、协调地应用各种措施，消除或减轻病、伤、残者身心、社会功能障碍，达到或保持最佳功能水平，增强自理能力，使其重返社会，提高生存质量。

2. 社区康复　2004 年世界卫生组织、联合国教科文组织、国际劳工组织联合发表的《社区康复的联合意见书》将社区康复定义为：“为残疾人康复，机会均等，减少贫困和增强社会包容的一种社区发展战略。需要通过残疾人自己、家庭、组织和社区及相关政府和非政府卫生、教育、职业、社会和其他服务的共同努力，以促进社区康复项目的完成。”

3. 物理治疗　物理治疗（physiotherapy，PT）是应用力、电、光、声、水和温度等物理学因素来治疗疾病的方法。包括肢体的主、被动活动，体位转变训练，平衡训练，行走训练等。

4. 作业治疗　作业治疗（occupational therapy，OT）是指协助残疾者和患者选择、参与、应用有意义的活动，以最大限度地恢复躯体、心理和社会方面的功能，增加健康，预防能力的丧失及残疾的发生，以发展为目的，鼓励他们参与及贡献社会。

5. 理疗　理疗是利用热、声、光、电、磁等物理因子作用于人体以治疗疾病的方法，又称物理因子疗法。

6. 残疾　残疾是指因外伤、疾病、发育缺陷或精神因素造成明显的身心功能障碍，不同程度地丧失正常生活、工作和学习能力的状态。

二、社区康复的对象

1. 残疾人　WHO 报告，在世界总人口中，大约 15% 的人有某种形式的残疾，其中 2% 至 4% 的人面临严重的功能性障碍。

我国对功能障碍者的定义是：“在心理、生理、人体结构上，某种组织、功能丧失或者不正常，全部或部分丧失以正常方式从事某种活动能力的人。”早年人们常使用“残疾人”一词，20 世纪 90 年代中期以后，改用中性词语“功能障碍者”。

2. 慢性病患者　社区常见慢性病有心脑血管疾病、恶性肿瘤、精神异常和精神病、慢性职业病、代谢异常病、遗传性疾病、慢性呼吸系统疾病、肥胖症等。

3. 老年人　我国法律是将 60 周岁以上的公民称为老年人。

三、残疾的分类

1. ICIDH 模式　1980 年发布的《国际病损、残疾、残障分类》（ICIDH）将残疾分为三个独立类别：病损、残疾、残障。

（1）病损　亦称残损，现改称“身体结构受损”。指心理、生理、解剖结构或功能方面的任何丧失或异常，是生物器官系统水平上的残疾。

（2）残疾　现改称“活动受限”，是残损使能力受限或缺乏，导致患者不能按正常的方式和范围进行活动，是个体水平上的残疾。

（3）残障　现改称“参与限制”，是因残损或残疾，限制或阻碍患者正常的社会作用，是社会水平的残疾。

2. ICF 模式　2001 年发布《国际功能、残疾与健康分类》（ICF）。ICF 分为功能和残疾、背景性环境两大部分，见图 17-1。

（1）功能和残疾　包括身体功能和结构、活动和参与。

（2）背景性环境　代表个体生活和生存的全部背景，包括环境因素和个人因素。

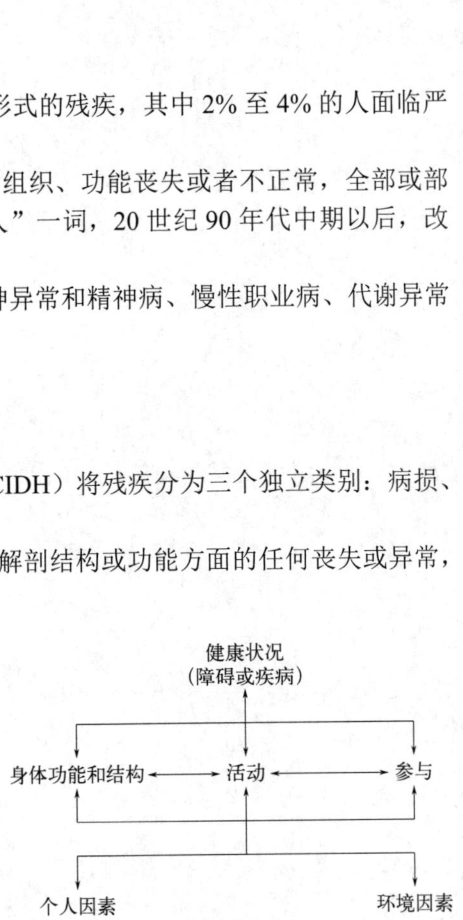

图 17-1　ICF 模式

第二节 康复评定

一、社区功能评定

1. 肌力评定 肌力是指肌肉收缩所产生的力量。徒手肌力检查（MMT）是用来评定由疾病、外伤、废用所导致的肌力低下的范围与程度的主要方法，见表 17-1。

表 17-1 徒手肌力检查评定表

分级	名称	评级标准
0	零（zero，O）	未触及肌肉的收缩
1	微弱（trace，T）	可触及肌肉的收缩，但不能引起关节活动
2	差（poor，P）	解除重力的影响，能完成全关节活动范围的运动
3	可（fair，F）	能抗重力完成全关节活动范围的运动，但不能抗阻力
4	良好（good，G）	能抗重力及轻度阻力，完成全关节活动范围的运动
5	正常（normal，N）	能抗重力及最大阻力，完成全关节活动范围的运动

2. 肌张力评定 肌张力是指肌肉静息状态下的紧张度。临床异常肌张力有肌张力增高、肌张力低下和肌张力障碍。肌张力增高有两种表现：痉挛和强直。痉挛是一种由牵张反射高兴奋性所致的、以速度依赖的紧张性牵张反射增强伴腱反射亢进为特征的运动障碍。僵硬亦称强直，无论做哪个方向的关节被动活动，对同一肌肉，运动的起始和终末的抵抗感是一样的，也就是主动肌和拮抗肌张力同时增加。与弯曲铅管的感觉类似，即伸屈肢体时持续存在的始终如一的阻力感，称铅管样僵硬。帕金森病患者的肌张力常表现出有阻力和无阻力反复交替出现的情况，称为齿轮样僵硬。

痉挛的常用评定方法是改良 Ashworth 分级法，见表 17-2。

表 17-2 改良 Ashworth 分级法

级别	评定标准
0 级	无肌张力的增加
1 级	肌张力略微增加：受累部分被动屈伸时，在关节活动范围之末时呈现最小的阻力或出现突然卡住和释放
1 +级	肌张力轻度增加：在关节活动范围后 50% 范围内出现突然卡住，然后在关节活动范围的后 50% 均呈现最小的阻力
2 级	肌张力较明显地增加：通过关节活动的大部分时，肌张力较明显地增加，但受累部分仍能较容易地被移动
3 级	肌张力严重增加，被动活动困难
4 级	僵直，受累部分被动活动时呈现僵直状态，不能活动

3. 关节活动范围评定 关节活动范围包括主动关节活动度和被动关节活动度。主动关节活动度（AROM）指关节运动通过人体自身的主动随意运动而产生。被动关节活动度（PROM）指关节运动时通过外力如治疗师的帮助而产生。关节活动度的测量体位是中立位法：解剖学立位时的肢位定为“零”起始点；身体直立，两眼向前平视，双下肢靠拢，足尖朝前，双上肢自然下垂于躯干两侧，手掌朝前；测量旋转度时将正常旋转范围的中点作为“零”起始点。以肩肱关节的关节活动度为例。

（1）屈曲 体位：坐位、立位、仰卧位、侧卧位。肩关节无外展、内收、旋转，前臂中立位，手掌朝向体侧。运动方式：沿冠状轴在矢状面上肢向前上方运动。运动终末感：结缔组织抵抗。代偿运动：固定肩胛骨和胸廓，避免肩关节外展和躯干伸展。正常值：0°～ 180°。

（2）伸展 体位：坐位、立位、俯卧位、侧卧位。运动方式：沿冠状轴在矢状面上肢向后上方运动。运动终末感：结缔组织抵抗。代偿运动：固定肩胛骨和胸廓，避免肩胛骨前倾、上抬、外展和躯干屈曲、旋转。正常值：0°～ 60°。

4. 平衡与协调能力评定 平衡是指在不同的环境和情况下维持身体于一定姿势的能力。一个人的平衡功能正常时，能够保持体位、在随意运动中调整姿势、安全有效地对外来干扰作出反应。平衡功能的三级分类为：静态平衡、自动态平衡和他动态平衡。协调运动指在中枢神经系统的控制下，与特定运动或动作相关的肌群以一定的时空关系共同作用，从而产生平稳、准确、有控制的运动。特点是以适当的速度、距离、方向、节奏和力量进行运动。协调运动分为粗大运动和精细运动。协调运动障碍是指以笨拙的、不平衡的和不准确的运动为特点的异常运动。协调运动障碍的检查方法如下。

（1）指鼻试验　让被检者在肩外展 90°同时肘关节伸展位置时，用示指指尖指向鼻尖。

（2）指指试验　双侧肩关节外展 90°，肘关节伸展后，嘱被检查者双示指在中线位相触。

（3）轮替试验（前臂的旋前 / 旋后）　让被检者上肢紧贴于体侧，屈肘 90°，进行手掌向上、向下的交替翻转。或以一侧手快速连续拍打对侧手背，或足跟着地以前脚掌敲击地面等。

（4）对指试验　用拇指尖连续逐一触及该手的其他指尖，可逐渐加快速度。

5. 步态分析　步行周期是指一侧下肢完成从足跟落地到再次落地的时间过程。根据下肢在步行时的空间位置分为支撑相和摆动相。常见的异常步态如下。

（1）偏瘫步态　上肢摆动时，肩、肘、腕及手指关节屈曲、内收；患侧下肢站立相时间缩短，摆动相时由于股四头肌痉挛膝关节屈曲角度显著减小或消失，迈步相时患侧肩关节下降，骨盆代偿性抬高，髋关节外展、外旋，偏瘫下肢经外侧画一个半圆弧，故又称划圈步态。

（2）帕金森病步态　患者躯干、上下肢肌肉运动缺乏、僵硬，以小步幅快速向前行走，患者虽起步时行走困难，但一旦开始又难以止步，不能随意骤停或转向，呈现出前冲或慌张步态。

（3）剪刀步态　迈步相时，下肢向前内侧迈出，同时伴有腘绳肌痉挛而出现膝关节屈曲；踝关节跖屈肌痉挛出现足前部着地，下肢向前摆动时足趾拖地；髋膝过分屈曲，站立相时间延长，迈步相时间缩短，步基（支撑面）减小，步幅减小，步速减慢。常见于痉挛型脑瘫或脑外伤患者。

（4）共济失调步态　行走时两上肢外展以保持身体平衡，步基增宽，高抬腿，足落地沉重；不能走直线，而呈曲线或呈“Z”形前进；因步行不易控制，故步行摇晃不稳，状如醉汉，故又称酩酊步态或醉汉步态。常见于小脑病变。

6. 感觉功能评定　感觉分为浅感觉、深感觉和复合感觉。浅感觉细分为触觉、痛觉、温度觉和压觉。深感觉又称本体感觉，分为关节位置觉、关节运动觉、振动觉和深部触觉。复合感觉分为皮肤定位觉、两点辨别觉、体表图形觉、实体觉、重量觉和材质辨别觉。感觉障碍有以下表现。

（1）感觉减退或消失　刺激阈值增高，患者对刺激的反应降低，这是由于感觉神经遭受破坏性损害，使感受器冲动不能传导到感觉中枢所致。

（2）感觉异常　指无外界刺激而出现自发的感觉，例如麻木感、针刺感或灼热感等。常见于感觉神经早期、不全性损害时。

（3）感觉过敏　感觉的刺激阈降低，对轻微刺激出现强烈反应或对正常刺激敏感性增加。感觉过敏多指疼痛过敏即轻微刺激即可引起疼痛，是由于感觉神经受到刺激性损害所致，见于早期病变。

（4）感觉分离　是指同一部位某种感觉障碍而其他感觉正常。浅感觉分离主要指某一部位的痛、温觉减弱或消失而触觉正常。深浅感觉分离主要指深感觉障碍而浅感觉正常。

（5）感觉倒错　是对外界刺激可产生与正常人不同性质的或相反的异常感觉。例如对凉的刺激反而产生热的感觉；用棉球轻触皮肤时，患者产生麻木感或疼痛感。感觉倒错多见于癔症。

7. 心肺功能评定　心功能评定有美国纽约心脏病学会心功能分级；心肺运动试验有 6 分钟步行试验、运动平板试验。

（1）美国纽约心脏病学会（NYHA）心功能分级　见表 17-3。

表 17-3　美国纽约心脏病学会心功能分级

级别	临床情况
Ⅰ	患有心脏病，体力活动不受限，一般体力活动不引起疲劳、心悸、呼吸困难及心绞痛
Ⅱ	患有心脏病，体力活动稍受限，休息时正常，一般体力活动即可引起疲劳、心悸、呼吸困难及心绞痛
Ⅲ	患有心脏病，体力活动明显受限，休息时尚正常，但轻体力活动即可引起疲劳、心悸、呼吸困难及心绞痛
Ⅳ	患有心脏病，体力活动完全丧失，休息时仍有心衰或心绞痛，任何体力活动均可使症状加重

（2）6 分钟步行试验　用于体力较弱无法进行活动平板或踏车运动试验的患者，患者尽力行走 6 分钟，计算所走的距离。试验前和试验结束时应立即测量心率、血压、呼吸频率、呼吸困难的程度以及血氧饱和度。步行距离＜150 米，表明心衰程度严重；150 ～ 425 米，提示中度心衰；426 ～ 550 米，提示轻度心衰。6 分钟步行试验结果是独立的预测心衰致残率和病死率的因子，可用于评定患者心脏储备功能，评价药物治疗和康复治疗的疗效。行走的距离越长，说明体力活动能力越好。

（3）活动平板试验　Bruce 方案应用最广泛，指同时增加速度和坡度来增加运动强度。运动限制症状出现时即为运动结束的标志，常有异常症状和体征、心率异常、心率心电图异常等，患者要求停止时也应停止。

8. 心理功能评定

（1）智力测验　目前使用最广泛的是韦氏智力量表。

（2）人格测验　用于评定人格的方法有两种，问卷法和投射法。问卷法有艾森克人格问卷（EPQ）、明尼苏达多项人格问卷（MMPI-2）等，投射法有洛夏墨迹测验等。

（3）情绪测验　常用量表有汉密尔顿焦虑量表（HAMA），汉密尔顿抑郁量表（HAMD）。

9. 认知功能评定　认知指人在对客观事物的认识过程中对感觉输入信息的获取、编码、操作、提取和使用的过程，是输入和输出之间发生的内部心理过程，这一过程包括知觉、注意、记忆及思维等。认知过程是高级脑功能活动。人脑将当前作用于感觉器官的客观事物的各种属性（感觉）综合起来以整体的形式进行反映，即将感觉组织起来成为有意义的类型时，被称为知觉。

（1）认知功能筛查　蒙特利尔认知评估量表（MoCA 量表），用于筛查轻度认知障碍。简易精神状态评价量表（MMSE 量表），用于痴呆的筛查。

（2）全面认知评定　Halstead-Reitan 成套神经心理测验（HRB），涉及全部认知功能的行为测定方法。洛文斯顿作业疗法认知评定成套测验（LOTCA），常用于脑损伤认知能力的评定。

（3）记忆测验　韦氏记忆量表（WMS），用于 7 岁以上儿童及成人。临床记忆量表，用于成人（20 ～ 90 岁），有甲乙两套。

（4）注意功能评定　反应时检查、等速拍击试验、连减或连加测验、数字复述、听运动检查法、删字测验等。

（5）知觉障碍评定　用于单侧忽略的 Albert 划杠测验、Schenkenberg 二等分线段测验、字母删除测验、画钟表测验等。

10. 言语功能评定　语言是指人类社会中约定俗成的符号系统。包括对符号的运用（表达）、接受（理解），也包括对文字语言符号的运用（书写）、接受（阅读）以及姿势语言和哑语。常见障碍是失语症。

言语是音声语言（口语）形成的机械过程，是掌握和使用语言的活动，即说话能力。常见障碍是构音障碍。

（1）失语症的评定方法　波士顿诊断性失语症检查（BDAE），西方失语症成套测验（WAB），汉语标准失语症检查（CRRCAE），汉语失语成套测验（ABC）等。

（2）构音障碍的评定方法　构音器官功能性检查，如 Frenchay 构音障碍评定法。

二、社区生活能力评定

1. 日常生活活动能力评定　日常生活活动（ADL）能力是指人们为了生存及适应环境每天必须反复进行的、最基本的、最具有共性的活动，即衣、食、住、行、个人卫生和独立的社区活动。日常生活活动能力分为基础性日常生活活动（BADL）和工具性日常生活活动（IADL）。评定方法有 Barthel 指数评定、功能独立性评定（FIM）、社会功能活动问卷（FAQ）。

2. 生存质量评定　生存质量（QOL）是指不同文化和价值体系中的个体，对与他们的目标、期望、标准，以及所关心的事情有关的生存状况的体验，是相对于生命数量而言的概念，是个体的主观评价。评定方法有世界卫生组织生存质量评定量表（WHOQOL-100 量表）、SF-36 简明健康状况量表、生活满意度量表等。

三、社会参与能力评定

社会参与能力评定包括家庭生活能力、社会角色与交往能力和就业能力的评定。

四、生活环境评定

生活环境评定包括家居环境评定、工作环境评定和社区环境评定。

第三节　康复治疗

一、物理治疗

物理治疗是根据人体对物理刺激所产生的生理反应和效果达到治疗及康复的目的的方法。临床上把物理治疗分为两类，即运动疗法和物理因子治疗。

（一）运动疗法

通过主动或被动的方式，借助器械、徒手手法或患者自身的力量，促进患者运动，使患者全身或局部的功能得到恢复的训练方法，称为运动疗法。

1. 关节松动技术 关节松动技术是治疗师在患者关节活动允许范围内完成的一种针对性强的手法操作技术，用来治疗关节功能障碍如关节疼痛、关节活动受限或关节僵硬。

（1）关节松动术的基本手法　关节松动术的基本手法主要包括：摆动、滚动、滑动、旋转、分离与牵拉等。

（2）关节松动手法的分级　根据关节的可动范围和操作时治疗师应用手法的幅度大小，分为4级。

Ⅰ级：治疗师在患者关节活动的起始端，小范围、节律性地来回松动关节。

Ⅱ级：治疗师在患者关节活动允许范围内，大范围、节律性地来回松动关节，但不接触关节活动的起始端和终末端。

Ⅲ级：治疗师在患者关节活动允许的范围内，大范围、节律性地来回松动关节，每次均接触到关节活动的终末端，并能感觉到关节周围软组织的紧张。

Ⅳ级：治疗师在患者关节活动的终末端，小范围、节律性地来回松动关节，每次均接触到关节活动的终末端，并能感觉到关节周围软组织的紧张。Ⅰ、Ⅱ级常用于治疗因疼痛引起的关节活动受限；Ⅲ级手法用于治疗关节疼痛并伴有僵硬的关节活动受限；Ⅳ级手法用于治疗关节因周围软组织粘连、挛缩引起的关节活动受限。

（3）适应证　主要适用于力学因素引起的关节功能障碍，包括关节疼痛、肌肉紧张及痉挛、可逆性关节活动降低、进行性关节活动受限、功能性关节制动等。

（4）禁忌证　主要包括关节脱位及半脱位、外伤或疾病引起的关节肿胀、关节炎症急性期、恶性疾病及未愈合的骨折。

2. 神经促通技术 以神经生理学和神经发育学为理论基础，促进中枢性瘫痪患者的神经肌肉功能恢复，即促进软弱的肌肉和抑制过度兴奋的肌肉，恢复肌肉随意协调收缩能力的训练方法，称为神经促通技术。神经促通技术主要包括：Bobath 技术、Rood 技术、Brunnstrom 技术和本体感觉神经肌肉促进技术（PNF）等。

（1）Bobath 技术　是通过控制关键点，运用反射性抑制模式抑制异常姿势，促进正常姿势的发育和恢复的方法，主要用于中枢性瘫痪的康复治疗。

（2）Rood 技术　又称为多种感觉刺激治疗法。该方法通过在特定皮肤区域内利用轻微的机械刺激或表皮温度刺激，诱发或抑制骨骼肌运动，达到恢复肌肉正常运动模式的目的。该方法适合于任何有运动控制障碍的患者。

（3）Brunnstrom 技术　该方法利用各种运动模式诱发运动反应，再从异常模式中引导正常运动的成分，最终脱离异常运动模式，达到恢复患者运动功能的目的。

（4）本体感觉神经肌肉促进技术（PNF）　该方法通过刺激本体感觉，促进或抑制肌肉运动，强调对角螺旋斜线抗阻的运动模式。

3. 有氧训练技术 有氧训练指采用中等强度、大肌群、动力性、周期性运动，以提高机体氧化代谢运动能力的康复训练方式。有氧训练广泛应用于心血管疾病康复、各种功能障碍康复、慢性病患者全身活动能力训练和中老年人健身锻炼等。

（1）运动方式　根据患者个人兴趣、训练条件和康复目标，有氧训练的方式包括：步行、骑车、游泳、手摇车、韵律健身操、有氧舞蹈等。

（2）运动量　运动量是指有氧训练过程中所消耗的能量，主要包括强度、时间和频率三个基本要素。

（3）基本步骤　有氧训练的基本步骤主要包括准备运动、训练运动和整理运动三部分。

（4）合理运动判断

① 运动强度过度大：当出现不能完成运动、活动时因气喘不能自由交谈以及运动后无力或恶心等情况时提示运动强度过大。

② 运动量过大：当出现持续性疲劳、运动当日失眠、运动后持续性关节酸痛、运动次日清晨安静心率明显变快或变慢，或感觉不适等情况时提示运动量过大。

（二）物理因子治疗

应用声、光、电、磁、热等物理因子进行治疗的方法称为物理因子治疗。

1. 直流电疗法与直流电药物离子导入法 应用直流电治疗疾病的方法称为直流电疗法；药物离子借助直流电导入人体以治疗疾病的方法称为直流电药物离子导入疗法。

2. 低频电疗法 应用频率为 0 ～ 1kHz 的电刺激治疗疾病的方法称为低频电疗法。低频电疗法包括：感应电疗法、电兴奋疗法、间动电疗法、经皮神经电刺激疗法、神经肌肉电刺激疗法、功能性电刺激疗法等。

3. 中频电疗法 应用频率为 1 ～ 100kHz 的脉冲电流治疗疾病的方法称为中频电疗法。中频电疗法包括：等幅正弦中频电疗法、调制中频电疗法、干扰电疗法、音乐电疗法等。

4. 高频电疗法 应用频率≥ 100kHz 以上高频电流治疗疾病的方法称为高频电疗法。高频电疗法包括：共鸣火花疗法、短波疗法、超短波疗法、分米波疗法、厘米波疗法、毫米波疗法等。

5. 光疗法

（1）红外线疗法 红外线波长为 760nm ～ 15μm。其治疗作用包括：改善局部微循环、促进肿胀消退、缓解痉挛、镇痛、促进表面干燥等。

（2）紫外线疗法 紫外线波长为 180 ～ 400nm。其治疗作用包括：杀菌、促进伤口愈合、清创、脱敏、修复等。

（3）激光疗法 利用激光器发出的光进行治疗疾病的一种方法。康复医疗应用的激光多属于低能量激光。其治疗作用主要包括：热作用、压强作用、光化学作用、电磁作用和生物刺激作用等。

6. 超声波疗法 应用频率 2kHz 以上超声波作用于人体，以治疗疾病促进机体康复的方法，称为超声波疗法。超声波的治疗作用包括：机械作用、温热作用和空化作用等。

7. 磁疗法 利用磁场作用于人体以治疗疾病促进机体康复的方法，称为磁疗法。磁疗法可分为静磁场疗法和动磁场疗法。

8. 传导热疗法 将加热后的介质作用于人体表面，以治疗疾病促进康复的方法，称为传导热疗法。在众多介质中，石蜡疗法应用较为广泛。石蜡疗法的治疗作用主要有温热作用、机械作用和润滑作用等。

二、作业治疗

作业治疗是以作业活动为治疗媒介，针对的是日常生活作业能力，包括自我照顾、工作及休闲。作业治疗非常重视通过环境改造来促进患者的活动能力，要求患者主动参与治疗性活动，最终提高患者的生活独立程度，使人融入社会并对社会做出贡献。作业活动训练分为 4 个步骤：活动前访谈、活动设计及准备、活动后患者反思和活动后治疗师反思。

1. 日常生活活动训练 包括基础性日常生活活动训练（进食、个人卫生、穿脱衣服、洗澡、如厕、大小便控制、功能性转移等）和工具性日常生活活动训练（健康管理、购物、社区移动、家中清洁、做饭、社交沟通等）。

2. 治疗性作业活动 利用生产性活动、手工艺、艺术、园艺、体育、娱乐等活动进行训练，以改善患者活动能力。

3. 感觉统合治疗（SIT） 基于感觉统合理论，为感觉统合失调儿童组织有意义的治疗活动，使其能够正确统合这些感觉，做出适当的反应。

4. 手功能训练 通过手功能性活动提高手的握力、捏力，双手协调，手眼协调，改善手的灵活性。

5. 认知功能训练 有注意力训练、记忆力训练、识物训练、空间注意训练、执行能力训练等。

6. 康复辅具 包括假肢、矫形器、助行器及自助器具。

7. 环境改造 ICF 将环境定义为："构成个体生活背景的外部或外在世界的所有方面，并对个体的功能发生影响。"环境调适是作业治疗的目标，也是作业治疗的手段。环境调适包括物理性环境（人造环境、自然环境、设备、技术等），社会环境（社会支持和社会态度等），制度、文化和经济环境等方面。

三、言语治疗

言语治疗是指通过各种手段对有言语障碍的患者进行针对性治疗，改善言语功能，使患者获得最大的沟通与交流能力。言语治疗包括失语症治疗和构音障碍治疗。

（一）失语症治疗

1. 失语症的言语表现 听觉理解障碍，口语表达障碍，阅读障碍，书写障碍。

2. 失语症的训练方法

（1）Schuell 刺激法 Schuell 刺激法有六个原则：利用强的听觉刺激；适当语言刺激；多途径的语言刺激；反复利用感觉刺激；刺激引起患者反应；正确反应强化以及矫正刺激。

（2）促进实用交流能力的训练 常用交流效果促进法（PACE）来促进实用交流。

(二)构音障碍治疗

1. 构音障碍分类 运动性构音障碍、器官结构导致的构音障碍、功能性构音障碍。

2. 构音障碍的训练方法

(1)呼吸训练。

(2)放松训练。

(3)构音改善训练。

(4)语音训练。

(5)音辨别训练。

(6)韵律训练。

(7)交流辅助系统训练。

四、吞咽障碍治疗

吞咽障碍治疗的主要目的是:恢复或提高患者的吞咽功能,改善身体的营养状况;改善因不能经口进食而产生的心理恐惧和抑郁;增加进食的安全性,降低食物误咽、误吸入肺的概率,降低吸入性肺炎等并发症发生的概率。常用的治疗方法有以下几种。

1. 间接训练

(1)口部运动治疗,包括下颌运动训练、唇运动训练、舌的运动训练等。

(2)冰刺激治疗。

(3)呼吸训练。

(4)构音训练。

(5)咳嗽训练。

(6)Shaker's 训练。

(7)环咽肌球囊扩张术。

(8)中医康复疗法,包括针刺、穴位推拿、中药离子透入、穴位敷贴等。

2. 直接训练

(1)饮食器具的选用。

(2)进食体位。

(3)食团性质的选择。

(4)进食环境。

(5)特定的吞咽训练方法,包括空吞咽、交互吞咽、点头样吞咽、声门上吞咽、超声门上吞咽、门德尔松手法等。

3. 代偿训练 常用方法有鼻饲饮食、胃肠造瘘技术等。

4. 其他治疗 包括口服抗胆碱药物、肉毒杆菌毒素 A 型注射等。

五、传统康复疗法

传统康复疗法是在中医理论指导下,采用各种方法激发机体自身调节系统、调动人体自我康复和调节能力,以促使患者康复,改善病残者身心功能障碍,最终达到提高生活质量、重返社会的一系列中医传统康复治疗方法和技术。常用传统康复疗法包括:针灸、推拿、传统功法、中药疗法等。

(一)针灸疗法

1. 治疗作用 针灸的主要治疗作用包括调节和改善器官功能、增强心肺系统功能、调节神经系统、调节免疫系统、止痛等。

2. 治疗方法

(1)针刺疗法 常用针刺疗法包括体针、头针、水针、电针、三棱针、埋针、耳针等。

(2)灸法 常用灸法包括艾炷灸、艾卷灸、温针灸等。

(3)拔罐法 常用拔罐法包括留罐法、走罐法、闪罐法、刺血拔罐法、药罐法等。

(二)推拿疗法

1. 治疗作用 推拿疗法的主要治疗作用包括促进和改善肢体气血运行、舒筋通络、缓解痉挛、镇静止痛、提升局部温度、促进局部代谢、理筋整复等。

2. 治疗方法

（1）成人推拿手法　包括表层作用手法（如摩法、推法、擦法）、浅层作用手法（如揉法、捻法）、深层作用手法（如㨰法、一指禅推法、按法、拿法、搓法、弹拨法等）以及运动关节手法（如拔伸法、摇法、扳法、抖法等）。

（2）小儿推拿手法　常用手法包括推法、运法、拿法、揉法、摩法、捏法等。

（三）传统功法

传统功法是以肢体活动为主，并与意识、呼吸、自我按摩密切结合，以保养身心、防治疾病和改善功能为目的的医疗康复方法。一般分为静功和动功。传统功法在训练时要求注重调形、调息、调心，以达到松静自然、动静结合、形神统一的目的。临床常用动功包括五禽戏、八段锦、易筋经和太极拳等。

1. 五禽戏　五禽戏是一种模仿虎、鹿、熊、猿、鸟五类禽兽动作，用以防病治病、延年益寿的医疗体育运动。五禽戏通过模仿不同动物动作及气势，结合意念活动，达到疏通经络、强健脏腑的目的，肢体关节的屈伸、舒展活动，有助于颈项、肩背、腰腿部疾病的康复。

2. 八段锦　八段锦是指由八段连续动作组成的强身健体和养生延年的一种功法。八段锦通过肢体躯干合理的屈伸俯仰，使全身筋脉得以伸拉舒展，起到调和脏腑、行气活血、通经活络、增智强体的作用，长期循序渐进练习可有利于各种慢性疾病的康复。

3. 易筋经　易筋经是一种强健筋骨的方法，通过身体充分伸展转动能够“伸筋拔骨”，激发人体周身气机，利于人体气血通畅、气机升降，有利于疾病与功能康复。

4. 太极拳　太极拳是中国传统的运动疗法之一。太极拳的动作有柔和、圆活、连贯、完整的特点。太极拳倡导天人合一，坚持训练不但可调和脏腑、调畅气机、平衡阴阳、强身健体，还具有自我放松、释放压力、调适心理和怡情养生的作用。

（四）中药疗法

1. 中药内治　常用中药内治法可归纳为补虚、泻实两种。

2. 中药外治　常用中药外治法主要包括熏蒸疗法、膏药疗法、溻洗疗法、熨敷疗法等。

第四节　几种常见病的康复

一、神经系统常见病损的康复

（一）脑卒中的康复

1. 康复治疗的适应证和禁忌证

（1）适应证　①神志清楚，没有严重精神、行为异常。②生命体征平稳，没有严重并发症。③发病1～2周，神经功能缺损程度不再进展。

（2）禁忌证　①处于急性期或亚急性期，病情不稳定，有进展可能者。②有明确急性炎症存在，如体温超过38℃，白细胞计数明显升高。③生命体征不平稳，脏器功能失代偿期。④有明显精神症状不能合作者。⑤有出血倾向者。⑥运动器官损伤未做特殊处理者。⑦静脉血栓形成，康复训练栓子有脱落风险者。⑧癌症有明显转移倾向者。⑨剧烈疼痛训练后加重者，以及身体虚弱难以承受康复训练者。

2. 康复评定

（1）脑损伤严重程度评定　包括格拉斯哥昏迷量表（GCS）、脑卒中临床神经功能缺损程度评分量表、美国国立卫生研究院卒中量表（NIHSS）等。

（2）肌肉骨骼和运动功能评定　常选用Brunnstrom运动功能评定、上田敏评定法、Fugl-Meyer评定法、运动评估量表（MAS）评估患者肌肉骨骼和运动功能；选用改良Ashworth分级法评估患者肢体痉挛情况。

（3）平衡协调功能评定　包括Berg平衡量表、三级平衡检测法、非平衡性协调试验和平衡性协调试验等。

（4）日常生活活动能力评定　包括Barthel指数评定、功能独立性评定和功能活动问卷等。

（5）言语功能和吞咽功能评定　包括语言障碍评定、构音障碍评定和吞咽障碍评定等。

（6）认知功能评定　包括简易精神状态评价量表（MMSE量表）、蒙特利尔认知评估量表（MoCA量表）等。

3. **康复治疗**

（1）康复目标　运用综合康复治疗措施，预防脑卒中后可能发生的残疾和并发症，改善受损功能，提高患者日常生活活动能力，促进患者回归家庭和社会。

（2）物理治疗

① 运动疗法。a. 上肢和手功能训练：在急性期，以保持患侧肢体正常关节活动度，预防关节挛缩和僵硬，防止肌肉萎缩，促进肌张力的恢复（痉挛情况除外），诱导主动运动功能出现为主要康复目标。常用方法包括 Bobath 技术、Rood 技术、翻身训练、坐位平衡训练等。在恢复期，以降低患侧肢体屈肌张力为主。常用方法包括 Bobath 技术、Brunnstrom 技术等。在后遗症期，常用的方法包括运动再学习训练法、运动控制技术、Bobath 技术、PNF 技术、关节松动技术、肌肉牵伸技术等。b. 下肢功能训练：在急性期，以被动运动、维持关节活动度、防止肌肉萎缩和关节挛缩为主要目标。常用方法包括桥式运动、双下肢交替屈伸运动等。在恢复期，以站立平衡训练、患腿负重训练、运动控制训练、姿势稳定训练、步态训练、跟腱牵拉训练为主。在后遗症期，以加强骨盆和膝关节运动控制为主，常采用 PNF 技术、牵伸技术、关节松动技术等抑制痉挛、增强下肢协调性，同时增加步态训练的难度，进行实用性步态训练。

② 物理因子治疗。a. 急性期：常选用低中频电刺激、肌电生物反馈、空气压力波等治疗，以预防肌肉萎缩、增强肌力、预防深静脉血栓形成。b. 恢复期和后遗症期：根据患者肢体功能情况及痉挛情况可选用痉挛肌电刺激、微波疗法、磁疗、湿热敷等方法。

（3）作业治疗

① 急性期：尽早活动，鼓励患者从事日常生活活动。通过良姿位摆放积极预防并发症，并利用活动训练诱发患侧上肢尽早出现分离运动，常用方法包括 Bobath 握手、使用磨砂板、使用滚筒等。

② 恢复期：以改善运动功能、感知觉功能和认知功能为主，来改善患者肢体功能。上肢功能训练有神经发育疗法、任务导向训练、限制诱导疗法、双侧上肢运动训练、机器人辅助训练和镜像疗法等。

③ 慢性期：以作业角色和作业活动为主，提高患者社会适应能力和生活质量。

（4）吞咽治疗　根据患者吞咽功能评定情况，吞咽功能障碍训练主要包括直接训练、物理因子治疗和间接训练，如口部运动治疗、冰刺激、咳嗽训练、Shaker’s 训练、球囊扩张技术等。

（5）言语治疗

① 失语症：常用方法包括 Schuell 刺激法、交流效果促进法、听力理解训练、阅读理解训练、口语表达训练、文字表达训练及代偿手段训练等。

② 构音障碍：常用方法包括放松训练、呼吸训练、口部运动治疗、构音运动治疗、语速训练及代偿手段训练等。

（6）认知治疗

① 认知功能障碍：主要包括注意力、记忆、知觉和执行障碍的康复。

② 意识障碍：常用治疗方法包括高压氧、经颅直流电刺激、经颅磁刺激技术等。

（7）康复工程　包括踝足矫形器、肩托、助行器、分指板等，为患者肢体功能康复提供辅助功能。

（8）中医康复治疗

① 针刺疗法：根据患者功能障碍情况可选用头皮针、体针、电针、耳针、梅花针等辨证治疗。

② 推拿疗法：多采用一指禅推法、点法、㨰法、揉法、提法等。

③ 艾灸疗法：根据辨证，气虚者可选关元、气海、神阙等穴位；二便障碍者可选用中极、天枢、足三里等穴位进行艾灸。

（9）并发症的处理

① 肩手综合征：主要表现为肩痛、关节活动受限、手部肿胀和疼痛，严重者可出现手部肌肉萎缩和手指关节挛缩畸形。对肩手综合征要积极预防和早期治疗。常用的治疗方法包括：佩戴肩带、微波治疗、向心性加压缠绕、冷疗、主动及被动肢体活动训练、交感神经阻滞、类固醇注射、手术治疗及中医传统针刺、推拿和热敷治疗等。

② 下肢深静脉血栓：主要表现为患侧下肢肿胀、疼痛，局部皮温稍高，肢体颜色异常，如红晕、发绀、苍白等。常用预防方法包括：卧床时抬高下肢、尽早活动、穿弹力袜、气压治疗、被动活动下肢、肌肉功能性电刺激、抗凝治疗、口服中药等。

③ 肌肉痉挛：主要表现为患侧上肢屈肌张力增高和下肢伸肌张力增高、肌肉僵硬、腱反射亢进、姿势异常等。正确的体位摆放可以有效预防肌肉痉挛的发生。对于肌肉痉挛常用的治疗方法包括：PNF 技术、牵伸技

术、关节松动技术、湿热疗法、低温疗法、电刺激疗法、肌电生物反馈疗法、口服药物、肉毒杆菌毒素注射、手术治疗以及中医传统针刺、推拿、艾灸等治疗。

④ 关节挛缩：主要表现为关节僵硬和受累关节不能活动。常用治疗方法包括：抗痉挛体位和手法治疗，被动活动与主动活动，矫形器的应用，中医传统针刺、推拿、艾灸等治疗。

⑤ 骨化性肌炎：好发于髋、膝、肩和肘关节，以局部可触及较硬团块，疼痛、关节活动受限，可伴有全身低热等为主要表现。X 线检查可在关节周围软组织中发现界限不清的钙化影。降低局部压力和增加患肢活动是预防该并发症的基本方法。早期治疗方法包括：药物治疗、湿热敷、中药外敷、手法治疗等，严重者可考虑手术治疗。

⑥ 卒中后抑郁：主要表现为情绪低落、沉默寡言、失眠、多梦、思维迟钝、运动迟缓等，常有孤独、绝望、自卑感，严重者可有自杀倾向。常用治疗方法包括：心理治疗、音乐疗法、药物治疗、电惊厥治疗、针刺治疗、中药治疗等。

（二）颅脑外伤的康复

1. 康复治疗适应证和禁忌证

（1）适应证　生命体征平稳的颅脑外伤患者，应早期康复介入，对改善患者预后、减轻残疾、提高生活质量有重要意义。

（2）禁忌证　主要包括：①神经学症状持续加重。②脑水肿、颅内高压未缓解。③出现新的需要手术处理的病情变化。④留置脑脊液外引流管。⑤合并其他重要脏器严重损伤或功能障碍等。

2. 康复评定

（1）康复评定范围　颅脑外伤康复评定范围主要包括意识障碍评定、认知功能评定、言语功能评定、吞咽功能评定、日常生活活动能力评定等。

（2）运动功能评定　主要包括肌力、肌张力、关节活动范围、平衡与协调等基本要素评定，以及对运动功能和模式的综合评定。常选用 Brunnstrom 运动功能评定、Fugl-Meyer 评定法、改良 Ashworth 分级法等评定量表。

（3）行为评定　根据患者临床症状可分为正性行为障碍和负性行为障碍，其中正性行为障碍主要表现为攻击他人，负性行为障碍主要表现为情绪低落、感情淡漠，对一些能完成的事情不愿做等。

3. 康复治疗

（1）促醒治疗　颅脑外伤的首要任务是促醒治疗。综合采用环境刺激、声光刺激、针刺治疗、高压氧治疗等方法促进意识障碍的恢复。

（2）物理治疗

① 运动疗法：颅脑外伤早期以被动运动为主。包括良姿位摆放，防止肌肉萎缩，关节被动运动，防止挛缩或关节畸形，对易于缩短的肌群和其他软组织进行伸展训练等。当患者神志清醒、生命体征平稳时应早期帮助患者进行呼吸训练、肢体主动运动、床上活动和坐位、站立训练等。在应用起立床辅助患者进行站立训练时，应注意逐渐增加起立床的角度，使患者逐渐适应，预防直立性低血压。在能耐受的情况下鼓励患者多进行长时间站立训练，以牵拉易于缩短的软组织，防止骨质疏松和尿路感染。

② 物理因子治疗：对于松弛性瘫痪患者可利用神经肌肉电刺激疗法被动刺激肌肉及神经，预防肌肉萎缩，增强肢体运动功能；对于出现肢体痉挛状态患者可选用痉挛肌电刺激疗法等。

（3）认知治疗　认知治疗应贯穿治疗的全过程，以提高患者记忆能力、注意力、思维理解能力和判断力。主要方法包括：记忆训练、注意训练、思维训练等。

（4）言语治疗　主要包括失语症、构音障碍、言语失用的康复训练等。

（5）吞咽治疗　主要包括直接训练、物理因子治疗和间接训练，如口部运动治疗、冰刺激、咳嗽训练、Shaker’s 训练、球囊扩张技术等。

（6）行为治疗　以药物治疗为主，主要目的是消除患者不正常、不为社会所接受的行为。

（7）康复工程　踝足矫形器、助行器和手部支具等有助于改善患者肢体功能，提高患者日常生活活动能力。

（8）中医康复治疗　根据患者康复评定和中医辨证结果可综合选用头皮针、体针、推拿、艾灸、中药外洗、中药封包治疗等综合康复治疗。

（9）并发症的处理　颅脑外伤的并发症主要有癫痫、脑积水和脑脊液漏等。癫痫主要以药物治疗为主，脑积水和脑脊液漏以外科手术治疗为主。

（三）脊髓损伤的康复

脊髓损伤是指由各种原因引起的脊髓结构和功能的损害，造成损伤节段以下的运动、感觉、自主神经功能障碍。

脊髓损伤按病因可分为外伤性和非外伤性；按损伤程度分为完全性损伤和不完全性损伤；按损伤平面和造成的功能障碍分为四肢瘫、截瘫、骶丛病变和椎管外周围神经损伤等。脊髓损伤的主要临床特征包括脊髓休克、运动和感觉障碍、痉挛、排便功能障碍、性功能障碍、体温控制障碍等。

1. 康复治疗的适应证和禁忌证 患者经外科或内科治疗后，生命体征平稳时应进行早期康复。禁忌证主要包括未经处理的开放性骨折、不稳定骨折、活动性出血，以及病情不稳定，合并肿瘤多发转移、多脏器功能不全等。

2. 康复评定

（1）损伤平面评定

① 运动损伤平面评定：主要通过徒手肌力评定法评定关键肌的肌力来进行运动损伤平面评定；在进行评定时要注意，损伤平面关键肌的肌力必须≥ 3 级，损伤平面以上的关键肌的肌力必须正常；需同时检查身体两侧的运动损伤平面和感觉损伤平面以确定两侧损伤水平是否一致；应注意排除妨碍肌力检查的因素，如疼痛、体位、肌张力过高或肌肉废用等。

② 感觉损伤平面评定：主要通过检查美国脊髓损伤协会（ASIA）和国际脊髓学会（ISCoS）确定的关键感觉点的痛觉和轻触觉来确定。

（2）运动功能评定　采用徒手肌力评定法进行关键肌的肌力评定。

（3）感觉功能评定　采用 ASIA 和 ISCoS 的感觉评分评定身体左右侧从 C_2 至 S_4 或 S_5 的 28 个关键感觉点的轻触觉和针刺觉。

（4）损伤程度评定　采用 ASIA 残损分级对残损程度进行分级评定。根据鞍区功能的保留程度分为完全损伤和不完全损伤。鞍区保留指查体发现最低段鞍区存在感觉或运动功能。完全损伤时鞍区保留不存在；不完全损伤时鞍区保留存在。

（5）脊髓休克评定　脊髓休克指脊髓与高位中枢离断时，脊髓暂时丧失反射活动能力而进入无反应状态的现象。脊髓休克的临床特征是躯体及内脏反射减退或消失。脊髓休克结束的判断方法包括球海绵体反射；损伤平面以下出现感觉、运动或肌肉张力升高或痉挛。

（6）ADL 能力评定　ADL 能力评定常用量表包括 Barthel 指数量表、四肢瘫功能指数（QIF）评定等。

（7）其他评定　主要包括直肠功能评定、神经源性膀胱评定、性功能障碍评定、心肺功能评定、心理障碍评定等。

3. 康复治疗

（1）运动疗法　根据患者功能缺失情况和康复评定结果，综合选用被动运动、坐起训练、轮椅训练、转移训练、站立训练和步行训练等。完全性脊髓损伤患者步行的基本条件是上肢有足够的支撑力和控制力；不完全脊髓损伤要根据残留肌力情况确定步行能力。

（2）日常生活活动能力训练　对于四肢截瘫的患者，床上或轮椅上的吃饭、梳洗、穿衣等日常生活活动能力训练对于提高患者生活质量尤为重要。

（3）物理因子治疗　可采用空气压力波治疗或电刺激治疗预防下肢深静脉血栓；应用功能性电刺激改善下肢功能性活动；应用超短波、紫外线疗法等减轻损伤部位炎症反应，改善神经功能。

（4）其他康复治疗　包括：采用呼吸及排痰训练改善患者呼吸功能；排便训练改善患者大小便功能；心理治疗帮助患者重新融入社会；下肢矫形器的应用提高患者步行功能；家居环境改造有利于提高患者的作业表现；职业训练帮助患者重返工作岗位；生活重整训练帮助患者追寻幸福，找到生活意义等。

（5）中医康复治疗　针刺治疗主要以损伤平面上下夹脊穴为主穴，配合肢体相关穴位加减；推拿治疗主要选用督脉和足太阳膀胱经为主进行推拿治疗，同时配合四肢关节按法、摇法等改善肢体肌力和肌张力；艾灸治疗常选用温和灸、麦粒灸等。

（6）并发症的处理　脊髓损伤的主要并发症有肺部感染、深静脉血栓、自主反射亢进、异位骨化等。肺部感染在控制局部感染的同时要积极配合呼吸、咳嗽、排痰训练等；深静脉血栓预防和治疗措施主要包括早期肢体被动活动、抬高患肢、穿医用弹力袜，以及抗凝、溶栓药物的应用等；自主神经反射亢进最常见的致病因素是膀胱及肠道的过度膨胀，是脊髓损伤特有的严重并发症，应针对症状和体征进行积极处理；异位骨化主要表现为局部炎症反应，好发于膝、肩、肘关节及脊柱，治疗措施包括应用消炎镇痛药和其他药物、冷敷，必要时手术治疗。

（四）周围神经损伤的康复

1. 周围神经损伤的分型

（1）Seddon 分型　Seddon 神经损伤分型可分为神经失用、轴突断裂和神经断裂。

（2）Sunderland 分型　Sunderland 分型可分为Ⅰ～Ⅴ度不同损伤。

Ⅰ度损伤：主要表现为神经损伤处出现的暂时性神经传导功能中断，其余部分的神经纤维功能完整。

Ⅱ度损伤：主要表现为轴突中断，但轴突周围结构完整，损伤轴突远端出现 Wallerian 变性。

Ⅲ度损伤：轴突断裂，损伤神经纤维远段发生 Wallerian 变性，神经内膜完整性被破坏，但神经束膜无明显影响，神经束连续性保持完整。

Ⅳ度损伤：神经束遭到严重破坏或发生广泛断裂，神经外膜被破坏，神经束与神经外膜镶嵌在一起，两者无明显分界，神经干连续性保持完整。

Ⅴ度损伤：神经干完全断裂，断端完全分离，或仅以细小纤维化组织形成瘢痕索条相连。

2. 康复评定

（1）肌力评定　主要采用徒手肌力评定法评定损伤神经支配区的肌肉力量。

（2）感觉功能评定　感觉功能评定主要包括浅感觉（痛觉、温觉和触觉），深感觉（位置觉、振动觉、运动觉）和复合觉（皮肤定位觉、二点辨别觉、实体觉）等。

（3）神经电生理评定　采用针刺肌电图、神经传导速度、体感诱发电位等检查可较为准确地评估神经损伤的部位、程度和神经损伤后的恢复情况。

3. 康复治疗

（1）物理治疗

① 运动疗法：根据患者康复评定结果主要采用保持肢体功能位、被动运动和增强肌力训练等运动疗法综合康复治疗。增强肌力训练以提高肌力瞬间爆发力和持久力为主要目的。在 0 ～ 2 级肌力时以进行肌肉功能再训练，加强肌肉运动的感觉训练为主；在 3 级肌力时以克服重力的主动运动为主；4 ～ 5 级肌力时以抗阻训练为主。

② 物理因子治疗：在恢复主动运动之前主要采用神经肌肉电刺激治疗以延缓肌肉萎缩，防止肌肉纤维化。

（2）作业治疗　早期提供动态矫形器维持关节活动度，并进行手部功能性动作训练。后期进行感觉训练，有感觉再教育和脱敏训练等。

（3）中医康复治疗　针刺治疗多选取损伤神经两端、邻近部位及手足阳明经穴位；对于弛缓性麻痹，推拿疗法应以穴位点按为主，尽量减少手法操作的时间，以免因重手法加重局部缺血，加重病情。中药治疗根据辨证可选用身痛逐瘀汤、独活寄生汤、黄芪桂枝五物汤或四君子汤合右归丸加减等。

二、肌肉骨骼系统常见病损的康复

（一）颈椎病的康复

颈椎病是由于颈椎间盘退变、膨出、突出，颈椎骨质增生，韧带增厚、变性、钙化等原因，刺激或压迫周围神经、血管、脊髓、肌肉等组织所引起的一系列临床症状。

1. 颈椎病的分型和临床特征

（1）临床分型　颈椎病主要分为颈型颈椎病、神经根型颈椎病、脊髓型颈椎病、交感型颈椎病和椎动脉型颈椎病，如果两种及两种以上类型同时存在称为混合型颈椎病。

（2）临床特征

① 颈型颈椎病：以颈项僵硬、疼痛伴肩背疼痛为主要临床表现。

② 神经根型颈椎病：以颈项疼痛、僵硬，肩部肩胛骨内侧缘疼痛，上肢沿神经根走行和支配区域放射性疼痛为主要表现；臂丛神经牵拉试验和椎间孔挤压试验多为阳性。

③ 脊髓型颈椎病：早期以一侧或双侧下肢麻木、沉重感为主要表现，严重者步态不稳、双下肢有踩棉花感；一侧或双侧上肢麻木、疼痛、无力，躯干部呈束带感；部分患者可出现膀胱和直肠功能障碍；病情进一步发展可出现双下肢痉挛性瘫痪，生活不能自理；Hoffmann 征、Babinski 征等病理征多呈阳性。

④ 交感型颈椎病：以交感神经系统功能紊乱为主要表现，如头痛、头晕、眼部干涩、视物不清、耳鸣、

咽部异物感、心悸、胸闷等，可伴有心率、心律、血压等变化。

⑤ 椎动脉型颈椎病：以发作性眩晕、复视伴有眼震为主要表现，症状与颈部位置改变相关，下肢突然无力猝倒，但意识清醒，多在头颈处于某一位置时发生。

2. 康复评定

（1）颈椎功能障碍指数（NDI） 用于颈椎病患者功能水平评测，具体评测项目为疼痛程度、自理情况、提重物、阅读、头痛、注意力、工作、驾车、睡眠和娱乐，每个项目评分为 0 ～ 5 分，六个等级，分数越高，功能越差。

（2）其他评定 包括疼痛、颈部及上肢力量、颈椎活动度、感觉功能评定和环境评估等。

3. 康复治疗

（1）物理治疗

① 物理因子治疗。主要通过高频电疗、低频或中频电疗、超声波疗法、直流电离子导入、穴位敷贴、磁疗、光疗、牵引等方法改善颈部软组织血液循环，解除肌肉和血管痉挛，消除炎症、水肿，调节自主神经功能，促进神经肌肉功能恢复。

② 运动疗法。急性期以卧床休息为主；缓解期及术后恢复期可综合采用牵伸运动、颈肩肌强化训练、协调性训练、关节松动术、麦肯基疗法、脊椎矫正术等。

③ 颈椎牵引。a. 牵引方式：连续牵引和间断牵引。b. 牵引角度：C_1 ～ C_4 节段宜采用中立位；C_5 ～ C_6 节段宜采用颈椎前屈 15°；C_6 ～ C_7 节段宜采用颈椎前屈 20°；C_7 ～ T_1 节段宜采用颈椎前屈 25°。c. 牵引重量：初始重量 4 ～ 6kg，可逐渐增加至 10 ～ 15kg，最大重量为自身体重的 10% ～ 20%。d. 牵引时间：持续牵引一般为 20 分钟，间断牵引一般为 20 ～ 30 分钟。e. 禁忌证：脊髓明显受压、节段不稳严重者，椎骨关节退行性变严重者，椎管明显狭窄、韧带及关节囊钙化严重者。

（2）药物治疗 主要对症选用非甾体抗炎镇痛药、肌肉松弛剂、营养神经药物、糖皮质激素及活血化瘀类中药等。

（3）中医康复治疗

① 针刺治疗：以活血通络、祛风止痛为主要原则。

② 艾灸治疗：常选用病变节段颈夹脊穴、风池、肩井、外关等。

③ 推拿治疗：可促进颈椎局部血液循环，促进无菌性炎症吸收，放松颈部肌肉，调整颈椎关节微小移位，调整颈椎动态应力平衡。

④ 中药外治法：常用中药外敷、中药熏蒸、中药熏洗等。

⑤ 中药内治法：根据中医辨证常选用羌活胜湿汤、桃红四物汤、半夏白术天麻汤、肾气丸或黄芪桂枝五物汤加减等。

⑥ 其他疗法：可选用针刀松解治疗。

（4）康复工程 常选用颈围、颈托等固定和保护颈椎，矫正颈椎异常生物力线，减轻疼痛，防止颈椎过伸、过屈、过度转动，避免脊髓、神经的进一步损伤。

（二）腰椎间盘突出症的康复

腰椎间盘突出症是指腰椎椎间盘纤维环破裂，髓核突出和压迫刺激相应水平的一侧或双侧神经根所引起的一系列症状和体征。

1. 临床分型 腰椎间盘突出症的病理分型可分为退变型、膨出型、突出型、脱出后纵韧带下型、脱出后纵韧带后型和游离型。

2. 临床特征

（1）症状

① 局部疼痛：多表现为下背痛，疼痛涉及腰背部及患侧臀部。

② 坐骨神经痛：受累神经根支配区域的根性神经痛。多表现为股后部、小腿外侧、足跟、足背外侧及足趾疼痛。

③ 感觉异常：以受压神经支配区域感觉麻木为主要表现。

（2）体征 腰椎间盘突出症的主要体征有步态异常、局部疼痛、脊柱变形、感觉障碍、肌肉萎缩、直腿抬高试验阳性等。其中，直腿抬高试验阳性是诊断腰椎间盘突出症较为有价值的临床体征，其诊断敏感性为 76% ～ 97%。

3. 手法治疗禁忌证

（1）影像学显示巨大型、游离型腰椎间盘突出，病情较重且神经有明显受损者。

（2）严重心脏病、高血压、肝肾等疾病者。

（3）体表皮肤破损、溃烂或皮肤病患者。

（4）有出血倾向的血液病患者。

4. 康复评定　常用康复评定包括：肌力评定、关节活动范围评定、感觉功能评定、神经电生理评定、活动能力评定、生存质量评定、疼痛评定等。

5. 康复治疗

（1）物理治疗

① 运动疗法。a. 肌力训练：急性期，以卧床休息为主，疼痛症状初步消退后应早期进行卧位腰背肌训练；缓解期，主要有腰背肌训练法、腹肌训练法、腰腹肌协同训练法等。腰背肌训练以桥式和飞燕式训练为主，腹肌训练以仰卧抬腿和卷腹训练为主，腹肌协同训练以平板支撑训练为主。b. 牵引：对于缓解期患者可采用间断或持续电动骨盆牵引治疗，牵引力为体重的 1/5 ～ 1/4。

② 物理因子治疗。常用物理因子治疗有短波或微波治疗、干扰电治疗、红外线治疗、激光治疗、电磁疗法、蜡疗等。

（2）作业治疗

① 健康宣教：包括体位、禁忌证教育、饮食和生活习惯教育等。

② 环境方面：包括家庭环境和工作环境改造等。

③ 作业活动方面：包括简化作业活动内容、节能技巧教育、工作时注意劳逸结合、指导辅具应用等。

（3）康复工程　在急性期可选择佩戴腰围，时间一般不超过 2 周。

（4）中医康复治疗

① 针刺治疗：主要选用腰椎夹脊穴、膀胱经穴和下肢坐骨神经沿线穴位。

② 艾灸治疗：常用方法有直接灸、艾条灸、温针灸、雷火灸等。

③ 推拿治疗：急性期多选用松解类手法为主；慢性缓解期宜选用松解手法、调整手法结合中医辨证综合施治。

④ 中药外治法：常选用中药离子导入、中药敷贴、中药熏洗等。

（三）骨折的康复

交通事故、运动损伤或其他生活中发生的意外事故导致骨或软骨的完整性和连续性中断称为骨折。骨折治疗的基本原则是复位、固定和功能锻炼。

1. 分型和分期

（1）骨折的分型　按损伤原因，骨折可分为创伤性骨折、病理性骨折和疲劳性骨折。

（2）骨折愈合分期　骨折愈合分期大致可分为 4 期。

① 肉芽修复期：这个过程在 2 ～ 3 周内完成。临床特点是骨折部位疼痛、肿胀、断端不稳。

② 原始骨痂期：这一过程在 6 ～ 10 周内完成。临床特点是骨折部位疼痛、肿胀逐步减轻，断端逐步稳定。

③ 成熟骨板期：这一过程为 8 ～ 12 周。临床特点是骨折部位无疼痛、无纵向叩击痛。

④ 塑型期：这一过程 2 ～ 4 年完成。临床特点是骨结构按力学原则重新改造，多余骨痂被吸收。

2. 临床特征

（1）症状和体征　全身症状主要是休克和发热；局部症状有局部疼痛、压痛，局部肿胀、瘀斑，骨折部位畸形、功能丧失、异常活动和骨擦音等。

（2）辅助检查　X 线检查是诊断骨折可靠和常用的方法；CT 或放射性核素检查适用于隐性骨折及易漏诊部位的骨折。

3. 康复评定

（1）骨折复位标准

① 解剖复位：骨折端通过复位恢复正常的解剖关系，对位和对线完全良好，称为解剖复位。

② 功能复位：骨折端复位后，两骨折端虽未恢复至正常解剖关系，但在骨折愈合后对肢体功能无明显影响者，称为功能复位。

（2）骨折愈合标准

① 临床愈合标准：a. 局部无压痛，无纵向叩击痛。b. 局部无异常活动。c. X 线显示骨折线模糊，有连续性

骨痂通过骨折线。d. 功能测定。在外固定解除情况下，上肢能平举 1kg 重物达 1 分钟，下肢能连续步行 3 分钟，并不少于 30 步。e. 连续观察 2 周骨折处不变形，则观察的第 1 天即为临床愈合日期。

② 骨性愈合标准：a. 具备临床愈合标准的条件。b.X 线显示骨小梁通过骨折线。

（3）其他评定　其他康复评定有肢体周径测量、疼痛评定、肌力评定、平衡和协调功能评定、步态分析、生存质量评定等。

4. 康复治疗

（1）物理治疗

① 运动疗法。a. 术前康复指导：骨折患者术前应掌握骨折部位等长收缩训练、邻近关节的抗阻训练、踝泵训练等运动方法，同时要指导患者进行床上翻身、坐起、下床训练，加强心理疏导等，为术后康复做好准备。b. 被动运动：术后早期对未损伤的关节进行被动运动，预防关节僵硬。c. 主动运动：骨折早期，损伤局部肿胀、疼痛明显，主动运动可促进局部血液循环、减轻水肿、预防肌肉萎缩，防止关节粘连，促进骨折愈合，常用方法有等长收缩训练、踝泵训练、骨折远端适度抗阻训练等。骨折恢复期，主动运动可进一步增加肌力，改善关节活动范围，恢复机体协调性和柔韧性，常用方法有抗阻肌力训练、耐力训练、核心肌群的稳定性训练等。d. 关节松动训练：对伴有挛缩、粘连的关节可采用关节松动训练，以改善关节功能。

② 物理因子治疗。物理因子治疗主要目的是消肿止痛、促进骨痂形成、松解粘连及软化瘢痕。骨折早期常用方法有超声波疗法、干扰电疗法、磁疗、泥疗、空气压力波治疗、高频治疗（局部无金属内固定者）等；骨折恢复期常用方法有空气压力波疗法、低频电疗、中频电疗、超声波疗法等。

（2）其他治疗　根据患者康复评定结果可配合应用作业疗法改善上肢、掌指关节精细活动，下肢站立和步态能力；合理使用康复辅具提高骨折患者运动功能、减少并发症、提高生活自理能力。

（3）中医康复治疗

① 针刺治疗：多在骨折后期应用，一般选取骨折附近穴位，结合循经取穴原则。

② 推拿治疗：骨折早期主要以轻柔手法为主，后期推拿配合功能训练可提高临床疗效。

③ 中医外治疗法：常用中药外敷、中药熏蒸、中药熏洗等。

④ 传统功法训练：骨折恢复期常可选用八段锦、易筋经等传统功法训练，以提升肌力、肌耐力及身体平衡性和协调性。

（4）并发症的处理

① 早期并发症：康复早期阶段并发症主要是缺血性肌痉挛。早期发现可通过解除外固定、扩张血管等方法进行治疗，晚期则需要手术治疗。

② 恢复期并发症：康复恢复期的并发症主要有骨化性肌炎、创伤性关节炎、关节僵硬、缺血性骨坏死、畸形愈合、骨折延迟愈合、骨折不愈合、创伤性骨质疏松等。

三、心肺康复

（一）冠心病的康复

冠状动脉粥样硬化性心脏病是指冠状动脉粥样硬化使管腔狭窄或阻塞，导致心肌缺血、缺氧而引起的心脏病，和冠状动脉痉挛一起统称为冠状动脉性心脏病，简称冠心病。

1. 临床分型　冠心病可分为 5 种临床类型，分别是：无症状性心肌缺血型、心绞痛型、心肌梗死型、缺血性心肌病型、猝死型。

2. 康复评定

（1）心功能分级　常用美国纽约心脏病学会（NYHA）心功能分级法。

（2）心肺运动试验　常用的运动负荷试验方法有运动平板法、功率自行车法和六分钟步行试验。这些测试方法均有一定程度风险，要严格掌握适应证、禁忌证及终止试验的指征，保证测试安全性。

（3）生存质量评定　常用 SF-36 量表、WHOQOL-100 量表等评定量表进行患者生存质量评定。

3. 康复治疗

（1）物理治疗

① Ⅰ期（院内康复期）。a. 康复目标：帮助患者恢复体力及基本日常生活活动能力，出院时达到生活基本自理。b. 适应证：心肌梗死 2 周内或经皮冠状动脉介入治疗术后早期，患者生命体征平稳，安静状态下心率 ≤ 110 次 / 分，无明显心绞痛、心力衰竭、严重的心律失常、心源性休克及严重并发症。

② Ⅱ期（院外早期康复或门诊康复期）。a. 康复目标：恢复一般日常生活活动能力，包括轻度家务活动、

娱乐活动等，使运动能力达到4～6METs。b.适应证：急性心肌梗死和急性冠脉综合征恢复期、稳定型心绞痛、经皮冠状动脉介入治疗或冠状动脉旁路移植术后6个月的患者。同时应除外不稳定型心绞痛、心功能Ⅳ级、未控制的严重心律失常、未控制的高血压等。

③ Ⅲ期（院外长期康复期）。主要为心血管事件1年后的院外患者提供预防和康复服务。此期的关键是维持已形成的健康生活方式和运动习惯。

（2）作业治疗　主要包括日常生活活动、节约能量技术等作业治疗。

（3）中医康复治疗　常用中医康复治疗有中医心理疗法、针灸疗法、推拿疗法、传统功法以及食疗药膳等。

（二）慢性阻塞性肺疾患的康复

慢性阻塞性肺疾病（COPD）是一组以气流受限为特征的肺部疾病，气流受限不完全可逆，呈进行性进展。常见的诱发疾病有慢性支气管炎、肺气肿、哮喘等。

1. 康复适应证和禁忌证　①适应证：病情稳定的COPD患者。②禁忌证：合并严重肺动脉高压、不稳定型心绞痛、近期心肌梗死、充血性心力衰竭、明显肝肾功能异常、癌症转移、脊柱及胸背创伤和骨折等。

2. 康复评定

（1）呼吸功能评定

① 肺功能检查。a.用力肺活量（FVC）：指深吸气至肺总量位以最大力量、最快速度所能呼出的全部气量。b.第1秒用力呼气量（FEV_1）：指尽力吸气后尽最大努力快速呼气，第1秒所能呼出的气体容量。

② 呼吸困难评定。常用评价方法为改良Borg呼吸困难评定法。

（2）运动功能评定　常用评定方法有运动平板试验、功率车运动试验、6分钟步行试验等。

3. 康复治疗

（1）物理治疗

① 呼吸训练：主要包括肌肉放松训练、腹式呼吸训练、缩唇呼吸训练等。呼吸训练具有促进膈肌活动、降低呼吸频率、协调呼吸肌运动、减少呼吸肌耗氧量、改善呼吸困难症状的作用。

② 气道分泌物去除技术：该技术具有促进呼吸道分泌物排出、维持呼吸道通畅、预防和减少呼吸道感染等作用。气道分泌物去除技术主要包括体位引流，胸壁叩击，双手胸壁振动、震颤，咳嗽训练等。

③ 运动疗法：运动类型主要包括有氧训练、抗阻训练及呼吸肌训练等，运动强度通常用Borg呼吸量表检测，以4～6分为宜。

④ 物理因子治疗：急性期可采用超短波疗法、短波疗法、直流电离子导入、紫外线疗法、超声雾化治疗等，有助于炎症消除和痰液排出。

（2）其他康复治疗　采用腹式呼吸训练、节约能量技术等作业治疗可有效提高COPD患者呼吸效率，减少活动中的能量消耗。戒烟、家庭氧疗、营养支持、心理治疗等在COPD的康复治疗中也具有重要作用。

（3）中医康复治疗　COPD中医康复治疗的基本原则是补肺益肾以治本、化痰止咳以治标，综合应用中药敷贴、针灸、传统功法训练等方法综合治疗。

第十八章　中医养生

第一节　中医体质

一、体质的基本概念

体质是指个体禀赋于先天，受后天多种因素影响，在其生长发育和衰老过程中，所形成的结构上和功能上相对稳定的特殊状态，这种特殊状态往往决定其生理反应的特异性及对某些致病因素的易感性和病变过程的倾向性。

二、体质学说与养生的关系

中医学一贯重视对体质的研究，早在《黄帝内经》里，就对体质进行了多方面的探讨。如《灵枢》中就提出了两种体质分类方法；《素问·异法方宜论》里还指出，东、南、西、北、中五方由于地域环境气候不同，居民生活习惯不同，从而形成了不同的体质，易患不同的病症，因此治法也要随之而异。后世医学家在《黄帝内经》体质学说的基础上，结合临床实践提出了新的观点。例如朱丹溪认为："凡人之形，长不及短，大不及小，肥不及瘦，人之色，白不及黑，嫩不及苍，薄不及厚。而况肥人多湿，瘦人多火，白者肺气虚，黑者肾不足。形色既殊，脏腑亦异，外证虽同，治法迥别也。"又如叶天士在《温热论》指出，"吾吴湿邪害人最广，如面色白者，须要顾其阳气……面色苍者，须要顾其津液"，强调了治法须顾及体质。这些说明了不同体质是发病的内因，体质决定着对某些致病因素的易感性。这就为因人摄生提供了重要的理论根据。

人们在实践中认识到，体质不是固定不变的，外界环境和发育条件、生活条件的影响，都有可能使体质发生改变。因此，对于不良体质，可以通过有计划地改变周围环境，改善劳动、生活条件和饮食营养，以及加强体格锻炼等积极的养生措施，提高其对疾病的抵抗力，纠正其体质上的偏颇，从而达到防病延年之目的。

三、体质差异形成的原因

1. 先天因素　先天因素即"禀赋"。包括遗传和胎儿在母体里的发育营养状况。父母的体质特征通过遗传，使后代具有类似父母的个体特点，是先天因素的一个方面，而胎儿发育的营养状况，对体质特点的形成也起着重要的作用。

2. 性别因素　男女性别不仅形成各自不同的解剖结构和体质类型，而且在生理特性方面，也会显示出各自不同的特点。一般来说，男子性多刚悍，女子性多柔弱，男子以气为重，女子以血为先。

3. 年龄因素　人体的结构、功能与代谢的变化同年龄有关，从而形成体质的差异。

4. 精神因素　人的精神状态，由于能影响脏腑气血的功能活动，所以也可以改变体质。

5. 地理环境因素　人类和其他生物一样，其形态结构、气化功能在适应客观环境的过程中会逐渐发生变异。地理环境不同，则气候、物产、饮食、生活习惯等，亦多有不同，所以《素问·异法方宜论》在论证不同区域有不同的体质、不同的多发病和不同治疗方法的时候，特别强调了不同地区的水土、气候以及饮食、居住等生活习惯，对体质形成的重大影响。

四、体质的分类

1. 阴阳五行分类　《灵枢·阴阳二十五人》根据人的体形、肤色、认识能力、情感反应、意志强弱、性格静躁，以及对季节气候的适应能力等方面的差异，将体质分为木、火、土、金、水五大类型，然后又根据五音的太少，以及左右手足三阳经，气血多少反映在头面四肢的生理特征，将每一类型再分为五类，共为五五二十五型，统称"阴阳二十五人"。本法以对季节的适应能力为体质的分类依据，具有实际意义。

2. 阴阳太少分类　《灵枢·通天》把人分为太阴之人、少阴之人、太阳之人、少阳之人、阴阳和平之人五种类型，这是根据人体先天禀赋的阴阳之气的多少，来说明人的心理和行为特征，即体质方面差别的分类方法。

3. 禀性勇怯分类　《灵枢·论勇》根据人体脏气有强弱之分，禀性有勇怯之异，再结合体态、生理特征，把体质分为两类。其中心、胆、肝功能旺盛，形体健壮者，为勇敢之人；而心、胆、肝功能衰减，体质孱弱者，多系怯弱之人。

4. 体型肥瘦分类 《灵枢·逆顺肥瘦》将人分为肥人、瘦人、肥瘦适中人三类。《灵枢·卫气失常》又将肥人分为膏型、脂型、肉型三种，并对每一类型人生理上的差别，气血多少、体质强弱皆作了比较细致的描述。

5. 现代辨证分类 现代中医常用的体质分类法着眼于阴阳气血津液的虚实盛衰，把人体分为正常体质和不良体质两大类。凡体力强壮、面色润泽、眠食均佳、二便通调、脉象正常、无明显阴阳气血偏盛偏衰倾向者，为正常体质。反之，有明显的阴虚、阳虚、气虚、血虚、痰湿、阳盛、血瘀等倾向的属于不良体质，这种分类方法，可称之为实用体质分类法。

五、不同体质的养生保健要点

本节着重介绍阴虚、阳虚、气虚、血虚、阳盛、痰湿、血瘀等不良体质的养生方法。至于阴阳气血平调的体质，应根据年龄、性别、职业等差异，采用不同的养生方法。

（一）阴虚体质

1. 体质特点 形体消瘦，午后面色潮红，口咽少津，心中时烦，手足心热，少眠，便干，尿黄，不耐春夏，多喜冷饮，脉细数，舌红少苔。

2. 养生要点

（1）精神调养 阴虚体质之人性情急躁，常常心烦易怒，这是阴虚火旺、火扰神明之故，应遵循“恬淡虚无”“精神内守”之养神大法。平素加强自我修养，常读提高涵养的书籍，自觉地养成冷静、沉着的习惯。在生活和工作中，对非原则性问题，少与人争，以减少激怒。要少参加争胜负的文娱活动，注意节制欲念，以保精养神。

（2）环境调摄 阴虚者，常畏热喜凉，冬寒易过，夏热难受。因此，每逢炎热的夏季，应注意避暑，有条件的应到海边、高山之地旅游。“秋冬养阴”对阴虚体质之人更为重要，特别是秋季气候干燥，更易伤阴，可适当增加环境的湿度。

（3）饮食调养 饮食调养的原则是保阴潜阳，宜用芝麻、糯米、蜂蜜、乳品、甘蔗、蔬菜、水果、豆腐、鱼类等清淡食物，并着意食用沙参粥、百合粥、枸杞粥、桑椹粥、山药粥等。条件许可者，可食用燕窝、银耳、海参、淡菜、龟肉、蟹肉、冬虫夏草、老雄鸭等。对于葱、姜、蒜、韭、薤、椒等辛辣燥烈之品则应少吃。

（4）体育锻炼 不宜过激活动，着重调养肝肾功能，以太极拳、八段锦等较为适合。气功宜固精功、保健功、长寿功等，着重咽津功法。

（5）药物养生 可选用滋阴清热、滋养肝肾之品，如女贞子、五味子、墨旱莲、麦冬、天冬、黄精、玉竹、玄参、枸杞子、桑椹、龟甲诸药，可依证情选用。常用中药方剂有六味地黄丸、大补阴丸等。由于阴虚体质又有肾阴虚、肝阴虚、肺阴虚、心阴虚等不同，故应随其阴虚脏腑和程度而调补之。如肺阴虚，宜服百合固金汤；心阴虚，宜服天王补心丸；肾阴虚，宜服六味地黄丸；肝阴虚，宜服一贯煎。

（二）阳虚体质

1. 体质特点 形体白胖，或面色淡白，平素怕寒喜暖、手足欠温，小便清长，大便时稀，唇淡口和，常自汗出，脉沉乏力，舌淡胖。

2. 养生要点

（1）精神调养 阳气对神具有温养作用，故《素问·生气通天论》说：“阳气者，精则养神。”阳气不足的人常表现出精神萎靡不振，情绪明显低落，注意力不集中，思考力下降等症状。因此，要善于运用多种方法，提振精神，调节情绪，消除或减少不良情绪的影响。如可采用歌舞的方法，结合肢体舞蹈和歌曲演唱调动活力，提振精神。

（2）环境调摄 此类人适应寒暑变化的能力差，尤其不耐寒冷。因此，在严寒的冬季，要“避寒就温”，注意保暖。在春夏之季，要注意培补阳气。在夏季进行 20 ～ 30 次日光浴，每次 15 ～ 20 分钟，可以大大提高适应冬季严寒气候的能力。春夏养阳，强调春夏季节要保护阳气不受损害。由于夏季人体阳气趋向体表，毛孔、腠理开疏，阳虚体质之人切不可在室外露宿，睡眠时不要让电扇直吹；有空调设备的房间，要注意室内外的温差不要过大，同时避免在树荫下、水亭中及过堂风很大的过道久停，如果不注意夏季防寒，只图一时之快，易造成手足麻木不遂或面瘫等“风痹”病症的发生。

（3）体育锻炼 因“动则生阳”，故阳虚体质之人，要加强体育锻炼，每天可进行 1 ～ 2 次。具体项目可视体力强弱而定，如散步、慢跑、太极拳、五禽戏、八段锦、内养操、工间操、球类活动和各种舞蹈活动等，在运动的同时可结合日光浴、空气浴，强壮卫阳。气功方面，可坚持做强壮功、站桩功、保健功、长寿功等功法。

（4）饮食调养　应多食有温热作用的食品，如羊肉、狗肉、鸡肉等。根据“春夏养阳”的法则，夏日三伏，每伏可食附子粥或羊肉附子汤1次，配合天地阳旺之时，以壮人体之阳，极为有效。

（5）药物养生　可选用补阳祛寒、温养肝肾之品，常用药物有鹿茸、海狗肾、蛤蚧、冬虫夏草、巴戟天、淫羊藿、仙茅、肉苁蓉、补骨脂、胡桃、杜仲、续断、菟丝子等，成方可选用金匮肾气丸、右归丸、全鹿丸。若偏心阳虚者，宜桂枝甘草汤加肉桂常服，虚甚者可加人参；若偏脾阳虚者，选择理中丸，或附子理中丸；脾肾两虚者可用济生肾气丸。

（三）气虚体质

1. 体质特点　形体消瘦或偏胖，神疲乏力，语声低怯，常自汗出，动则尤甚，舌淡苔白，脉虚弱。

2. 养生要点

（1）精神调养　气虚的人，时常精神不振、健忘、注意力不集中，故应振奋精神。当烦闷不安、情绪不佳时，可以听一听音乐，欣赏一下戏剧，观赏一场幽默的相声或小品，以使精神振奋。

（2）体育锻炼　可选用较为柔缓的方式进行锻炼，如广播体操、太极拳、散步、慢跑、按摩四肢及胸腹等，对纠正体质、增强身体素质有很好的帮助。气功可练“六字诀”中的“吹”字功。但由于体质虚弱不耐劳动，故应防止过度运动疲劳。

（3）饮食调养　可常食粳米、糯米、小米、黄米、大麦、山药、籼米、小麦、马铃薯、大枣、胡萝卜、鸡肉、鹅肉、兔肉、鹌鹑、牛肉、狗肉、青鱼、鲢鱼等。若气虚甚，可选用人参莲肉汤补养。

（4）药物养生　平素气虚之人可选用人参、黄芪、茯苓、白术、大枣、山药等补气中药。气虚明显者加用补气的方剂，脾气虚，宜选四君子汤或参苓白术散；肺气虚，宜选补肺汤；肾气虚，可选肾气丸。

（四）血虚体质

1. 体质特点　面色苍白无华或萎黄，唇色淡白，头晕目眩，不耐劳作，易失眠，舌质淡，脉细无力。

2. 养生要点

（1）精神调养　保持内心平静和情绪稳定。心烦郁闷时，可听柔和抒情的音乐和戏曲来帮助舒缓情绪。

（2）起居调摄　注意休息，保证睡眠时间；看书写作要适量，谨防“久视伤血”；不可劳心过度，避免心血暗耗。

（3）饮食调养　可选用红枣、黑木耳、菠菜、胡萝卜、牛肉、猪肉、羊肉、牛肝、羊肝、甲鱼、海参、牛奶等有补血养血作用的食物。

（4）药物养生　可选用当归、何首乌、阿胶等药物。血虚明显者，可选择当归补血汤、四物汤、归脾汤、八珍汤、十全大补汤、人参养荣汤（丸）等。

（五）阳盛体质

1. 体质特点　形体壮实，面赤，声高气粗，喜凉怕热，喜冷饮，小便热赤，大便熏臭，舌红苔黄，脉大。

2. 养生要点

（1）精神调养　阳盛之人好动易发怒，故平日要加强道德修养和意志锻炼，培养良好的性格，有意识控制自己，遇到易怒之事，用理性克服情感上的冲动。

（2）体育锻炼　积极参加体育活动，让多余的阳气散发出来。游泳锻炼是首选项目，此外，跑步、武术、球类等，也可根据爱好进行选择。

（3）饮食调理　忌辛辣燥烈食物，如辣椒、蒜、姜、葱等，对于牛肉、狗肉、鸡肉、鹿肉等温阳食物宜少食用。可多食水果、蔬菜，如香蕉、西瓜、柿子、苦瓜、黄瓜、番茄、莲藕等。酒性辛热上行，阳盛之人应戒酗酒。

（4）药物调养　可以常用菊花、决明子、苦丁茶沸水泡服。大便干燥者，用麻子仁丸或润肠丸；口干舌燥者，用麦门冬汤；心烦易怒者，宜服丹栀逍遥散。

（六）血瘀体质

1. 体质特点　面色晦滞，口唇色暗，眼眶暗黑，肌肤甲错，舌紫暗或有瘀点，脉细涩。

2. 养生要点

（1）精神调养　血瘀体质在精神调养上，要培养乐观的情绪。心情愉快则气血和畅，营卫流通，有利于血瘀体质的改善。反之，苦闷、忧郁则可加重血瘀倾向。

（2）体育锻炼　多做有益于心脏血脉的活动，如各种舞蹈、太极拳、八段锦、长寿功、内养操、保健按摩术均可实施，总以全身各部都能活动，以助气血运行为原则。

（3）饮食调理　可常食桃仁、油菜、山慈菇、黑大豆、山楂等具有活血祛瘀作用的食物，米酒、黄酒和红酒等低度酒可少量常饮。

（4）药物养生　可选用活血养血之品，如红花、生地黄、丹参、川芎、当归、三七、续断、茺蔚子等。瘀血明显者，可选用四物汤、桃红四物汤等活血化瘀的方剂。

（七）痰湿体质

1. 体质特点　形体肥胖，肌肉松弛，嗜食肥甘，神倦身重，懒动嗜睡，口中黏腻，或便溏，舌体胖，苔滑腻，脉濡而滑。

2. 养生要点

（1）精神调养　痰湿体质者气机容易受阻，气机失于调畅，可见精神抑郁，情绪低落，故要调节心境，以主动积极的心态来面对生活和工作，多与家人和朋友沟通，可多听欢快令人愉悦的音乐，观看喜剧和励志的电影。

（2）环境调摄　不宜居住在潮湿的环境里；在阴雨季节，要注意湿邪的侵袭。

（3）体育锻炼　痰湿之体质，多形体肥胖，身重易倦，故应长期坚持体育锻炼，如散步、慢跑、球类、武术、八段锦、五禽戏，以及各种舞蹈，均可选择。活动量应逐渐增强，让疏松的皮肉逐渐转变成结实、致密之肌肉。气功方面，以站桩功、保健功、长寿功为宜，加强运气功法。

（4）饮食调理　少食肥甘厚味，酒类也不宜多饮，切勿过饱。一些具有健脾利湿、化痰祛湿作用的食物，应多食之，如白萝卜、荸荠、紫菜、海蜇、洋葱、枇杷、白果、大枣、白扁豆、薏苡仁、红小豆、蚕豆、包菜等。

（5）药物养生　痰湿之生与肺、脾、肾三脏关系最为密切，故重点在于调补肺、脾、肾三脏。若因肺失宣降，津失通调，液聚生痰者，当宣肺化痰，方选二陈汤；若因脾不健运，湿聚成痰者，当健脾化痰，方选六君子汤，或香砂六君子汤；若肾虚不能制水，水泛为痰者，当温阳化痰，方选苓桂术甘汤。

（八）气郁体质

1. 体质特点　形体消瘦或偏胖，面色苍暗或萎黄，时或性情急躁易怒，易于激动，时或忧郁寡欢，胸闷不舒，时欲太息，舌淡红，苔白，脉弦。

2. 养生要点

（1）精神调摄　此种人性格内向，神情常处于抑郁状态，根据“喜胜忧”的原则，应主动寻求快乐，多参加社会活动、集体文娱活动，常看喜剧、滑稽剧，听相声，以及富有鼓励、激励意义的影视作品，勿看悲剧、苦剧，多听轻松、开朗、激动的音乐，以舒缓情志，多读积极的、鼓励的、富有乐趣的、展现美好生活前景的书籍，以培养开朗、豁达的性格，注意在名利上不计较得失，知足常乐。

（2）多参加体育锻炼及旅游活动　因体育锻炼和旅游活动均能运动身体，流通气血。既欣赏了自然美景，调节了精神，呼吸了新鲜空气，又能沐浴阳光，增强身体素质。气功方面，以强壮功、保健功、站桩功为主，着意锻炼呼吸吐纳功法，以开导郁滞。

（3）饮食调养　可少量饮酒，以活血通脉，改善情绪。多食一些行气的食物，如佛手、橙子、柑橘、荞麦、韭菜、茴香菜、大蒜、火腿、高粱、刀豆、香橼等。

（4）药物养生　可常以玫瑰花、佛手花等具有解郁作用的花类泡茶。选用香附、乌药、川楝子、小茴香、青皮、郁金等善于疏肝理气解郁的药为主组成方剂调理，如越鞠丸等。若气郁引起血瘀，当配伍活血化瘀药。

第二节　四季养生

自然界四时气候的变化对人的生活产生多方面的影响，尤其是健康受气候的影响更为突出。一年四时的更替，六气的变化，通常是按照一定的次序向前发展和相互转变的，如春温、夏热、秋凉、冬寒都有一定的限度，既不能太过，亦不能不及，人体顺应这种变化，则健康无病。但当气候出现反常变化，或人体不能随季节更替作相应的调整时，则会产生不适，甚至导致疾病的发生。故《灵枢·本神》指出：“智者之养生也，必顺四时而适寒暑，和喜怒而安居处，节阴阳而调刚柔，如是则僻邪不至，长生久视。”《吕氏春秋·尽数》亦指出：“天生阴阳寒暑燥湿，四时之化，万物之变，莫不为利，莫不为害。圣人察阴阳之宜，辨万物之利，以便生，故精神安乎形，而年寿得长焉。”

一、春季养生

春为一年四季之首，乃万象更新之始，天气由寒转暖，春回大地，自然界阳气生发，各种生物萌发生育，一派欣欣向荣的景象。正如《素问·四气调神大论》所云：“春三月，此谓发陈。天地俱生，万物以荣。”春季是阳气生发之时，五脏应于肝，也是肝条达之时。所以，春季养生在起居、情志、饮食、运动锻炼诸方面，都必须着眼于一个“生”字，以顺应春天阳气生发、万物萌发的特点。

（一）起居调养

《素问·四气调神大论》曰：“春三月……夜卧早起，广步于庭，被发缓形，以使志生……此春气之应，养生之道也。”春季养生在保证基本睡眠的情况下，人们应晚睡早起，衣着宽松，披散头发，舒缓身体，在庭间漫步，使春季初生的阳气得以升发。

（二）饮食调养

《素问·脏气法时论》说：“肝主春……肝苦急，急食甘以缓之……肝欲散，急食辛以散之，用辛补之，酸泻之。”肝旺于春，与春阳升发之气相应，喜条达疏泄；肝木太过则易克伐脾土，影响脾胃的消化功能。酸味入肝，具有收敛之性，不利于阳气的升发和肝气的疏泄，而甘味补脾培中，故春季宜食辛甘发散之品，不宜食酸收之味。《摄生消息论》说：“当春之时，食味宜减酸增甘，以养脾气。”《金匮要略》亦有“春不食肝”之说，以防肝木太过而克伐脾土。如适当食用麦、枣、葱、花生、香菜等辛温升散或辛甘发散类食物，借辛甘温之品发散以助春阳，但也不能多进大辛大热之物，如人参、附子、高度白酒等，以免助热生火。

此外，春季气候开始由寒转暖，而这时人们经过一冬的蛰居斗室，体内多有积热，人体抵抗力减弱，高血压、哮喘及皮肤过敏等宿疾易在春季复发，有这些疾病的人应注意饮食上不要食用虾、鹅、海鲜等发物。

（三）运动锻炼

春季适量的运动有助于人体阳气的生发，改善新陈代谢，调和气血，增强血液循环。运动锻炼可结合自己的身体条件，选择合适的运动方式，如打球、慢跑、打太极拳、踏青等，形式不拘，与大自然相融，修养身心。运动锻炼最好到空气清新的地方，如公园、广场、树林、河边、山坡等处进行。同时注意锻炼时间与锻炼卫生，如用鼻呼吸，有加温与湿润空气作用，可避免咽干、咽痛等；及时增减衣服，预防感冒，运动之后忌穿湿衣让冷风吹。春季气候温暖，多数人在春天伊始常常觉得昏昏欲睡，精神不振，出现“春困”的现象，这是由于季节性变化而导致的一种生理现象。由于冬季皮肤血管收缩，春季天气变暖，血管、毛孔扩张，供应皮肤的血流相对增加，供应脑的血液相对减少，故易出现春困。改善这种情况的方法，一是要保证充足的睡眠，二是要多参加户外锻炼活动，改善血液循环。

二、夏季养生

夏三月，从立夏到立秋前，包括立夏、小满、芒种、夏至、小暑、大暑六个节气。夏季自然界阳气旺盛，烈日炎炎，雨水充足，阳极阴生，万物华实。正如《素问·四气调神大论》所说，“夏三月，此谓蕃秀；天地气交，万物华实”，人在气交之中，故亦应之。夏季人体阳气旺盛，心气长旺，所以，夏季养生要注意养护阳气，着眼于一个“长”字。

（一）起居调养

《素问·四气调神大论》说：“夏三月……夜卧早起，无厌于日。”夏季人们应晚睡以适应阴气的不足，早起以顺应阳气的充盛，清晨多到室外参加一些活动，以增强体质，适应夏长之气。

夏季气候的特点是昼长夜短，气温高、汗液排泄较多，阳气易损，使人感觉疲劳。夏季的高温会影响中枢神经系统的稳定，使人的神经反射变得迟钝，胃纳不佳，精神萎靡不振，严重者可出现中暑昏迷。高温还会增加神经的兴奋性，使人烦躁不安、头痛、头昏和失眠。温度高，湿度大，气压低，使汗液不易排出和散发，也会让人感到烦躁和疲倦。加上夏天昼长夜短，晚上闷热，睡眠质量不佳，这样，自然影响人的身体。民谚说的

“人到夏至边，走路要人牵”，生动地反映出人们这时的生理状态。因此，夏季起居要注意防暑降温，保持宁静的心境，做到“心静自然凉”。由于夏季夜间睡眠时间较短，所以最好保证一定的午睡时间，使大脑和身体放松，有利于下午的工作学习，也是预防中暑的良好措施。

现在，人们的防暑降温条件大大改善，有风扇、空调之类，但夏日高温而汗出较多，腠理开泄，易致风寒湿邪侵袭。若过分贪凉，使虚邪贼风侵袭，极易引起手足麻木、半身不遂、面瘫等中经络疾病。

在衣着方面，由于夏日天热多汗，衣衫要薄一些，并且勤洗勤换，久穿湿衣、汗衣可刺激皮肤而引起多种疾病。

（二）饮食调养

夏季气候炎热，暑热当令，心火易于亢盛，心火过旺则克肺金，所以饮食上宜用清心泻火消暑之物，如西瓜、绿豆、赤小豆、苦瓜之类。暑热天气下，人体出汗较多，可适当用些冷饮，补充水分，帮助体内散发热量，清热解暑。但切忌贪凉而暴食冷饮、生冷瓜果等，否则会使脾胃功能受到影响，甚至酿生疾病。老年人、小儿体质较弱，对于过热、过冷刺激反应较大，更不可过贪冷饮之类。

夏季气候炎热，人体气血趋于体表，形成阳气在外，阴气内伏的状况。若暑热夹湿则更易伤及脾胃，致脾胃运化失司，升降失常，出现胸闷、纳呆、肢体困倦乏力、精神萎靡、大便稀溏等症状。因此夏季饮食又以清淡、少油腻、易消化为原则，也可适当选择具有辛辣香气的食物，以开胃助消化，增强脾胃的纳运功能。

夏季，致病性微生物极易繁殖，食物易被污染而腐败、变质。这个季节是胃肠疾病多发、高发的时期，因此要讲究饮食卫生，谨防“病从口入”。对于剩饭剩菜要回锅加热，经常使用的炊具、餐具、茶具等要及时消毒，妥善保管。

（三）运动锻炼

暑热使人体汗出较多，易耗气伤阴，若长时间在日光下活动可能引起中暑。所以夏季运动时要避开炽热烈日，并注意加强防护。最好在清晨或傍晚天气较凉爽时进行室外运动锻炼。宜选择运动量适中的运动方式，如散步、慢跑、打太极拳、做广播操、练气功等，不可过度疲劳。患有心脏病、高血压、动脉硬化、甲亢、肥胖病的患者尤其不宜在烈日下或高温环境中进行锻炼。运动时的衣服宜松软、宽大、浅淡、穿脱方便。运动后出汗较多时，可适当饮些凉开水，切勿用冷水冲头洗澡，以免招致感冒，或引起风湿痹痛。

三、秋季养生

秋季三个月，从立秋开始到立冬前一天止，包括立秋、处暑、白露、秋分、寒露、霜降六个节气。《素问·四气调神大论》说：“秋三月，此谓容平，天气以急，地气以明。”秋令时分，自然界的阳气渐渐收敛，阴气逐渐增长，气候由热转凉，是由阳盛向阴盛转变的关键时期。人体的阴阳双方也随之由“长”到“收”发生变化，阴阳的代谢也开始向阳消阴长过渡。因此，秋季养生，从饮食、起居、情志、运动等诸方面，均要考虑到秋季的特点，以养“收”为原则。

（一）起居调养

《素问·四气调神大论》说：“秋三月……早卧早起，与鸡俱兴。”秋季，自然界的阳气由疏泄趋向敛藏，人的起居作息也要相应调整。早睡以顺应阴精的收藏，以养“收”气，可以避免秋天晚上凉气伤肺；早起，可以使肺气得以舒展，防止收之太过，以顺应早晨阳气的舒长。

肺与秋季相应，与秋气相通，肺旺于秋，秋天肺的气血最充沛，功能最旺盛。秋季天气寒热多变，寒凉之气及秋燥之气极易伤肺，发生感冒、咳嗽等病，所以秋季重在养肺。

（二）饮食调养

《素问·脏气法时论》说：“肺主秋……肺欲收，急食酸以收之，用酸补之，辛泻之。”秋季肺脏当令，酸味收敛，所以可食用酸味收敛补肺，而辛味发散泻肺，秋天宜收不宜散。所以，饮食上尽可能少食葱、姜等辛味之品，适当多吃一些酸味果蔬。

每年自秋分到立冬，天气少雨，气压高，空气干燥，为燥气当令之时，燥气容易耗伤人体的阴津，使人出现一派“燥”象。如感受秋燥，易患感冒，如果再多食辛辣之品，很容易出现喉痒、呛咳等咽喉炎的表现；某些疾病在秋燥的影响下，也易复发或加重，如支气管扩张症、肺结核等，导致咳嗽、咳痰、咯血等症状加重；平素胃热而阴津不足的人，容易发生大便干结，伴见目赤、口舌生疮、烦躁不安等一系列症状。为防止秋燥对人体带来的不良影响，在饮食上宜以滋阴养肺润燥为法。《饮膳正要》说："秋气燥，宜食麻以润其燥。"《仙神隐书》主张入秋宜食生地粥，以滋阴润燥，皆说明"润其燥"是秋季饮食养生之大法。

（三）运动锻炼

金秋季节是开展各种锻炼的好时期，可因人而异选择各种运动项目，如爬山、打球等，老年人可选择散步、太极拳、五禽戏等。而随着天气渐冷，可适当增加运动量，到严冬来临时体质会有明显的改善。注意衣物的灵活增减，还要及时补充水分及水溶性维生素。

四、冬季养生

冬三月，从立冬开始，经过小雪、大雪、冬至、小寒、大寒直到立春前一天为止，是一年中气候最寒冷的季节。自然界天寒地冻，阴气盛极，阳气潜伏。人的代谢相对缓慢，故冬季养生，应避寒就暖，敛阳护阴，以闭藏为本。

（一）起居调养

冬季起居调养，《素问·四气调神大论》曾有详细的描述："冬三月，此谓闭藏，水冰地坼，无扰乎阳；早卧晚起，必待日光……去寒就温，无泄皮肤，使气亟夺，此冬气之应，养藏之道也。"冬季的起居养生，宜早睡晚起，最好等待日出以后活动，以免扰动阳气；还要注意防寒保暖，护阳固精。《千金要方·道林养性》也说："冬时天地气闭，血气伏藏，人不可作劳汗出，发泄阳气，有损于人也。"在寒冷的冬季里，不应当扰动阳气，破坏阴成形大于阳化气的规律。早睡晚起，日出而作，可保证充足的睡眠时间，以利阳气的潜藏，阴精的积蓄。实践证明，人体的许多疾病都与季节和天气变化有关。严冬气温下降，冷空气刺激使呼吸道抵抗力下降，易致一些慢性病发作，如慢性支气管炎急性发作；气温骤降或寒潮来临，易使心血管病患者感到胸闷、气短、头晕、恶心和全身不适，可能诱发心肌梗死和卒中；流行性感冒的发生和流行与冷空气的袭击也有密切关系。所以在冬季，一定要适时增添衣物，注意防寒保暖，防止各种疾病的发生。

（二）饮食调养

冬季饮食调养，应当遵循"秋冬养阴""无扰乎阳"的原则，既不宜生冷，也不宜燥热，适宜用滋阴潜阳、热量较高的膳食。从饮食五味与脏腑的关系而言，《素问·脏气法时论》记载："肾主冬……肾欲坚，急食苦以坚之，用苦补之，咸泻之。"因冬季是肾主令之时，肾主咸味，心主苦味，咸能胜苦。"冬日肾水味咸，恐水克火。"所以饮食之味宜减咸增苦以顾护心气。

冬月天寒地冻，人体的阴精秘藏，阳气内蓄，脾胃的功能每多健旺，是营养物质易于蓄积的最佳时机。饮食应选用蛋白质含量高及可以防寒保暖的食物，如羊肉、鸡肉、狗肉等，以达温阳则阴不穷。而素体阴亏者，宜进食养阴滋补之品，如阿胶、龟肉、鳖肉、银耳等，使阴阳协调平衡，生化无穷。但一些生冷黏腻的食物，如年糕、冷饮、瓜果等易损伤人体脾胃的阳气，冬季要少食或忌食。冬季虽宜热食，但燥热之物不可过食，以免内伏之阳气郁而化热。

（三）运动锻炼

民谚有"冬季动一动，少闹病一场；冬季懒一懒，多喝药一碗"之说，指出了冬季锻炼的重要性。实践证明，长期坚持冬季锻炼的人，很少患支气管炎、肺炎、扁桃体炎、冻疮、感冒等疾病。我国自古也有"冬练三九"之说，因此，冬季天气虽寒，也要根据自身的情况，持之以恒进行运动锻炼。冬季锻炼要避开大风、大寒、大雪、雾露天气，要注意预防感冒和冻伤。锻炼前应做好准备活动，开始锻炼时衣服要多穿些，待身暖和时再脱去厚衣服，运动后要及时更换衣服，不要穿湿衣。外出活动最好戴帽子和手套，以免发生冻疮。同时应注意运动不宜过量，避免耗损阳气，以符合"闭藏"的养生要求。

第三节　运动养生

运动养生中具有中医养生特色的乃功法养生。养生功法，是指以意识为主导，通过形体的导引运动，配合呼吸吐纳，来畅通经络气血、调节脏腑功能，而达到强身健体、延年益寿、促进身心康复的方法。养生功法源远流长，《吕氏春秋·古乐》记载，原始氏族部落时期，天常阴雨，水道淤塞不畅，居地阴凉潮湿，容易导致人体内气血瘀滞，筋骨萎缩，腿脚肿胀，活动困难。于是人们就编创舞蹈来宣导气血，通利关节，以形体运动的方式来养生保健。在实际生活中，人们也往往有这样的体验，当疲劳困倦时，打个哈欠，伸伸懒腰，就能觉得全身轻松、疲劳得缓。古代的养生功法正是起源于原始人类的这种自我运动保健行为，我国历代医家和养生家也都坚持“流水不腐，户枢不蠹”的养生保健理念，形成了具有鲜明特色的，以形体运动、调节气息、宁静心神为主要形式的养生功法。

一、功法养生的作用

中国传统养生功法，通过运动导引、呼吸调息、意守静养各种手段和方法，来达到畅通气血经络、调节脏腑功能、和畅精神情志、培育元真之气、强健躯体筋骨的养生保健功效。

（一）通畅经络气血

经络是运行全身气血，联络脏腑肢节，沟通上下内外，感应传导信息和调节人体功能的特殊网络系统。经络相贯，遍布全身，通过有规律的循行和联络交会，组成了经络系统，把人体五脏六腑、肢体官窍及筋骨皮肉等紧密地联结成统一的有机整体，从而保证了人体生命活动的正常进行。中医养生功法通过各种手段和方法对人体的经络系统进行调节，从而达到疏通经络、畅通气血的功效。具体而言有以下三种形式：其一，通过肢体的抻拉，牵拉肌肉经筋，进而引动经络，畅通气血，如“易筋经”功法中大部分动作都是通过抻筋拔骨、牵拉肢体来疏通经络、调畅气机；其二，通过牵动经络之根结调动经络气机，经络学说把四肢末端视为经络的根本，而头与躯干的内脏部位为它结束的标位，如“形神庄”功法依据此理论，安排头部和四肢末端的动作，来引动全身经络、畅通周身气血；其三，通过意守或拍打按摩某经络或其上的穴位，来激发经络气机。

（二）调节脏腑功能

脏腑功能活动的稳定协调是人体生命活动得以正常的重要保证。中医养生功法就是通过多种形式的手段和方法来协调脏腑的功能活动，以维护其系统的稳定，从而避免和纠正脏腑功能太过或不及的病理状态。具体而言，其调节脏腑功能方式有以下三种：其一，通过经络系统，调整脏腑功能，脏腑和经络密切相关，养生功法通过畅通经络，进而调节脏腑，如八段锦，它是形体活动与呼吸运动相结合的传统运动，其八个动作分别以躯体的伸展、俯仰，肢体的屈伸运动，伴随呼吸来加强对五脏六腑的功能性锻炼；其二，通过发音调整脏腑功能，引导脏腑气机的开合出入，如“六字诀”通过呬、呵、呼、嘘、吹、嘻六个字的不同发音，配合一定的动作导引，以调节不同的脏腑功能；其三，通过呼吸吐纳，尤其是腹式呼吸，来导引脏腑气机的升降。

（三）和畅精神情志

中医养生功法能有效地改善人体的精神心理状态，许多练功者都在习练养生功法后，感到心情舒畅，心态平和。中医养生功法产生心理效应的机理可概括为以下三点：其一，养生功法的锻炼十分强调将意识的运用贯穿始终，即做到精神放松、形意相合、神注庄中、气随庄动。在练功过程中，注重形体导引与调神相配合，做到形神合一，从而有利于心神的宁静。其二，养生功法通过动作导引，抻筋拔骨，牵引经筋、经络，畅通气血，调畅脏腑经络气机，从而改善精神情志，所谓“气和则志达”。其三，养生功法中有些特定动作对神有直接调节作用。如养生功法中常有两掌合于胸前的动作，就可以起到敛神定气的作用；易筋经功法中的青龙探爪式，通过转身、左右探爪及身体前屈，使两胁交替松紧开合，以达到疏肝理气、调畅情志的功效。

（四）培育元真之气

中医养生学把精气神看成是人体生命活动的基本要素，健身修炼、养生延年的根本都是保养和强壮人体内的精气神，中医养生正是以保养精气神为要务。清代名医汪昂在《医方集解·勿药元诠》中说：“积神生气，积气生精，此自无而之有也；炼精化气，炼气化神，炼神还虚，此自有而之无也。”这正是古人对人体生命过程的认识。神是虚灵的，但作为生命信息，它指挥功能活动从外界摄取营养物质来滋养自身，而精气是转化为精神活动和功能活动的重要物质基础。中医养生功法通过运用意识、调节呼吸及动作来调控机体信息、能量、物质相互转化，由于物质代谢的良性循环，“积精全神”，从而精充气足神旺，病体自然康复，却病延年。

（五）强健躯体筋骨

传统养生功法，有很大一部分从形入手，所谓“内练精气神，外练筋骨皮”。明代养生典籍《赤凤髓》中说：“夫善摄生者，导其血脉，强其筋骨，使营卫贯通，脉络通畅，自能合天地运行之晷度，阴阳阖辟之机宜。”诸如易筋经、太极拳、形神庄等，就是注重对形体锻炼和调控，通过肢体运动，抻筋拔骨，从而牵拉人体各部位大小肌群和筋膜，促进活动部位的气血畅通，提高肌肉、肌腱、韧带等组织的柔韧性、灵活性和骨骼、关节、肌肉等组织的活动功能，以达到强筋壮骨的目的。

二、功法养生的机理

中国传统的养生功法是对人体生命活动的锻炼和调控，其理论和方法必须建立在对人体生命认识的基础上。从人体生命的构成而言，人是由形、气、神三个要素构成的，并且这三个要素是相互关联、相互影响的一个整体。《淮南子·原道训》中指出："形者，生之所也；气者，生之元也；神者，生之制也。"即认为形是人体生命活动的场所，气是生命活动的动力，神是生命的主宰。基于中医学生命观，养生功法是采取各种手段和方法对人体形、气、神进行锻炼和调控，并使之三位一体，从而达到生命的优化状态。

(一)养生功法对形的锻炼和调控

中国传统养生功法种类繁多，但无论是动功还是静功，站桩或是坐功、卧功，都必须调整身形。对姿势体位及形体动作，都有一定的操作规范和要求。通过对形体的调控和锻炼，一方面能引动经络、疏通气血、调整脏腑功能；另一方面，意识与自己的生命活动结合在一起，神不外驰，是生命养护的基础。练动功时，意念集中在运动的形体上，起到了收摄心神的作用，也即养生功法锻炼过程中的"动中求静，外动内静"。因此，调整身形的过程其本身就是使意识活动与自己的身形和动作相结合的过程，也是使形、气、神三者合一的过程。《嵩山太无先生气经》中说："是以摄生之士，莫不炼形养气以保其生，未有有形而无气者，即气之与形，相须而成。"《管子》更是把对形的锻炼和调控提高到道德修养的高度来认识，指出"形不正者，德不来"，强调在日常生活中注意调整自己的身形，使之符合练功的要求，如"坐如钟、站如松"，"眼观鼻、鼻观口、口观心"等。另外，导引调摄功法中，调息的实质亦是神与形相合，是对呼吸运动这一人体最基本的生命活动的锻炼和调控。

(二)养生功法对气的锻炼和调控

气是人体生命的重要组成部分，它依附于形而存在。养生功法的锻炼必然涉及对气的导引和调控。养生功法对气的导引和调控有以下三种形式。

1. **以形引气** 通过形体动作引动人体内气的流动，即"引体令柔，导气令和"，所谓"气随庄动"。

2. **以意引气** 运用意念主动地直接导引气机，使之发生变化。神为生命的主宰，意识对气具有统帅作用。

3. **以音引气** 通过发音引动体内气机的变化。一方面，音声对人体气机的影响有声腔共振的作用，包括颅腔、鼻腔、口腔、咽腔、胸腔、腹腔等共振。另一方面，不同的发音，可引起人体气机升降开合的不同变化。此外，特定的音声对脏腑气化有着较为直接的影响。

(三)养生功法对神的锻炼和调控

神是生命活动的主宰，人的意识活动在人体生命中起着极为重要的作用。因此，养生功法必然离不开对神的锻炼和调控。历代养生家无论何种门派都十分重视意识在养生功法中的作用，将运用意识作为练功的第一要旨。从整个练功过程来看，功法锻炼究其实质就是在意识活动的积极主导下对人体生命活动进行锻炼和调控。古代养生功法对神的调控形式和方法有以下三种。

1. **虚静无为法** 这一方法是使意识活动保持虚静，达到无思、无念的特殊精神状态。

2. **意识导引法** 这一方法是积极主动地将意识与人体生命活动紧密结合，运用意识引导气的通行流畅及其开合出入。

3. **专一意守法** 这一方法是将意识积极主动地贯注在相应的事物上，从而引发人体生命活动的变化。

(四)养生功法使形、气、神三位一体

养生功法对人体形、气、神的锻炼和调控不是单一的，而是相辅相成的。对形的调控离不开对神和气的影响；对气的调控糅合了对形、神的调理；对神的调控更是必须落实到形与气上。导引功法的操作过程就是通过各种方法促使形、气、神合为一体，促进生命组织的平衡和优化。总之，在人体生命系统中，通过养生功法的锻炼，可使形、气、神各守其位并相互协调，保持生命活动的有序平衡稳定的状态。

三、常用的养生功法

(一)八段锦

八段锦功法以脏腑分纲，具有较好调整脏腑功能的功效。清末《新出保身图说·八段锦》将八段锦的功法特点及其功效以歌诀形式总结为："两手托天理三焦，左右开弓似射雕；调理脾胃须单举，五劳七伤往后瞧；摇头摆尾去心火，两手攀足固肾腰；攥拳怒目增气力，背后七颠百病消。"

功法特点：脏腑分纲，经络协调；神为主宰，形气神合；对称和谐，动静相兼。

练功要领：松静自然，形息相随；动作准确，圆活连贯。

（二）五禽戏

五禽戏是古代传统导引养生功法的代表之一，具有悠久的历史。它是通过模仿五种禽兽——虎、鹿、熊、猿、鸟的动作而编创成的导引功法。

功法特点：模仿五禽，形神兼备；活动全面，大小兼顾；动静结合，练养相兼。

练功要领：动作到位，气息相随；以理作意，展现神韵。

（三）易筋经

易筋经是我国传统的养生保健功法之一，通过形体的牵引伸展、抻筋拔骨来锻炼筋骨、筋膜，调节脏腑经络，由变易身形之筋脉肉骨，进而变易全身气血精髓等，以达到强筋健骨、壮实肌肉、和畅经脉、增强体质、充沛精力、延年益寿的目的。

功法特点：抻筋拔骨，行气并练；疏通夹脊，刺激背俞；舒展大方，协调美观。

练功要领：神注庄中，形神合一；自然呼吸，动息相随；虚实相间，刚柔相济。

（四）太极拳

太极拳名为太极者，盖取法于《易经》阴阳动静之理，盈虚消长之机。太极拳在整个运动过程中自始至终都贯穿着“阴阳”和“虚实”，其运动作势，圆活如环之无端，循环往复，每个拳式都蕴含“开与合”“圆与方”“卷与放”“虚与实”“轻与沉”“柔与刚”“慢与快”等阴阳变化之道，并在动作中有左右、上下、里外、大小和进退等对立统一、圆活一致的太极之理。

功法特点：势正招圆，阴阳相济；神注庄中，意随庄动；呼吸均匀，舒展柔和。

练功要领：心静神宁，神形相和；松静自然，呼吸均匀；以腰为轴，全身协调；步法灵活，虚实分明。

（五）六字诀

六字诀流传至今，在功法上已形成了较为稳定的体系，即功法理论保持了唐宋以来以中医五行五脏学说为理论基础，对呼吸口型及发音有了较明确的规范，肢体的动作导引与意念导引遵循中医经络循行规律。六字与脏腑配属为：呬属肺金，吹属肾水，嘘属肝木，呵属心火，呼属脾土，嘻属三焦。该功法是根据中医藏象学说理论，通过呼吸吐纳及意念和肢体的导引，配合特定的发音，来调整与控制体内气息的升降出入和脏腑气机的平衡，以达到养生保健、延缓衰老的目的。

功法特点：以音引气，调节脏腑；吐纳导引，音息相随；舒展圆活，动静相兼。

练功要领：发音准确，体会气息；注意呼吸，用意轻微；动作舒缓，协调配合。

（六）形神庄

形神庄是当代较为流行的养生保健功法，因其良好的健身效应受到广大群众的喜爱，习练者众多。形神庄，从字义上讲，“形”指形体；“神”指神意（即意识）；“庄”指动作姿势。总而言之，形神庄就是将形与神相合在一起锻炼的功夫。常人的形体运动虽然也是受神的支配，但神的注意力并未集中于运动的形体上，而是集中于运动的目标上，属于外向性运用意识。形神庄的锻炼要旨在于把神志活动与形体活动紧密地结合起来，即在练功时充分发挥感觉运动思维的作用，使形神相合。

功法特点：抻筋拔骨，矫正身形；周身兼顾，整体全面；以形引气，形神合一；注重末端，启动经络。

练功要领：神与形合，松紧并用；外方内圆，直曲并用；大小兼顾，自然灵通；周身一体，动中求静。

（七）放松功

放松功是近代人在继承古人静坐意守的基础上发展起来的一种方法，属于静功的一种。它通过积极主动地运用意识导引全身各部分放松，使人体形、气、神达到三位一体的生命优化状态。在功法操作上，放松功注重精神内守，意导气行，并与均匀细长的呼吸配合，有节奏地依次注意身体相应的部位，逐步地放松肌肉骨骼，把全身调整到自然轻松、舒适的状态。

功法特点：神为主宰，形松意充；形式简单，易学易练。

练功要领：形神相合，善用观想；神意察照，若有若无；自然调息，息意相合。

第四节　情志养生

人的情志也称情感，它是人在接触客观事物时，精神心理的综合反映。情志活动适度，调和而有节制，则有利于机体各脏腑组织生理功能的进行。现代研究也表明：良好的性情有助于人体新陈代谢的平衡，能提高人的免疫功能和抗病能力。人的情志是不断变化的，自然、社会和人体生理病理变化，随时都可能激发人们的情志变化，致使人的情绪状态总是不稳定。正常人对外界刺激能作出适度和恰当的情绪反应，且开朗、乐观、愉快、满意等积极的情绪总是占优势，这是人类热爱生活的表现。但若因内、外因素影响而导致情志放纵、偏激，超过机体的耐受程度，扰乱并影响人体脏腑气机的正常运行时，小则引起功能失调，大则导致疾病发生，甚至危及生命，对人体的健康带来危害。因此当情志过激时，应及时通过主动控制和调节，调志以摄神，避免不良情绪对人体内环境的进一步损害。过激情志产生时，以下方法可酌情选择运用。

一、情志相胜法

当产生不良情绪时，可根据情志之间存在的五行生克制化规律，用互相制约、互相克制的情志，转移和干扰原来对机体有害的情志，借以协调情志，恢复或重建精神平和的状态。金元医家张子和在《儒门事亲》中阐述了这一方法："悲可以治怒，以怆恻苦楚之言感之；喜可以治悲，以谑浪亵狎之言娱之；恐可以治喜，以恐惧死亡之言怖之；怒可以治思，以污辱欺罔之言触之；思可以治恐，以虑彼志此之言夺之。凡此五者，必诡诈谲怪，无所不至，然后可以动人耳目，易人听视。"

（一）喜伤心者，以恐胜之

本法适用于神情兴奋、狂躁者。喜为心志，过喜则心气涣散，神不守舍，严重者表现为精神恍惚，喜笑不休；恐令气怯，骤然令人惊恐，则能收敛涣散之气机。《儒门事亲》记载：有一位姓庄的医生，曾治疗因欢喜太过而致病的人。庄医生给患者切脉的时候就装作很惊讶的样子，开药的时候对患者说缺几味药，必须回去拿，于是便一去不返。由此引起了患者的怀疑，认为医生不再来是因为自己患了重病，并渐渐由怀疑、不安转而产生恐惧，继之由恐惧产生悲哀。于是病者悲泣，对他的亲朋好友说"我活不了多久了"。庄医生听说患者已经产生了恐惧心理，知道其疾病很快就能痊愈，便重新上门讲明病情和治疗，好言安慰患者。此即"恐胜喜"。

（二）思伤脾者，以怒胜之

本法适用于长期思虑不解、气结成疾、情绪异常低沉者。思为脾志，过度思虑则脾气郁结，运化失常，怒令肝气升发，郁结之气可得宣散。《续名医类案》载：一富家妇人，因为思虑过度，二年余不寐。张子和诊察后说，"两手脉俱缓，此脾受之，脾主思故也"，并暗中与其丈夫约定，用刺激其发怒的方法来治疗疾病。于是每次上门诊治的时候只是饮酒，不开一方，还多收诊金。几次三番之后，患者果然大怒，汗出，当夜就困倦思睡。在这种刺激下，又过了八九天，慢慢地食欲渐开，脉象转而平和，疾病痊愈。此例说明了思之甚可使人的行为和活动调节发生障碍，致气不行而结聚，阴阳不调，阳亢不与阴交而不寐。当怒而激之，逆上之气冲开了结聚之气，兴奋之阳因汗而泄，致阴阳平调而愈。

（三）悲伤肺者，以喜胜之

本法适用于因神伤而表现为情绪抑郁低沉者。悲为肺志，过悲则肺气不敷、治节失职；喜令气机和缓散达，肺气得以恢复正常宣降。《医苑典故趣拾》中有这样一则轶事：清代有位巡按大人，郁郁寡欢，成天愁眉苦脸，家人特请名医诊治。名医问完其病由后，按脉许久，竟诊断为月经不调。那位巡按大人听罢，嗤之以鼻，大笑不止，连声说道，"我堂堂男子，焉能月经不调，真是荒唐至极"。自此，每忆及此事，就大笑一番，乐而不止。这是名医故意以常识性错误引其发笑从而达到了治疗的目的。

（四）恐伤肾者，以思胜之

本法适用于因惊恐而致坐卧不宁、多疑易惊者。恐则气下，惊则气乱，神气涣散不能敛藏；思则气结，可以收敛涣散之神气，使患者主动地排除某些不良情绪，达到康复之目的。典型例子如"杯弓蛇影"的故事。《晋书·乐广传》记载：乐广有一个平常走动很频繁的朋友，曾有很长一段时间没有来拜会他。这天，朋友终于来了，乐广就问他长时间不来的原因。朋友说，"前在坐，蒙赐酒，方欲饮，见杯中有蛇，意甚恶之，既饮而疾"。当时厅内墙上挂有角弓，乐广想到杯中的蛇可能是角弓的影子。于是端来一杯酒放在同样的位置，让宾客仔细观察对照蛇影和墙上角弓，宾客顿时明白了原因，病自然就好了。“杯弓蛇影”这一成语说明因恐惧引起的疾病可以用“深思”的方法来解除其恐惧、紧张的心理状态，从而消除疾病，恢复健康。

（五）怒伤肝者，以悲胜之

本法适用于因情志抑郁而致气机郁结或因怒而致情绪亢奋不宁者，尤其适用于自觉以痛哭为快者。怒为肝志，暴怒则气血逆乱，神迷惑而不治；悲则气消，血气得以消散下行。《儒门事亲》中记载：张子和曾治疗一个病情复杂，久经其他医生诊治不能痊愈的妇人。张子和根据四诊推测患者是少阳病证，为了证实诊断结果，于是问患者是不是常常想大哭一场。妇人果然有这一症状。张子和曰，“少阳相火，凌烁肺金，金受屈制，无所投告。肺主悲，但欲痛哭而为快也”。于是张子和鼓励其尽量痛哭，随后其病得以康复。此病例为木火灼伤肺金，肝肺气郁，故以哭出为快。

在运用“情志相胜”之法调节患者的异常情志时，要注意刺激的强度，即治疗的情志刺激要超过致病的情志刺激，或是采用突然强大的刺激，或是采用持续不断的强化性刺激。同时还要注意对象的性格特征，要对情志的转换有一定的承受能力，并且不能具有极端性格。

二、移情法

移情法又称转移法，即通过一定的方法和措施改变人的情绪和意志，或改变其周围环境，使之与不良的刺激因素脱离，从而从不良情绪中解脱出来。《续名医类案》中说：“失志不遂之病，非排遣性情不可。”“投其所好以移之，则病自愈。”生活中有些患者往往因将注意力集中于某一事件上，整天胡思乱想，以致产生苦闷、烦恼、忧愁、紧张、恐惧等不良情志。如遇此种情况，则可分散患者的注意力，转移其思想焦点，或改变周围环境，使患者与不良因素脱离。移情的方法有很多，这里介绍两种常用的移情法。

（一）琴棋书画移情

《北史·崔光传》说：“取乐琴书，颐养神性。”《理瀹骈文》亦说：“七情之病也，看花解闷，听曲消愁，有胜于服药者矣。”在烦闷不安、情绪不佳时欣赏音乐、戏剧等，可使精神振奋，紧张和苦闷的情绪也会随之而消。平时，可根据自己的兴趣和爱好，从事自己喜欢的活动，如书法、绘画等，可排解愁绪，寄托情怀，舒畅气机，颐养心神，有益于身心健康。

（二）运动移情

运动不仅可以增强生命的活力，而且能有效地把不良情绪发散出去，使机体重臻平衡。研究表明：人在运动时，大脑会释放一些能引起心情愉快的化学物质——内啡肽。内啡肽分泌得越多，人的愉快感、放松感越强。因此，经常从事体育运动能显著地松弛紧张感，并能消除失望、沮丧情绪。如果遇有情绪紧张、郁闷时，不妨转移环境，转移注意力，去参加体育活动或参加适当的体力劳动，以形体的紧张消除精神的紧张，既强健了体魄，又愉悦了心神。尤其是传统的体育运动，因其锻炼中主张动静结合，松静自然，因而能使形神舒畅，心神安合，达到阴阳协调平衡。

三、升华法

升华，就是用顽强的意志战胜不良情绪的干扰，用理智将其化作行动的动力，投身于事业生活中去。如两汉时期的司马迁虽惨受宫刑，但其以坚强不屈的精神全力投入《史记》的撰写之中，把身心创伤这一不良刺激变为奋发努力的行动，以舒志解愁，调整缓解心理矛盾，转移不幸遭遇所带来的痛苦心境。

四、超脱法

超脱即超然，是在思想上把事情看淡，在行动上主动脱离导致不良情绪的环境。如高考落榜后，有的考生灰心丧气，感到前途无望，更有甚者竟想轻生，这时应冷静想想考试的意义。“天生我材必有用”，上大学不是唯一的出路，一个人只要不气馁，振作精神，面对现实，前途总是光明的。

五、暗示法

暗示是指用含蓄、间接的方法，诱导患者不经逻辑的思维和判断直接接受被灌输的观念，主动树立某种信念，或改变其情绪行为，达到缓解不良情绪的目的。一般多采用语言暗示，也可采用手势、表情，或采用暗示性药物及其他暗号来进行。暗示不仅影响人的心理行为，而且能影响人的生理功能。“望梅止渴”的故事，即是暗示法的实例。

早在《黄帝内经》中就已记载了暗示法的范例。如《素问·调经论》说："按摩勿释，出针视之，曰我将深之，适人必革，精气自伏，邪气散乱。"意思是说医生要先在患者针刺的地方不停地进行按摩，并拿出针给患者看，然后说我将把针扎得很深，这样，患者必然会集中注意力，使精气深伏于内，邪气散乱而外泄，从而提高针刺的疗效。

暗示时要特别注意：人的受暗示性是各不相同的，这与人的个性心理特征及高级神经活动特点密切相关，亦与年龄有关，而人的智力水平与文化程度在能否接受暗示方面并无决定性作用。施术前要取得对象的充分信任与合作，每次施术过程应尽量取得成功。如不成功，则易动摇对象的信心，影响其对施术者的信任，做第二次暗示时就会困难很多，成功的希望也就相对较小。

六、开导法

开导，是指通过交谈，用浅显易懂的道理，经过劝说引导，使患者主动解除消极情绪的一种调畅情志方法。《灵枢•师传》云，"人之情，莫不恶死而乐生，告之以其败，语之以其善，导之以其所便，开之以其所苦，虽有无道之人，恶有不听者乎"，明确了言语开导的基本原则、方法和步骤。"告之以其败"，即指出不良情绪状态和行为对人体健康的危害，以引起患者对不良情绪行为与疾病发生关系的重视；"语之以其善"，即指出只要措施得当，调节及时，摆脱不良的情绪和行为，健康是可以恢复的，使患者在正确认识情绪与疾病关系的基础上，树立战胜疾病的信心；"导之以其所便"，即讲明调养的具体措施，使患者的行为能有所参照；"开之以其所苦"，即让患者充分表达与释放内心的苦闷与压抑，帮助患者解除紧张、恐惧等消极的心理状态。可见开导法就是正确地运用"语言"这一工具对患者进行启发和诱导，解除其思想顾虑，使其形成对待事物的正确心态，从而避免不利的情志和错误的行为及其所带来的严重后果。

开导最常用的方法有解释、鼓励、安慰、保证。解释是开导的基本方法，是使对方明白事理，以理制情，这样自然可保持正确的心态；鼓励、安慰和保证是帮助患者消除疑虑、建立信任和树立信心的具体方法。一个人在生活中受到挫折或遭遇不幸时，可找自己的知心朋友、亲人倾诉苦衷，以便从亲人、朋友的开导、劝告、同情和安慰中得到力量和支持。

七、节制法

节制即调和节制情感，防止七情过激，从而达到心理平衡的方法。《吕氏春秋》云："欲有情，情有节，圣人修节以止欲，故不过行其情也。"重视精神修炼，首先要节制自己的情感，才能维持心理的协调平衡。现代医学认为，机体内环境的稳定状态受神经系统和内分泌系统调节，而情志则可直接作用于神经系统影响内环境。七情太过，不仅可直接伤及脏腑，引起气机升降失调，气血逆乱，还可损伤人体正气，使人体的自我调节能力减退。所以情志既不可压抑，也不可过，贵在有节适度。

喜怒之情，人皆有之，喜贵于调和，而怒宜戒除。养生名著《老老恒言·燕居》中说："人借气以充其身，故平日在乎善养。所忌最是怒，怒心一发，则气逆而不顺，窒而不舒，伤我气，即足以伤我身。"可知怒对人体健康的危害最大。因此节制调节过激情绪首当节制"怒"。《素问·生气通天论》说："大怒则形气绝，而血菀于上，使人薄厥。"《医学心悟》归纳了"保生四要"，其中"戒嗔怒"即为一要。戒怒最重要的是能以"理"制怒，一旦发怒或将发怒，应先想到怒足以伤身；或以"耐"养性，使怒气消于缓冲中；或转移注意力，使怒失之自然。此外尽量避免忧郁、悲伤等消极情绪，使心理处于怡然自得的乐观状态，如此自然内不生火，气顺血充，健康恬愉。

八、疏泄法

疏泄法是指将积聚、压抑在心中的不良情绪，通过适当的方法宣达、发泄出去，以尽快恢复心理平衡。当面临较大的情感压力时，及时适当地发泄情绪，可以缓解紧张，维护机体内环境的稳定。否则压力便会影响脏腑功能，日久必然使气血失和而为病患。疏泄法符合中医学"郁则发之""结则散之"的防治思想。事实证明，疏泄法可使人从苦恼、郁结甚至愤怒等消极情绪中解脱出来。

需要疏泄的情志大多为恶劣情绪，故宣泄时既要方法适当，还要宣泄适度，否则同样会损伤脏腑气血而为病，即所谓"悲哀喜乐，勿令过情，可以延年"。疏泄可有直接疏泄，如哭泣便是一种直接的疏泄方法，有研究表明，因感情变化而流出的泪水中含有两种神经传导物质，当这两种物质随眼泪排出体外后，悲伤、痛苦的情绪也会随之得到缓解。此外还有间接疏泄，如通过倾诉、赋诗作文、歌唱等，也可将心中的不良情绪宣达出去。

第五节　饮食养生

饮食养生，即食养，是在中医理论的指导下，利用食物的特性，合理地摄取食物，以达到强身健体、延年益寿的养生方法。饮食是人体赖以生存和维持健康必不可缺的物质之一。先哲们早就认识到了饮食与人的重要关系，如《汉书·郦食其传》曰："民以食为天。"《素问·平人气象论》指出："人以水谷为本，故人绝水谷则死。"我国人民在长期的饮食实践和探索中，积累了丰富的知识和宝贵的经验，逐步形成了一套独特的饮食养生的理论和方法。饮食养生侧重于利用食物的性能来滋养五脏六腑、调节人体阴阳和预防疾病。古有"药食同源"之说，药物和食物皆属天然之品，二者在性能上有相通之处。食物和中药一样也具有"四气""五味""升降浮沉""归经"和"功效"等属性。

一、饮食养生的作用

（一）滋养调整作用

中医学认为构成和维系人体生命活动的基础是精、气、神，统称人身"三宝"。人体的精、气、神离不开饮食的滋养。合理的饮食能使精、气充足，神自健旺，正如《寿亲养老新书》所说："主身者神，养气者精，益精者气，资气者食。食者生民之天，活人之本也。"当人体出现精、气、神的不足时，可以通过饮食进行有目的的滋养。《素问·阴阳应象大论》云："形不足者，温之以气；精不足者，补之以味。"气虚者，可用粳米、糯米、小米、山药、大枣、蜂蜜等甘温或甘平的食物进行补气。精不足者可进食血肉有情之品以填精，或根据中医学"精血同源"的理论补血以养精等，可用海参、紫河车、猪肝、菠菜等。神不足者根据中医学"精气化神"或"心主神志"等理论，辨证进食。清心安神常用莲子心、百合等；养心安神常用猪心、龙眼肉等。

中医学理论体系核心部分的藏象学说，特别强调五脏在人体生理和病理活动中的中心地位。而五脏能够正常发挥其功能，也离不开饮食的滋养。根据食物的五味不同，对五脏的营养作用有所不同。如《素问·至真要大论》指出："夫五味入胃，各归所喜，故酸先入肝，苦先入心，甘先入脾，辛先入肺，咸先入肾，久而增气，物化之常也。"食物的归经不同，对脏腑的滋养作用也有所侧重。如茶入肝经，粳米入脾、胃经，梨入肺经，黑豆入肾经等。至于六腑、筋骨、肌肤、皮毛等皆需饮食营养。

中医学认为人体的脏腑、气血等物质或功能必须保持相对的稳定和协调，才能达到"阴平阳秘，精神乃治"（《素问·生气通天论》）的正常生理状态。《素问·至真要大论》云："谨察阴阳所在而调之，以平为期。"当人体因阴阳失调而出现生理功能失调时，可通过饮食进行调整，从而恢复正常。阳虚者，可用羊肉、狗肉、牛肉、核桃仁、韭菜、干姜等甘温、辛热的食物温补阳气；阴虚者，可用甲鱼、银耳、黑木耳、枸杞子、桑椹等甘凉、咸寒的食物滋阴生津；体质偏阳者，可用梨汁、西瓜、绿豆等甘凉或甘寒之品；体质偏阴者，可用生姜、胡椒、芫荽等温热性的食物。

（二）抗衰益寿作用

饮食养生是抗衰益寿的重要环节。历代医家都十分重视通过饮食养生达到抗衰防老、延年益寿的目的。特别是老年人，充分发挥饮食的抗衰益寿作用尤为重要。《养老奉亲书》说："高年之人真气耗竭，五脏衰弱，全仰饮食以资气血。"

在人体的精微物质精、气、血、津液中，中医学特别强调精在抗衰益寿中的作用。《素问·金匮真言论》说："夫精者，身之本也。"精是构成人体的最基本物质。先天之精是生命产生的本源；后天之精能够濡养全身的脏腑组织和官窍，并有化气、化血、化神的功能。脏腑之中特别强调肾和脾胃的功能在抗衰益寿中的作用。肾乃先天之本，肾虚则会出现腰膝酸软，小便失常，耳鸣、耳聋，牙齿松动，须发早白、脱落，生殖功能下降，健忘等衰老的征象；脾胃乃后天之本，脾胃虚弱则会出现食欲不振、倦怠乏力、消化不良、消瘦等身体衰弱的表现。因此，在饮食养生中应注重选用具有补精益肾、健脾益胃的食品。例如，蜂王浆、牛奶、甲鱼、芝麻、桑椹、枸杞子、龙眼肉、胡桃、山药等有一定的抗衰益寿作用。适当服用这些食品，有利于健康和长寿。

（三）御邪防病作用

中医学认为邪气是疾病产生的重要条件。邪气或由内，或由外侵害人体，导致生理功能失调、脏腑组织的形质损害等，对健康造成极大的损害。许多食物都具有抗御邪气的功效。如生姜、大蒜等具有辛温解表的功效；豆豉、茶叶等具有辛凉解表的功效；苦瓜、芦根等具有清热泻火的功效；马齿苋、荞麦等具有清热燥湿的功效；苦瓜、赤小豆等具有清热解毒的功效；西瓜、绿豆等具有清热解暑的功效；罗汉果、青果等具有清热利咽的功效；藕节、黑木耳等具有清热凉血的功效；香蕉、蜂蜜等具有通便的功效；薏苡仁、鳝鱼等具有祛风湿的功效；白扁豆、蚕豆等具有健脾和中化湿的功效；玉米须、冬瓜皮等具有利水的功效；肉桂、羊肉等具有温里的功效；佛手、玫瑰花等具有行气的功效；萝卜、橘络等具有化痰的功效；苦杏仁、白果等具有止咳平喘的功效等。

中医学历来重视疾病的预防，在《黄帝内经》中已经提出了“治未病”的预防思想。中医学发病观认为正气是决定发病的主导因素，因此在未病先防中，特别强调饮食养生在扶助正气中的作用。饮食养生首先通过其营养调整作用，达到扶助正气的目的。另外，注重在日常生活中发挥某些食物的特殊功效，直接用于疾病的预防。如食用动物的肝脏预防夜盲症；食用海带预防甲状腺肿大；食用麦麸、谷皮预防脚气病；食用蔬菜、水果预防坏血病；食用甜菜汁、樱桃汁预防麻疹；煎服鲜白萝卜、鲜橄榄预防白喉；食用大蒜预防痢疾；夏季食用绿豆汤预防中暑；食用葱白、生姜、芫荽、豆豉等预防感冒；食用荔枝预防口腔炎、胃炎引起的口臭；食用红萝卜预防头晕等。

二、饮食养生的原则

（一）全面膳食，合理搭配

全面膳食就是全面摄取人体所必需的各种营养成分。全面膳食主张人们的饮食以谷类为主食，肉类为副食，蔬菜、水果以辅助。现代研究表明，蛋白质、脂类、糖类、维生素、矿物质、水和纤维素这七大类是人体所需的主要营养素。其中谷类食物含有丰富的糖类、蛋白质、单不饱和脂肪酸；肉类食物含有大量的优质蛋白质和饱和脂肪酸、类脂；蔬菜和水果中含有大量的维生素、矿物质、水和纤维素。没有单一食物能够完全满足人体需要的全部营养，必须食用多种食物，才能保证人体的正常需要。

合理搭配就是在全面膳食的基础上注意各类食物所占的比例。首先，饮食的合理搭配应是荤素搭配，以素食为主。《素问·脏气法时论》中所述五谷、五果、五菜都是素食，只有五畜是荤腥。中国古代养生家一贯主张“薄滋味，去肥浓”。其次，合理搭配应是“谨和五味”。食物有酸、苦、甘、辛、咸五味之分，五味与五脏的生理功能密切相关。《素问·至真要大论》曰：“夫五味入胃，各归所喜。故酸先入肝，苦先入心，甘先入脾，辛先入肺，咸先入肾。久而增气，物化之常也，气增而久，夭之由也。”所谓谨和五味，就是根据人体的生理需要，合理地摄取食物，达到营养全身、健康长寿的目的。合理搭配应是寒热适宜。寒热适宜，一方面指食物的寒热属性应相互协调；另一方面指食物入口时的温度要适宜。《灵枢·师传》云：“食饮者，热无灼灼，寒无沧沧。寒温中适，故气将持，乃不致邪僻也。”唐代养生家孙思邈也曾指出：“热无灼唇，冷无冰齿。”

（二）审因施膳，以人为本

审因施膳是饮食养生的原则之一，即因时、因地、因人制宜，合理选择膳食。时有四季的不同，昼夜的交替等；地有地势的高低，气候的寒热，水土的不同等；人有年龄、性别、体质的差异等。在三者中，人是最积极主动的因素，所以又以人为本。

1. 因人制宜 就是根据个人的年龄、性别、体质等生理特点进行饮食养生。首先，应根据各年龄段的生理特点进行饮食养生。小儿具有脏腑娇嫩、发育迅速的生理特点，因此饮食应保证营养全面充足、易于消化，特别是要保证蛋白质和丰富的维生素、矿物质的供给；另外，在此基础上应慎食肥腻厚味，防止损伤脾胃或形成肥胖。中青年人发育成熟，气血旺盛，但消耗较大，饮食应荤素搭配、营养充足。老年人脏腑功能衰退，气血化源不足，故食宜熟软，易消化而多补益，忌食生冷和不易消化的食物。正如《寿亲养老新书》所云：“老人之食，大抵宜其温热熟软，忌其黏硬生冷。”其次，性别不同，饮食有别。妇女需要经历经、带、胎、产、乳等特殊时期。平素易伤血，故应多食补血的食品；孕、产、乳期易致气血虚弱，更宜进食补气养血的食物，加强营养的摄入，可适当增加偏于温补的血肉有情之品。再者，人的体质有阴阳虚实的不同，故饮食养生需根据体质的不同而有所不同。阳虚之体宜食温补之品；阴虚之体宜食寒凉养阴之品；气虚者宜食补气之品；血虚者宜食补血之品；体弱者应食易消化而又营养充足之品；体胖者多痰湿，宜食清淡化痰之品；体瘦者多阴虚，宜食滋阴生津之品；等等。

2. 因时制宜 主要是根据四时季节和昼夜晨昏的时序规律来进行饮食养生。古代医家在四季顺时食养方面积累了丰富的经验，如《饮膳正要》中说：“春气温，宜食麦以凉之……夏气热，宜食菽以寒之……秋气燥，宜食麻以润其燥……冬气寒，宜食黍以热性治其寒。”概括地阐明了四时食养的原则。至于一日之内顺时食养，民间有“晨吃三片姜，如喝人参汤”的具体运用。

3. 因地制宜 主要是根据地域环境特点进行饮食养生。我国地域辽阔，地势有高下之别，气候有寒热湿燥之分，水土性质各异，因此饮食养生必须坚持因地制宜的原则。我国东南地势较低，气候温暖潮湿，宜食清淡通利或甘凉之品；西北地势较高，气候寒冷干燥，宜食温热滋润之品。由于各地水土性质不同，有些地方容易形成地方病，如地方性甲状腺肿、克山病、大骨节病等，更应因地制宜进行食养以预防。

（三）食饮有节，注意宜忌

1. 食饮有节 就是饮食要有节制，适时适量的意思。《吕氏春秋·尽数》说："食能以时，身必无灾，凡食之道，无饥无饱，是之谓五脏之葆。"饮食适时，就是按照一定的时间，有规律地进食。一般的饮食习惯是一日三餐，即早餐、午餐、晚餐，间隔时间为 4 ～ 6 小时。一般情况下，早餐应安排在 6：30 ～ 8：30，午餐应在 11：30 ～ 13：30，晚餐应在 18：00 ～ 20：00 进行为宜。《文端集·饭有十二合说》中指出："人所最重者，食也。食所最重者，时也……当饱而食，曰非时；当饥而不食，曰非时；适当其可，谓之时。"强调了按时进食的重要性。饮食适量，就是按照一定的量进食。比较合理的三餐分配是：早餐占全天总热量的 25% ～ 30%；午餐占 40%；晚餐占 30% ～ 35%。饮食适量还包括不能饥饱无度。过饥，则化源不足，精乏；过饱，则胃肠负担过重，影响运化功能。《备急千金要方》中指出："不欲极饥而食，食不可过饱；不欲极渴而饮，饮不可过多。"历代养生家均认为食至七八分饱是饮食适量的标准。

2. 饮食宜忌 先人对饮食卫生早有认识，主要包括食物新鲜清洁、提倡熟食、讲究进食卫生等几个方面。《论语·乡党》曾说："鱼馁而肉败，不食。色恶，不食。臭恶，不食。失饪，不食。"就是提倡选择食物要新鲜清洁，并且要经过烹饪加工变熟后再食用。如果食物放置时间过长或储存不当就会引起变质，产生对人体有害的各种物质。另外烹调加工过程是保证食物卫生的一个重要环节，高温加热能杀灭食物中的大部分微生物，防止食源性疾病。注意进食卫生主要包括进食前、进食中和进食后应该注意的问题。进食前应注意手和餐具的消毒，防止病从口入。轻松整洁的进食环境再配合柔和的音乐，有助于脾胃的消化吸收。《寿世保元》中说："脾好音声，闻声即动而磨食。"同时应避免劳累和情绪异常时进食。进食时应保持精神专注，做到"食不语"及"食勿大言"。同时进食时要做到细嚼慢咽，如《养病庸言》所说："不论粥饭点心，皆宜嚼得极细咽下。"否则急食暴食，易损伤肠胃。饮食后要漱口，保持口腔卫生；摩腹、散步以利于消化吸收。《备急千金要方》中说："食毕当漱口数过，令人牙齿不败，口香。"《千金翼方》所言，"中食后，还以热手摩腹，行一二百步。缓缓行，勿令气急。行讫，还床偃卧，四展手足，勿睡，顷之气定"，至今对饮食养生仍有指导意义。

饮食宜清淡，勿过食肥甘，清淡的饮食易于脾胃的消化和吸收；过食肥甘厚腻之品则易伤脾胃，导致运化失常，形成小儿疳积、肥胖、痈疽、消渴、胸痹等证。《素问·生气通天论》中有"高粱之变，足生大丁"之说。

饮食禁忌首先是防止误食。河豚、发芽的土豆、野生蘑菇等，如果处理不当而误食，就会影响人体健康，甚至危及生命。《金匮要略》中，分别有《禽兽鱼虫禁忌并治》和《果实菜谷禁忌并治》两篇，指出"肉中有如米点者，不可食之"，"果子落地经宿，虫蚁食之者，人大忌食之"等等。其次是疾病的饮食禁忌。总体而言，热证忌食辛辣之品，寒证忌食生冷之品，脾胃虚弱忌食生冷油腻之品。对于五脏之病，《灵枢·五味》提出："肝病禁辛，心病禁咸，脾病禁酸，肾病禁甘，肺病禁苦。"最后是服药期间的饮食禁忌。《调疾饮食辩》中说："病人饮食，借以滋养胃气，宣行药力，故饮食得宜，足为药饵之助，失宜，则反与药饵为仇。"古代文献中有服用某些中药时忌食生冷、辛辣、肉等，还有螃蟹忌柿、荆芥；人参忌萝卜、茶叶等记载。

第十九章　常用中医适宜技术

第一节　拔　罐

拔罐法是一种以罐为工具，用燃火、水煮、抽吸等造成罐内负压，使其吸着于腧穴或病痛部位的体表，使局部皮肤充血甚至瘀血，以调整机体功能，达到防病治病目的的方法，古称“角法”。拔罐工具常用的有玻璃罐、竹罐、陶罐、抽气罐等种类，采用的拔罐方法有火罐法、水罐法和抽气法等。

一、基本技术

(一) 罐的吸附方法

罐的吸附方法是指排出罐内空气，产生负压而吸附在拔罐部位的方法，主要包括以下几种。

1. 火罐法　利用燃烧时火焰的热力使罐内的气体膨胀而排出罐内部分空气，造成罐内的负压，借以将罐吸着于施术部位的方法。根据具体情况可使用以下 3 种方法：①闪火法。②投火法。③贴棉法。后两种因操作相对较繁或易造成烫伤，临床应用并不普遍。闪火法是目前临床应用最为普遍的拔罐方法。使用时可用镊子或止血钳等夹住 95% 乙醇棉球，点燃后进入火罐内，稍作停留，迅速退出，立刻将罐扣在施术部位上。这种方法比较安全，但需注意的是点燃的乙醇棉球切勿将罐口烧热，以免烫伤皮肤。

2. 水罐法　一般选用完好无损的竹罐置于锅内，加水煮沸，使用时用镊子将罐口朝下夹出，甩去罐内沸水，迅速用湿毛巾紧扪罐口，趁热将罐扣在应拔部位，即能吸附在皮肤上。有时水中可放入适量的活血、祛湿类药物，如当归、红花、青风藤、川椒、木瓜等，即称药罐。

3. 抽气法　是指用机械装置抽出罐内空气，产生负压而吸附在拔罐部位的方法。

(二) 拔罐方法

临床应用拔罐时，根据病情和病变部位选择不同的方法。常用的有以下 4 种。

1. 留罐法　又名坐罐法。拔罐后将罐留置一定时间，一般留置 5 ～ 15 分钟，然后将罐起下。此法是拔罐疗法中最为常用的方法，一般疾病均可应用。

2. 走罐法　又名推罐法、飞罐法。拔罐时，先在罐口或在走罐所经皮肤上涂以凡士林等润滑油，将罐吸拔好后，以手握住罐底，稍倾斜，将罐沿着一定路线往返推拉，直至走罐部位皮肤红润、充血甚至瘀血时，将罐起下。此法适宜于脊背、腰臀、大腿等面积较大、肌肉丰厚的部位。

3. 闪罐法　将罐拔上后立即取下，如此反复吸拔多次，至皮肤潮红为度，称为闪罐法。此法多用于局部皮肤麻木、疼痛或功能减退等疾病，尤其适用于不宜留罐的部位及儿童患者。

4. 刺络拔罐法　将应拔部位的皮肤消毒后，用三棱针或粗毫针点刺出血，或用皮肤针叩刺，然后将火罐吸拔在点刺或叩刺的部位上，使之出血，以此加强刺血治疗的作用。此法多用于治疗各种急慢性软组织损伤、神经性皮炎、痤疮、皮肤瘙痒、丹毒、坐骨神经痛等。需注意的是，不可在大血管上行刺血拔罐法，以免造成出血过多。

(三) 拔罐法的作用

拔罐法具有开泄腠理、祛风散寒、通经活络、行气活血、祛瘀生新、消肿止痛等作用，药罐、针罐等还兼有药与针的作用。

(四) 拔罐法的适用范围

拔罐的适用范围较广，常用于腹痛、颈肩腰腿痛、关节痛、软组织闪挫扭伤等局部病证，也可以用于伤风感冒、头痛、面瘫、咳嗽、哮喘、消化不良、泄泻、月经不调、痛经等病证，以及目赤肿痛、丹毒、疮疡初起未溃等外科病证。随着各种多功能罐的问世，药罐所选药物的不断增加，以及拔罐与多种疗法的结合运用，拔罐疗法的适应证越来越广。

（五）拔罐法的注意事项

1. 拔罐时要选择适当体位和肌肉丰满的部位，骨骼凸凹不平、毛发较多的部位均不适宜拔罐。

2. 要根据所拔部位的面积大小而选择大小适宜的罐具。操作时必须迅速，才能使罐吸附有力。

3. 用火罐时应注意勿灼伤或烫伤皮肤。若烫伤或留罐时间太长而致皮肤起水疱时，小疱无须处理，仅敷以消毒纱布，防止擦破即可。水疱较大时，用消毒针将水放出，涂以龙胆紫药水，或用消毒纱布包敷，以防感染。

4. 皮肤有过敏、溃疡、水肿和大血管分布部位，不宜拔罐。高热抽搐者和孕妇的腹部、腰骶部位，亦不宜拔罐。

二、常见疾病的拔罐疗法

（一）感冒

感冒是常见的外感疾病，四时均可发生，尤以冬、春季气候骤变时为多，表现为鼻塞流涕、喷嚏、咳嗽、头痛、恶寒发热、全身不适等。感冒的发生常与风邪或时行疫毒之邪、体虚等因素有关，以风邪为主因，每与当令之气（寒、热、暑湿）或非时之气（时行疫毒）夹杂为患。

治法：祛风解表。取背部督脉和膀胱经穴为主。走罐及留罐法。

操作步骤：患者取俯卧位，暴露背部，在督脉和膀胱经上均匀涂抹液体石蜡等润滑剂，用闪火法拔罐，将火罐扣在督脉上，然后医者用右手握罐，以左手扶住并拉紧皮肤，上下往返推罐 3 ～ 5 次，待皮肤潮红，再将火罐分别移至两侧的膀胱经，用同样的方法在两侧膀胱经上各走罐 3 ～ 5 次，最后将火罐停于大椎、风门、肺俞等穴，留罐 10 分钟后起罐。起罐后，擦净润滑剂。

特别提示：此法选用的火罐不宜过大，操作时应注意轻吸，勿刺激过强，皮肤潮红即可。操作完毕后，嘱患者注意覆盖背部，勿使背部受寒。

（二）腰痛

腰痛是以自觉腰部疼痛为主症的一类病证，又称腰脊痛，表现为腰部重痛、酸麻，拘急不可俯仰，或痛连臀腿。本病的发生主要与感受外邪、跌仆损伤、年老体衰或劳欲过度等有关。与肾、足太阳膀胱经、督脉等关系密切。基本病机是腰部经络不通，气血痹阻，或肾精亏虚，腰部失于濡养、温煦。

本病多见于腰部软组织损伤、棘间韧带损伤、肌肉风湿病、腰椎及椎间盘病变，以及部分内脏病变中。腰椎影像学及妇科相关检查有助于本病的诊断。

治法：舒筋活血，通经止痛。取腰部督脉和膀胱经穴为主。走罐及留罐法。

操作步骤：患者取俯卧位，背腰部皮肤充分暴露。先在背腰部正中均匀涂抹液体石蜡等润滑剂，用闪火法将火罐扣在督脉上，医者左手扶住患者肩部，右手握住火罐，缓慢沿督脉推进或拉回，如此往返推拉 10 ～ 15 次，反复操作，直至皮肤深红或紫色。然后于腰部脊柱两侧足太阳膀胱经上同法操作。起罐后，擦净润滑剂。每日或隔日 1 次，5 次为 1 个疗程。

特别提示：此法选用的火罐宜大，操作时吸力宜强。

（三）带状疱疹

带状疱疹是由水痘 - 带状疱疹病毒引起的，以沿周围神经分布的群集疱疹及神经痛为特征的病毒性皮肤病。中医称之为“蛇串疮”“缠腰火丹”“蛇丹”等。初起时先觉发病部位皮肤灼热刺痛，皮色发红，继则出现簇集性粟粒大小丘状疱疹，多呈带状排列，多发生于身体一侧，以腰、胁部为最常见。疱疹消失后部分患者可遗留疼痛感。带状疱疹的发生常与情志不畅、过食辛辣厚味、感受火热湿毒等因素有关。本病病位主要在肝、脾两经。基本病机是火毒湿热蕴蒸于肌肤、经络。

治法：泻火解毒，通络止痛。局部取穴为主。刺络拔罐法。

操作步骤：用 75% 乙醇棉球消毒患处，在疱疹聚集处用三棱针或粗毫针进行围刺，以稳、准、快的手法刺破皮肤，迅速以闪火法拔火罐，留罐 5 ～ 10 分钟，酌情每罐令出血 5 ～ 10mL，至疹色渐成暗红色后起罐，用消毒干棉球擦净局部。隔日 1 次，一般治疗 3 ～ 5 次。

特别提示：操作完毕后，嘱患者穿宽松衣服，避免摩擦患处，勿洗浴。此法应特别注意火罐的清洁与消毒。

第二节 敷 贴

敷贴法是在中医理论的指导下，选取一定的穴位敷贴某些药物，通过药物和腧穴的共同作用以防治疾病的方法，又称“穴位敷贴”。若使用某些带有刺激性的药物敷贴穴位，引起局部发疱化脓如“灸疮”，则又称为“天灸”或“自灸”，现代也称发疱疗法。敷贴疗法的机理与西医学的透皮给药技术颇有相似之处，通过穴位敷贴，可使药物经皮肤吸收，因而保持了更多有效成分，同时也减少了一些不良反应的发生，可更好地发挥治疗作用。

一、基本技术

（一）敷贴药物

1. 药物的选择 临床上有效的汤剂、丸剂，一般都可以熬膏或研末用作穴位敷贴。因给药途径不同，与内服药物相比，敷贴用药又具有以下特点。

（1）常用通经走窜、开窍活络之品，以引领诸药开结行滞，直达病所，祛邪外出。常用的药物有冰片、麝香、丁香、花椒、白芥子、乳香、没药、肉桂、细辛、白芷、姜、葱、蒜等。

（2）多选气味醇厚、力猛有毒之品，如生南星、生半夏、生川乌、生草乌、巴豆、斑蝥、大戟等。

（3）选择适当溶剂，调和药性或熬膏使用。常用的溶剂有水、白酒或黄酒、醋、姜汁、蜂蜜、蛋清、凡士林等。此外，还可针对病情选用药物的浸剂作溶剂。

2. 药物剂型 根据病情及药物性能，临床中有多种剂型可供穴位敷贴使用。如膏剂、丸剂、散剂、糊剂、泥剂、膜剂、饼剂、熨贴剂等。

（二）选穴处方

选穴处方以辨证选穴为主，即以脏腑经络学说为基础，通过辨证论治选取敷贴的腧穴组方，用穴力求少而精，一般不超过3～5穴。也可选择病变局部或阿是穴、经验穴敷贴药物，如吴茱萸敷贴涌泉治疗小儿流涎等。

（三）敷贴方法

敷贴药物之前，先对腧穴局部皮肤进行常规消毒。

1. 贴法 将已制备好的药物直接贴压于穴位上，然后外敷医用胶布固定；或先将药物置于医用胶布粘面正中，再对准穴位粘贴。硬膏剂可直接或温化后将其中心对准穴位贴牢。对胶布过敏者，可选用低过敏胶带或用绷带固定敷贴药物。

2. 敷法 将已制备好的药物直接涂搽于穴位上，外覆医用防渗水敷料，再以医用胶布固定。适用于散剂、糊剂、泥剂、浸膏剂等的敷贴。

3. 填法 将药膏或药粉填于脐中，外覆纱布，再以医用胶布固定。

4. 熨贴法 将熨贴剂加热，趁热外敷于穴位；或先将熨贴剂敷贴于穴位上，再以艾火或其他热源温熨药物。

敷贴穴位皮肤出现色素沉着、潮红、微痒、烧灼感、疼痛、轻微红肿、轻度水疱，皆属于正常反应。

（四）敷贴时间

根据疾病种类、药物特性及身体状况等确定敷贴时间。一般情况下，老年、儿童、病轻者、体质偏虚者敷贴时间宜短，出现皮肤过敏者如瘙痒、疼痛应立即取下。

1. 刺激性小的药物每次敷贴时间为4～8小时，可每隔1～2天换药1次。

2. 刺激性偏大的药物，如白芥子、斑蝥等，应视患者的反应和发疱程度确定敷贴时间，约数分钟至数小时不等，一般在1～3小时。

3. 敷脐疗法每次敷贴时间可以在12～24小时，所选药物不宜刺激性大或为发疱之品。

4. 冬病夏治穴位敷贴从每年的初伏到末伏，一般7～10天敷贴1次，每次3～6小时，连续3年为1个疗程。

（五）适用范围

本法适用范围较为广泛，主要用于慢性病的治疗，也可治疗某些急性病，如哮喘、咳嗽、腹痛、面瘫、便秘、小儿咳嗽、小儿哮喘、小儿泄泻、腰腿痛、乳癖、鼻渊、口疮、遗精、阳痿、经行腹痛、月经不调等。此外，还常用于治未病。

（六）注意事项

1. 刺激性强、毒性大的药物，敷贴腧穴不宜过多，敷贴面积不宜过大，敷贴时间不宜过长，以免刺激过大或引起药物中毒。

2. 久病、体弱、消瘦及有严重心、肝、肾功能障碍者以及孕妇、幼儿慎用毒性药物。

3. 颜面部、糖尿病患者慎用发疱药物。

4. 若用膏剂敷贴，膏剂温度不应超过 45℃，以免烫伤。

5. 敷贴药物后注意局部防水和观察敷贴皮肤反应。若出现范围较大、程度较重的皮肤红斑、水疱、瘙痒现象，应立即停药，进行对症处理。出现全身性皮肤过敏症状者，应及时到医院就诊。

二、常见肺系病证的穴位敷贴疗法

常见肺系病证，在此指发作日久的虚寒型咳嗽、喘证、哮病、肺胀等肺系疾病。咳嗽是由外感或内伤多种病因，导致肺气失于宣发、肃降，使肺气上逆而引发的一类病证。喘即气喘、喘息，以气息迫促为其主要临床表现。作为一个症状，喘可以出现在许多急慢性疾病过程中，当喘成为这些疾病某一个阶段的主症时，即称为喘证。哮病是一种突然发作，以呼吸喘促、喉间哮鸣有声为临床特征的疾病。肺胀是因咳嗽、哮喘等证日久不愈，肺脾肾虚损，气道滞塞不利，出现以胸中胀满，痰涎壅盛，上气咳喘，动则尤显，甚则面色晦暗，唇舌发绀，颜面四肢浮肿，病程缠绵，经久难愈为特征的疾病。

以上疾病都具有久咳久喘，反复发作的特点，大多属于虚寒证型，临床表现为咳嗽、喘息反复发作，迁延日久，鼻涕、痰液清稀而白，背部畏寒，冬季症状明显加重或感受风寒后发病，而夏季病情减轻或缓解。

这些疾病相当于西医的慢性支气管炎、慢性阻塞性肺疾病、支气管哮喘、肺气肿等疾病。

治法：温经散寒，宣肃肺气。辨证取穴，取背俞穴为主。

操作步骤：采用冬病夏治敷贴法治疗。

药物组方：选用温经散寒、辛香走窜、开窍活络之品，如炒白芥子、醋延胡索、细辛、甘遂等，药物烘干或焙干后共研细末，取老姜汁的原汁（药物刺激量略高）或用清水稀释 2 ～ 3 倍（药物刺激量较小）作为黏附剂，糅合药粉，制成球形膏药丸备用，药物可以临时配制，也可以密闭包装冷冻储存。

敷贴时机：每年夏季，农历三伏天期间使用。每次间隔为 7 ～ 10 天，3 ～ 4 次为 1 个疗程（与当年伏天次数一致）；每年贴 1 ～ 2 个疗程，连续 3 年为一个治疗周期。如有效，本疗法也可常年使用。

敷贴方法：取肺俞、心俞、膈俞 3 对背俞穴。喘息严重者加定喘，冬季反复感冒者加大椎，咳嗽痰多者加脾俞，咳嗽遗尿者加肾俞，喉中痰鸣难以咯出者加天突。每个穴位敷贴一个药丸，直接贴压于局部，按压成饼状，并用脱敏胶布固定，表层可再覆以橡皮膏，以防药物外渗污染衣物；或先将药物置于胶布粘面正中，再对准腧穴进行粘贴。每次贴 3 ～ 6 小时，局部刺痛反应明显者应提前取下。

皮肤反应：药物敷贴于穴位后，多数患者局部会出现麻木、温热、烧灼、疼痛、微痒等感觉，也有部分患者无明显感觉，这些均属于药物吸收的正常反应，患者多能忍受。如果上述感觉特别剧烈，达到难以忍受的程度，请患者及时取下药物，用清水冲洗局部。用药后局部皮肤出现潮红、轻微红肿、轻度水疱属于该疗法的正常皮肤反应。出现适度的皮肤反应疗效更佳，个别患者敷药处皮肤会遗留色素沉着。

特别提示：①具有虚寒型特点的鼻鼽（变应性鼻炎）也适用冬病夏治敷贴治疗。②敷贴药物期间，患者应尽量避免受凉，避免食用生冷、寒凉、过咸等有可能减弱药效的食物。

第三节 刮 痧

刮痧法是以中医经络皮部理论为基础，运用刮痧器具在体表的一定部位刮拭以防治疾病的方法。其机理在于通过对十二皮部的良性刺激，达到疏通经络、行气活血、调整脏腑功能的作用。

一、基本技术

（一）刮痧板的选择

刮痧器具主要是刮痧板，一般用水牛角或玉石材料制作而成。此外，也可使用边缘光滑、洁净、易于手持、不易损伤皮肤的日常用具，如铜钱、汤勺、瓷片等。

（二）刮痧介质的选择

为了润滑皮肤，使得刮痧板能在皮肤上顺畅移动而不致损伤皮肤，刮痧时常以刮痧乳或刮痧油为介质，也可选用石蜡油、红花油、麻油等介质。

（三）操作方法

1. 握持刮痧板方法 根据所选刮痧板的形状和大小，使用便于操作的握板方法。一般为单手握板，将刮痧板放置掌心，一侧由拇指固定，另一侧由示指和中指固定，或由拇指以外的其余四指固定。刮痧时利用指力和腕力使刮痧板与皮肤之间夹角约45°为宜。

2. 刮痧前的准备 刮痧时选取适当的刮痧部位，以经脉循行和病变部位为主。应用热毛巾，或一次性纸巾，或用75%乙醇棉球，或生理盐水棉球对刮拭部位进行清洁或消毒，然后取适量刮痧介质，置于清洁后的拟刮拭部位，用刮痧板涂抹均匀，然后开始操作。

3. 刮痧的次序与方向 刮痧时，一般按先头面后手足、先腰背后胸腹、先上肢后下肢的顺序，逐步操作。刮痧方向一般按由上而下、由内而外单方向刮拭，并尽可能拉长距离。对于下肢静脉曲张或下肢肿胀者，可采用由下向上的逆刮法。

4. 刮痧时的力度 刮痧时用力要均匀，力度由轻到重，以患者能够承受为度。根据患者体质和刮拭部位，应选择不同的刮拭力量。通常分为轻刮法和重刮法两种。前者刮痧板接触皮肤下压刮拭的力量小，被刮者可无疼痛或其他不适感；后者刮痧板接触皮肤下压刮拭的力量较大，被刮者可有疼痛感。小儿、年老体弱患者，以及面部刮拭，常用轻刮法；体质强健患者，或脊柱两侧、下肢等肌肉较为丰满部位的刮拭，常用重刮法。

5. 刮痧的程度与时间 通常每个患者每次选3～5个部位，每个部位刮拭20～30次，以皮肤出现潮红、紫红色等颜色变化，或出现丘疹样斑点、条索状斑块等形态变化，并伴有局部热感或轻微疼痛为度。两次刮痧之间宜间隔3～6天，或以皮肤上痧退、手压皮肤无痛感为宜。若病情需要缩短刮拭间隔时间，亦不宜在原部位进行刮拭，而应另选其他相关部位进行操作。

（四）适应证

刮痧疗法可用于内、外、妇、儿、五官等各科疾病，如感冒、气管炎、呃逆、呕吐、便秘、腹泻、泌尿系统感染、眩晕、失眠、头痛、落枕、急性腰扭伤、痛经、经期发热、急性乳腺炎、中暑等。此外，刮痧还可用于预防疾病和保健强身。

（五）注意事项

1. 刮痧时应注意室内保暖，尤其是在冬季应避免感受风寒。夏季刮痧时，应避免风扇、空调直接吹刮拭部位。

2. 刮痧过程中若出现头晕、心慌、恶心欲吐、出冷汗、面色苍白，甚至神昏仆倒等晕刮现象，应立即停止刮痧，使患者呈头低脚高平卧位，饮用一杯温开水或温糖水，并注意保暖。或用刮痧板点按患者百会、人中、内关、足三里、涌泉穴。

3. 刮痧过程中产生的酸、麻、胀、痛、沉重等感觉，均属正常反应。刮痧后皮肤出现潮红、紫红色等颜色变化，数天后即可自行消失，一般不需进行特殊处理。

4. 刮痧结束后，最好饮一杯温水，不宜即刻食用生冷食物。刮痧出痧后30分钟以内不宜洗冷水澡。

5. 严重心脑血管疾病、肝肾功能不全、全身水肿、极度虚弱或消瘦者，血小板减少性疾病、过敏性紫癜、白血病等有出血倾向者，以及大血管附近和孕妇腰骶部、下腹部，禁用本法。

6. 急性骨髓炎、结核性关节炎、传染性皮肤病、烧伤、体表肿瘤、皮肤溃烂，或急性外伤及创伤部位、新近手术瘢痕部位、骨折未愈合处等，不宜直接在病灶部位刮拭。

二、常见疾病的刮痧疗法

（一）感冒

感冒是以鼻塞流涕、喷嚏、咳嗽、头痛、恶寒发热、全身不适等为主要症状的常见外感疾病。四时均可发生，尤以冬、春季气候骤变时为多。刮痧治疗感冒时刮拭的主要部位为头部、颈肩部和上肢。患者取坐位。

1. 刮头部 术者一手扶持患者头部右侧，保持头部相对稳定，另一手握持刮痧板刮拭。

（1）刮头部两侧　从头前侧太阳穴附近开始，绕耳上，向头侧后部乳突和风池穴方向刮拭。先轻刮，然后力量逐渐加重，以患者能够耐受为度，最后再逐渐减力轻刮。每一侧刮拭10～20次。

(2) 刮前头部　首先刮拭头顶部正中督脉循行区域，从头顶部的百会穴向前额方向刮拭，刮拭 10 ～ 20 次，然后刮拭头顶部双侧膀胱经循行区域，刮拭的力量和次数同正中部位。

(3) 刮头后部　首先刮拭头后部正中督脉循行区域，从百会穴向头后部至颈项过风府穴方向刮拭，刮拭 10 ～ 20 次，然后刮拭头后部双侧，从头顶部向头后部至颈项过风池穴方向刮拭，刮拭力量和次数同头后部正中部位。注意头部刮痧不需涂抹刮痧介质，并且不强求出痧。

2. 刮颈肩部

(1) 刮颈部　在颈部督脉循行区域，从哑门至大椎进行刮拭，重点刮拭大椎穴，刮 10 ～ 20 次。

(2) 刮肩部　由风池及乳突根部从上向下，经过肩井，刮向肩端，每侧刮 10 ～ 20 次为宜，力量均匀适中，并在风池、肩井穴加点压按揉手法，增强效果。

3. 刮上肢　术者一手牵拉前臂，另一手握刮板，用直线重刮法刮拭前臂手太阴肺经循行区域，从尺泽经孔最、列缺、经渠刮至太渊，每侧刮 10 ～ 20 次。

(二) 项痹

项痹是以头颈部疼痛，活动不利，甚至肩背疼痛，或肢体一侧或两侧麻木疼痛，或头晕目眩，或下肢无力，步态不稳，甚至肌肉萎缩等为主症的病证。其发生与年老体衰、长期劳损、感受外邪或跌仆损伤等因素有关。其病位在颈项部，涉及督脉、足太阳膀胱经、手太阳和手阳明经经脉及经筋。基本病机是颈部寒湿痹阻，气滞血瘀或肝肾不足，筋骨肌肉失养。本病相当于西医学的颈椎病。

刮痧治疗项痹时刮拭的主要部位为头部、颈肩部和上肢。患者取坐位。

1. 刮头部　采用梳刮法，从前额发际处及双侧太阳穴处向后发际处做有规律的单方向刮拭，使头部放松。注意重点刮拭太阳、百会和风池穴。

2. 刮颈肩部　患者低头向前倾，术者一手扶持患者头顶部，保持头部相对稳定，另一手握持刮痧板刮拭。

(1) 刮颈部正中　轻刮颈部正中督脉循行区域，从风府穴向下刮过大椎穴下至陶道穴，刮 10 ～ 20 次。身体消瘦、颈椎棘突明显突出者，宜用刮痧板的边角由上向下依次点压按揉每一个椎间隙 3 ～ 5 次，以局部有酸胀感为度。

(2) 刮颈部脊柱两侧　重刮颈部脊柱两侧膀胱经循行区域，从天柱穴向下刮至风门穴，每侧刮拭 20 ～ 30 次，风门穴可采用点压法、按揉法。

(3) 刮颈部外侧　轻刮拭颈部左右两侧胆经循行区域，从风池过肩井并延长至肩头，每侧刮拭 20 ～ 30 次，肩井穴可采用点压法、按揉法。

3. 刮上肢　术者用一手牵拉前臂，另一手握刮板，刮拭上肢手阳明大肠经脉循行区域，由肩上的肩髃向下刮过曲池至合谷，每侧刮 10 ～ 20 次。在肩髃、曲池穴位处可稍加力度重刮，其他部位以轻手法相连。

(三) 肩凝

肩凝是以肩部疼痛、活动明显受限为主症的肩关节疾病，形成原因主要为肩关节的炎性粘连。其发生常与体虚、劳损及风寒侵袭肩部等因素有关，相当于西医学的肩关节周围炎、肩袖损伤等疾病。

刮痧治疗肩凝时刮拭的主要部位为颈肩部、上肢和下肢。患者取坐位。

1. 刮颈肩部

(1) 刮颈部正中　刮拭颈部正中督脉循行区域，从风府到大椎穴，刮 10 ～ 20 次。若肌肉薄弱、棘突明显者，可用刮板棱角点压按揉椎间隙，自上而下，每个间隙按压 10 秒左右。

(2) 刮肩上部　从后发际风池穴向肩井穴、肩髃穴方向刮拭，每侧刮拭 20 ～ 30 次，风池穴、肩井穴可采用点压法、按揉法。

(3) 刮肩胛内侧　从后发际天柱穴向大杼穴、膈俞穴方向刮拭，每侧刮拭 20 ～ 30 次。

(4) 刮肩后部　由内向外刮拭肩胛冈上下，然后刮拭肩关节后缘的腋后线，每一部位刮拭 20 ～ 30 次。

(5) 刮肩前部　刮拭腋前线，每侧从上向下刮拭 20 ～ 30 次。

(6) 刮肩外侧部　术者一手握住患者前臂手腕处，使上肢外展 45°，重刮肩关节外侧的三角肌正中及两侧缘，每侧刮拭 10 ～ 20 次。

2. 刮上肢　术者用一手牵拉前臂，另一手握刮板，刮拭上肢手阳明大肠经脉循行区域，由肩上的肩髃向下刮过曲池至合谷穴，每侧刮 10 ～ 20 次。

3. 刮下肢　刮拭足阳明胃经循行线，从足三里刮至条口穴，每侧刮 10～20 次，在条口穴可稍加力度重刮。

（四）腰痛

腰痛是以腰部一侧或两侧疼痛为主要症状的一类病证。其发生常与感受外邪、跌仆损伤、年老体衰和劳欲过度等因素有关。本病与肾、足太阳膀胱经、督脉等关系密切。

本病多见于腰部软组织损伤、棘间韧带损伤、肌肉风湿病、腰椎及椎间盘病变，以及部分内脏病变中。

刮痧治疗腰痛病时刮拭的主要部位为背腰部和下肢。患者取俯卧位。

1. 刮背腰部

（1）刮背腰部正中　从上向下刮拭背腰部正中督脉循行区域，刮拭 10 ～ 20 次。身体消瘦、椎体棘突明显突出者，宜用刮痧板的边角，由上向下依次点压按揉每一个椎间隙 3 ～ 5 次，以局部有酸胀感为宜。

（2）刮背腰部脊柱两侧　从上向下刮拭背腰部膀胱经的两条侧行线区域，每侧刮拭 20 ～ 30 次。

（3）刮腰骶部　用直线轻刮法刮拭上髎到会阳穴，每侧刮 10 ～ 20 次。

2. 刮下肢

（1）刮下肢后侧　刮拭下肢后侧膀胱经循行区域，以膝关节为界分上下两段分别刮拭，先从承扶开始，经过殷门到委中，从委中经过承筋到承山，以每段刮拭 10 ～ 20 次为宜，委中穴可用点压按揉法，承山穴应重刮。

（2）刮下肢外侧　刮拭下肢外侧胆经循行区域，以膝关节为界分上下两段分别刮拭，先从环跳开始，经过风市到膝阳关，然后从阳陵泉到悬钟，每段刮拭 10 ～ 20 次。

第四节　耳穴疗法

耳穴疗法是指采用毫针或其他方法刺激耳穴，以诊断及防治疾病的一类方法。耳穴是指分布在耳郭上的一些特定区域，通过刺激这些区域，达到调节人体气血阴阳平衡的目的。

一、耳穴定位

（一）耳穴的分布规律

耳穴在耳郭正面的分布规律，像个子宫中倒置的胎儿，头部朝下，臀部及上下肢朝上，胸腹、躯干在中间。具体如下。

（1）与头面相对应的穴位分布在对耳屏和耳垂。

（2）与鼻咽部相对应的穴位分布在耳屏。

（3）与胸腔相对应的穴位分布在耳甲腔。

（4）与腹腔相对应的穴位分布在耳甲艇。

（5）与盆腔相对应的穴位分布在三角窝。

（6）与上肢相对应的穴位分布在耳舟。

（7）与躯干部相对应的穴位分布在对耳轮体部。

（8）与下肢和臀部相对应的穴位分布在对耳轮上、下脚。

（9）与内分泌相对应的穴位分布在屏间切迹。

（二）常用耳穴的定位与主治

1. 耳中

【定位】在耳轮脚处。

【作用】降逆止呃。

【主治】呃逆，呕吐，皮肤瘙痒症，小儿遗尿症，咯血。

2. 耳尖

【定位】耳郭向前对折的上部尖端处。

【作用】清热解毒。

【主治】发热，高血压，睑腺炎，急性结膜炎，牙痛。

3. 坐骨神经

【定位】对耳轮下脚的前 2/3 处。

【作用】通络止痛。

【主治】腰痛，坐骨神经痛。

4. 交感

【定位】对耳轮下脚的末端与耳轮交界处。

【作用】疏肝理气。

【主治】胃肠痉挛，心绞痛，胆绞痛，自主神经功能紊乱，输尿管结石，痛经。

5. 颈椎

【定位】对耳轮体部后下 1/5 处。

【作用】通络止痛。

【主治】落枕，颈肩综合征，颈椎病。

6. 腰骶椎

【定位】对耳轮体部的上 2/5 处。

【作用】壮腰健肾。

【主治】腰骶部疼痛，腰腿痛。

7. 神门

【定位】三角窝后 1/3 的上部。

【作用】镇静止痛。

【主治】失眠，多梦，疼痛，高血压，戒断综合征。

8. 盆腔

【定位】三角窝后 1/3 的下部。

【作用】消炎止痛。

【主治】盆腔炎，附件炎，腹胀，下腹疼痛。

9. 内分泌

【定位】耳甲腔底部，在屏间切迹内。

【作用】益气补肾。

【主治】内分泌紊乱，月经不调，痛经，阳痿，围绝经期综合征。

10. 胃

【定位】耳轮脚消失处。

【作用】和胃解痉。

【主治】胃炎，胃溃疡，消化不良，呕吐，失眠，牙痛。

11. 脑干

【定位】对耳屏游离缘上，对耳屏与轮屏切迹的中点。

【作用】醒脑开窍。

【主治】智能发育不全，眩晕，中风，遗尿。

12. 皮质下

【定位】对耳屏内侧面。

【作用】益肾补脑。

【主治】失眠，多梦，头痛，头晕，脑发育不全，各种痛症。

13. 肾上腺

【定位】耳屏下部隆起的尖端。

【作用】清热解毒。

【主治】低血压，关节炎，腮腺炎，咳嗽，哮喘，眩晕，休克。

14. 牙

【定位】耳垂正面前上部。

【作用】消炎止痛。

【主治】牙痛，牙周炎，低血压。

15. 眼

【定位】耳垂正面前中部。

【作用】清肝明目。

【主治】急性结膜炎，假性近视，睑腺炎。

二、基本技术

（一）耳穴探查

疾病发生时往往会在耳郭的相应区域出现不同的病理反应（阳性反应），如皮肤色泽、形态改变，局部压痛明显，耳穴电阻下降等。对这些病理反应点进行诊查，既可以结合临床症状辅助诊断，又可以为拟定耳穴处方提供依据。常用的耳穴诊查方法有以下3种。

1. 望诊法 在自然光线下，直接观察耳郭有无变形或变色等征象，如脱屑、丘疹、硬结、水疱、充血、色素沉着以及血管的形状、颜色变异等。

2. 压痛法 用金属或木质探棒，甚至是毫针针柄或火柴棒等，以均匀的压力，在与疾病相应的耳郭部位，从周围逐渐向中心探压；或自上而下、自外而内对整个耳郭进行普查。当探查至痛点时，患者会出现皱眉、眨眼、呼痛或躲闪等反应。

3. 皮肤电阻测定法 用耳穴探测仪测定耳郭皮肤电阻、电位等变化。如电阻值降低，形成良导电者，一般即为病理反应点。

（二）选穴原则

1. 按相应部位选穴 即选用与病变部位相对应的耳穴。如胃病取胃穴，眼病取眼穴等。

2. 按脏腑辨证选穴 根据脏腑理论，按各脏腑的生理功能和病理反应辨证取穴。如脱发取肾穴，皮肤病取肺、大肠穴等。

3. 按经络辨证选穴 根据十二经脉循行及其病候取穴。如坐骨神经痛，取坐骨神经、腰骶椎穴等。

4. 按西医理论选穴 耳穴中一些穴名是根据西医理论命名的，如交感、肾上腺、内分泌等。这些穴位的功能基本与西医理论一致，选穴时应予以考虑。如炎症性疾病取肾上腺穴。

5. 按临床经验选穴 临床实践发现有些耳穴具有治疗本部位以外疾病的作用，如耳中穴可用于治疗膈肌痉挛、血液病和皮肤病。

（三）操作方法

耳针所使用的刺激方法较多，临床常用的方法主要是毫针法、埋针法和压丸法。

1. 毫针法 对所选耳穴进行严格消毒后，选用0.3～0.5寸的不锈钢毫针，进针时，医者押手固定耳郭，刺手拇、示二指持针，用快速插入的速刺法或慢慢捻入的慢刺法进针。针刺深度以0.1～0.3cm为宜，可刺入皮下或软骨浅层。得气后留针20～30分钟，慢性病、疼痛性疾病留针时间适当延长。

2. 埋针法 是将揿钉型皮内针埋入耳穴以防治疾病的方法，主要用于慢性疾病和疼痛性疾病，其刺激持续时间长，有巩固疗效和防止复发的作用。操作时，耳穴常规消毒后，医者押手固定耳郭，刺手用镊子或止血钳夹住揿钉型皮内针针柄，轻轻将其刺入所选耳穴，再用医用胶布固定并适度按压。一般选用患侧耳郭，必要时双耳同时埋针。每次留针1～3日，留针期间嘱患者每日自行按压3次。起针时应再次消毒埋针部位。

3. 压丸法 是使用丸状物贴压耳穴以防治疾病的方法。压丸主要采用王不留行籽、油菜籽、白芥子或磁珠，应用时将王不留行籽或磁珠附在0.6cm×0.6cm大小的胶布中央，用镊子夹住敷贴在选用的耳穴上，每日自行按压3～5次，每次每穴按压30～60秒，按至局部有胀、酸、痛、麻等感觉。3～5日更换1次，双耳交替。具体刺激强度以患者情况而定，一般儿童、孕妇、年老体弱者、神经衰弱者用轻刺激法，体强者及急性疼痛性病证宜用强刺激法。这种方法既能刺激穴位，又安全无痛，目前被临床广泛运用。

（四）适用范围

1. 各种疼痛性病证 如各种扭挫伤等外伤性疼痛，头痛、肋间神经痛等神经性疼痛，手术后伤口痛及胃痛、胆绞痛等内脏痛。

2. 各种炎症性病证 如急慢性结肠炎、牙周炎、咽喉炎、扁桃体炎、腮腺炎、胆囊炎、流感、肠炎、风湿性关节炎、面神经炎等。

3. 功能紊乱性疾病 如功能性胃肠病、心律失常、高血压、眩晕症、多汗症、月经不调、遗尿、神经衰弱等。

4. 过敏及变态反应性疾病 如荨麻疹、哮喘、过敏性鼻炎、过敏性结肠炎、过敏性紫癜等。

5. 内分泌代谢紊乱性疾病 如甲状腺功能亢进或减退症、糖尿病、肥胖症、围绝经期综合征等。

6. 其他 耳针可用于催乳、催产，预防和治疗输血、输液反应，还可用于美容、戒烟、戒毒、延缓衰老、防病保健等。

（五）注意事项

1. 针刺后如果针孔发红、肿胀，应及时涂碘伏消毒，防止化脓性软骨膜炎的发生。

2. 耳针治疗时亦应注意防止发生晕针，万一发生应及时处理。

3. 湿热天气，耳穴压丸、埋针留置时间不宜过长，耳穴压丸宜 3 ～ 5 日，耳穴埋针宜 1 ～ 3 日。对普通胶布过敏者宜改用脱敏胶布。

4. 对扭伤和运动障碍的患者，进针后嘱其适当活动患部，有助于提高疗效。

5. 耳郭局部有炎症、冻疮或皮肤有溃疡者忌用，有严重心脏病者及孕妇慎用。

三、常见病证的耳穴疗法

（一）牙痛

牙痛是指各种原因引起的牙齿疼痛，为口腔疾患中最常见的症状之一。

牙痛的发生常与外感风火邪毒、过食膏粱厚味、体弱过劳等因素有关。本病病位在齿，与胃、肾关系密切。基本病机是风火、胃火或虚火上炎。西医学中，牙痛多见于龋齿、牙髓炎、牙周炎、牙槽或牙周脓肿、冠周炎及牙本质过敏等疾病中。

1. 治法 祛风泻火，通络止痛。常用强刺激方法。

2. 操作步骤

取穴：牙、神门、口、屏尖。

配穴：牙痛兼有口臭、牙龈红肿、嗳腐，可加用胃、大肠；兼有发热、恶寒、咽喉痛，加用耳尖；兼有反复腰膝酸软、五心烦热，加用肾。

操作：采用压痛法在上述耳穴探查的区域用探针以轻、慢而均匀的压力寻找压痛敏感点，嘱患者感到受压处明显疼痛时及时告知，或医者根据患者皱眉反应作出判断，这些压痛敏感点就是耳压治疗的准确耳穴刺激点。每次取 3 ～ 5 穴。耳穴消毒后，在上述准确的耳穴刺激点上，施以毫针法，或埋针法，或耳压法。进行耳压法时，用拇、示指尖或指腹相对置于患者贴有王不留行籽的耳穴的耳郭正面和背面进行按压，或用示指尖或指腹置于贴有王不留行籽的耳穴的耳郭正面，垂直施压至患者出现沉、重、胀、痛感，按压 3 秒，停 3 秒，每穴按压 1 分钟左右。嘱患者每天每穴重复操作 3 ～ 5 次。双侧耳穴轮流使用，2 日一换。

特别提示：需与三叉神经痛相鉴别，嘱患者平时注意口腔卫生。

（二）肝胆管结石

肝胆管结石相当于中医学“胁痛”病证，常由肝胆气滞、湿热阻滞日久成石，使肝胆失其疏泄条达、经脉气机阻滞发而为痛。表现为右上腹部或剑突下疼痛、压痛，且向右肩放射，可伴有厌油、恶心、呕吐、口苦、不思饮食等消化道症状。

1. 治法 疏肝利胆，理气止痛。常用强刺激方法。

2. 操作步骤

取穴：肝、胆、交感、内分泌、皮质下。

配穴：伴有恶心不欲饮食、口苦，加用腹、脾；厌油、发热、黄疸，加用十二指肠、耳迷根。

操作：采用压痛法在上述耳穴区域查找准确的耳穴刺激点，每次取 3 ～ 5 穴。耳穴消毒后，施以毫针法，或埋针法，或耳压法。

进行耳压法时，用拇、示指尖或指腹相对置于患者贴有王不留行籽的耳穴的耳郭正面和背面进行按压，或用示指尖或指腹置于贴有王不留行籽的耳穴的耳郭正面，垂直施压至患者出现沉、重、胀、痛感，按压 3 秒，停 3 秒，每穴按压 1 分钟左右。嘱患者每天每穴重复操作 3 ～ 5 次。双侧耳穴轮流使用，2 日一换。

特别提示：嘱患者饮食清淡，忌烟酒和辛辣刺激食物。严重者建议手术治疗。

（三）胃脘痛

胃脘痛是指上腹胃脘部发生的疼痛。其发生常与寒邪客胃、饮食伤胃、情志不畅和脾胃虚弱有关。病位在胃，与肝、脾关系密切。基本病机是胃失和降、胃络不通或胃失温养。西医学中，胃脘痛多见于急慢性胃炎、消化性溃疡、功能性胃肠病、胃痉挛、胃扭转、胃下垂等疾病中。

1. 治法 和胃止痛。常用强刺激方法。

2. 操作步骤

取穴：胃、十二指肠、肝、神门、交感。

配穴：平素食欲不振、气虚，加用脾；反复发作伴呕吐、脘闷，加用皮质下、三焦。

操作：采用压痛法在上述耳穴区域查找准确的耳穴刺激点，每次取 3～5 穴。耳穴消毒后，施以毫针法，或埋针法，或耳压法。

进行耳压法时，用拇、示指尖或指腹相对置于患者贴有王不留行籽的耳穴的耳郭正面和背面进行按压，或用示指尖或指腹置于贴有王不留行籽的耳穴的耳郭正面，垂直施压至患者出现沉、重、胀、痛感，按压 3 秒，停 3 秒，每穴按压 1 分钟左右。嘱患者每天每穴重复操作 3～5 次。双侧耳穴轮流使用，2 日一换。

特别提示：嘱患者平时注意饮食有节，忌食寒冷辛辣刺激性食物，调畅情志。

（四）梅核气

梅核气是指多因七情郁结、阴虚内热、气机不利致痰气郁结于咽喉的一类病证。主要临床表现为咽部干疼、异物感、胀紧感等，病程较长，咽部不适症状时轻时重。基本病机是气机郁滞，脏腑气血阴阳失调。本病相当于西医慢性咽炎。

1. 治法 疏肝解郁，养心开窍。常用弱刺激方法。

2. 操作步骤

取穴：咽喉、心、肝、皮质下、神门。

配穴：恶心烦闷加用耳中、胃；咽部干疼、入夜加重加用肾、胆。

操作：采用压痛法在上述耳穴区域查找准确的耳穴刺激点，每次取 3～5 穴。耳穴消毒后，施以毫针法，或埋针法，或耳压法。

进行耳压法时，用拇、示指尖或指腹相对置于患者贴有王不留行籽的耳穴的耳郭正面和背面进行按压，或用示指尖或指腹置于贴有王不留行籽的耳穴的耳郭正面，垂直施压至患者出现沉、重、胀、痛感，按压 3 秒，停 3 秒，每穴按压 1～2 分钟。嘱患者每天每穴重复操作 3～5 次。双侧耳穴轮流使用，2～3 日一换。

特别提示：避免精神刺激，可同时进行心理疏导。

（五）鼻鼽

鼻鼽是指突然和反复发作的以鼻痒、打喷嚏、流清涕、鼻塞等为主要特征的鼻病。鼻鼽呈季节性、阵发性发作，亦可常年发病。本病病位在鼻，与肺、脾、肾三脏关系密切。基本病机是脾肾亏虚，肺气不固，邪聚鼻窍。西医学中，鼻鼽多见于过敏性鼻炎等疾病中。

1. 治法 益气宣肺，通利鼻窍。常用弱刺激方法。

2. 操作步骤

取穴：鼻、内分泌、肺、肾。

配穴：气虚伴气短、头晕，加用脾；阳虚伴有形寒畏冷，加用肾上腺。

操作：采用压痛法在上述耳穴区域查找准确的耳穴刺激点，每次取 3～5 穴。耳穴消毒后，施以毫针法，或埋针法，或耳压法。

进行耳压法时，用拇、示指尖或指腹相对置于患者贴有王不留行籽的耳穴的耳郭正面和背面进行按压，或用示指尖或指腹置于贴有王不留行籽的耳穴的耳郭正面，垂直施压至患者出现沉、重、胀、痛感，按压 3 秒，停 3 秒，每穴按压 1～2 分钟。嘱患者每天每穴重复操作 3～5 次。双侧耳穴轮流使用，2～3 日一换。

特别提示：本病属变态反应性疾病，注意避免接触过敏原，同时应避风寒、强体质。

（六）不寐

不寐是以经常不能获得正常睡眠为特征的病证，包括睡眠不深、睡眠时间不足，甚至彻夜不眠。病位在心，与肾、肝、脾、胆密切相关。基本病机是心神失养或阴阳失交。西医学中，不寐多见于失眠症、焦虑症、抑郁症、围绝经期综合征等疾病中。

1. 治法 解郁降火，养心宁神。常用弱刺激方法。

2. 操作步骤

取穴：心、肾、皮质下、神门、交感。

配穴：郁火扰心，加用肝、枕；脾胃不和，加用脾、胃；心胆气虚，加用胆、肝。

操作：采用压痛法在上述耳穴区域查找准确的耳穴刺激点，每次取 3～5 穴。耳穴消毒后，施以毫针法，或埋针法，或耳压法。

进行耳压法时，用拇、示指尖或指腹相对置于患者贴有王不留行籽的耳穴的耳郭正面和背面进行按压，或用示指尖或指腹置于贴有王不留行籽的耳穴的耳郭正面，垂直施压至患者出现沉、重、胀、痛感，按压 3 秒，停 3 秒，每穴按压 1 ～ 2 分钟。嘱患者每天每穴重复操作 3 ～ 5 次。双侧耳穴轮流使用，2 ～ 3 日一换。

特别提示：可选择在下午及晚上增加刺激时间及次数，疗效更佳。

（七）高血压病

高血压病是指以安静状态下持续性动脉血压增高（收缩压≥ 140mmHg 和 / 或舒张压≥ 90mmHg）为主要表现的一种常见慢性疾病。临床上可分为原发性和继发性高血压两类。高血压病归属于中医“头痛”“眩晕”“肝风”等范畴，其发生常与情志失调、饮食失节、内伤虚损等因素有关。本病病变与肝、肾关系密切，基本病机为肾阴不足，肝阳偏亢。

1. 治法 平肝潜阳，调和气血。常用弱刺激方法。

2. 操作步骤

取穴：降压沟、肾上腺、耳尖、交感、心、神门。

配穴：肝火亢盛，加用肝、皮质下；阴虚阳亢，加肾、内分泌；痰湿内蕴，加用脾、胃。

操作：采用压痛法在上述耳穴区域查找准确的耳穴刺激点，每次取 3 ～ 5 穴。耳穴消毒后，施以毫针法，或埋针法，或耳压法。

进行耳压法时，用拇、示指尖或指腹相对置于患者贴有王不留行籽的耳穴的耳郭正面和背面进行按压，或用示指尖或指腹置于贴有王不留行籽的耳穴的耳郭正面，垂直施压至患者出现沉、重、胀、痛感，按压 3 秒，停 3 秒，每穴按压 1 ～ 2 分钟。嘱患者每天每穴重复操作 3 ～ 5 次。双侧耳穴轮流使用，2 ～ 3 日一换。

特别提示：长期服用降压药物者，耳穴治疗期间不要突然停药。经治疗一段时间后，可根据血压情况调整用药。

（八）2 型糖尿病

2 型糖尿病归属于中医“消渴”范畴，其发生常与禀赋不足、饮食不节、情志失调、劳欲过度等因素有关。病变脏腑主要在肺、胃、肾，又以肾为关键。基本病机为肺燥、胃热、肾虚。

1. 治法 清热润燥，养阴生津。常用弱刺激方法。

2. 操作步骤

取穴：胰、三焦、肾、内分泌、神门、耳迷根。

配穴：上消者，加用肺、交感；中消者，加用胃、脾；下消者，加用膀胱、肾上腺。

操作：采用压痛法在上述耳穴区域查找准确的耳穴刺激点，每次取 3 ～ 5 穴。耳穴消毒后，施以毫针法，或埋针法，或耳压法。

进行耳压法时，用拇、示指尖或指腹相对置于患者贴有王不留行籽的耳穴的耳郭正面和背面进行按压，或用示指尖或指腹置于贴有王不留行籽的耳穴的耳郭正面，垂直施压至患者出现沉、重、胀、痛感，按压 3 秒，停 3 秒，每穴按压 1 ～ 2 分钟。嘱患者每天每穴重复操作 3 ～ 5 次。双侧耳穴轮流使用，2 ～ 3 日一换。

特别提示：控制饮食，加强锻炼。耳穴疗法可作为辅助方法之一。

第五节　食　疗

食疗是一种利用食物性味特点来影响机体的功能，增进健康或愈疾防病的一种方法。食疗属于常用的养生方法之一，其理论基础来源于中医的“药食同源”观。

一、食物具有各自的性味特点

药食同源，可以理解为药物是在食物的基础上发展起来的，是药是食只是作用于人体所产生的结果强烈与否而已。

食物的性表现为寒、凉、平、温、热等。寒凉食物大多具有清热除烦的作用，适合于炎热的环境及阳热体质者；温热食物大多具有助阳御寒的功效，适合于寒冷的环境及阳虚阴寒体质者；平性食物作用于人体较为温和，适合于四季及各种人群。食物的味主要指酸（涩）、苦、甘（淡）、辛、咸五种。酸涩味的食物大多具有坚阴固精、濡筋柔肝的作用；苦味食物大多具有泄热坚阴、燥湿降逆的作用；甘淡味的食物大多具有滋阴补阳、调补气血的作用；辛味食物大多具有解表发散、行气理血的作用；咸味食物大多具有补肾填髓、软坚泻下的作用。

由食物的性味特点，一般可以将具体的食物分为寒性食物、凉性食物、热性食物、温性食物和平性食物，大部分食物属于平性食物。又根据《素问•至真要大论》所言“五味入胃，各归其所喜”，引入了食物的“归经”理论，就是将食物“各归其经”，如归于五脏之经的食物，可更好地用以指导具体的食疗方案。

二、养生饮食的作用

养生饮食的作用是由它的性味、归经等特性决定的，所谓“药食同源”，饮食养生与中药防治疾病所遵循的基本原理完全一致。饮食的养生作用主要体现在以下四个方面。

（一）滋养调理

这是饮食对人体的最基本作用。《黄帝内经》言：“宣五谷味，熏肤、充身、泽毛。”饮食的滋养作用是人赖以生存的基础。

中医学认识饮食对人体的滋养作用是从整体观出发的。饮食进入人体，通过胃的吸收，脾的运化输布全身，即成为水谷精微而滋养脏腑、经脉，乃至筋骨、肌肤、皮毛等，并与人体的真气结合，形成人体的正气，维持正常的生命活动和抗御邪气。有滋养作用的食物大多味甘、性平，营养较为丰富，能有效地补充人体的气血、阴阳、津液。现代营养学也证实，具有滋养作用的谷物、水果、蔬菜、禽蛋、肉乳等食物含有丰富的蛋白质、糖、脂肪、维生素及微量元素，可直接补充体内物质不足，有效地防止多种营养不良性疾病。

（二）御邪防病

中医学“治未病”的概念就是现代预防医学的雏形，认为“正气存内，邪不可干”，人体正气旺盛，就能避免邪气的侵袭，保持机体的健康状态，反之则发生疾病。从广义上讲，饮食养生最终的目的就是通过对人体的调补，达到扶助人体正气的作用。

饮食对人体的滋养作用，本身就是一项重要的保健预防措施。合理安排的饮食可保证机体的营养，使五脏功能旺盛，气血充实，免受疾病的侵袭。

中医学还认为有些食物对某些疾病具有特异性的预防作用，可直接用于某些疾病的预防。如葱白、生姜、豆豉、芫荽等预防感冒，甜菜汁或樱桃汁预防麻疹，鲜白萝卜、鲜橄榄煎服预防白喉，荔枝预防口腔炎、胃炎引起的口臭症状，红萝卜粥预防头晕，绿豆汤预防中暑，大蒜、薏苡仁、芦笋、苦瓜等预防癌症等。现代医学更是从药理作用上证实了许多食物的降血脂、降血糖、降血压作用，扩大了饮食的预防作用的范畴。

（三）抗衰延寿

生、长、壮、老、死是人类生命的自然规律。虽然生命的最终衰亡是不可避免的，但可以通过养生保健，延缓生命衰老的进程，饮食调摄是其中的重要环节。中医学认为人体衰老的发生，主要与肺、脾、肾三脏功能衰减有关，尤其是脾肾的虚衰更是衰老发生的关键因素。所以，从中医养生延缓衰老所确立的治则治法来看，除因时、因地、因人、因病之不同，通过辨证与辨病相结合，也多从补益肺、脾、肾入手。对历代食养食疗方剂、保健医疗食谱中所含成分进行统计，功效也以调补肺、脾、肾三者为多，尤重补益脾肾的食物，如粳米、糯米、芝麻、桑椹、芡实、枸杞子、薏苡仁、山药、龙眼肉、胡桃仁、百合、白果、木耳、蜂蜜、大枣、海参、甲鱼等。

（四）疗疾祛病

饮食的治疗作用简称食疗，它的作用机制与药物无异，无非是补虚泻实、祛邪扶正、调整阴阳。正如《本草求真》所言：“食物入口，等于药之治病，同为一理。”正气不足，各种组织、器官和整体的功能低下，分为气血阴阳虚损及脏腑虚损，根据病情和食性，可分别采用平补、清补、峻补、温补的食物来补虚扶正。邪气盛实，多见于外部致病因素侵袭人体，或内部功能紊乱而导致的疾病。如果同时又兼有正气虚弱的表现，则是“虚实错杂”，此时可用泻实或兼以扶正的食疗方治疗。如应用性质属寒的食品治疗热性疾病，若同时兼有热伤津液者，宜配伍生津的食品；又如应用性质温热的食品治疗寒性疾病，若同时兼有阳虚者，配伍温阳补虚食品。

三、饮食养生的应用原则

（一）谨和五味

五味，有两个方面的含义，一是指食物的性味，二是泛指各种食物。饮食给人体提供各种营养物质，只有全面、均衡的膳食才能提供人体所有的营养，这就是人们常说的“平衡膳食”。

1. 五味调和 辛、甘、苦、酸、咸五味各入其脏，各有所喜，如酸先入肝，苦先入心，甘先入脾，辛先入肺，咸先入肾。五味调和，才能对五脏起到全面的营养作用，从而使五脏之间的功能始终保持相对的平衡协调，反之，则易使人体受伤。

2. 食无偏嗜 饮食的种类多种多样，所含营养成分各不相同，只有做到合理搭配，才能使人体得到各种不同的营养，以满足生命活动的需要。

（二）饮食有节

节，是指节制与节度，简而言之就是饮食要有规律。饮食有节主要包括以下几方面的内容。

1. 饮食定量 适度饮食，以不伤脾胃为宜，这样既可使脾胃运化功能正常，提高食物的消化率、吸收率，又无营养缺乏或过剩之虞。日常生活中暴饮暴食引起胃肠损伤的情况并不少见。

2. 饮食定时 我国传统的习惯是一日早中晚三餐，间隔的时间为 4 ～ 6 小时，它与饮食物在胃肠停留和传递的时间相适应，较为符合养生要求。定时进餐，可使胃、肠维持“更虚更满”的功能活动，使胃肠之气上下通畅，消化、吸收功能正常，有利于水谷精气的摄取和敷布。

3. 饮食卫生 清洁、新鲜的饮食是胃肠功能正常发挥的保证，酸腐不洁的食物对人体来说是致病因素之一，常引起吐泻反应。饮食卫生还包含一些饮食习惯，如提倡细嚼慢咽、食物应熟透等。

4. 寒温适度 饮食应冷热适宜，过食生冷不仅会伤及脾胃之阳，还会伤肺，即所谓“形寒饮冷则伤肺”；过热的食物会伤及脾胃之阴，现代医学研究认为过食热食是食管癌的诱发因素之一。

（三）三因制宜

三因制宜是因人、因时、因地制宜的简称，三因制宜本是治病的原则，但同样适用于饮食调养，是选择食物时必须遵循的原则之一。

因人制宜是根据人的体质、年龄、性别、职业、习惯等不同特点，选择适合的饮食物的方法。因地制宜是根据不同地区地理环境的特点、气候的不同，选用适宜的营养食物的方法。因时制宜是根据时令气候的特点，以及四时气候与内在脏器的密切关系，而选用适宜的营养食物的方法。三因制宜选择食物的目的在于对饮食养生或食疗更具针对性。

（四）顾护脾胃

脾胃为饮食消化、吸收的脏器，胃为阳土，主腐熟水谷，脾为阴土，主运化水谷，只有脾胃功能正常，才能使饮食物充分发挥其营养人体的作用。脾胃功能虚弱，消化、吸收功能就差，人体对饮食的营养物质利用就差，没有了营养物质的保证，体质的强壮自然就无从谈起了。饮食营养的摄取，若不重视脾胃功能而只片面地强调补益，这样非但得不到补益的作用，有时会适得其反。补益的食物，特别是血肉有情之品，如鸡、鸭、鱼、鳖肉等，过食常有碍胃之嫌。李东垣对此认为：“饮食伤胃，劳倦伤脾，脾胃之气既伤，而元气亦不能充，诸病由是发生。”所以饮食养生要点之一是保护脾胃和增强脾胃之气。

如何做到顾护脾胃这一点，一句话就是：饮食物必须适合胃气的需要。叶天士称之为“食物自适”，“胃喜为补”，反之则为“胃厌”。一般来讲，凡是“胃喜”的饮食物，多属身体急需的营养素，又是易于消化、吸收的；“胃厌”的饮食物，多是不合其口味，或超过了胃的承受能力，或生硬、油腻等不易消化、吸收的食物。

四、常见疾病的食疗方案

（一）高血压病

高血压病是最常见的心血管疾病之一，亦是导致各种心脑血管疾病的高危因素。对于高血压病，养生治未病是非常重要的，病前养生，可以预防其发生；病中养生，可以控制并发症，“带病延年”。高血压病的药膳食疗方案如下。

1. 茶饮 肝阳上亢型高血压宜饮鲜芹菜汁、苦丁茶等；痰湿型高血压宜饮陈皮茶等；气滞血瘀型高血压宜饮玫瑰花茶、丹参茶等；肝肾阴虚型高血压宜饮菊花茶；阴阳两虚型高血压可饮红茶、杜仲茶等。

2. 枸杞肉丝 枸杞子 100g，猪瘦肉 150g，熟青笋 50g，猪油 10g。猪瘦肉切丝，青笋切丝，枸杞子洗净待用。烧热锅，用冷油滑锅倒出，再放入猪油，将肉丝、笋丝同时下锅划散，烹黄酒，加白糖、酱油、盐、味精调味，再放入枸杞子翻炒几下，淋上麻油，起锅即成。

3. 竹沥姜汁粥 鲜竹沥 50mL，鲜姜汁 10 滴，大米 50g。大米洗净，用砂锅煮粥，熟后，加入鲜竹沥和鲜姜汁，调匀，少量多次温热食用。

4. 胡桃糯米粥 胡桃仁30g，糯米100g。将胡桃仁打碎，糯米洗净，加清水适量煮成稀粥，加少许糖调味即成。每日早晨空腹顿服。

5. 芹菜翠衣炒鳝片 黄鳝120g，西瓜翠衣150g，芹菜150g，姜、葱、蒜各少许。将黄鳝活剖，去内脏、脊骨及头，用少许盐腌去黏液，并放入开水中氽去血腥，切片；西瓜翠衣切条；芹菜去根叶，切段，均下热水中焯一下捞起备用。炒锅内加麻油，下姜、蒜及葱爆香，放入鳝片稍炒，再入西瓜翠衣、芹菜翻炒至熟，调味勾芡即可。

6. 炖海参 水发海参30g。加水适量，文火炖烂，加入适量冰糖融化，即可食用。

（二）糖尿病

糖尿病患者特别需要注重饮食调养，总体上要求饮食清淡，进食低糖易消化食物，控制进食总量，以防并发症的出现。糖尿病的药膳食疗方案如下。

1. 糯米桑根茶 糯米（炒黄）、桑根（白皮）各等份。每用30～50g，水一大碗，煮至半碗，渴则饮。

2. 生萝卜汁 生萝卜捣汁服用，或以汁煮粥食之。

3. 冬瓜皮西瓜皮汤 冬瓜皮、西瓜皮各50g，天花粉15g。水煎服。适用于口渴为主的糖尿病。

4. 菠菜根粥 鲜菠菜根250g，鸡内金10g，大米50g。菠菜根洗净，切碎，加水同鸡内金共煎煮30～40分钟，然后下大米煮作烂粥。每日分2次连菜与粥服用。

5. 甘薯叶冬瓜汤 鲜甘薯叶150g，冬瓜100g。煎汤，每日分2次服用。

6. 猪胰汤 新鲜猪胰1条，洗净入开水中烫至半熟，喝汤，每日1次。

7. 枸杞粳米粥 枸杞子20g，粳米50g。煮粥食用。

第六节 导 引

导引，也有写作“道引”，是我国古代人民在长期与疾病、衰老做斗争过程中逐步积累起来的一种自我身心锻炼的医疗运动方式，属于我国传统健身运动方式的一种。导引的内容包括了呼吸运动、肢体运动、按摩与舞蹈，分为广义导引与狭义导引。广义的导引包括静养和动功在内的整个运动内容，狭义的导引仅指以伸展肢体为主的练习方法。

一、导引的分类

对于传统的健身运动，一般是从其运动形式及作用来加以分类的，导引也不例外。导引运动一般分为调形、调息、调意三大类。调形是通过自我按摩、运动肢体以达到“练形”目的，调气是通过呼吸吐纳、调整气息以实现“练气”目的，调意是通过宁静思想、排除杂念以取得“练意”目的。但由于调意常贯穿于调形、调息之中，实际分为调形、调息两类。

以调形为主的导引运动包括五禽戏、八段锦、太极拳、易筋经等内容，以调息为主的导引运动包括内养功、强壮功、保健功、固精功、五脏病导引法、十六字诀等内容。

二、导引的作用

导引之养生，是古人运用自然界阴阳升降规律来探索人体的延年与抗衰的方法，用导引之法，练形、养心、调息，积精养气，聚精会神，转化真气，葆养人体精气神，使精气在体内周流循环、上下升降，充养全身。气血的流畅，可使人体阴阳平衡、气血平和、经络疏通，全形而养神，尽享天年。由此，导引运动通过对人体的整体调整，可通经活络，和调脏腑，其作用体现在强身健体、调摄情志、养颜防衰、延年益寿、防病治病等多方面。现代研究也证实了积极的导引练习对人体呼吸系统、神经系统、运动系统、心血管系统、消化系统等的良性作用。

导引对养生的作用，也体现了传统运动对养生的作用，具体包括以下四方面内容。

（一）疏通经络气血

传统运动养生通过各种手段和方法对人体的经络系统进行调节，从而达到疏通经络、畅通气血的功效。诸如太极拳、易筋经、形神庄等，就是注重对形体的锻炼和调控，通过肢体运动，抻筋拔骨，牵拉人体各部位大小肌群和筋膜，促进活动部位的气血畅通，提高肌肉、肌腱、韧带等组织的柔韧性、灵活性和骨骼、关节、肌肉等组织的活动功能，以达到强筋壮骨的目的。

（二）改善脏腑功能

脏腑功能活动的稳定协调是人体生命得以正常延续的重要保证。传统运动养生就是通过多种形式的手段和方法来协调脏腑的功能活动，以维护其稳定，从而避免和纠正脏腑功能太过或不及的失常状态。

（三）和畅情志

传统运动养生能有效地改善人体的精神心理状态，许多练功者都在习练养生功法后，感到心情舒畅，心态平和。在练功过程中，注重形体导引与调神相配合，做到形神合一，从而有利于心神的宁静。

（四）协调精气神

传统运动养生把精气神看成是人体生命活动的基本要素，健身修炼、养生延年的根本都是培育和协调人体的精气神，中医养生正是以保养精气神为要务。传统运动养生通过运用意识、调节呼吸及动作来调控机体信息、能量、物质间的相互影响和相互转化，由于物质代谢的良性循环，“积精全神”，从而精充气足神旺，病体自然康复，却病延年。

传统运动养生对人体精气神的锻炼和调控不是单一的，而是相辅相成的。对精的调控离不开对神和气的影响；对气的调控配合了对精、神的调理；对神的调控更是必须落实到精与气上。就传统运动养生的操作过程而言，就是通过各种方法促使精气神三者合一，促进生命组织的平衡和优化。总之，在人体生命系统中，通过养生功法的锻炼，可使精气神各守其位并相互协调，保持生命活动的有序平衡稳定状态。

三、导引的原则

导引运动注重和强调的是机体内外的协调统一、和谐适度，从其锻炼的角度来看，其所遵循的原则与现代运动所提倡的主动性、渐进性、经常性、整体性、适度性、针对性等原则是一致的。归纳起来，有以下五个方面原则。

（一）动静结合

不能因为过于强调动而忘了静，要动静兼备，动静相宜。运动锻炼时，要自然调息心神，摒弃杂念，神形兼顾，内外俱练，“动于外而静于内”，动主练形而静主养神。这样，内练精神，外练形体，使内外和谐，体现出“由动入静”“静中有动”“以静制动”“动静结合”的整体思想。

（二）练养相兼

练是指运动过程，养是指运动过程中产生的一种使身体功能改善的状态。练养相兼是指锻炼与合理修养并重，练中有养，又练又养。这对体质较差及慢性疾病患者尤为重要。练养的目的在于使人体各功能处在十分调和的状态，并让这种状态在运动中维持和发展，向更高的境界升华。无休止地练对机体内部的修整并不有利，如果超过了机体耐受的限度，反而会使组织细胞因过劳而受损。

（三）循序渐进

为健康而进行的锻炼，应当是轻松而容易做到的，充满乐趣和丰富多彩的，这样，人们才乐意坚持。在健身方面，疲劳和痛苦都是不必要的，要轻轻松松地渐次增加活动量，妄想在短时间内练出一副强健的体魄是不现实和不科学的。正确的锻炼方法是先简后繁，先易后难，有步骤分阶段进行。

（四）持之以恒

“冬练三九，夏练三伏”，说明一个道理，锻炼身体并非一朝一夕。锻炼贵在持之以恒，“三天打鱼，两天晒网”是达不到目的的。运动养生不仅是身体的锻炼，也是意志和毅力的磨炼。由于每个人的体质、病情以及掌握导引方法的程度等不同，因此所获取效果的时间长短不一。要想获得好的效果，必须坚持不懈，持之以恒。

（五）三因制宜

导引等传统运动必须遵循因人、因时、因地制宜的原则，不可一概而论。导引应考虑到每个人的身体素质、锻炼水平、年龄、所患疾病、功能状态等因素，因人而异，区别对待，制订合理的运动项目、数量、强度、密度、时间等计划。

四、导引举例

（一）八段锦

八段锦是我国传统的养生功法。“八段”谓其节数，“锦”谓其珍贵。八段锦的名称是将该功法的八组动作及效应比喻为精美华贵的丝帛、绚丽多彩的锦绣，以显其珍贵，称颂其精练完美的编排和良好的祛病健身作用。

八段锦流传甚广，流派较多，有“文八段”（坐式）和“武八段”（立式）之分。由于立式八段锦便于群众习练，故流传较广。八段锦功法以脏腑分纲，具有调整脏腑功能的功效。清末《新出保身图说·八段锦》将八段锦的功法特点及其功效以歌诀形式总结为：“两手托天理三焦，左右开弓似射雕；调理脾胃须单举，五劳七伤往后瞧；摇头摆尾去心火，两手攀足固肾腰；攥拳怒目增气力，背后七颠百病消。”

1. 功法特点

（1）脏腑分纲，经络协调　八段锦依据中医藏象理论及经络理论，以脏腑经络的生理、病理特点来安排导引动作。在八组动作中，每一组既有其明确的侧重点，又注重每组间功能效应呼应协调，从而全面调整脏腑功能及人体的整体生命活动状态。

（2）神为主宰，形气神合　八段锦通过动作导引，注重意识对形体的调控，将意识贯注到形体动作之中，使神与形相合；由于意识的调控和形体的导引，促使真气在体内的运行，达到神注形中，气随形动的境界。

（3）对称和谐，动静相兼　本功法每式动作及动作之间，表现出对称和谐的特点，形体动作在意识的导引下，轻灵活泼，节节相贯，舒适自然，体现出内实精神，外示安逸，虚实相生，刚柔相济的神韵。

2. 练功要领

（1）松静自然，形息相随　八段锦的锻炼，一方面要求精神形体放松，心平方能气和，形松意充则气血畅达。另一方面，要求形体、呼吸、意念要自然协调。形体自然，动作和于法度；呼吸自然，形息相随，不强吸硬呼；意念自然，要似守非守，绵绵若存，形气神和谐一体。

（2）动作准确，圆活连贯　八段锦动作安排和谐有序，在锻炼过程中首先要对动作的线路、姿势、虚实、松紧等分辨清楚，做到姿势端正，方法准确。动作的虚实变化和姿势的转换衔接，无停顿断续，如行云流水，连绵不断，逐步做到动作、呼吸、意念的有机结合，达到形气神三位一体的境界和状态。

（二）太极拳

太极拳是最具特色的传统运动养生功法之一，是中华传统文化的形体语言，其历史源远流长。太极拳名为太极者，盖取法于《易经》阴阳动静之理，盈虚消长之机。太极拳在整个运动过程中从始至终都贯穿着“阴阳”和“虚实”，其运动作势，圆活如环之无端，循环往复。太极拳通过形体导引，将意、气、形结合成一体，使人体精神和悦、经络气血畅通、脏腑功能旺盛，以达到“阴平阳秘”的健康状态。

1. 功法特点

（1）势正招圆，阴阳相济　太极拳的形体动作以圆为本，一招一式均由各种圆弧动作组成。拳路的一招一式又构成了太极图形，并且其势端正，不散漫，不蜷缩，不歪斜。

（2）神注桩中，意随桩动　太极拳的锻炼要求手、眼、身、法、步动作协调。注重心静意导，形神兼备。其拳形为“太极”，拳意亦在“太极”，以太极之动而生阳，静而生阴，激发人体自身的阴阳气血。

（3）呼吸均匀，舒展柔和　太极拳要求呼吸匀、细、长、缓，并以呼吸配合动作，导引气机的开合出入。一般而言，吸气时动作为引、蓄、化、合，呼气时动作为开、发、拿、打。动作宜平稳舒展，柔和不僵。

2. 练功要领

（1）心静神宁，神形相合　太极拳的练习，首先要排除各种思想杂念，保持心神的宁静，将意识贯注到练功活动当中。

（2）松静自然，呼吸均匀　太极拳的身法要求全身自然放松，虚灵顶劲，气沉丹田，含胸拔背，沉肩坠肘。初学者要求呼吸自然，待动作娴熟后逐步采用逆腹式呼吸。

（3）以腰为轴，全身协调　腰是各种动作的中轴，太极拳要求的立身中正、上下相随、前后相需、左右相顾，必须以腰部为轴，带动全身，上下前后左右协调一致，浑然一体，这是练好太极拳的关键所在。

（4）步法灵活，虚实分明　练习太极拳要注意动作圆融，步法灵活，运劲如抽丝，蓄劲如张弓，迈步如猫行。运动时要分清虚实，随着重心的转移，两足要交替支撑重心，以保持全身的平衡。

中医全科（3600）住院医师规范化培训结业理论考核大纲（试行）

大纲一级	大纲二级	大纲三级	大纲四级	掌握程度
公共理论	政策法规	执业医师法		熟悉
		医疗事故与损害法律制度		了解
		传染病防治法		掌握
		药品及处方管理办法		熟悉
		突发公共事件应急处理条例		熟悉
		中医药法		掌握
		重性精神疾病患者的管理		掌握
		我国人口和计划生育政策		了解
	医学伦理学	医患关系		熟悉
		医学道德		了解
		医疗机构从业人员行为规范		掌握
专业理论	中医全科理论	中医全科理论知识	全科医学发展史；全科医学与中医全科医学的关联；中医全科医生的职责、素养、工作范围、诊疗思维及技能；社区常见健康问题的临床特点；社区卫生“六位一体”的服务；家庭医生签约服务	熟悉
		中医养生保健学	养生保健的目的及意义、中医养生保健学的基本特征、中医养生保健的基本原则、养生的自然方法	熟悉
		社区诊断	社区卫生诊断（community diagnosis）的概念及意义；社区卫生诊断的目的及原则；社区卫生诊断的内容（社会人口学情况、流行病学诊断、行为与环境、教育与组织诊断、管理与政策）；社区卫生诊断的组织管理及工作步骤；社区卫生诊断的资料收集（调查方法、定性资料、定量资料）；数据处理与分析及报告撰写；社区卫生服务计划实施与评价	熟悉
		双向转诊	双向转诊的定义及重要性、双向转诊原则及条件；双向转诊指征；双向转诊方法	熟悉
		健康教育	健康教育的基本概念；健康教育的服务规范；个体化健康教育方法	熟悉
		家庭病床	家庭访视的概念及流程；家庭病床的服务内容；家庭病床的分类；家庭病床的服务对象及主要任务；家庭病床服务的主要内容；家庭病床的剪床要求及建床指征；建床程序及撤床程序；家庭病床服务流程及病历书写要求；家庭病床的监督管理	熟悉
	社区健康管理	健康档案	健康档案的概念；个人健康档案的内容，包括SOAP病例各部分的内容及意义；家庭健康档案的内容，包括家庭基本资料、家系图、家庭评估资料、家庭主要问题目录、问题描述和家庭成员的个人健康记录的内容及意义	熟悉
		老年人保健	老年人健康及老年残疾的内容和方法评估；老年人常见病的中医保健方法；老年人健康管理流程	熟悉
		中医慢病健康管理	高血压、糖尿病、冠心病、脑卒中、中医健康管理技能	熟悉
		儿童保健	新生儿访视的内容和技巧；儿童体格检查操作技术；婴幼儿喂养指导；儿童营养咨询技术及疾病预防知识；儿童智力发育测查（DDST）；计划免疫；儿童系统管理方法；《0—6岁儿童中医健康管理技术规范》	熟悉
		妇女保健	妇女“五期”特点及保健要点；妇科疾病普查；《孕产妇中医健康管理技术规范》；计划生育；避孕的相关知识；优生优育指导；人工流产相关知识	熟悉
	社区康复	康复医学	康复的基本概念，社区康复的常用技术	熟悉
		常见病的康复评定	社区康复的组织与实施，熟悉常用康复功能测评方法及适应证	熟悉

续表

大纲一级	大纲二级	大纲三级	大纲四级	掌握程度
专业理论	临床常见中医病证的诊疗规范	中医内科	感冒、咳嗽、哮病、喘证、肺胀；胸痹心悸、眩晕、不寐、心衰病；胃痛、泄泻；消渴、水肿、淋证、癃闭；中风、头痛、痹证；黄疸	掌握
			呕吐、腹痛、瘿病、郁证	熟悉
			肥胖；紫癜、血证；颤证；胁痛	了解
		中医外科	疔疮、痈、水火烫伤、丹毒、外吹乳痈乳核、乳癖、蛇串疮、湿疮、瘾疹、痔疮	掌握
		中医妇科	妊娠恶阻、崩漏、绝经前后诸证、月经失调（月经先期、月经后期、月经先后不定期、月经过多、月经过少、经间期出血）、痛经、闭经、产后恶露不尽、产后腹痛、产后发热、缺乳、不孕	掌握
			带下病、癥瘕	熟悉
		中医儿科	感冒、咳嗽、哮喘、肺炎喘嗽、反复呼吸道感染、口疮、呕吐、厌食、泄泻、腹痛、汗证、遗尿、手足口病、紫癜	掌握
		中医骨伤科	颈椎病、急性腰扭伤、腰椎间盘突出症肩周炎、股骨头缺血性坏死、骨关节炎骨质疏松症	掌握
		中医五官科	脓耳、耳胀耳闭、耳鸣、耳聋；鼻窒、鼻鼽、鼻渊、鼻衄；喉痹、喉瘖、乳蛾；针眼、胞生痰核、睑弦赤烂、流泪症、天行赤眼、暴风客热、胬肉攀睛、青风内障、圆翳内障	掌握
基本技能	基本急救技能	急救技能	突发事件卫生的判断与处置；常用急救药物的应用；生命体征的观察及临床意义；院前急救流程；病人的转运及准备徒手心肺复苏技术；洗胃术；创伤的止血、包扎、固定	掌握
	全科专业基本技能	本专业相关临床基本技能	物理诊断技能；临床常用检验结果解读；影像诊断技能；临床操作技能；消毒与隔离	掌握
		全科医疗服务技能	全科医疗接诊技能；全科医疗病历书写技能；个体化病人教育技能；随访和家访技能；社区调查和评估技能；社区常见疾病处理和管理技能	掌握
	中医适宜技术	针刺	80个常用腧穴的定位、主治与刺法	掌握
			落枕、扭伤（急性腰扭伤）、漏肩风（肩关节周围炎）、痹症（颈椎病、骨性关节炎、风湿性关节炎、类风湿关节）、腰痛（腰部慢性劳损、腰椎间盘突出症）、肱骨外上髁炎、中风（脑梗死、脑出血后遗症）、头痛（偏头痛）眩晕（高血压）、不寐、面瘫（周围性面神经炎）、面痛、胃痛、呃逆、呕吐便秘、蛇串疮（带状疱疹）、月经不调痛经（子宫内膜异位症）、绝经前后诸证、小儿遗尿、近视、耳鸣耳聋（神经性耳鸣）、鼻鼽（过敏性鼻炎）	掌握
		艾灸	隔物灸（隔姜灸、隔盐灸、隔蒜灸），悬灸（温和灸、雀琢灸、回旋灸），温盒灸	掌握
			感冒、面瘫、泄泻、痛经、项痹、膝痹腰痛	掌握
		推拿	成人常用操作手法：一指禅推法、㨰法、揉法、摩法、擦法、推法、搓法、抹法、按法、点法、拨法、捏法、拿法捻法、拍法、击法、抖法、振法、摇法扳法、拔伸法	掌握
			成人常见疾病：落枕、项背肌筋膜炎、颈椎病、腰椎间盘突出症、第三腰椎横突综合征、急性腰扭伤、腰肌劳损、肩关节周围炎、肱骨外上髁炎、膝骨关节炎、踝关节扭伤；头痛、失眠、中风后遗症、面瘫、胃痛、便秘、痛经	掌握
			小儿常用操作手法：按法、摩法、捏法揉法、推法、拿法、搓法、摇法、捣法擦法、掐、运、抖、振	掌握
			小儿常见疾病：发热、感冒、厌食、便秘、婴幼儿腹泻、小儿肌性斜颈	掌握

续表

大纲一级	大纲二级	大纲三级	大纲四级	掌握程度
基本技能	中医适宜技术	拔罐	拔罐、留罐、走罐、闪罐、刺血（刺络）的操作方法	掌握
			感冒、腰痛、带状疱疹	掌握
		刮痧	刮痧的基本操作方法	掌握
			感冒、项痹、肩凝、腰痛	掌握
		足疗	高血压、糖尿病、失眠、胃病、骨关节炎	掌握
		耳穴	耳穴的定位和基本操作方法	掌握
			牙痛、肝胆管结石、胃脘痛病、梅核气鼻鼽病、不寐、高血压、2型糖尿病	掌握
		贴敷	肺系疾病的贴敷选穴和方法	掌握
		食疗	高血压、2 型糖尿病的食疗方案	掌握
		导引	八段锦、太极拳	掌握
		情志调摄	高血压、2 型糖尿病、老年人	掌握

附：80 个常用针灸穴位

1. 手太阴肺经（尺泽、孔最、列缺、鱼际、少商）
2. 手阳明大肠经（商阳、合谷、手三里、曲池、肩髃、迎香）
3. 足阳明胃经（地仓、下关、头维、天枢、梁丘、犊鼻、足三里、条口、丰隆、内庭）
4. 足太阴脾经（公孙、三阴交、地机、阴陵泉、血海）
5. 手少阴心经（通里、神门）
6. 手太阳小肠经（后溪、天宗、听宫）
7. 足太阳膀胱经（攒竹、天柱、肺俞、膈俞、胃俞、肾俞、大肠俞、次髎、委中、秩边、承山、昆仑、申脉、至阴）
8. 足少阴肾经（涌泉、太溪、照海）
9. 手厥阴心包经（内关、大陵、中冲）
10. 手少阳三焦经（外关、支沟、翳风）
11. 足少阳胆经（肩井、风池、环跳、阳陵泉、悬钟）
12. 足厥阴肝经（行间、太冲、期门）
13. 督脉（腰阳关、命门、大椎、百会、神庭、水沟）
14. 任脉（中极、关元、气海、神阙、中脘、膻中）
15. 经外奇穴（四神聪、太阳、印堂、定喘、夹脊、十宣）

见此图标 微信扫码 助你轻松备考!

中医医师规范化培训结业理论考核模拟试题

（中医全科专业）

化学工业出版社
·北京·

A1 答 题 说 明

试题由一个题干与A、B、C、D、E五个备选答案组成。五个备选答案中只有一项是最佳选择（即正确答案），其余四项为干扰答案。答题时，须按题干的要求，从五个备选答案中选择一项作为正确答案。

1. 中医药事业是我国卫生事业的重要组成部分，根据《中华人民共和国中医药法》的规定，国家对中医药事业实行的方针是

A. 中西医互补

B. 中西医并重

C. 中西医协调

D. 中西医结合

E. 中西医并用

2. 医师在执业活动中，应享有的权利是

A. 提高专业技术水平

B. 保护患者隐私

C. 尽职尽责为患者服务

D. 在执业范围内进行医学诊查、疾病调查

E. 对患者进行健康教育

3. 医务人员在医疗活动中发生或发现医疗事故争议时，应采取的措施是

A. 立即向所在科室负责人报告

B. 及时向本医疗机构负责医疗服务质量监控的部门报告

C. 及时向本医疗机构负责医疗服务质量监控部门专（兼）职人员报告

D. 将有关情况如实向本医疗机构的负责人报告

E. 将有关情况如实向卫生行政部门报告

4. 下列各项，**不属于**国家特殊管理药品的是

A. 麻醉药品

B. 严重不良反应药品

C. 医疗用毒性药品

D. 精神药品

E. 放射性药品

5. 发生重大食物和职业中毒事件，按照《突发公共卫生事件应急条例》的规定，医疗机构应当向所在地县级人民政府卫生行政部门报告，其时限是

A. 2 小时内

B. 4 小时内

C. 6 小时内

D. 8 小时内

E. 12 小时内

6. 为切断传染病传播途径，防止扩散，医疗卫生机构所采取的措施**不正确**的是

A. 早发现

B. 早报告

C. 早隔离

D. 早治疗

E. 早转诊

7. 三级预防中的一级预防又称为

A. 发病后期预防

B. 特异性预防

C. 发病期预防

D. 临床预防

E. 病因预防

8. 下列各项，**不能**以绘图方式在家系图中表示的是

A. 病患史

B. 家庭结构

C. 家庭环境

D. 家庭重要事件

E. 家庭成员间关系

9. 全科医生在对健康问题描述时采用SOAP形式，其中S代表的是

A. 主观资料

B. 客观资料

C. 健康问题的评价

D. 健康问题的处理

E. 随访记录

10. 健康促进的目的是

A. 吸引群众参与

B. 进行健康讲座

C. 发放宣传资料

D. 追求整体目标最优化
E. 改变人群的不健康行为

11. 社区诊断的重点是
A. 明确社区内最难解决的健康问题
B. 了解社区可利用的资源
C. 确定社区内需优先解决的卫生问题
D. 了解社区解决卫生问题的能力
E. 为政府及卫生行政部门等制订社区卫生相关政策提供重要依据

12. 下列各项，属于社区健康档案内容的是
A. 社区卫生服务资源
B. 社区居民健康体检表
C. 社区家庭基本资料
D. 社区成员经济收入
E. 社区居民就诊病历

13. 全科医学“连续性服务”体现在
A. 全科医疗提供全生命周期的健康照顾
B. 全科医生在患者生病的过程中均陪伴在病人床边
C. 对患者的所有健康问题都要由全科医生亲自处理
D. 全科医生对社区中所有人的生老病死负有全部责任
E. 如果全科医生调动工作，就必须将自己的患者带走

14. 下列各项，属于中医“治未病”理论基本内容的是
A. 天人合一
B. 周期检查
C. 病例发现
D. 流行病学调查
E. 预防接种

15. 中医全科医学的服务模式是
A. 以家庭为单位的服务
B. 以人为中心的服务
C. 强调社区认同的服务模式
D. 以社区为要素的服务模式
E. 以疾病为导向的服务模式

16. 下列各项，属于“社会和谐观”内容的是
A. 社会习俗对人体的影响
B. 昼夜晨昏对人体的影响
C. 地区方域对人体的影响
D. 自然灾害对人体的影响
E. 季节气候对人体的影响

17. 下列各项，**不属于**社区高血压中医特色的健康管理内容的是
A. 用中医方法对高血压患者进行证候辨识
B. 进行健身气功指导
C. 提供不同证型的干预方案
D. 在健康档案中记录病情
E. 传授穴位按摩、足浴技术

18. 产后 4 个月患者，混合喂养，月经未来潮，现在可以采取的避孕方法是
A. 不需要采取避孕措施
B. 易受孕期知晓法
C. 复方口服避孕药
D. 男用或女用避孕套
E. 长效避孕针

19. 根据《医疗事故处理条例》的规定：因抢救急危患者，未能及时书写病历的，医疗机构有关医务人员应当在抢救结束后据实补记（并加以注明）的时间是
A. 6 小时内
B. 12 小时内
C. 24 小时内
D. 36 小时内
E. 48 小时内

20. 下列各项，不需要取得患者或其近亲属书面同意的医疗措施是
A. 甲状腺全部切除术
B. 甲状腺部分切除术
C. 特殊检查
D. 特殊治疗
E. 普通胸部 X 光片

21. 医疗机构发现不明原因的群体性疾

病，向所在地县级人民政府卫生行政主管部门报告的时间为

A. 1 小时内
B. 2 小时内
C. 3 小时内
D. 4 小时内
E. 5 小时内

22. 对传染病病人和疑似传染病病人，医疗机构采取的措施**不正确**的是

A. 发布疫情公告
B. 医学观察
C. 隔离治疗
D. 书写病历
E. 单独隔离治疗

23. 出现传染病疫情、药品不良反应等情况时，医师有责任依法履行的职责是

A. 管理
B. 报告
C. 沟通
D. 协调
E. 隐匿

24. 认真执行医疗文书制度对医师的要求是

A. 规范书写、妥善保存病历材料
B. 正确执行疾病护理常规和临床护理
C. 严格执行医嘱
D. 坚持处方审核“四查十对”
E. 认真履行处方调配职责

25. 下列各项，属于假药的是

A. 不注明或者更改生产批号的
B. 未标明有效期或者更改有效期的
C. 以他种药品冒充此种药品的
D. 超过有效期的
E. 擅自添加防腐剂的

26. 根据我国母婴保健法及其相关法律法规的规定，属于违法行为的是

A. 进行严重遗传性疾病检查
B. 进行指定传染病检查
C. 采用技术手段对胎儿进行性别鉴定
D. 进行有关精神病检查
E. 开展婚前检查

27. 下列哪项属于家庭内资源

A. 社会资源
B. 文化资源
C. 宗教资源
D. 情感支持
E. 环境支持

28. 由父母和未婚子女组成的家庭类型是

A. 扩展家庭
B. 联合家庭
C. 核心家庭
D. 主干家庭
E. 群居家庭

29.“早发现、早诊断、早治疗”属于

A. 一级预防
B. 二级预防
C. 三级预防
D. 特异性预防
E. 病因性预防

30. 常用的家庭外资源评估图是

A. 家系图
B. 家庭圈
C. ECO-MAP 图
D. 家庭关怀度指数
E. 家庭结构评估

31. 下列哪项是健康促进的核心策略

A. 倡导
B. 赋权
C. 协调
D. 公平
E. 效率

32. SOAP 形式进行健康问题描述时，其中的“P”是指

A. 主观资料
B. 客观资料
C. 完整的流行病学调查资料
D. 健康问题的评价

E. 健康问题处理计划

33. 下列各项中专科医学区别于全科医学的特征是
A. 综合性照顾
B. 可及性照顾
C. 以疾病为中心的诊治
D. 连续性照顾
E. 以社区为范围的照顾

34. 下列影响健康的各类因素中，属于中医先天因素的是
A. 地理环境
B. 社会因素
C. 行为因素
D. 疾病损伤
E. 遗传因素

35. 以社区为基础的基层医疗的 2 级阶段是
A. 无社区的概念，不了解所在社区的健康问题
B. 对所在社区的健康问题有所了解，缺乏社区内个人的资料
C. 对所在社区的健康问题有间接的二手资料，具备计划和评价能力
D. 对所在社区的健康问题采取对策，缺乏预防策略
E. 开展食品安全、职业卫生、计划生育等公共卫生问题健康教育

36. 全科医学的医学模式是
A. 神灵主义医学模式
B. 古代哲学医学模式
C. 机械论医学模式
D. 生物医学医学模式
E. 生物 - 心理 - 社会医学模式

37. 根据国家基本公共卫生服务规范的要求，老年人的健康管理服务规范适宜的人群是
A. 45 岁以上常住居民
B. 50 岁以上常住居民
C. 55 岁以上常住居民
D. 60 岁以上常住居民
E. 65 岁以上常住居民

38. 以西洋参、山药、枸杞适量，加粳米煮成的参杞粥，适用于糖尿病的中医证型是
A. 阴虚燥热证
B. 气阴两虚证
C. 阴阳两虚证
D. 痰瘀互结证
E. 胃火炽盛证

39. 对正常宫内妊娠应用药物流产的孕龄是
A. 4 周以内
B. 5 周以内
C. 6 周以内
D. 7 周以内
E. 8 周以内

40. 按照国家基本公共卫生服务规范的要求，对辖区内常住的孕产妇，建立《母子健康手册》的时间是
A. 孕 13 周前
B. 孕 14 周前
C. 孕 15 周前
D. 孕 16 周前
E. 孕 20 周前

41. 按照国家基本公共卫生服务规范的要求，对 0 ～ 6 岁儿童接种国家免疫规划疫苗，麻风疫苗接种月龄是
A. 2 月龄时
B. 3 月龄时
C. 6 月龄时
D. 8 月龄时
E. 9 月龄时

42. 按照国家基本公共卫生服务规范中医健康管理的要求，在儿童 18 月龄时给家长传授的中医保健方法是
A. 按揉四神聪穴
B. 摩腹和捏脊
C. 按揉百会穴、听宫穴
D. 按揉迎香穴、足三里穴

E. 按揉风池穴、太阳穴

43. 下列各项，**不属于**高血压病的高危因素的是

A. 每日饮白酒≥ 100mL

B. 肥胖

C. 一级亲属有高血压

D. 长期高盐饮食

E. 年龄≥ 35 岁

44. 以桑椹、粳米适量煮成的桑椹粥，最适用于高血压病的证型是

A. 痰瘀互结证

B. 肾阳亏虚证

C. 气血两虚证

D. 阴虚阳亢证

E. 肾精不足证

45. 根据国家基本公共卫生服务规范要求，发现乙类传染病人的上报时间是

A. 24 小时内

B. 48 小时内

C. 3 天内

D. 5 天内

E. 1 周内

46. 2 型糖尿病治疗的基础措施，应贯穿治疗始终的是

A. 双胍类降糖药物

B. 生活方式干预

C. α- 糖苷酶抑制剂

D. 磺脲类药物

E. 中药干预

47. 根据 2 型糖尿病患者中医健康管理技术规范要求，对随访的主要内容表述**不正确**的有

A. 对糖尿病患者进行证候辨识

B. 传授四季养生、穴位按摩、足浴等适宜居民自行操作的中医技术

C. 提供不同证型糖尿病患者中医干预方案

D. 记录在居民健康档案中

E. 每年至少 2 次中医健康指导

A2 答 题 说 明

每道考题由两个以上相关因素组成或以一个简要病历形式出现，其下面有 A、B、C、D、E 五个备选答案，请从中选择一个最佳答案。

48. 患者，男，72 岁。中风后遗症，半身不遂，面色无华，心悸气短，乏力，舌质暗淡，苔薄，脉细弦，治疗应选用的方剂是

A. 天麻钩藤饮

B. 半夏白术天麻汤

C. 镇肝熄风汤

D. 补阳还五汤

E. 局方至宝丹

49. 患者，女，39 岁。反复头痛，头痛且空，每兼眩晕，腰痛酸软，神疲乏力，带下，耳鸣少寐，舌红少苔，脉细无力。其证候是

A. 血虚头痛证

B. 痰浊头痛证

C. 瘀血头痛证

D. 肾虚头痛证

E. 风湿头痛证

50. 患者，男，68 岁。肌肤不仁，手足麻木，突然发生口眼歪斜，语言不利，口角流涎，舌强语謇，半身不遂。舌质暗淡，舌苔白腻，脉弦滑。治疗应首选的方剂是

A. 左归丸

B. 归脾汤

C. 镇肝熄风汤

D. 天麻钩藤饮

E. 半夏白术天麻汤

51. 患者，女，62 岁。1 周前家中突发变故，此后患者逐渐出现神思恍惚，情绪低落，时时欲哭，胸闷心悸，失眠健忘，头晕神疲，面色无华，纳差，便溏，舌质淡，苔薄白。治疗应首选的方剂是

A. 归脾汤

B. 天王补心丹

C. 甘麦大枣汤

D. 加味逍遥散

E. 柴胡疏肝散

52. 患者，男，65 岁。面色、肤色润泽，头发稠密有光泽，目光有神，鼻色明润，嗅觉通利，唇色红润，不易疲劳，精力充沛，耐受寒热，睡眠良好，胃纳佳，二便正常，舌色淡红，苔薄白，脉和缓有力，性格随和。其体质分型为

A. 平和质
B. 阴虚质
C. 阳虚质
D. 气虚质
E. 气郁质

53. 患者，女，75 岁。咳嗽，咳痰 10 余年，气短喘促，乏力，怕风，胃脘痞满，纳少，舌红苔白，脉细滑，就诊时正值三伏天，可采用冬病夏治穴位贴敷疗法。其应选取的穴位是

A. 肺俞、膈俞
B. 合谷、迎香
C. 天枢、足三里
D. 太白、章门
E. 膻中、太冲

54. 幼儿，男，1 岁。前来社区卫生服务中心进行健康体检，根据《0 ～ 36 个月儿童中医健康管理技术规范》。该阶段应推荐的中医保健方法是

A. 按揉足三里穴
B. 按揉迎香
C. 按揉四神聪和迎香
D. 摩腹和捏脊
E. 推脾土

55. 婴儿，女，2 个月。生长发育良好，足月平产，母乳喂养，一直按照预防接种程序进行接种。目前要接种的疫苗是

A. 卡介苗
B. 脊灰灭活疫苗
C. 麻疹减毒活疫苗
D. 百白破混合疫苗
E. 乙肝疫苗

56. 患者，女，72 岁。原发性高血压患者，根据《国家基本公共卫生服务规范》的要求，每年需要对该患者提供面对面随访，其次数最少是

A. 1 次
B. 2 次
C. 3 次
D. 4 次
E. 5 次

57. 患者，男，66 岁。身高 1. 68 米，体重 80kg，血压 160/100mmHg。其高血压诊断分级是

A. 1 级
B. 2 级
C. 3 级
D. 高血压危象
E. 收缩期高血压

58. 患者，女，45 岁。糖尿病病史 1 年，给该患者制定合理的糖尿病饮食，碳水化合物应占总热量的百分比是

A. 25% ～ 30%
B. 35% ～ 40%
C. 45% ～ 50%
D. 50% ～ 60%
E. 70% ～ 80%

59. 肌肉功能评定及肌肉力学特征研究的最佳方法是

A. 徒手肌力检查
B. 器械检查
C. 实验室检查
D. 等速肌力测定
E. 肌纤维功能测定

60. 在社区康复评定中精神活动的评定属于

A. 社会功能评定
B. 生活质量评定
C. 日常生活活动能力评定
D. 残疾评定
E. 四诊评定

61. 患者，男，40 岁。为本辖区常住居民，无相关危险因素，每年最少需为其免费测量血压的次数是

A. 0 次
B. 1 次
C. 2 次
D. 3 次
E. 4 次

62. 患者，男，58 岁。糖尿病病史 4 年，此次来社区医疗服务中心就诊，恶心、呕吐、腹泻、呼吸深大，血糖 18mmol/L，尿酮体阳性。此时适宜的处理方式是

A. 口服二甲双胍
B. 口服阿卡波糖
C. 口服格列吡嗪
D. 皮下注射胰岛素
E. 取得家属和患者同意后，转诊

63. 患者，男，59 岁。糖尿病 6 年，目前病情平稳，其进行耳穴压豆保健疗法，可选取的耳穴是

A. 腰
B. 胸椎
C. 交感
D. 肩
E. 颈椎

64. 患者，男，70 岁。患高血压病 10 余年，伴有头晕头胀，烦躁易怒，腰膝酸软，五心烦热，口干口渴。其应选的保健穴位是

A. 太冲、太溪
B. 委中、犊鼻
C. 神阙、丰隆
D. 百会、四神聪
E. 合谷、内关

65. 患者，男，70 岁。来社区进行老年人体检，全科医师对其进行老年人生活自理能力评估，结果是轻度依赖。其评估表总分范围是

A. 0 ～ 3 分
B. 4 ～ 8 分
C. 9 ～ 13 分
D. 13 ～ 18 分
E. 18 分以上

66. 患者，男，68 岁。急性心肌梗死，行 PTCA 术后的早期康复时间是

A. 3 ～ 7 天
B. 3 ～ 5 周
C. 5 ～ 6 周
D. 7 ～ 8 周
E. 9 ～ 12 周

67. 患者，男性，58 岁。平素头痛头晕，心烦易怒，突然发病，口舌歪斜，被动活动肢体反应减弱。判断其肌肉张力为

A. 软瘫
B. 低张力
C. 轻度增高
D. 中度增高
E. 重度增高

68. 患者，男，58 岁。大面积脑梗死 2 周，意识不清，现双上肢肌力 0 级。该患者现最适宜进行的运动疗法是

A. 被动运动
B. 主动运动
C. 助动运动
D. 抗阻练习
E. 耐力训练

69. 患者，女，58 岁。慢性阻塞性肺疾病史，病情稳定在社区康复，有针对性的康复训练是

A. 腹式呼吸锻炼
B. 平衡训练
C. 步态训练
D. 跑步训练
E. 抗阻运动

70. 患者，女，65 岁。1 月前突发左侧上下肢无力，伴言语不清。患者不能完成日常生活，活动全部功能都由他人代劳。其日常生活活动能力（ADL）评定是

A. 一级
B. 二级

C. 三级
D. 四级
E. 五级

71. 患者，男，50岁。患脑卒中1周，右下肢活动不利，右下肢可自行抬起，关节可完成全范围活动，抗阻力时关节能完成部分范围活动。其肌力是

A. 0级
B. 1级
C. 2级
D. 3级
E. 4级

72. 患者，女，55岁。高血压病3年，中医辨证为痰瘀互结证，可选用的代茶饮处方是

A. 荷叶、山楂、菊花、绿茶、三七花各适量，开水冲泡饮服
B. 龙眼肉，红枣，白糖适量，开水冲泡饮服
C. 生黄芪，草决明子各适量，开水冲泡饮服
D. 黑芝麻、绿茶各适量，开水冲泡饮服
E. 胡桃仁、茶、蜂蜜各适量。将胡桃仁捣碎，与茶、蜂蜜共放入茶杯中，开水冲泡代茶饮

73. 患者，男，67岁。既往高血压病史，突然患中风后，出现左侧肢体运动障碍，进行肌力检查发现，患侧上肢能抗重力做关节全范围运动，但不能抗阻力，根据Lovett肌力分级，其肌力属于

A. 1级
B. 2级
C. 3级
D. 4级
E. 5级

74. 患者，男，76岁。医师对其进行生活自理能力评估，结果是不能自理，其评估表总分范围是

A. 0～3分
B. 4～8分
C. 9～13分
D. 13～18分
E. 19分以上

75. 儿童智力残疾者进行画画练习，属于

A. 感知能力训练
B. 认知能力训练
C. 运动能力训练
D. 生活能力训练
E. 社会能力训练

76. 下列各项，属精神残疾的康复对象可以进行的训练是

A. 发音训练
B. 平衡训练
C. 呼吸训练
D. 步行训练
E. 抄写文件训练

77. 患者，女，36岁。双手指尖部无明显诱因出现疼痛2周，进行感觉功能测定，轻微刺激可引起强烈痛感。该患者感觉属于

A. 感觉过敏
B. 感觉倒错
C. 感觉过度
D. 感觉异常
E. 感觉正常

78. 患者身热，微恶风，汗少，肢体困重，头昏重胀痛，咳嗽痰黏，鼻流浊涕，心烦，口渴，舌苔薄黄而腻，脉濡数。治疗应首选的方剂是

A. 银翘散
B. 桑菊饮
C. 新加香薷饮
D. 桑白皮汤
E. 藿香正气散

79. 患者咳嗽，气息粗促，痰多质黏稠黄，咯吐不爽，有热腥味，胸胁胀满，咳时引痛，伴身热，面赤，舌红，舌苔薄黄腻，脉滑数。治疗应首选的方剂是

A. 银翘散
B. 桑杏汤

C. 沙参麦冬汤
D. 百合固金汤
E. 清金化痰汤

80. 患者素有痰鸣气急史，近2日喘鸣加剧，喉中哮如鼾，声低，气短息促，动则喘甚，咳痰无力，痰涎清稀，面色苍白，形寒肢冷，舌质淡，脉沉细。其治法是
A. 益气，回阳，救逆
B. 宣肺散寒，化痰平喘
C. 健脾益气，补土生金
D. 补肺纳肾，降气化痰
E. 清热宣肺，化痰定喘

81. 患者症见喉中哮鸣有声，胸膈满闷，咳痰稀白，形寒畏冷，舌质淡，苔白滑，脉浮紧。其证候是
A. 肺气亏虚证
B. 脾气亏虚证
C. 肾气亏虚证
D. 寒哮证
E. 热哮证

82. 患者症见喘逆上气，息粗，鼻扇，咳而不爽，吐痰稠黏，伴形寒，身热，烦闷，身痛，口渴，苔薄白，脉浮数。治疗应首选的方剂是
A. 麻杏石甘汤
B. 小青龙汤
C. 大青龙汤
D. 定喘汤
E. 麻黄汤

83. 患者喘促日久，动则喘甚，呼多吸少，气不得续，汗出肢冷，跗肿，面青唇紫，舌淡苔白，脉沉弱。治疗应首选的方剂是
A. 平喘固本汤合补肺汤
B. 金匮肾气丸合参蛤散
C. 参附汤合黑锡丹
D. 生脉散合补肺汤
E. 生脉地黄汤合金水六君煎

84. 患者肺胀，症见面浮，下肢浮肿，心悸、咳喘，咳痰清稀，脘痞，纳差，尿少，怕冷，面唇青紫，舌胖质黯，苔白滑，脉沉细。其证候是
A. 痰热郁肺证
B. 痰瘀阻肺证
C. 痰蒙神窍证
D. 肺肾气虚证
E. 阳虚水泛证

85. 患者心胸疼痛，如刺如绞，痛有定处，入夜为甚，甚则心痛彻背，日久不愈，舌紫暗，苔薄，脉弦涩。其证候是
A. 阴虚火旺证
B. 心虚胆怯证
C. 心血不足证
D. 痰火扰心证
E. 心血瘀阻证

86. 患者胸闷痛重心痛微，痰多气短，肢体沉重甚，乏力纳呆，便溏，舌胖大有齿痕，苔白滑，脉滑。其证候是
A. 痰浊闭阻证
B. 气滞心胸证
C. 心肾阴虚证
D. 气阴两虚证
E. 阳气虚衰证

87. 患者确诊大肠癌2月，腹部阵痛，便中带黏血，里急后重，大便干稀不调，肛门灼热，伴发热，恶心，胸闷，口干，小便黄，舌质红，苔黄腻，脉滑数。治疗应首选的方剂是
A. 槐角丸合地榆散
B. 膈下逐瘀汤合生脉散
C. 大补元煎合小蓟饮子
D. 知柏地黄丸合龙胆泻肝丸
E. 芍药汤合泻心汤

88. 患者颈部肿块，柔软光滑，烦热，容易出汗，手指颤动，面部烘热，舌质红，苔薄黄，脉弦数。其治法是
A. 理气舒郁，化痰消瘿
B. 理气活血，化痰消瘿
C. 清肝泄火，消瘿散结
D. 滋阴降火，宁心柔肝

E. 健脾燥湿，化痰消瘿

89. 患者皮肤出现青紫斑点及斑块，伴有鼻衄，发热，口渴，便秘，舌质红，苔黄，脉弦数。其证候是

A. 气不摄血证
B. 阴虚火旺证
C. 血热妄行证
D. 脾胃虚寒证
E. 肝火犯肺证

90. 患者，女，小便艰涩，尿道窘迫疼痛，尿中夹有砂石，少腹拘急，尿中带血，舌红，苔薄黄，脉弦，属于

A. 热淋
B. 血淋
C. 膏淋
D. 石淋
E. 气淋

91. 患者心悸气短，头晕目眩，神疲乏力，面色无华，纳呆便溏，健忘，舌淡红，脉细弱。其证候是

A. 心虚胆怯证
B. 心血不足证
C. 阴虚火旺证
D. 心阳不振证
E. 心血瘀阻证

92. 患者，男，63岁。有冠心病病史8年，近2周受凉后出现咳嗽、喘促、气急，加重2天入院。症见心悸喘息，形寒肢冷，肢体浮肿，尿少，舌淡胖，脉沉细无力。治疗应首选的方剂是

A. 养心汤
B. 补肺汤
C. 苓桂术甘汤
D. 人参养荣汤
E. 真武汤

93. 患者，女，76岁。逐渐出现头摇肢颤，面色㿠白，表情淡漠，神疲乏力，动则心悸气短，头晕，纳呆，舌质红苔白，脉沉细。其中医诊断是

A. 心悸
B. 胃痛
C. 颤证
D. 眩晕
E. 头痛

94. 患者，男，61岁。眩晕，耳鸣，头目胀痛，口苦，失眠多梦，遇烦劳郁怒而加重，颜面潮红，急躁易怒，肢麻震颤，舌红苔黄，脉弦。治疗应首选的方剂是

A. 天麻钩藤饮
B. 归脾汤
C. 左归丸
D. 参附汤合右归丸
E. 生脉饮合人参养营汤

95. 患者，男，61岁。尿频量多，浑浊如膏脂，腰膝酸软，乏力，头晕耳鸣，多梦遗精，皮肤干燥，舌红苔少，脉细数。治疗应首选的方剂是

A. 白虎加人参汤
B. 七味白术散
C. 六味地黄丸
D. 金匮肾气丸
E. 理中丸

96. 患者，男，45岁，因皮肤疮痍破溃而引发水肿，肿势自颜面而渐及全身，发热咽红，舌红苔薄黄，脉滑数。其治法是

A. 温运脾阳，利水渗湿
B. 健脾化湿，通阳利水
C. 宣肺解毒，利湿消肿
D. 散风清热，宣肺利水
E. 温肾助阳，化气利水

97. 患者，女，36岁。遍体浮肿，皮肤绷急光亮，胸脘痞闷，烦热口渴，口苦口黏，小便短赤，大便干结，舌红苔黄腻，脉滑数。治疗应首选的方剂是

A. 越婢加术汤
B. 麻黄连翘赤小豆汤
C. 五皮饮
D. 实脾饮
E. 疏凿饮子

98. 患者，女，35 岁。小便频数短涩，灼热刺痛，溺黄赤，少腹拘急胀痛，伴口苦呕恶，腰痛拒按，大便秘结，苔黄腻，脉濡数。治疗应首选的方剂是

A. 小蓟饮子
B. 石苇散
C. 程氏萆薢分清饮
D. 八正散
E. 沉香散

99. 患者，女，56 岁。尿频、尿急、尿时灼痛已 3 天，偶有恶寒发热，口干喜饮，大便秘结，舌红苔薄黄，脉濡数。实验室检查：尿常规示，白细胞满视野，红细胞 5 ～ 10 个 /HP。其治法是

A. 清热泻肝，理气通淋
B. 清利湿热，通利小便
C. 补脾益肾，通淋泄浊
D. 滋阴降火，清利通淋
E. 补中健脾，益气升陷

100. 患者，男，56 岁。眩晕，酗酒，喜食肥甘，饥饱无常，大便干稀不调，舌质淡苔白厚腻，脉濡滑。其病因是

A. 情志不遂
B. 病后体虚
C. 年高肾亏
D. 痰浊上扰
E. 跌扑损伤，瘀血内阻

101. 患者，男，67 岁，症见胃痛隐隐，口燥咽干，五心烦热，消瘦乏力，大便干结，舌红少津，脉细数。其证候是

A. 肝气犯胃证
B. 瘀血停胃证
C. 胃阴不足证
D. 脾胃虚寒证
E. 湿热中阻证

102. 患者胁肋胀痛，走窜不定，胸闷嗳气，纳少口苦，苔薄白，脉弦。其证候是

A. 肝胆湿热证
B. 肝郁气滞证
C. 瘀血阻络证
D. 肝络失养证
E. 肝火上炎证

103. 患者突然呕吐，胸脘痞闷，发热恶寒，头身疼痛，舌苔白腻，脉濡缓。其证候是

A. 外邪犯胃证
B. 痰饮内阻证
C. 食滞内停证
D. 脾胃气虚证
E. 脾胃阳虚证

104. 患者身目俱黄，黄色鲜明，发热口渴，腹部胀闷，口干而苦，小便黄赤，舌苔黄腻，脉弦数。其中医诊断是

A. 黄疸（阳黄）湿重于热证
B. 黄疸（阳黄）热重于湿证
C. 黄疸（阳黄）疫毒炽盛证
D. 黄疸（阳黄）胆腑郁热证
E. 黄疸（阴黄）脾虚湿滞证

105. 患者，女，56 岁。双侧膝关节突然出现焮红灼热疼痛，得冷稍舒，兼见口渴、溲黄便秘，舌质红，苔黄燥，脉滑数。其中医诊断、证候是

A. 痹证、行痹
B . 痹证、痛痹
C. 痹证、着痹
D. 痹证、风湿热痹
E. 痹证、痰瘀痹阻

106. 体表痈患者，疮面脓水稀薄，新肉不生，新肌色淡红而不鲜，愈合缓慢，伴面色皖白，神疲乏力，纳差食少，舌质淡胖，舌苔少，脉沉细无力。治疗应首选的方剂是

A. 仙方活命饮
B. 牛蒡解肌汤
C. 柴胡清肝汤
D. 透脓散
E. 八珍汤

107. 青壮年女性乳癖患者，乳房疼痛，肿块随喜怒消长，伴有胸闷胁胀，善郁易怒，失眠多梦，心烦口苦，苔薄黄，脉弦滑。其证候是

A. 冲任失调证
B. 阴虚火旺证
C. 肝郁痰凝证
D. 气血两虚证
E. 肾阳不足证

108. 丹毒患者，发于头面部，皮肤焮红灼热，肿胀疼痛，甚至发生水疱，眼胞肿胀难睁，伴恶寒发热，头痛，舌红，苔薄黄，脉浮数。治疗应首选的方剂是
A. 普济消毒饮
B. 萆薢渗湿汤
C. 柴胡清肝汤
D. 犀角地黄汤
E. 化斑解毒汤

109. 乳核患者，乳房肿块较小，生长缓慢，不红不热，不觉疼痛，推之可移，伴胸闷叹息，舌质淡红，苔薄白，脉弦。其证候是
A. 肝气郁结证
B. 血瘀痰凝证
C. 肾气亏虚证
D. 阴虚火旺证
E. 脾虚失统证

110. 患者便后突感肛门部剧烈疼痛，排便、行走时加剧，无便血。检查：肛缘有一暗紫色圆形硬结节，界限清楚，有明显触痛。其诊断是
A. 炎性外痔
B. 血栓性外痔
C. 静脉曲张性外痔
D. 哨兵痔
E. 肛周脓肿

111. 患者颈旁结块，初起形如鸡卵，皮色不变，灼热疼痛，逐渐红肿化脓，伴有恶寒发热，头痛，项强，咽痛，口干，便秘，溲赤，舌苔薄腻，脉滑数。其诊断是
A. 腋痈
B. 有头疽
C. 委中毒
D. 锁喉痈
E. 颈痈

112. 患者，男，62 岁。咳喘病史 20 年。近 1 个月来咳逆喘促，时有神志恍惚，谵妄，烦躁不安，嗜睡，下肢水肿，舌淡胖，苔黄腻，脉细滑数。诊断为肺胀。其证候是
A. 肺肾气虚证
B. 阳虚水犯证
C. 痰浊壅肺证
D. 痰热郁肺证
E. 痰蒙神窍证

113. 患者心悸不宁，善惊易恐，坐卧不安，不寐多梦而易惊醒，食少纳呆，苔薄白，脉细数。其证候是
A. 心虚胆怯证
B. 心血不足证
C. 阴虚火旺证
D. 心阳不振证
E. 心血瘀阻证

114. 患者心胸疼痛剧烈，隐痛阵发，痛有定处，伴有胸闷，日久不愈，可因暴怒而加重，舌质红苔薄，脉细弦。其证候是
A. 痰浊闭阻证
B. 寒凝心脉证
C. 气滞心胸证
D. 气阴两虚证
E. 心肾阳虚证

115. 患者，男性，63 岁。胸闷如窒而痛，形体肥胖，肢体困重，痰多气短，遇阴雨天加重，伴有倦怠乏力，纳呆便溏，口黏，恶心。苔白滑，脉滑。治疗应首选的方剂是
A. 瓜蒌薤白白酒汤合涤痰汤
B. 天王补心丹合炙甘草汤
C. 血府逐瘀汤
D. 柴胡疏肝汤
E. 生脉饮合人参养营汤

116. 患者便血紫黯，腹部隐隐作痛，喜热饮，面色不华，神疲乏力，便溏，舌质淡，脉细。治疗应首选的方剂是
A. 黄芪汤
B. 玉女煎
C. 黄土汤

D. 茜根散
E. 泻心汤

117. 患者小便黄赤灼热，尿血鲜红，伴心烦口渴，舌质红脉数。治疗应首选的方剂是
A. 知柏地黄丸
B. 无比山药丸
C. 归脾汤
D. 小蓟饮子
E. 十灰散

118. 患者，女，18 岁。经期下腹胀痛刺痛拒按，经行不畅，色紫黯有块，经前期乳房胀痛，烦躁易怒，舌紫黯，边有瘀点，脉弦。其证候是
A. 气滞血瘀证
B. 寒凝血瘀证
C. 气血虚弱证
D. 湿热瘀阻证
E. 肝肾亏损证

119. 患者，女，23 岁。经血非时而至，崩中暴下继而淋漓，血色淡，质薄，面色皖白，四肢不温，舌淡，苔薄白，脉沉细。首先应考虑的疾病是
A. 月经过多
B. 经期延长
C. 崩漏
D. 经间期出血
E. 月经先后无定期

120. 患儿，男，5 岁。反复咳嗽半月余，曾服川贝枇杷露等药，现患儿干咳无痰，痰少而黏，口咽干燥，咽痒，声音嘶哑，手足心热，舌红，苔少，脉细数。其证候是
A. 痰热咳嗽证
B. 风燥咳嗽证
C. 阴虚咳嗽证
D. 风热咳嗽证
E. 气虚咳嗽证

121. 患儿，女，2 岁。口腔疱疹，舌尖多，红肿灼热，疼痛明显，进食困难，面赤唇红，心烦尿赤，舌边尖红，苔薄黄。其证候是
A. 风热乘脾证
B. 心火上炎证
C. 脾胃积热证
D. 虚火上浮证
E. 胃火炽盛证

122. 患者，男，40 岁。扭伤致腰部疼痛并右下肢麻痛 1 周，咳嗽时腰痛加剧。查体：腰 4 ～ 5 椎间隙右侧压痛，右侧直腿抬高试验 30°（+），右小腿外侧皮肤感觉迟钝，腱反射正常。应首先考虑的诊断是
A. 急性腰扭伤
B. 腰椎间盘突出症
C. 腰椎管狭窄症
D. 梨状肌综合征
E. 腰背肌筋膜炎

123. 患者，男，64 岁。左髋关节疼痛伴功能障碍 1 年余。患者曾于 3 年前跌伤致左股骨颈骨折，行切开复位内固定术后，1 年半痊愈并取出内固定。查体：左髋关节内旋活动明显受限，托马斯征阳性，腹股沟中点压痛。X 线检查提示：左股骨头塌陷，头变扁，边缘增生，关节间隙变窄。应首选的治疗措施是
A. 扶拐行走减轻左髋关节负重
B. 内服中药辨证治疗
C. 带血管蒂的骨瓣移植术
D. 卧床休息，内服补益肝肾中药方剂
E. 行左髋人工关节置换术

124. 患者，女，52 岁。左肩关节疼痛并活动受限 2 月余。4 个月前曾因桡骨远端骨折而行小夹板外固定治疗 4 周。查体：左侧三角肌轻度萎缩，左肩关节各方向主动及被动活动均明显受限。舌质淡白，苔白滑，脉弦。最可能的诊断是
A. 肩锁关节脱位
B. 肩关节周围炎
C. 冈上肌肌腱炎
D. 肩关节骨性关节炎
E. 肩峰下滑囊炎

125. 患者，女，65 岁。双膝关节疼痛活动不利 3 年，加重 7 天，晨起下床时膝痛明显并有短暂僵硬感，活动后稍减轻，长时间步行后又加重。X 线检查提示：双膝关节间隙变窄，胫骨平台及髌骨上下缘可见骨赘形成。舌质淡红，苔薄白，脉弦。首先考虑的诊断是

A. 膝关节风湿性关节炎
B. 膝关节痛风性关节炎
C. 膝关节骨性关节炎
D. 类风湿关节炎
E. 膝关节创伤性滑膜炎

126. 患者，女，50 岁。颈部疼痛伴左上肢放射痛、手指麻木 3 年。查体：左侧拇、示指痛觉减退，臂丛神经牵拉试验阳性。X 线片示颈椎椎体骨质增生，生理曲度减小，椎间隙变窄。其颈椎病变的节段是

A. 颈 2 ～ 3 椎间
B. 颈 3 ～ 4 椎间
C. 颈 4 ～ 5 椎间
D. 颈 5 ～ 6 椎间
E. 颈 6 ～ 7 椎间

127. 患者，男，46 岁。2 周前长时间开车后感腰部疼痛，咳嗽加剧，伴右下肢外侧疼痛。查体：腰肌紧张，腰 4 ～ 5 椎间隙棘突右旁压痛，直腿抬高试验右侧 30° 阳性，加强试验阳性，右小腿外侧皮肤感觉过敏，腱反射正常。应首选的治疗方法是

A. 单纯卧床休息
B. 单纯口服止痛药
C. 腰背肌锻炼
D. 手法治疗，配合骨盆牵引和理疗
E. 手术治疗

128. 患者，女，35 岁。双眼睑弦红赤痒痛 1 个月。检查双眼睑弦红赤，睫毛根部有糠皮样鳞屑，无溃烂无脓血，舌红苔薄，脉浮数。其证候是

A. 肝热上扰证
B. 湿热偏盛证
C. 心火上炎证
D. 风热偏盛证
E. 肺热壅盛证

129. 患者，女，52 岁。双眼视物模糊，眼胀 1 年，加重 2 月。检查戴镜视力，右眼 0.6、左眼 0.4，眼压右眼 26mmHg、左眼 32mmHg。检查前房深浅正常，房角开放，眼底视盘边清色淡白，杯盘比 C/D，全身伴见胸闷不舒，胁肋胀满，纳呆食少，舌红苔薄白，脉弦。其治法是

A. 疏肝解郁，活血通络
B. 清肝泻火，平肝潜阳
C. 清热化痰，息风通络
D. 滋补肝肾，活血明目
E. 涤痰活血，通络开窍

130. 患者，男，25 岁。左眼上睑红肿疼痛 2 天，检查左眼上睑局限红肿压痛，无白色脓点，兼见口干，便干溲赤，舌红苔黄，脉数。治疗应首选的方剂是

A. 石决明散
B. 银翘散
C. 黄连解毒汤
D. 四君子汤
E. 仙方活命饮

131. 患者，男，56 岁。左耳鸣 1 年余，声如蝉鸣，持续性，夜间较甚，近半年来听力逐渐下降，头昏目眩，腰膝酸软，舌质红，少苔，脉细弱，检查鼓膜未见异常，纯音测定左耳高音频下降。其证候是

A. 外邪侵犯证
B. 痰火壅结证
C. 气滞血瘀证
D. 肾精亏损证
E. 脾胃虚弱证

132. 患者，男，47 岁。鼻衄 1 个月，量少，色淡红，时作时止，口咽干燥，五心烦热，头晕眼花，耳鸣，心悸，失眠健忘，舌质干红少津，舌苔少，脉细数。其治疗应首选的方剂是

A. 黄芩汤
B. 凉膈散
C. 龙胆泻肝汤
D. 泻心汤
E. 知柏地黄汤

133. 患者，男，16 岁。双眼红赤生眵 3 天就诊。检查双眼白睛红赤，眵多黏稠，伴口干，尿赤便结，舌红苔黄，脉数。其治疗应首选的方剂是

A. 泻肺饮
B. 银翘散
C. 防风通圣散
D. 白虎汤
E. 黄连解毒汤

134. 患者，女，67 岁。双眼无时泪下 2 月余，泪冷清稀，伴头昏耳鸣，腰膝酸软，舌淡苔薄白，脉细弱。其证候是

A. 肝郁气逆，泪液外溢证
B. 肝热上扰，熏蒸目窍证
C. 气血不足，收摄失司证
D. 肝肾两虚，约束无权证
E. 肝血不足，复感风邪证

135. 患者，男，20 岁。5 天前患感冒，鼻塞，流涕，昨日左耳突然出现疼痛，呈跳动感，放射至左侧头部，随后耳内流脓，口苦咽干，检查见鼓膜红赤，紧张部小穿孔，有脓液呈搏动性溢出，舌质红，苔黄，脉滑数。其治疗应首选的方剂是

A. 疏风清热汤
B. 龙胆泻肝汤
C. 托里消毒散
D. 知柏地黄丸
E. 金匮肾气丸

136. 患儿，男，4 岁 6 个月。久泻不愈 2 月余，便稀夹有不消化食物残渣，面色苍白，食欲不振，乏力，肌肉消瘦，舌淡苔薄，脉虚弱。应首选的推拿手法是

A. 捣揉小天心
B. 运板门
C. 清小肠
D. 补脾经
E. 退六腑

137. 患者 1 天前颈部扭伤，左侧颈项部剧烈疼痛，并向肩背部放射，颈部活动受限，X 线片无异常。其治法是

A. 松解粘连，温经通络，滑利关节
B. 松解粘连，理筋整复，消肿止痛
C. 活血舒筋，温经通络，解痉止痛
D. 舒筋活血，松解粘连，理筋整复
E. 温经通络，滑利关节，理筋整复

138. 患者，女，40 岁。失眠两个月，入睡困难，平日心烦、目眩、胸闷、恶心，舌红苔黄腻，脉滑数。推拿治疗应首选的腧穴是

A. 神门、内关、丰隆、足三里
B. 神门、天枢、三阴交、足三里
C. 肝俞、胆俞、期门、章门
D. 桥弓、涌泉、命门、百会
E. 中脘、神阙、关元、气海

139. 患者，男，35 岁。2 天前抬重物时突然出现腰痛，以左侧为甚，并偶有向左下肢放射的感觉，腰部活动不能，行走困难，经休息后症状稍有缓解。查体：腰痛明显，前屈、后伸受限，CT 提示：L5 ～ S1 椎间盘轻微膨出。应首先考虑的诊断是

A. 退行性脊柱炎
B. 腰椎间盘突出症
C. 腰肌劳损
D. 强行性脊柱炎
E. 急性腰扭伤

A3 答 题 说 明

试题开始叙述一个以患者为中心的临床情景，然后提出 3 道考题，每道考题各自独立，下面有 A、B、C、D、E 五个备选答案。请从中选择一个最佳答案。

（140 ～ 142 题共用题干）

患者，女，23 岁。干咳，咳声短促，痰少黏白，痰中带有血丝，口干咽燥，伴午后潮热，颧红，盗汗，日渐消瘦，神疲，舌质红少苔，脉细数。

140. 其证候是

A. 温燥伤肺证
B. 凉燥伤肺证
C. 肺阴亏耗证
D. 风热犯肺证
E. 肝火犯肺证

141. 其治法是
A. 养阴清热，润肺止咳
B. 清肝泻火，肃肺止咳
C. 疏风清热，宣肺止咳
D. 疏风润燥，润肺止咳
E. 清热肃肺，豁痰止咳
142. 治疗应首选的方剂是
A. 杏苏散
B. 泻白散
C. 沙参麦冬汤
D. 百合固金汤
E. 桑杏汤

（143 ～ 145 题共用题干）
患者，女，35 岁。心悸气短，头晕目眩，失眠健忘，面色无华，倦怠乏力，纳呆食少，舌淡红，脉细弱。
143. 其证候是
A. 阴虚火旺证
B. 心血不足证
C. 心阳不振证
D. 痰火扰心证
E. 瘀阻心脉证
144. 其治法是
A. 滋阴清火，养心安神
B. 补血养心，益气安神
C. 温补心阳，安神定悸
D. 清热化痰，宁心安神
E. 活血化瘀，理气通络
145. 治疗应首选的方剂是
A. 天王补心丹
B. 桂枝甘草龙骨牡蛎汤
C. 归脾汤
D. 黄连温胆汤
E. 桃仁红花煎

（146 ～ 148 题共用题干）
患者，男性，55 岁。头痛胀，甚则头胀如裂，发热，面红目赤，口渴饮，便秘溲黄，舌质红，苔薄黄，脉浮数。
146. 其证候是
A. 风寒头痛证
B. 风热头痛证
C. 瘀血头痛证
D. 肾虚头痛证
E. 风湿头痛证
147. 其治法是
A. 疏散风寒止痛
B. 养阴补肾填精
C. 祛风胜湿通窍
D. 平肝潜阳息风
E. 疏风清热和络
148. 治疗应首选的方剂是
A. 加味四物汤
B. 半夏白术天麻汤
C. 芎芷石膏汤
D. 羌活胜湿汤
E. 天麻钩藤饮

（149 ～ 151 题共用题干）
患者，男，60 岁。湿疮患者，病程迁延，反复发作，皮损粗糙肥厚，脱屑，表面有抓痕、血痂，颜色黯红，色素沉着，阵发性瘙痒，夜间加重，伴有口干不欲饮，纳差，腹胀，舌质淡，苔白，脉弦细。
149. 其证候是
A. 湿热蕴肤证
B. 脾虚湿蕴证
C. 血虚风燥证
D. 阴虚火旺证
E. 肾阳不足证
150. 其治法是
A. 健脾除湿祛风
B. 清热利湿疏风
C. 滋阴清热凉血
D. 养血润肤祛风
E. 温肾壮阳补血
151. 治疗应首选的方剂是
A. 龙胆泻肝汤
B. 萆薢渗湿汤
C. 知柏地黄汤
D. 除湿胃苓汤
E. 四物消风散

（152 ～ 154 题共用题干）
患者，女，28 岁。婚后未避孕 2 年不孕，月经周期先后不定，量或多或少，色黯，有血块，经行腹痛，经前胸胁、乳房胀痛，情志抑郁，舌黯红，苔薄白，脉弦。

152. 其证候是

A. 肝气郁结证

B. 肝阳上亢证

C. 阴虚火旺证

D. 气滞血瘀证

E. 脾气虚证

153. 其治法是

A. 疏肝解郁，调经养血

B. 燥湿化痰，理气调经

C. 滋肾养肝，调补冲任

D. 运脾化湿，通阳利水

E. 宣肺解毒，利湿消肿

154. 治疗应首选的方剂是

A. 毓麟珠

B. 温胞饮

C. 开郁种玉汤

D. 苍附导痰丸

E. 养精种玉汤

（155 ～ 157 题共用题干）

患儿，男，3 岁。发热出疹 3 天，手掌、足跖、口腔黏膜、四肢及臀部疱疹，痛痒剧烈，拒食，疱疹色泽紫暗，分布稠密，根盘红晕显著，疱液混浊，伴烦躁口渴，大便秘结，小便黄赤，舌质红绛，苔黄腻，脉滑数。

155. 其证候是

A. 风热外侵证

B. 气阴耗伤证

C. 水凌心肺证

D. 湿热蒸盛证

E. 邪陷心肝证

156. 其治法是

A. 养阴生津，清热润燥

B. 解毒清热，息风开窍

C. 宣肺解表，清热化湿

D. 清热解毒，透疹达邪

E. 清热凉营，解毒祛湿

157. 治疗应首选的方剂是

A. 清解透表汤

B. 甘露消毒丹

C. 清瘟败毒饮

D. 安宫牛黄丸

E. 己椒苈黄丸

（158 ～ 160 题共用题干）

患者，男，55 岁。双下肢无力半年，右侧明显，近 2 个月行走不稳，右手不能系纽扣，小便无力。无外伤史，无糖尿病史。查体：颈项部无明显压痛，双侧上肢皮肤感觉减退，右侧为甚，四肢肌张力增高，肱二头肌腱反射亢进，双侧膝反射亢进，右髌阵挛阳性。

158. 应首先考虑的诊断是

A. 脑卒中

B. 颈椎病

C. 颈椎肿瘤

D. 颈椎结核

E. 颈椎转移瘤

159. 最有助于鉴别诊断的辅助检查是

A. B 超

B. 颈椎 CT

C. 颈椎 MRI

D. 肌电图

E. 放射性核素

160. 应首选的治疗方法是

A. 颈枕吊带牵引

B. 激素治疗

C. 推拿按摩治疗

D. 手术

E. 颈托围领

（161 ～ 163 题共用题干）

患者，女，70 岁。腰背部酸痛多年，无双下肢麻痛。无明确外伤史。舌质淡红，苔白，脉弦细。

161. 首先考虑的诊断是

A. 腰背肌筋膜炎

B. 骨质疏松症

C. 腰椎间盘突出症

D. 腰椎滑脱症

E. 腰椎管狭窄症

162. 为明确诊断，首先选择的辅助检查是

A. 腰椎正侧位 X 线片

B. 腰椎 CT

C. 腰椎 MRI

D. 骨密度测定

E. 放射性核素

163. 补钙治疗时，我国老年人推荐的每

日补充元素钙量为

A. 100 ～ 200mg

B. 200 ～ 300mg

C. 300 ～ 400mg

D. 400 ～ 500mg

E. 500 ～ 600mg

（164 ～ 166 题共用题干）

患者，男，57 岁。烦渴引饮，口舌干燥，烦热多汗，舌红苔薄黄，脉洪数，诊断为消渴。

164. 其证候是

A. 肺热津伤证

B. 胃热炽盛证

C. 气阴两虚证

D. 肾阴亏虚证

E. 阴阳两虚证

165. 其治疗原则是

A. 清胃泻火，养阴增液

B. 益气健脾，生津止渴

C. 清热润肺，生津止渴

D. 益气养阴，补益肝肾

E. 滋阴温阳，补肾固涩

166. 治疗应首选的方剂是

A. 消渴方

B. 玉女煎

C. 七味白术丸

D. 六味地黄丸

E. 金匮肾气丸

（167 ～ 169 题共用题干）

患者，女，65 岁，胃脘部胀痛 6 个月，加重 1 周。半年前受情志刺激后常觉胃脘部胀痛不适，嗳气，矢气痛舒，胸闷叹息，大便不畅，舌苔薄白，脉弦。

167. 其证候是

A. 肝气犯胃证

B. 脾胃虚寒证

C. 胃阴不足证

D. 寒邪客胃证

E. 痰瘀互结证

168. 其治法是

A. 清热养阴，和胃止痛

B. 补气养血，健脾和胃

C. 疏肝理气，和胃止痛

D. 温中散寒，健脾和胃

E. 化痰祛瘀，活血止痛

169. 治疗应首选的方剂是

A. 十全大补汤

B. 麦门冬汤

C. 理中汤

D. 柴胡疏肝散

E. 二陈汤合膈下逐瘀汤

（170 ～ 172 题共用题干）

患者左侧腰及下肢后外侧疼痛麻木，直腿抬高试验左侧 45°，右侧 70°，左侧腰部叩击痛（+），屈颈试验（+），趾背伸肌力减弱。X线片示：脊柱侧弯，腰椎4、5椎间隙变窄，腰椎骨质增生。

170. 其腰椎弯曲改变的方向是

A. 向前弯

B. 向后弯

C. 角状后凸

D. 向右侧弯

E. 向左侧弯

171. 腰部出现明显压痛点的部位是

A. 左侧腰 4 ～腰 5

B. 右侧腰 4 ～腰 5

C. 左侧腰 5 ～骶 1

D. 右侧腰 5 ～骶 1

E. 左侧骶 1 ～骶 2

172. 出现疼痛麻木的部位是

A. 股神经分布区

B. 阴部神经分布区

C. 肋间神经分布区

D. 肌皮神经分布区

E. 坐骨神经分布区

（173 ～ 175 题共用题干）

患者，女，76 岁。左侧口眼歪斜 20 天，20 天前突然出现左眼不能闭紧，左额纹变浅，左口角漏气，在某医院诊断为“面瘫”，经治疗病情好转，现症仍见左侧口角歪向右侧。

173. 其辨证是

A. 手阳明、手少阳经证

B. 足阳明、足太阳经证

C. 手足阳明、足厥阴经证

D. 足阳明、足太阳经筋证

E. 手足阳明、手太阳经筋证

174. 治疗除面部腧穴外，应首先考虑选用的主穴是

A. 合谷、列缺

B. 内关、外关

C. 合谷、太冲

D. 合谷、三阴交

E. 足三里、三阴交

175. 面部腧穴应采用的操作方法是

A. 透刺，平补平泻，中等刺激

B. 直针浅刺，平补平泻，轻刺激

C. 透刺，平补平泻，强刺激

D. 直刺深刺，泻法，重刺激

E. 斜刺，补法，中等刺激

A4 答题说明

试题开始叙述一个以单一病人或家庭为中心的临床情景。然后提出 5 个相关的问题，问题之间相互独立。当病情逐渐展开时，逐步增加一些有前提的假设信息。这些信息与病例中叙述的具体病人并不一定有联系。但每题均与开始的临床情景和随后的改变有关。下面有 A、B、C、D、E 五个备选答案。请从中选择一个最佳答案。

（176 ～ 180 题共用题干）

患者，男，32 岁。长夏时节，起居不慎而外感，症见：身热，微恶风，汗少，头昏重胀痛，心烦口渴，小便短赤，舌苔薄黄而腻，脉濡数。

176. 其证候是

A. 风寒束表证

B. 风热犯表证

C. 暑湿伤表证

D. 气虚感冒证

E. 阴虚感冒证

177. 其治法是

A. 辛温解表

B. 滋阴解表

C. 辛凉解表

D. 清暑祛湿解表

E. 益气解表

178. 治疗应首选的方剂是

A. 藿香正气散

B. 银翘散

C. 新加香薷饮

D. 清暑益气汤

E. 竹叶石膏汤

179.（假设信息）若患者出现身重少汗恶风，应首先考虑加用的中药是

A. 黄连、青蒿

B. 藿香、佩兰

C. 麻黄、杏仁

D. 桂枝、白芍

E. 陈皮、半夏

180.（假设信息）若患者暑热偏甚，应首先考虑加用的中药是

A. 黄芩、黄连

B. 苍术、白豆蔻

C. 赤苓、猪苓

D. 银花、连翘

E. 石菖蒲、郁金

（181 ～ 185 题共用题干）

患者，男，59 岁。自感头昏目花，发作时如坐车船，旋转不定，不能站立。并伴有耳鸣如蝉、腰酸腿软，舌质红，苔薄白，脉细。

181. 中医证候是

A. 肝阳上亢

B. 痰浊上扰

C. 瘀血阻窍

D. 气血亏虚

E. 肾精不足

182. 其治法是

A. 平肝潜阳

B. 燥湿化痰

C. 活血化瘀

D. 补养气血

E. 补肾填精

183. 治疗应首选的方剂是

A. 天麻钩藤饮

B. 半夏白术天麻汤

C. 通窍活血汤

D. 归脾汤

E. 左归丸

184.（假设信息）若患者眠差，多梦，健忘，在主方的基础上加用的药物是

A. 知母、黄柏

B. 阿胶、鸡子黄
C. 仙灵脾、肉桂
D. 茯苓、泽泻
E. 白术、薏苡仁
185.（假设信息）若患者同时出现心慌、不寐等心肾不交证候，在主方基础上，应加用的中药是
A. 黄芪、党参
B. 水蛭、僵蚕
C. 阿胶、酸枣仁
D. 茯苓、猪苓
E. 银花、连翘

（186 ～ 190 题共用题干）
患者，男，45 岁。全身皮损潮红、丘疱疹 10 天，灼热瘙痒，抓破后渗液流滋，伴心烦口渴，身热不扬，大便干，小便短赤，舌红，苔薄黄，脉滑。
186. 其证候是
A. 风水泛滥证
B. 湿毒浸淫证
C. 水湿浸淫证
D. 湿热蕴肤证
E. 脾虚湿蕴证
187. 其治法是
A. 健脾祛湿止痒
B. 散风清热止痒
C. 解毒利湿止痒
D. 祛风除湿止痒
E. 清热利湿止痒
188. 治疗应首选的方剂是
A. 除湿胃苓汤
B. 龙胆泻肝汤合萆薢渗湿汤
C. 五皮饮合胃苓汤
D. 真武汤
E. 防己黄芪汤
189.（假设信息）若患者热象明显，加用的方剂是
A. 己椒苈黄丸
B. 黄连解毒汤
C. 除湿胃苓汤
D. 温脾汤
E. 参苓白术散
190.（假设信息）若患者疱疹多，破后流滋增多，可加用的中药是
A. 厚朴、苍术
B. 土茯苓、鱼腥草
C. 白茅根、赤芍
D. 白茅根、芦根
E. 草果、桂枝

（191 ～ 195 题共用题干）
患者，女，78 岁。心悸眩晕，胸闷痞满，渴不欲饮，下肢浮肿，舌淡胖，苔白滑，脉沉细而滑。
191. 其证候是
A. 阴虚火旺证
B. 水饮凌心证
C. 心血不足证
D. 心阳不振证
E. 瘀阻心脉证
192. 其治法是
A. 滋阴清火，养心安神
B. 补血养心，益气安神
C. 振奋心阳，化气利水
D. 温补心阳，安神定悸
E. 活血化瘀，理气通络
193. 治疗应首选的方剂是
A. 天王补心丹
B. 桂枝甘草龙骨牡蛎汤
C. 苓桂术甘汤
D. 归脾汤
E. 桃仁红花煎
194.（假设信息）若患者出现尿少、阵发性夜间咳喘，可合用的方剂是
A. 小青龙汤
B. 麻杏石甘汤
C. 定喘汤
D. 桑白皮汤
E. 真武汤
195.（假设信息）若患者症见咳喘、胸闷，可加用的中药是
A. 桔梗、葶苈子
B. 石膏、黄芩
C. 熟地黄、黄精
D. 柴胡、大黄
E. 巴豆、防己

（196 ～ 200 题共用题干）

患者，女，38 岁。胃脘灼热疼痛 6 天，口干而苦，口渴不欲饮，头重肢困，纳呆恶心，小便色黄，大便不畅，舌苔黄腻，脉滑数。

196. 其证候是

A. 寒邪客胃证

B. 饮食伤胃证

C. 肝气犯胃证

D. 瘀血停胃证

E. 湿热中阻证

197. 其治法是

A. 疏肝理气，和胃止痛

B. 活血化瘀，理气止痛

C. 清热化湿，理气和胃

D. 滋阴和胃，和中止痛

E. 温中健脾，和胃止痛

198. 治疗应首选的方剂是

A. 失笑散合丹参饮

B. 一贯煎合芍药甘草汤

C. 黄芪建中汤

D. 清中汤

E. 柴胡疏肝散

199.（假设信息）若兼有气滞腹胀时，可选中药

A. 厚朴、枳实

B. 人参、黄芪

C. 当归、白芍

D. 甘草、大枣

E. 蒲公英、金银花

200.（假设信息）若患者出现大便秘结不通，舌质红苔黄腻而干，可加用的中药是

A. 黄芪、党参

B. 黄连、黄柏

C. 大黄、桃仁

D. 丹参、砂仁

E. 柴胡、枳壳

（201 ～ 205 题共用题干）

患者，男，65 岁。排便不畅 5 年，平素便质虽不干结，但排出不畅，1 ～ 2 天一行，近日因家事焦虑症状加重，兼见腹中胀痛，连及两胁，嗳气，呕吐，舌淡红，苔薄腻，脉弦。

201. 其证候是

A. 肠胃积热证

B. 气机郁滞证

C. 阴寒凝滞证

D. 气血亏虚证

E. 肝郁脾虚证

202. 针灸治疗的主穴是

A. 支沟、天枢、大肠俞、下巨虚、太溪

B. 支沟、天枢、脾俞、足三里、三阴交

C. 支沟、天枢、大肠俞、上巨虚、照海

D. 支沟、天枢、胃俞、阴陵泉、上巨虚

E. 支沟、天枢、小肠俞、下巨虚、照海

203. 除主穴外，还应选用的配穴是

A. 曲池、合谷

B. 大钟、太溪

C. 三阴交、太白

D. 血海、足三里

E. 太冲、行间

204.（假设信息）若患者自行连续服用三黄片数日，大便排出困难，粪质不干，伴有四肢不温，腹中冷痛，腰膝冷痛，舌淡苔白，脉沉迟。治疗除主穴外，还应选用的配穴是

A. 大钟、照海

B. 太冲、行间

C. 三阴交、太白

D. 血海、足三里

E. 曲池、合谷

205.（假设信息）若患者四肢逆冷，脉弦紧。还可选用的操作方法是

A. 穴位埋线法

B. 电针法

C. 三棱针法

D. 温灸法

E. 皮肤针法

（206 ～ 210 题共用题干）

患者，女，30 岁。患者 1 周前午休时体位不适，颈肩部又被电扇直吹，出现颈肩僵硬疼痛，不可回顾，经按摩数次，症状有所缓解。现症见颈部僵硬不适，酸沉感明显。舌淡红，苔薄白，脉弦。

206. 中医诊断是

A. 漏肩风

B. 颈痹

C. 肘劳
D. 落枕
E. 扭伤
207. 针灸治疗的主穴是
A. 天柱、肩髎、肩贞、阳陵泉
B. 天柱、后溪、中渚、足临泣
C. 曲池、肝俞、小海、合谷
D. 夹脊、足三里、太冲、合谷
E. 风池、膈俞、气海、外关
208. 若采用皮肤针法治疗，其操作是
A. 颈肩部小肠经、大肠经、三焦经、胆经循行部位叩刺，至皮肤潮红
B. 项背部小肠经、大肠经、三焦经、胆经循行部位叩刺，至皮肤渗血
C. 颈肩部胃经、小肠经、大肠经、三焦经循行部位叩刺，至皮肤潮红
D. 肩背部督脉、膀胱经、大肠经、胆经循行部位叩刺，至皮肤渗血
E. 项背部督脉、膀胱经、小肠经、胆经循行部位叩刺，至皮肤渗血
209.（假设信息）若复感寒邪，疼痛加剧，以颈项疼为主，治疗除主穴外，还应选用的配穴是
A. 养老、昆仑
B. 肩井、外关
C. 合谷、曲池
D. 列缺、阳陵泉
E. 太冲、申脉
210.（假设信息）若反复出现类似症状，则应首先考虑的诊断是
A. 颈椎病
B. 颈部扭伤
C. 痹证
D. 风湿病
E. 肩周炎

C 答题说明

案例分析题是一种模拟临床情境的串型不定项选择题，用以考查考生在实践工作中所应该具备的技能、思维方式和对已有医学知识的综合应用能力。试题由一个病例和多个问题组成，问题不少于3个，每个问题的选项不少于6个，正确答案可以是一个或多个。

（211～215题共用题干）
患者，女，46岁。反复皮肤青紫斑块、月经量多9个月。患者9个月前无明显诱因出现皮肤青紫斑块，大小不等，以双下肢为主，月经量多，经多项实验室检查诊断为“原发性血小板减少性紫癜”，多种药物治疗疗效不显，前来求诊。现症：面色苍白，爪甲不荣，神疲乏力，头晕目眩，双下肢、上肢多处青紫斑块，此次月经已行经23天，血量多，血色淡红，舌淡苔白有齿印，脉细弱。
211. 中医诊断考虑是
A. 虚劳
B. 崩漏
C. 肺痨
D. 癌病
E. 血证
F. 紫斑
G. 丹毒
H. 葡萄疫
212. 若平素查为脾肾不足证，可能出现的临床表现是
A. 失眠多梦
B. 腰膝酸软，头晕耳鸣
C. 心慌气短，口唇干燥
D. 四肢欠温，形寒肢冷
E. 饮食减少，精神不振
F. 舌淡红，脉细弱
G. 舌红苔少，脉细无力
H. 口苦咽干，烦热多汗
213. 此阶段的证候是
A. 肺气不足证
B. 心血不足证
C. 脾气不足证
D. 中气下陷证
E. 气不摄血证
F. 气血不足证
G. 阴血亏虚证
H. 肝肾阴虚证
214. 患者在治疗过程中又出现不欲饮食，面色萎黄，肢体倦怠乏力，下肢浮肿，压之凹陷不易恢复，小便短少，舌质淡，苔白滑，脉沉弱。此阶段合并的病症是
A. 虚劳
B. 水肿
C. 癃闭

D. 癌病
E. 痿证
F. 阴水
215. 此时可采用的治法是
A. 益气活血
B. 宣肺利水
C. 利尿通淋
D. 健脾益气
E. 消食开胃
F. 利水消肿
G. 益气温阳

（216 ～ 220 题共用题干）

患者，男性，60 岁。1 小时前患者晨练时突然仆倒，不省人事，二便失禁，家人赶至后送医院急诊，入院时患者面色苍白，神志转清，呼之可应，但不能作答，四肢发凉活动差，汗湿衣襟。既往有高血压、冠心病病史。

216. 应考虑的中医诊断是
A. 中风
B. 虚劳
C. 癫痫
D. 痉证
E. 胸痹
F. 消渴
G. 厥证
217. 若辨患者为风痰闭阻证，可能出现的临床表现是
A. 四肢困倦，神疲乏力
B. 头昏眩晕，头重如裹
C. 胸闷恶心，食少痰多
D. 咳痰不爽，便秘溲黄
E. 苔白腻，脉弦滑
F. 苔黄腻，脉弦滑而数
218. 针对该患者采用的中医治法是
A. 豁痰
B. 重镇潜阳
C. 开窍
D. 平肝化痰
E. 止抽搐
F. 醒神
G. 益气养血
219. 针对该患者可选用的方剂是
A. 大补阴丸
B. 知柏地黄丸
C. 左归丸
D. 养心汤
E. 天王补心丹
F. 当归六黄汤
220. 治疗可加减选用的药物是
A. 生龙骨
B. 钩藤
C. 生铁落
D. 天麻
E. 石菖蒲
F. 胆南星

（221 ～ 225 题共用题干）

患者，男，56 岁。咳喘反复发作 3 年，现咳逆喘满不得卧，痰白量多质黏，舌质淡苔白腻，脉滑。

221. 其中医诊断是
A. 实喘
B. 虚喘
C. 喘脱
D. 肺虚证
E. 表寒肺热证
F. 痰浊阻肺证
222. 其治法是
A. 解表清里
B. 祛痰降逆
C. 宣肺平喘
D. 开郁降气
E. 补益肺气
F. 扶阳固脱
223. 治疗选用的方剂是
A. 麻杏石甘汤
B. 补肺汤
C. 二陈汤
D. 三子养亲汤
E. 麻黄汤
F. 桂枝汤
224. 此时发病的主要部位是
A. 肺
B. 肝
C. 心
D. 脾
E. 肾

F. 大肠
G. 心包
225. 治疗可选用的方剂是
A. 参蛤散
B. 己椒苈黄丸
C. 金匮肾气丸
D. 苓甘五味姜辛汤
E. 防己黄芪汤
F. 血府逐瘀汤

（226 ～ 230 题共用题干）
患者，女，42 岁。咳嗽伴痰中带血，口干鼻燥，身热，舌质红，苔薄黄少津，脉数。
226. 其证候诊断是
A. 燥热伤肺证
B. 痰湿蕴肺证
C. 阴虚毒热证
D. 气阴两虚证
E. 热迫血行证
F. 肝郁气滞证
227. 若患者平素肢冷畏寒，胃脘冷痛，大便稀溏。应选用的中药是
A. 黄芪，党参
B. 太子参，白术
C. 女贞子，旱莲草
D. 生地黄，熟地黄
E. 川贝母，山慈菇
F. 大黄，虎杖
228. 若患者突然出现咯血量多，气随血脱，症见面色疮白，四肢厥冷，汗出，脉微。可选用的方剂是
A. 参附龙牡汤合黑锡丹
B. 独参汤
C. 回阳救逆汤
D. 回阳解毒汤
E. 通脉四逆汤
F. 黄连解毒汤
229. 若经过治疗，患者咳嗽带血情况减少，精神转好；患者平时生活应注意的事项是
A. 避免暴饮暴食
B. 避免饮酒
C. 避免情志过激
D. 避免房事
E. 避免辛辣刺激性食品
F. 避免工作
230. 若患者突然再次出现咳嗽带血，胸闷气憋，面色青紫。此时的处理原则是
A. 立即转运患者至急诊处置
B. 进一步明确诊断
C. 及时开通气道
D. 密切观察患者生命体征
E. 保守治疗
F. 立即拍背

（231 ～ 235 题共用题干）
患者，女，49 岁。左肩经常性酸痛，影响穿脱衣服、梳头、洗脸等动作。肩关节周围有广泛性压痛，患肩各个方向运动均有不同程度障碍，夜痛明显，X 线片检查可见骨质疏松，肌腱、韧带不同程度钙化。
231. 该疾病的发展过程分期是
A. 炎症期
B. 粘连期
C. 水肿期
D. 肌肉萎缩期
E. 渗出期
F. 恢复期
232. 其治疗原则是
A. 初期舒筋活血，通络止痛
B. 中期松解粘连，滑利关节
C. 初期消肿止痛，疏通经络
D. 后期促进功能恢复
E. 后期益气活血，平衡阴阳
F. 中期理筋通络，滑利关节
233. 肩袖的肌肉组成是
A. 冈上肌
B. 前锯肌
C. 肩胛下肌
D. 大圆肌
E. 小圆肌
F. 三角肌
234. 萎缩显著的肌肉是
A. 肱二头肌
B. 三角肌
C. 肱三头肌
D. 冈下肌
E. 冈上肌

F. 大圆肌

235. 该患者适宜的功能锻炼方法是

A. 健臂摸高

B. 背后拉手

C. 扶墙压肩

D. 健臂环转

E. 平板支撑

F. 仰卧起坐

（236 ～ 240 题共用题干）

患者，女，72 岁。反复发作喘息多年。近日正当哮喘发作期。

236. 针灸治疗哮喘实证应取的腧穴是

A. 列缺

B. 尺泽

C. 中府

D. 大肠俞

E. 肾俞

F. 膀胱俞

237. 针灸治疗哮喘虚证应取的腧穴是

A. 肺俞、膏肓、肾俞

B. 阴谷、关元

C. 定喘、太渊、太溪

D. 大椎、曲池

E. 阳陵泉、三阴交

F. 中府、列缺

238. 哮喘实证应取的配穴是

A. 风寒加合谷、风门

B. 风寒加大椎、曲池

C. 痰热加曲池、丰隆

D. 喘甚加天突、廉泉

E. 气短汗出加气海、足三里

F. 肾气不足加阴谷、太溪

239. 哮喘实证的临床表现为

A. 病程短

B. 哮喘声高气粗

C. 呼气浅，深吸为快

D. 气息短促

E. 脉象有力

F. 呼多吸少

240. 若在三伏天进行贴敷治疗，应取的主穴为

A. 肾俞

B. 膻中

C. 膏肓

D. 大肠俞

E. 中脘

F. 丰隆